O que Há de Mellhor em
ECOCARDIOGRAFIA

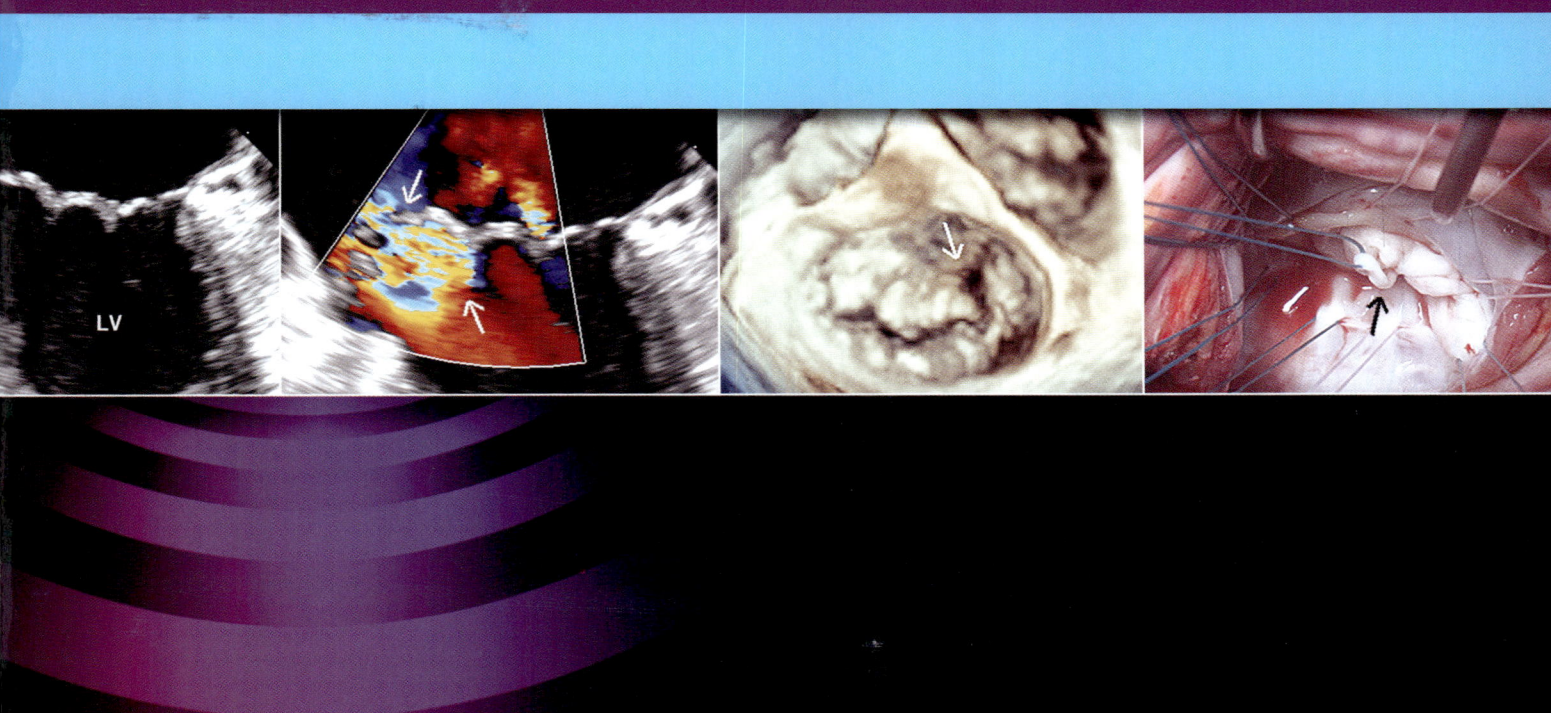

O que Há de Mellhor em ECOCARDIOGRAFIA
Manual Prático

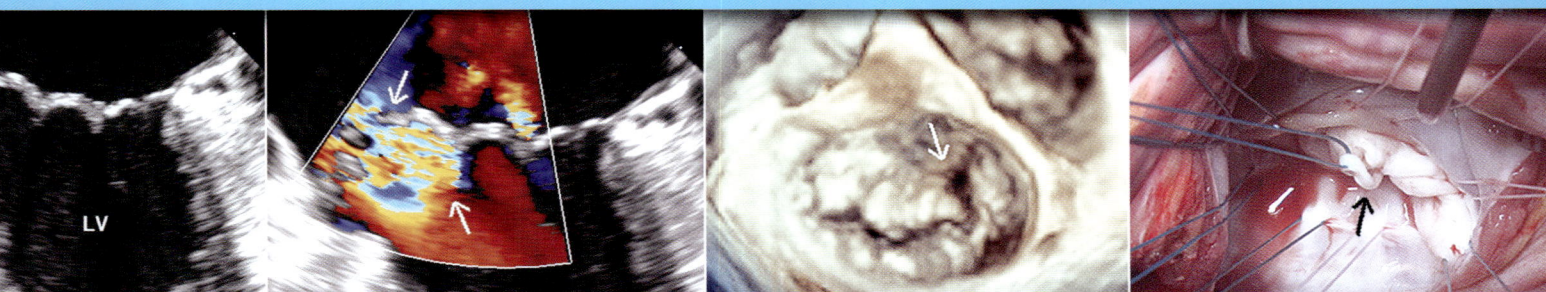

Editor
Carlos A. Roldan, MD, FACC, FASE
*Professor of Medicine
University of New Mexico School of Medicine
Director, Echocardiography Laboratory
New Mexico VA Health Care System
Albuquerque, New Mexico*

SEGUNDA EDIÇÃO

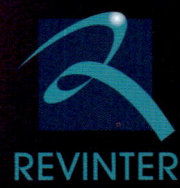

REVINTER

O que Há de Melhor em Ecocardiografia – Manual Prático, Segunda Edição
Copyright © 2014 by Livraria e Editora Revinter Ltda.

ISBN 978-85-372-0583-9

Todos os direitos reservados.
É expressamente proibida a reprodução
deste livro, no seu todo ou em parte,
por quaisquer meios, sem o consentimento,
por escrito, da Editora.

Tradução:
ELIANA BARS (Caps. 1 a 5)
Tradutora Especializada na Área da Saúde, SP

CID FIGUEIREDO (Caps. 6 a 9, 16 e 17)
Médico-Veterinário e Tradutor Especializado na Área da Saúde, SP

JENISE LOREAN BAYER DE FIGUEIREDO (Caps. 10 a 13)
Tradutora Especializada na Área da Saúde – Edmonton, Canadá

KÁTIA BRAGA DE MAGALHÃES (Caps. 14 e 15)
Tradutora Especializada na Área da Saúde, RJ

Revisão Técnica:
LUCIANA PAEZ ROCHA
Graduação em Medicina pela Faculdade de Medicina de Petrópolis
Pós-Graduação em Terapia Intensiva pelo Instituto de Pós-Graduação Médica do Rio de Janeiro
Pós-Graduação em Cardiologia pelo Instituto de Pós-Graduação Médica do Rio de Janeiro
Médica do Serviço de Cardiologia Intensiva do Hospital Barra D'Or – Rio de Janeiro, RJ
Coordenadora do Serviço de Emergência do Hospital Joari – Rio de Janeiro, RJ

CIP-BRASIL. CATALOGAÇÃO NA PUBLICAÇÃO
SINDICATO NACIONAL DOS EDITORES DE LIVROS, RJ

R328q
2.ed.

 Roldan, Carlos A.
  O que há de melhor em ecocardiografia : manual prático / Carlos A. Roldan ; tradução Eliana Bars ... [et al.]. - 2. ed. - Rio de Janeiro : Revinter, 2014.
  il.

 Tradução de: The Ultimate Echo Guide
 Inclui índice
 ISBN 978-85-372-0583-9

 1. Ecocardiografia. I. Título.

14-10393   CDD: 616.1207543
                            CDU: 616.12-07

A Lippincott Williams & Wilkins/Wolters Kluwer Health não teve participação na tradução desta obra.

Nota: A medicina é uma ciência em constante evolução. À medida que novas pesquisas e experiências ampliam os nossos conhecimentos, são necessárias mudanças no tratamento clínico e medicamentoso. Os autores e o editor fizeram verificações junto a fontes que se acredita sejam confiáveis, em seus esforços para proporcionar informações acuradas e, em geral, de acordo com os padrões aceitos no momento da publicação. No entanto, em vista da possibilidade de erro humano ou mudanças nas ciências médicas, nem os autores e o editor nem qualquer outra parte envolvida na preparação ou publicação deste livro garantem que as instruções aqui contidas são, em todos os aspectos, precisas ou completas, e rejeitam toda a responsabilidade por qualquer erro ou omissão ou pelos resultados obtidos com o uso das prescrições aqui expressas. Incentivamos os leitores a confirmar as nossas indicações com outras fontes. Por exemplo e em particular, recomendamos que verifiquem as bulas em cada medicamento que planejam administrar para terem a certeza de que as informações contidas nesta obra são precisas e de que não tenham sido feitas mudanças na dose recomendada ou nas contraindicações à administração. Esta recomendação é de particular importância em conjunto com medicações novas ou usadas com pouca frequência.

Título original:
The Ultimate Echo Guide, Second Edition
Copyright © by LIPPINCOTT WILLIAMS & WILKINS, a WOLTERS KLUWER business

Livraria e Editora REVINTER Ltda.
Rua do Matoso, 170 – Tijuca
20270-135 – Rio de Janeiro – RJ
Tel.: (21) 2563-9700 – Fax: (21) 2563-9701
livraria@revinter.com.br – www.revinter.com.br

*À minha esposa, Patrícia, e aos meus filhos,
Carlos Jr., Paola e Pablo,
pelo seu amor, apoio e inspiração.*

Colaboradores

Phoebe A. Ashley, MD, MS, FACC
Medical Director
Cardiovascular Wellness
Oregon Heart & Vascular Institute
Sacred Heart Medical Center
Springfield, Oregon

Michael H. Crawford, MD, FACC
Professor of Medicine
Clinical Chief
Department of Medicine-Cardiology
University of California, San Francisco
San Francisco, California

Anthony Jenkins, MD
Albuquerque, New Mexico

Dara K. Lee, MD, FACC
Assistant Professor
Department of Medicine
University of New Mexico School of Medicine
Staff Cardiologist
Presbyterian Heart Group
Presbyterian Hospital
Albuquerque, New Mexico

Huai Luo, MD, PhD, RDCS
Research Specialist—Sonographer
Cardiac Noninvasive Laboratory,
    Cardiology Division
Cedars-Sinai Medical Center
Los Angeles, California

Juan Carlos Plana, MD, FACC
Staff Physician
Section of Cardiovascular Imaging
Robert and Suzanne Tomsich Department of
    Cardiovascular Medicine
Sydell and Arnold Miller Family Heart & Vascular
    Institute
Cleveland Clinic Cleveland, Ohio

Carlos A. Roldan, MD, FACC, FASE
Professor of Medicine
University of New Mexico School of Medicine
Director, Echocardiography Laboratory
New Mexico VA Health Care System
Albuquerque, New Mexico

Robert J. Siegel, MD
Professor of Medicine
David Geffen School of Medicine
University of California Los Angeles
Director
Cardiac Noninvasive Laboratory
Cedars-Sinai Medical Center
Los Angeles, California

Robert A. Taylor, MD, FACC
Associate Professor
Department of Internal Medicine
University of New Mexico
School of Medicine
Albuquerque, New Mexico

Kirsten Tolstrup, MD, FACC
Associate Professor
School of Medicine
University of California Los Angeles
Director, Cardiac Non-invasive Stress Laboratory
Heart Institute
Cedars-Sinai Medical Center
Los Angeles, California

William A. Zoghbi, MD, FACC
Senior Member
The Methodist Hospital Research Institute
William L. Winters Chair in Cardiac Imaging
Medical Director, Echocardiography Laboratory
Methodist DeBakey Heart and Vascular Center
Director, Cardiovascular Imaging Center
Chief, Division of Cardiac Imaging
The Methodist Hospital
Professor of Medicine
Weill Cornell Medical College of Cornell University
Houston, Texas

Prefácio

A ecocardiografia evoluiu como uma tecnologia de alta precisão para a detecção da doença cardíaca. Por causa de sua segurança e facilidade de aplicação, é hoje rotineiramente utilizada no tratamento, diagnóstico e acompanhamento de pacientes com doenças cardíacas suspeitas ou conhecidas. Consequentemente, o número de ecocardiogramas realizados continua a aumentar na maioria das práticas cardiológicas, porém o tempo gasto na interpretação dos estudos certamente diminuiu. Entretanto, a maioria dos ecocardiogramas não é interpretada por especialista na área. A maioria dos livros didáticos sobre ecocardiografia apresenta excelente conteúdo e grande valor educacional; eles tratam detalhadamente de conceitos teóricos, técnicos e clínicos de uma doença cardíaca específica e incluem métodos experimentais e bem estabelecidos semiquantitativos e quantitativos e parâmetros de avaliação da estrutura e função cardíaca. Consequentemente, a consulta desses livros para a interpretação rápida diária, rotineira, de alto volume ou de desempenho de ecocardiogramas é demorada, pouco prática e geralmente não é realizada. Isso pode resultar em interpretação incompleta e potencialmente imprecisa dos estudos.

O que Há de Melhor em Ecocardiografia deve atender à necessidade de uma consulta ecocardiográfica fácil, porém completa, para cardiologistas, médicos de outras especialidades, técnicos de ecocardiografia, radiologistas residentes, anestesistas e médicos-socorristas. O livro inclui a tecnologia mais recentemente usada e aceita e os métodos com incorporação de dados recentemente publicados clinicamente relevantes e diretrizes.

O que Há de Melhor em Ecocardiografia trata o modo M, bidimensional (2D), tridimensional em tempo real (ECO 3D), e Doppler transtorácico (ETT) e/ou ecocardiografia transesofágica (ETE) de uma doença cardíaca específica com uma abordagem bem organizada, sucinta, com os conceitos mais relevantes de ecocardiografia apresentados em declarações breves complementadas por várias tabelas resumidas, várias imagens digitais coloridas de alta resolução e frequentemente com achados cirúrgicos confirmatórios ou achados anatômicos.

O que Há de Melhor em Ecocardiografia é um livro redigido por vários autores e inclui 17 capítulos das doenças cardiovasculares mais comuns na qual a ecocardiografia desempenha um papel relevante sob seu diagnóstico, tratamento e acompanhamento. O primeiro capítulo, o ecocardiograma normal, é seguido por capítulos sobre doença arterial coronariana, disfunção sistólica ventricular, disfunção diastólica ventricular, doença cardiopulmonar, regurgitação mitral, estenose mitral, regurgitação aórtica, esclerose e estonose da válvula aórtica, doença da válvula tricúspide e pulmonar, disfunção da válvula protética, doenças cardíacas congênitas comuns de adultos, endocardite infecciosa, doenças da aorta, cardiomiopatia hipertrófica, massas intracardíacas e embolia arterial; o livro termina com um capítulo sobre doenças do pericárdio. Para uma consulta completa e fácil, a maioria dos capítulos é organizada da seguinte maneira:

- Breve introdução
- Definição
- Etiologia comum
- Incidência ou prevalência, ou ambas
- Classe I ou indicações apropriadas (pontuação 7 a 9) para ETT ou ETE de acordo com as diretrizes mais recentes da Faculdade Americana de Cardiologia/Associação Americana do Coração/Sociedade Americana de Ecocardiografia.

Discussão sobre técnicas de ecocardiografia (modo M, 2D e ECO 3D; Doppler pulsado, contínuo, de tecido e colorido ETT ou ETE), inclusive:
- Melhores planos de imagem
- Métodos de diagnóstico
- Fórmulas de diagnóstico (se aplicável)
- Características-chave de diagnóstico
- Armadilhas diagnósticas

Parâmetros de ecocardiografia que estratificam uma doença como leve, moderada ou grave.

Precisão do diagnóstico de ecocardiografia (sensibilidade, especificidade, valores preditivos, coeficientes de correlação)

Ecocardiografia na paciente gestante

Parâmetros de ecocardiografia de valor prognóstico precário

Parâmetros de ecocardiografia que indicam a necessidade de intervenções percutâneas ou cirúrgicas

Ecocardiografia intraoperatória e periprocedimento

Ecocardiografia de acompanhamento

O texto dos capítulos foi redigido de maneira breve propositadamente. Cada capítulo apresenta texto em breves declarações com marcadores; inclui várias tabelas resumindo indicações de ecocardiografia, métodos diagnósticos, precisão diagnóstica, estratificação da doença, indicadores prognósticos, parâmetros que indicam a necessidade de intervenções terapêuticas invasivas e intervalos de tempo para acompanhamento; inclui imagens com 10 a 20 multicomponentes, alta resolução, digitalmente adquiridas, mais de 50% delas utilizando ECO 3D, e a maioria delas na forma de ecocardiografia colorida; e, por fim, inclui pelo menos 20 referências recentes altamente específicas.

Os autores colaboradores e eu acreditamos que *O que Há de Melhor em Ecocardiografia* atende à necessidade de uma consulta fácil, prática, completa e atualizada; intensifica o entendimento e o conhecimento sobre ecocardiografia; leva a uma interpretação completa e precisa dos ecocardiogramas; e, mais importante, pode levar a um melhor atendimento do paciente.

C.A.R.

Agradecimentos

Minha sincera admiração a todos os autores colaboradores pelo excelente trabalho na preparação dos capítulos que tornaram este livro ferramenta educativa valiosa.

Agradecimentos especiais a Sharon Jacobs, RDCS, e Kathleen Fagan, RDCS, ecocardiografistas profissionais de laboratórios de ecocardiografia do Novo México VA Sistema de Atendimento à Saúde e Universidade do Novo México, Centro de Ciências da Saúde, respectivamente, por sua assistência técnica especializada na obtenção de ilustrações de ecocardiograma.

Agradecimentos especiais a Diana Maynard, RDCS, por sua assistência técnica especializada na obtenção e reconstrução de imagens de ecocardiograma tridimensional em tempo real.

Agradecimentos especiais ao Dr. Stuart Pett, pela obtenção de várias fotografias de cirurgia cardíaca confirmatória para este livro.

Por fim, minha admiração especial e agradecimentos a Pablo Roldan, por sua assistência editorial na preparação do conteúdo do livro.

C.A.R.

Sumário

1 Ecocardiograma Normal.. 1
Carlos A. Roldan

2 Doença da Artéria Coronariana... 33
Carlos A. Roldan

3 Disfunção Ventricular Sistólica 57
William A. Zoghbi ▪ Juan Carlos Plana

4 Disfunção Ventricular Diastólica....................................... 73
Robert A. Taylor ▪ Carlos A. Roldan

5 Hipertensão Pulmonar e Doença Cardíaca Pulmonar 95
Charles A. Jenkins ▪ Carlos A. Roldan

6 Regurgitação Mitral 115
Phoebe A. Ashley ▪ Carlos A. Roldan

7 Estenose Mitral 135
Carlos A. Roldan

8 Regurgitação Aórtica 153
Carlos A. Roldan

9 Esclerose da Válvula Aórtica e Estenose da Válvula Aórtica 175
Kirsten Tolstrup ▪ Carlos A. Roldan

10 Doença da Valva Tricúspide e Pulmonar.............................. 187
Dara K. Lee ▪ Carlos A. Roldan

11 Disfunção de Prótese Valvar... 203
Michael H. Crawford

12 Cardiopatias Congênitas Comuns no Adulto........................... 219
Carlos A. Roldan

13 Endocardite Infecciosa 239
Carlos A. Roldan

Ecocardiograma Normal

Carlos A. Roldan

- Embora a ecocardiografia (eco) desempenhe um grande papel na detecção, na estratificação e no tratamento de doenças cardiovasculares, seu papel na determinação da ausência de doença cardíaca ou na definição de uma estrutura cardíaca específica como normal, é igualmente importante (1-4). Dessa forma, a finalidade deste capítulo é delinear todos os parâmetros estruturais e funcionais de eco que estejam de acordo com uma estrutura cardíaca normal ou com um coração normal em geral.
- Eco transtorácica completa (TTE) ou ecotransesofágica (TEE) inclui imagens no modo M, bidimensional (2D) e tridimensional em tempo real; Doppler pulsado e de onda contínua; imagens de Doppler do tecido e coloridas; modo M colorido e em casos selecionados, com contraste de solução salina ou eco de contraste para intensificação de cavidades (1-5).
- Essas técnicas permitem uma avaliação do tamanho das câmaras cardíacas, espessura da parede e movimento da parede do ventrículo esquerdo (LV) e ventrículo direito (RV), função sistólica e diastólica do LV e RV, estimativa de pressões arterial (PA) atrial e pulmonar, estrutura e função das válvulas cardíacas, desvios intracardíacos (*shunts*), massas intracardíacas, e avaliação da aorta e do pericárdio (1-6).
- Valores normais ao eco da estrutura e função das câmaras cardíacas, válvulas cardíacas e grandes vasos variam de acordo com a idade, o sexo, o índice de massa corporal (BSA) e o condicionamento (1-4,7,8) (ver Tabelas 1.1 a 1.6).

Ventrículo esquerdo

Tamanho e volume

Melhores planos de imagem

- Imagens TTE bidimensionais ou paraesternal 2D guiada pelo modo M do eixo-longo e TEE transgástrica do eixo longo logo abaixo do nível das extremidades do folheto mitral para medir os diâmetros anteroposterior do LV.
- Imagens TTE bidimensional e ECO 3D de volume de ângulo largo apical e TEE medioesofágica de quatro e duas câmaras para medir os diâmetros do eixo-longo e menor do LV e os volumes do LV.

Métodos diagnósticos

- Os diâmetros mais comumente usados, o diastólico final do LV anteroposterior (início de QRS ou estrutura após fechamento da válvula mitral) e sistólico final (estrutura precedendo o fechamento da válvula mitral), são medidos a partir da extremidade interna septal interventricular até a extremidade interna da parede posterior por TTE, e das paredes anterior a posterior por TEE (Fig. 1.1A).
- A lei de Simpson modificada por imagem 2D (Fig. 1.2A, B) e ECO 3D (Fig. 1.2C) são os métodos de escolha para medição de volumes de LV (2,5,9-11).

Valores normais

- Os diâmetros e os volumes normais do LV são maiores para os homens, indivíduos obesos saudáveis, e atletas, e eles se correlacionam positivamente com o índice de massa corporal (BSA), peso e altura (2,7,8,12) (Tabela 1.1). Portanto, a indexação desses valores para o BSA é necessária. Da mesma maneira, esses parâmetros tendem ser um pouco menores por TEE em decorrência de uma diminuição da pré-carga e pós-carga durante este procedimento (8).
- Por ECO 3D TTE do LV, os volumes diastólico final e sistólico final para homens e mulheres variam de 40 a 145 mL, e 13 a 66 mL, respectivamente. Os limites superiores de normalidade dos índices de volumes diastólico final e sistólico final do LV (média mais dois desvios-padrão) são 82 mL/m^2 e 38 mL/m^2, respectivamente (5,9-11).

Armadilhas

- O alinhamento do modo M perpendicular até o eixo longo do LV, mesmo com orientação em 2D, é frequentemente difícil e sempre resulta em uma superestimativa do tamanho do LV.
- A partir da imagem de TEE medioesofágico de quatro câmaras, a redução comum das derivações do LV leva a uma subestimativa dos volumes do LV e uma superestimativa da fração de ejeção (EF).

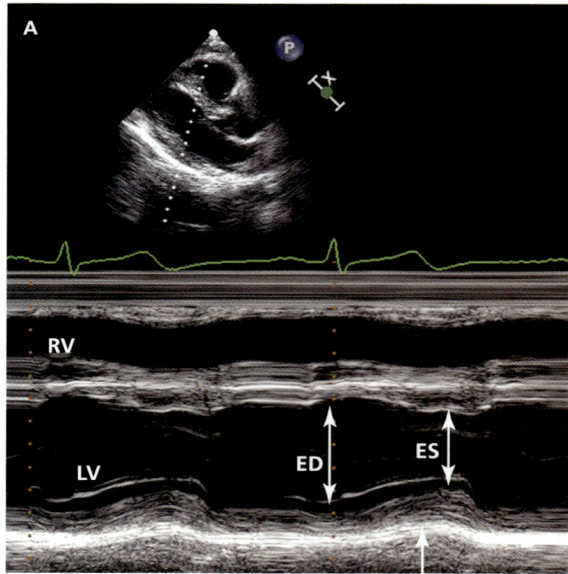
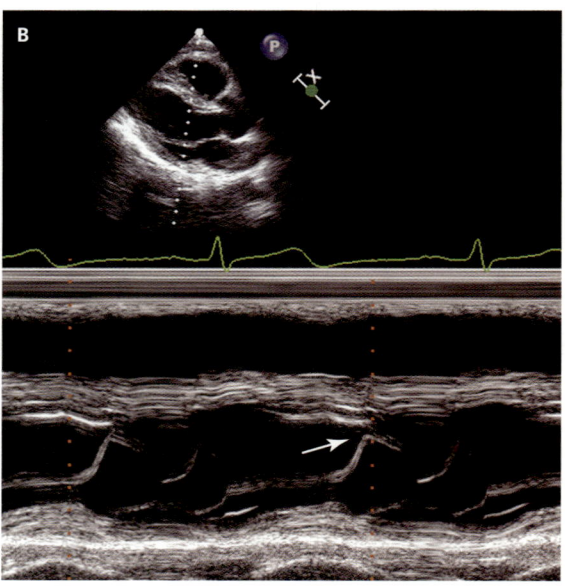
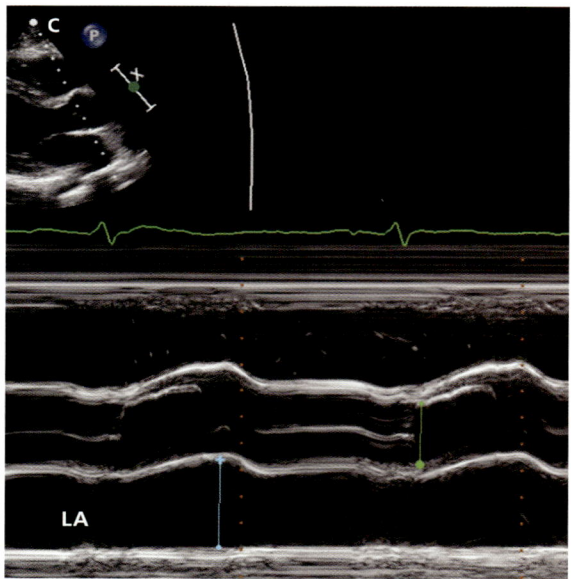

Fig. 1.1 Ecocardiograma normal no modo M. Varredura por eco bidimensional no modo M mostrando: dimensões normais diastólica final (ED) e sistólica final (ES) do ventrículo esquerdo (LV), espessura normal da parede, espessura sistólica normal do miocárdio e espessura normal do pericárdio e ecorrefringência (*seta*) (**A**); morfologia normal da válvula mitral e mobilidade com separação septal normal no ponto E mitral (*seta*) (**B**); e mobilidade e espessuras normais da válvula aórtica, movimento normal da raiz aórtica e dimensão sistólica final LA normal (**C**). LA, átrio esquerdo; RV, ventrículo direito.

- Avaliação bidimensional ou 3D por TTE ou TEE dos volumes do LV depende de resolução endocárdica adequada e experiência do operador.

Espessura da parede e da massa

Melhores planos de imagem

- Imagem bidimensional guiada pelo modo M ou TTE 2D paraesternal ou TEE transgástrica de eixos longo e curto ao nível das extremidades do folheto mitral para medir a espessura da parede posterior e septal diastólica final a partir da extremidade principal até a extremidade principal da respectiva parede.

- TTE bidimensional paraesternal ou TEE de eixo curto transgástrico no nível do músculo mediopapilar para cálculo com projeção de quatro câmaras da área miocárdica e TTE apical ou TEE medioesofágico para obtenção do semieixo maior e truncado semieixo maior do LV (1,2,12,13) (Fig. 1.3A, B).
- Imagem TTE de ângulo largo ou TEE de quatro câmaras para medições de ECO 3D (5,14) (Fig. 1.4).

Métodos diagnósticos e fórmulas

- Utilizando o modo M, uma massa LV é calculada utilizando a seguinte fórmula:

$$0{,}80 \times 1{,}05 \left[(\text{espessura septal} + \text{espessura da parede posterior} + \text{diâmetro interno do LV})^3 - (\text{diâmetro interno do LV})^3 \right]$$

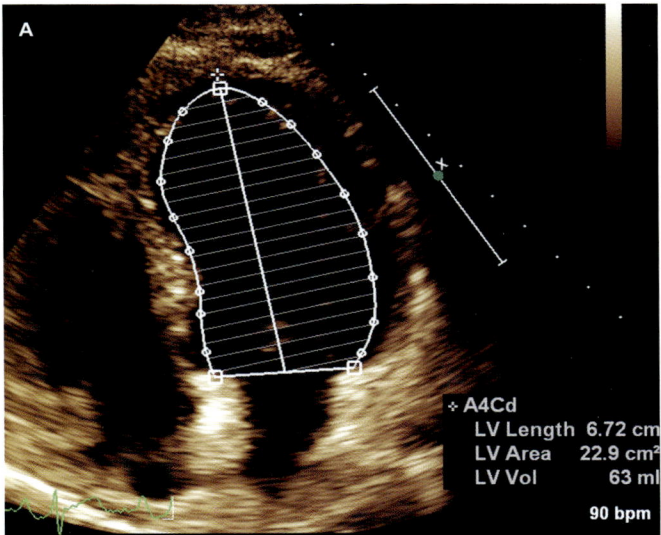
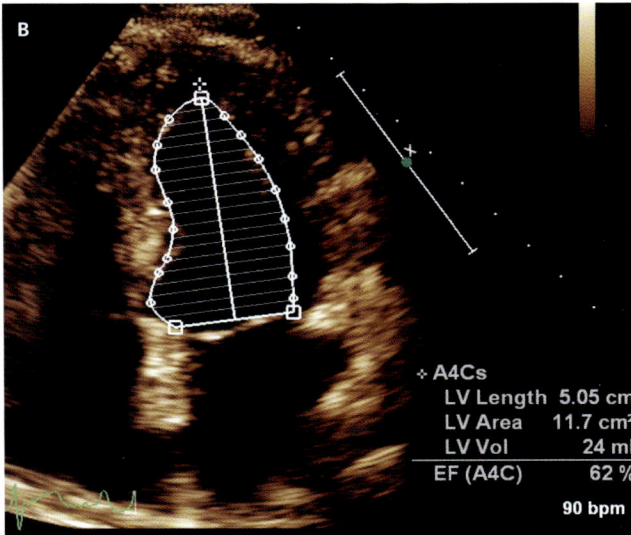
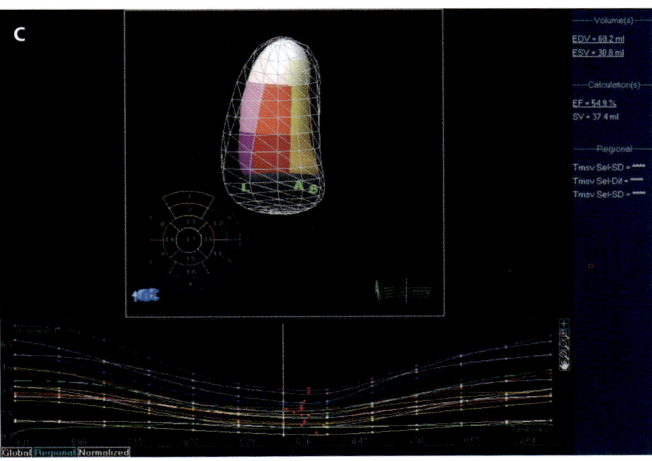

Fig. 1.2 **Volumes normais do LV.** Volumes diastólico final do LV (63 mL) (**A**) e sistólico final (24 mL) normais (**B**) pela lei modificada de Simpson. Em (**C**), volumes similares (68 mL e 30 mL, respectivamente) foram obtidos por ECO 3D.

- Utilizando imagem 2D, a mais comumente usada, o método prático e reprodutível é a fórmula área-comprimento (A-L):

$$1,05 \; \{[5/6 A_1 \, (a + d + t)] - [5/6 A_2 \, (a + d)]\}$$

onde A_1 indica a área total do LV; A_2, área da cavidade do LV; a, semieixo maior; d, semieixo truncado maior; e t, espessura média da parede obtida a partir do eixo curto epicárdico e das áreas da cavidade (Fig. 1.3 A, B).

Valores normais

- Para homens e mulheres, o limite superior da espessura da parede do LV, massa do LV, e índice de massa do LV são 1,0 e 0,9 cm, 224 e 162 g, e 115 e 95 g/m², respectivamente (2, 8, 12, 13) (Tabela 1.1).

- Valores normais aumentam de maneira linear com a altura, peso e BSA e são similares por imagem no modo M, 2D e ECO 3D (2,12,13-15) (Fig. 1.4).

Movimento da parede, suprimento da artéria coronariana e função

Melhores planos de imagem

- Imagens bidimensionais a TTE de eixo curto e apical de quatro, duas e três câmaras (16).
- Imagem TTE 3D de ângulo largo ou de volume total ou TEE de quatro câmaras (5,9-11,17).

Movimento normal da parede

- O movimento normal da parede do LV em repouso é mais bem definido por um aumento de 30 a 70% da espessura sistólica do endocárdio (definido mais claramente pelo modo M)

Tabela 1.1
Valores normais das câmaras do lado esquerdo do coração

Medição	ETT		ETE
	Homens	Mulheres	
Diâmetro anteroposterior do ventrículo esquerdo – diástole final (cm)	4,2-5,9	3,9-5,3	3,3-5,5
Diâmetro anteroposterior do ventrículo esquerdo/BSA – diástole final (cm/m^2)	2,2-3,1	2,4-3,2	2,1-3,1
Diâmetro anteroposterior do ventrículo esquerdo - sístole final (cm)	2,5-4,3	2,3-4,1	1,8-4,0
Volume do ventrículo esquerdo – diástole final (mL)	67-155	56-104	–
Volume do ventrículo esquerdo/BSA – diástole final (mL/m^2)	35-75	35-75	–
Volume do ventrículo esquerdo – sístole final (mL)	22-58	19-49	–
Volume do ventrículo esquerdo – BSA – sístole final (mL/m^2)	12-30	12-30	–
Área do ventrículo esquerdo – diástole final (cm^2)	18-47		–
Área do ventrículo esquerdo – sístole final (cm^2)	8-32		–
Encurtamento fracionário do ventrículo esquerdo (%)	25-43	27-45	25-45
Fração de ejeção do ventrículo esquerdo (%)	≥ 55		≥ 55
Espessura septo interventricular (IVS) do ventrículo esquerdo – diástole final (cm)	0,6-1,0	0,6-0,9	0,6-1,1
Espessura da parede posterior (PW) do ventrículo esquerdo – diástole final (cm)	0,6-1,0	0,6-0,9	0,6-1,0
Massa do ventrículo esquerdo (g)*	88-224	67-162	–
Massa do ventrículo esquerdo/BSA (g/m^2)*	49-115	43-95	–
Trato de fluxo saída do ventrículo esquerdo – meio da sístole (cm)	1,8-3,4		–
Diâmetro anteroposterior do átrio esquerdo – sístole final (cm)	3-4	2,7-3,8	–
Diâmetro anteroposterior do átrio esquerdo/BSA – sístole final (cm/m^2)	1,5-2,3	1,5-2,3	–
Área do átrio esquerdo (cm^2) – sístole final	≤ 20	≤ 20	–
Volume do átrio esquerdo (mL) – sístole final	18-58	22-52	–
Volume do átrio esquerdo/BSA (mL/m^2) – sístole final	22 ± 6	22 ± 6	–
Comprimento anteroposterior do apêndice do átrio esquerdo (cm) – sístole final	–	–	1,5-4,3
Diâmetro médio-lateral do apêndice do átrio esquerdo (cm) – sístole final	–	–	1,0-2,8

TTE, ecocardiografia transtorácica; TEE, ecocardiografia transesofágica; BSA, índice de massa corporal; IVS, septo interventricular; PW, parede posterior.
*Pelo modo M. Valores por imagem em 2D são similares (96 a 220, 66 a 150, 50 a 102 e 44 a 88, respectivamente).

e menos especificamente por ≥ 0,5 cm de movimento da parede interna (Fig. 1.1A).
- Uma resposta normal de movimento da parede ao exercício ou à dobutamina demonstra um espessamento hiperdinâmico e simétrico sistólico do endocárdio > 30%.
- Cada um dos 16 ou 17 segmentos da parede do LV (quando a porção apical é incluída) é pontuado como 1, normal ou hipercinético; 2, hipocinético; 3, acinético; 4, discinético; ou 5, aneurismático (deformação diastólica). Dessa maneira, a pontuação de movimento global normal da parede é 16 ou 17, e um índice de pontuação de movimento normal da parede é de 1 (6).
- Com imagem ao ECO 3D, o movimento global e segmentar da parede pode ser acessado visualmente ao mesmo tempo a partir de várias imagens e para cada segmento da parede por vez até a sístole final, e para extensão do movimento sistólico são quantificados e graficamente exibidos (Fig. 1.5).

Suprimento da artéria coronariana

- A porção basal, médio e apical anterior e o septo apical anterior, basal e médio são alimentados pela artéria descendente anterior esquerda (LAD) (Fig. 1.6).
- Os segmentos basal e médio anterolateral e apical lateral são alimentados pelas artérias LAD ou circunflexa esquerda (LCX).
- As paredes basal e média-inferior e septo basal inferior são alimentadas pela artéria coronariana direita (RCA).
- O septo médio-inferior e segmentos apicais inferiores são alimentados pela RCA ou LAD.
- Os segmentos basal e médio-inferior são alimentados pelas artérias RCA ou LCX.

Função sistólica

Fração de ejeção

- A fração de ejeção ventricular esquerda (LVEF) normal definida como ≥ 55% é avaliada de maneira precisa pela lei modificada de Simpson 2D e ECO 3D como *volume diastólico final - volume sistólico final/volume diastólico final* (2,8,9-11).
- LVEF por ECO 3D é similar àquela obtida por imagem 2D e varia de 55 a 80% (17) (Fig. 1.2).

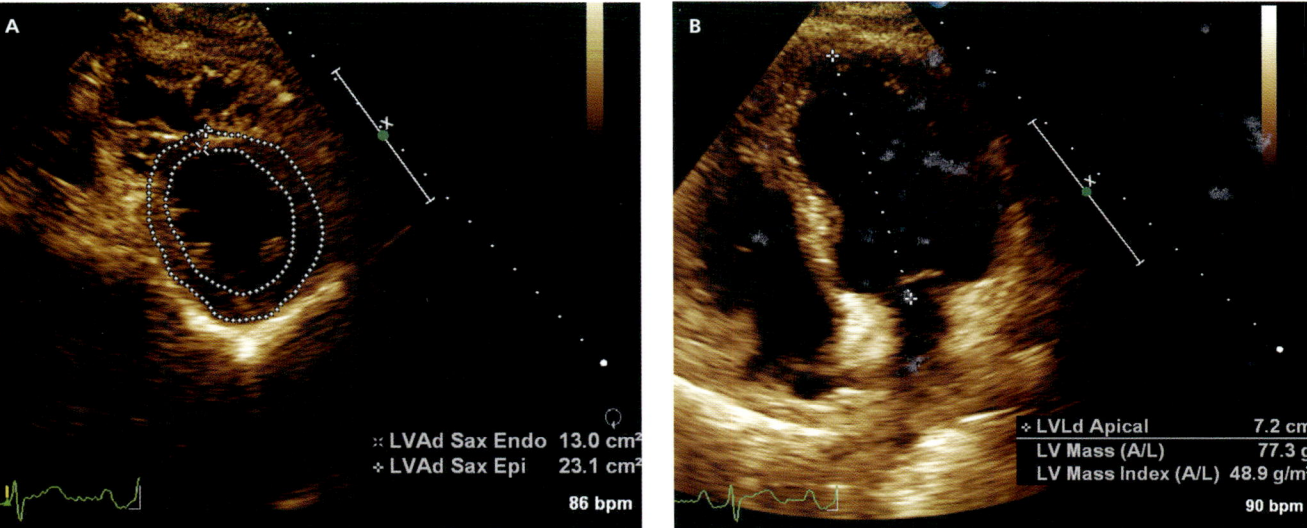

Fig. 1.3 Massa normal do LV e índice de massa pelo método de área-comprimento. A. Áreas do epicárdio e do endocárdio de 23,1 cm² e 13,0 cm², respectivamente, obtidas a partir da imagem do eixo curto paraesternal no nível do músculo papilar. **B.** Eixo longo diastólico final do LV de 7,2 cm obtido a partir da imagem apical de quatro câmaras. A massa do LV calculada e índice foram de 77,3 g e 48,9 g/m², respectivamente.

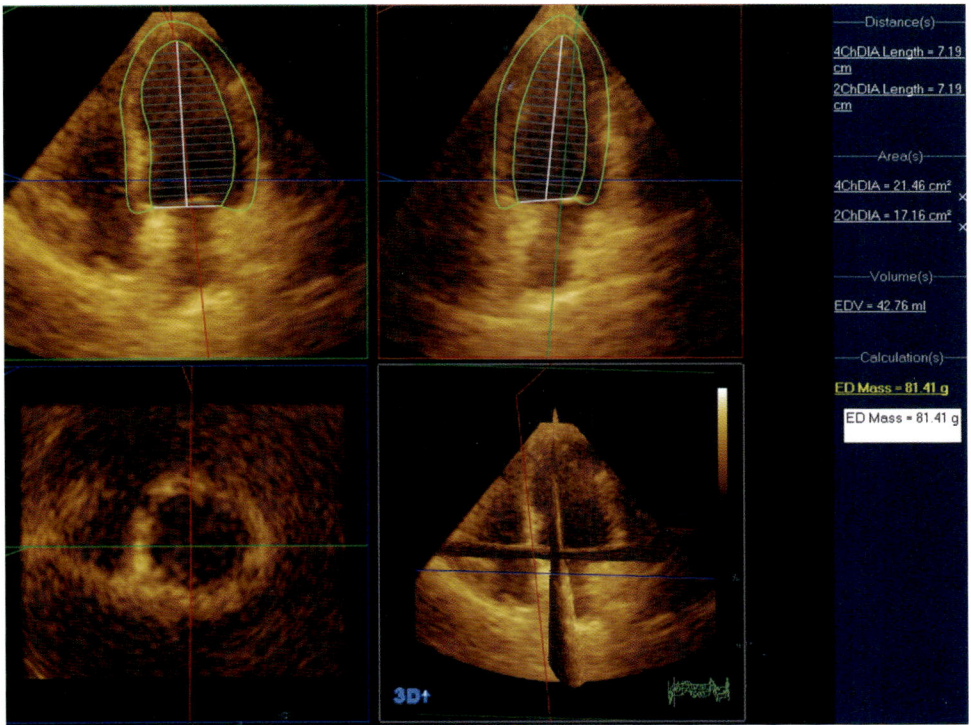

Fig. 1.4 Massa normal do LV por TTE ECO 3D. Por eco com varredura de pontos 3D e a partir de uma imagem de ângulo largo apical de quatro câmaras, uma massa do LV de 81,41 g foi obtida.

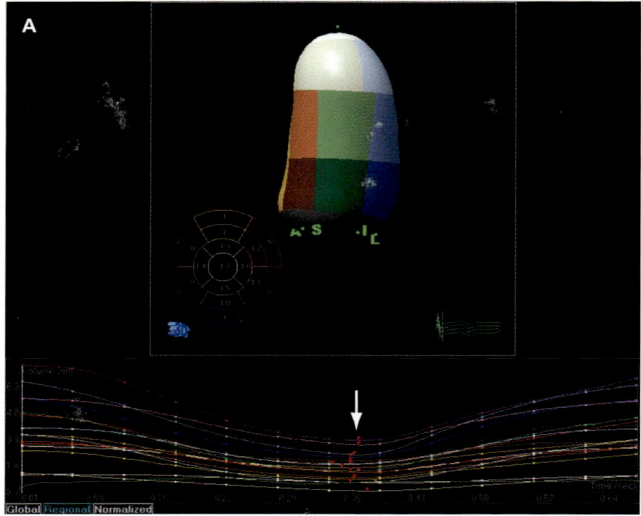
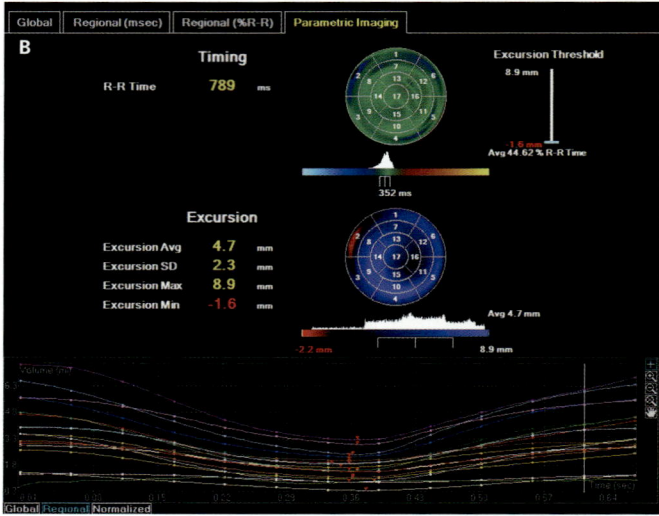

Fig. 1.5 Movimento normal da parede do LV por ETT 3D. A. Utilizando um modelo de 17 segmentos, uma avaliação visual de várias imagens do movimento interno sistólico de cada segmento colorido pode ser feita. Da mesma maneira, curvas correspondentes, codificadas por cor para cada segmento da parede representando o tempo de diástole final até sístole final permite uma avaliação da sincronia do movimento da parede (seta). **B.** Uma representação gráfica de olho de boi e uma avaliação quantitativa da faixa e média ± desvio-padrão para cada um e todos os segmentos do LV do tempo da diástole final até sístole final, e extensão de deslocamento sistólico. Exceto para um segmento basal, note o deslocamento uniforme de todos os segmentos do LV.

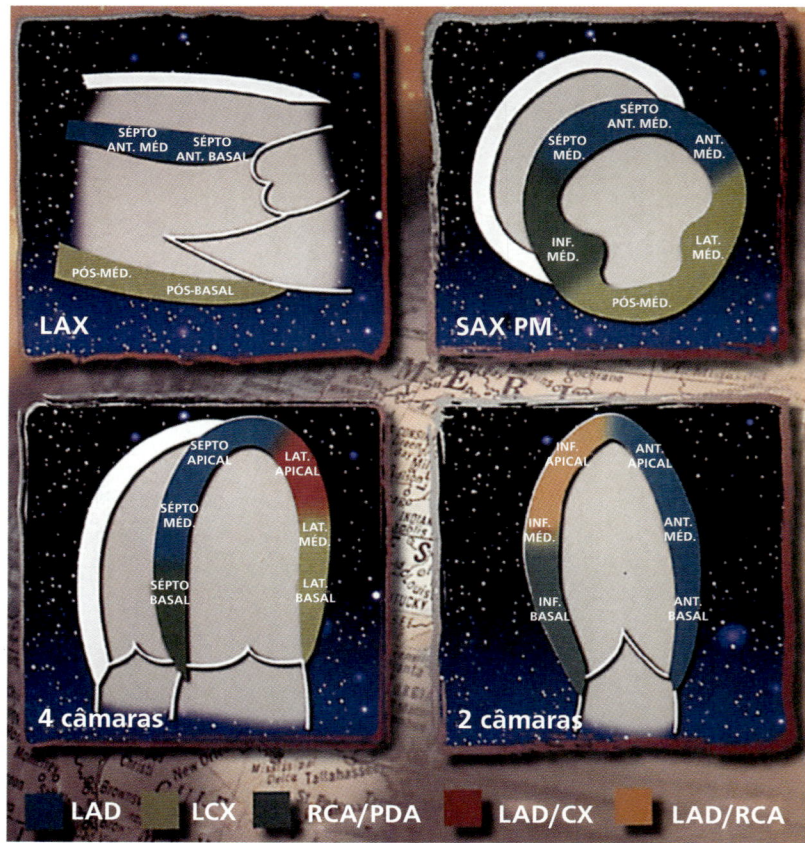

Fig. 1.6 16 segmentos normais da parede do LV e alimentação correspondente da artéria coronariana.
ANT, anterior; INF, inferior; LAD, artéria descendente anterior esquerda; LAT, lateral; LCX, artéria circunflexa esquerda; PDA, artéria descendente posterior; POST, posterior; RCA, artéria coronariana direita; SEPT, septal; LAX, projeção de eixo longo; SAX PM, projeção de eixo curto PM (Cortesia de Biosound, Indianápolis, IN).

- Estimativa visual de LVEF é mais comumente usada, porque é prática, rápida e relativamente precisa quando justificada por parâmetros de função sistólica do LV descritas abaixo.

Encurtamento fracionário

- Definido como 100 × (diâmetro diastólico final do LV – sistólico final do LV ÷ diastólico final do LV) usando o modo M ou 2D a TTE ou TEE e mais comumente variam entre 25 a 45%.

Separação septal de ponto E

- Distância entre o endocárdico septal mais posterior (sístole final) e movimento mais anterior da extremidade do folheto mitral anterior durante o preenchimento precoce do LV (E), normalmente ≤ 7 mm (18) (Fig. 1.1B).

Descenso sistólico do anel mitral

- Um descenso sistólico do anel mitral lateral ou septal em torno do ápice do LV é de normalmente ≥ 10 mm e é avaliada pelo modo M, 2D, varredura de pontos 2D de ângulo independente automático do movimento anular lateral e septal, ou TTE 3D ou TEE. Os dois últimos métodos se correlacionam muito com os métodos quantitativos de avaliação da LVEF (2,19,20). O deslocamento da parede septal é mais baixa do que a da parede lateral (Fig. 1.7).

Movimento da raiz aórtica

- Em indivíduos com volume sistólico normal do LV (geralmente, mas nem sempre associado à função sistólica normal do LV), o movimento anterior da raiz aórtica é > 1 cm ou 30 a 45 graus da diástole final até seu deslocamento sistólico anterior máximo (Fig. 1.1C).

Volume sistólico e débito cardíaco

- O volume sistólico por 2D (como descrito anteriormente) e por imagem de Doppler, é calculado como 0,785 (diâmetro do trato de saída ventricular esquerdo [LVOT])^2 ou π (r)^2 × integral velocidade – tempo (VTI) do LVOT:
  - LVOT (trato de saída ventricular esquerdo) é medido a partir de imagens 2D paraesternais longas a TTE durante o meio da sístole e dentro de 1 cm do ponto de fechamento da válvula aórtica.
  - VTI – LVOT por Doppler pulsado é obtido a partir de uma imagem apical a TTE de cinco câmaras dentro de 1 cm a partir da válvula aórtica a fim de se obter um fluxo laminar bem definido.
- Volume sistólico normal, débito cardíaco (volume sistólico × frequência cardíaca) e índice cardíaco por imagem em 2D e ECO 3D são > 65 mL, ≥ 4,5 L/minutos e ≥ 3,0 L/minuto/m², respectivamente (2,9-11,20) (Fig. 1.2).

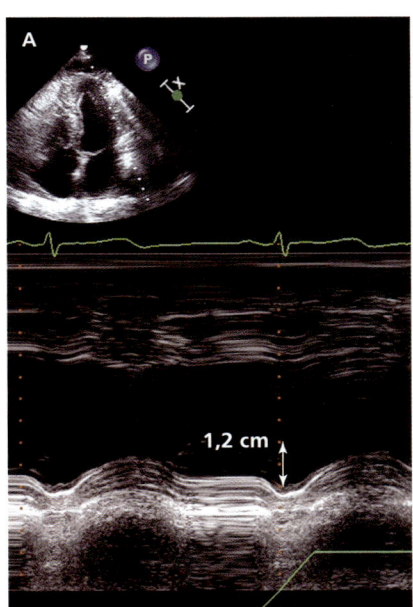
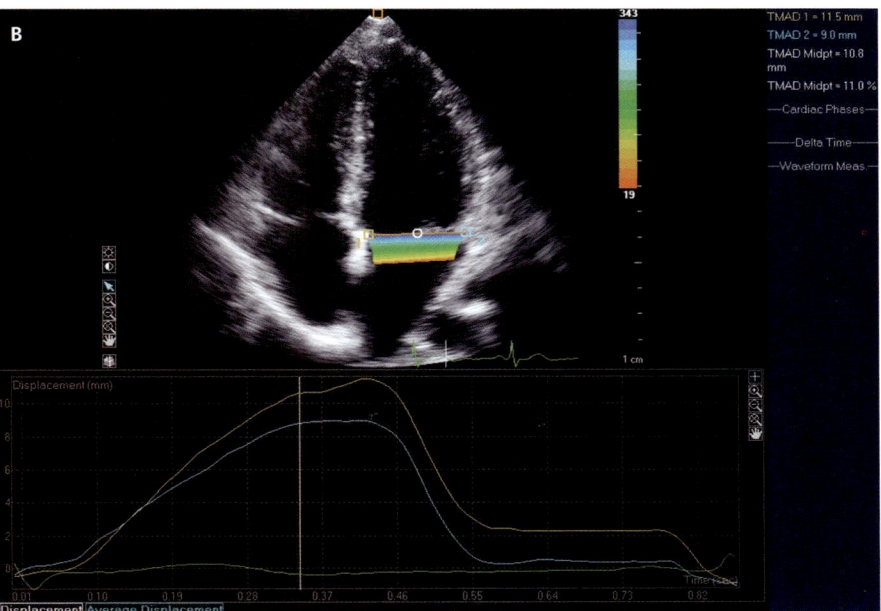

Fig. 1.7 Função normal do LV por avaliação de deslocamento sistólico do anel mitral. A. O deslocamento sistólico lateral do anel mitral (em torno do ápice) de 1,2 cm pelo modo M. **B.** Utilizando imagem 2D automática e rápida de movimento de varredura por pontos independentes do ângulo do anel mitral com sobreposição de cores, um deslocamento sistólico anular lateral ou septal normal de 9,0 mm e 11,5 mm, respectivamente, foram demonstrados. Da mesma maneira, observe as curvas diastólica e sistólica normais correspondentes do movimento anular septal e lateral.

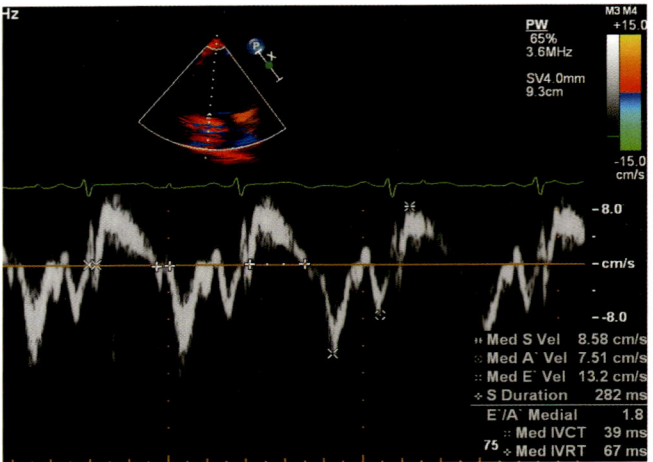

Fig. 1.8 Intervalos normais de ejeção do ventrículo esquerdo.
A partir da imagem de quatro câmaras e utilizando imagem de Doppler tecidual com volume de amostra no septo basal, IVCT medido do final da velocidade A' até o início da velocidade S' de 39 ms, tempo de ejeção (ET) medido do início da velocidade S' de 282 ms, e IVRT do final de S' até o início da velocidade E' de 67 ms foi obtido. O desempenho miocárdico calculado ou índice Tei (IVCT + IVRT/ET) foi de 38.

Intervalos de ejeção

- O tempo de contração isovolumétrico (IVCT) medido pelo modo M (do início do QRS até a abertura da válvula aórtica), Doppler de onda pulsada (a partir do final do influxo mitral tardio ou onda A até início da LVOT – VTI), ou mais precisamente por Doppler tecidual (do final da velocidade A' até início de velocidade S' ou sistólica) é normalmente curto (< 60 ms) (Fig. 1.8).
- O tempo de ejeção (ET) medido pelo modo M (a partir do fechamento da válvula aórtica), Doppler de onda pulsada ou contínua (do início até o final da LVOT – VTI), ou Doppler tecidual (do início até o final da onda S') é normalmente < 160 ms (Fig. 1.8). O período inicial de ejeção (tempo do início até pico da velocidade da VTI aórtica) é também curto (< 60 ms).

Taxa de elevação da pressão sistólica do ventrículo esquerdo

- A taxa de elevação da pressão sistólica do ventrículo esquerdo (dP/dt) é um índice de função sistólica e pode ser avaliado na presença de regurgitação mitral (MR).
- Um dP/dt normal é > 1.200 mmHg/segundo e é calculado utilizando a equação de Bernoulli ($\Delta P = 4V^2$) com a diferença de gradientes de pressão em 3 m/segundo e 1 m/segundo (36 mmHg – 4 mmHg) do início do MR dividido pelo intervalo de tempo (em segundos) entre esses gradientes (21) (Ver Fig. 3.9).

Doppler Tecidual

- As velocidades sistólicas do miocárdio (S') das paredes septal basal, lateral, anterior e inferior do LV são indicadores da função sistólica do LV (4, 22-25).
- As velocidades S' incluem uma velocidade inicial mais elevada correspondendo à contração isovolumétrica e a uma velocidade bifásica correspondente à ejeção.
- As velocidades S' do pico da fase de ejeção normal variam de 9 a 16 cm/segundo.
- As velocidades S' são mais elevadas para as paredes lateral e inferior e mais baixas para a parede septal. Elas também são mais baixas para obesos saudáveis, fumantes, mulheres ou idosos (12,26).

Índice de desempenho do miocárdio ou TEI

- Avalia a função sistólica e diastólica global do LV conforme calculado como *a soma de IVCT (tempo de condução intraventricular) + tempo de relaxamento isovolumétrico (IVRT) ÷ tempo de ejeção.*
- Valores normais por Doppler de onda pulsada e tecidual são < 40 e < 50, respectivamente (3, 4, 22-24) (Fig. 1.8).

Deformação do miocárdio

- Com eco por varredura de pontos, parâmetros de deformação miocárdica do LV na forma de deformação sistólica longitudinal, cincunferencial e radial (porcentagem de alteração) e taxa de deformação podem ser avaliadas. Esses parâmetros também são bons indicadores da função sistólica do LV (5,27) (Fig. 1.9).
- A deformação longitudinal e a taxa de deformação aumentam significativamente da base até o ápice (–12,95 ± 6,79 × –14,87 ± 6,78 e –0,72 ± 0,39 *vs.* –0,94 ± 0,48, respectivamente). (5, 27, 28).

Armadilhas

- A lei de Simpson e o cálculo preciso pelo ECO 3D da LVEF (fração de ejeção do ventrículo esquerdo) dependem da resolução do endocárdio e da experiência do operador, e são relativamente demoradas.
- A deformação sistólica e a taxa de deformação por eco de varredura de pontos e são demoradas e dependem da resolução do endocárdio e da experiência do operador.

Função diastólica

Métodos de diagnóstico

Tempo de relaxamento isovolumétrico

- O IVRT (tempo de relaxamento isovolumétrico) é o tempo entre o fechamento da válvula aórtica até a abertura da válvula mitral, reflete o tempo que leva para a pressão do LV cair abaixo da pressão do átrio esquerdo (LA), e é a primeira fase da função diastólica do LV (4,22,25,29).

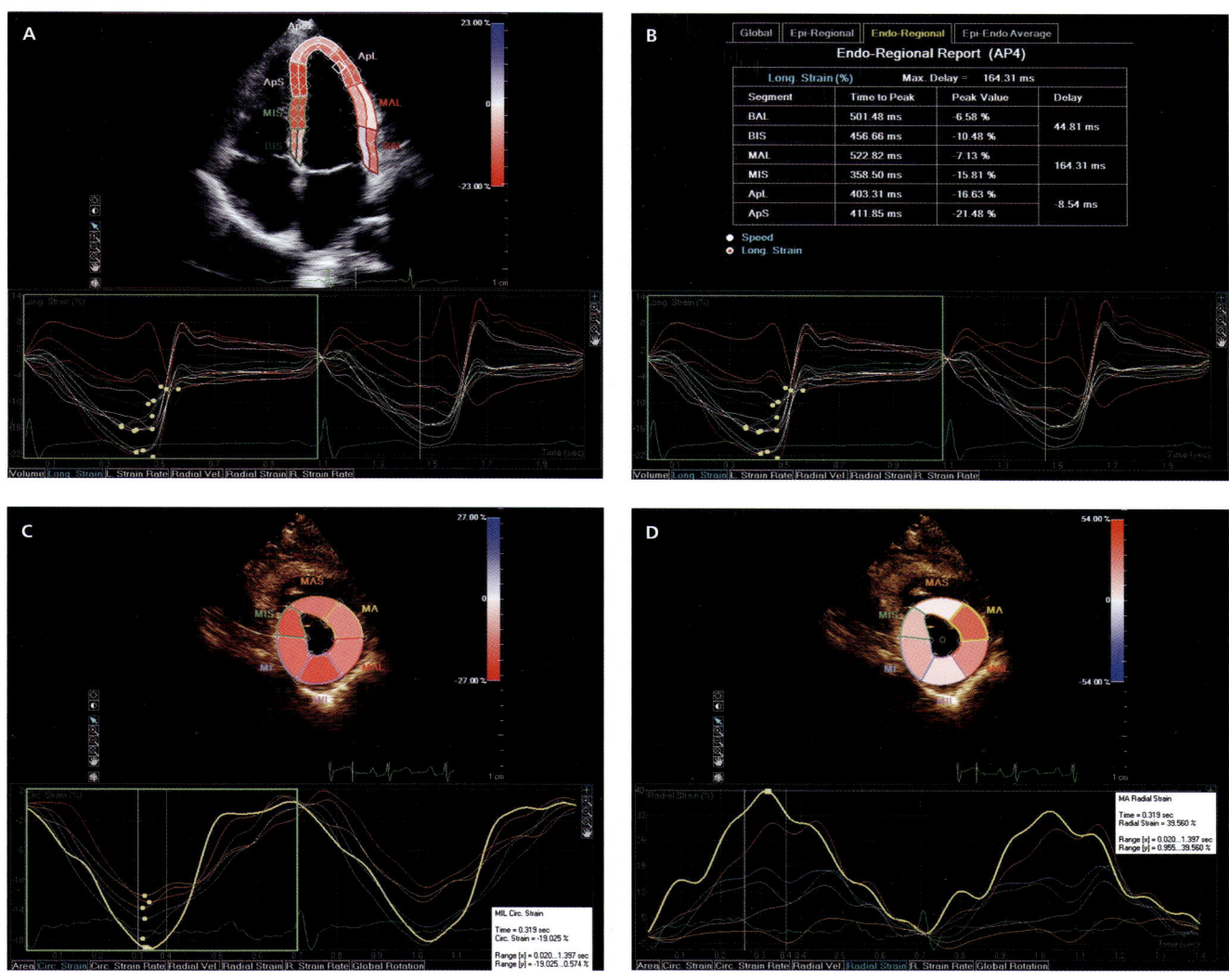

Fig. 1.9 Deformação miocárdica do ventrículo esquerdo. A. São descritas curvas de deformação longitudinal de pico sistólico miocárdico com valores correspondentes (*pontos amarelos*) para cada um dos segmentos miocárdicos obtidos a partir da imagem apical de quatro câmaras. **B.** Valores correspondentes para cada um dos segmentos miocárdicos são apresentados. Observe a faixa variável de −6,58% para parede anterolaterobasal (BAL) até −21,48% para parede apical septal (ApS). Da mesma maneira, tempo correspondente para valores de pico é apresentado. **C, D.** Curvas de deformação cincunferencial miocárdica do pico sistólico (**C**) e radial (**D**) com valores correspondentes (*pontos amarelos*) obtidos a partir de imagens do eixo curto mediano são exibidas. As curvas amarelas correspondentes ao segmento médio-anterior demonstram valores de deformação circunferencial e radiais de −19,025 e 38,5% respectivamente.

- Por Doppler de onda pulsada ou contínua, IVRT é obtido a partir de imagens de cinco câmaras do TTE apical ou TEE medioesofágico com o volume de amostra entre o fluxo de entrada mitral e LVDT para se obter ambos os padrões de velocidade. Por imagens de Doppler tecidual, o IVRT é obtido a partir de imagens de duas e quatro câmaras apicais.

- Ele é medido do final do LVOT − VTI até o início da onda de velocidade (E') mitral precoce ou do final da velocidade sistólica (S') até o início da diastólica precoce (E') por Doppler tecidual (4,22,23,30) (Fig. 1.8).

- Valores de IVRT acima do normal para indivíduos com 20 a 40, 40 a 60 e > 60 anos de idade são 83, 88, e 101 ms, respectivamente (Tabela 1.2).

Padrão de influxo mitral

- As velocidades de influxo mitral são mais bem visualizadas a partir de imagem apical a TTE ou de quatro câmaras medioesofágica a TEE com um volume de amostra de 1 a 3 mm colocados dentro do LV e entre as extremidades dos folhetos ou ponto de coaptação.

Tabela 1.2
Parâmetros normais da função diastólica ventricular esquerda

Parâmetro	Idade (anos)		
	21-40 Média (faixa)	41-60 Média (faixa)	> 60 Média (faixa)
IVRT (ms)	67 (51-83)	74 (60-88)	87 (73-101)
Razão E/A – (faixa)	1,53 (0,73-2,33)	1,28 (0,78-1,78)	0,96 (0,6-1,32)
Duração A (ms)	127 (101-153)	133 (107-159)	138 (100-176)
Tempo de desaceleração E (ms)	166 (138-194)	181 (143-219)	200 (142-258)
Razão S/D da veia pulmonar (PV)	0,98 (0,34-1,62)	1,21 (0,81-1,61)	1,39 (0,45-2,33)
Velocidade Ar (cm/s) da PV	21 (5-37)	23 (17-29)	25 (11-39)
Duração de velocidade Ar (ms) da PV	96 (30-162)	112 (82-142)	113 (53-173)
Velocidade do pico E' septal (cm/s)	16 (10,1-20,9)	12 (7,6-16,8)	10 (6,2-14,6)
Velocidade do pico E' lateral (cm/s)	20 (14-25,6)	16 (11,5-20,7)	13 (5,9-19,9)
Razão E'/A' septal	1,6 (0,6-2,6)	1,1 (0,5-1,7)	0,85 (0,45-1,25)
Razão E'/A' lateral	1,9 (0,7-3,1)	1,5 (0,5-2,5)	0,9 (0,1-1,7)

IVRT, tempo de relaxamento isovolumétrico; PV, veia pulmonar; S, sistólica, D, diastólica; Ar, reversão atrial.
(Adaptada de Nagueh SF, Appleton CP, Gillebert TC et al. Recommendations for the evaluation of left ventricular diastolic function by echocardiography. *J. Am Soc Echocardiogr* 2009;22:107-129).

- Velocidades de fluxo de entrada devem ser obtidas durante o final da expiração, em uma velocidade de varredura de 50 a 100 mm/s, e média durante três ciclos cardíacos.
- Velocidade de pico de enchimento precoce (onda E), pico de velocidade de contração atrial (onda A), razão E/A e tempo de desaceleração E são geralmente medidos.
- A onda E reflete o gradiente de pressão LA-LV durante a diástole inicial e é afetado por relaxamento do LV e pré-carga.
- A onda A reflete o gradiente de pressão do LA-LV durante a diástole final e é afetada pela conformidade da contratilidade do LV e do LA.
- Em indivíduos normais < 40 anos de idade, um relaxamento rápido do LV causa uma queda abrupta na pressão diastólica do LV um gradiente transitório elevado entre LA e LV, e uma velocidade de onda E elevada.
- Dessa forma, a velocidade E é normalmente 50 a 100% mais elevada do que a velocidade A e razão E/A é 1,5 a 2,0 (Fig. 1.10A e Tabela 1.2).
- Com o envelhecimento, o relaxamento do LV é reduzido, a velocidade de onda E diminui, e a velocidade da onda A aumenta (ver Figs. 4.2 e 4.4):
  - Após os 20 anos de idade, a velocidade do pico E diminui em 2 a 6 cm/segundo, a velocidade do pico A aumenta em 2 a 9 cm/segundo, e a razão E/A diminui em 0,15 a 0,30 por década de vida.
  - Dessa maneira, em indivíduos com 40 a 60 anos de idade, a razão E/A é geralmente 1,0 a 1,5 e em pessoas com > 60 anos de idade, é < 1 (4,25,29).

- O tempo de desaceleração E, medido do pico de velocidade E até o seu nadir, é um parâmetro de relaxamento e de complacência do LV e aumenta com a idade:
  - Em indivíduos normais < 40, 40 a 60, e > 60 anos de idade, ele geralmente varia de 140 a 160 ms, 160 a 200 ms e > 200 ms, respectivamente.

Padrão de influxo da veia pulmonar

- Visualização melhor por TTE a partir de imagem apical de quatro câmaras com angulação anterior (em direção à aorta) para avaliar a veia pulmonar superior direita.
- Por TEE a partir da imagem do eixo curto basal-esofágico e, em relação à válvula aórtica, uma rotação de 20-40 graus no sentido horário para avaliar a veia pulmonar superior esquerda e depois uma rotação de 180 graus no sentido anti-horário para avaliar a veia pulmonar superior e inferior direita.
- O padrão de Doppler do influxo da veia pulmonar (velocidades mais elevadas obtidas pela colocação de 2-3 mm de volume de amostra em 0,5 a 1,0 cm na veia pulmonar) e durante a expiração forçada inclui quatro componentes:
  - O primeiro fluxo sistólico anterógrado (S1) é primariamente influenciado por pressão do LA durante o relaxamento atrial e começa depois da onda P ou antes da porção inicial de QRS do eletrocardiograma (ECG).
  - O segundo fluxo sistólico anterógrado (S2) é determinado pela pré-carga do LV e pelo gradiente de pressão da veia pulmonar do LA e ocorre durante o deslocamento sistólico descendente ou anelar (seu pico de velocidade corresponde à onda T do ECG e é geralmente mais elevado que a S1).

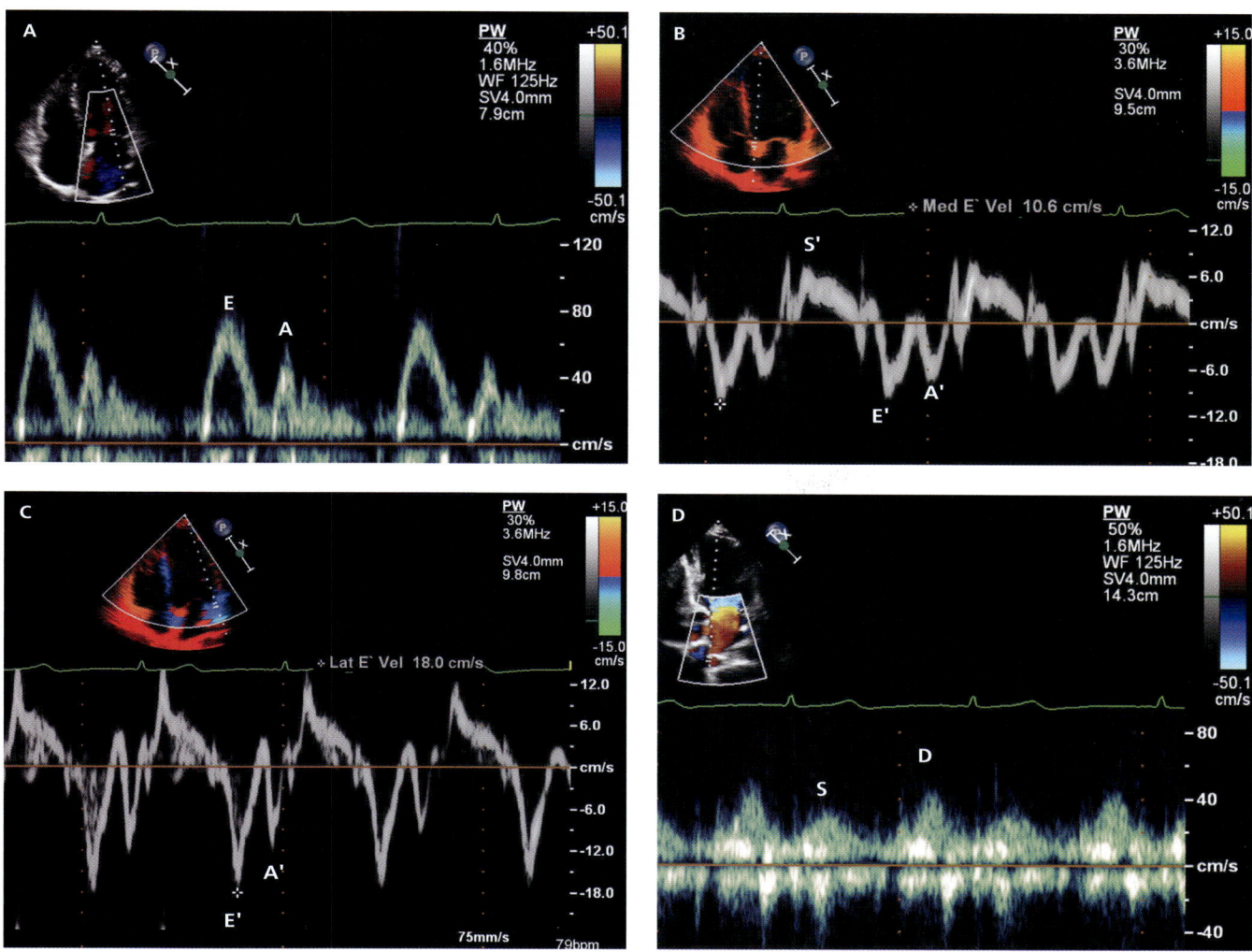

Fig. 1.10 **Parâmetros normais de função diastólica do LV por eco Doppler em um homem jovem.** **A.** Padrão de influxo da válvula mitral por Doppler pulsado demonstra uma velocidade de pico E de 80 cm/segundo, um tempo de desaceleração E de 180 ms, e uma razão E/A > 1,5. **B, C.** Imagem por Doppler tecidual no septo basal e anel mitral mostra velocidades de pico E' de 10,6 cm/s e 18,0 cm/s, respectivamente/razões E'/A' > 1, e uma média de razão E/E' septal e lateral E' de 5,7 (80 cm/s ÷ 14 cm/s) indicam pressão ventricular e diastólica final normais. Observe também as velocidades sistólica (S') normal indicativa de função sistólica normal. **D.** Em decorrência da baixa pressão diastólica final do LV e pressão do LA e baixo gradiente de pressão da veia pulmonar para o LA, o fluxo de entrada da veia pulmonar em baixa velocidade S e uma velocidade D predominante (razão S/D < 1).

- A terceira velocidade do fluxo diastólico anterógrado (D) ocorre durante o enchimento rápido do LV (depois da abertura da válvula mitral). Seu pico de velocidade corresponde ao da onda E mitral e é determinado pelo relaxamento do LV e conformidade.
- A reversão do fluxo após a contração atrial (Ar) é de amplitude menor e duração mais curta do que a onda mitral A.
- Normalmente, em indivíduos > 40 anos de idade, as velocidades do pico S e VTIs são mais elevadas do que as da onda D. Portanto, a razão de picos de velocidade S/D é > 1, e a soma de VTI de S1 e S2 constitui 60 a 70% da soma das velocidades S e D ("fração sistólica") (4,22,25,29) (Tabela 1.2).
- Em indivíduos saudáveis < 40 anos de idade, em decorrência do baixo gradiente de pressão da veia pulmonar para o LA, as velocidades S são normalmente mais baixas do que as velocidades D (Fig. 1.10D).
- Em indivíduos > 40 anos de idade, conforme o relaxamento do LV diminui, as velocidades de Ar aumentam em amplitude e duração.

Doppler tecidual

- Onda pulsada das velocidades miocárdicas precoce (E') e diastólica tardia (A') dos segmentos ventriculares basais refletem a função diastólica do LV.
- Essas velocidades são visualizadas de melhor forma a partir de imagens de TTE e TEE de quatro e duas câmaras com o volume de amostra colocado dentro de 5 a 10 mm da inserção dos folhetos mitrais septal, lateral, anterior e inferior e durante a expiração forçada.
- E' correlaciona-se inversamente com o pico negativo de dP/dt ou constante de tempo do relaxamento do LV (tau), correlaciona-se positivamente com a taxa da alteração do prolongamento das fibras miocárdicas do LV durante o preenchimento precoce e, portanto, está relacionada com o relaxamento e complacência ventricular e é menos influenciada pelas alterações na pré-carga.
- As velocidades normais para E' e A' são > 10 cm/s, razão E'/A' é > 1, e razão E mitral/E' (melhor indicador de pressão diastólica final do LV) é < 8. (Fig. 1.10 B, C). As velocidades são mais baixas em mulheres, indivíduos obesos e fumantes (4,12,22, 23,26,29,30) (Tabela 1.2).
- Quanto às velocidades de influxo mitral, uma relação inversa existe entre a idade e as velocidades E' e razão E'/A'.

Velocidade de propagação de fluxo colorido pelo modo M

- O feixe cursor do modo M é colocado paralelo à corrente de influxo mitral, e o limite Nyquist é estabelecido em 50 a 60 cm/s. A velocidade de propagação do fluxo no modo M colorido é medida como a inclinação da primeira velocidade medida durante o preenchimento precoce (da válvula mitral até 4 cm na cavidade do LV).
- A velocidade de propagação E é proporcional ao relaxamento do LV, normalmente > 50 cm/s, e diminui progressivamente com a idade e elevação da pressão diastólica final do LV (4,25, 31) (ver Figs. 4.6 e 4.8).
- Como comparado aos outros parâmetros de função diastólica, a velocidade de propagação do fluxo colorido é menos afetada por alterações da pré-carga (32).

Deformação diastólica miocárdica

- A deformação diastólica miocárdica avaliada pela deformação diastólica longitudinal e taxa de deformação são parâmetros usados para avaliar a função diastólica do LV, porém eles ainda não são usados na prática clínica de rotina (4, 27, 28) (Fig. 1.9).

Armadilhas

- Os parâmetros de influxo da veia pulmonar e mitral são alterados pela frequência cardíaca e pré-carga.
- As velocidades da Ar e da veia pulmonar S1 são observadas em apenas 30 a 40% dos indivíduos saudáveis por TTE e aproximadamente 75% por TEE.
- Os registros de velocidade de Doppler tecidual dependem da resolução da imagem 2D e do ângulo e, portanto, são inadequados para uma interpretação confiável com imagens 2D tecnicamente limitadas.

Átrio esquerdo

Tamanho e volume

- O LA atua como reservatório (recebe o retorno venoso pulmonar durante a sístole do LV), como um conduíte (esvaziamento passivo depois da abertura da válvula mitral ou enchimento inicial rápido) e como câmara contrátil (durante a contração atrial).
- O volume do LA é mais elevado durante a fase de reservatório, a pressão do LA é mais elevada durante a contração, e a pressão do LA e o volume são mais baixos durante o relaxamento atrial.

Melhores planos de imagem, métodos e fórmulas

- A imagens ao modo M guiado por duas dimensões ou TTE 2D de eixo longo paraesternal ou eixo curto para obtenção do diâmetro anteroposterior do LA na sístole ventricular final (geralmente ao final da onda T) e medido da extremidade posterior da parede anterior do LA até a extremidade descendente da parede posterior do LA (Fig. 1.1C).
- Por TEE, o diâmetro médio-lateral do LA é medido a partir da imagem medioesofágica de quatro câmaras a partir da borda interna do septo interatrial até a borda interna da parede lateral.
- As imagens bidimensionais de duas e quatro câmaras a TTE ou TEE para planimetria dos volumes do LA e de áreas utilizando o método biplanar A-L ou lei de Simpson modificada:
  - Fórmula A-L: $8/3\pi \ [(A_1)(A_2)/(L)]$, onde A_1 e A_2 são áreas do LA das imagens apicais de quatro e duas câmaras, respectivamente, e L é o comprimento superoinferior mais curto do LA (do nível do anel mitral até a parede atrial posterossuperior) (2) (Fig. 1.11A, B).
  - Os volumes do LA obtidos por ECO 3D se correlacionam bem com aqueles obtidos por imagem 2D (33).

Valores normais

- O diâmetro anteroposterior superior normal do LA e índice de diâmetro são 4 cm e 2,3 cm/m^2, respectivamente.
- A área normal do LA, volume, e índice de volume são ≤ 20 cm^2, ≤ 58 mL, e 20 ± 6 mL/m^2 respectivamente:
  - Homens saudáveis, não atletas, indivíduos obesos ou indivíduos com > 50 anos de idade apresentam uma faixa normal mais elevada de volumes do LA do que as mulheres, atletas, não obesos e indivíduos abaixo dos 50 anos de idade (2,34,35).

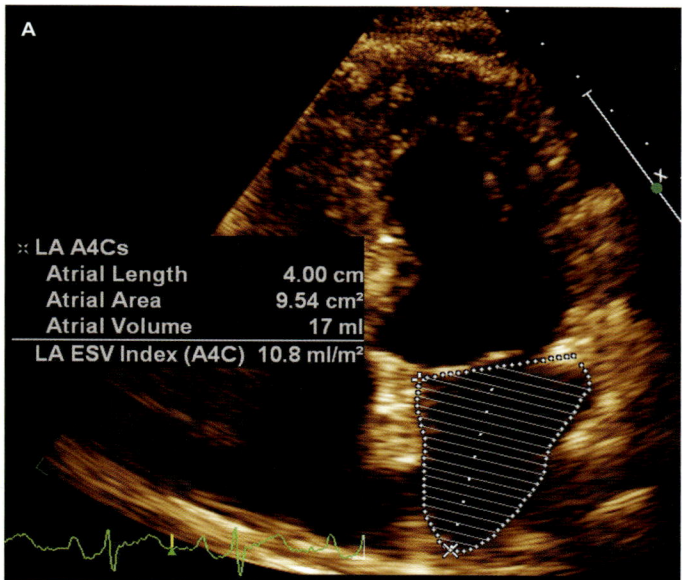 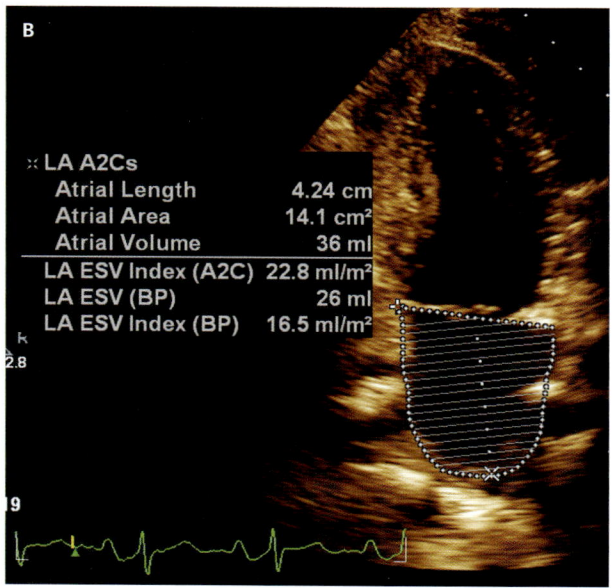

Fig. 1.11 **Volume normal do átrio esquerdo e índice de volume.** O volume normal do átrio esquerdo (LA) e o índice de volume obtido das imagens apicais de quatro (**A**) e duas (**B**) câmaras utilizando a lei de Simpson modificada.

- O tamanho do LA se correlaciona positivamente com a altura, o peso e o BSA (35).
- Diâmetros superoinferior e médio-lateral do apêndice do LA são ≤ 4,3 cm e ≤ 2,8 cm, respectivamente.

Função

- A contratilidade do LA e do EF dependem da pré-carga atrial (fluxo de entrada da veia pulmonar) e pós-carga (pressão diastólica final do LV antes da contração atrial).
- O volume de bombeamento do LA responde a 15 a 30% do volume de bombeamento do LV, e um esvaziamento fracionário normal do LA é de aproximadamente 60% (33).

Pressão

- A pressão do LA é um reflexo da pressão de enchimento do LV. Portanto, os padrões de influxo da veia pulmonar e mitral, e os parâmetros de Doppler tecidual usados para avaliação da função diastólica do LV também são usados para avaliação da pressão do LA (4,22,25).
- As razões E/A, E'/A' e S/D > 1 em indivíduos > 40 anos de idade, duração de Ar < A, e razão E/E' ≤ 8 indicam pressão normal do LA (Fig. 1.10 e Tabela 1.2).

Válvula mitral

Melhores planos de imagem

- Imagens do eixo curto e longo paraesternal ao TTE no modo M e 2D, imagens apicais de quatro e duas câmaras e imagem ao ECO 3D apical de ângulo largo ou estreito de quatro câmaras.
- Imagem ao ECO 3D, TEE medioesofágica de ângulo largo e estreito de quatro câmaras (5,36).
- Imagens ao ECO 3D devem ser obtidas durante a retenção da respiração para evitar artefatos de pontos.

Folhetos

Espessura, ecorrefringência e aparência

- Por TEE 2D, e espessura do folheto mitral normal durante a sístole varia de 0,7 a 3,0 mm (37) (Fig. 1.12A e Tabela 1.3). Valores em faixa mais elevada são observados nas extremidades do folheto.
- Dados limitados estão disponíveis em relação à espessura normal do folheto por TEE 2D e ECO 3D.
- Utilizando a espessura do folheto medida por TEE como padrão, a especificidade da avaliação visual da espessura da válvula mitral é 87% por TEE e 83% por TTE (37).
- Os folhetos mitrais possuem ecorrefringência homogênea do tecido mole discretamente mais elevada do que a do miocárdio.
- Por TEE 3D, os folhetos possuem uma superfície aparentemente irregular. Da imagem do LA, a demarcação do sulco principal aparece como entalhos e pequenos sulcos secundários como protuberâncias. A morfologia oposta é observada a partir da projeção do LV (36) (Fig. 1.13).

Armadilha

- A medida da espessura do folheto das válvulas cardíacas por TTE é altamente variável e geralmente imprecisa. A avaliação visual é mais comumente usada.

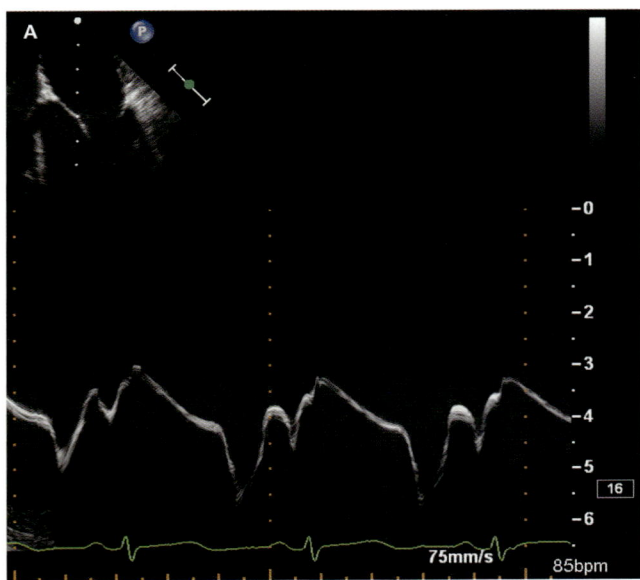 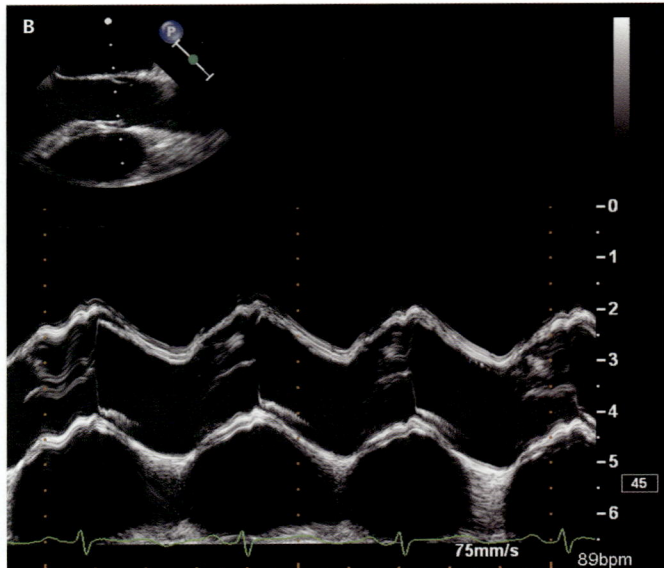

Fig. 1.12 Espessura e mobilidade normais das válvulas aórtica e mitral. A. Um eco bidimensional guiado pelo modo M a partir de imagem medioesofágica de quatro câmaras mostra um folheto mitral médio-anterior (aml) fino (< 2 mm) durante a sístole. **B.** Um eco bidimensional guiado pelo modo M de uma cúspide não coronariana (ncc) aórtica normal e cúspide coronariana direita (rcc) obtida de uma imagem longitudinal medioesofágica da válvula aórtica mostrando espessura similar e uniforme (< 2 mm) das cúspides. Da mesma maneira, observe a mobilidade normal do folheto mitral e cúspides aórticas, bem como a mobilidade normal e a espessura da raiz aórtica.

Mobilidade e comprimento

- A mobilidade dos folhetos mitrais depende de sua estrutura primária, pré-carga do LV, gradiente de pressão do LA até o LV, e contratilidade do LV.

Tabela 1.3
Valores normais das válvulas do lado esquerdo do coração e grandes vasos

Medida	TTE	TEE
Área da válvula mitral (cm^2)	4-6	4-6
Anel mitral – diástole final (cm)	2,0-3,4	2,0-3,8
Espessura do folheto mitral (mm)	≤ 4	0,7-3,0
Regurgitação mitral (%)	38-45	70-80
Veias pulmonares (mm)	8-15	7-16
Área da válvula aórtica (cm^2)	3-5	3-5
Anel aórtico – sístole média (cm)	1,4-2,6	1,8-2,7
Regurgitação aórtica (%)	0-2	3-4
Pico de velocidade da válvula aórtica (cm/s)	72-180	72-180
Tempo de ejeção da válvula aórtica (ms)	265-325	265-325
Tempo de aceleração da válvula aórtica (ms)	83-118	83-118
Seios da raiz aórtica – diástole final (cm)	2,1-3,5	2,1-3,4
Túbulo da raiz aórtica – diástole final (cm)	1,7-3,4	–
Arco aórtico (cm)	2,0-3,6	–
Aorta descendente (cm)	–	1,4-3,0

TTE, ecocardiografia transtorácica; TEE, ecocardiografia transesofágica.

- Por imagem a TTE paraesternal de eixo longo no modo M ou de quatro câmaras no TEE, o movimento do folheto anterior aparece na forma de M, e o folheto posterior aparece como um W arredondado (Figs. 1.1B, C e 1.12A). A abertura inicial do folheto anterior forma um ângulo ≥ 70 graus a partir do ponto de fechamento (inclinação D a E).

- Após rápido preenchimento do LV, o volume do LV e a pressão diastólica aumentam, e o folheto mitral anterior se fecha parcialmente e forma a inclinação E a F de ≥ 70 graus:
    - Por imagem 2D e ECO 3D, os folhetos mitrais mostram um movimento paralelo e próximo (< 5 mm) em relação ao septo interventricular (folheto anterior) e parede posterior (folheto posterior). Em imagem de ECO 3D do LA, a porção basal do folheto anterior (não tracionada por um cordão tendíneo) é hipermóvel e se destaca em direção ao LA durante a sístole (5,36) (Fig. 1.13).
    - Em decorrência do folheto posterior ser mais curto e apresentar uma área maior de fixação ao anel mitral, sua mobilidade é menor do que a do folheto anterior.

Anel

- O anel mitral possui a forma de um D com um diâmetro anteroposterior mais curto (até 3,8 cm) e um diâmetro médio-lateral mais longo (até 4,3 cm) (Fig. 1.13).

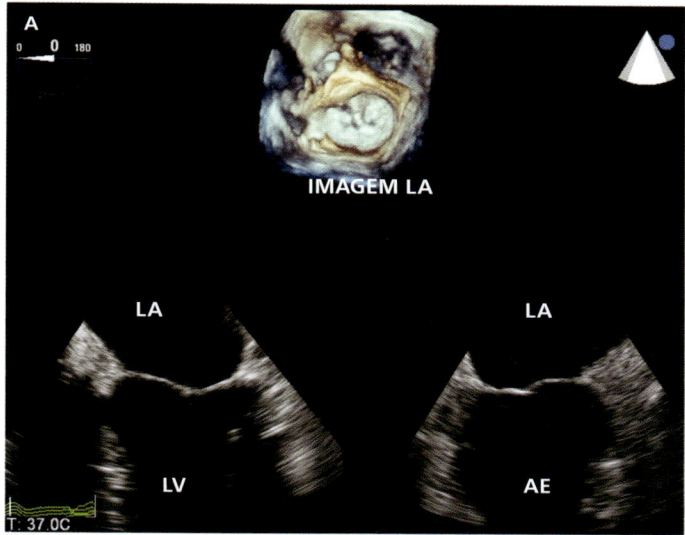 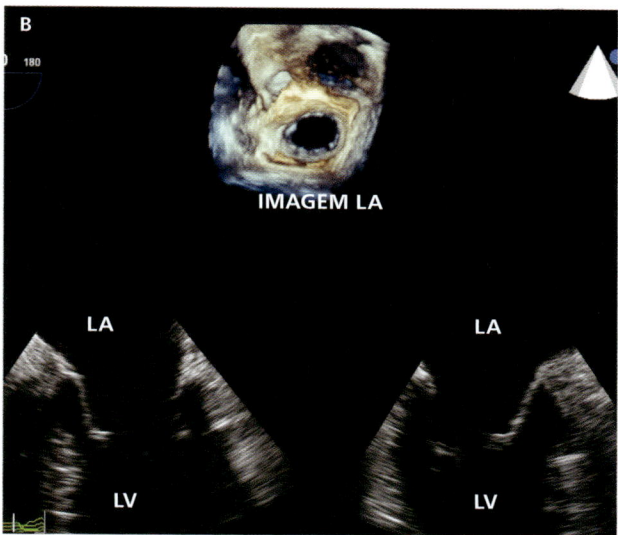

Fig. 1.13 Estrutura e função normais da válvula mitral por TEE 3D e 2D. A. Essa imagem TEE 3D da válvula mitral do LA durante a sístole mostra um anel mitral na forma oval com diâmetros anteroposterior mais curto e médio-lateral mais longo, uma separação bem definida dos três sulcos de cada folheto. As imagens 2D correspondentes obtidas de imagens de quatro e duas câmaras confirmam a espessura e a mobilidade normal dos folhetos. **B.** A imagem a TEE 3D pelo LA da válvula mitral durante a diástole mostra os folhetos se movimentando livremente com bastante proximidade paralela às correspondentes paredes ventriculares anterior e posterior durante a diástole inicial. As imagens 2D correspondentes justificam os achados em ECO 3D.

- Os diâmetros do anel são medidos a partir de imagens 2D de quatro câmaras (diâmetro médio-lateral) e de duas câmaras (diâmetro anteroposterior) ou mais precisamente a partir de imagem por TTE 3D ou TEE do LA durante a diástole inicial (quando os folhetos mitrais estão em sua posição mais aberta) (5,36).
- O diâmetro anteroposterior é medido a partir da base do folheto anterior (sulco A2) até a base do folheto posterior (sulco P2) e do diâmetro médio-lateral a partir da comissura anterolateral até a posteromedial (36,38) (Fig. 1.13).

Aparelho subvalvular

Cordão tendíneo

- Inserido no ou próximo de três extremidades dos folhetos e, menos comumente, no corpo dos folhetos e porções comissurais.
- O cordão a partir do músculo papilar posteromediano inserido na metade mediana dos folhetos anterior e posterior, e os do músculo papilar anterolateral inseridos na metade lateral dos folhetos anterior e posterior
- O cordão aparece como estruturas finas, lineares e homogeneamente ecorrefringentes.

Músculos papilares

- Por TTE em 2D e ECO 3D, os músculos papilares são observados de melhor forma a partir do eixo longo paraesternal, eixo curto, apical e imagens subcostais.
- Por TEE em 2D e ECO 3D, os músculos papilares são observados de melhor forma a partir de imagens transgástricas de eixo curto e longo e de imagens medioesofágica de quatro e duas câmaras.
- Os músculos papilares se situam na metade posterior do LV e são orientados paralelamente à linha de fechamento dos folhetos mitrais.
- O músculo posteromediano é mais espesso do que o anterolateral, ambos os músculo têm a forma cônica e sua espessura máxima é de aproximadamente 1,0 a 1,5 cm.

Regurgitação mitral

- A MR em indivíduos saudáveis varia de 38 a 45% por Doppler colorido, é principalmente (70 a 80%) de grau insignificante, e é caracterizada por jatos sistólicos precoces, centrais, estreitos e pequenos (< 2 cm de comprimento e < 1,5 cm^2 de área).

- A segunda velocidade mais baixa corresponde ao fluxo produzido pela contração isovolumétrica do LV e fechamento da válvula mitral (no início do QRS).
- Da mesma maneira, as rápidas velocidades de enchimento do LV em turbilhão em direção à base do LV ou LVOT podem ser observadas (Fig. 1.16).
- Por TEE, um alinhamento paralelo de onda Doppler pulsada ou contínua com o LVOT e fluxo da válvula aórtica pode ser realizado a partir da imagem transgástrica a 60 a 90 graus.

Regurgitação aórtica
- A prevalência de regurgitação aórtica em pessoas saudáveis com idade entre 10 a 50 anos varia de 0 a 2% em indivíduos obesos é de até 7%, e em indivíduos ≥ 70 anos de idade é > 10%; geralmente é insignificante a leve (39).

Aorta

Aorta ascendente
- Avaliada da melhor forma a partir de TTE paraesternal e TEE basal de eixo longo (a 110 a 130 graus).
- Estende-se por aproximadamente 5 cm do anel aórtico até sua junção com o arco aórtico e é subdividida entre os seios e porções tubulares.

Seios aórticos
- Os seios de Valsalva direito, esquerdo e não coronariano se situam logo acima das cúspides aórticas. Nesse nível, o diâmetro diastólico da raiz aórtica é de até 3,5 cm, 3 a 5 mm maior do que o anel, e 1 a 3 mm maior do que a porção seio-tubular (40) (Figs. 1.1C, 1.12B, 1.14 e 1.15).
- Por TEE no modo M ou 2D, a espessura das paredes da raiz aórtica anterior e posterior é < 2,2 mm (41) (Figs. 1.1C, 1.12B e 1.14).
- Por TEE 3D, os seios coronários e óstio das artérias coronarianas esquerda e direita principais são frequentemente observados.

Aorta tubular
- Estende-se por aproximadamente 3 cm da junção seio-tubular, e seu diâmetro medido a partir da borda interna da parede anterior até a borda principal da parede posterior é de até 3,4 cm.
- O diâmetro aórtico é maior em homens e aumenta progressivamente com a idade. Os limites normais superiores (média ± dois desvios padrão) da aorta tubular são 3,6; 3,8 e 4,0 cm para mulheres e 3,8; 4,1 e 4,3 mm para homens na faixa etária de 20 a 40 anos, 41 a 60 anos e acima dos 60 anos de idade, respectivamente (42) (Figs. 1.12 e 1.14).
- A espessura das paredes aórticas nesse nível é semelhante à do nível dos seios (< 2,2 mm).
- O movimento da raiz aórtica é normalmente > 1 cm ou ângulo de 30 a 45 graus da diástole final até seu deslocamento anterior máximo sistólico (Figs. 1.1C e 1.12).

Arco aórtico
- A partir da imagem da fúncula supraesternal, o arco e as artérias subclávia esquerda, carótida comum esquerda e inominadas são comumente visualizadas.
- Por TEE, a porção distal e parede anterior são visualizadas de forma melhor, mas aproximadamente 2 cm por trás da traqueia não são observadas ("o ponto cego").

Aorta descendente
- A partir de imagem a TTE do eixo longo paraesternal, ela é observada em posição posterior ao canal atrioventricular e porção distal do LA; a partir da projeção de quatro câmaras apical a TTE; e a partir da imagem apical de duas câmaras, posterior ao LA. Seu diâmetro normal superior é 2,5 cm.
- Por TEE, os diâmetros aórticos médios diastólico e sistólico gerais relatados em indivíduos saudáveis são 1,94 ± 0,22 cm e 1,74 ± 0,24 cm, respectivamente (43). Esses diâmetros são semelhantes para a aorta torácica descendente distal, média e proximal (Fig. 1.17).

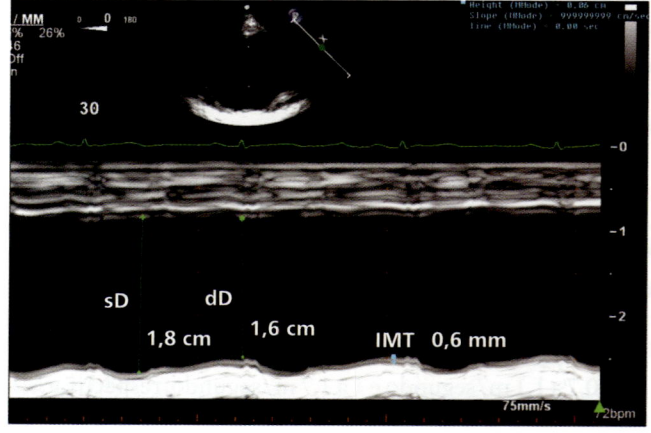

Fig. 1.17 Diâmetros normais e IMT da aorta torácica descendente. Essa imagem por TEE 2D guiada pelo modo M, de eixo curto da aorta torácica descendente proximal à média demonstra diâmetros normais sistólico (sD) e diastólico (dD) e IMT de 1,8, 1,6 e 0,6 mm, respectivamente. O sD é medido no pico da onda T no ECG, e o dD e IMT são medidos durante a diástole final (depois da onda P no ECG).

- Por TEE, a média geral e a variação relatada da espessura médio-intimal da aorta torácica descendente (IMT) em indivíduos saudáveis são 0,67 ± 0,15 mm e 0,49 a 1,13 mm, respectivamente. Esses valores são similares para porções distal, média, proximal e do arco aórtico (44) (Fig. 1.17).

Ventrículo direito

Melhores planos de imagem

- Imagem a TTE bidimensional e ECO 3D paraesternal de eixo longo e eixo curto, de eixo longo paraesternal do RV, apical de quatro câmaras e imagem subcostal de quatro câmaras e de eixo curto. (2,3,5,45,46).
- Imagem a TEE bidimensional e ECO 3D transgástrica de eixo curto e longitudinal do RV e imagem medioesofágica de quatro câmaras.

Tamanho

- Embora o tamanho do RV seja geralmente avaliado de melhor forma a partir de imagens a TTE ou TEE de quatro câmaras, uma avaliação integrada de todas as imagens de eco é necessária.
- Normalmente, a área de diástole final do RV é menor que a do LV, e o ápice do RV é mais curto que do LV em um terço da distância da base até o ápice.
- O RV basal diastólico final (no nível do anel), médio-cavitário (abaixo das extremidades dos folhetos da tricúspide), e eixo longo (do anel da tricúspide até o ápice) não devem exceder 4,2; 3,5 e 8,6 cm, respectivamente (2,3) (ver Fig. 5.2A). Valores mais elevados que essa faixa são relatados para atletas jovens de resistência (45) (Tabela 1.4).
- As áreas diastólica final e sistólica final normais superiores do RV são de 25 e 14 cm^2, respectivamente (ver Fig. 5.3 A, B).
- Os volumes diastólico final e sistólico final normais superiores do RV indexados para BSA por ECO 3D são de 80 mL/m^2 e 46 mL/m^2, respectivamente (46).

Tabela 1.4

Valores normais de câmaras cardíacas do lado direito

Medida	TTE/TEE
Diâmetro basal do ventrículo direito – diástole final (cm)	2,4-4,2
Diâmetro basal do ventrículo direito – sístole final (cm)	2-3,4
Diâmetro médio-cavitário do ventrículo direito – diástole final (cm)	2-3,5
Diâmetro médio-cavitário do ventrículo direito – sístole final (cm)	1,9-3,1
Diâmetro longitudinal do ventrículo direito – diástole final (cm)	5,6-8,6
Área do ventrículo direito – diástole final (cm^2)	10-25
Área do ventrículo direito – sístole final (cm^2)	4-14
Índice do volume do ventrículo direito – diástole final (mL/m^2)*	44-80
Índice do volume do ventrículo direito – sístole final (mL/m^2)*	19-46
Fração de ejeção do ventrículo direito (%)*	44-71
Alteração da área fracionária do ventrículo direito (%)	35-63
Espessura livre da parede do ventrículo direito (mm)	2-5
Diâmetro proximal RVOT – diástole final (cm)	2,1-3,5
Diâmetro distal RVOT – diástole final (cm)	1,7-2,7
Diâmetro distal RVOT – sístole médio (cm)†	1,8-3,4
Diâmetro médio-cavitário do átrio direito – sístole final (cm)‡	2,6-4,4
Diâmetro do eixo longo do átrio direito – sístole final (cm)**	3,4-5,3
Volume do átrio direito (mL)	15-58 (homens)
	14-44 (mulheres)
Área do átrio direito – sístole final (cm^2)	10-18

TTE, ecocardiografia transtorácica; TEE, ecocardiografia transesofágica; RVOT, trato de saída do ventrículo direito.
*Valores similares foram relatados por imagem ao ECO 3D.
†Por TEE, 1,6 a 3,6 cm.
‡Por TEE, 2,8 a 5,2 cm.
**Por TEE, 2,9 a 5,3 cm.

Armadilhas

- A partir de imagens apicais, um falso alargamento do RV pode ocorrer se o transdutor não for colocado sobre o ápice do LV e o feixe de ultrassom faz a transsecção do RV em posição oblíqua ou paralela ao seu eixo anteroinferior.
- O tamanho do RV pode ser subestimado se o LV for concomitantemente alargado.
- As imagens a TTE paraesternal de eixo longo e subcostal de quatro câmaras frequentemente fazem a transsecção do RV no corno anteroposterior (trato de saída do ventrículo direito – RVOT) e posterolateral, respectivamente, e subestimam o tamanho do RV.

Espessura da parede

- A espessura livre da parede do RV é medida de melhor forma pelo modo M a partir de imagens do eixo longo paraesternal e subcostal de quatro câmaras na diástole final e no nível do cordão tendíneo da válvula tricúspide (ver Fig. 5.1D).
- A espessura normal superior é de 5 mm. Valores superiores (5,4 a 7,8 mm) são relatados em atletas de resistência.

Armadilha

- As paredes do RV são alinhadas com as trabéculas carnosas (pequenas bandas musculares) que podem ser mal interpretadas como hipertrofia do RV, e a avaliação visual da parede do RV com falta de especificidade.

Movimento da parede e suprimento da artéria coronariana

- O movimento da parede do RV é avaliado pelo movimento sistólico interno e espessamento do endocárdio.
- O fluxo sanguíneo até as paredes do RV é fornecido predominantemente pelo RCA (3):
  - Paredes anterior e lateral por ramo marginal agudo.
  - Paredes inferior e inferosseptal pela artéria descendente posterior.
  - Parede anterolateral do RVOT pelo ramo canal.

Função sistólica

Características diagnósticas chave

- Uma RVEF normal ≥ 40% se correlaciona bastante com uma excursão sistólica do plano anular tricúspide lateral normal (TAPSE) de 1,6 a 2 cm (3,45).
- TAPSE é avaliado por imagem 2D guiada pelo modo M de Doppler tecidual e eco por varredura de pontos obtido por

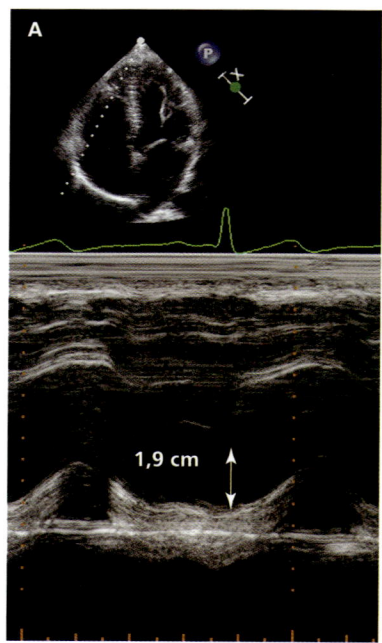 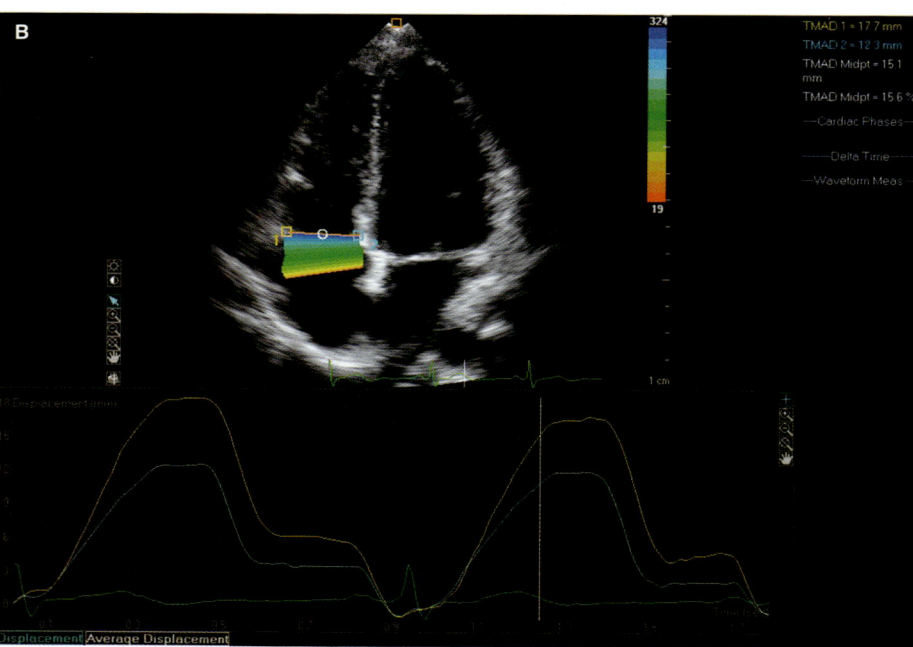

Fig. 1.18 Deslocamento sistólico normal do anel tricúspide. A. Deslocamento lateral sistólico normal do anel da tricúspide de 1,8 cm obtido por imagem 2D guiada pelo modo M a partir de imagem apical de quatro câmaras. B. Utilizando movimento por varredura de pontos independente de ângulo para imagem em 2D automática do anel da tricúspide com sobreposição colorida, um deslocamento septal e lateral sistólico do anel da tricúspide normais de 17,7 mm e 12,3 mm, respectivamente, é demonstrado. Observe também as curvas sistólica e diastólica normal com valores mais baixos esperados para o anel tricúspide septal.

imagem a TTE apical ou TEE medioesofágica de quatro câmaras (Fig. 1.18).
- Por imagem 2D e por imagem de quatro câmaras, uma modificação da área fracionária (*área de diástole final – área de sístole final ÷ área de diástole final*) ≥ 35% indica função sistólica normal do RV (3,45).
- Utilizando imagem de Doppler tecidual, um pico de velocidade anular tricúspide sistólica lateral > 11,5 cm/segundo (faixa normal 11,6 a 21,1 cm/segundo) é preditiva de RVEF normal (3, 47, 48) (Fig. 1.18B).
- Um tempo de início do QRS do ECG para pico de velocidade anular sistólica de > 200 ms prediz RVEF normal.
- Utilizando Doppler tecidual colorido ou eco por varredura de pontos, um pico de deformação sistólica longitudinal da parede livre basal do RV de –28,7 ± –4,1% indica RVEF normal (49).
- Embora tecnicamente desafiadora, a RVEF pode ser avaliada por ECO 3D (46).

Armadilhas
- A morfologia complexa do RV limita a medição de rotina de volumes do RV e RVEF por imagem em 2D e ECO 3D.
- O desalinhamento (> 20 graus) do cursor de Doppler no modo M ou de tecido com o anel lateral da tricúspide acarretará uma subestimativa do desvio anular da tricúspide e da função sistólica do RV.

Tabela 1.5
Parâmetros normais da função diastólica do ventrículo direito

Parâmetro	Média (faixa)
Velocidade de pico E (cm/s)	54 (35-73)
Velocidade de pico A (cm/s)	40 (21-58)
Razão E/A	1,4 (0,8-2,1)
Tempo de desaceleração (ms)	174 (120-229)
IVRT (ms)	48 (23-73)
Pico de velocidade E' (cm/s)	14 (8-20)
Pico de velocidade A' (cm/s)	13 (7-20)
Razão E'/A'	1,2 (0,5-1,9)
Razão E/E'	4 (2-6)
Velocidade sistólica da veia hepática (cm/s)	41 ± 9
Velocidade diastólica da veia hepática (cm/s)	22 ± 5
Velocidade atrial reversa da veia hepática (cm/s)	13 ± 3
Razão S/D da veia hepática	> 1

IVRT, tempo de relaxamento isovolumétrico
(Adaptada de Rudski LG, Lai WW, Afilalo J *et al.* Guidelines for the echocardiographic assessment of the right heart in adults; a report of the American Society of Echocardiography. *J. Am Soc Echocardiogr* 2010;23:685-713.)

Função diastólica
- Os princípios e métodos usados para avaliação da função diastólica do LV também se aplicam ao RV (3,48,49).
- O fluxo de entrada precoce × tardio da tricúspide ou razão de velocidades do miocárdio (E/A e E'/A', respectivamente), tempo de desaceleração E, razão E/E', padrão de fluxo de saída da veia hepática e razão S/D, e deformação miocárdica RV são parâmetros recomendados para avaliação da função diastólica do RV. Todos esses parâmetros devem ser obtidos ao final da expiração, durante uma respiração tranquila, utilizando pelo menos três batimentos consecutivos.
- Uma razão E/A ou E'/A' > 1,0, velocidade diastólica E' > 12 cm/segundo, uma razão E/E' < 6 e predominância de fluxo sistólico no fluxo de saída da veia hepática (razão S/D > 1) justificam a função diastólica normal do RV (Tabela 1.5).
- Quanto à função do LV, as razões E e E', E/A, e E'/A' do RV diminuem progressivamente, e as razões A, A' e E/E' aumentam da segunda até a oitava década de vida (48).

Átrio direito

Tamanho

Melhores planos de imagem
- Imagens a TTE bidimensionais e ECO 3D e TEE de quatro câmaras para medição de dimensões do átrio direito (RA), área e volume durante a sístole final.
- O comprimento do RA é medido a partir do centro do anel da tricúspide até a parede superior do RA paralela ao septo interatrial e largura do RA a partir da parede mediana livre até o septo interatrial (ver Fig. 5.4A, B).

Valores normais
- Valores superiores normais para comprimento, largura, área e volume do RA são de 5,3 cm; 4,4 cm; 18 cm^2 e 58 mL, respectivamente (2-4).

Pressão

Dinâmica da veia cava inferior
- A inspiração aumenta a pressão intratorácica negativa, causa aumento do enchimento do RV e, consequentemente, causa colapso da veia cava inferior (IVC). Dessa maneira, a colapsibilidade da IVC em resposta à inspiração ou expiração fornece uma estimativa da pressão média do RA.

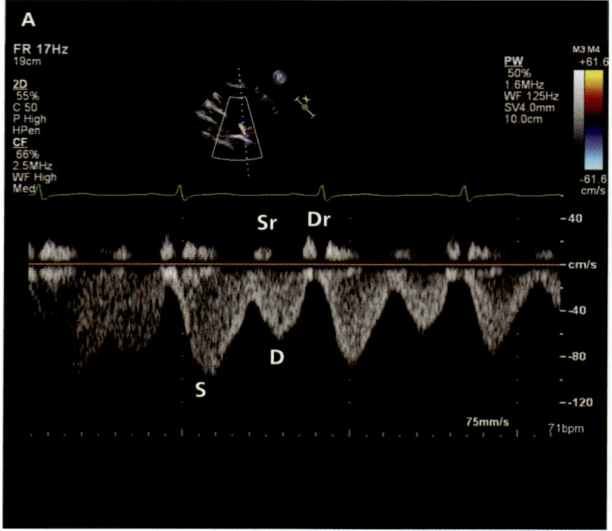 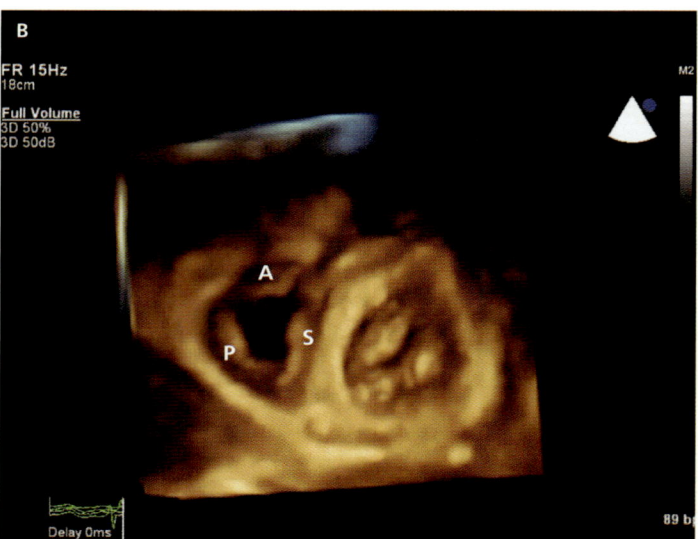

Fig. 1.19 Padrão de fluxo de saída de veias hepáticas normais e padrão normal da válvula tricúspide. A. Registros de Doppler pulsado de veias hepáticas obtidos a partir de imagem subcostal e registrados em velocidade do papel de 75 mm/segundo demonstra a predominância normal das velocidades sistólica (S) sobre diastólica (D). Da mesma maneira observe a redução gradual de ambas as velocidades a partir da inspiração até a expiração. Além disso, observe o pequeno fluxo normal de reversão sistólica (Sr) e diastólica (Dr). **B.** TTE 3D da válvula tricúspide obtida a partir de imagem de eixo curto paraesternal, mostrando a morfologia normal e mobilidade dos folhetos anterior (A), posterior (P) e septal (S) da tricúspide.

- A pressão do RA é normal (5 a 10 mmHg) se o diâmetro da IVC < 1,7 e colapso > 50% com inspiração ou expiração.

Padrão de fluxo de saída de veias hepáticas

- O padrão do fluxo de saída de veias hepáticas é determinado pelo gradiente de pressão entre esses vasos e o RA.
- Com pressão normal do RA, a primeira velocidade de fluxo sistólico predominante de veias hepáticas é decorrente de uma diminuição da pressão do RA durante o relaxamento atrial (depois da onda P do ECG) e deslocamento inferior sistólico dos anéis da tricúspide. A segunda velocidade de fluxo diastólico está relacionada com uma diminuição da pressão do RA durante o preenchimento do RV (Fig. 1.19A e Tabela 1.5).
- A reversão de fluxo sistólico e diastólico mínimo é observada depois de fluxos anterógrados sistólico e diastólico.
- Durante a inspiração, os fluxos sistólico e diastólico aumentam e as velocidades do fluxo de reversão diminuem. Alterações opostas ocorrem durante a expiração e a apneia.
- Da mesma maneira, a VTI de fluxo sistólico constitui > 50% da soma de VTI sistólica e diastólica.

Armadilhas

- Uma pressão intratorácica marcadamente negativa com inspiração profunda pode causar colapso da IVC apesar de pressão elevada do RA em doença obstrutiva das vias aéreas ou de qualquer angústia respiratória.

- Com ventilação de pressão positiva, a IVC não passa por colapso apesar da pressão normal do RA.

Válvula tricúspide

Melhores planos de imagem

- Duas imagens a TEE bidimensionais e ECO 3D do fluxo de entrada paraesternal de eixo longo do RV, paraesternal de eixo curto e apical ou subcostal de quatro câmaras.
- Duas imagens a TEE bidimensionais e ECO 3D transgástricas de eixo longo e curto e medioesofágica de quatro câmaras.

Folhetos

Espessura

- Por imagens a TEE 2D de vários planos, a espessura de porções basal, média e da extremidade dos folhetos tricúspides anterior e septal podem ser medidas a partir de imagem medioesofágica de quatro câmaras. O folheto posterior pode ser medido a partir de imagem transgástrica de eixo longo do RV.
- A espessura normal dos folhetos da tricúspide varia de 0,7 a 3 mm (Tabela 1.6).
- Utilizando TEE quantitativo como padrão, uma avaliação visual da espessura da válvula tricúspide possui uma especificidade de 99% por TEE e de 97% por TTE (37).

Tabela 1.6
Valores normais de válvulas do lado direito do coração e grandes vasos

Medidas	TTE	TEE
Área da válvula tricúspide (cm²)	4-6	4-6
Anel da tricúspide – diástole inicial (cm)	1,3-2,8	2,0-4,0
Espessura do folheto da tricúspide (mm)	≤ 4	0,7-3,0
Regurgitação da tricúspide (%)	15-78	20-50
Veia cava superior (cm)	–	0,8-2,0
Veia cava inferior proximal (cm)	1,2-2,3	–
Veia hepática (cm)	0,5-1,1	–
Seio coronário (cm)	–	0,4-1,0
Área da válvula pulmonar (cm²)	3-5	–
Anel da válvula pulmonar (cm)	1,0-2,2	–
Regurgitação pulmonar (%)	28-88	20-50
Velocidade do pico da válvula pulmonar (cm/s)	44-78	44-78
Tempo de ejeção da válvula pulmonar (ms)	280-380	280-380
Tempo de aceleração da válvula pulmonar (ms)	130-185	130-185
Artéria pulmonar principal	1,0-2,9	–
Artéria pulmonar direita ou esquerda	0,7-1,7	1,2-2,2

TTE, eco transtorácico; TEE, eco transesofágico.

Mobilidade e comprimento

- Os folhetos anterior e posterior seguem um padrão de mobilidade similar ao dos folhetos mitrais. O folheto septal é o mais curto e menos móvel.
- O maior folheto anterior se estende das porções anterior até inferolateral do anel da tricúspide. O folheto septal se estende do septo muscular ao septo interventricular membranoso e se insere até 8 mm mais apicalmente do que o folheto mitral anterior. O folheto posterior se estende do septo inferior até a parede inferolateral (Fig. 1.19B).

Anel

- Por TTE ou TEE 2D, o limite superior da normalidade do diâmetro anelar médio-lateral é de 4 cm e é medido da base do folheto anterior até a base do folheto septal.
- Imagens a TTE ou TEE 3D permitem uma definição melhor dos folhetos da tricúspide, diâmetros do anel anteroposterior e médio-lateral da tricúspide, e área das imagens atrial e ventricular (5,50) (Fig. 1.19B).

Aparato subvalvular

- A partir de imagem a TTE paraesternal de eixo longo do RV e de imagem subcostal de quatro câmaras, os músculos papilares anterior e posterior são parcialmente visualizados.
- A partir de imagem a TEE transgástrica de eixo longo do RV os músculos papilares posterior e anterior e seus anexos cordais são bem definidos.

- O maior músculo papilar anterior se situa por trás das comissuras dos folhetos anterior e posterior e anexos da parede anterolateral do RV e da banda moderadora.
- O músculo papilar posterior se localiza por trás da comissura dos folhetos anterior e septal.
- O menor músculo papilar septal anexa os folhetos anterior e septal contra a parede infandibular.

Regurgitação da tricúspide

- A prevalência da regurgitação tricúspide (TR) por variações de Doppler colorido de 15 a 78% e é mais elevada (60 a 65%) em indivíduos com 10 a 30 anos de idade ou em atletas, e é mais baixa (15 a 35%) em indivíduos com 30 a 50 anos de idade ou sedentários.
- A TR é na maior parte das vezes de grau insignificante (> 80%) com pequenos jatos centrais (áreas < 1,5 cm²).

Válvula pulmonar

Melhores planos de imagem

- Imagens a TTE bidimensionas e ECO 3D paraesternal e subcostal de eixo curto e imagens a TEE 2D e ECO 3D transgástrica e medioesofágica de eixo curto com plano de imagem paralelo ao RVOT para avaliar as cúspides, RVOT, anel e PA principal (2-4,51).

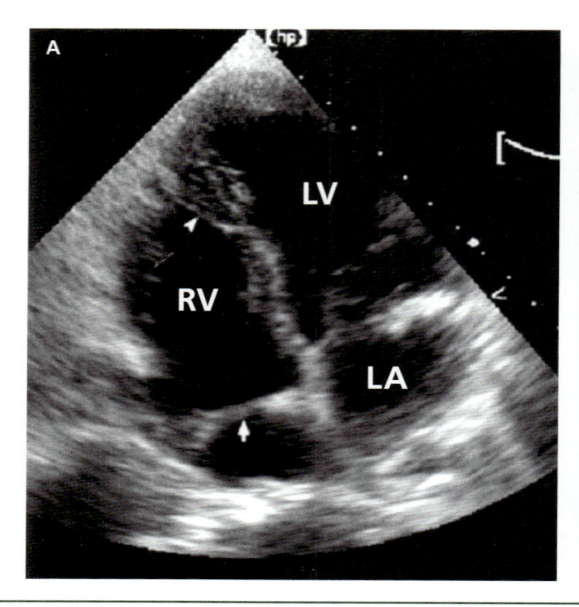

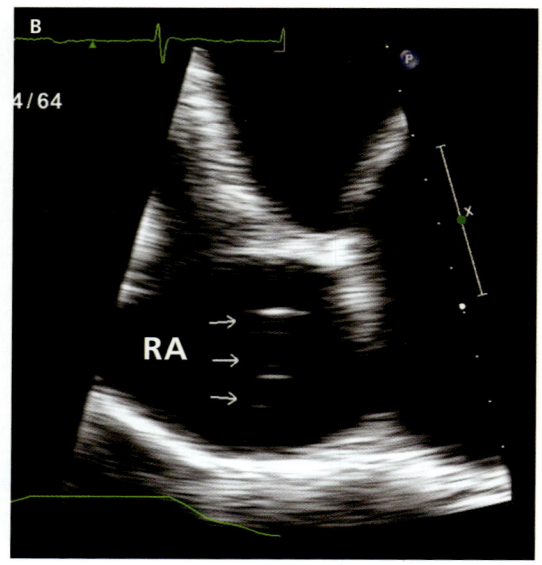

Fig. 1.24 Banda moderadora, válvula de Eustáquio e rede de Chiari. A. Esta imagem a TTE 2D de quatro câmaras mostra uma banda moderadora proeminente (*ponta de seta*) que se estende do septo mediano ao distal da parede lateroapical do RV. Observe também nesta imagem uma válvula de Eustáquio proeminente aparecendo como estrutura do tipo banda, estendendo-se do aspecto posterolateral da parede do RA (área da junção com IVC) até a porção distal da área da fossa oval (*seta*). **B.** Esta imagem a TTE 2D ampliada apical de quatro câmaras do RA mostra uma rede de Chiari (*setas*) aparecendo como uma estrutura homogeneamente ecorrefringente, delgada ou linear, e hipermóvel ondulada (do tipo corda), que se estende do aspecto superolateral do RA até a porção distal do septo interatrial.

Nodos de Aranti

- Pequenos nódulos na extremidade de cada uma das cúspides aórticas, notados com mais facilidade com a idade, e quase exclusivamente visualizados por TEE. A proporção de indivíduos normais com esses nodos é desconhecida.

Variantes normais do lado direito do coração

Banda moderadora

- Um grande feixe muscular que se estende do terço médio até o distal do septo interventricular até a parede anterolateroapical do RV e base do músculo papilar anterior. Ela é observada em aproximadamente dois terços das pessoas saudáveis por imagem ao TTE ou TEE de quatro câmaras (Fig. 1.24A).

Válvula de Eustáquio

- Uma dobra ou crista do endocárdio posterior do RA que se origina da porção inferior da terminação em crista e se estende da IVC até o septo interatrial abaixo da fossa oval.

- Aparece como ecodensidade curvilinear, não móvel que se origina do aspecto inferior da junção IVC com o RA (por trás do anel da tricúspide), percorrendo o aspecto mais posterior da parede atrial e se estendendo até a porção distal da fossa oval (Figs. 1.24A e 1.25).

Rede de Chiari

- Um resquício do seio venoso embrionário e uma variante da válvula de Eustáquio que se estende da entrada inferior da IVC através da parede do RA dentro da fossa oval.
- Aparece como uma estrutura fina, filamentosa e ondulada hipermóvel com uma prevalência de < 2% por TTE e ≥ 10% por TEE e é visualizada de melhor forma por imagem TTE apical e subcostal de quatro câmaras ou imagem TEE de quatro câmaras (Fig. 1.24B).

Variantes normais comuns do lado esquerdo e direito do coração

Hipertrofia lipomatosa do septo interatrial

- Caracterizada por graus variados de infiltração de gordura das porções proximal e distal do septo poupando a área da fossa

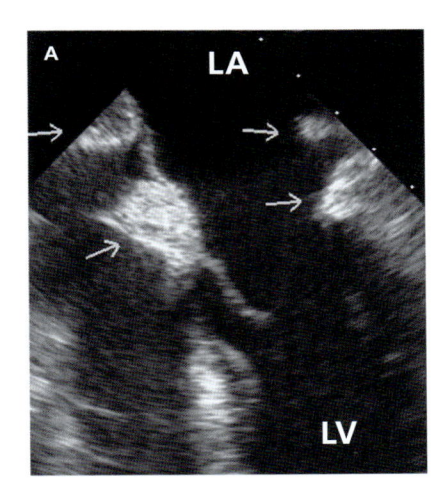

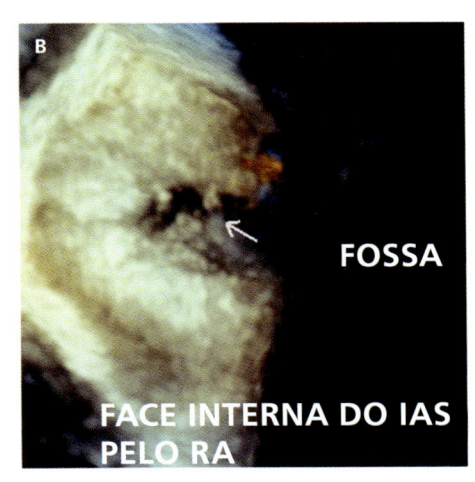

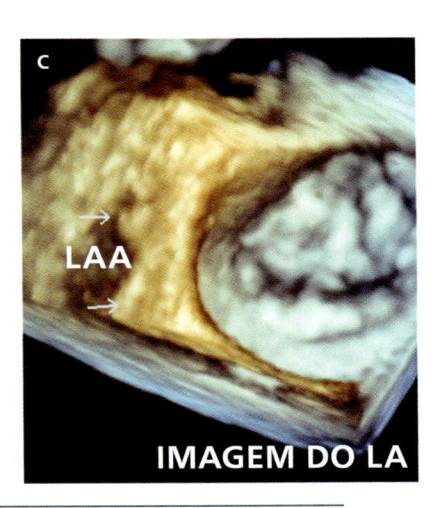

Fig. 1.25 Hipertrofia lipomatosa do septo interatrial e gordura epicardial. A. Esta projeção de quatro câmaras a TEE 2D mostra hipertrofia lipomatosa do septo interatrial caracterizada por infiltração lipomatosa com ecorrefringência heterogênea das porções proximal e distal do septo interatrial (*setas*) poupando a fossa oval, dando uma característica de aparência de relógio de areia. Observe também deposição de gordura epicardial na fenda atrioventricular lateral (*seta inferior direita*) e porção da extremidade do sulco da veia pulmonar (*seta superior direita*). **B.** TEE 3D correspondente em vista facial do septo interatrial do RA mostrando infiltração adiposa de todo o septo interatrial poupando a fossa oval (*seta*), dando a aparência de uma rosquinha. **C.** Essa projeção atrial do TEE 3D mostra infiltração adiposa associada no sulco da veia pulmonar superior esquerda (*setas*).

oval, dando ao septo a aparência típica de um alitere, estrutura redonda (como uma rosca), ou ampulheta. Raramente, o septo interatrial inteiro ou apenas a porção proximal do septo é envolvido (Fig. 1.25A).
- Infiltração de gordura pode ser insignificante e predominante do lado do RA. Dessa maneira, pode ser confundida com um lipoma, mixoma ou trombo do RA.
- É geralmente detectada incidentalmente e ao mesmo tempo de significância clínica não definida.
- A real prevalência é desconhecida; porém, com imagem harmônica atual e digital, é provavelmente detectada em pelo menos 5% dos pacientes encaminhados para eco.
- Por ECO 3D, a infiltração difusa do septo poupando a fossa oval dá ao septo a aparência de uma rosquinha (*donut*) (Fig. 1.25B).

Gordura epicárdica
- Um achado altamente prevalente (> 60%) em adultos encaminhados para eco, mais comumente observada em idosos, obesos, diabéticos ou mulheres.
- Observada mais facilmente por imagens a TTE de eixo longo paraesternal e subcostal, predominantemente situada em posição anteroapical e posterolateral do RV bem como no canal atrioventricular da válvula tricúspide (o último pode ser confundido com uma massa extracardíaca) (55). A gordura epicárdica situada na porção posterior é rara (< 7%) em uma população geral.
- Infiltração de gordura associada do canal atrioventricular e crista da veia pulmonar pode ser observada (Fig. 1.25A, C).
- Possui mancha característica ou ecorrefringência granular, e formação de septos são comuns.

Referências

1. Douglas PS, Garcia MJ, Haines DE, et al. The ACCF/ASE/AHA/ASNC/HFSA/HRS/SCAI/SCCM/SCCT/SCMR 2011 appropriate use criteria for echocardiography. *J Am Coll Cardiol.* 2011;57:1126-1166.
2. Lang RM, Bierig M, Devereux RB, et al. Recommendations for chamber quantication: A report from the American Society of Echocardiography's Guidelines and Standards Committee and the Chamber Quantication Writing Group, developed in conjunction with the European Association of Echocardiography, a branch of the European Society of Cardiology. *J Am Soc Echocardiogr.* 2005;18:1440-1463.
3. Rudski LG, Lai WW, Afilalo J, et al. Guidelines for the echocardiographic assessment of the right heart in adults: A report from the American Society of Echocardiography. *J Am Soc Echocardiogr.* 2010;23:685-713.
4. Nagueh, SF, Appleton CP, Gilbert TC, et al. Recommendations for the evaluation of left ventricular diastolic function by echocardiography. *J Am Soc Echocardiogr.* 2009;22:107-133.
5. Hung J, Lang R, Flachskampf F, et al. 3D echocardiography: A review of the current status and future directions. *J Am Soc Echocardiogr.* 2007;20:213-233.
6. Bonow RO, Carabello BA, Chatterjee K et al. 2008 focused update incorporated into the ACC/AHA 2006 guidelines for the management of patients with valvular heart disease. *Circulation.* 2008;118:e523-e661.

7. Celentano A, Palmieri V, Arezzi E, et al. Gender differences in left ventricular chamber and midwall systolic function in normotensive and hypertensive adults. *J Hypertens.* 2003;21:1415-1423.
8. Cohen G, White M, Sochowski R, et al. Reference values for normal adult transesophageal echocardiographic measurements. *J Am Soc Echocardiogr.* 1995;8:221-230.
9. Jacobs LD, Salgo IS, Goonewardena S, et al. Rapid quantification of left ventricular volume from real-time three-dimensional echocardiographic data. *Eur Heart J.* 2006;27:460-468.
10. Aune E, Baekkevar M, Rødevand O, et al. Reference values for left ventricular volumes with real-time 3-dimensional echocardiography. *Scand Cardiovasc J.* 2010;44:24-30.
11. Li XC, Yao GH, Zhang C, et al. Quantification of regional volume and systolic function of the left ventricle by real-time three-dimensional echocardiography. *Ultrasound Med Biol.* 2008;34:379-384.
12. Chadha DS, Gupta N, Goel K, et al. Impact of obesity on the left ventricular functions and morphology of healthy Asian Indians. *Metab Syndr Relat Disord.* 2009;7:151-158.
13. Myerson SG, Montgomery HE, World MJ, et al. Left ventricular mass: Reliability of M-mode and 2-dimensional echocardiographic formulas. *Hypertension.* 2002;40:673-678.
14. Caiani EG, Corsi C, Sugeng L, et al. Improved quantification of left ventricular mass based on endo- and epicardial surface detection using real-time three-dimensional echocardiography. *Heart.* 2006;92:213-219.
15. Poutanen T, Jokinen E. Left ventricular mass in 169 healthy children and young adults assessed by three-dimensional echocardiography. *Pediatr Cardiol.* 2007;28:201-207.
16. Armstrong WF, Pellikka PA, Ryan T, et al. Stress echocardiography: Recommendations for performance and interpretation of stress echocardiography. *J Am Soc Echocardiogr.* 1998;11:97-104.
17. Gimenes VM, Vieira ML, Andrade MM, et al. Standard values for real-time transthoracic three-dimensional echocardiographic dyssynchrony indexes in a normal population. *J Am Soc Echocardiogr.* 2008;21:1229-1235.
18. Massie BM, Schiller NB, Ratshin RA, et al. Mitral-septal separation: A new echocardiographic index of left ventricular function. *Am J Cardiol.* 1997;39:1008-1016.
19. Tsang W, Ahmad H, Patel AR, et al. Rapid estimation of left ventricular function using echocardiographic speckled-tracking of mitral annular displacement. *J Am Soc Echocardiogr.* 2010;23:511-515.
20. Sughimoto K, Takahara Y, Mogi K, et al. Annular excursion contributes to efficient cardiac output: A three-dimensional echocardiographic approach. *J Heart Valve Dis.* 2010;19:244-248.
21. Lesniak EN, Olszowska M, Hlawaty M, et al. Assessment of Doppler-derived dP/dt in patients with chronic mitral regurgitation. *Acta Cardiol.* 2004;59:210-211.
22. Waggoner AD, Bierig MS. Tissue Doppler imaging: a useful echocardiographic method for the cardiac sonographer to assess systolic and diastolic ventricular function. *J Am Soc Echocardiogr.* 2001;14:1143-1152.
23. Tekten T, Onbasili AO, Ceyhan C, et al. Novel approach to measure myocardial performance index: Pulsed wave tissue Doppler echocardiography. *Echocardiography.* 2003;20:503-510.
24. Duzenli MA, Ozdemir K, Aygul N, et al. Comparison of myocardial performance index obtained either by conventional echocardiography or tissue Doppler echocardiography in healthy subjects and patients with heart failure. *Heart Vessels.* 2009;24:8-15.
25. Wierzbowska-Drabik K, Krzeminska-Pakula M, Chrzanowski L, et al. Age-dependency of classic and new parameters of diastolic function. *Echocardiography.* 2008;25:149-155.
26. Eroglu E, Aydin S, Yalniz F, et al. Chronic cigarette smoking affects left and right ventricular long-axis function in healthy young subjects: A Doppler myocardial imaging study. *Echocardiography.* 2009;26:1019-1025.
27. Mor-Avi V, Lang RM, Baldano LP, et al. Current and evolving echocardiographic techniques for the quantitative evaluation of cardiac mechanics: ASE/EAE consensus statement on methodology and indications endorsed by the Japanese Society of Echocardiography. *J Am Soc Echocardiogr.* 2011;24:277-313.
28. Bussadori C, Moreo A, Di Donato M, et al. A new 2D-based method for myocardial velocity strain and strain rate quantification in a normal adult and paediatric population: Assessment of reference values. *Cardiovasc Ultrasound.* 2009;7:8.
29. Okura H, Takada Y, Yamabe A, et al. Age- and gender-specific changes in the left ventricular relaxation: A Doppler echocardiographic study in healthy individuals. *Circ Cardiovasc Imaging.* 2009;2:41-46.
30. Yamamoto K, Nishimura RA, Burnett JC, et al. Assessment of left ventricular end-diastolic pressure by Doppler echocardiography: Contribution of duration of pulmonary venous versus mitral flow velocity curves at atrial contraction. *J Am Soc Echocardiogr.* 1997;10:52-59.
31. Garcia MJ, Smedira NG, Greenberg NL, et al. Color M-mode Doppler flow propagation velocity is a preload insensitive index of left ventricular relaxation: Animal and human validation. *J Am Coll Cardiol.* 2000;35:20 L-208.
32. Voon WC, Su HM, Yen HW, et al. Preload independence of isovolumic relaxation flow propagation velocity. *Echocardiography.* 2006;23:542-545.
33. Poutanen T, Jokinen E, Sairanen H. Left atrial and left ventricular function in healthy children and young adults assessed by three-dimensional echocardiography. *Heart.* 2003;89:544-549.
34. Thomas L, Levett K, Boyd A, et al. Compensatory changes in atrial volumes with normal aging: Is atrial enlargement inevitable? *J Am Coll Cardiol.* 2002;40:1630-1635.
35. Aurigemma GP, Gottdiener JS, Arnold AM, et at Left atrial volume and geometry in healthy aging: The Cardiovascular Health Study. *Circ Cardiovasc Imaging.* 2009;2:282-289.
36. Maffesanti F, Marsan NA, Tamborini G, et al. Quantitative analysis of mitral valve apparatus in mitral valve prolapse before and after annuloplasty: A three-dimensional intraoperative transesophageal study. *J Am Soc Echocardiogr.* 2011;24:405-413.
37. Crawford MH, Roldan CA. Quantitative assessment of valve thickness in normal subjects by transesophageal echocardiography. *Am J Cardiol.* 2001;87:1419-1423.
38. Ryan LP, Jackson BM, Eperjesi TJ, et al. A methodology for assessing human mitral leaflet curvature using real-time 3-dimensional echocardiography. *J Thorac Cardiovasc Surg.* 2008;136:726-734.
39. Shively BK, Roldan CA, Gill EA, et al. Prevalence and determinants of valvulopathy in patients treated with dexfenfluramine. *Circulation.* 1999;100:2161-2167.
40. Poutanen T, Tikanoja T, Sairanen H, et al. Normal aortic dimensions and flow in 168 children and young adults. *Clin Physiol Funct Imaging.* 2003;23:224-229.
41. Roldan CA, Chavez J, Weist P, et al. Aortic root disease and valve disease associated with ankylosing spondylitis. *J Am Coll Cardiol.* 1998;32:1397-1404.
42. Mao SS, Ahmadi N, Shah B, et al. Normal thoracic aorta diameter on cardiac computed tomography in healthy asymptomatic adults: Impact of age and gender. *Acad Radiol.* 2008;15:827-834.
43. Roldan CA, Joson J, Qualls CR, et al. Premature aortic stiffness in systemic lupus erythematosus by transesophageal echocardiography. *Lupus.* 2010;19:1599-1605.

44. Roldan CA, Joson J, Sharrar J, et al. Premature aortic atherosclerosis in systemic lupus erythematosus: A controlled transesophageal echocardiographic study. *J Rheumatol.* 2010;37:71-78.
45. Scharhag J, Thünenk fitter T, Urhausen A, et al. Echocardiography of the right ventricle in athlete's heart and hearts of normal size compared to magnetic resonance imaging: Which measurements should be applied in. athletes? *Int J Sports Med.* 2010;31:58-64.
46. Liu YN, Deng YB, Liu BB, et al. Rapid and accurate quantification of right ventricular volume and stroke volume by real-time 3-dimensional triplane echocardiography. *Clin Cardiol.* 2008;31:378-382.
47. Meluzin J, Spinarova L, Bakala J, et al. Pulsed Doppler tissue imaging of the velocity of tricuspid annular systolic motion. *Eur Heart J.* 2001;22:340-348.
48. Innelli P, Esposito R, Olibet M, et al. The impact of ageing on right ventricular longitudinal function in healthy subjects: A pulsed tissue Doppler study. *Eur J Echocardiogr.* 2009;10:491-498.
49. Meris A, Faletra F, Conca C, et al. Timing and magnitude of regional right ventricular function: A speckle tracking-derived strain study of normal subjects and patients with right ventricular dysfunction. *J Am Soc Echocardiogr.* 2010;23:823-831.
50. Fukuda S, Saracino G, Matsumura Y, et al. Three-dimensional geometry of the tricuspid annulus in healthy subjects and in patients with functional tricuspid regurgitation: A real-time, 3-dimensional echocardiographic study. *Circulation.* 2006;114(1 Suppl):I492-I498.
51. Kelly NF, Platts DG, Burstow DJ. Feasibility of pulmonary valve imaging using three-dimensional transthoracic echocardiography. *J Am Soc Echocardiogr.* 2010;23:1076-1080.
52. Möller T, Peersen K, Pettersen E, et al. Non-invasive measurement of the response of right ventricular pressure to exercise, and its relation to aerobic capacity. *Cardiol Young.* 2009;19:465-473.
53. Anwar AM, Nosir YF, Ajam A, et al. Central role of three-dimensional echocardiography in the assessment of intracardiac thrombi. *Int J Cardiovasc Imaging.* 2010;26:519-526.
54. Roldan CA, Shively BK, Crawford MH. Valve excrescences: Prevalence, evolution and risk for cardioembolism. *J Am Coll Cardiol.* 1998;30:1308-1314.
55. Iacobellis G, Assael F, Ribaudo MC, et al. Epicardial fat from echocardiography: A new method for visceral adipose tissue prediction. *Obes Res.* 2003;11:304-310.

Doença da Artéria Coronariana

Carlos A. Roldan

- A história e o exame físico são importantes na avaliação inicial de pacientes com doença da artéria coronariana (CAD) suspeita ou conhecida.
- Entretanto, a história e o exame físico em pacientes com CAD apresentam várias limitações. Até 25% dos pacientes idosos ou diabéticos podem ter infarto do miocárdio (MI) silencioso; a magnitude dos sintomas não se correlaciona com a extensão da CAD com sintomas típicos, < 30% dos pacientes internados apresentam uma síndrome coronariana aguda (ACS); o valor preditivo para CAD de angina clássica é de aproximadamente 50% em mulheres; e a maioria dos pacientes com uma ACS apresenta um exame físico normal.
- A eletrocardiografia também apresenta limitações para o diagnóstico da CAD. Pericardite aguda, aneurisma do ventrículo esquerdo (LV), e repolarização precoce podem imitar uma lesão isquêmica aguda. Da mesma forma, a ACS e muitas outras condições estão associadas a anormalidades não específicas do ST-T. Além disso, aproximadamente 15 a 20% dos pacientes com ACS apresentam um eletrocardiograma (ECG) normal.
- Por fim, dentre mais de 5 milhões de americanos que comparecem às unidades de emergência com dor torácica, 85% não apresentam ACS, mas 3 a 5% com MI agudo (AMI) recebem alta e vão para casa.
- Portanto, a ecocardiografia (eco) é de valor complementar importante para a história e o exame físico e o ECG no diagnóstico e no tratamento de CAD.

Prevalência

- A CAD é o problema clínico mais prevalente na cardiologia de adultos; ela afeta > 12 milhões de norte-americanos e é a causa líder de morte nos Estados Unidos (1).
- Ocorrem > 5 milhões de consultas a departamentos de emergência por ano em decorrência de dor torácica, e > 1 milhão de norte-americanos apresentam AMI recente ou recorrente a cada ano (2,3).

Ecocardiografia

Classe I ou apropriada (pontuação 7 a 9) indicações para ecocardiografia em repouso e sob estresse na doença da artéria coronariana

- O exame de eco em repouso e sob estresse desempenha um papel muito importante no diagnóstico, na avaliação de gravidade e no prognóstico, na detecção de complicações, no tratamento e acompanhamento de pacientes com dor torácica, ACS (ST com elevação do segmento ST [STEMI]), MI sem elevação do segmento ST (NSTEMI), angina instável (USA), CAD crônica e com insuficiência cardíaca sistólica ou diastólica isquêmica (1-6) (Tabelas 2.1 e 2.2).

Diagnóstico de doença da artéria coronariana – Métodos e características diagnósticas chave

Ecocardiografia bidimensional e em tempo real, tridimensional em repouso

Movimento da parede e suprimento da artéria coronariana

Melhores planos de imagem

- Ecocardiografia transtorácica (TTE) bidimensional (2D) ou ecocardiografia transesofágica (TEE) de eixo curto e imagem apical de quatro, duas e três câmaras.
- Imagem TEE de quatro câmaras ou TTE de ângulo largo ou de volume total em tempo real tridimensional (ECO 3D) (7).

Movimento normal da parede

- Anormalidades do movimento da parede são *sine qua non* de isquemia miocárdica ou MI.
- O movimento anormal da parede do LV em repouso é mais bem definido por um espessamento sistólico do endocárdio

Tabela 2.1

Indicações de classe I ou critério apropriado (pontuação 7-9) para ecocardiografia em repouso em pacientes com doença da artéria coronariana suspeita ou conhecida

Pacientes com dor torácica e ECG não diagnóstico ou não interpretável, falta de ar, lipotimia A-, pré-síncope ou síncope

Pacientes com dor torácica e instabilidade hemodinâmica

Pacientes sem dor torácica, mas com outras características de um ECG isquêmico equivalente ou anormal, ou marcadores laboratoriais indicativos de MI em evolução ou isquemia

Avaliação inicial de função sistólica e diastólica ventricular após ACS confirmada

Reavaliação de função sistólica e diastólica ventricular após ACS durante fase de recuperação quando os resultados ajudarão a orientar a terapia

Pacientes com insuficiência cardíaca sistólica ou diastólica isquêmica suspeita ou conhecida

Reavaliação de insuficiência cardíaca sistólica ou diastólica isquêmica quando uma alteração do quadro clínico ou de exame cardiológico tiver ocorrido

Suspeita de regurgitação mitral aguda após MI, defeito septal ventricular, ruptura de parede livre/tamponamento, choque, infarto do ventrículo direito, ou trombo

Avaliação de regurgitação mitral isquêmica para avaliar a possibilidade de, e para auxiliar no planejamento de reparo ou substituição de válvula (TEE 2D ou ECO 3D)

Suspeita de fonte cardiovascular de êmbolo em um paciente com grande MI

Suspeita de pericardite ou síndrome de Dressler após MI

ECG, eletrocardiografia; MI, infarto do miocárdio; ACS, síndrome coronariana aguda; 2D, bidimensional; ECO 3D, tridimensional em tempo real; TEE, ecocardiografia transesofágica.
Adaptada de Douglas PS. ACCF/ASE/AHA/ASNC/HFSA/HRS/SCAI/SCCM/SCCT/SCMR 2011 appropriate use criteria for echocardiography. *J Am Coll Cardiol*. 2011;57:1126-1166.

- < 30% (mais bem definido pelo modo M) e menos especificamente por < 0,5 cm de movimento da parede interna.
- Cada um dos 16 ou 17 (quando a porção apical é incluída) segmentos da parede do LV é pontuado da seguinte maneira: 1, normal ou hipercinético; 2, hipocinético; 3, acinético; 4, discinético; ou 5, aneurismático (deformação diastólica) (Fig. 2.1 e Tabela 2.3). Assim, uma pontuação de movimento normal global da parede é 16 ou 17, e um índice de pontuação de movimento normal da parede é 1 (4,5,8). Quanto mais alta a pontuação e o índice, pior é a extensão e gravidade da isquemia ou MI.
- Com imagem ao ECO 3D, os movimentos segmentar e global da parede podem ser simultaneamente avaliados visualmente a partir de várias imagens, e para cada segmento da parede, tempos para sístole final e extensão da excursão sistólica podem ser quantificados e graficamente demonstrados (9) (Fig. 2.2).

Suprimento artérial coronariano do ventrículo esquerdo

- Os segmentos basal, médio e apical anterior e basal, médio e apical anterior do septo são supridos pela artéria descendente anterior esquerda (LAD) (4,5) (Tabela 2.4; ver Fig. 1.6).
- Os segmentos basal e médio-anterolateral e apicolateral são supridos pela artéria LAD ou circunflexa esquerda (LCX).
- As paredes basal e médio-inferior e septo basal inferior são supridos pela artéria coronariana direita (RCA).
- O septo médio-inferior e segmentos apical inferiores são supridos pela artéria RCA ou LAD.
- Os segmentos basal e médio-inferolateral são supridos pela artéria RCA ou LCX.

Suprimento arterial coronariano do ventrículo direito

- Como para o LV, o movimento da parede do ventrículo direito (RV) é definido por uma diminuição do movimento sistólico interno e menos precisamente por espessamento do endocárdio.
- O fluxo de sangue até as paredes do RV é fornecido predominantemente pela RCA da seguinte maneira (10):
  - Paredes anterior e lateral pelo ramo marginal agudo.
  - Paredes inferior e inferosseptal pela artéria descendente posterior.
  - Parede anterolateral do trado de saída do RV pelo ramo do conal.

Ecocardiografia sob estresse

Melhores planos de imagem

- Imagens à TTE bidimensional ou TEE de eixo curto e apical de quatro, duas e três câmaras (4,5).
- Imagem ao ECO 3D de ângulo largo ou de volume total ou TEE de quatro câmaras (7,9)

Indicações

- O eco sob estresse é indicado para (i) detecção e avaliação de localização e extensão de CAD em pacientes sintomáticos e

Capítulo 2 Doença da Artéria Coronariana

Tabela 2.2
Indicações de classe I ou apropriadas (pontuação 7-9) para ecocardiografia de estresse em pacientes com doença da artéria coronariana suspeita ou conhecida

Pacientes sintomáticos

Pacientes com pequena probabilidade pré-teste de CAD e ECG não interpretável ou impossibilitados de se exercitar.
Pacientes com probabilidade intermediária ou alta pré-teste de CAD independente da interpretabilidade do ECG e capacidade para se exercitar.
Pacientes com possível ACS; nenhuma alteração isquêmica no ECG ou ECG não interpretável; escore de TIMI de baixo ou alto risco; e níveis de troponina negativos, no limite, equivocados, ou minimamente elevados.

Pacientes assintomáticos

Pacientes com disfunção sistólica do LV recentemente diagnosticada sem avaliação anterior de CAD e sem angiografia coronariana planejada.
Pacientes com VT sustentada, PVCs frequentes, VT induzida por esforço, ou VT não sustentada.
Pacientes com risco global intermediário ou elevado de CAD e síncope.
Pacientes com elevação de troponina sem sintomas ou outra evidência de ACS.

Pacientes assintomáticos com resultados de teste anormal ou equivocado

Pacientes com escore de cálcio coronariano de Agatston > 400 em tomografia computadorizada.
Pacientes com estenose de artéria coronariana de pouca significância.
Pacientes com um escore de Duke em teste de esteira com risco alto ou intermediário.
Pacientes com angiografia coronariana anormal ou anormal antes de estudo de imagem sob estresse com sintomas novos ou piores.
Pacientes com teste de estresse equivocado, limítrofe, ou discordante com suspeita de CAD obstrutiva.
Pacientes com um fator de risco clínico, capacidade funcional ruim (menor que quatro METs) ou desconhecida, e avaliação peroperatória para cirurgia não cardíaca.

Após síndrome coronariana aguda

Dentro de 3 meses de uma ACS em um paciente estável sem dor torácica recorrente ou sem sinais de insuficiência cardíaca.
Paciente sintomático após PCI ou CABG.
Paciente assintomático com PCI ou CABG incompleta e revascularização adicional possível.
Avaliação de viabilidade miocárdica em pacientes com suspeita de cardiomiopatia isquêmica com disfunção sistólica moderada ou grave do LV e se o paciente for elegível para revascularização.
Pacientes assintomáticos com regurgitação mitral grave após infarto do miocárdio e tamanho e função do LV que não atendem critérios cirúrgicos.
Pacientes sintomáticos com regurgitação mitral crônica e moderada.

Ecocardiografia de contraste sob estresse (TTE ou TEE)

Pacientes com quaisquer das indicações acima com dois segmentos contíguos do LV não observados em imagens de TTE ou de TEE sem contraste.

CAD, doença da artéria coronariana; ECG, eletrocardiograma; ACS, síndrome coronariana aguda; LV, ventrículo esquerdo; VT, taquicardia ventricular; PVC, complexo ventricular prematuro; METs, equivalentes metabólicos; PCI, intervenção coronariana percutânea; CABG, enxerto de ponte de artéria coronariana; TTE, ecocardiografia transtorácica; TEE, ecocardiografia transesofágica.
(Adaptada de Douglas PS ACCF/ASE/AHA/ASNC/HFSA/HRS/SCAI/SCCM/SCCT/SCMR 2011 appropriate use criteria for echocardiography. *J Am Coll Cardiol*. 2011;57:1126-1166.)

---

assintomáticos, ou em pacientes com outros estudos de imagem anormal ou duvidoso, (ii) para avaliação de miocárdio isquêmico ou viável após ACS ou procedimentos de revascularização e (iii) para estratificação de risco (Tabela 2.2).

Características diagnósticas chave

- Uma resposta anormal de movimento de parede para exercício ou sob efeito de dobutamina mostra uma redução para movimento interno ausente em associação a uma diminuição (< 30%) de não espessamento endocárdico sistólico.

- Com imagem ao ECO 3D, o movimento da parede em repouso e em pico de estresse segmentar e global pode ser visualmente avaliado a partir de várias imagens, e para cada segmento da parede, um tempo para sístole final e extensão da excursão sistólica são graficamente exibidos.

- A comparação de resultados de movimento em repouso e em pico de estresse em quatro tipos de resposta de movimento da parede e cenários clínicos correspondentes: (i) probabilidade ausente ou baixa de CAD, (ii) isquemia sem MI, (iii) MI com miocárdio isquêmico viável (*stunned* ou hibernante), ou (iv) MI com miocárdio não viável (Tabela 2.5).

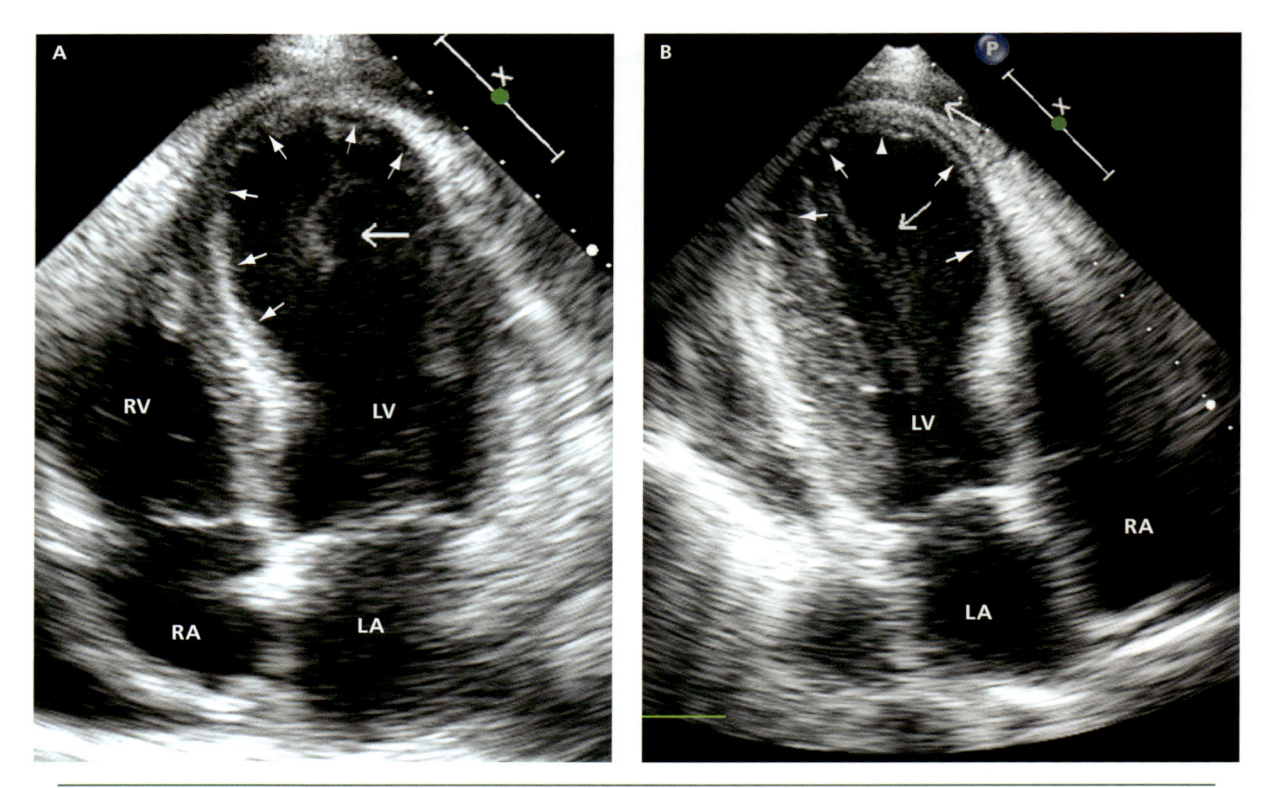

Fig. 2.1 Infarto do miocárdio anterior com contraste ecocardiográfico espontâneo e pequeno trombo apical.
A, B. Essas imagens apicais de quatro câmaras ao TTE demonstram acinesia com diminuição dos segmentos médio a apical septal e apical lateral do LV e discinesia do ápice (*setas curtas*). Contraste ecocardiográfico espontâneo moderado associado também é observado (*setas longas*). Além disso, um pequeno trombo apical plano é observado (*ponta de seta*). LV, ventrículo esquerdo; LA, átrio esquerdo; RV, ventrículo direito; RA, átrio direito.

- A precisão diagnóstica de eco sob estresse na detecção de CAD aumenta como (i) aumentos da gravidade e extensão da CAD, (ii) a gravidade do movimento da parede ou aumento do número de segmentos assinérgicos, e (iii) a frequência cardíaca máxima prevista é alcançada ou ultrapassada.

Ecocardiografia com contraste

- Pelo menos 20% dos ecocardiogramas em repouso ou sob estresse em 2D ou ECO 3D são tecnicamente difíceis ou não permitem a visualização de dois ou mais segmentos contíguos do LV em pacientes com CAD ou ACS conhecida estável ou suspeita, ou naqueles com complicações mecânicas após MI.
- Em pacientes com estudos subideais, eco em repouso ou sob estresse com contraste em 2D ou ECO 3D desempenha um papel importante no diagnóstico e no tratamento de pacientes com CAD.
- Eco com contraste em 2D e ECO 3D são principalmente aprovados para opacificação do LV e definição das margens do endocárdio, porém também podem ser usados para intensificação de estenose aórtica, regurgitação da tricúspide e sinais de Doppler do influxo mitral e pulmonar (4,9,11).

Tabela 2.3
Sistema de pontuação para classificar o movimento da parede do ventrículo esquerdo

Pontuação	Movimento da parede	Movimento sistólico da parede	Espessamento endocárdico
1	Normal	Normal	Normal (> 30%)
2	Hipocinesia	Reduzido	Reduzido (< 30%)
3	Acinesia	Ausente ou reduzido se arrastado por outras paredes normais	Ausente: redução e hiper-refringência são comuns
4	Discinesia	Externo	Diminuição e hiper-refringência na maioria dos casos
5	Aneurismático	Externo, presença de deformidade diastólica	Ausente e reduzido

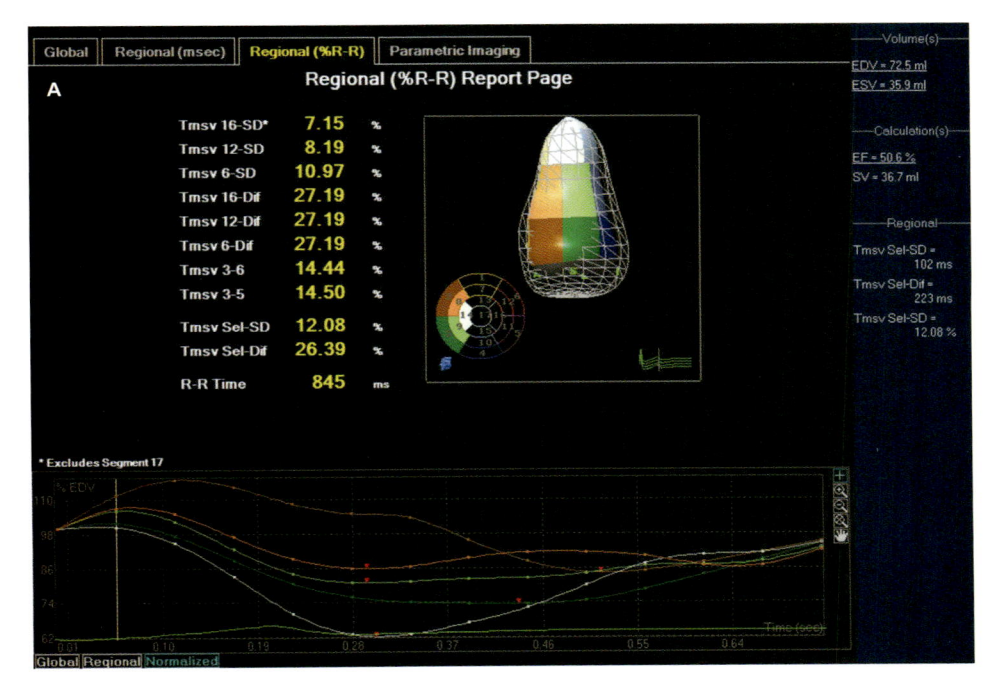

Fig. 2.2 Avaliação de anormalidades do movimento da parede por TTE 3D.
A. Utilizando um modelo de 17 segmentos, o movimento sistólico para dentro de cada segmento especificamente colorido do LV pode ser avaliado. Observe a acinesia do septo apical e grave hipocinesia do septo médio e basal anterior e inferior. Observe também as curvas correspondentes codificadas por cor para cada segmento da parede representando o tempo para diástole final e sístole final (*marcas triangulares*), que como nesse caso permite a avaliação de diminuição correspondente e retardo do movimento da parede e dissincronia. **B.** Gráfico de representação do tipo alvo *bull's eye* e avaliação quantitativa da faixa e média ± desvio-padrão para cada um de todos os segmentos do LV do tempo diastólico final até a sístole final e extensão da excursão sistólica. Observe, nos gráficos de barras coloridas, o tempo prolongado e a excursão diminuída do septo apical e médio a segmentos septais inferiores e anteriores médio a basal.

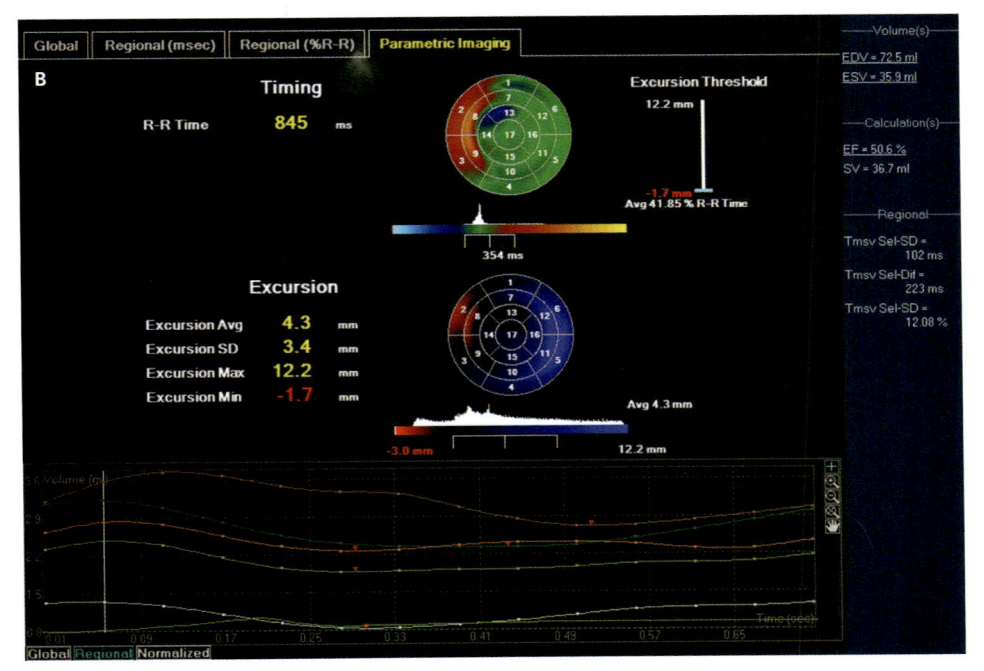

- Os agentes de contraste endovenosos mais comumente usados e aprovados contêm microbolhas com conchas finas e permeáveis de albumina sérica humana (Optison) ou fosfolipídeos (Definity) preenchidas com um gás perfluorocarbônico de alto peso molecular, que retarda a difusão e a dissolução na corrente circulatória.

- O eco em repouso ou sob estresse em 2D ou ECO 3D resulta em um aumento de 20 a 25% no número de segmentos com visualização completa das margens do endocárdio, um aumento de 30 a 35% no número de estudos de boa qualidade, e um acordo significativamente melhorado intra e interobservador para avaliação de função sistólica global e regional do LV:

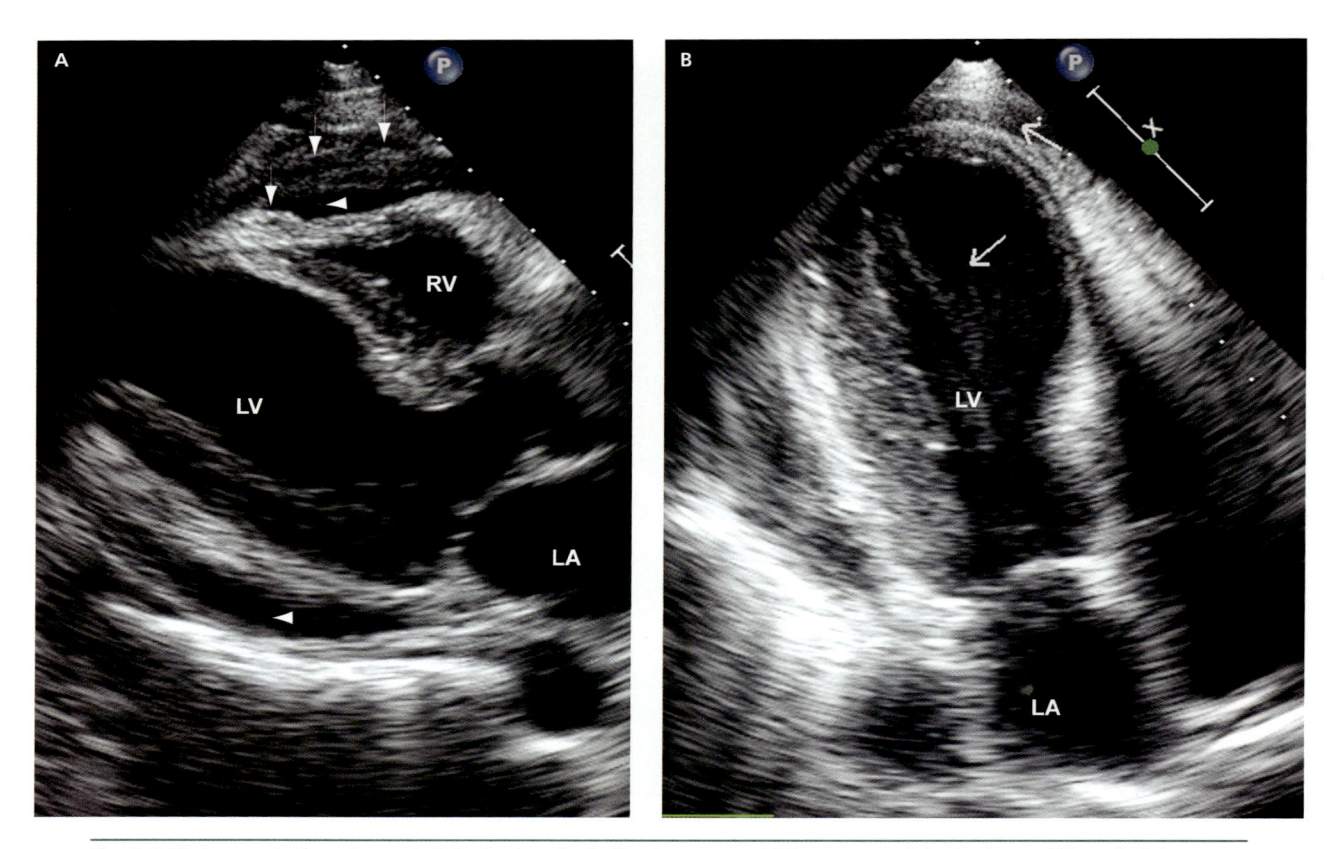

Fig. 2.9 Síndrome de Dressler após infarto do miocárdio. Imagem ao TEE paraesternal de eixo longo (**A**) e apical de quatro câmaras (**B**) em um paciente com MI anterior recente e forte dor torácica pleurítica mostrando acinesia do septo anterior, ápice, e paredes laterais apicais. Observe também espessamento pericárdico visceral e parietal mais observável em posição anterior ao RV e ápice (setas). Além disso, a parede anterior do RV está aderida ao esterno (setas em **A**). Uma pequena efusão pericárdica está presente na posição anterior ao RV e posterior ao LV (pontas de setas). Além disso, um grau moderado de eco com contraste espontâneo do LV é observado (seta). Nenhuma evidência de constrição pericárdica foi observada por eco-Doppler. Os sintomas do paciente e o espessamento pericárdico e aderência melhoraram significativamente depois de 1 mês de terapia com alta dose de esteroide por via oral.

com angulação anterior ou posterior para defeitos anterior e posterior, respectivamente.

- A sobrecarga aguda de volume do RV associada à dilatação e disfunção do RV, movimento paradoxal do septo e hipertensão e dilatação do átrio direito (34).
- A sensibilidade de imagens de Doppler colorido ao TTE e TEE para detecção de VSD varia de 86 a 95% e > 95%, respectivamente. A largura do jato no Doppler colorido se correlaciona com o tamanho do defeito na cirurgia ou patologia.
- Imagem a TTE em 3D e TEE em 3D podem ser superiores a TTE ou TEE em 2D na detecção e caracterização anatômica e funcional (definição de localização, tamanho, morfologia e impacto hemodinâmico) e orientação quanto ao fechamento cirúrgico a percutâneo de VSD após MI (35).

Ruptura da parede livre

- A ruptura da parede livre de LV ocorre em 0,3 a 1% dos pacientes com AMI, mais comumente ocorre em 3 a 15 dias após o MI, e é responsável por 7 a 10% de todas as mortes que ocorrem nos primeiros 30 dias após o MI.
- A ruptura da parede do LV está associada a idade avançada, hipertensão e classe de Killip; MI com onda Q, MI inferior ou posterolateral; e uso de anticoagulantes orais ou terapia trombolítica (5,9 vs. 0,5%) (36).
- Ela se manifesta como um hemopericárdio (frequentemente com densidades ou coágulos intrapericárdicos) e tamponamento cardíaco, com compressão frequente das câmaras do lado esquerdo do coração.
- Imagens à TTE em 3D por Doppler colorido avaliam a localização, geometria do orifício e o fluxo intracardíaco complexo de uma ruptura do LV e pode fornecer orientação para fechamento cirúrgico ou percutâneo (37).

Pseudoaneurisma

- O pseudoaneurisma é uma ruptura miocárdica que aparece em aderências pericárdicas, as quais formam uma bolsa que se comunica com o LV.

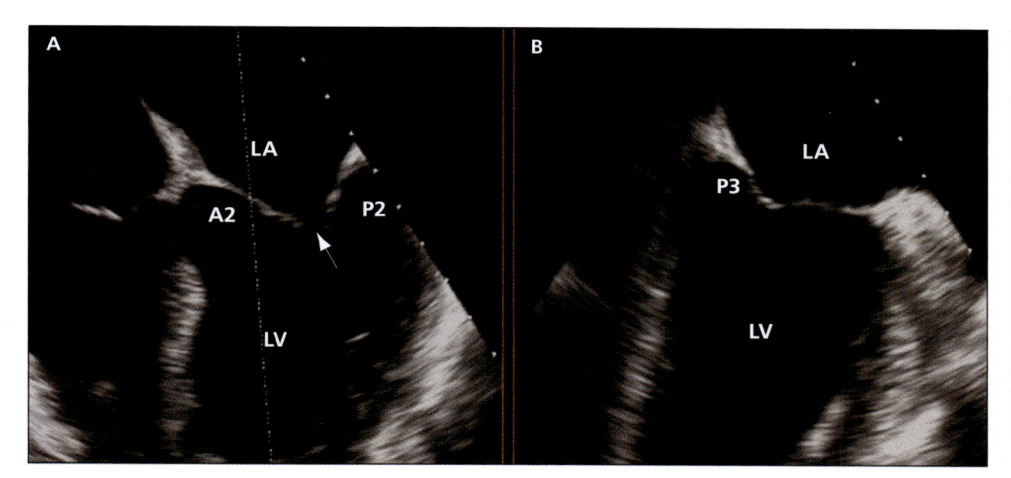

Fig. 2.10 MR isquêmia. A. Esta imagem à TEE de quatro câmaras em um paciente com MI inferolateral mostra coaptação incompleta dos folhetos mitrais (*seta*) em decorrência da aderência ao LV e diminuição da mobilidade do folheto anterolateral médio (A2) e predominantemente sulcos do folheto posterior médio (P2). **B.** Essa imagem à TEE de duas câmaras também mostra a redução significante da mobilidade de porção do folheto posterior. **C-E.** Essa imagem TEE 2D com Doppler colorido mostra MR grave. **F.** Essa imagem à TEE 3D do LA com Doppler colorido confirma uma grande área de orifício regurgitante e tamanho do jato.

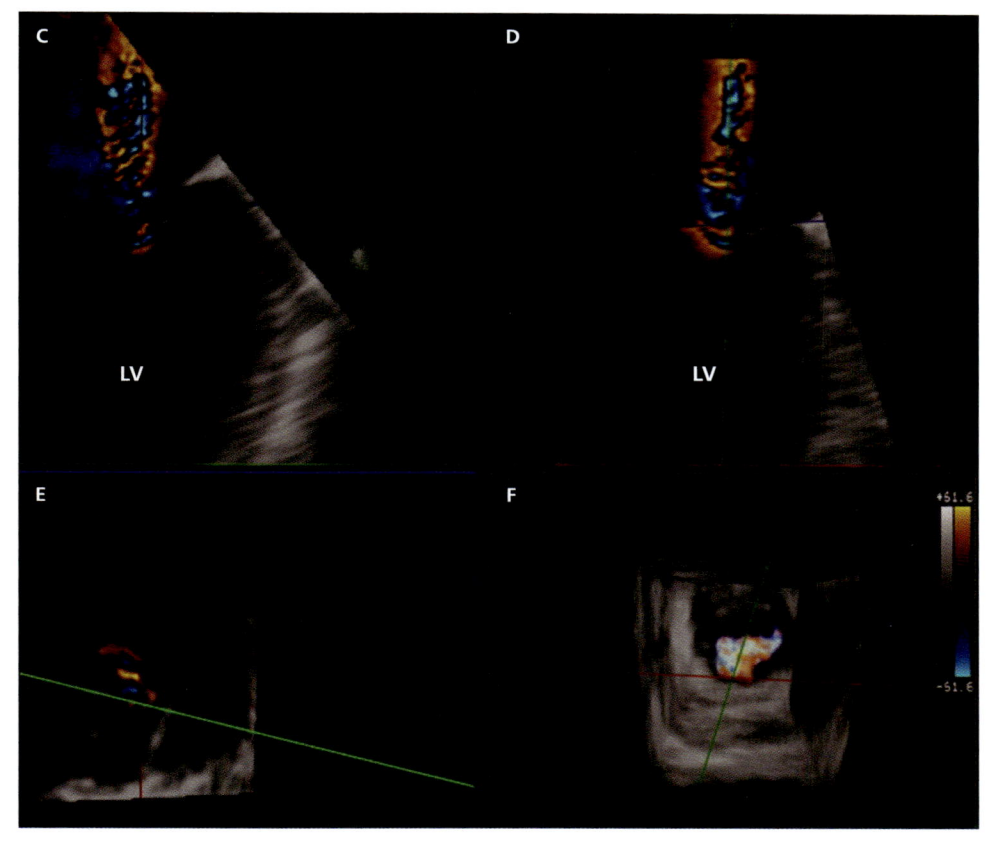

- O pseudoaneurisma é caracterizado por um pescoço estreito, com razão de diâmetro máximo do pescoço < 0,5 fluxo para dentro e para fora do espaço pericárdico, fluxo anormal em turbilhão dentro do pseudoaneurisma e um desgaste miocárdico visualizado com pouca frequência (Fig. 2.16).
- O eco é altamente sensível para a detecção de pseudoaneurisma do LV.
- O eco em 3D é superior à imagem em 2D na detecção de pseudoaneurismas do LV e pode definir mais precisamente a relação espacial do pseudoaneurisma com câmaras cardíacas correspondentes, tamanho e localização do orifício do pseudoaneurisma (38-40).

Ecocardiografia em repouso e sob estresse após terapia de síndromes coronarianas agudas

Características diagnósticas e prognósticas – chave

- Em pacientes com dor torácica atendidos no setor de emergência ou internados em decorrência de suspeita de ACS, eco de esforço ou com dobutamina é preditiva de aumento de taxa de MI recorrente e não fatal em 30 dias a 6 meses, USA, revascularização coronariana, e morte cardíaca (4, 5, 8, 41) (Tabela 2.6).

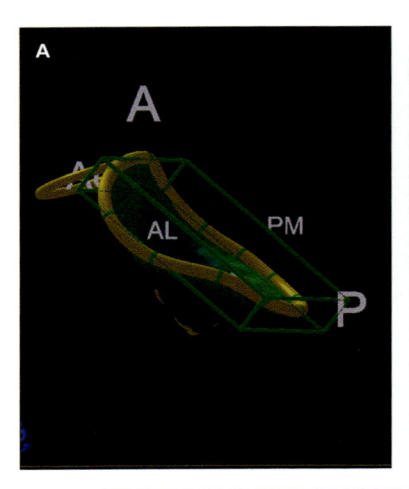

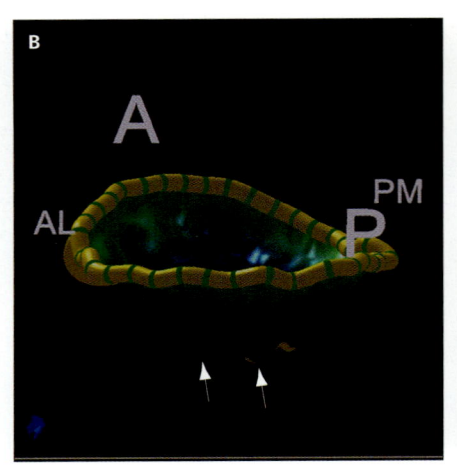

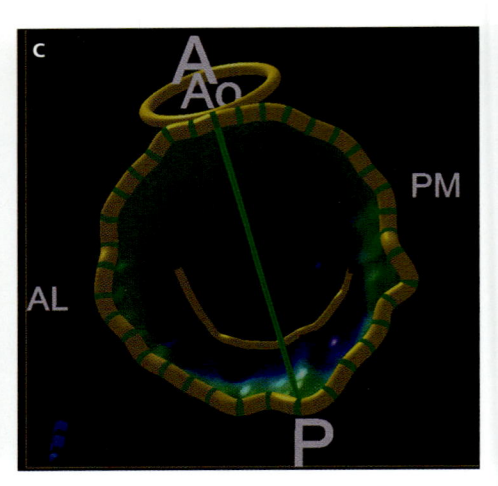

Fig. 2.11 Anormalidades geométricas de uma válvula mitral isquêmica regurgitante. Imagem à TEE tridimensional de reconstrução geométrica da válvula mitral e anel do paciente descrito na Figura 2.10 demonstra diminuição da altura do anel mitral com perda parcial de sua forma de sela (**A**), grave aderência e cobertura do LV de ambos os folhetos mitrais e predominantemente do folheto posterior (*setas*) (**B**) e forma distorcida do anel mitral em decorrência do alargamento do diâmetro anteroposterior, trazendo uma forma mais circular (**C**).

- Em pacientes com AMI ou USA, um índice de movimento de parede ≥ 1,5, fração de ejeção ≤ 45%, ou gravidade de MR > 2 no eco de repouso apresentam risco aumentado de morte cardíaca, USA recorrente e MI ou CHF não fatal durante um período de acompanhamento de 2 anos (15).
- Em pacientes que sofreram MI, o índice de volume do átrio esquerdo > 32 mL/m^2 (normal 20 ± 6 mL/m^2) é um forte preditor de mortalidade de todas as causas e permanece como preditor independente após ajuste de fatores clínicos, função sistólica do LV e parâmetros de disfunção diastólica ao Doppler (42).
- Em pacientes assintomáticos após MI com evidência de isquemia ao eco de estresse, PCI comparado à terapia medicamentosa pode reduzir o risco de morte, MI não fatal, e revascularização guiada por sintoma em 6,3% por ano (43).
- Em pacientes com AMI tratados com PCI e aspiração de trombo, o eco com contraste justifica um resultado melhor demonstrando um índice de movimento da parede regional, índice de pontuação por contraste, defeitos de contraste e volumes diastólico final e sistólico final do LV mais baixos (44).
- Em pacientes com USA, um eco de esforço positivo antes da alta prevê um risco de 20% de morte cardíaca, MI não fatal ou revascularização tardia (> 3 meses) durante um período de 2 anos, conforme comparado a uma taxa < 5% de eventos entre pacientes com teste negativo (45).
- Um eco de estresse em 1 a 3 semanas após um NSTEMI ou STEMI identifica os três grupos a seguir:
  - Sessenta por cento dos pacientes com miocárdio viável e isquêmico: a menos que revascularizados, esses pacientes apresentam uma taxa de 5 a 10% de morte cardíaca ou de MI, uma taxa de 10 a 30% de USA e uma taxa de 20 a 40% de revascularização durante um período de acompanhamento de 1 a 2 anos (46, 47).
  - Vinte a 30% dos pacientes com viabilidade miocárdica sem isquemia: uma melhora sustentada do movimento da parede apresenta alta sensibilidade (> 80%), especificidade (> 75%) e valor preditivo (> 80%) para uma artéria patente TIMI 2 ou 3 de fluxo anterógrado com 30% de estenose residual e recuperação de movimento de parede regional e LVEF em 1 e 6 meses de acompanhamento (14, 47).
  - Dez a 20% dos pacientes sem viabilidade e sem isquemia provavelmente apresentam os melhores prognósticos.

Ecocardiografia sob estresse na doença crônica da artéria coronariana

Características diagnósticas – chave

- Em pacientes com angina estável crônica, a eco de estresse pode localizar um vaso estenosado nativo *de novo* e a reestenose de uma artéria coronariana nativa após PCI; ele também pode detectar doença de uma veia safena ou enxerto de ponte arterial e define a gravidade e a extensão da isquemia (Tabela 2.2).
- A sensibilidade, a especificidade e o valor preditivo global da eco de estresse é > 80%. A precisão diagnóstica do teste varia,

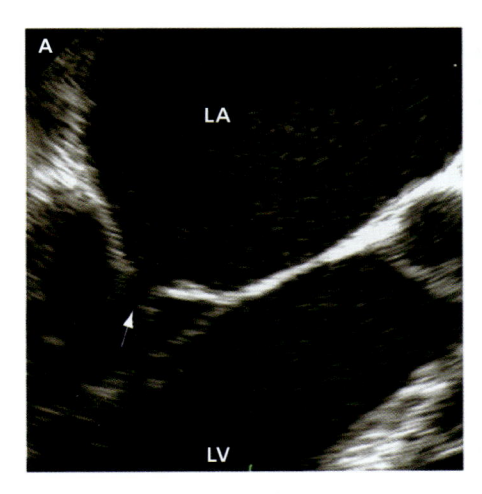

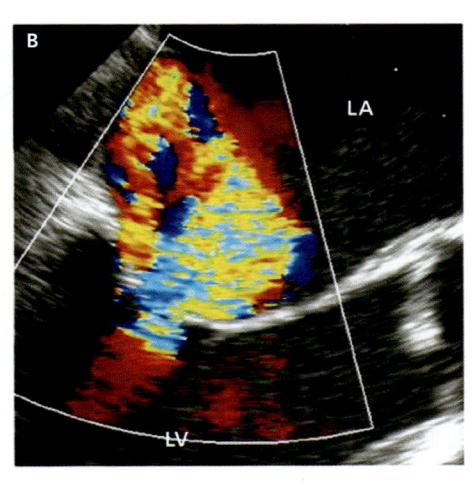

Fig. 2.12 MR isquêmica. A. Esta imagem à TEE 2D longitudinal em um paciente com CAD de múltiplos vasos sem MI e sem dilatação do LV mostra coaptação incompleta dos folhetos mitrais (*seta*) em decorrência da aderência e cobertura do LV de ambos os folhetos. **B.** Esta imagem à TEE com Doppler colorido mostra MR grave. **C.** Imagem à TEE em 3D de LA e válvula mitral mostra a diminuição da mobilidade das porções A3 e A2 do folheto anterior e predominantemente de P3 e P2 do folheto posterior levando a uma coaptação incompleta dos folhetos (*setas*). Estes achados ilustram que o mecanismo de MR é decorrente de um alargamento anteroposterior do anel mitral e provavelmente à disfunção de músculos papilares. AL, folheto anterior, LAA, apêndice do átrio esquerdo.

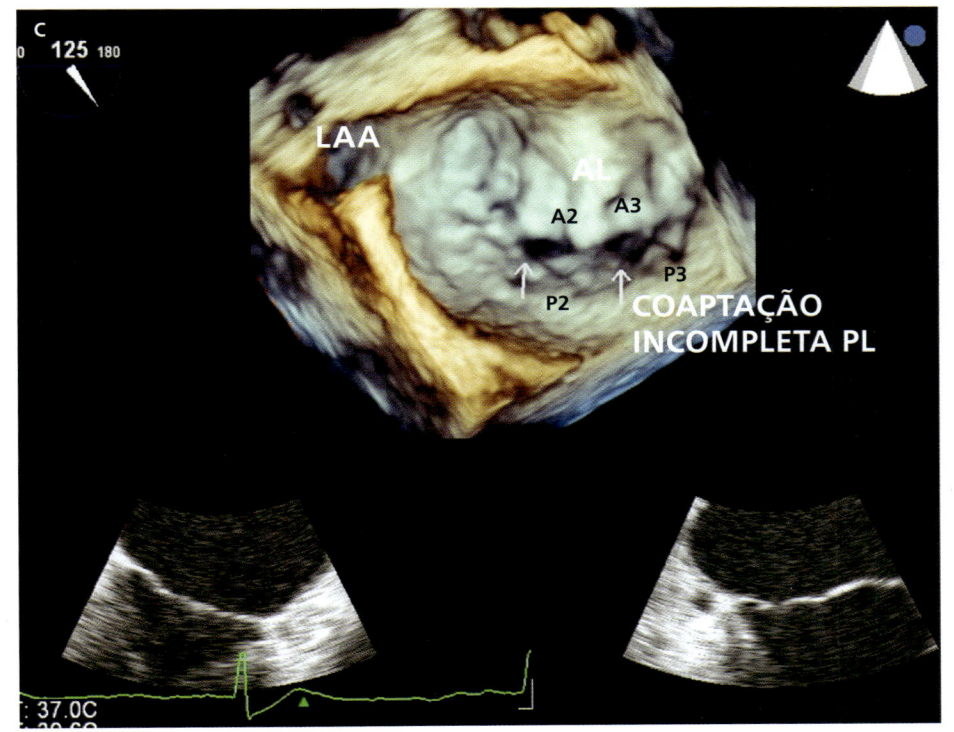

entretanto, de acordo com as características clínicas da população estudada, o grau e a extensão da CAD, modalidade de estresse utilizada, a frequência cardíaca alvo alcançada, o tempo de imagem, o uso de imagem harmônica e a gravidade da positividade do teste.

- A sensibilidade, a especificidade e o valor preditivo global do exercício em esteira ou bicicleta, uso de dobutamina, adenosina e alta dose de dipiridamol na eco são similares (5) (Tabela 2.7):
  - Se um segmento está envolvido ou um movimento de parede se deteriora em um grau, o valor preditivo positivo para CAD é ≤ 85% conforme comparação com ≥ 95% se quatro ou mais segmentos estiverem envolvidos ou se um movimento de parede se deteriorar em dois ou mais graus.
- A sensibilidade do teste é < 70 ou > 85% se a frequência cardíaca máxima alcançada é < 75 ou > 85%, respectivamente (45); quando uma estenose de um vaso principal for > 70% e localizada proximalmente; ou quando um CAD de múltiplos vasos estiver presente (48,49).
- Com exercício de bicicleta supina ou vertical, a detecção e a extensão da isquemia também são um pouco mais elevadas do que o exercício em esteira, porque as imagens são obtidas no pico do exercício e a uma frequência cardíaca máxima alcançada (50).
- A sensibilidade da eco com dipiridamol é mais elevada com alta dose (0,84 mg/kg) conforme comparado a dose padrão (0,56 mg/kg) de dipiridamol. Da mesma maneira,

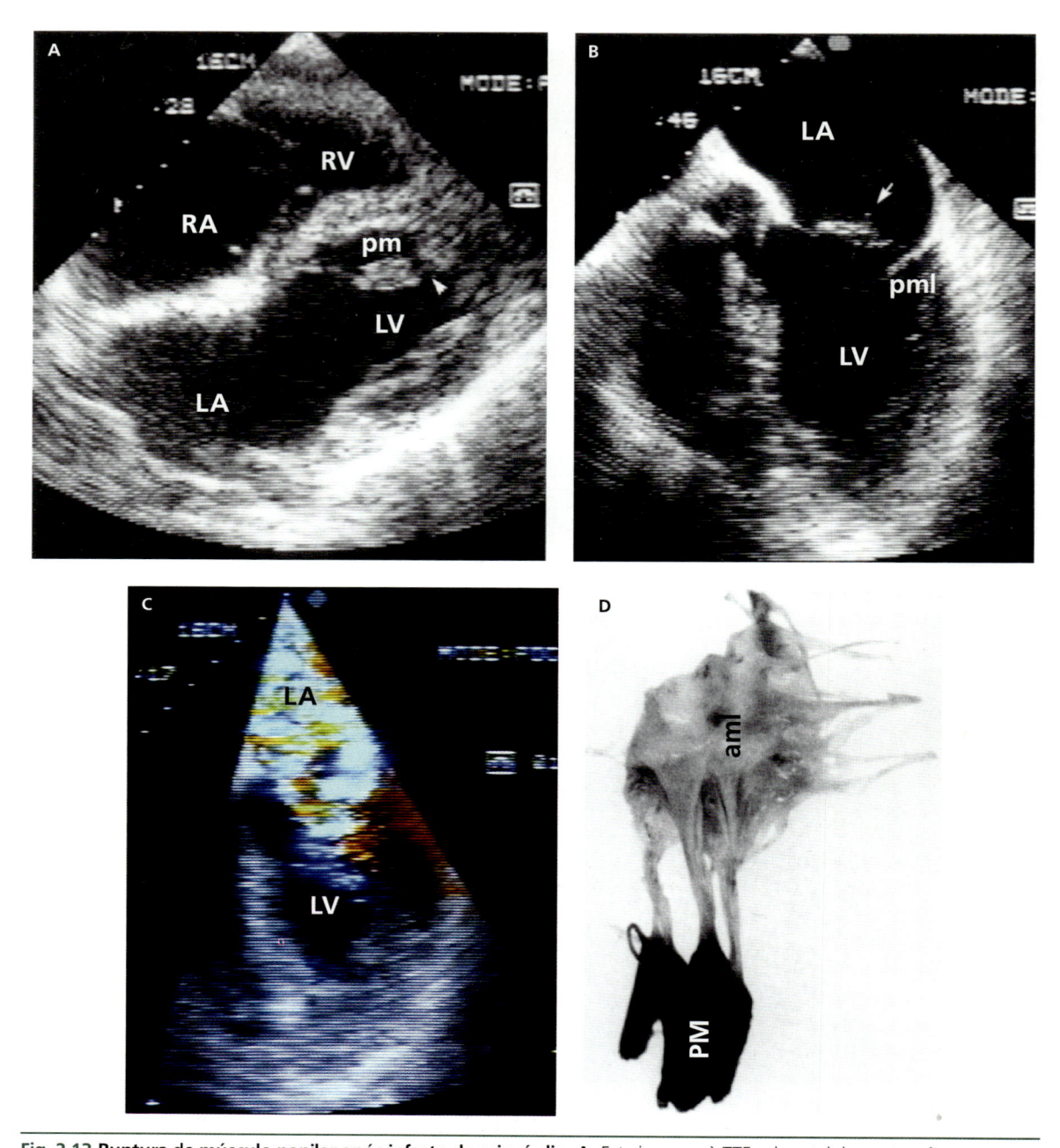

Fig. 2.13 Ruptura de músculo papilar após infarto do miocárdio. A. Esta imagem à TTE subcostal de quatro câmaras mostra ruptura completa de músculo papilar anteromedial (pm) (*ponta de seta*). **B.** Esta imagem à TEE de quatro câmaras mostra um folheto mitral anterior frouxo (*flail*) com uma porção de músculo papilar posteromedial anexado (*seta*). **C.** MR grave por Doppler colorido. **D.** Músculo papilar (PM) posteromedial totalmente rompido com uma morfologia normal de folheto mitral anterior. aml, folheto mitral anterior; LA, átrio esquerdo; LV, ventrículo esquerdo; pml, folheto mitral posterior; RA, átrio direito; RV, ventrículo direito.

o eco com adenosina utilizando 0,18 mg/kg/minuto e atropina tem sensibilidade e especificidade mais elevadas para detectar CAD se comparada a 0,14 mg/kg/minuto.
- Eco com alta dose de dipiridamol permite a avaliação da reserva de fluxo coronariano da LAD ou RCA. Uma reserva de fluxo coronariano é detectada em 30 a 40% dos pacientes no caso de um estudo negativo (movimento normal da parede). Uma reserva de fluxo coronariano anormal nesses pacientes pode ser um forte preditor independente de morte, ACS ou revascularização tardia (51).
- Segunda imagem harmônica se comparada a imagem fundamental e com agentes de contraste para intensificação

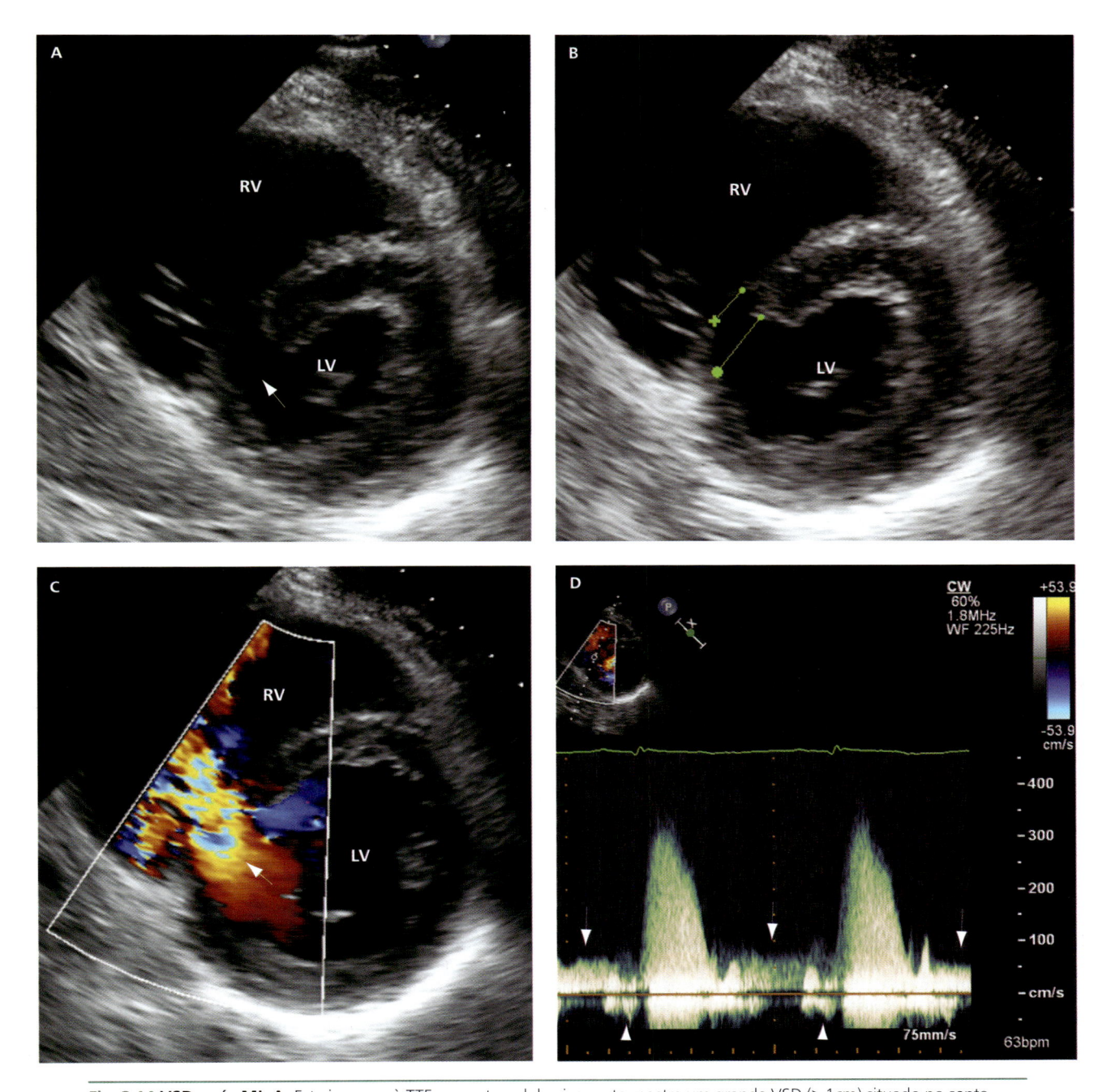

Fig. 2.14 VSD após MI. A. Esta imagem à TTE paraesternal de eixo curto mostra um grande VSD (> 1cm) situado no septo basal a médio-inferior (*seta*) **B.** O VSD mede 16 mm do lado do LV e 9,4 mm do lado do RV. Uma dilatação moderada do RV e disfunção são observadas. **C.** Doppler colorido confirma uma grande comunicação da esquerda para a direita (*seta*) **D.** Doppler de onda continua através de um VSD mostra picos de velocidades sistólicas de até 3,5 m/segundo, que correspondem a um gradiente de pressão do LV para o RV de pelo menos 49 mmHg. Da mesma maneira, picos negativos de velocidades sistólicas são observados (*setas*), indicando pressão diastólica mais elevada do LV do que do RV. Além disso, são observadas velocidades negativas, de curta duração, e de baixa amplitude após contração atrial (*pontas de setas*) e indicam comunicação transitória do RV ao LV.

da cavidade durante eco de estresse melhoram a resolução endocárdica, principalmente das paredes lateral e anterior; melhora a concordância interobservador na avaliação do movimento da parede; e aumenta a sensibilidade do teste sem afetar sua especificidade (11,52).

Características prognósticas – chave

- Desenvolvimento de várias (duas ou mais) anormalidades de movimento da parede à eco de estresse em baixa carga de trabalho, dilatação transitória do LV e diminuição da função glo-

Tabela 2.7
Valor diagnóstico de ecocardiografia de estresse em doença cardíaca isquêmica crônica

Teste	Sensibilidade geral (%)	Sensibilidade 1VD (%)	Sensibilidade MVD (%)	Especificidade (%)	PPV (%)	NPV (%)
Esteira	73-97	59-93	73-100	64-100	90-100	44-87
Exercício de bicicleta em posição supina	76-93	70-84	80-100	80-94	90-96	58-85
Exercício de bicicleta em posição ereta	71-93	61-93	80-95	78-96	86-97	50-93
Ecocardiografia de estresse com dobutamina	54-96	50-95	77-96	66-100	65-96	52-88
Dipiridamol	55-93	33-88	76-93	76-96	44-72	84-99
Adenosina	45-85	39-80	74-85	76-100	–	–
TTE com estimulação	83-95	75-80	88-95	76-91	95-97	67-87
TEE com estimulação	86-93	69-85	82-93	89-100	–	–

1VD, doença de um vaso; MVD, doença de múltiplos vasos, PPV, valor preditivo positivo, NPV, valor preditivo negativo; esteira; exercício com bicicleta em posição supina; exercício em bicicleta em posição ereta; ecocardiografia sob estresse com uso de dobutamina; TTE, ecocardiografia transtorácica; TEE, ecocardiografia transesofácica.

Cardiomiopatia isquêmica

Características diagnósticas chave

- A cardiomiopatia isquêmica se manifesta ao eco com várias anormalidades regionais de movimento da parede associadas à acinesia ou discinesia com redução e hiper-refringência correspondente a uma distribuição (p. ex., LAD) ou várias distribuições da artéria coronariana.
- Em pacientes com hipocinesia global do LV, sem afinamento da parede ou hiper-refringência, a eco em repouso não pode distinguir uma isquemia de uma cardiomiopatia não isquêmica.
- Na eco com baixa dose de dobutamina (5 a 10 µg/kg/minuto), uma resposta bifásica ou espessamento e contração contínua da parede (reserva contrátil miocárdica) indica um miocárdio cronicamente isquêmico (hibernante) ou não isquêmico, respectivamente.
- Pacientes com reserva contrátil miocárdica em cinco ou mais segmentos que são submetidos à revascularização apresentam > 90% de sobrevivência em 2 a 3 anos em comparação com 50 a 80% se tratados com medicamentos.
- Pacientes sem viabilidade miocárdica, os quais são submetidos à revascularização, apresentam similarmente mortalidade mais elevada em 2 anos (aproximadamente 20%) quando comparados a pacientes tratados com medicamentos (57).
- Uma espessura diastólica final da parede em repouso > 0,6 cm tem uma sensibilidade de 94% e uma especificidade de 48% para recuperação de movimento da parede após a revascularização. A combinação da espessura da parede e reserva contrátil durante infusão de dobutamina melhora a especificidade do teste para 77% (58).
- Uma melhora contrátil sustentada e global com dobutamina (> 10 µg/kg/minuto) pode indicar uma cardiomiopatia não isquêmica e um resultado melhor do que uma resposta isquêmica ou bifásica (57, 58).
- Pacientes com cardiomiopatia isquêmica com disfunção sistólica do LV e uma reserva mais baixa ou não contrátil têm prognóstico pior.

Armadilhas da ecocardiografia em repouso ou de estresse na doença da artéria coronariana

- Aproximadamente 20% dos pacientes submetidos à eco em repouso ou de estresse apresentam visualização limitada de dois ou mais segmentos para interpretação precisa.
- A sensibilidade da eco em repouso para a detecção de anormalidade de movimento da parede diminui progressivamente conforme a quantidade de tempo entre a resolução da dor torácica e a aquisição de imagens aumenta.
- A eco em repouso perde sensibilidade para a detecção de anormalidades de movimento da parede quando um MI subendocárdico envolve < 20% da espessura miocárdica ou quando um MI é decorrente de doença de ramo arterial.
- A eco em repouso não pode diferenciar precisamente uma isquemia aguda ou MI de um MI recente, miocardite, ou de uma cardiomiopatia não isquêmica com movimento regional anormal da parede.
- Em pacientes com distúrbios de condução (bloqueio do ramo esquerdo ou ritmo ventricular por marca-passo), o movimento apical e septal anormal associado pode ser classificado erroneamente como anormalidade isquêmica de movimento da parede.
- O afilamento endocárdico e as cicatrizes são sinais específicos (mas não sensíveis) de infarto.
- Eco com exercícios pode falhar na detecção de anormalidade de movimento da parede se houver um retardo significante (> 1 minuto) na realização do estudo no pico de estresse:
  - Eco com dobutamina ou exercícios apresenta sensibilidade mais baixa em mulheres do que em homens, principalmente em pacientes com doença de único vaso (55,59).

- A sensibilidade da eco de estresse é mais baixa para CAD de único vaso (principalmente para doença circunflexa), em pacientes com hipertrofia do LV e em pacientes com um LV pequeno.

Referências

1. Fraker TD, Fihn SD. 2007 chronic angina focused update of the ACC/AHA 2002 guidelines for the management of patients with chronic stable angina. *J Am Coll Cardiol.* 2007;50:2264-2274.
2. Kushner FJ, Hand M, Smith SC, et al. 2009 focused updates: ACC/AHA guidelines for the management of patients with ST-elevation myocardial infarction (updating the 2004 guideline and 2007 focused update) and ACC/AHA/SCAI guidelines on percutaneous coronary intervention. *J Am Coll Cardiol.* 2009;54:2205-2241.
3. Wright RS, Anderson JL, Adams CD, et al. 2011 ACCF/AHA focused update of the Guidelines for the management of patients with unstable angina/non-ST-elevation myocardial infarction (updating the 2007 guideline). *J Am Coll Cardiol.* 2011;57:1920-1959.
4. Douglas PS, Garcia MJ, Haines DE, et al. ACCF/ASE/AHA/ASNC/HFSA/HRS/SCAI/SCCM/SCCT/SCMR 2011 appropriate use criteria for echocardiography. *J Am Coll Cardiol.* 2011;57:1126-1166.
5. Douglas PS, Khandheria B, Stainback RF, et al. ACCF/ASE/ACEP/AHA/ASNC/SCAI/SCCT/SCMR 2008 appropriateness criteria for stress echocardiography. *Circulation.* 2008;117:1478-1497.
6. Joffe SW, Chalian A, Tighe DA, et al. Trends in the use of echocardiography and left ventriculography to assess left ventricular ejection fraction in patients hospitalized with acute myocardial infarction. *Am Heart J.* 2009;158:185-192.
7. Hung J, Lang R, Flachskampf F, et al. 3D echocardiography: A review of the current status and future directions. *J Am Soc Echocardiogr.* 2007;20:213-233.
8. Yao SS, Qureshi E, Sherrid MV, et al. Practical applications in stress echocardiography: Risk stratification and prognosis in patients with known or suspected ischemic heart disease. *J Am Coll Cardiol.* 2003;42:1084-1090.
9. Nucifora G, Marsan NA, Holman ER, et al. Real-time 3-dimensional echocardiography early after acute myocardial infarction: Incremental value of echo-contrast for assessment of left ventricular function. *Am Heart J.* 2009;157:882.e1-882.e8.
10. Rudski LG, Lai WW, Afilalo J, et al. Guidelines for the echocardiographic assessment of the right heart in adults: A report from the American Society of Echocardiography. *J Am Soc Echocardiogr.* 2010;23:685-713.
11. Mulvagh SL, Rakowski H, Vannan MA, et al. American Society of Echocardiography consensus statement on the clinical applications of ultrasonic contrast agents in echocardiography. *J Am Soc Echocardiogr.* 2008;21:1179-1201.
12. Galiuto L, Garramone B, Scarà A, et al. The extent of microvascular damage during myocardial contrast echocardiography is superior to other known indexes of post-infarct reperfusion in predicting left ventricular remodeling: Results of the multicenter AMICI study. *J Am Coll Cardiol.* 2008;51:552-559.
13. Dolan MS, Gala SS, Dodla S, et al. Safety and efficacy of commercially available ultrasound contrast agents for rest and stress echocardiography a multicenter experience. *J Am Coll Cardiol.* 2009;53:32-38.
14. Bolognese L, Buonamicic P, Cerisano G, et al. Early dobutamine echocardiography predicts improvement in regional and global left ventricular function after reperfused acute myocardial infarction without residual stenosis of the infarct-related artery. *Am Heart J.* 2000;139:153-163.
15. Carluccio E, Tommasi S, Bentivoglio M, et al. Usefulness of the severity and extent of wall motion abnormalities as prognostic markers of an adverse outcome after a first myocardial infarction treated with thrombolytic therapy. *Am J Cardiol.* 2000;85:411-415.
16. Mehta SR, Eikelboom JW, Natarajan MK, et al. Impact of right ventricular involvement on mortality and morbidity in patients with inferior myocardial infarction. *J Am Coll Cardiol.* 2001;37:37-13.
17. Nagueh SF, Appleton CP, Gilbert TC, et al. Recommendations for the evaluation of left ventricular diastolic function by echocardiography. *J Am Soc Echocardiogr.* 2009;22:107-133.
18. Moller JE, Sondergaard E, Poulsen SH, et al. Pseudonormal and restrictive filling patterns predict left ventricular dilation and cardiac death after a first myocardial infarction: A serial color-M-mode Doppler echocardiographic study. *J Am Coll Cardiol.* 2000;36:1841-1846.
19. Gonzalez-Vilchez F, Ayuela J, Ares M, et al. Comparison of Doppler echocardiography, color M-mode Doppler, and Doppler tissue imaging for the estimation of pulmonary capillary wedge pressure. *J Am Soc Echocardiogr.* 2002;15:1245-1250.
20. Savoye C, Equine O, Tricot O, et al. Left ventricular remodeling after anterior wall acute myocardial infarction in modern clinical practice (from the REmodelage VEntriculaire [REVE] study group). *Am J Cardiol.* 2006;98:1144-1149.
21. Yang NI, Hung MJ, Cherng WJ, et al. Analysis of left ventricular changes after acute myocardial infarction using transthoracic real-time three-dimensional echocardiography. *Angiology.* 2008;59:688-694.
22. Maruyama Y, Masaki N, Yoshimoto N. Dyssynchrony during acute phase determined by real-time three-dimensional echocardiography predicts reverse cardiac remodeling and improved cardiac function after reperfusion therapy. *J Cardiol.* 2009;54:432-440.
23. Sjoli B, Orn S, Grenne B, et al. Comparison of left ventricular ejection fraction and left ventricular global strain as determinants of infarct size in patients with acute myocardial infarction. *J Am Soc Echocardiogr.* 2009;22:1232-1238.
24. Li XC, Yan CJ, Yao GH, et al. Value of left ventricular regional ejection fraction determined by real-time three-dimensional echocardiography in diagnosis of aneurysm: Compared with left ventriculography. *Chin Med J (Engl).* 2009;122:2981-2984.
25. Yang HS, Shah SB, Sweeney JP, et al. Subepicardial aneurysm evaluated by multiplane 2D and real-time 3D volumetric transesophageal echocardiography. *Circ Cardiovasc Imaging.* 2008;1:171-172.
26. Marsan NA, Westenberg JJ, Roes SD, et al. Three-dimensional echocardiography for the preoperative assessment of patients with left ventricular aneurysm. *Ann Thorac Surg.* 2011;91:113-121.
27. Anwar AM, Nosir YF, Ajam A, et al. Central role of real-time three-dimensional echocardiography in the assessment of intracardiac thrombi. *Int J Cardiovasc Imaging.* 2010;26:519-526.
28. Yelamanchili P, Nanda NC, Patel V, et al. Live/real time three-dimensional echocardiographic demonstration of left ventricular noncompaction and thrombi. *Echocardiography.* 2006;23:704-706.
29. Penicka M, Linkova H, Lang O, et al. Predictors of improvement of unrepaired moderate ischemic mitral regurgitation in patients undergoing elective isolated coronary artery bypass graft surgery. *Circulation.* 2009;120:1474-1481.
30. Fattouch K, Guccione F, Sampognaro R, et al. Efficacy of adding mitral valve restrictive annuloplasty to coronary artery bypass grafting

in patients with moderate ischemic mitral valve regurgitation: A randomized trial. *J Thorac Cardiovasc Surg.* 2009;138:278-285.
31. Ryan LP, Jackson BM, Parish LM, et al. Mitral valve tenting index for assessment of subvalvular remodeling. *Ann Thorac Surg.* 2007; 84:1243-1249.
32. Song JM, Qin JX, Kongsaerepong V. Determinants of ischemic mitral regurgitation in patients with chronic anterior wall myocardial infarction: A real time three-dimensional echocardiography study. *Echocardiography.* 2006;23:650-657.
33. Watanabe N, Ogasawara Y, Yamaura Y, et al. Mitral annulus flattens in ischemic mitral regurgitation: Geometric differences between inferior and anterior myocardial infarction: A real-time 3-dimensional echocardiographic study. *Circulation.* 2005;112(9 Suppl):I458-I462.
34. Crenshaw BS, Granger LB, Brinbaum Y, et al. Risk factors, angiographic patterns and outcomes in patients with ventricular septal defects complicating acute myocardial infarction. GUSTO-I (Global Utilization of Streptokinase and TPA for Occluded Coronary Arteries) Trial Investigators. *Circulation.* 2000;101:27-32.
35. Halpern DG, Perk G, Ruiz C, et al. Percutaneous closure of a post-myocardial infarction ventricular septal defect guided by real-time three-dimensional echocardiography. *Eur J Echocardiogr.* 2009;10:569-571.
36. Shamshad F, Kenchaiah S, Finn PV, et al. Fatal myocardial rupture after acute myocardial infarction complicated by heart failure, left ventricular dysfunction, or both: The VALsartan In Acute myocardial iNfarcTion Trial (VALIANT). *Am Heart J.* 2010;160:145-151.
37. Little SH, Ramasubbu K, Zoghbi WA. Real-time 3-dimensional echocardiography demonstrates size and extent of acute left ventricular free wall rupture. *J Am Soc Echocardiogr.* 2007;20:538.e1-538.e3.
38. Lee YH, Hou CJ, Hung CL, et al. Silent and huge left ventricular pseudoaneurysm with left atrial compression: Dedicated spatial resolution and geometry by 3-dimensional echocardiography. *J Am Soc Echocardiogr.* 2007;20:772.e5-772.e9.
39. Freixa X, Sitges M, Paré C. Images in cardiology. Left ventricular pseudoaneurysm complicating acute myocardial infarction: Improved diagnosis by real time three dimensional echocardiography. *Heart.* 2006;92:154.
40. Bansal RC, Khazai B, Bansal N, et al. Left ventricular pseudoaneurysm due to embolic myocardial infarction in infective endocarditis: Real time three-dimensional transesophageal echocardiographic evaluation. *Echocardiography.* 2011;28:E28-E30.
41. Geleijnse M, Elhendy A, Kasprzak J, et al. Safety and prognostic value of early dobutamine-atropine stress echocardiography in patients with spontaneous chest pain and a non-diagnostic electrocardiogram. *Eur Heart J.* 2000;21:397-406.
42. Moller JE, Hillis GS, Oh JK, et al. Left atrial volume. A powerful predictor of survival after acute myocardial infarction. *Circulation.* 2003;107:2207-2212.
43. Erne P, Schoenenberger AW, Burckhardt D, et al. Effects of percutaneous coronary interventions in silent ischemia after myocardial infarction: The SWISSI II randomized controlled trial. *JAMA.* 2007;297:1985-1991.
44. Galiuto L, Garramone B, Burzotta F, et al. Thrombus aspiration reduces microvascular obstruction after primary coronary intervention: A myocardial contrast echocardiography substudy of the REMEDIA Trial. *J Am Coll Cardiol.* 2006;48:1355-1360.
45. Lin SS, Lauer MS, Marwick TH. Risk stratification of patients with medically treated unstable angina using exercise echocardiography. *Am J Cardiol.* 1998;82:720-724.
46. Franklin KB, Marwick TH. Use of stress echocardiography for risk assessment of patients after myocardial infarction. *Cardiol Clin.* 1999;17:521-538.
47. Previtali M, Fetiveau R, Lanzarini L, et al. Prognostic value of myocardial viability and ischemia detected by dobutamine stress echocardiography early after acute myocardial infarction treated with thrombolysis. *J Am Coll Cardiol.* 1998;32:380-386.
48. Hoffmann R, Lethen H, Kuhl H, et al. Extent and severity of test positivity during dobutamine stress echocardiography. Influence on the predictive value for coronary artery disease. *Eur Heart J.* 1999;20:1485-1492.
49. Tousoulis D, Loukianos R, Cokkinos P, et al. Relation between exercise and dobutamine stress-induced wall motion abnormalities and severity and location of stenosis in single-vessel coronary artery disease. *Am Heart J.* 1999;138:873-879.
50. Badruddin SM, Ahmad A, Mickelson J, et al. Supine bicycle versus post-treadmill exercise echocardiography in the detection of myocardial ischemia: A randomized single-blind crossover trial. *J Am Coll Cardiol.* 1999;33:1485-1490.
51. Cortigiani L, Rigo F, Sicari R, et al. Prognostic correlates of combined coronary flow reserve assessment on left anterior descending and right coronary artery in patients with negative stress echocardiography by wall motion criteria. *Heart.* 2009;95:1423-1428.
52. Franke A, Hoffmann R, Kuhl HP, et al. Non-contrast second harmonic imaging improves interobserver agreement and accuracy of dobutamine stress echocardiography in patients with impaired image quality. *Heart.* 2000;83:133-140.
53. Krivokapich J, Child JS, Walter DO, et al. Prognostic value of dobutamine stress echocardiography in predicting cardiac events in patients with known or suspected coronary artery disease. *J Am Coll Cardiol.* 1999;33:708-716.
54. Das M, Pellikka P, Mahoney D, et al. Assessment of cardiac risk before nonvascular surgery: Dobutamine stress echocardiography in 530 patients. *J Am Coll Cardiol.* 2000;35:1647-1653.
55. Cortigiani L, Sicari R, Bigi R, et al. Impact of gender on risk stratification by stress echocardiography. *Am J Med.* 2009;122:301-309.
56. Ristow B, Ali S, Whooley MA, et al. Usefulness of left atrial volume index to predict heart failure hospitalization and mortality in ambulatory patients with coronary heart disease and comparison to left ventricular ejection fraction (from the Heart and Soul Study). *Am J Cardiol.* 2008;102:70-76.
57. Duncan AM, Francis DP, Gibson DG, et al. Differentiation of ischemic from nonischemic cardiomyopathy during dobutamine stress by left ventricular long-axis function: Additional effect of left bundle-branch block. *Circulation.* 2003;108:1214-1220.
58. Cwajg JM, Cwajg E, Nagueh SF, et al. End-diastolic wall thickness as a predictor of recovery of function in myocardial hibernation: Relation to rest-redistribution Tl-201 tomography and dobutamine stress echocardiography. *J Am Coll Cardiol.* 2000;35:1152-1161.
59. Lewis JF, Lin L, McGorray S, et al. Dobutamine stress echocardiography in women with chest pain. Pilot phase data from the National Heart, Lung and Blood Institute Women's Ischemia Syndrome Evaluation (WISE). *J Am Coll Cardiol.* 1999;33:1462-1468.

Disfunção Ventricular Sistólica

William A. Zoghbi ▪ Juan Carlos Plana

- A avaliação da função sistólica ventricular esquerda e direita é uma parte essencial de um exame ecocardiográfico.
- A função ventricular pode ser avaliada qualitativamente ou quantitativamente.
- A função sistólica do ventrículo esquerdo (LV) tem sido mais extensivamente avaliada e é melhor quantificada se comparada à função do ventrículo direito (RV).
- A função ventricular global e regional é avaliada pelo movimento endocárdico e pelo espessamento da parede. A ecocardiografia por Doppler (eco) complementa a avaliação pela quantificação do débito cardíaco (CO) e pela taxa de geração de pressão.
- O grau de disfunção do LV e do RV é um preditor importante de resultados clínicos.
- A precisão é essencial no cálculo da fração de ejeção (EF) porque ela causa impacto sobre a tomada de decisão em vários cenários clínicos (elegibilidade para cardioversor desfibrilador implantável [ICD], dispositivos para terapia de ressincronização cardíaca [CRT], ou início da descontinuação de agentes quimioterápicos).

Definições e etiologias

- O índice mais comumente usado de função ventricular sistólica é a fração de ejeção do LV (LVEF):
  - Vários estudos mostraram que a EF está entre os parâmetros de prognóstico mais importantes na doença cardiovascular.
  - Uma LVEF normal é $\geq 55\%$.
- O volume sistólico (SV), CO e a taxa de elevação da pressão sistólica do LV (dP/dt) também são medidas da função sistólica e podem ser obtidas por eco e técnicas de Doppler, respectivamente.
- A EF, similar a outras medidas de função sistólica e diastólica, depende da carga:
  - Por exemplo, a EF é mais elevada do que o esperado na regurgitação mitral crônica significante (aumento de pré-carga e redução de pós-carga), enquanto a EF pode ser reduzida na hipertensão aguda (aumento de pós-carga).
  - Por fim, a EF isoladamente pode ser ilusória, mais frequentemente com superestimativa, em condições de grave disfunção regional focal, como um grande aneurisma apical no LV com função regional preservada.
- Etiologias comuns de disfunção sistólica do LV (LVSD) incluem doença cardíaca isquêmica, doença cardíaca hipertensiva, doença cardíaca valvular, cardiomiopatia dilatada não isquêmica primária, cardiomiopatia infiltrativa e doença cardíaca congênita.

Ecocardiografia e métodos de Doppler

- A eco com Doppler é uma ferramenta de imagem não invasiva ideal para avaliar a função ventricular. Indicações para eco em pacientes com disfunção ventricular suspeita ou conhecida estão listadas na Tabela 3.1.
- A ecocardiografia transtorácica (TTE) é usada na maioria dos casos. Em estudos tecnicamente difíceis, os agentes de contraste melhoram a qualidade das imagens.
- Com a introdução de agentes de contraste, a ecocardiografia transesofágica (TEE) é raramente realizada para a exclusiva avaliação da função ventricular.
- Vários métodos têm sido usados para avaliar e quantificar a função sistólica ventricular (Tabela 3.2). Os métodos mais comumente usados são aqueles de eco bidimensional (2D), qualitativamente ou quantitativamente.
- O exame com Doppler complementa a avaliação geral fornecendo um método independente de quantificação do SV e CO. Uma avaliação detalhada de métodos comumente usados segue, com ênfase na técnica, características e armadilhas.

Tabela 3.1
Indicações para ecocardiografia em pacientes com disfunção ventricular sistólica suspeitada
Doença cardíaca valvular
Dor torácica/angina/angina instável
Avaliação de risco, prognóstico e avaliação de terapia no infarto agudo do miocárdio
Diagnóstico, prognóstico e avaliação de intervenção na doença cardíaca coronariana
Suspeita de insuficiência cardíaca
Cardiomiopatias
Hipertensão sistêmica
Triagem para doença cardiovascular (doença geneticamente transmitida ou potenciais doadores de coração)
Doença pulmonar
Pacientes com doença crítica
Pacientes com lesão crítica
Doença cardíaca congênita

Modo M

- Embora a eco no modo M possa ser usada para a avaliação da função ventricular, ela deve ser usada com extremo cuidado para avaliar a função global do LV. Isto é decorrente do fato de a avaliação regional funcional limitada ser extrapolada pela função global.
- Assim, em geral, o modo M pode ser usado em condições de função regional normal ou disfunção regional global inferida a partir de imagem em 2D (pacientes com hipertensão não complicada, obesidade, ou doença valvular na ausência de infarto do miocárdio [MI] não reconhecido).

Melhores planos de imagem

- *TTE*: imagem paraesternal de eixo longo e curto.
- *TEE*: imagem transgástrica de eixo longo e curto.

Métodos diagnósticos

- A eco no modo M permite medir a espessura da parede e as dimensões internas do LV durante o ciclo cardíaco.
- Sua alta resolução facilita o rastreamento e o reconhecimento das bordas do endocárdio.
- É recomendado que as dimensões internas do LV sejam medidas no nível do eixo menor do LV, aproximadamente no nível das extremidades do folheto da válvula mitral, o mais perpendicular possível ao eixo longo ventricular, centralizado a partir da imagem de eixo curto, e a partir da extremidade principal até a extremidade principal de cada interface em questão (1).
- Outra informação sobre a função sistólica pode ser derivada pelo modo M, incluindo a separação septal do ponto E e o grau de movimento anteroposterior da raiz aórtica:
  - Com função sistólica normal, o folheto mitral anterior se abre durante a diástole, quase tocando o septo interventricular, com uma resultante pequena separação septal do ponto E (< 5 mm).

Fórmulas diagnósticas

- *Encurtamento fracionário (%)* = 100 × (LVIDed − LVIDes)/LVIDed, onde LVIDed e LVIDes são os diâmetros internos do VE no final da diástole e da sístole, respectivamente (Fig. 3.1)

Tabela 3.2
Parâmetros usados na avaliação de função sistólica regional e global
Imagem cardíaca (modo M/bidimensional/tridimensional)
Volumes do ventrículo esquerdo/massa do ventrículo esquerdo
Volume sistólico/débito cardíaco
Fração de ejeção
Encurtamento fracionário/alteração da área fracionária
Estresse da parede do ventrículo esquerdo
Separação septal do ponto E mitral
Descenso da base cardíaca
Ecocardiografia e técnicas de Doppler
Volume sistólico/débito cardíaco
Taxa de elevação da pressão sistólica do ventrículo esquerdo (dP/dt)
Intervalos de tempos sistólicos
Índice Tei
Doppler tecidual (velocidade, deformação e taxa de deformação)
Rastreamento de pontos (deformação e taxa de deformação)

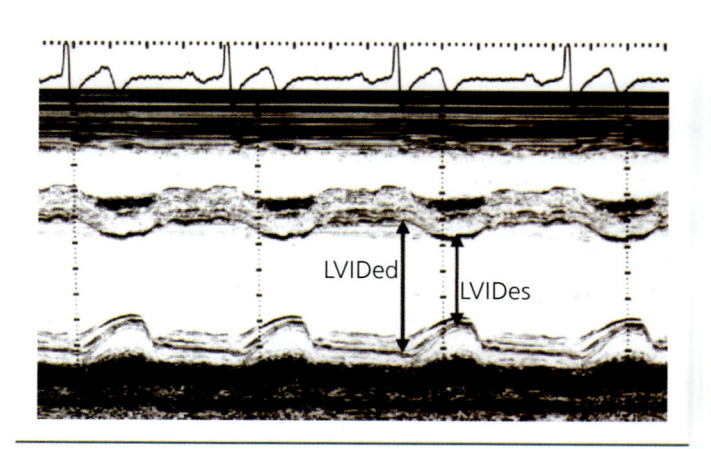

Fig. 3.1 Ecocardiograma no modo M mostrando medidas dos diâmetros internos do LV no final da diástole (LVIDed) e da sístole (LVIDes). O eco no modo M pode ser usado para a determinação da função global do LV apenas em situações de função regional normal ou hipocinesia difusa, conforme determinado por eco em 2D.

- LVEF = *encurtamento fracionário* × *1,7*, a ser usada apenas na função regional normal, ou em ventrículos com hipocinesia difusa.

Características diagnósticas – chave
- Na disfunção sistólica, o ponto de separação septal do ponto E aumenta como resultado de uma combinação da dilatação do LV e movimento reduzido do folheto mitral anterior no cenário de um fluxo transmitral reduzido.
- O movimento anteroposterior do anel aórtico também diminui conforme o CO diminui em pacientes com LVSD.

Armadilhas
- A superestimativa do diâmetro interno do LV ocorre se o feixe de ultrassom no modo M for oblíquo ao eixo longo do ventrículo.
- A subestimativa de diâmetros pode ocorrer se o feixe não for centralizado na câmara ventricular.
    - Imagem com orientação bidimensional deve ser usada para assegurar o posicionamento adequado do feixe de ultrassom.
- Com doenças que afetam a simetria da câmara ou com disfunção regional, as medidas obtidas na base do coração podem não ser representativas das dimensões e da função do LV, alterando, assim, a possibilidade de estimativa da EF de maneira precisa com base nos diâmetros.
- A separação septal do ponto E pode não refletir a função do LV; essa separação é aumentada com a regurgitação aórtica e reduzida na disfunção sistólica aguda com tamanho preservado do LV.
- Em decorrência das limitações do modo M, é altamente recomendado utilizar eco em 2D e, se disponível, eco tridimensional (3D) para calcular precisamente os volumes e a EF.

Ecocardiografia bidimensional

Melhores planos de imagem

Ecocardiografia transtorácica
- *LV*: imagem paraesternal do eixo longo e curto, apical de quatro e duas câmaras, imagem apical de eixo longo, imagem subcostal.
- *RV*: imagem paraesternal de eixo longo e curto, imagem de fluxo de entrada do RV, imagem apical de quatro câmaras, imagem subcostal.

Ecocardiografia transesofágica
- *LV*: imagem de quatro e duas câmaras, de eixo longo da posição medioesofágica; imagem transgástrica de eixo longo e curto.
- *RV*: imagem medioesofágica de quatro câmaras; imagem transgástrica de fluxo de entrada do RV e imagem de eixo curto.

Métodos diagnósticos e fórmulas

Função sistólica do ventrículo esquerdo

Avaliação qualitativa e semiquantitativa

- A estimativa de função ventricular global é realizada pela avaliação do grau de movimento interno endocárdico e espessamento da parede ventricular para cada segmento miocárdico e integrando a informação de planos tomográficos múltiplos.
- Para avaliação da função regional, o LV é dividido em 17 segmentos (2): seis segmentos na base cardíaca (nível da válvula mitral), seis na posição medioventricular (nível do músculo papilar), quatro na porção apical do ventrículo (nenhum músculo papilar) e um no ápice (Fig. 3.2).
- Movimento regional da parede é pontuado de acordo com recomendações da Sociedade Americana de Ecocardiografia (1) da seguinte maneira: função normal ou hiperdinâmica = 1, hipocinesia = 2, acinesia = 3, discinesia = 4 e aneurimática = 5:
    - Um índice de escore de movimento da parede (WMSI) é um índice de função global do LV e deriva da soma das pontuações dos segmentos dividida pelo número de segmentos avaliados. Assim, um WMSI normal é pontuado como 1.
- O aumento do WMSI denota piora da disfunção global e traz um prognóstico ruim (geralmente > 1,4).
- Um WMSI de 2 geralmente corresponde a uma LVEF na faixa de 30 a 39%.
- Exigências de estimativa bem-sucedida de EF ou de WMSI inclui definição endocárdica adequada, visualização adequada do ápice cardíaco e reconhecimento e anulação da redução do

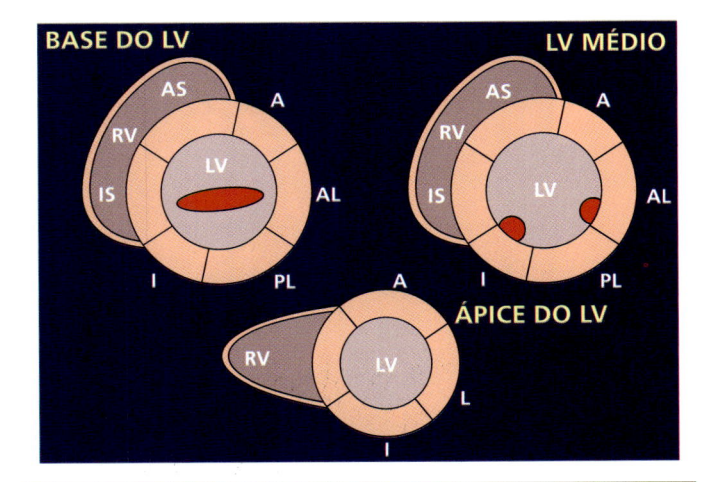

Fig. 3.2 Diagramas descrevendo a segmentação do LV em 17 segmentos cardíacos. A ponta mais extrema do ápice do LV, como o 17º segmento, não é mostrada nesta figura. A, parede anterior; AL, parede anterolateral; AS, septo anterior; I, parede inferior; IS, septo inferior; L, parede lateral; LV, ventrículo esquerdo; PL, parede posterolateral; RV, ventrículo direito.

FINAL DA DIÁSTOLE **FINAL DA SÍSTOLE**

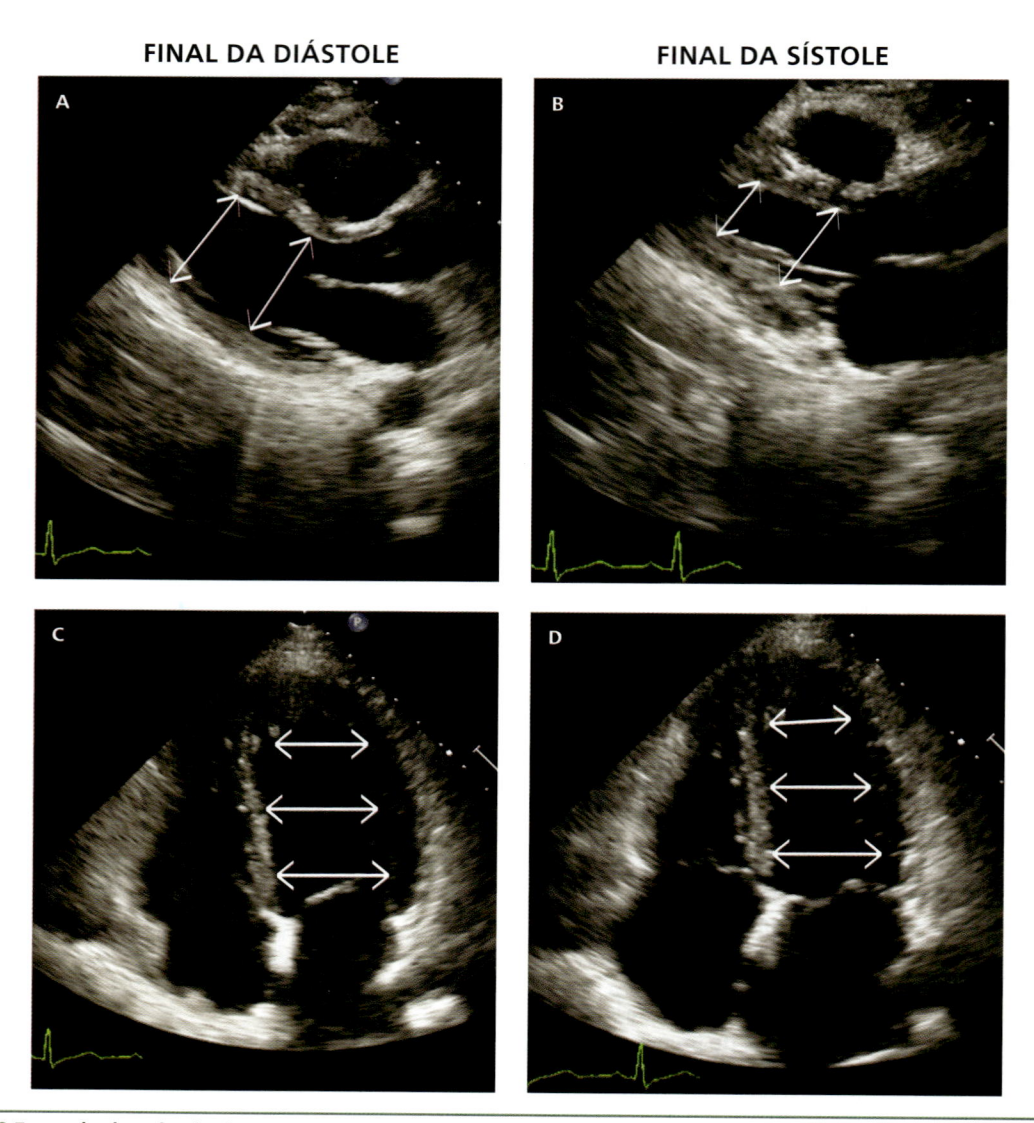

Fig. 3.6 Exemplo de método de múltiplos diâmetros na determinação da fração de ejeção do LV. A vantagem desse método é a incorporação de janelas paraesternais, particularmente se as imagens apicais forem tecnicamente difíceis. Esse método também pode ser usado com TEE.

de usar todas as imagens longitudinais tomográficas disponíveis, incluindo as imagens paraesternais (Fig. 3.6), e de evitar áreas de falha no endocárdio.
- Diâmetros internos equidistantes no terço proximal, médio e distal do LV (se disponível) são medidos no final de diástole e sístole, e o encurtamento do eixo longo é estimado a partir da função apical.
- O cálculo da EF é feito por computador. No caso de uma função regional normal ou hipocinesia difusa, a derivação da EF a partir de um diâmetro (p. ex., a partir do eixo longo) é suficiente.
- Outra vantagem desse método é sua viabilidade com a TEE (8).

Fórmulas diagnósticas
- A base matemática para o método simplificado na determinação da EF pela medição das dimensões internas do LV é a seguinte (7):

$$EF = (\%\Delta D^2) + [(1 - \Delta D^2)(\%\Delta L)]$$

onde $\%\Delta D^2$ indica $100 \times (LVED^2 - LVES^2)/LVED^2$; $\%\Delta D^2$, encurtamento fracionário do quadrado do menor eixo; e $\%\Delta L$, encurtamento fracionário do eixo longo, principalmente relacionado com a contração apical da seguinte maneira: 15% para normal, 5% para ápice hipocinético, 0% para acinético, −5% para ápice discinético e −10% para aneurisma apical.

- A partir de um ponto de vista prático, após o delineamento de diâmetros representativos, um é apresentado para estimular a contração apical como acima, após a qual a EF é determinada.

Ecocardiografia tridimensional
- A ecocardiografia tridimensional tem evoluído a partir de uma reconstrução antiga de imagens tomográficas para ecocardiografia tridimensional em tempo real (ECO 3D) (9).
- Desenvolvimentos tecnológicos recentes resultaram na possibilidade de capturar todo o coração em um único ciclo cardíaco, melhorando a velocidade de aquisição de imagens e reduzindo artefatos (10).
- Existem três modos de imagem ao ECO 3D: volume total, zoom, e ECO 3D ao vivo (11). O modo de volume total proporciona um conjunto piramidal de 90 graus × 90 graus, que permite a inclusão do volume total do LV.
- Existem duas abordagens para medição do volume do LV: análise biplana guiada por 3D e análise volumétrica (10) (Fig. 3.7). A análise volumétrica recentemente desenvolvida foi considerada como mais precisa em comparação com os métodos convencionais em 2D, independente de anormalidades do movimento da parede ou da forma ventricular distorcida (11) e se relaciona bem com medições por ventriculografia por radionuclídeos e imagem por ressonância magnética cardíaca (CMR) (12-16).
- Entre as vantagens bem estabelecidas de ECO 3D está a eliminação de erros causados pelo remodelamento geométrico, ou encurtamento dos ventrículos (10).
- Áreas adicionais nas quais a avaliação por ECO 3D do LV prometem ser clinicamente úteis são a quantificação de função regional e a avaliação da dissincronia em pacientes com insuficiência cardíaca.
- De maneira similar à 2D, a eco em 3D pode ser combinada com a administração de contraste para intensificação da definição endocárdica em casos difíceis.

Melhor plano de imagem
- Volume total (aquisição de ângulo amplo) a partir de janela apical.

Fórmula
- $LVEF = (LVEDV - LVESV)/LVEDV$

Armadilhas
- O uso de ECO 3D é limitado em pacientes com janela acústica precária:
  - A maior desvantagem de aquisições de volume total acopladas ao eletrocardiograma (ECG) é o registro incorreto dos subvolumes manifestando-se como artefato de ponto em decorrência do ritmo, respiração ou movimento irregular do paciente ou do transdutor durante a aquisição (10).
- A aquisição de imagem pode precisar ser repetida para se obter conjunto de dados de alta qualidade.
- Apesar da alta correlação com CMR, vários estudos relataram que volumes derivados do ECO 3D do LV foram subestimados. Considera-se que isso seja resultado do traçado da borda endocárdica interna em oposição às trabeculações ventriculares inferiores, como na CMR.

Doppler de onda pulsada e contínua
- O Doppler de onda pulsada e de onda contínua fornece vários parâmetros da função ventricular sistólica. Isso inclui medições de SV e de CO, determinação de dP/dt com lesões valvulares regurgitantes e medições de intervalos de tempo de contração e relaxamento.

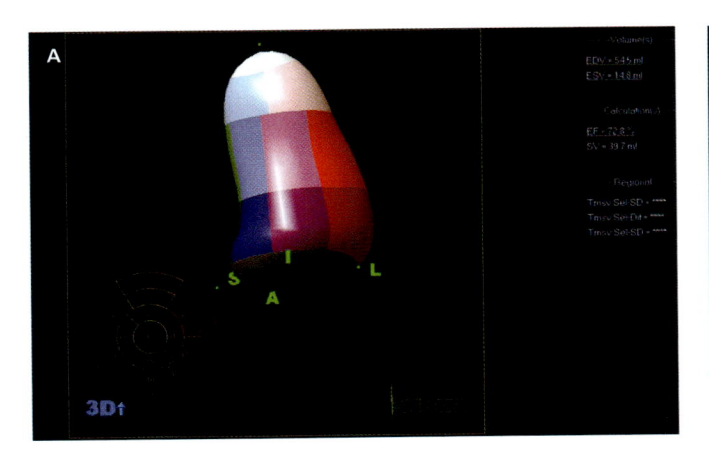

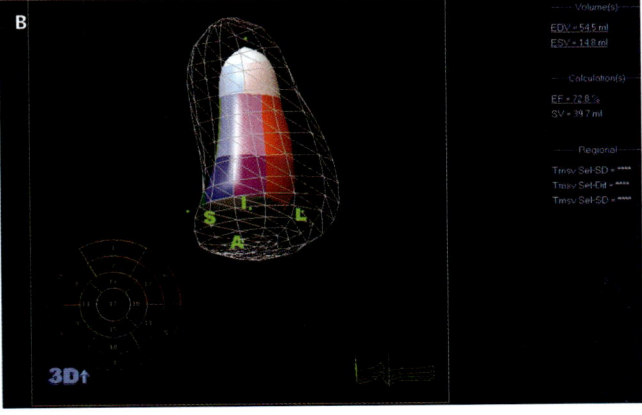

Fig. 3.7 Cálculo da fração de ejeção do VE utilizando ECO 3D. A. EDV **B.** ESV usando a malha para referência. A EF é, então, calculada utilizando a seguinte fórmula EF = EDV − ESV/EDV.

- *Melhores planos de imagem:* incluem, em TTE e TEE, todas as imagens que combinam imagens em 2D e de fluxo de Doppler ou próximo aos anéis valvulares.

Doppler Pulsado – determinação de volume de bombeamento e débito cardíaco

- O SV e CO podem ser determinados pela avaliação da área de secção transversal (CSA) do fluxo por eco em 2D e velocidade do fluxo por Doppler.
- Em decorrência do fato da área de fluxo no coração variar com o ciclo cardíaco.
- O local mais preciso e reprodutível para medição do SV é o trato de saída do LV (LVOT). O segundo melhor local é o anel mitral, seguido do anel pulmonar.

Métodos diagnósticos e fórmulas

- O SV em qualquer anel valvular – a menor área anatômica variável de aparato valvular – é derivado como o produto de CSA e a integral velocidade-tempo (VTI) do fluxo no anel (17) (Fig. 3.8).
- A consideração de uma geometria circular funcionou bem clinicamente para a maior parte das válvulas, com exceção do anel tricúspide. O diâmetro anelar (d) é medido no começo da sístole para o anel aórtico e pulmonar, e no meio da sístole para o anel mitral. Assim,

$$SV = CSA \times VTI$$
$$= \pi\, d^2/4 \times VTI$$
$$= 0{,}785\, d^2 \times VTI$$

- CO é, então, derivado pela multiplicação do SV pela frequência cardíaca como *CO = SV × frequência cardíaca.*
- O índice cardíaco é calculado como CO dividido pela área de superfície corporal em m^2 como *índice cardíaco = CO/área de superfície corporal.*
- Tendo calculado o SV, a LVEF também pode ser calculada utilizando uma combinação de Doppler e medições em 2D da seguinte maneira:

$$EF = SV/EDV$$

- O EDV também pode ser calculada utilizando o método de discos (descrito na seção Método de Discos) ou utilizando um método simples de diâmetro como (18),

$$EDV = (\text{diâmetro máximo do eixo longo} \\ \times \text{diâmetro máximo do eixo curto} \times 3{,}44) - 6$$

- Utilizando os princípios descritos acima, SV pode ser calculado para as diferentes válvulas.
- No coração saudável, o SV medido por meio de diferentes válvulas é igual.
- Com regurgitação valvular ou em *shunt* intracardíaco, entretanto, o cálculo de volumes em duas válvulas diferentes também permite a quantificação do grau de regurgitação ou de *shunting* (19).

Armadilhas

Várias situações podem interferir na determinação precisa do SV por eco Doppler.

- Medição do anel:

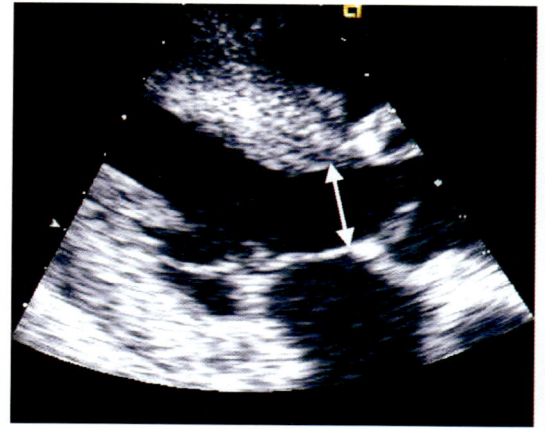

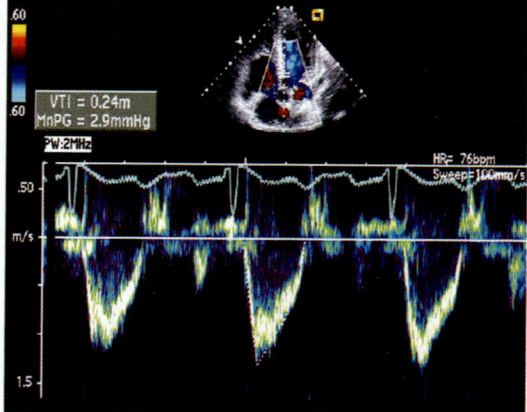

Volume sistólico = CSA × VTI

Fig. 3.8 Determinação de débito cardíaco no trato de saída do LV. A. A medição do diâmetro é feita a partir do eixo longo paraesternal logo abaixo do anel da válvula aórtica no começo da sístole **B.** É feito o registro por Doppler pulsado no LVOT a partir da janela apical, e uma VTI (integral velocidade – tempo) é medida. O SV é determinado como CSA × VTI ou π d^2/4 × VTI. Nesse caso, o SV é 3,14 cm^2 × 24 cm, ou 75 mL.

- A equação matemática para calcular a área do anel se baseia na consideração de uma geometria circular. Essa consideração é a melhor para LVOT.
- Além disso, pequenos erros na medição do diâmetro resultam em erros maiores por causa da relação quadrática das variáveis.
- Colocação da amostra do Doppler no LVOT:
  - Para assegurar que a amostra do Doppler foi adequadamente colocada, apenas o clique de fechamento da válvula aórtica deve ser visualizado (20).
  - Se o clique de abertura for registrado, o volume da amostra do Doppler está muito longe na válvula aórtica e deve ser movido em posição mais apical.
- Ângulo de incidência do feixe de Doppler:
  - Em decorrência da dependência da mudança do Doppler no ângulo de incidência com fluxo, aumento da angulação (de significância se > 20 graus) leva a estimativas de velocidades substancialmente mais baixas e, portanto, menor SV calculado.
  - Reposicionamento do transdutor e feixe de ultrassom para se obter a maior velocidade no local desejado diminui esse erro.

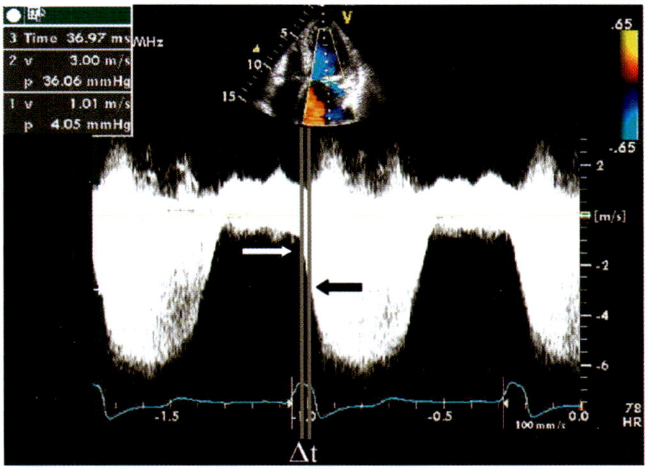

Fig. 3.9 Determinação da taxa de elevação de dP/dt a partir do registro do jato de regurgitação mitral por Doppler de onda contínua a partir da janela apical em um paciente com função sistólica deprimida. Medição da velocidade e respectiva determinação da pressão utilizando a equação simplificada de Bernoulli é feita em 1 m/segundo e 3 m/segundo (setas). O tempo de duração (em segundos) entre essas duas medições é determinado. dP/dt é derivada como 32/tempo de duração; nesse caso, é de 32 mmHg/0,037 segundos = 865 mmHg/segundo.

Tempo de aceleração do fluxo aórtico

- A forma da curva do Doppler no LVOT fornece informações importantes sobre a função ventricular.
- Quando a função sistólica é normal, o período de contração isovolumétrica é curto, a taxa de aceleração do sangue no começo da sístole é rápida, e o intervalo de tempo a partir do início do fluxo até a velocidade máxima é curto.
- De modo contrário, quando a função do LV é deprimida, o período de contração isovolumétrica (também conhecido como período de pré-ejeção) é prolongado, a aceleração do sangue no começo da sístole diminui, e o tempo para pico de velocidade aumenta.

Frequência da elevação da pressão sistólica do ventrículo esquerdo

- Quando a regurgitação mitral está presente, a curva de velocidade de Doppler de onda contínua se relaciona com a diferença instantânea de pressão entre o LV e o átrio esquerdo, de acordo com o princípio de Bernoulli (21).
- O dP/dt, um índice da função sistólica ventricular global, pode ser, portanto, estimado.
- O uso da equação modificada de Bernoulli ($\Delta P = 4V^2$), a pressão é estimada em dois momentos do início do jato de regurgitação mitral – a 1 m/segundo ($\Delta P = 4$ mmHg) e a 3 m/segundo ($\Delta P = 36$ mmHg) – e o intervalo de tempo entre esses momentos é medido (Fig. 3.9). $\Delta P/\Delta t$, uma medida de dP/dt, é então derivada utilizando a seguinte fórmula:

$$\Delta P/\Delta t = (gradiente\ em\ V3 - gradiente\ em\ V1/intervalo\ de\ tempo)$$
$$= (36 - 4)/intervalo\ de\ tempo$$
$$= 32/intervalo\ de\ tempo$$

- Qualitativamente, em um ventrículo com função sistólica normal, a velocidade mitral de regurgitação se eleva rapidamente durante o começo da sístole.
- Em contraste, em pacientes com disfunção do LV, a frequência de elevação da pressão ventricular e, portanto, a inclinação da elevação da velocidade de regurgitação é reduzida (21).
- Um $\Delta P/\Delta t$ normal por Doppler é > 1.200 mmHg/segundo.

Armadilhas

- Uma exigência desse método é a presença e o registro adequado de um jato de regurgitação mitral por Doppler de onda contínua.
- Um alinhamento adequado do feixe de ultrassom com o jato é necessário para minimizar os erros de velocidade.
- Em decorrência do intervalo de tempo entre as duas velocidades ser muito pequeno em duração, um pequeno erro de medição causa impacto significativo sobre o parâmetro derivado.

Índice Tei

- Um novo índice de função sistólica e diastólica combinada ao Doppler (índice Tei, ou índice de desempenho miocárdico) é calculado com a seguinte fórmula (22):

Índice Tei = (tempo de contração isovolumétrica + tempo de relaxamento isovolumétrico)/tempo de ejeção

- Separa indivíduos saudáveis de pacientes com cardiomiopatia dilatada e tem valor prognóstico após MI agudo (15,16).

Armadilhas

- Mais experiência é necessária para definir seu papel e limitações na avaliação da função sistólica cardíaca.
- Carga dependente de intervalos de tempo de ejeção, contração isovolumétrica e relaxamento.

Doppler tecidual

- Doppler tecidual, em contraste com a avaliação do Doppler da velocidade do sangue, enfatiza as baixas velocidades com alta amplitude que emana da contração e do relaxamento do músculo cardíaco.
- O Doppler tecidual pode ser registrado como Doppler colorido no plano de imagem em 2D, ou como Doppler pulsado espectral, em um local particular do miocárdio, ou como modo M colorido.
- Essa metodologia pode ser usada para avaliar a função sistólica e diastólica regional bem como o tempo de contração e relaxamento (23) (Fig. 3.10).
- A tecnologia do Doppler tecidual pode ser usada para avaliar as velocidades miocárdicas ou pode ser processada para realizar imagem de deformação e taxa de deformação.
- Deformação (como porcentagem) é uma medida de deformação do tecido durante o ciclo cardíaco ($\Delta L/Lo$), onde ΔL é a alteração do comprimento ao longo do eixo de imagem e Lo é o comprimento do segmento miocárdico no estado basal.
- Taxa de deformação (no segundo^{-1}) é a frequência da deformação: $(\Delta L/Lo)/dt$.
- A velocidade do tecido no eixo longo do coração normalmente diminui da base cardíaca até o ápice e é afetada pelo movimento cardíaco ou tracionamento.
- Uma vantagem da imagem da deformação e a taxa de deformação é que são menos influenciadas pelo movimento cardíaco ou tracionamento, e elas mudam menos da base até o ápice.
- Atualmente, entretanto, uma limitação do Doppler tecidual com base em imagem de deformação e taxa de deformação é a razão sinal/ruído.
- Uma aplicação clínica do Doppler tecidual é a avaliação da contração cardíaca assíncrônica para a seleção de pacientes para utilização e avaliação de terapia de ressincronização (24).

Deformação bidimensional Rastreamento de pontos

- A deformação bidimensional (2DS) é uma técnica semiautomática e quantitativa que fornece uma avaliação multidimensional da mecânica do miocárdio (movimento longitudinal, rotacional e circunferencial) (25).
- Ela se baseia em imagens com escala de cinza.
- A deformação do tecido é avaliada utilizando um rastreamento bloco a bloco de pontos individuais em todo o ciclo cardíaco.
- A deformação bidimensional não depende do ângulo e é mais fácil de ser calculada, quando comparada ao Doppler tecidual em contrapartida.
- Com várias técnicas, publicações anteriores mostraram que a deformação longitudinal de pico normal varia de −16 a −19% (26-28) (Figs. 3.11 a 3.13).
- A deformação longitudinal global (GLS) é calculada a partir da média de 18 segmentos cardíacos (obtidos de quatro câmaras apicais, duas câmaras, e imagens de eixo longo).
- Uma GLS ≥ −12% foi considerada como equivalente a uma EF ≤ 35% e pode ser um preditor superior de morte na população geral para EF ou WMSI (25,29,30).

Fórmula

- EF = −4,35 × (GLS + 3,9)

Armadilhas

- A deformação bidimensional pode ser medida somente utilizando um *software* apropriado.
- A deformação bidimensional baseada no rastreamento de pontos depende muito da qualidade da imagem.

Valor prognóstico de disfunção sistólica em diferentes cenários clínicos

Pacientes assintomáticos

- Indivíduos nos primeiros estágios de LVSD são tipicamente assintomáticos em decorrência dos mecanismos compensatórios, inclusive a ativação do sistema nervoso autônomo e da liberação de neuro-hormônios (31).
- A LVSD assintomática tem uma prevalência estimada de 3 a 6% e é pelo menos tão comum quanto a insuficiência cardíaca sistólica na comunidade (31,32).
- Pelo fato de ocorrer frequentemente na ausência de doença cardiovascular conhecida, essa condição pode não ser detectada e ficar sem tratamento.
- Em estudos randomizados, indivíduos com LVSD assintomática apresentam altas taxas de insuficiência cardíaca e morte.

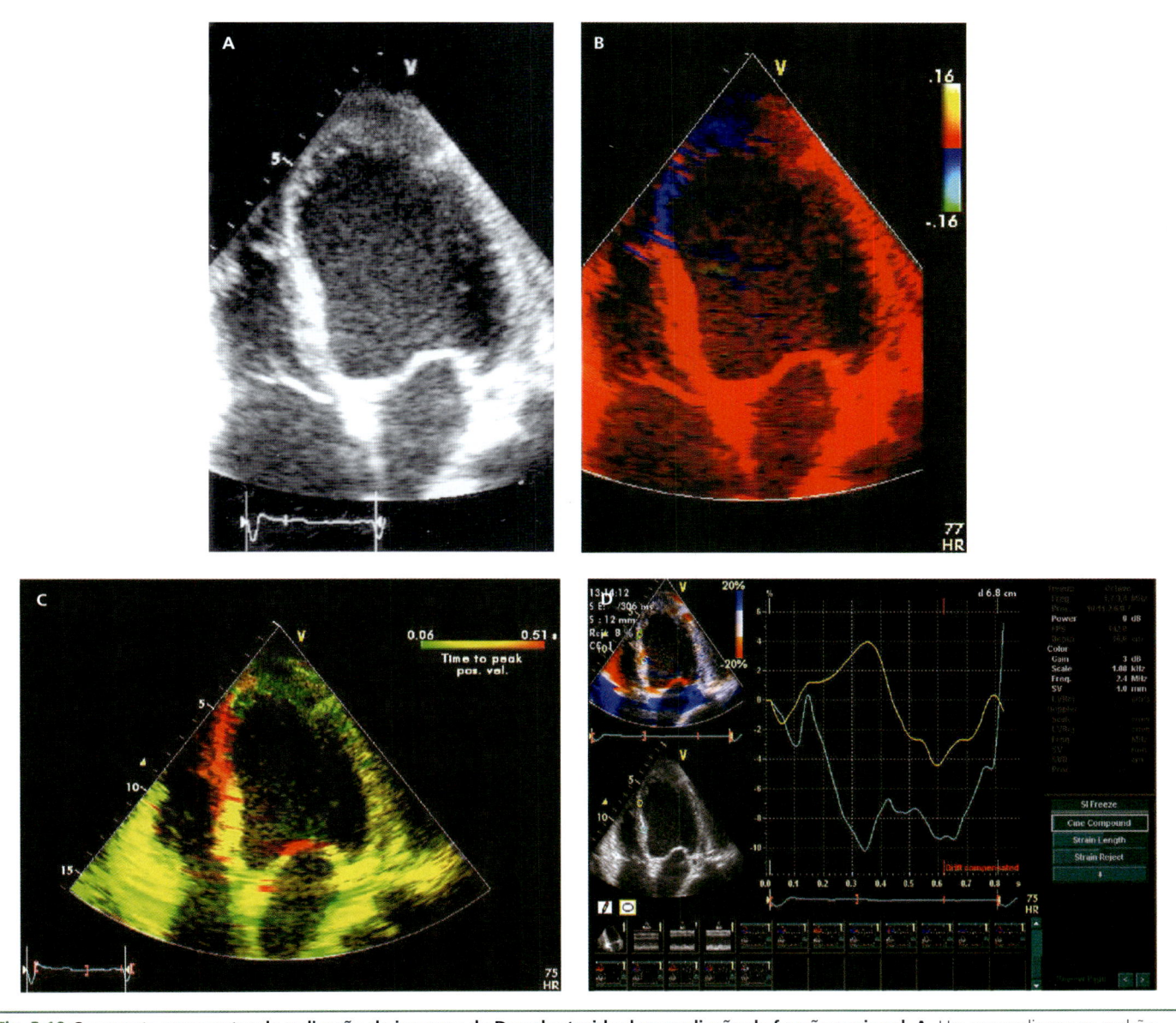

Fig. 3.10 Composto apresentando aplicação de imagem de Doppler tecidual na avaliação de função regional. A. Um ecocardiograma padrão em 2D. **B.** Velocidade do tecido por Doppler colorido tecidual com uma área de velocidade sistólica anormal no septo apical (*azul*). **C.** Assincronia na função ventricular descrita por retardo da contração na área septal apical em vermelho **D.** Imagem de deformação durante o ciclo cardíaco em dois locais: septo basal normal em verde e septo apical discinético anormal em amarelo.

- Entretanto, muito pouco se sabe sobre o prognóstico desta condição em uma comunidade com prevalência substancialmente baixa de MI, graus moderados de disfunção sistólica, e indivíduos mais velhos estão provavelmente presentes, como comparados a indivíduos inscritos em estudos clínicos.

- As evidências atuais são inadequadas para justificar uma triagem em toda a comunidade para LVSD assintomática; entretanto, um esforço deve ser feito para reconhecer LVSD assintomática em populações de alto risco selecionadas (p. ex., tratamento anterior com agentes cardiotóxicos e uma forte história familiar de cardiomiopatia).

- Estudos randomizados, controlados determinaram que a terapia com inibidores da enzima de conversão da angiotensina para pacientes com LVSD assintomático pode retardar ou prevenir o início de insuficiência cardíaca congestiva manifesta (33,34).

Cardiomiopatia dilatada

- A cardiomiopatia dilatada é caracterizada por uma redução global da função sistólica.

Fig. 3.11 Análise baseada na deformação bidimensional (rastreamento por pontos) de imagem apical de eixo longo em um LV normal. O painel superior esquerdo mostra o rastreamento de diferentes segmentos. O painel inferior esquerdo mostra a deformação longitudinal global para esta imagem, bem como valores de deformação para segmentos individuais. O painel superior direito ilustra os tempos para pico de deformação longitudinal dos segmentos, em referência à abertura da válvula aórtica (*linha pontilhada amarela*) e fechamento de válvula aórtica (*linha pontilhada verde*). Os painéis inferiores direitos mostram uma imagem colorida no modo M da deformação de segmentos de todo o ciclo cardíaco.

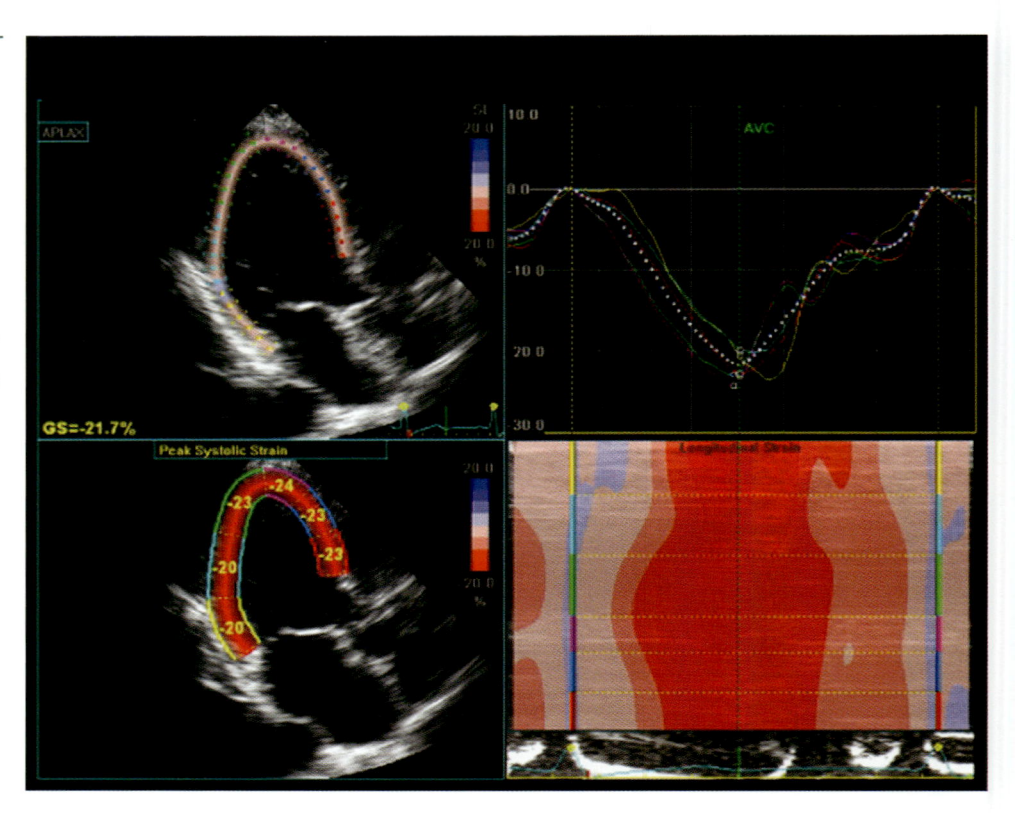

- Eco bidimensional em conjunto com parâmetros ao Doppler tem sido usado para avaliar o prognóstico nesses pacientes.

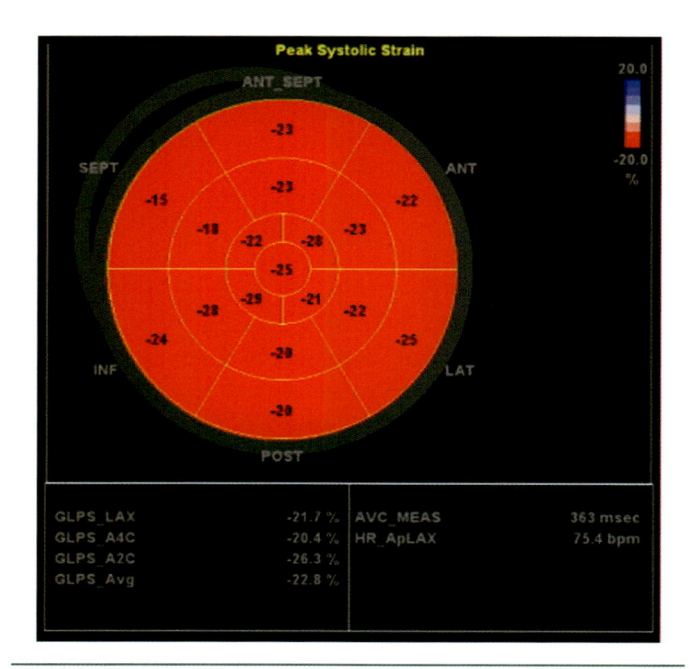

Fig. 3.12 Mapa polar de valores de deformação 2D em paciente normal.

- Existe uma relação entre LVEF e o tempo de desaceleração (DT) da onda E mitral por Doppler, com mortalidade em 2 anos (35):
  - Uma LVEF < 25% e DT < 130 ms proporciona sobrevivência de 35% em 2 anos.
  - Pacientes com LVEF < 25% e DT > 130 ms apresentaram 72% de sobrevivência em 2 anos.
  - Pacientes com EF > 25% apresentaram 95% de sobrevivência em 2 anos, independente de DT.
- A disfunção do RV inevitavelmente acrescenta morbidade e mortalidade ao prognóstico de pacientes com cardiomiopatia dilatada em qualquer ponto do curso da doença.

Doença hipertensiva cardíaca

- A hipertensão é o principal fator de risco para o desenvolvimento de insuficiência cardíaca.
- Após ajustes de idade e de outros fatores de risco, o perigo do desenvolvimento de insuficiência cardíaca em pacientes hipertensos é de duas vezes em homens e de três vezes em mulheres (36).
- Os dois principais mecanismos por meio dos quais a hipertensão causa insuficiência cardíaca são (i) aterosclerose acelerada e (ii) estresse elevado da parede do LV, com ativação hormonal secundária e hipertrofia do LV.
- O eco bidimensional é uma ferramenta útil para acompanhar a progressão da doença cardiovascular hipertensiva.

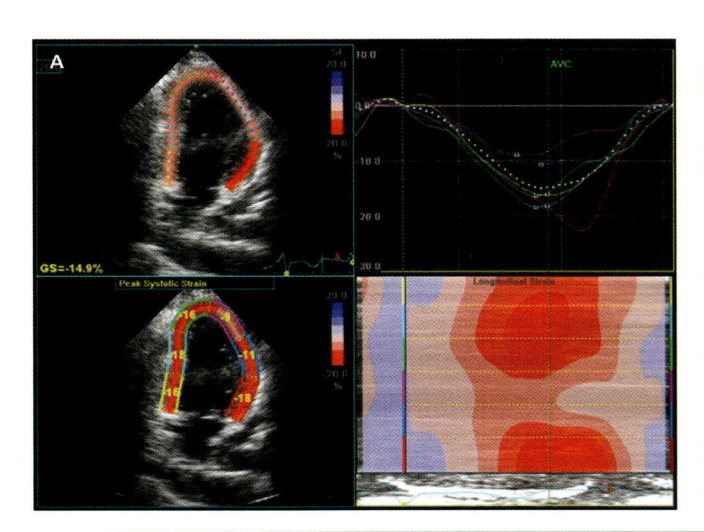

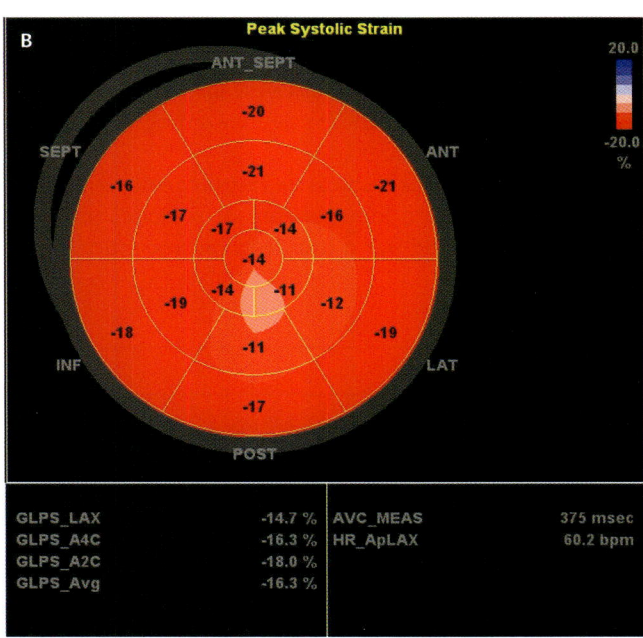

Fig. 3.13 Deformação anormal em 2D de paciente recebendo quimioterapia à base de antraciclina. A. Imagem apical de duas câmaras. A média de pico de deformação para essa imagem é anormal (–14,9%). Os valores de deformação individuais para segmentos da parede anterior apical e média também são anormais. **B.** Mapa polar exibe os valores de deformação.

- O eco bidimensional permite a avaliação da hipertrofia do LV e quantificação da massa do LV (1).
- A hipertrofia do LV é um fator de risco de morte bastante conhecido, grandes eventos cardiovasculares e insuficiência cardíaca para pacientes normotensos, e em extensão maior para hipertensos.
- Além disso, um aumento da massa do LV é um preditor independente de resultados piores na disfunção assintomática e sintomática do LV (37).

Uso em intervenções terapêuticas

Terapia médica
- Como citado na seção de Valor Prognóstico de Disfunção Sistólica em Diferentes Cenários Clínicos, a massa do LV e a hipertrofia do LV são previsões independentes de eventos cardiovasculares adversos.
- A meta na seleção de um agente anti-hipertensivo é identificar aquele que normalizaria as pressões arteriais sistólica e diastólica e que reverteria, pelo menos em parte, o aumento de massa do LV, se presente, melhorando, assim, o prognóstico.

Cardiomioplastia
- No caso de cardiomioplastia dinâmica direita, o músculo grande dorsal esquerdo é colocado anteriormente à parede livre do RV e é fixado distalmente ao diafragma. É feita a estimulação do músculo em sincronia com duas derivações epicárdicas de *sensing* que são inseridas na parede do LV.
- O eco é usado para avaliar alterações no diâmetro do RV e EF.
- A cardiomioplastia do RV associada à cirurgia da válvula tricúspide, se necessária, pode ser um tratamento efetivo para a insuficiência grave do RV.
- A parede miocárdica do RV e a câmara parecem mais bem adaptadas do que o LV quando assistidas por uma eletroestimulação do músculo grande dorsal. As características anatômicas e hemodinâmicas e a espessura do RV podem ser mais facilmente comprimidas durante a sístole pelo músculo grande dorsal submetido à estimulação.

Estimulação biventricular
- A terapia de ressincronização cardíaca surgiu como um tratamento efetivo para pacientes com insuficiência cardíaca persistente moderada a grave em terapia medicamentosa, que apresentam dissincronia ventricular.
- A terapia de ressincronização cardíaca demonstrou melhorar a classe funcional, capacidade para exercícios e qualidade de vida.
- A terapia de ressincronização cardíaca está associada ao remodelamento reverso do LV, melhora da função sistólica e diastólica e redução da regurgitação mitral.
- O remodelamento do LV contribui para a melhora sintomática e poder anunciar uma melhora da sobrevivência em longo prazo (38).

- Existe uma evidência crescente e interesse na necessidade de 'otimizar' o retardo atrioventricular e retardo da estimulação LV–RV com nova geração de marca-passos. Um documento recente da Sociedade Americana de Ecocardiografia destaca os vários parâmetros usados (39).
- O Doppler tecidual e as técnicas de rastreamento de pontos são equivalentes para o fornecimento de metodologia para avaliar a eficácia e otimizar o uso desta recente modalidade terapêutica (40, 41).

Referências

1. Lang RM, Bierig M, Devereux RB, et al. Recommendations for chamber quantification: A report from the American Society of Echocardiography's Guidelines and Standards Committee and the Chamber Quantification Writing Group, developed in conjunction with the European Association of Echocardiography, a branch of the European Society of Cardiology. *J Am Soc Echocardiogr.* 2005;18:1440-1463.
2. Cerqueira MD, Weissman NJ, Dilsizian V, et al. Standardized myocardial segmentation and nomenclature for tomographic imaging of the heart: A statement for healthcare professionals from the Cardiac Imaging Committee of the Council on Clinical Cardiology of the American Heart Association. *J Nucl Cardiol.* 2002;9:240-245.
3. Smith MD, MacPhail B, Harrison MR, et al. Value and limitations of transesophageal echocardiography in determination of left ventricular volumes and ejection fraction. *J Am Coll Cardiol.* 1992;19:1213-1222.
4. Simonson JS, Schiller NB. Descent of the base of the left ventricle: An echocardiographic index of left ventricular function. *J Am Soc Echocardiogr.* 1989;2:25-35.
5. Yong Y, Wu D, Fernandes V, et al. Diagnostic accuracy and cost-effectiveness of contrast echocardiography on evaluation of cardiac function in technically very difficult patients in the intensive care unit. *Am J Cardiol.* 2002;89:711-718.
6. Hundley WG, Kizilbash AM, Afridi I, et al. Administration of an intravenous perfluorocarbon contrast agent improves echocardiographic determination of left ventricular volumes and ejection fraction: Comparison with cine magnetic resonance imaging. *J Am Coll Cardiol.* 1998;32:1426-1432.
7. Quinones MA, Waggoner AD, Reduto LA, et al. A new, simplified and accurate method for determining ejection fraction with two-dimensional echocardiography. *Circulation.* 1981;64:744-753.
8. Doerr HK, Quinones MA, Zoghbi WA. Accurate determination of left ventricular ejection fraction by transesophageal echocardiography with a nonvolumetric method. *J Am Soc Echocardiogr.* 1993;6:476-481.
9. Sugeng L, Weinert L, Thiele K, et al. Real-time three-dimensional echocardiography using a novel matrix array transducer. *Echocardiography.* 2003;20:623-635.
10. Mor-Avi V, Lang RM. The use of real-time three-dimensional echocardiography for the quantification of left ventricular volumes and function. *Curr Opin Cardiol.* 2009;24:402-409.
11. Hung J, Lang R, Flachskampf F, et al. 3D echocardiography: A review of the current status and future directions. *J Am Soc Echocardiogr.* 2007;20:213-233.
12. Qin JX, Jones M, Shiota T, et al. Validation of real-time three-dimensional echocardiography for quantifying left ventricular volumes in the presence of a left ventricular aneurysm: In vitro and in vivo studies. *J Am Coll Cardiol.* 2000;36:900-907.
13. Arai K, Hozumi T, Matsumura Y, et al. Accuracy of measurement of left ventricular volume and ejection fraction by new real-time three-dimensional echocardiography in patients with wall motion abnormalities secondary to myocardial infarction. *Am J Cardiol.* 2004;94:552-558.
14. Jenkins C, Bricknell K, Hanekom L, et al. Reproducibility and accuracy of echocardiographic measurements of left ventricular parameters using real-time three-dimensional echocardiography. *J Am Coll Cardiol.* 2004;44:878-886.
15. Nikitin NP, Constantin C, Loh PH, et al. New generation 3-dimensional echocardiography for left ventricular volumetric and functional measurements: Comparison with cardiac magnetic resonance. *Eur J Echocardiogr.* 2006;7:365-372.
16. Tighe DA, Rosetti M, Vinch CS, et al. Influence of image quality on the accuracy of real time three-dimensional echocardiography to measure left ventricular volumes in unselected patients: A comparison with gated-SPECT imaging. *Echocardiography.* 2007;24:1073-1080.
17. Lewis JF, Kuo LC, Nelson JG, et al. Pulsed Doppler echocardiographic determination of stroke volume and cardiac output: Clinical validation of two new methods using the apical window. *Circulation.* 1984;70:425-431.
18. Tortoledo FA, Quinones MA, Fernandez GC, et al. Quantification of left ventricular volumes by two-dimensional echocardiography: A simplified and accurate approach. *Circulation.* 1983;67:579-584.
19. Zoghbi WA, Enriquez-Sarano M, Foster E, et al. Recommendations for evaluation of the severity of native valvular regurgitation with two-dimensional and Doppler echocardiography. *J Am Soc Echocardiogr.* 2003;16:777-802.
20. Fisher DC, Sahn DJ, Friedman MJ, et al. The effect of variations of pulsed Doppler sampling site on calculation of cardiac output: An experimental study in open-chest dogs. *Circulation.* 1983;67:370-376.
21. Chung N, Nishimura RA, Holmes DR Jr., et al. Measurement of left ventricular dp/dt by simultaneous Doppler echocardiography and cardiac catheterization. *J Am Soc Echocardiogr.* 1992;5:147-152.
22. Tei C, Ling LH, Hodge DO, et al. New index of combined systolic and diastolic myocardial performance: A simple and reproducible measure of cardiac function—a study in normals and dilated cardiomyopathy. *J Cardiol.* 1995;26:357-366.
23. Miyatake K, Yamagishi M, Tanaka N, et al. New method for evaluating left ventricular wall motion by color-coded tissue Doppler imaging: In vitro and in vivo studies. *J Am Coll Cardiol.* 1995;25:717-724.
24. Sogaard P, Egeblad H, Pedersen AK, et al. Sequential versus simultaneous biventricular resynchronization for severe heart failure: Evaluation by tissue Doppler imaging. *Circulation.* 2002;106:2078-2084.
25. Cho GY, Marwick TH, Kim HS, et al. Global 2-dimensional strain as a new prognosticator in patients with heart failure. *J Am Coll Cardiol.* 2009;54:618-624.
26. Sun JP, Popovic ZB, Greenberg NL, et al. Noninvasive quantification of regional myocardial function using Doppler-derived velocity, displacement, strain rate, and strain in healthy volunteers: Effects of aging. *J Am Soc Echocardiogr.* 2004;17:132-138.
27. Edvardsen T, Gerber BL, Garot J, et al. Quantitative assessment of intrinsic regional myocardial deformation by Doppler strain rate echocardiography in humans: Validation against three-dimensional tagged magnetic resonance imaging. *Circulation.* 2002;106:50-56.
28. Kowalski M, Kukulski T, Jamal F, et al. Can natural strain and strain rate quantify regional myocardial deformation? A study in healthy subjects. *Ultrasound Med Biol.* 2001;27:1087-1097.
29. Stanton T, Leano R, Marwick TH. Prediction of all-cause mortality from global longitudinal speckle strain: Comparison with ejection

fraction and wall motion scoring index. *Circ Cardiovasc Imaging.* 2009;2:356-364.
30. Brown J, Jenkins C, Marwick TH. Use of myocardial strain to assess global left ventricular function: A comparison with cardiac magnetic resonance and 3-dimensional echocardiography. *Am Heart J.* 2009;157:102.e1-5.
31. Wang TJ, Levy D, Benjamin EJ, et al. The epidemiology of "asymptomatic" left ventricular systolic dysfunction: Implications for screening. *Ann Intern Med.* 2003;138:907-916.
32. Hunt SA, Baker DW, Chin MH, et al. ACC/AHA guidelines for the evaluation and management of chronic heart failure in the adult: Executive summary. A report of the American College of Cardiology/American Heart Association Task Force on Practice Guidelines (Committee to revise the 1995 Guidelines for the Evaluation and Management of Heart Failure). *J Am Coll Cardiol.* 2001;38:2101-2113.
33. Pfeffer MA, Braunwald E, Moye LA, et al. Effect of captopril on mortality and morbidity in patients with left ventricular dysfunction after myocardial infarction. Results of the survival and ventricular enlargement trial. The SAVE Investigators. *N Engl J Med.* 1992;327:669-677.
34. Effect of enalapril on mortality and the development of heart failure in asymptomatic patients with reduced left ventricular ejection fractions. The SOLVD Investigators. *N Engl J Med.* 1992;327:685-691.
35. Rihal CS, Nishimura RA, Hatle LK, et al. Systolic and diastolic dysfunction in patients with clinical diagnosis of dilated cardiomyopathy. Relation to symptoms and prognosis. *Circulation.* 1994;90:2772-2779.
36. Levy D, Larson MG, Vasan RS, et al. The progression from hypertension to congestive heart failure. *JAMA.* 1996;275:1557-1562.
37. Quinones MA, Greenberg BH, Kopelen HA, et al. Echocardiographic predictors of clinical outcome in patients with left ventricular dysfunction enrolled in the SOLVD registry and trials: significance of left ventricular hypertrophy. Studies of Left Ventricular Dysfunction. *J Am Coll Cardiol.* 2000;35:1237-1244.
38. St. John Sutton MG, Plappert T, Abraham WT, et al. Effect of cardiac resynchronization therapy on left ventricular size and function in chronic heart failure. *Circulation.* 2003;107:1985-1990.
39. Gorcsan J 3rd, Abraham T, Agler DA, et al. Echocardiography for cardiac resynchronization therapy: Recommendations for performance and reporting—a report from the American Society of Echocardiography Dyssynchrony Writing Group endorsed by the Heart Rhythm Society. *J Am Soc Echocardiogr.* 2008;21:191-213.
40. Suffoletto MS, Dohi K, Cannesson M, et al. Novel speckle-tracking radial strain from routine black-and-white echocardiographic images to quantify dyssynchrony and predict response to cardiac resynchronization therapy. *Circulation.* 2006;113:960-968.
41. Sogaard P, Egeblad H, Kim WY, et al. Tissue Doppler imaging predicts improved systolic performance and reversed left ventricular remodeling during long-term cardiac resynchronization therapy. *J Am Coll Cardiol.* 2002;40:723-730.

Disfunção Ventricular Diastólica

Robert A. Taylor ▪ Carlos A. Roldan

- A diástole ventricular inclui quatro fases: (i) relaxamento do ventrículo esquerdo (LV) ou queda de pressão (do fechamento da válvula aórtica até a abertura da válvula mitral), (ii) enchimento rápido (após abertura da válvula mitral), (iii) diástase (enchimento lento passivo) e (iv) contração atrial.
- A diástole ventricular depende do recuo elástico, relaxamento ventricular dependente da energia, complacência e pressão atrial.
- O enchimento ventricular é influenciado pela situação do volume, tempo de enchimento diastólico, tensão da parede e contratilidade e, portanto, é alterado pela pré-carga, frequência cardíaca, pós-carga e função sistólica.
- O aumento da rigidez da câmara ou disfunção diastólica previne o adequado enchimento dos ventrículos em pressões atriais normais e é decorrente do comprometimento do relaxamento, diminuição da complacência ou, comumente, de ambos. Estas anormalidades ocorrem continuamente.
- A elevação da pressão diastólica final do LV (LVEDP) e pressão diastólica final do ventrículo direito (RV) e (RVEDP) de > 16 mmHg e > 12 mmHg, respectivamente, é observada na disfunção diastólica independentemente da função sistólica.
- A disfunção diastólica na ausência de disfunção sistólica é a causa da insuficiência cardíaca clínica (CHF) em 30 a 40% dos pacientes (1).
- As curvas de mortalidade para CHF sistólica e diastólica são praticamente idênticas, ambas demonstrando um prognóstico ruim independente da etiologia (2).
- A disfunção diastólica assintomática é comum por ecocardiografia com Doppler (eco) e é também um indicador de prognóstico ruim (3,4).
- A história e o exame físico são de baixa sensibilidade para a detecção de disfunção diastólica e são limitadas na diferenciação de CHF sistólica e diastólica.
- O eco Doppler permite um diagnóstico preciso e a verificação da gravidade da disfunção diastólica e é essencial na avaliação, no tratamento e no acompanhamento de pacientes com CHF diastólica (4,5).

Etiologias comuns

- A disfunção diastólica do LV clínica e subclínica é mais prevalente como uma anormalidade isolada do que disfunção sistólica e diastólica mista. Entretanto, na maior parte, se não em todos os pacientes com disfunção sistólica também apresentam disfunção diastólica.
- Uma série de eco-Doppler controlado em pacientes assintomáticos com fatores de risco para disfunção diastólica tem mostrado que a disfunção diastólica do LV (grau 1 e de maneira incomum, grau 2) é, pelo menos, tão prevalente quanto a disfunção diastólica clínica (4,5).
- *Disfunção diastólica do LV isolada:* as causas mais comuns são envelhecimento, hipertensão com e sem hipertrofia do LV e doença da artéria coronariana (CAD) (Tabela 4.1).
- *Disfunção mista sistólica e diastólica do LV (Tabela 4.1):* todos os processos de doença que causam disfunção sistólica do LV geram graus variados de disfunção diastólica Em decorrência dos efeitos da doença miocárdica ou dilatação ventricular na complacência do LV . Hipertensão, CAD microvascular ou epicárdica e doença cardíaca valvular são as causas predominantes.
- As causas mais comuns de disfunção diastólica do RV são hipertensão pulmonar de qualquer etiologia (para a qual a doença cardíaca é provavelmente a causa mais comum) e isquemia ou infarto do RV (6) (Tabela 4.2). Entretanto, condições graves que afetam o LV também afetam o RV (Tabela 4.1). Doenças infiltrativas RV isoladas são incomuns.

Tabela 4.1
Causas da disfunção diastólica do ventrículo esquerdo
Disfunção diastólica isolada
Envelhecimento
Hipertensão com e sem hipertrofia ventricular
Doença da artéria coronariana
Doença valvular antes da disfunção sistólica
Regurgitação mitral ou tricúspide
Estenose aórtica ou pulmonar
Regurgitação aórtica ou pulmonar
Cardiomiopatia hipertrófica
Cardiomiopatia restritiva
Doenças infiltrativas
Hemocromatose
Amiloidose
Doenças do armazenamento de glicogênio
Sarcoidose
Carcinoide
Radiação
Doença endomiocárdica (com e sem eosinofilia)
Esclerodermia
Fibrose endomiocárdica
Pericardite constritiva
Inflamação após transplante cardíaco
Disfunção mista sistólica e diastólica
Cardiomiopatia isquêmica
Cardiomiopatia hipertensiva
Doença valvular com disfunção sistólica ventricular
Outras cardiomiopatias não isquêmicas
Toxinas (p. ex., álcool, anfetaminas, cocaína)
Taquicardia induzida por cardiomiopatia
Viral (inclusive HIV)
Cardiomiopatia periparto
Obesidade
Amiloidose
Cardiomiopatia restritiva, incomum

Tabela 4.2
Causas de disfunção diastólica ventricular direita
Doenças causando hipertensão venosa pulmonar ou atrial esquerda
Doenças do coração esquerdo levando à LVEDP elevada e hipertensão pulmonar (ver Tabela 4.1)
Estenose congênita de veia pulmonar
Doença pulmonar veno-oclusiva
Doenças do parênquima pulmonar
Doença pulmonar obstrutiva crônica
Doenças pulmonares restritivas
Doenças infiltrativas/granulomatosas
Fibrose cística
Obstrução das vias aéreas superiores
Doenças das artérias pulmonares
Hipertensão pulmonar primária
Induzidas por toxinas (isto é, inibidores do apetite)
Vasculites
Doença cardíaca congênita (defeitos septais do átrio ou ventrículo e ducto arterioso patente)
Infecção
HIV
Doenças da caixa torácica e sistema neuromuscular
Obesidade-hipoventilação/apneia do sono
Obstrução faringo-traqueal
Cifoecoliose
Fibrose pleural
Distúrbios neuromusculares
Doenças não vasculíticas resultando em obstrução da artéria pulmonar
Tromboembolismo agudo ou crônico
Hemoglobinopatias (p. ex., anemia falciforme)
Malignidades primárias ou metastáticas
Estenose pulmonar periférica
Hipoplasia pulmonar congênita

LVEDP, pressão diastólica final do ventrículo esquerdo

Ecocardiografia

Indicações para ecocardiografia em pacientes com disfunção diastólica

As indicações gerais para eco com Doppler na avaliação de pacientes com disfunção ventricular diastólica suspeita ou conhecida incluem o seguinte:

- Avaliação de pacientes sintomáticos para detectar e avaliar a gravidade da disfunção ventricular diastólica e sistólica.
- Determinar a etiologia cardíaca da disfunção ventricular diastólica.
- Avaliar o prognóstico de pacientes com disfunção ventricular diastólica.
- Avaliar a resposta em curto e longo prazos da terapia para disfunção diastólica.
- Indicações específicas apropriadas (aquelas com uma pontuação de 7 a 9) para eco com Doppler em pacientes com condições suspeitas ou conhecidas causando disfunção ventricular diastólica são destacadas na Tabela 4.3 (4-7).

Ecocardiografia no modo M e bidimensional – Avaliação da morfologia das câmaras cardíacas esquerda e direita

Melhores planos de imagem

- *Ecocardiografia transtorácica (TTE)*: eixos paraesternais longo e curto e imagens apicais.

Tabela 4.3

Indicações apropriadas (pontuação 7-9) para ecocardiografia com Doppler em pacientes com disfunção diastólica ventricular suspeita ou conhecida

Sintomas de dispneia ou falta de ar

Radiografia do tórax, eletrocardiograma alterados ou elevação de BNP sérica

Suspeita de doença cardíaca hipertensiva

Insuficiência cardíaca sistólica ou diastólica conhecida ou suspeita

Reavaliação de insuficiência cardíaca sistólica ou diastólica conhecida para verificar a resposta ou orientação à terapia

Avaliação da função sistólica e diastólica do ventrículo esquerdo após MI agudo

Reavaliação da função sistólica e diastólica do ventrículo esquerdo após MI agudo durante a fase de recuperação para verificar a resposta ou orientação à terapia

Avaliação de cardiomiopatia hipertrófica suspeita ou conhecida

Reavaliação de cardiomiopatia hipertrófica conhecida em um pacientes com mudança no quadro clínico para verificar a resposta ou orientação à terapia

Avaliação de suspeita de cardiomiopatia restritiva, infiltrativa, genética

Reavaliações basais e regulares em pacientes submetidos à terapia cardiotóxica

Avaliação de hipertensão pulmonar suspeita ou conhecida para estimativa de pressões sistólica e diastólica da artéria pulmonar e avaliação da função diastólica e sistólica do ventrículo direito

Avaliação de insuficiência respiratória com etiologia cardíaca suspeita

Avaliação de pacientes com suspeita de embolia pulmonar para orientar a decisão para trombectomia ou terapia trombolítica

BNP, fator natriurético do tipo B; MI, infarto do miocárdio.
(Adaptada de Douglas PS, Garcia MJ, Haines DE et al. ACCF/ASE/AHA/ASNC/HFSA/HRS/SCAI/SCCM/SCCT/SCMR 2011 Appropriate Use Criteria for Echocardiography. J Am Coll Cardiol. 2011;57:1126-1166.)

- *Ecocardiografia transesofágica (TEE):* imagens transgástricas de eixos longo e curto e imagens medioesofágicas de quatro e de duas câmaras.

Métodos diagnósticos e fórmulas

- As medições de dimensões do LV são feitas logo abaixo das extremidades do folheto da válvula mitral (entre a válvula mitral e os músculos papilares).
- As medições do septo interventricular (IVS) e de espessuras da parede posterior (PW) são feitas abaixo dos folhetos da válvula mitral no final da diástole.
- As medições de IVS, PW e dimensão diastólica final do LV (LVEDD) são usadas para calcular a massa do LV pela seguinte fórmula (8): $0,80 \times 1,05 \times (IVS + PW + LVEDD)^3 - (LVEDD)^3$.
- Uma vez que o tamanho do corpo e o sexo afetam a espessura e a massa do LV, recomenda-se o cálculo da massa do LV de acordo com o índice de massa corporal (BSA) usando o método área-comprimento (AL) ou métodos elipsoides truncados (TE) (8,9):
  - *Massa do LV (AL)* = $1,05 \{[5/6 A_1 (a + d + t)] - [5/6 A_2 (a + d)]\}$
  - *Massa do LV (TE)* = $1,05 \{(b + t)^2 [2/3 (a + 1) + d - d^3/3 (a + t)^2] - b^2 [2/3 a + d - d^3/3a^2]\}$,

  onde A_1 indica a área total do LV; A_2, área da cavidade do LV; a, dimensão do eixo longo; b, raio do eixo curto; d, eixo semimaior truncado; e t, média da espessura da parede.
- Os valores normais do LV de acordo com o BSA são 44 a 88 g/m² para mulheres e de 50 a 102 g/m² para homens.
- As medições da dimensão anteroposterior do átrio esquerdo (LA) são feitas a partir da imagem do eixo longo paraesternal no final da sístole usando imagens o modo M ou bidimensional (2D).
- As imagens bidimensionais apicais de quatro e duas câmaras com planimetria permite medições do volume do LA utilizando a técnica A-L:
  - Volume do LA = $[(0,85 \times A_1 \times A_2)/L]$, onde A_1 e A_2 são áreas de planimetria de quatro e duas câmaras, respectivamente, e L é o comprimento de LA do nível do anel da válvula mitral até a parede atrial superior (10) (Fig. 4.1).
- A imagem bidimensional é essencial para a colocação da amostra correta para Doppler de onda pulsada e contínua, tecidual e imagem com Doppler colorido.

Características diagnósticas – chave (Geral)

- Uma dimensão do LA > 4,5 cm fornece evidência de disfunção diastólica do LV independente da fração de ejeção do LV (LVEF).
- As dimensões do LA mostram uma relação direta com medições calculadas de volumes do LA de acordo com o BSA do paciente.
- Um aumento do índice do volume do LA (> 34 mL/m²) se correlaciona com índices de Doppler medidos de disfunção diastólica (10,11). Dessa maneira, o volume do LA não reflete frequentemente os efeitos cumulativos de pressões elevadas de enchimento do LV no decorrer do tempo, mas é também de valor prognóstico importante (10-12).

Características diagnósticas – chave para condições específicas

- CAD e cardiomiopatia isquêmica:
  - Anormalidades do movimento da parede associadas à redução ou formação de cicatrizes são altamente específicas para doença cardíaca isquêmica como fator primário ou de contribuição para disfunção diastólica do LV independentemente de LVEF.
  - A isquemia miocárdica aguda ou crônica resulta em disfunção diastólica, variando de comprometimento do relaxamento do LV até restrição de enchimento.

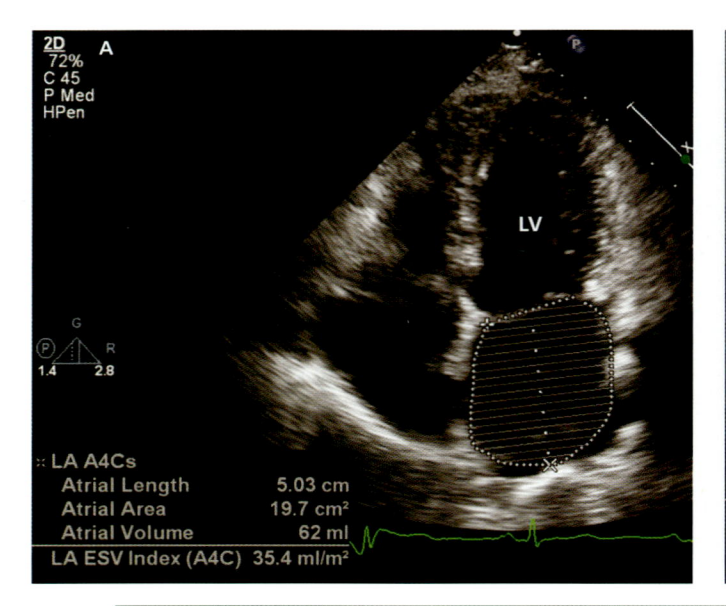

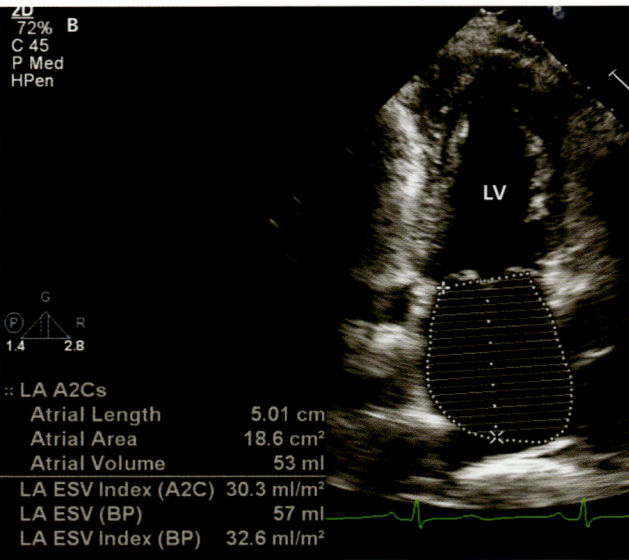

Fig. 4.1 Dilatação do átrio esquerdo em um paciente com 61 anos de idade, com doença cardíaca hipertensiva.
Imagens bidimensional de quatro (**A**) e duas câmaras (**B**) ilustrando o alargamento do átrio direito (LA) e um índice de média de volume do LA de 32,6 mL/m² pelo método comprimento da área (A-L). LV, ventrículo esquerdo.

- Sintomas de CHF em cardiomiopatias isquêmicas correlacionam-se muito com medições por eco de LVEDP elevadas (13).
- Doença cardíaca hipertensiva:
  - Evidência ao eco de hipertrofia do LV, aumento da massa do LV e disfunção diastólica ocorrem bem antes da disfunção sistólica.
  - Aumento da espessura da parede do LV (> 1,1 cm em homens e 1,0 cm em mulheres) ou massa do LV indica hipertrofia do LV em decorrência da hipertensão sistêmica, cardiomiopatia hipertrófica, ou doenças infiltrativas.
  - Em decorrência da alta prevalência de hipertensão, principalmente na população mais velha, a doença cardíaca hipertensiva é a anormalidade mais comum levando à insuficiência cardíaca diastólica.
- Cardiomiopatia restritiva:
  - Dimensões ventriculares normais, alargamento biatrial e geralmente função sistólica preservada.
  - Os achados são quase exclusivamente de disfunção diastólica grave.
  - O padrão de enchimento restritivo e o alargamento do LA em um paciente com LVEF normal estão associados a um prognóstico ruim semelhante ao do padrão restritivo na cardiomiopatia dilatada.
- Doenças cardíacas infiltrativas:
  - Amiloidose:
    - Função sistólica normal sem dilatação do LV ou RV.
    - Manchas pronunciadas e hipertrofia do miocárdio (frequentemente citada como aparência de vidro fosco) são observadas. As estruturas valvulares podem demonstrar um padrão similar.
    - Efusões pericárdicas também podem estar presentes.
  - Sarcoidose:
    - Infiltração do miocárdio com granulomas não caseosos produzem dilatação do LV e anormalidades de movimento da parede (principalmente de segmentos médios e basais), normalmente interpretados de forma equivocada como CAD.
- Fibrose endomiocárdica:
  - Espessamento fibrótico e trombótico (ecodenso) do endocárdio, particularmente no ápice do LV e/ou RV.
  - O grau de disfunção diastólica é geralmente grave com características restritivas.
- Cardiomiopatia hipertrófica:
  - Hipertrofia assimétrica grave com função sistólica normal e obstrução dinâmica do fluxo de saída subaórtico manifestado por movimento sistólico anterior da válvula mitral e regurgitação mitral são características.
- Hipertensão pulmonar e *cor pulmonale*:
  - Hipertensão pulmonar crônica moderada ou pior (> 45 mmHg) leva a *cor pulmonale*, definida como hipertrofia e dilatação do RV, disfunção diastólica, e, com o passar do tempo, disfunção sistólica (6,14).
  - O movimento septal anormal da sobrecarga de pressão do RV (em direção ao LV) durante o final da sístole e começo da diástole é característico.
  - Quantitativamente, a dilatação do RV é definida como um diâmetro basal diastólico final > 42 mm, diâmetro diastóli-

co final médio cavitário > 35 mm, e/ou um diâmetro longitudinal (do nível do anel da tricúspide até o ápice do RV) diastólica final > 86 mm (6,14). Entretanto, esses valores de corte podem ser altamente específicos, mas não são sensíveis.
- Um tamanho de RV maior que ou igual ao do LV sugere grave dilatação do RV, independentemente das dimensões do RV.
- A excursão sistólica descendente do anel lateral tricúspide avaliada pelo modo M de imagem de quatro câmaras < 1,6 cm indica disfunção sistólica do RV (15).
- A dilatação do átrio direito (RA) está presente se a dimensão máxima dimensão menor (paralela ao anel da tricúspide), dimensão maior (do anel até a parede superior do RA) e área do RA ultrapassarem 44 mm, 53 mm e 18 cm², respectivamente (6,14).
- A hipertensão do RA ($\geq$ 10 mmHg) está presente quando houver dilatação ($\geq$ 1,5) da veia cava inferior (IVC) e a IVC mostra $\leq$ 50% de colapso com a inspiração (16).
- Doença cardíaca valvular:
  - Lesões estenóticas ou regurgitantes devem ser pelo menos de grau moderado para causar elevação das pressões intracardíacas (17).
  - Doenças valvulares do lado esquerdo causam normalmente disfunção diastólica do RV pelo fato de causar hipertensão pulmonar.
- Pericardite constritiva:
  - O saco pericárdico espessado e calcificado causa uma constrição física ao enchimento ventricular.
  - O movimento septal é paradoxal, e a IVC é pletórica.
  - A variação respiratória de $\geq$ 25 e $\geq$ 40% nas velocidades E transmitral e transtricúspide, respectivamente, são achados que justificam a constrição.
- Alterações relacionadas com a idade:
  - Pacientes idosos saudáveis frequentemente apresentam dilatação atrial maior que ou igual ao grau leve em imagens em 2D ou no modo M, além de uma associação ao comprometimento do relaxamento do LV.
- Rejeição de transplante cardíaco:
  - O aumento da rigidez miocárdica resulta da rejeição do órgão causando necrose de miócitos.
  - O enchimento anormal do LV e RV podem ser identificados em um estágio inicial na rejeição aguda, utilizando o eco com Doppler.

Armadilhas
- Imagens de eco bidimensional não permitem uma avaliação funcional de propriedades de enchimento do LV ou RV.
- Eco no modo M não permite a caracterização de doenças miocárdicas ou de avaliação funcional do enchimento ventricular.
- Valores de corte propostos para alargamento das câmaras do lado direito do coração podem ser específicos, mas não sensíveis.

Ecocardiografia com Doppler – Avaliação da gravidade da função diastólica

Doppler de onda pulsada

Padrões de fluxo de entrada mitral e tricúspide

Melhores planos de imagem
- As imagens apical ao TTE e medioesofágica ao TEE de quatro câmaras com um volume de amostra de 1 a 3 mm, colocadas entre as extremidades do folheto mitral ou tricúspide.
- Os registros de Doppler devem ser obtidos no final da expiração, em uma velocidade de varredura de 50 a 100 mm/segundo, e em média durante três ciclos cardíacos consecutivos.
- As imagens ao TTE apical ou ao TEE de cinco câmaras com volume de amostra entre as extremidades do folheto e trato de saída do LV (LVOT) para imagem de fluxo de entrada da válvula mitral e cliques de fechamento da válvula aórtica para medir o tempo de relaxamento isovolumétrico (IVRT) (período do fechamento da válvula aórtica até a abertura da válvula mitral.)
- As medições com Doppler das velocidades do fluxo de entrada mitral e tricúspide incluem (i) velocidade de enchimento inicial do pico (E), (ii) velocidade de enchimento diastólico final (A), (iii) razão E/A, (iv) tempo de desaceleração E e (v) IVRT. (Ver Figs. 4.2A e 4.3A para padrões de fluxo de entrada mitral normal).
- A duração da onda A e velocidades de pico de diástase raramente observadas são medidas ocasionalmente.

Características diagnósticas – chave

Disfunção diastólica do ventrículo esquerdo
- A onda E da válvula mitral ou tricúspide reflete primariamente o gradiente de pressão do LA-LV ou RA-RV durante a diástole inicial e é afetada pela pré-carga e alterações no relaxamento do LV ou RV, respectivamente.
- A onda A da válvula mitral ou tricúspide reflete o gradiente de pressão do LA-LV ou RA-RV durante o final da diástole e é afetada pela complacência do LV ou RV e função contrátil do LA ou RA.
- Com base nos padrões de Doppler para fluxo de entrada mitral, a disfunção diastólica do LV é classificada como (i) comprometimento do relaxamento, (ii) pseudonormalização e (iii) enchimento restritivo (4,6,18).
- O comprometimento do relaxamento (grau I ou leve de disfunção diastólica):
  - A queda lenta da pressão ventricular durante o relaxamento isovolumétrico resulta em um prolongamento do tempo antes de cair abaixo da pressão do LA ou RA, um retardo na abertura da válvula mitral ou tricúspide, e, consequentemente, em um prolongamento do IVRT.
  - O prolongamento do IVRT, prolongamento do tempo de desaceleração (> 220 ms) da velocidade E, prolongamento do IVRT ($\geq$ 110 ms), encurtamento do pico de velocidade E

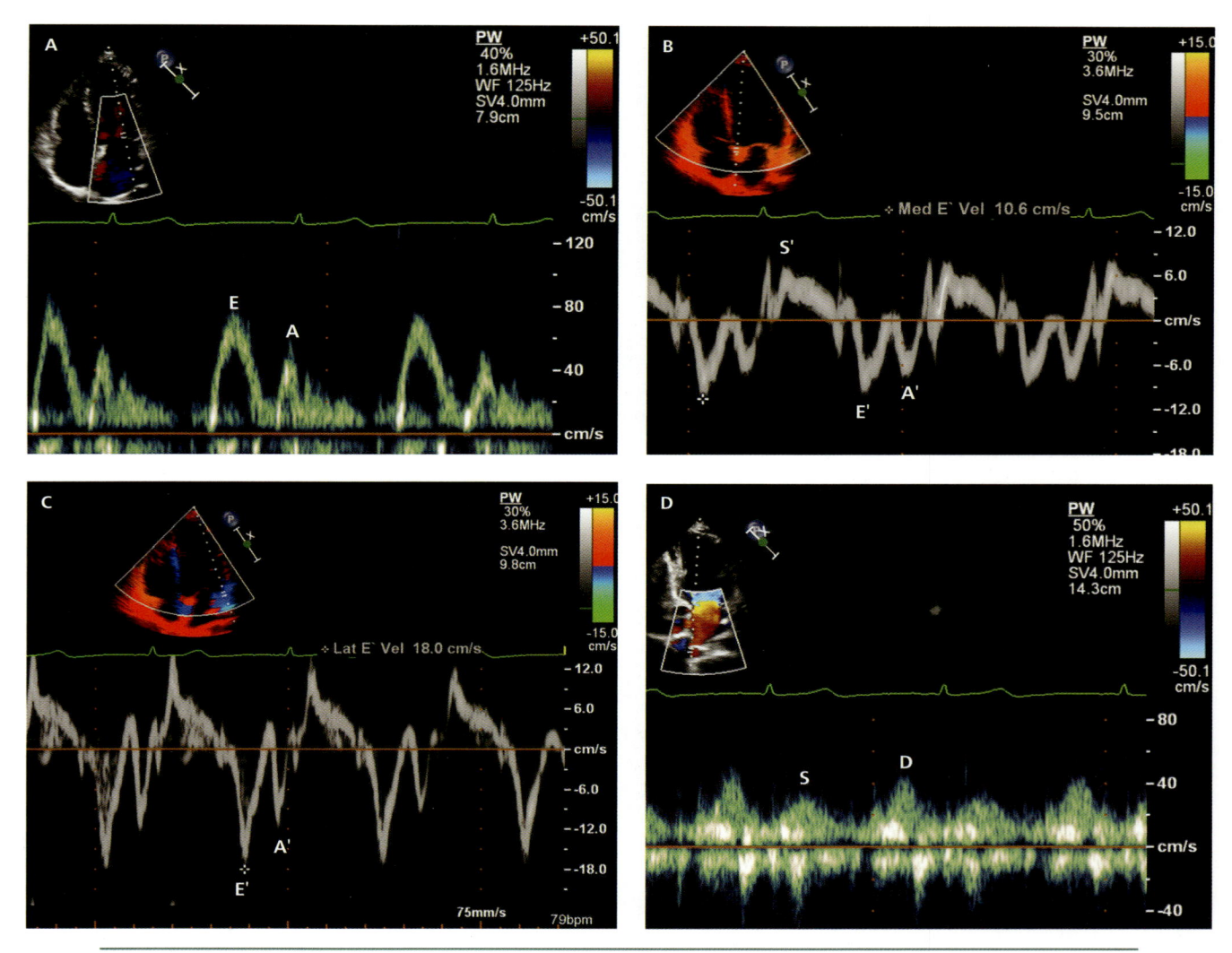

Fig. 4.2 Função diastólica normal do LV em uma mulher saudável de 20 anos de idade. A. O padrão de Doppler pulsado do fluxo de entrada da válvula mitral mostra um pico de velocidade E de 80 cm/segundo, um tempo de desaceleração E de 180 ms, e uma razão E/A > 1,5. **B, C.** TDI no septo basal e anel mitral lateral mostra velocidades E' de 10,6 cm/segundo e 18 cm/segundo, respectivamente, razões E'/A' > 1, e uma média da razão E/E' de 5,7 (80 cm/segundo ÷ 14 cm/segundo) que é indicativa de pressão ventricular normal no final da diástole. Observe também as velocidades sistólica (S') normais indicativas de função sistólica normal. **D.** Em decorrência da baixa pressão LVEDP/LA e baixo gradiente de pressão LA da veia pulmonar em indivíduos jovens, o fluxo de entrada da veia pulmonar mostra uma baixa velocidade S e uma velocidade D predominante.

(< 50 cm/segundo), velocidade A dominante e redução da razão E/A (< 0,8) são características (4) (Fig. 4.4A).
- Geralmente, o comprometimento do relaxamento, mas nem sempre, indica LVEDP pressões do LA normais (Fig. 4.4), mas aproximadamente 20% desses pacientes apresentam pressões de enchimento elevadas (Fig. 4.5).
- Pseudonormalização (grau II ou disfunção diastólica moderada):
  - A redução da conformidade ventricular resulta em aumento da pressão ventricular da diástole final, que, então, causa um aumento da pressão atrial para preservar o gradiente transvalvular (mitral ou tricúspide).

- O aumento da velocidade E, geralmente, mas nem sempre diminui a velocidade A, razão E/A pseudonormalizada (0,8 a 1,5), tempo de desaceleração reduzido (160 a 220 ms) e redução de IVRT (< 90 ms) são achados característicos (Figs. 4.6 e 4.7).
- Este padrão está geralmente associado exclusivamente à LVEDP elevada (Fig. 4.6) ou combinado com pressões LVEDP e LA elevadas (Fig. 4.7).
- O padrão de enchimento restritivo (grau III ou disfunção diastólica grave):
  - Indica, significativamente, LVEDP e pressão LA elevadas.

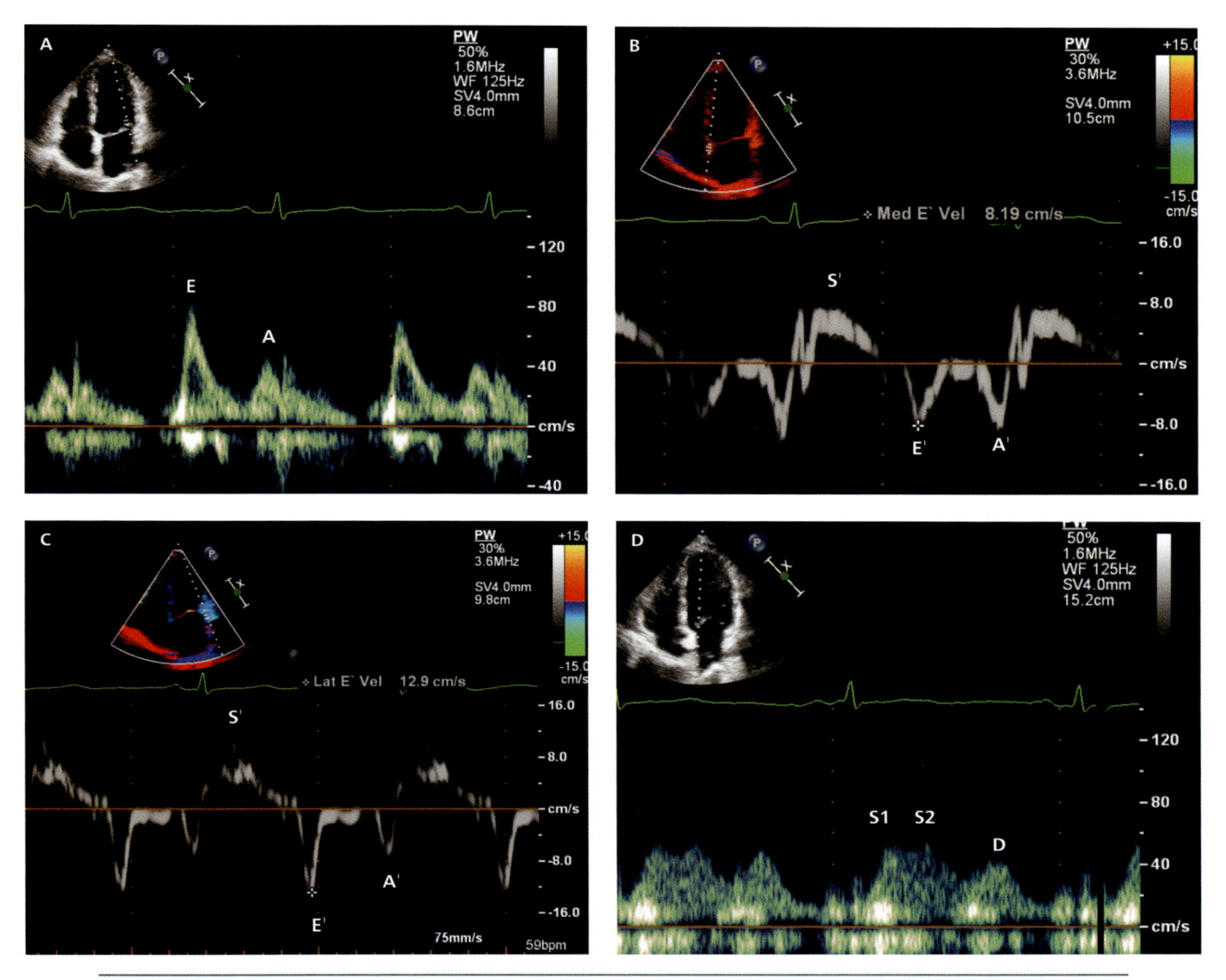

Fig. 4.3 Função diastólica normal do LV em um homem saudável de 51 anos. A. Padrão de Doppler para fluxo de entrada da válvula mitral mostra um pico de velocidade E de 80 cm/segundo, um tempo de desaceleração E de 200 ms, e uma razão E/A > 1,5. **B, C.** TDI mostra, se comparado ao indivíduo jovem na Figura 4.2, velocidades de pico septal E' lateral e normal baixa de 8,19 cm/segundo e 12 cm/segundo, respectivamente, razões E'/A' ≥ 1, e uma razão E/E' média de 8 (80 cm/segundo ÷ 10 cm/segundo) indicativa de pressão diastólica final ventricular normal. **D.** O fluxo de entrada da veia pulmonar mostra ondas S1 e S2 predominantes com uma razão S/D > 1 indicativa de pressão LA normal.

- Caracterizada por alta velocidade da onda E e baixa velocidade da onda A, razão E/A > 2, encurtamento do tempo de desaceleração (< 160 ms) e IVRT (< 60 ms) (Fig. 4.8).
- Nesse padrão, altas velocidades de diástase (20 cm/segundo) podem ser observadas (Fig. 4.8).
- Esse padrão está associado a um prognóstico ruim, especificamente se ele persistir após redução da pré-carga.
- Em pacientes submetidos à TEE por outras indicações clínicas, uma avaliação completa de disfunção diastólica ventricular pode ser realizada (Fig. 4.9).

- Da mesma maneira, em pacientes com regurgitação aórtica, a medição simultânea da pressão arterial diastólica e velocidade de regurgitação diastólica final por Doppler de onda contínua pode permitir uma estimativa de LVEDP (Fig. 4.10).

Disfunção diastólica ventricular direita

- Uma razão E/A da válvula tricúspide < 0,8 sugere comprometimento do relaxamento (6,19).
- Uma razão E/A da válvula tricúspide de 0,8 a 2,1 sugere enchimento pseudonormal (Fig. 4.11).

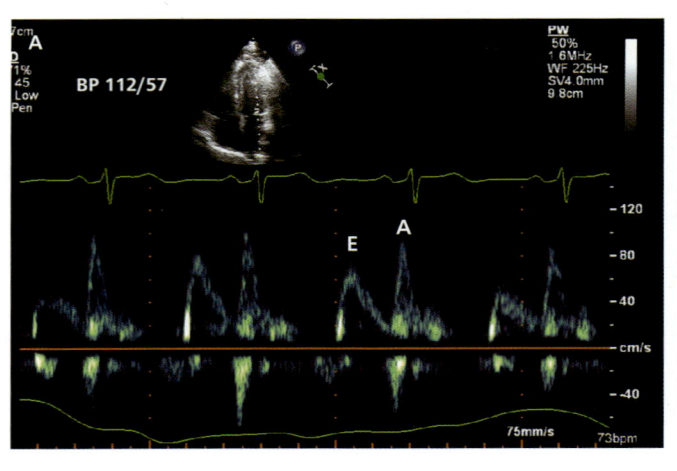

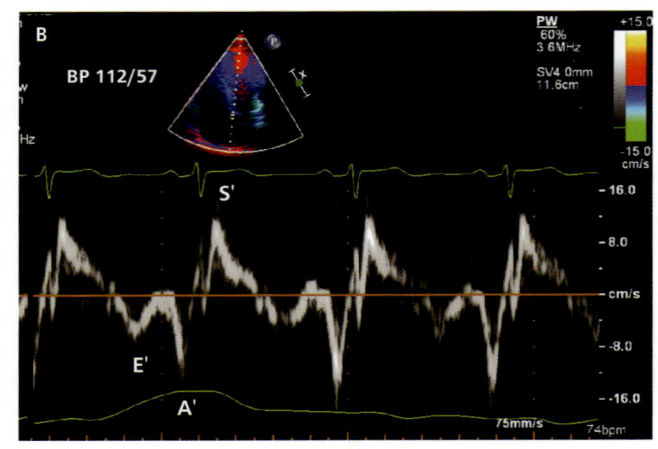

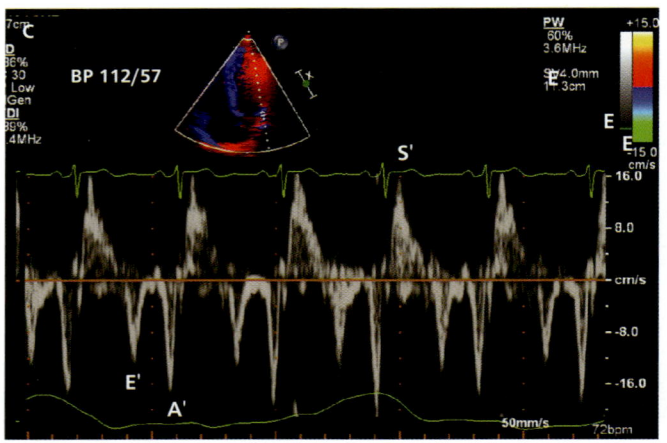

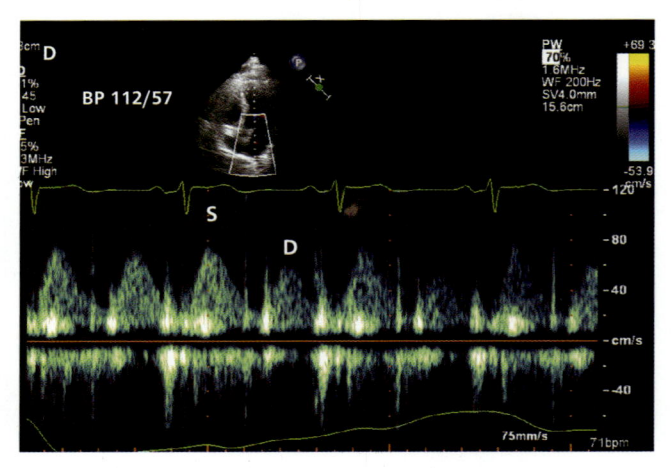

Fig. 4.4 Relaxamento comprometido do LV com pressões de enchimento normais em uma mulher de 58 anos de idade com hipertensão controlada. **A.** Padrão de fluxo de entrada da válvula mitral com Doppler pulsado mostra uma média de pico de velocidade E do final da expiração de 70 cm/segundo, um tempo de desaceleração E > 220, uma razão E/A < 0,8. **B, C.** TDI mostra redução da velocidade de pico redutiva, mas velocidade de pico E' lateral normal de 6 cm/segundo e 12 cm/segundo, respectivamente, razões E'/A' < 1 e razões correspondentes E/E' septal, lateral e médias de 11,6; 5,8 e 7,8, respectivamente, indicativas de pressão ventricular normal do diástole final. Velocidades sistólicas normais (S') indicam função sistólica normal. **D.** O fluxo de entrada da veia pulmonar mostra pico de velocidade S1 predominante e uma razão S/D > 1 indicativa de pressão LA normal.

- Uma razão E/A da tricúspide > 2,1 com um tempo de desaceleração < 120 ms sugere enchimento restritivo (Fig. 4.12).

Armadilhas

- Padrões de fluxo de entrada mitral com Doppler são similares em indivíduos saudáveis e em pacientes com doença cardíaca; portanto, eles precisam ser interpretados com modo M ou 2D e outros dados ao Doppler.
- A precisão diagnóstica de velocidades do fluxo de entrada mitral com Doppler para disfunção diastólica é diminuída com LVEF normal e idade < 40 anos.
- As velocidades do fluxo de entrada mitral e tricúspide são afetadas pela frequência cardíaca e condições de carga ventricular ou pré-carga.
- Taquicardia e bloqueio atrioventricular de primeiro grau causam fusão de ondas E e A, frequentemente obscurecendo os padrões de enchimento.
- A fibrilação atrial e *flutter* diminuem a precisão diagnóstica das velocidades de fluxo de entrada mitral e tricúspide.
- A regurgitação mitral ou tricúspide significativa pode produzir padrões pseudonormalizados de fluxo de entrada.

Padrões de fluxo de entrada da veia pulmonar

Melhores planos de imagem

- Imagem ao TTE apical de quatro câmaras para avaliar principalmente a veia pulmonar superior direita.
- Imagem ao TEE basal de eixo curto para avaliar mais comumente as veias pulmonares superior esquerda e superior direita.

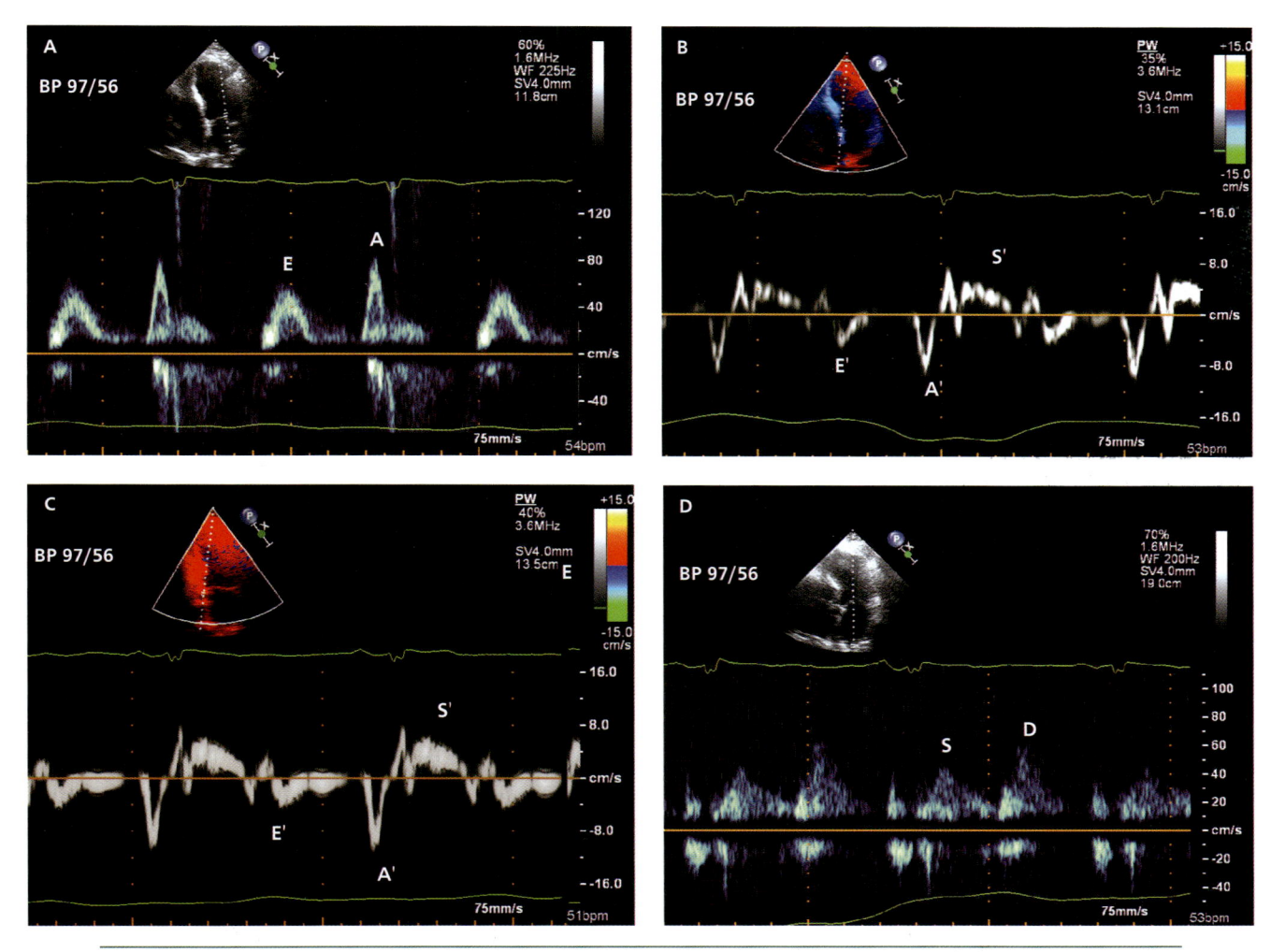

Fig. 4.5 Comprometimento do relaxamento do LV com altas pressões de enchimento em um homem de 62 anos de idade com cardiomiopatia isquêmica. A. Padrão de fluxo de entrada da válvula mitral com Doppler pulsado mostra uma média do pico de velocidade E ao final da expiração de 60 cm/segundo, em um tempo de desaceleração E de 190 ms e uma razão E/A < 0,8. **B, C.** TDI mostra redução significante dos picos de velocidade E' septal e inferior de 4 cm/segundo e 4 cm segundo, respectivamente razões E'/A' < 0,8, e razões correspondentes E/E' septal, inferior e média de 15, respectivamente, indicativa de pressão diastólica final elevada do ventrículo esquerdo. Observe também as velocidades sistólicas (S') muito baixas indicativas de função sistólica severamente reduzida. **D.** O fluxo de entrada da veia pulmonar mostra pico de velocidade D predominante com uma razão S/D < 1 indicativa de hipertensão do LA.

- Um volume de amostra de 2 a 3 mm é colocado > 0,5 cm dentro das veias pulmonares. Como para o fluxo de entrada mitral, os registros são feitos em uma velocidade de 50 a 100 mm/segundo, durante a expiração, e a média é feita durante pelo menos três ciclos cardíacos.
- Medições das formas de onda de fluxo de entrada da veia pulmonar incluem (i) velocidades de pico sistólico (S2 – e de maneira pouco comum, onda S1), (ii) velocidade do pico diastólico (onda D), (iii) razão de velocidades S/D, (iv) fração de enchimento sistólico (integral da onda S tempo-velocidade/[integral da onda S tempo-velocidade + integração da onda D tempo-velocidade]) e (v) velocidade do pico Ar (reversão A) (após contração atrial) (20,21).

Características diagnósticas – chave

- A velocidade S1 é primariamente influenciada pela pressão LA durante a contração e o relaxamento; S2 pela pré-carga do LV e gradiente de pressão da veia pulmonar – LA; e velocidade D por alterações na relação e na conformidade do LV.
- Padrões de fluxo de entrada da veia pulmonar fornecem informação complementar essencial para padrões de fluxo de entrada da válvula mitral na avaliação da disfunção diastólica do LV.
- Normalmente, a onda S é maior que a onda D, e a velocidade do Ar é de menor amplitude e maior duração do que a velocidade da onda A mitral (Figs. 4.2D e 4.3D).

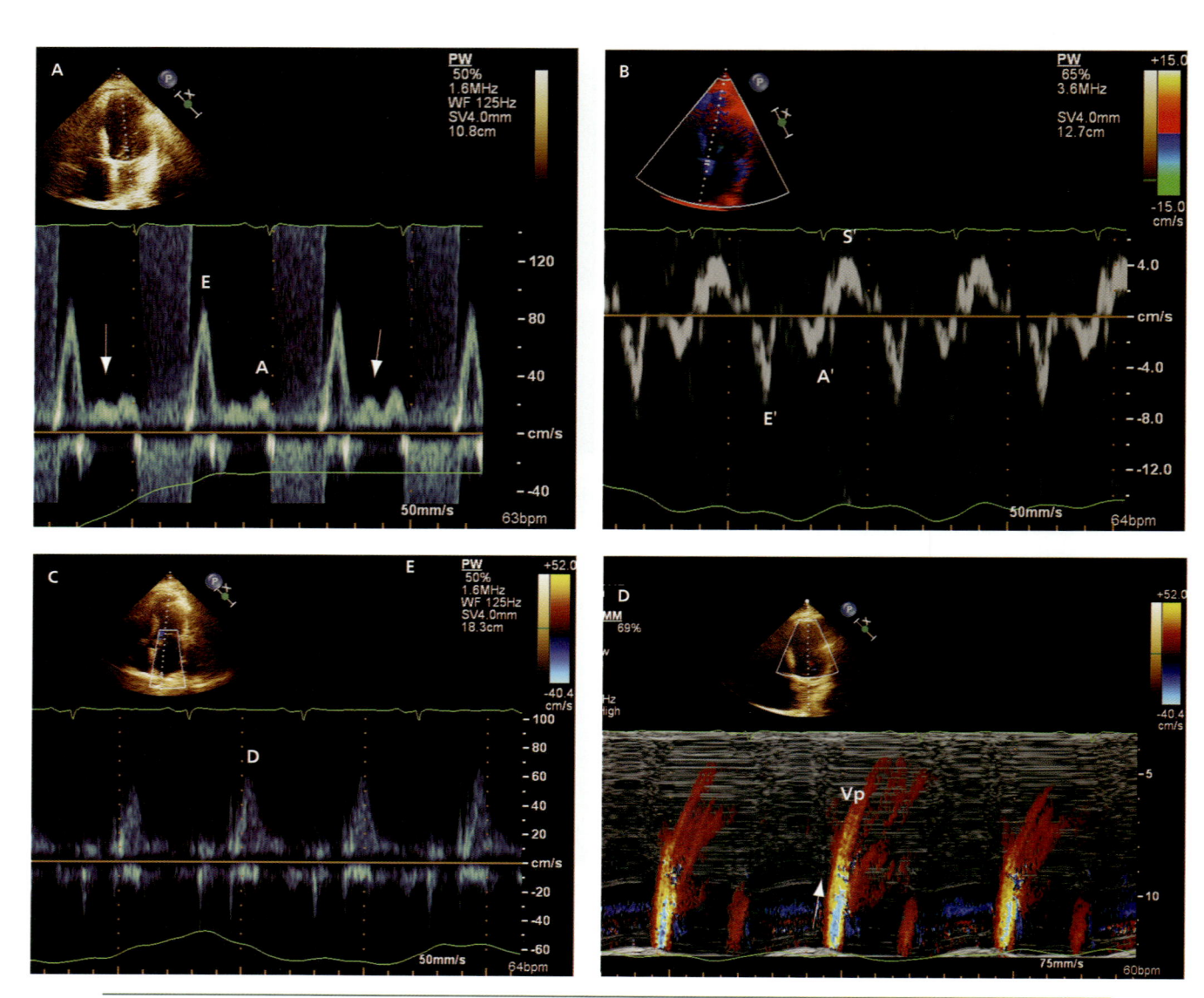

Fig. 4.8 Disfunção diastólica do LV de grau III com pressões elevadas de enchimento em um homem de 67 anos com DAC grave de três vasos. A. Padrão ao Doppler de fluxo restritivo de entrada da válvula mitral com um pico de velocidade E de 95 cm/segundo, um tempo de desaceleração < 160 ms, alta velocidade de diástase (20 cm/segundo), (setas) baixa velocidade A (< 30 cm/segundo) e uma razão E/A > 2,5. **B.** TDI mostrou picos de velocidades lateral e septal E' igualmente de 7 cm/segundo, e E/E' septal e lateral correspondente com uma taxa média de 14, respectivamente, indicativa de elevação de pressão diastólica final ventricular. Da mesma maneira, baixas velocidades sistólicas (S') (< 10 cm/segundo) indicativas de disfunção sistólica são observadas. **C.** Fluxo da veia pulmonar mostra ausência de velocidade sistólica e altas velocidades diastólicas (60 cm/segundo) indicativas de hipertensão do LA. **D.** A velocidade de propagação do fluxo colorido (Vp, seta) foi baixa a 37 cm/segundo (seta).

Armadilhas

- Imagem das veias hepáticas e registros com Doppler são limitados na ausência de dilatação da veia hepática ou de hipertensão significativa do RA.
- Os padrões anormais de fluxo de saída das veias hepáticas também podem ser observados com regurgitação moderada ou grave da tricúspide e no tamponamento ou constrição cardíaca.
- Padrões anormais de fluxo de saída de veias hepáticas também têm pouca especificidade em pacientes com fibrilação ou *flutter* atrial.

Imagem com Doppler Tecidual

Melhores planos de imagem

- Imagens à TTE apical ou à TEE medioesofágica de quatro câmaras.
- O volume da amostra é colocado dentro de 5 a 10 mm dos locais de inserção septal e lateral dos folhetos mitrais e inserção lateral do folheto tricúspide lateral, a fim de avaliar a excursão miocárdica longitudinal na sístole e na diástole.

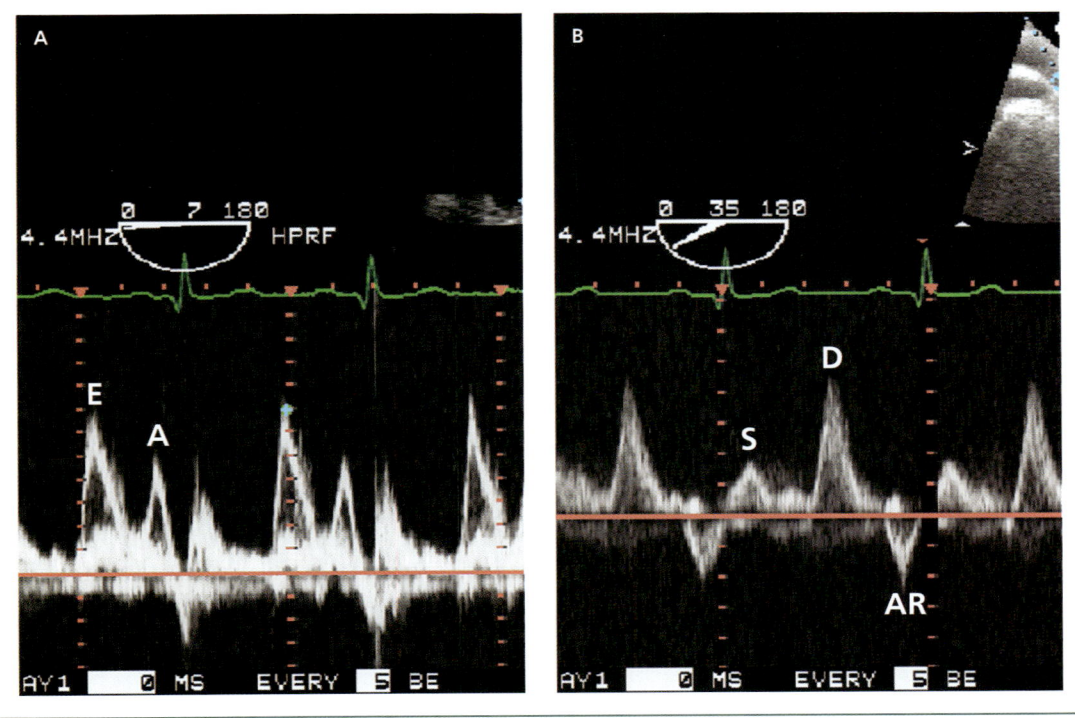

Fig. 4.9 Hipertensão do LA em um paciente com estenose aórtica sintomática grave. Estes padrões à TEE de influxo mitral (**A**) e da veia pulmonar (**B**) mostram pseudonormalização do fluxo de entrada mitral (razão E/A > 1,5), curto tempo de desaceleração E (< 160 ms), velocidade sistólica (S) reduzida, velocidade diastólica (D) predominante e uma reversão atrial (AR) de duração discretamente mais longa do que a velocidade mitral A.

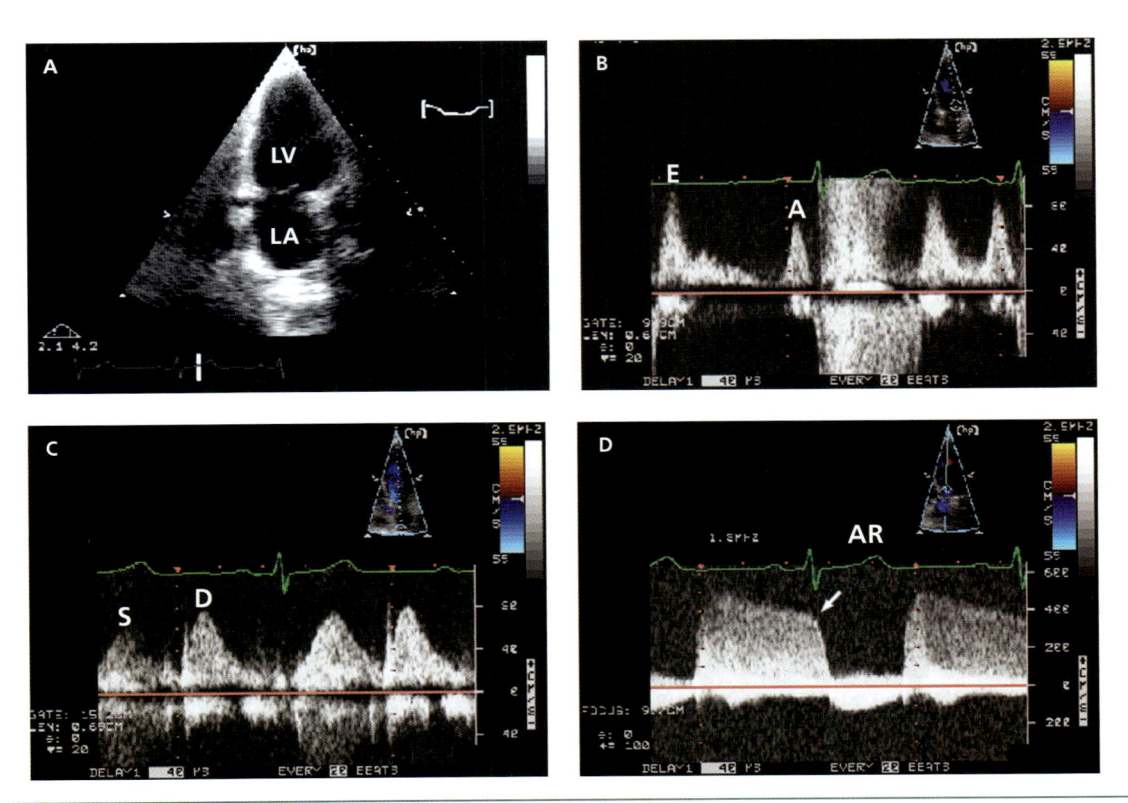

Fig. 4.10 LVEDP elevada em um paciente com CAD e regurgitação aórtica leve. A. Alargamento do LE em imagem ao TTE de duas câmaras. **B.** Pseudonormalização do fluxo de entrada mitral (E/A > 1,5 e curto tempo de desaceleração E) **C.** Velocidades sistólica (S) e predominantemente diastólica (D) reduzidas do fluxo de entrada da veia pulmonar. **D.** Pico de velocidade diastólica final da regurgitação aórtica de 3,7 m/segundo (*seta*) e equivalente a um gradiente diastólico final de 55 mmHg pela equação de Bernoulli. A pressão diastólica sistêmica do paciente era de 80 mmHg. Dessa maneira, a LVEDP do paciente era de 25 mmHg (80 mmHg – 55 mmHg). LA, átrio esquerdo; LV, ventrículo esquerdo.

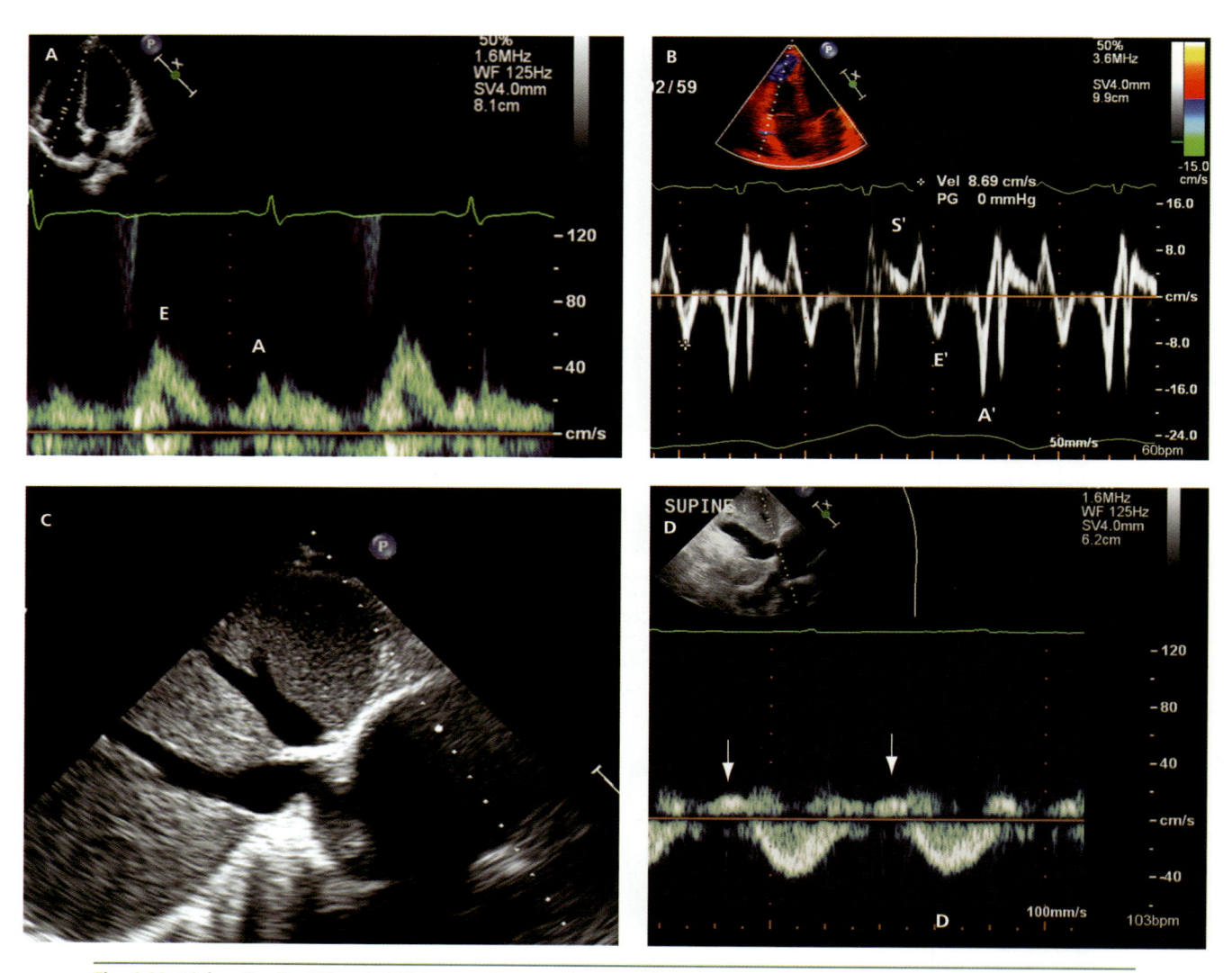

Fig. 4.11 Disfunção diastólica do RV de grau II em um homem de 71 anos de idade com hipertensão pulmonar grave em decorrência da regurgitação mitral grave. A. Padrão ao Doppler de fluxo de entrada da tricúspide pseudonormalizado com um pico de velocidade E de 70 cm/segundo e uma razão E/A ≥ 1,5. **B.** TDI do anel tricúspide lateral mostra uma redução do pico de velocidade E' de 8,69 cm/segundo, uma razão E'/A'≤ 0,5 e uma razão E/E' de 8 são indicativas de LVEDP elevada. **C.** IVC dilatada com colapso < 50% com veias hepáticas dilatadas e na inspiração profunda (> 1 cm) são indicativos de pressão RA estimada de 15 a 20 mmHg. **D.** O padrão de fluxo de saída da veia hepática com velocidades sistólicas ausentes (*setas*) e velocidades diastólicas (D) diminuídas são confirmatórias de pressão RA significativamente elevadas.

- A escala de velocidade é estabelecida a 15 a 20 cm/segundo, a angulação entre o feixe de ultrassom e os planos anelares devem ser mantidos < 20 graus, e registros obtidos no final da expiração maiores que ou igual a três ciclos cardíacos consecutivos em uma velocidade de varredura de 50 a 100 mm/segundo.

Métodos Diagnósticos

- A imagem de Doppler Tecidual (TDI) miocárdico mede as velocidades sistólica (S'), diastólica inicial (E') e diastólica final (A') do anel tricúspide ou mitral ou fibras miocárdicas longitudinal do ventrículo basal (ver Figs. 4.2B, C e 4.3B, C para padrões normais).

- Como para a velocidade mitral E, principais determinantes da velocidade E' incluem relaxamento do LV, pré-carga, função sistólica e pressão mínima do LV.

- Velocidades na TDI são menos influenciadas por condições de carga e são superiores aos índices de fluxo de entrada mitral e tricúspide convencional na avaliação da disfunção diastólica do LV e do RV, respectivamente (25).

- O pico da velocidade E' se correlaciona inversamente com a constante de tempo do relaxamento isovolumétrico do LV (tau) (25,26). Da mesma maneira, a velocidade E' se correlaciona bem com a frequência de alteração de alongamento das fibras miocárdicas do LV durante o enchimento inicial e, por-

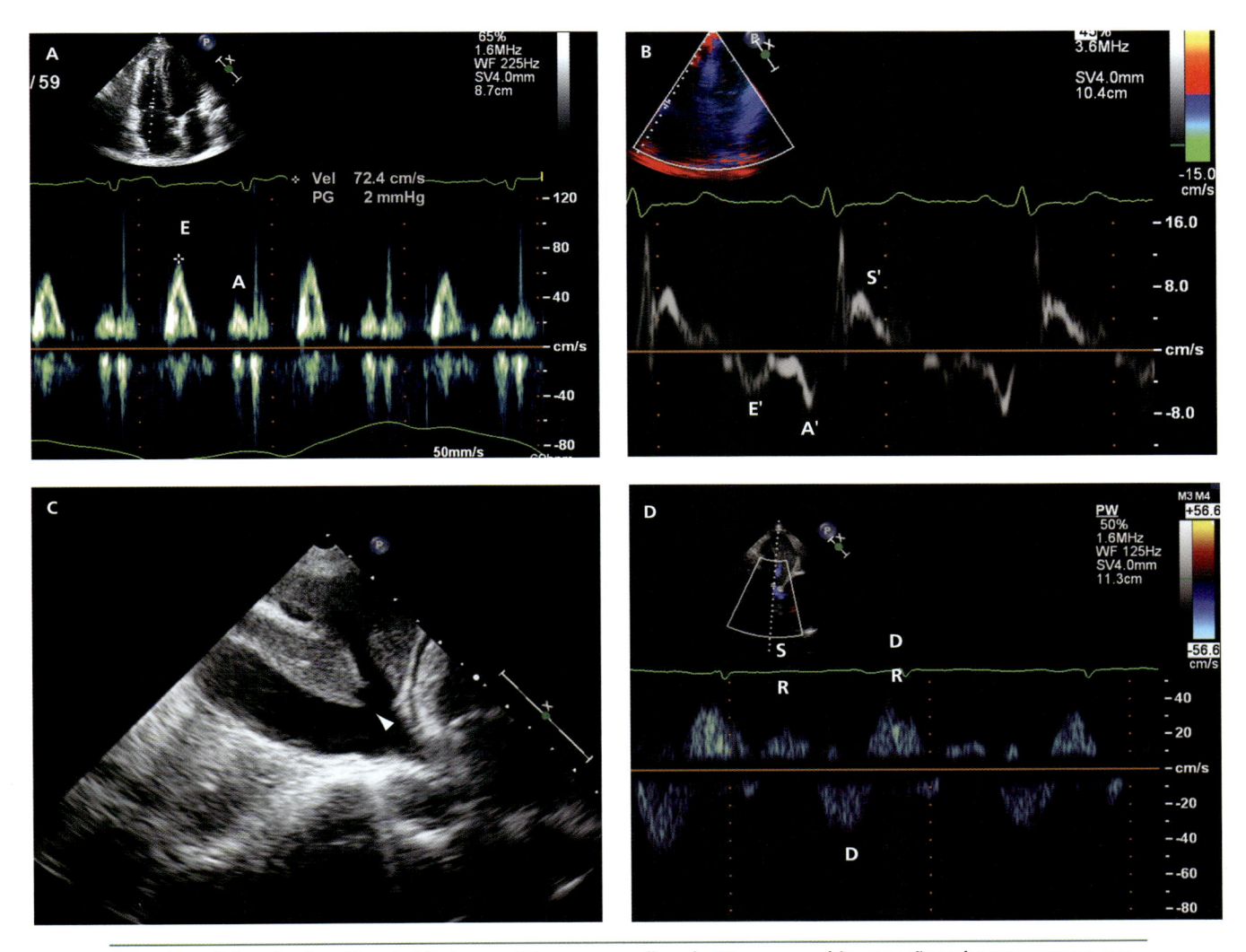

Fig. 4.12 A disfunção diastólica do VD de grau III em uma mulher de 57 anos com hipertensão pulmonar grave e *cor pulmonale* em decorrência da doença pulmonar intersticial. **A.** O padrão restritivo ao Doppler do fluxo de entrada tricúspide com um pico de velocidade E de 72,4 cm/segundo e uma razão E/A ≥ 2. **B.** TDI do anel tricúspide lateral mostra redução grave do pico de velocidade E' de 5 cm/segundo, uma razão E'/A' ≤ 1 e uma razão E/E' > 14, indicativa de RVEDP elevada. As velocidades sistólicas (S') indicativas de disfunção sistólica também são observadas. **C.** IVC dilatado sem alteração com inspiração profunda junto com veias hepáticas dilatadas (*seta*) indicativas de pressão RA > 20 mmHg. **D.** Padrão de fluxo de saída da veia hepática mostra reversão sistólica (SR) e baixas velocidades diastólicas (D) com reversão diastólica proeminente (DR) confirmando grave hipertensão do RA.

tanto, fornece informações do relaxamento e complacência do LV (25-27).

- Além disso, as velocidades sistólicas na TDI correlacionam-se positivamente com a LVEF.

Características diagnósticas – chave

- A velocidade septal E' é geralmente mais baixa do que a velocidade lateral E', e as velocidades anelares mitrais são normalmente mais baixas do que as velocidades anelares tricúspide lateral.
- A velocidade E' mitral normal é geralmente > 10 cm/segundo no anel septal basal e > 12 cm/segundo no anel basal lateral (27-28) (Figs. 4.2 e 4.3). A velocidade E' do anel lateral da tricúspide é geralmente > 14 cm/segundo (29,30).
- Como para as velocidades E de fluxo de entrada mitral, as velocidades E' diminuem com a idade e com a hipertrofia do LV.
- As razões na TDI comumente usadas incluem razão E'/A' e razão E/TDI de fluxo de entrada E' ou (E/E').
- A razão E'/A' é normalmente > 1, como observada na razão E/A do fluxo de entrada mitral.
- As velocidades E' reduzidas (septal < 8 cm/segundo e lateral < 10 cm/segundo) e uma razão E'/A' < 1 indicam comprometimento do relaxamento do LV (Figs. 4.4 e 4.5).
- A razão E/E' se correlaciona altamente com as pressões de enchimento do LV:

- Uma razão E/E' < 8 indica uma LVEDP normal e pressão do LA (Figs. 4.2 a 4.4).
- Uma razão septal E/E' ≥ 15, uma razão E/E' lateral ≥ 12, ou razão E/septal média e lateral E' ≥13 são altamente indicativas de LVEDP elevada e/ou pressão LA independentemente de LVEF (27,28) (Figs. 4.5 a 4.8).
- TDI é superior às velocidades de fluxo de entrada mitral convencional na distinção de cardiomiopatia restritiva de pericardite constritiva. Uma redução em E' é observada na cardiomiopatia restritiva, mas não na pericardite constritiva.

Armadilhas

- Medições de velocidades miocárdicas são feitas em locais selecionados, limitando uma avaliação completa da disfunção diastólica em pacientes com anormalidades segmentares de movimento da parede.
- Alinhamento de feixe de ultrassom paralelo ao músculo cardíaco móvel, principalmente do anel RV basal e LV lateral, a < 20 graus frequentemente não é possível.
- A velocidade E' é geralmente reduzida em pacientes com calcificação anelar significativa, anéis cirúrgicos, estenose mitral, e válvulas mitrais protéticas.
- As velocidades E' são aumentadas em pacientes com regurgitação mitral moderada a grave.
- As velocidades e relações na TDI apresentam precisão diagnóstica mais baixa em pacientes com LVEF preservadas.
- Por fim, as velocidades E' septal reduzidas em causas não cardíacas de hipertensão pulmonar, diminuem a especificidade das velocidades E' septal e razão E/E' para avaliação de disfunção diastólica do LV.

Tei ou índice de desempenho miocárdico

- TDI é o método preferido para determinar o índice de desempenho miocárdico (MPI), definido como a soma da contração isovolumétrica e IVRT dividido pelo tempo de ejeção do LV ou do RV correspondente (31,32).
- É uma medida sensível para a função sistólica e diastólica global do LV ou RV.
- Um índice anormal é > 0,40. Quanto maior o índice, pior é a disfunção diastólica e sistólica.
- O índice Tei é independente da frequência cardíaca, pressão arterial e gravidade da regurgitação mitral ou tricúspide, e tem um baixo grau de variabilidade interobservador e intraobservador.

Armadilha

- O índice Tei incorpora ambos os fatores sistólico e diastólico e, portanto, não pode ser usado para diferenciar a disfunção diastólica da sistólica.

Velocidade de propagação no modo M colorido

- A onda inicial e rápida de enchimento em direção aos ápices ventriculares (velocidade de propagação ou Vp) é determinada pelo gradiente de pressão entre a base ventricular e o ápice.
- O Doppler no modo M colorido registrado ao longo da válvula mitral ou tricúspide durante a diástole, permite a medição do fluxo Vp conforme a inclinação da onda do fluxo na primeira velocidade de *aliasing* (geralmente > 55 cm/segundo) durante o início do enchimento do LV ou do RV (33,34).

Melhores planos de imagem

- Imagens ao TTE apical de quatro câmaras e ao TEE médio esofágica de quatro câmaras.
- A Vp é adquirida utilizando um escaneamento colorido de setor estreito com o fluxo de cor basal alterado para um limite de Nyquist baixo e com linha de escaneamento no modo M colocada no centro do fluxo de entrada do LV ou do RV a partir da válvula mitral ou tricúspide até o ápice.
- A Vp é medida como a inclinação da primeira velocidade de *aliasing* durante o início do enchimento a partir do plano da válvula mitral ou tricúspide a 4 cm distais dentro da cavidade do LV ou do RV.

Características diagnósticas – chave

- A Vp se correlaciona com medições invasivas do relaxamento e complacência do LV e se relaciona inversamente com tau (34).
- A Vp é relativamente independente da pré-carga em comparação com os fluxos de entrada da válvula mitral e da veia pulmonar.
- A Vp tem sido relatada como estando entre 55 e 100 cm/segundo em indivíduos normais. Velocidades mais baixas se relacionam qualitativamente com graus variáveis de disfunção diastólica (35) (Figs. 4.6 e 4.8).
- A combinação da Vp com os parâmetros de fluxo de entrada mitral correlaciona-se mais precisamente com as pressões pulmonares encunhadas (PAWPs) do que parâmetros de fluxo de entrada mitral isoladamente (33,36,37).
- Uma razão de pico de velocidade E para Vp é diretamente proporcional à LVEDP e pressão LA. Uma razão E/Vp ≥ 2,5 indica uma PAWP > 15 mmHg (37).
- Além disso, a razão E/Vp proporciona um cálculo de PAWP da seguinte maneira:
  - PAWP = 5,27 × (E/Vp) + 4,6 (r = 0,80)
- Da mesma maneira, IVRT pode ser combinada com Vp para estimar PAWP da seguinte maneira:
  - PAWP = 1.000/(2 × IVRT) + Vp (r = 0,88)

Armadilhas

- O cálculo manual da inclinação Vp é subjetivo com alta variabilidade interobservador e intraobservador. Métodos automáticos podem diminuir essa limitação.

- A correlação de Vp e Razão E/Vp com pressões de enchimento do LV é diminuída em pacientes com LVEF normal.

Medições da deformação ventricular

- TDI colorida e rastreamento de pontos 2D são usados para avaliar a extensão ou a porcentagem de deformação miocárdica (encurtamento ou espessamento) (38).
- A *deformação* longitudinal sistólica (porcentagem de encurtamento miocárdico no eixo longo) e radial (porcentagem de espessamento miocárdico no eixo curto) pode ser medida.
- Da mesma maneira, a frequência ou a velocidade do encurtamento miocárdico ou espessamento chamado *taxa de deformação* também pode ser avaliada.
- Embora a deformação e a taxa de deformação tenham demonstrado ser parâmetros importantes para a avaliação de disfunção sistólica e diastólica do LV e RV (38, 39), seu uso atual na prática clínica de rotina pode ser limitado pelas seguintes razões:
  - Sua medição demanda uso de equipamento específico, requer especialização física e técnica, são demoradas e não estão prontamente disponíveis.
  - O ruído do sinal pode afetar adversamente as medições.
  - As medições de deformação e taxa de deformação por TDI dependem do ângulo; portanto, o alinhamento fora do eixo do feixe de imagem com o eixo cardíaco produz dados errôneos.
  - Embora o rastreamento de pontos em 2D não dependa do devido alinhamento do eixo, ele é limitado por baixas taxas de quadros.
  - Nenhuma diretriz ou valores de corte, de grande importância, foram determinados para a aplicação clínica de rotina.

Resumo integrado de parâmetros de ecocardiografia com Doppler para disfunção diastólica do ventrículo esquerdo

- A avaliação mais precisa de disfunção diastólica do LV requer a integração de padrões de Doppler de fluxo de entrada mitral com os das veias pulmonares, TDI, MPI e velocidade de propagação de fluxo colorido (Figs. 4.4 a 4.10; Tabela 4.4).

Tabela 4.4
Resumo de achados da ecocardiografia com Doppler na disfunção diastólica

Parâmetro	Relaxamento comprometido	Pseudonormalização	Enchimento restritivo
Razão E/A	< 0,8	0,8-1,5	≥ 2
DT	> 220 ms	160-220 ms	< 160 ms
IVRT	> 100 ms	< 90 ms	< 60 ms
Fluxo de entrada PV	Razão S/D > 1 Duração Ar-A < 0 ms	Razão S/D < 1 Velocidade Ar > 30 cm/s Duração Ar-A > 30 ms	Razão S/D < 1, fração sistólica < 40% Ar > 30 cm/s Duração Ar-A > 30 ms
Vp	< 50 cm/s	< 50 cm/s	< 50 cm/s
Razão E/Vp	< 1,4	1,5-< 2,5	> 2,5
Razão E'/A'	< 1	< 1	< 1
Velocidade E'	Lateral < 10 cm/s Septal < 8 cm/s	Lateral < 10 cm/s Septal < 8 cm/s	Lateral < 10 cm/s Septal < 8 cm/s
Razão E/E'	Média ≤ 8 ; se ≥ 13, LVEDP elevada	Média 9-12	Média ≥ 13 Septal ≥ 15 Lateral ≥ 12
MPI	> 0,40	> 0,40	> 0,40
Índice volume LA	Geralmente ≤ 34 mL/m²	≥ 34 mL/m²	≥ 34 mL/m²
Pressão sistólica PA	< 30 mmHg	> 35 mmHg	> 35 mmHg

E/A, velocidade transmitral diastólica inicial (onda E)/velocidade transmitral de enchimento atrial (onda A); DT, tempo de desaceleração da onda E transmitral; IVRT, tempo de relaxamento isovolumétrico; PV, veia pulmonar; S/D, razão de velocidades da onda S/onda D; Ar-A, duração da reversão veia pulmonar menos a duração da onda A mitral Ar, reversão atrial da veia pulmonar; Vp, velocidade de propagação; E'/A', razão das velocidades miocárdicas diastólica inicial/diastólica final; E', velocidade miocárdica diastólica inicial; E/E', velocidade transmitral diastólica inicial/velocidade miocárdica diastólica inicial; LVEDP, pressão diastólica final do ventrículo esquerdo; MPI, índice de desempenho miocárdico; LA, átrio esquerdo; PA, artéria pulmonar.

Tabela 4.5
Precisão diagnóstica de ecocardiografia com Doppler para a detecção de elevação de pressões de enchimento do ventrículo esquerdo.

Variável	PAWP (mmHg)	Sensibilidade (%)	Especificidade (%)	PPV (%)	NPV (%)
E/A > 1,2	> 10	92	95	–	–
E/A > 1,6	> 15	50	94	75	84
DT < 140 ms	> 15	52	89	75	76
IVRT < 60 ms	> 15	52	85	86	77
SFPV < 50%	> 10	85	95	–	–
SFPV < 50%	> 20	96	72	–	–
SFPV < 35%	> 18	90	85	–	–
Ar-A > 0	> 15	82-88	80-99	–	–
E/Vp > 2,6	> 15	74	95	89	86
E/E' > 8	> 15	87	66	61	89
1.000/[2 × IVRT] + Vp] > 5,5	> 15	87	97	95	93
1.000/[2 × IVRT] + E'] > 7,25	> 15	65	92	83	81

PAWP, pressão encunha da artéria pulmonar; PPV, valor preditivo positivo; NPV, valor preditivo negativo; E/A, velocidade transmitral diastólica inicial (onda E)/velocidade transmitral de enchimento atrial (onda A); DT, tempo de desaceleração da onda E; IVRT, tempo de relaxamento isovolumétrico; SFPV, fração sistólica do fluxo da veia pulmonar; Ar, reversão da onda A da veia pulmonar; MV_A, onda A da válvula transmitral; E/Vp, velocidade transmitral diastólica inicial/velocidade de propagação do fluxo; E/E', velocidade transmitral diastólica inicial/velocidade miocárdica diastólica inicial; Em, velocidade diastólica inicial; Vp, velocidade de propagação.

- Em pacientes com fibrilação atrial e depressão da LVEF, um tempo de desaceleração mitral E ≤ 150 ms, um IVRT ≤ 65 ms, um tempo de desaceleração da velocidade D da veia pulmonar ≤ 220 ms, uma razão E/Vp ≥ 1,4, uma razão E/e' ≥ 11, e; ou E' septal < 8cm/segundo indica elevação de LVEDP ou pressões LA (disfunção diastólica de grau 2 ou 3).
- De maneira similar, uma avaliação precisa da disfunção diastólica do RV integra os padrões de Doppler para fluxo de entrada da tricúspide com os das veias hepática, TDI e MPI (Figs. 4.11 e 4.12).

Resumo de parâmetros de ecocardiografia com Doppler para disfunção diastólica do ventrículo direito

- Uma razão E/A de fluxo de entrada da tricúspide < 0,8 sugere comprometimento do relaxamento.
- Uma razão E/A de fluxo de entrada da tricúspide de 0,8 a 2,1 com uma razão E/E' > 6 ou com predominância de fluxo diastólico nas veias hepáticas sugerem enchimento pseudonormal.
- Uma razão E/A de fluxo de entrada da tricúspide > 2,1 com um tempo de desaceleração < 120 ms sugere enchimento restritivo.
- Um MPI > 0,40 indica disfunção diastólica, mas não diferencia por gravidade.

Precisão diagnóstica na detecção da disfunção diastólica

- O eco no modo M e principalmente em 2D são altamente precisos na caracterização de anormalidades estruturais associadas à disfunção diastólica do LV ou RV.
- Exceto para a identificação de dilatação do LA ou RA, a eco no modo M e em 2D são indicadores ruins da presença e da gravidade da disfunção diastólica.
- Embora cada um dos parâmetros diferentes de Doppler tenha sensibilidade e especificidade variável para prever elevação de LVEDP e PAWP, quando usados em combinação, eles são altamente sensíveis, específicos e indicativos de pressões elevadas de enchimento (Tabela 4.5).
- A razão E/E' é provavelmente o parâmetro de eco mais reprodutível na previsão de LVEDP, PAWP e elevação da pressão do LA e é o melhor parâmetro prognóstico em muitas condições cardíacas.

Valor prognóstico na disfunção diastólica

- Um índice de volume do LA > 34 mL/m² é um indicador independente de morte, fibrilação atrial, acidente vascular cerebral isquêmico e insuficiência cardíaca (10-12).
- Um índice de volume do LA > 34 mL/m² é um indicador de prognóstico ruim em pacientes após infarto do miocárdio e naqueles com cardiomiopatia dilatada (12).
- A disfunção diastólica em muitos cenários clínicos (mesmo para o paciente assintomático com relaxamento comprometido) e independente do LV ou RVEF prevê um aumento do risco vascular (40-42) (Tabela 4.6).
- O risco vascular aumenta significativamente conforme os pacientes manifestam a pseudonormalização (disfunção diastólica moderada) e é especialmente elevado nos pacientes com achados de fisiologia restritiva (disfunção diastólica grave).

Indicadores de intervenção terapêutica na disfunção diastólica

- Os sintomas de CHF em pacientes com disfunção sistólica são causados primariamente por elevação de pressões de

Tabela 4.6
Valor prognóstico de disfunção diastólica do ventrículo esquerdo ou direito em diferentes cenários clínicos

Pacientes assintomáticos	Em uma amostra baseada na população de idade média e adultos idosos, a E/A mitral > 1,5 no estado basal está associada a aumento de duas vezes de mortalidade de todas as causas e de aumento de 3 vezes a mortalidade cardíaca independente das covariáveis
Insuficiência cardíaca com EF normal	Risco aumentado com disfunção diastólica isolada, principalmente se houver padrão restritivo, embora não seja de risco tão elevado quanto para EF reduzida < 45%. Tempo de desaceleração E < 125 ms tem um risco de 2,4 para morte ou hospitalização e mortalidade de 45% em 4 anos
Insuficiência cardíaca com baixa EF	Risco aumentado com piora de estágios de disfunção diastólica
Infarto agudo do miocárdio	TD derivado da onda E mitral ao Doppler < 140 ms e índice Tei > 0,46 são fatores de risco independentes para morte após MI. O prognóstico piora com o aumento de quartis do índice Tei
Cardiomiopatia isquêmica	Piora do prognóstico com piora da disfunção diastólica
Doença cardíaca hipertensiva	Análise de sobrevivência mostra aumento do risco vascular a partir do quintil mais baixo até o mais elevado de massa ventricular esquerda
Cardiomiopatia hipertrófica	Disfunção do ventrículo esquerdo em repouso é um forte indicador independente da progressão à insuficiência cardíaca e morte
Cardiomiopatia restritiva	Padrão de enchimento restritivo prediz um prognóstico extremamente ruim
Após transplante cardíaco	Disfunção diastólica, principalmente se restritiva, é reconhecida por trazer uma implicação clínica ruim para o progresso a longo prazo de receptores de aloenxerto cardíaco

E/A, velocidade transmitral diastólica inicial (onda E)/velocidade transmitral de enchimento atrial (onda A); EF, fração de ejeção; MI, infarto do miocárdio; DT, tempo de desaceleração

enchimento ventricular (padrões de enchimento restritivo ou pseudonormalizados). O tratamento com terapia diurética incluindo espironolactona, inibidores da enzima de conversão de angiotensina, bloqueadores do receptor de angiotensina, betabloqueadores e nitratos nesse cenário clínico é bem estabelecido.

- Em pacientes com disfunção diastólica do LV predominantemente, os inibidores da enzima de conversão de angiotensina e os betabloqueadores também demonstraram melhorar os sintomas, a capacidade funcional e a sobrevivência em longo prazo.
- A disfunção diastólica na doença cardíaca isquêmica ou doença da válvula sugere consideração de diagnóstico mais agressivo e intervenções terapêuticas.
- Em pacientes com doença cardíaca hipertensiva, ou cardiomiopatia obstrutiva hipertrófica, a disfunção diastólica indica a necessidade de betabloqueadores agressivos e/ou bloqueadores dos canais de cálcio para o controle da frequência cardíaca e melhora da complacência do LV (43,44).

Uso em gestantes com disfunção diastólica

- Existem poucos dados sobre a ocorrência de disfunção diastólica do LV e RV em pacientes gestantes.
- Em uma pequena série, observou-se em gestantes avaliadas por TTE a existência da presença de aumento da massa do LV, diminuição do encurtamento fracionário e relaxamento anormal (45).
- Em gestantes com hipertensão, foram observadas evidências de disfunção diastólica no fluxo de entrada mitral e na veia pulmonar (razão E/A elevada, predominância de onda D da veia pulmonar e elevação da velocidade de reversão atrial da veia pulmonar). Essas mulheres também demonstraram alterações no modo M colorido e TDI de acordo com a disfunção diastólica (46).
- Entretanto, a disfunção diastólica comumente melhora ou é resolvida dentro de 1 a 2 meses depois do parto.

Acompanhamento de pacientes com disfunção diastólica

- O comprometimento do relaxamento (disfunção de grau I) identifica pacientes em estágios precoces de doença cardíaca. Uma terapia apropriada para a doença primária pode prevenir a progressão da disfunção diastólica e da CHF. A eco de acompanhamento pode ser necessária nestes pacientes para avaliar a resposta à terapia.
- A pseudonormalização (disfunção de grau II) está associada a uma redução da complacência e aumento das pressões de enchimento. Dessa maneira, a eco com Doppler desempenha um papel importante na identificação de causas reversíveis, para determinar a necessidade de outros diagnósticos e intervenções terapêuticas e para avaliar a resposta à terapia.
- O padrão restritivo (disfunção de grau III) identifica disfunção diastólica avançada com um prognóstico ruim, independentemente da causa subjacente e do grau de disfunção ventricular sistólica. Portanto, a eco com Doppler desempenha um papel diagnóstico e terapêutico similar em pacientes com disfunção diastólica de grau 2.

Referências

1. Leite-Moreira AF. Current perspectives in diastolic dysfunction and diastolic heart failure. *Heart.* 2006;92:712-718.
2. Hansen A, Haass M, Zugck C, et al. Prognostic value of Doppler echocardiographic mitral inflow patterns: Implications for risk stratication in patients with congestive heart failure. *J Am Coll Cardiol.* 2001;37:1049-1055.
3. Bella JN, Palmieri V, Roman MJ, et al. Mitral ratio ofpeak early to late diastolic filling velocity as a predictor of mortality in middle-aged and elderly adults: The Strong Heart Study. *Circulation.* 2002;105:1928-1933.
4. Nagueh SF, Appleton CP, Gilbert TC, et al. Recommendations for the evaluation of left ventricular diastolic function by echocardiography. *J Am Soc Echocardiogr.* 2009;22:107-133.
5. Paulus WJ, Tschope C, Sanderson JE. How to diagnose diastolic heart failure: A consensus statement on the diagnosis of heart failure with normal left ventricular ejection fraction by the Heart Failure and Echocardiography Associations of the European Society of Cardiology. *Eur Heart J.* 2007;28:2539-2550.
6. Rudski LG, Lai WW, Afilalo J, et al. Guidelines for the echocardiographic assessment of the right heart in adults: A report from the American Society of Echocardiography. *J Am Soc Echocardiogr.* 2010;23:685-713.
7. Douglas PS, Garcia MJ, Haines DE, et al. ACCF/ASE/AHA/ASNC/HFSA/HRS/SCAI/SCCM/SCCT/SCMR 2011 Appropriate Use Criteria for Echocardiography. *J Am Coll Cardiol.* 2011;57:1126-1166.
8. Myerson SG, Montgomery HE, World MJ, et al. Left ventricular mass: Reliability of M-mode and 2-dimensional echocardiographic formulas. *Hypertension.* 2002;40:673-678.
9. Park SH, Shub C, Nobrega TP, et al. Two-dimensional echocardiographic calculation of left ventricular mass as recommended by the American Society of Echocardiography: Correlation with autopsy and M-mode echocardiography. *J Am Soc Echocardiogr.* 1996;9:119-28.
10. Tsang TS, Barnes ME, Gersh BJ, et al. Left atrial volume as a morphophysiologic expression of left ventricular diastolic dysfunction and relation to cardiovascular risk burden. *Am J Cardiol.* 2002;90:1284-1289.
11. Abhayaratna WP, Seward JB, Appleton CP, et al. Left atrial size: Physiologic determinants and clinical applications. *J Am Coll Cardiol.* 2006;47:2357-2363.
12. Moller JE, Hillis GS, Oh JK, et al. Left atrial volume: A powerful predictor of survival after acute myocardial infarction. *Circulation.* 2003;107:2207-2212.
13. Pozzoli M, Capomolla S, Pinna G, et al. Doppler echocardiography reliably predicts pulmonary artery wedge pressure in patients with chronic heart failure with and without mitral regurgitation. *J Am Coll Cardiol.* 1996;27:883-893.
14. Lang RM, Bierig M, Devereux RB, et al. Recommendations for chamber quantication: A report from the American Society of Echocardiography's Guidelines and Standards Committee and the Chamber Quantication Writing Group, developed in conjunction with the European Association of Echocardiography, a branch of the European Society of Cardiology. *J Am Soc Echocardiogr.* 2005;18:1440-1463.
15. Miller D, Farah MG, Liner A, et al. The relation between quantitative right ventricular ejection fraction and indices of tricuspid annular motion and myocardial performance. *J Am Soc Echocardiogr.* 2004;17:443-447.
16. Brennan JM, Blair JE, Goonewardena S, et al. Reappraisal of the use of inferior vena cava for estimating right atrial pressure. *J Am Soc Echocardiogr.* 2007;20:857-861.
17. Nishimura RA, Carabello BA, Faxon DP, et al. 2008 focused update incorporated into the ACC/AHA 2006 guidelines for the management of patients with valvular heart disease. *Circulation.* 2008;118;e523-e661.
18. Yamada H, Goh PP, Sun JP, et al. Prevalence of left ventricular diastolic dysfunction by Doppler echocardiography: Clinical application of the Canadian Consensus Guidelines. *J Am Soc Echocardiogr.* 2002;15:1238-1244.
19. Sade LE, Gulmez O, Eroglu S, et al. Noninvasive estimation of right ventricular filling pressure by ratio of early tricuspid inflow to annular diastolic velocity in patients with and without recent cardiac surgery. *J Am Soc Echocardiogr.* 2007;20:982-988.
20. Jensen JL, Williams FE, Beilby BJ, et al. Feasibility of obtaining pulmonary venous flow velocity in cardiac patients using transthoracic pulsed wave Doppler technique. *J Am Soc Echocardiogr.* 1997;10:60-66.
21. Smiseth OA, Thompson CR, Lohavanichbutr K, et al. The pulmonary venous systolic flow pulse-its origin and relationship to left atrial pressure. *J Am Coll Cardiol.* 1999;34:802-809.
22. Appleton CP, Jensen JL, Hatle LK, et al. Doppler evaluation of left and right ventricular diastolic function: A technical guide for obtaining optimal flow velocity recordings. *J Am Soc Echocardiogr.* 1997;10:271-291.
23. Nishimura RA, Abel MD, Hatle LK, et al. Relation of pulmonary vein to mitral flow velocities by transesophageal Doppler echocardiography. Effect of different loading conditions. *Circula-tio n.* 1990;81:1488-1497.
24. Nagueh SF, Kopelen HA, Zoghbi WA. Relation of mean right atrial pressure to echocardiographic and Doppler parameters of right atrial and right ventricular function. *Circulation.* 1996;93:11601169.
25. Farias CA, Rodriguez L, Garcia MJ, et al. Assessment of diastolic function by tissue Doppler echocardiography: Comparison with standard transmitral and pulmonary venous flow. *J Am Soc Echocardiogr.* 1999;12:609-617.
26. Old T, Tabata T, Yamada H, et al. Clinical application of pulsed Doppler tissue imaging for assessing abnormal left ventricular relaxation. *Am J Cardiol.* 1997;79: 921-928.
27. Rodriguez L, Garcia M, Ares M, et al. Assessment of mitral annular dynamics during diastole by Doppler tissue imaging: Comparison with mitral Doppler inflow in subjects without heart disease and in patients with left ventricular hypertrophy. *Am Heart J.* 1996;131:982-987.
28. Ommen SR, Nishimura RA, Appleton CP, et al. Clinical utility of Doppler echocardiography and tissue Doppler in the estimation of left ventricular filling pressures: A comparative simultaneous Doppler-catheterization study. *Circulation.* 2000;102:1788-1794.
29. Lindqvist P, Waldenstrom A, Henein M, et al. Regional and global right ventricular function in healthy individuals aged 20-90 years: A pulsed Doppler tissue imaging study: Umea General Population Heart Study. *Echocardiography.* 2005;22:305-314.
30. Tugcu A, Guzel D, Yildirimturk O, et al. Evaluation of right ventricular systolic and diastolic function in patients with newly diagnosed obstructive sleep apnea syndrome without hypertension. *Cardiology.* 2009;113:184-192.
31. Tei C, Ling LH, Hodge DO, et al. New index of combined systolic and diastolic myocardial performance: A simple and reproducible measure of cardiac function-a study in normals and dilated cardiomyopathy. *J Cardiol.* 1995;26:357-366.

32. Tei C, Dujardin KS, Hodge DO, *et al.* Doppler echocardiographic index for assessment of global right ventricular function. *J Am Soc Echocardiogr.* 1996;9:838-847.
33. Garcia MJ, Smedira NG, Greenberg NL, *et al.* Color M-mode Doppler flow propagation velocity is a preload insensitive index of left ventricular relaxation: animal and human validation. *J Am Coll Cardiol.* 2000;35:201-208.
34. Brun P, Tribouilloy C, Duval AM, *et al.* Left ventricular flow propagation during early filling is related to wall relaxation: A color M-mode Doppler analysis. *J Am Coll Cardiol.* 1992;20:420-432.
35. Chamoun AJ, Xie T, Trough M, *et al.* Color M-mode flow propagation velocity versus conventional Doppler indices in the assessment of diastolic left ventricular function in patients on chronic dialysis. *Echocardiography.* 2002;6:467-474.
36. Gonzalez-Vilchez F, Ayuela J, Ares M, *et al.* Comparison of Doppler echocardiography, color M-mode Doppler, and Doppler tissue imaging for the estimation of pulmonary capillary wedge pressure. *J Am Soc Echocardiogr.* 2002;15:1245-1250.
37. Gonzalez-Vilchez F, Ares M, Ayuela J, *et al.* Combined use of pulsed and color M-mode Doppler echocardiography for the estimation of pulmonary capillary wedge pressure: An empirical approach based on an analytical relation. *J Am Coll Cardiol.* 1999;34:515-523.
38. Wang J, Khoury DS, Thouhan V, *et al.* Global diastolic strain rate for the assessment of left ventricular relaxation and filling pressures. *Circulation.* 2007;115:1376-1383.
39. Abraham TP, Belohlavek M, Thomson HL, *et al.* Time to onset of regional relaxation: Feasibility, variability and utility of a novel index of regional myocardial function by strain rate imaging. *J Am Coll Cardiol.* 2002;39:1531-1537.
40. Xie G, Berk MR, Smith MD, *et al.* Prognostic value of Doppler transmitral flow pattern in patients with congestive heart failure. *J Am Coll Cardiol.* 1994;24:132-139.
41. Wang M, Yip GW, Wang AY, *et al.* Peak early diastolic mitral annulus velocity by tissue Doppler imaging adds independent and incremental prognostic value. *J Am Coll Cardiol.* 2003;1:820-826.
42. Pinamonti B, Zecchin M, Li Lenarda A, *et al.* Persistence of restrictive left ventricular filling pattern in dilated cardiomyopathy: An ominous prognostic sign. *J Am Coll Cardiol.* 1997;29:604-612.
43. Verdecchia P, Carini G, Circo A, *et al.* Left ventricular mass and cardiovascular morbidity in essential hypertension: The MAVI study. *J Am Coll Cardiol.* 2001;38:1829-1835.
44. Maron MS, Olivotto I, Betocchi S, *et al.* Effect of left ventricular outflow tract obstruction on clinical outcome in hypertrophic cardiomyopathy. *N Engl J Med.* 2003;348:295-303.
45. Schannwell CM, Zimmermann T, Schneppenheim M, *et al.* Left ventricular hypertrophy and diastolic dysfunction in healthy pregnant women. *Cardiology.* 2002;97:73-78.
46. De Conti F, Da Corta R, Del Monte D, *et al.* Left ventricular diastolic function in pregnancy induced hypertension. *Ital Heart J.* 2003;4:246-251.

Hipertensão Pulmonar e Doença Cardíaca Pulmonar

Charles A. Jenkins ▪ Carlos A. Roldan

- A hipertensão pulmonar (P-HTN) é prevalente na população adulta em geral e, frequentemente, leva a uma doença cardíaca estrutural e/ou funcional do lado direito, ou a uma doença cardíaca pulmonar, e está associada à morbidade e mortalidade elevada.
- A doença cardíaca pulmonar é responsável por 20% das internações em hospitais em decorrência da insuficiência cardíaca e por 80.000 mortes por ano nos Estados Unidos.
- A história e o exame físico são limitados para a determinação da etiologia, gravidade, resposta à terapia e prognóstico de P-HTN e doença cardíaca pulmonar.

Definição e classificação

- A Organização Mundial da Saúde classifica a P-HTN em cinco grupos principais (1): (i) hipertensão da artéria pulmonar (PA), (ii) P-HTN com doença cardíaca esquerda, (iii) P-HTN associada a doenças pulmonares e/ou hipoxemia; (iv) P-HTN decorrente de doença trombótica crônica e/ou doença embólica e (v) miscelânea (Tabela 5.1).
- A P-HTN é definida como uma média de pressão arterial pulmonar (PA) > 25 mmHg em repouso (2).
- A P-HTN não decorrente de doença cardíaca esquerda é definida como uma média de pressão arterial pulmonar (PA) > 25 mmHg em repouso, pressão diastólica final do ventrículo esquerdo (LV) < 15 mmHg e resistência vascular pulmonar (PVR) > 3 unidades Wood (2-4).
- A doença cardíaca pulmonar é definida como uma hipertrofia do ventrículo direito (RV), dilatação e/ou disfunção diastólica e/ou sistólica em decorrência da P-HTN na ausência de doença cardíaca esquerda.

Etiologias comuns de hipertensão pulmonar

- *Obliterativa:* doença pulmonar obstrutiva crônica (COPD) caracterizada pela destruição de leitos capilares pulmonares.
- *Vasoconstritiva:* apneia obstrutiva do sono e síndrome da hipoventilação por obesidade.
- *Obstrutiva:* embolia pulmonar (PE) aguda ou crônica, que responde por mais de 600.000 casos de P-HTN nos Estados Unidos a cada ano.
- *Idiopática:* apresenta uma incidência de 15 casos por milhão e razão de uma mulher/homem de 1.9:1.0
- *Hipercinética:* em decorrência de um desvio da esquerda para a direita comumente em decorrência de um defeito septal atrial ou ventricular, ducto arterioso patente, ou retorno venoso pulmonar anômalo.

Ecocardiografia

- A P-HTN é definida por ecocardiografia (eco) com Doppler como uma pressão arterial pulmonar > 35 mmHg, determinada pela equação modificada de Bernoulli como $4V^2$, onde V indica a velocidade de pico do jato de regurgitação da tricúspide (TR) > 2,8 m/segundo correspondente a um gradiente de pressão do ventrículo direito (RV) até o átrio direito (RA) > 31 mmHg mais uma pressão arterial pulmonar ≥ 5 mmHg. (5).
- Embora a cateterização do lado direito do coração continue sendo o padrão ouro para o diagnóstico de P-HTN, a eco transtorácica (TTE) e, em casos selecionados, a eco transesofágica (TEE) são os métodos mais comumente usados para detecção e avaliação da gravidade, etiologia, impacto sobre a estrutura e função do lado direito do coração e resposta à terapia de P-HTN (6) (Tabela 5.2).

Ecocardiografia no Modo M, bidimensional e tridimensional – Morfologia do lado direito do coração

Melhores planos de imagem
- Imagens à TTE paraesternal esquerda de eixo longo, paraesternal esquerda de eixo curto, fluxo de entrada do RV paraesternal esquerdo, apical de quatro câmaras e subcostal de quatro câmaras e eixo curto.

Tabela 5.1

Classificação revisada da Organização Mundial da Saúde sobre hipertensão pulmonar

1. Hipertensão arterial pulmonar
   1.1 Idiopática
   1.2 Familiar
   1.3 Associada a:
      1.3.1 Distúrbio do tecido conectivo
      1.3.2 Desvios sistêmico-pulmonar congênitos
      1.3.3 Hipertensão portal
      1.3.4 Infecção por HIV
      1.3.5 Medicamentos e toxinas
      1.3.6 Outros (distúrbios da tireoide, doença do armazenamento de glicogênio, doença de Gaucher, telangiectasia hemorrágica hereditária, hemoglobinopatias, distúrbios mieloproliferativos crônicos, esplenectomia)
   1.4 Associada a envolvimento venoso ou capilar significante
      1.4.1 Doença veno-oclusiva pulmonar
      1.4.2 Hemagiomatose capilar pulmonar
   1.5 Hipertensão pulmonar persistente do recém-nascido
2. Hipertensão pulmonar com doença cardíaca esquerda
   2.1 Doença cardíaca ventricular ou atrial esquerda
   2.2 Doença cardíaca valvular esquerda
3. Hipertensão pulmonar associada a doenças pulmonares e/ou hipoxemia
   3.1 Doença pulmonar obstrutiva crônica
   3.2 Doença pulmonar intersticial
   3.3 Distúrbios respiratórios do sono
   3.4 Distúrbios de hipoventilação alveolar
   3.5 Exposição crônica a alta altitude
   3.6 Anormalidades de desenvolvimento
4. Hipertensão pulmonar decorrente de doença embólica e/ou trombótica crônica
   4.1 Obstrução tromboembólica das artérias pulmonares proximais
   4.2 Obstrução tromboembólica das artérias pulmonares distais
   4.3 Embolia pulmonar não trombótica (tumor, parasitas, material estranho)
5. Miscelânea
   5.1 Sarcoidose, histicitose X, linfangiomatose
   5.2 Compressão de vasos pulmonares (adenopatia, tumor, mediastinite fibrosante)

(Adaptada de Simonneau G, Galiè N, Rubin LJ et al. Clinical classification of pulmonary hypertension. *J Am Coll Cardiol*. 2004;43(12 Suppl S): 5S-12S.)

Tabela 5.2

Indicações apropriadas (pontuação 7-9) para ecocardiografia na hipertensão pulmonar e doença cardíaca pulmonar

Sintomas de dispneia e falta de ar potencialmente decorrente da doença cardíaca pulmonar (TTE).

Avaliação de hipotensão ou instabilidade hemodinâmica de etiologia cardíaca pulmonar incerta ou suspeita (TTE/TEE).

Avaliação de insuficiência respiratória com etiologia cardíaca pulmonar suspeita (TTE).

Detecção e avaliação de gravidade de P-HTN (TTE).

Avaliação do tamanho da câmara cardíaca do lado direito e pressões (TTE).

Definição da gravidade da dilatação do RV, hipertrofia e disfunção diastólica ou sistólica (TTE).

Avaliação de paciente com EP conhecida ou aguda suspeita para orientação de terapia trombolítica ou de trombectomia (TTE).

Identificação de grande PE proximal em pacientes hemodinamicamente comprometidos com disfunção sistólica do RV (TTE/TEE).

Detecção e caracterização de trombos no RA e RV ou massas valvulares cardíacas direitas (TTE/TEE).

Diagnóstico da presença, tipo e gravidade de desvios intracardíacos (2D e ECO 3D TTE/TEE).

Orientação durante fechamento percutâneo de ASD (2D e ECO 3D TEE).

Detecção e avaliação da gravidade da regurgitação da válvula tricúspide ou pulmonar (TTE).

Avaliação da disfunção sistólica ou diastólica do LV e doença cardíaca valvular ou coronariana como etiologias de P-HTN (TTE/TEE).

TTE, ecocardiografia transtorácica; TEE ecocardiografia transesofágica; P-HTN, hipertensão pulmonar; RV, ventrículo direito; PE, embolia pulmonar; RA, átrio direito; 2D, bidimensional; ECO 3D, tridimensional em tempo real; ASD, defeito septal atrial.
(Adaptada de Douglas PS, Garcia MJ, Haines DE et al. ACCF/ASE/AHA/ASNC/HFSA/HRS/SCAI/SCCM/SCCT/SCMR 2011 appropriate use criteria for echocardiography. *J Am Coll Cardiol*. 2011; 57:1126-1166.)

- Imagens à TEE transgástricas de eixo curto e longo do RV e medioesofágicas de quatro câmaras.

Características diagnósticas – chave das Anormalidades Específicas

Pressão ventricular direita e sobrecarga de volume

- A determinação da pressão RV e/ou da sobrecarga de volume é essencial na definição da presença e em parte da etiologia da P-HTN. Esses achados também ajudam a determinar mais precisamente a hipertrofia do RV, dilatação e disfunção diastólica ou sistólica.
- A alta pressão sistólica do RV leva a uma ejeção prolongada do RV, que resulta em pressão do RV ultrapassando, transitoriamente, a pressão do LV durante o final da sístole e da diástole.
- Dessa maneira, a sobrecarga da pressão do RV, mais bem avaliada pelo modo M, leva a um achatamento ou curvamento do septo interventricular em direção ao LV durante o final da sístole e início da diástole ("LV em forma de D" transitório) (Fig. 5.1A). O septo reassume sua forma usual durante o meio da diástole até o final.

Capítulo 5 Hipertensão Pulmonar e Doença Cardíaca Pulmonar 97

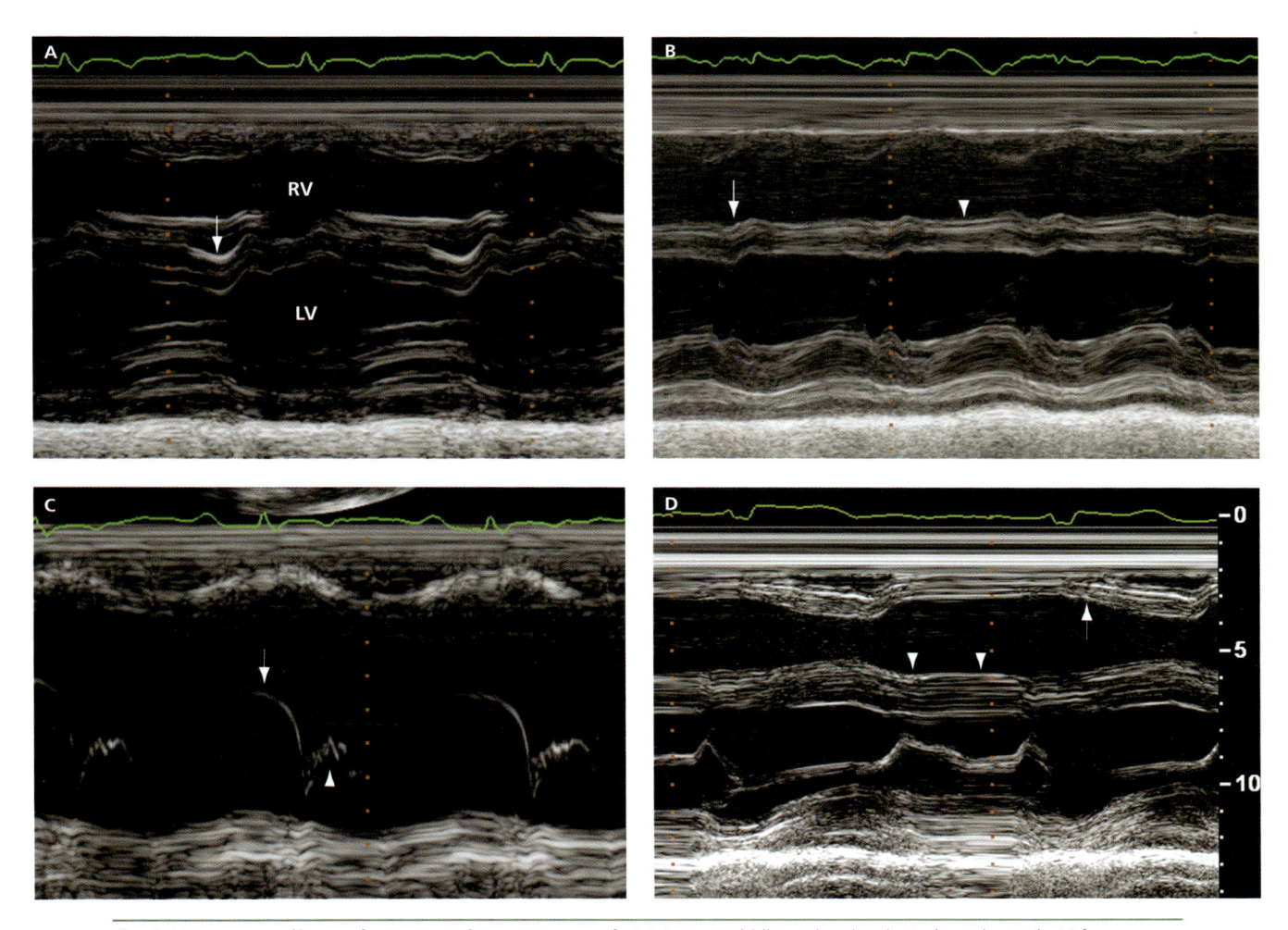

Fig. 5.1 Doença cardíaca pulmonar por imagem no modo M. Imagens bidimensionais orientadas pelo modo M foram obtidas da vista paraesternal esquerda. **A.** Deslocamento posterior ou em direção ao septo interventricular do ventrículo esquerdo (LV) durante o final da sístole e o início da diástole (*seta*), que é típico da sobrecarga de pressão do ventrículo direito (RV) **B.** Deslocamento posterior do septo interventricular durante o final da sístole e o início da diástole (típico de sobrecarga de pressão do RV, *seta*) e diástole média a final (*ponta de seta*), que é típica de sobrecarga de volume do RV. Uma pequena efusão pericárdica posterior também é observada. **C.** Modo M da válvula pulmonar em um paciente com HTN pulmonar grave mostra a perda característica da onda atrial (a) (*seta*) e fechamento mediossistólico (*ponta de seta*). **D.** Hipertrofia do RV com uma espessura diastólica final de 7 mm (*seta*) e padrões de movimento septal interventricular associados de pressão e sobrecarga de volume (*pontas de seta*).

- O padrão de movimento septal de sobrecarga de pressão do RV é observado em pacientes com P-HTN moderada a grave (pressão > 45 mmHg), porém ela pode estar ausente nos indivíduos com pressão diastólica final do LV elevada.

- A P-HTN crônica e sobrecarga de pressão do RV estão normalmente associadas à sobrecarga de volume do RV, que resulta RV, anel valvar tricúspide, trato de saída do ventrículo direito (RVOT) e dilatação PA principal levando à regurgitação da tricúspide (TR) funcional e regurgitação pulmonar (PR). Da mesma maneira, os desvios intracardíacos como causa de sobrecarga de volume do RV eventualmente levam à sobrecarga da pressão do RV.

- A sobrecarga do volume do RV, também avaliada pelo modo M, leva ao deslocamento do septo interventricular em direção ao LV o meio da diástole até o final, conforme a pressão diastólica do RV ultrapassar a do LV durante essa fase (Fig. 5.1B). A diferença da pressão interventricular é revertida durante a sístole, e o septo reassume seu contorno normal.

- O padrão de movimento septal de sobrecarga do RV é incomum com sobrecarga de volume leve e é observado em ≤ 50% daqueles com sobrecarga de volume moderado.

- Na P-HTN moderada à grave, o modo M de válvula pulmonar mostra fechamento sistólico leve e diminuição do fluxo transpulmonar do final da diástole (perda da onda "a") (Fig. 5.1C).

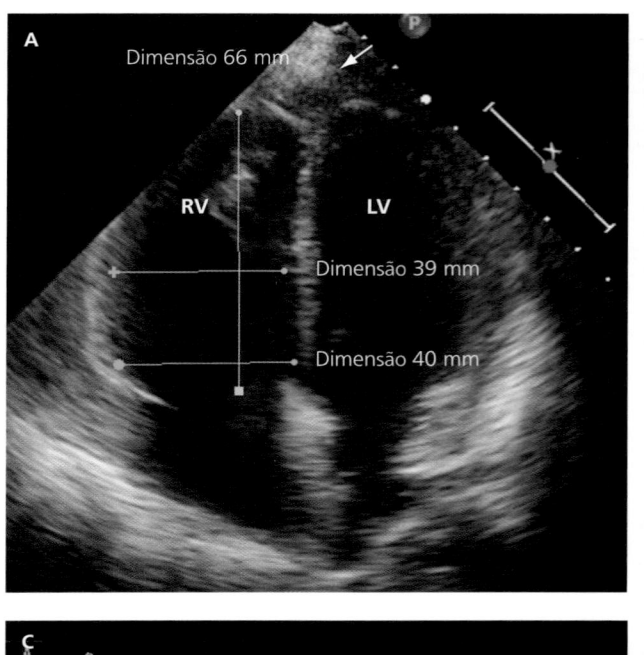

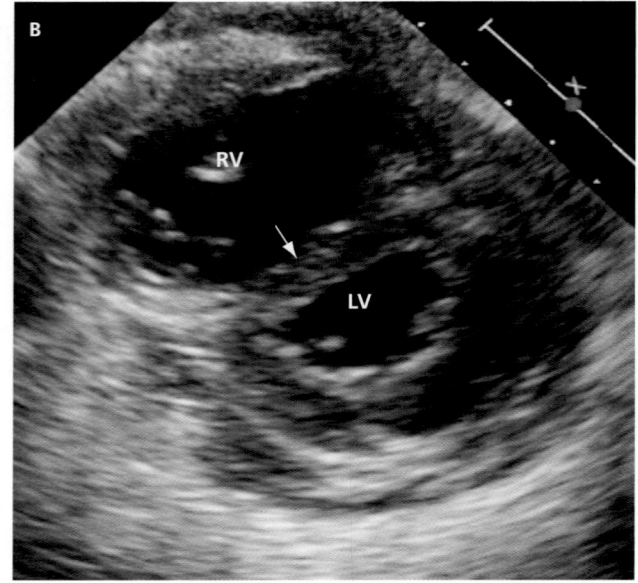

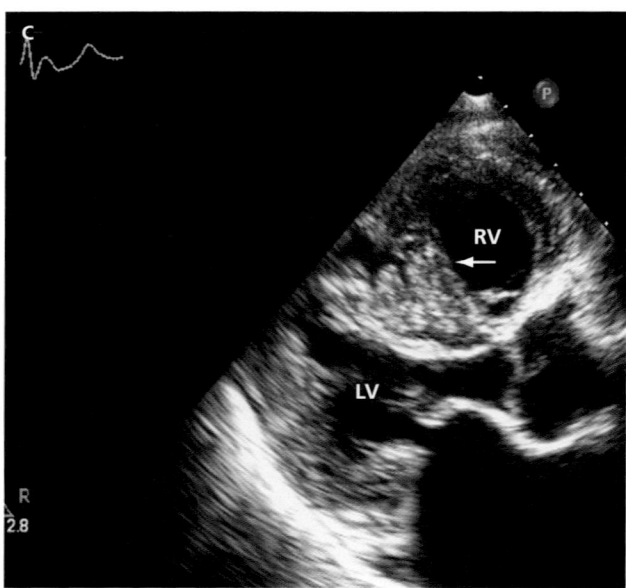

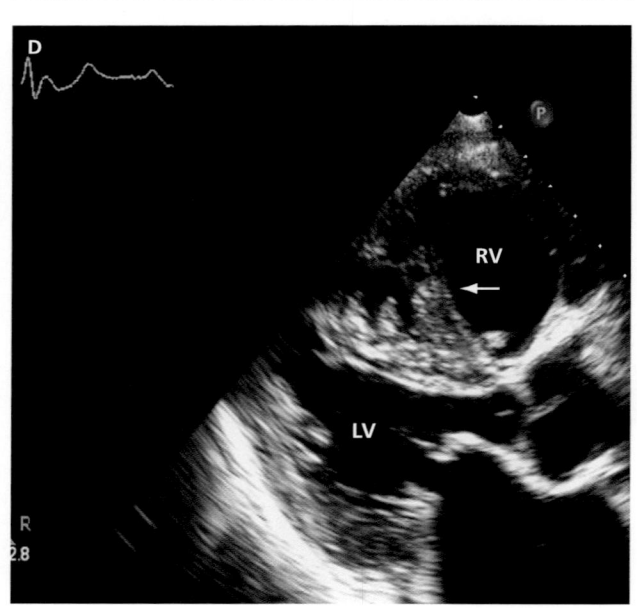

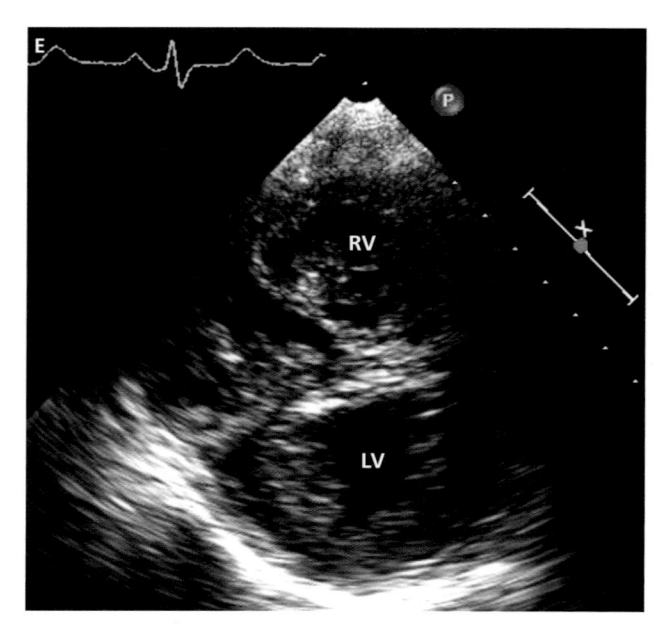

Fig. 5.2 **Doença cardíaca pulmonar grave por imagem em 2D.**
A. Uma imagem bidimensional, apical, de quatro câmaras mostra grave dilatação do RV se formando no ápice cardíaco (*seta*). Embora o RV esteja dilatado de maneira grave e clara (maior que o LV), os valores de corte recomendados > 42 mm para dimensão basal, > 35 mm para média e > 86 mm para dimensões de eixo longo para a definição da dilatação do RV não indicariam dilatação. **B**. Imagem de eixo curto paraesternal correspondente mostrando grave dilatação do RV com movimento septal interventricular de sobrecarga de pressão e volume (*seta*). **C-E**. Imagens dibimensionais, paraesternais esquerdas em outro pacientes mostram grave dilatação do RV com deslocamento posterior septal interventricular durante a sobrecarga de pressão da sístole final-diástole inicial do RV (**C**), durante o final da diástole na sobrecarga do volume do RV (**D**) e hipertrofia grave do RV com trabeculações (**E**). Observe também uma banda moderadora proeminente em **C** e **D** (*setas*). RV, ventrículo direito; LV, ventrículo esquerdo.

Hipertrofia do ventrículo direito

- A espessura da parede livre do RV é medida de forma melhor pelo modo M em imagens paraesternais longas e subcostais de quatro câmaras no final da diástole e no nível do cordão tendíneo da válvula tricúspide (Fig. 5.1D).
- A hipertrofia do RV é definida como espessura da parede do RV > 5 mm.
- A hipertrofia do RV é altamente preditiva de sobrecarga crônica de pressão do RV.

Dilatação do ventrículo direito

- As dimensões do RV no final da diástole são mais bem avaliadas a partir de imagem apical não encurtada de quatro câmaras bidimensional (2D), mas sua avaliação a partir de imagens paraesternal esquerda e subcostal também é necessária.
- No coração normal, a área do RV no final da diástole é menor do que a área do LV, e o ápice do RV fica a um terço de distância do ápice do LV, da base até o ápice. Portanto, a dilatação do RV está presente se o ápice do RV constituir uma parte ou a grande parte do ápice do coração (Fig. 5.2A).
- Uma dimensão diastólica final do RV de > 42 mm na base, > 35 mm no nível médio, e uma dimensão longitudinal (da base até ápice) > 86 mm indica dilatação do RV (7,8). Entretanto, os autores acreditam que esses valores de corte podem ser específicos, mas não sensíveis ao ponto de detectar a dilatação do RV (Fig. 5.2A).
- É necessário fazer uma avaliação complementar da dilatação do RV a partir de imagens do eixo paraesternal curto e longo (Fig. 5.2B-E).
- Não foram determinados os parâmetros para categorização da dilatação do RV em leve, moderada ou grave.

Disfunção sistólica ventricular direita

- A fração de ejeção normal do RV é ≥ 40% conforme avaliação por imagem nuclear.
- A alteração da área fracionária do RV (*área diastólica final – área sistólica final/área diastólica final × 100*) < 35% indica disfunção sistólica do RV (7) (Fig. 5.3A, B).
- A excursão sistólica do plano anular da tricúspide (TAPSE) está intimamente correlacionada com a função sistólica do RV.
- TAPSE é obtida de melhor forma pelo modo M colocado no anel lateral basal da válvula tricúspide a partir de imagem apical de quatro câmaras e medida (em centímetros) do final da diástole até o final da sístole (Fig. 5.3C).
- A TAPSE < 1,6 cm indica disfunção sistólica do RV e é um indicador prognóstico ruim em pacientes com P-HTN (7,9).
- O eco tridimensional em tempo real (ECO 3D) pode ser mais preciso do que o eco em 2D na medição de volumes do RV e da fração de ejeção (10-13). Entretanto, essa técnica é demorada e não está prontamente disponível.

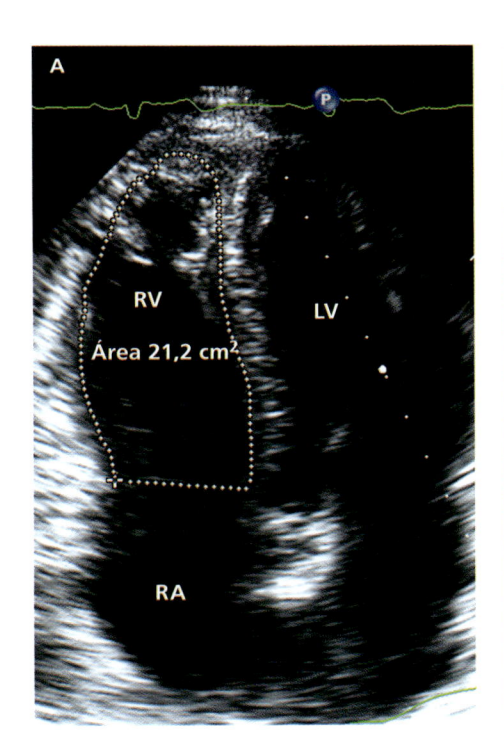

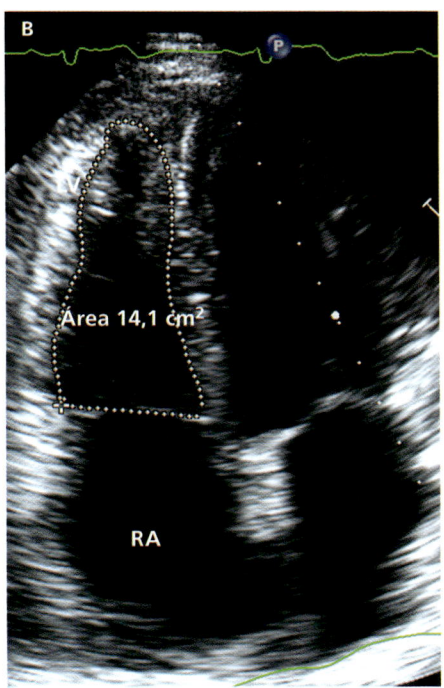

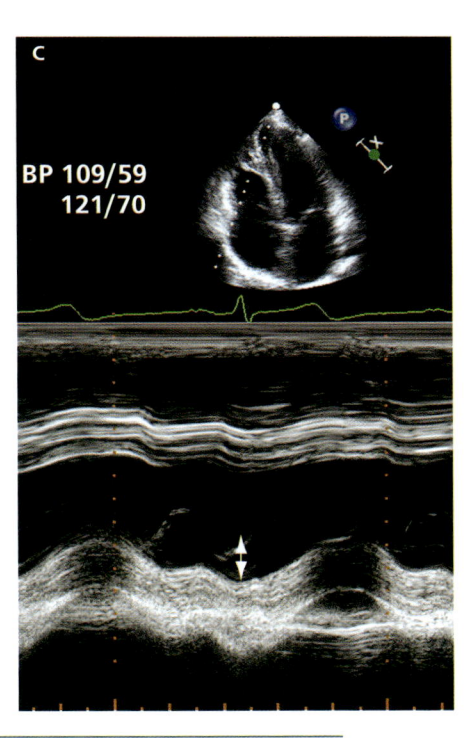

Fig. 5.3 Avaliação da função sistólica do ventrículo direito. Essas imagens em 2D e no modo M ilustram o caso de um paciente com doença cardíaca pulmonar grave, manifestada por dilatação moderada das câmaras cardíacas direitas e disfunção sistólica do RV conforme determinado por uma alteração da área fracionária de 33% derivada por uma área diastólica final do RV de 21,2 cm^2 (**A**), menos a área sistólica final do RV de 14,1 cm^2 (**B**) dividida pela área diastólica final do RV e um TAPSE de 1,4 cm (**C**). RA, átrio direito; RV, ventrículo direito; LV, ventrículo esquerdo.

- Por ECO 3D, os índices de volume sistólico final e diastólico final do RV de referência superior são 89 mL/m² e 45 mL/m², respectivamente, e o valor de fração de ejeção do RV de referência inferior é 44%.

Dilatação atrial direita

- Dimensões, volume e área do RA são medidas no final da sístole ventricular a partir da imagem apical de quatro câmaras.
- A dilatação e hipertensão do RA ocorrem normalmente com sobrecarga crônica da pressão do RV, que primeiro leva a um aumento da pressão diastólica final do RV e depois a um aumento de pressão do RA.
- O comprimento do RA é medido do centro do anel da tricúspide até a parede superior do RA paralela ao septo interatrial.
- A largura do RA é medida perpendicularmente ao seu comprimento e a partir da parede livre média até o septo interatrial.
- O comprimento > 53 mm, largura > 44 mm, ou área > 18 cm² indicam dilatação do RA (7,8). Quanto ao RV, os autores acreditam que esses valores de corte sejam específicos, mas podem não ser sensíveis para a detecção de dilatação do RA (Fig. 5.4A-C).

Hipertensão atrial direita

- A pressão do RA é estimada pelo diâmetro e grau de colapso da veia cava inferior (IVC) com inspiração ou inspiração profunda.
- O diâmetro da IVC é medido dentro de 2 cm do RA, preferivelmente em posição proximal à entrada das veias hepáticas.
- O diâmetro normal da IVC varia de 1,2 a 2,3 cm (média 1,7 cm).
- A pressão do RA baseada nas alterações dinâmicas do diâmetro da IVC é qualitativamente e mais precisamente avaliada pelo modo M (Figs. 5.5 e 5.6):
    - A pressão do RA é < 5 mmHg se a IVC for pequena (< 1 cm) e sofre colapso com a inspiração.
    - A pressão do RA é de 5 a 10 mmHg se a IVC medir 1,0 a 1,5 cm e sofrer colapso > 50% com a inspiração. O diâmetro da veia hepática e o padrão de fluxo de entrada são normais.
    - A pressão do RA é de 10 a 15 mmHg se a IVC for de 1,5 a 2,0 cm e sofrer colapso < 50% com a inspiração. As veias hepáticas apresentam dilatação suave, e *sua razão de fluxo de entrada sistólica e diastólica é < 1*.
    - A pressão do RA é de 15 a 20 mmHg se a IVC for > 2 cm e entrar em colapso < 25% com a inspiração. As veias hepáticas estão dilatadas (> 1 cm), e o fluxo sistólico de entrada pode estar ausente.
    - A pressão do RA é > 20 cm Hg se a IVC for > 2 cm e não sofrer colapso com a inspiração. As veias hepáticas estão dilatadas, a reversão sistólica é comum.
- Imagens bidimensionais da IVC são de importante valor complementar na avaliação da pressão do RA. Da mesma maneira, a detecção de dilatação das veias hepáticas por essa técnica (Fig. 5.6A, B), eco espontâneo com contraste na IVC (Fig. 5.6B), arredondando o septo interatrial na direção do átrio esquerdo (LA) (Fig. 5.6C), e dilatação do seio coronário indicam hipertensão moderada à grave do RA.

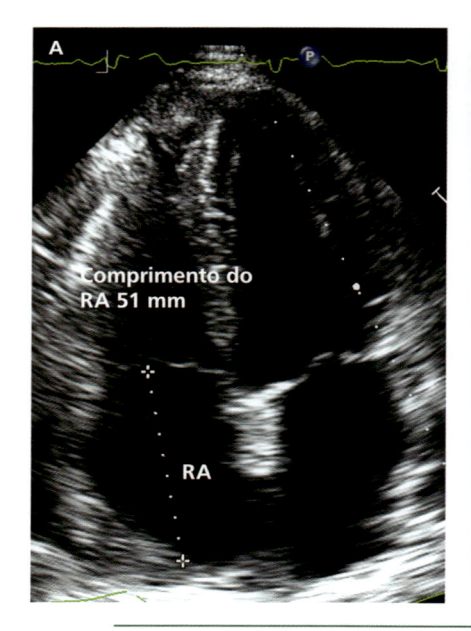

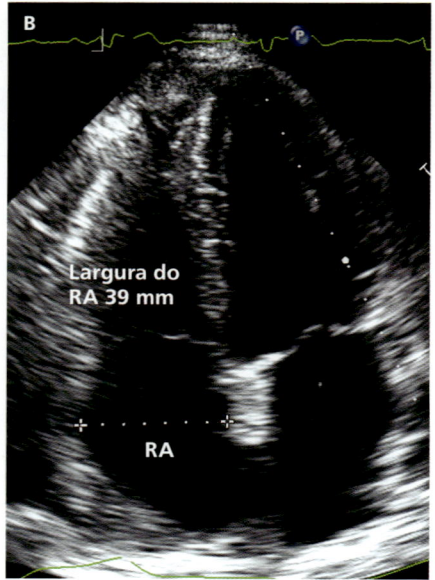

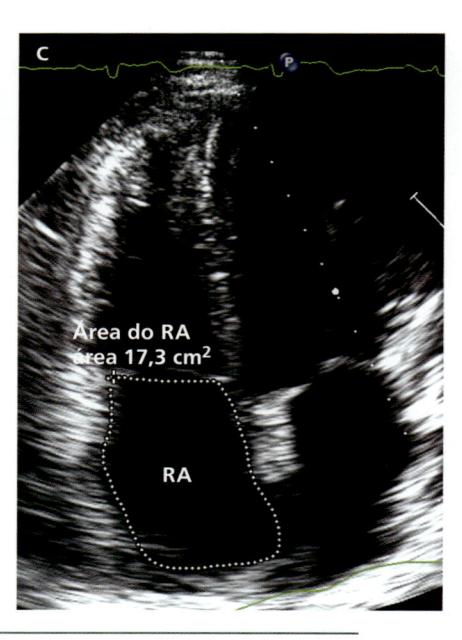

Fig. 5.4 Dilatação atrial direita: Essas imagens em 2D correspondem ao paciente descrito na Figura 5.3, ilustrando claramente a dilatação do RA (RA maior que LA). Entretanto, os valores de corte atualmente recomendados de comprimento do RA > 53 mm (**A**), largura > 44 mm (**B**), ou área > 18 cm² (**C**) para definição de dilatação do RA indicariam ausência de dilatação. Portanto, esses valores de corte são específicos, mas podem não ser sensíveis para a detecção de dilatação do RA.

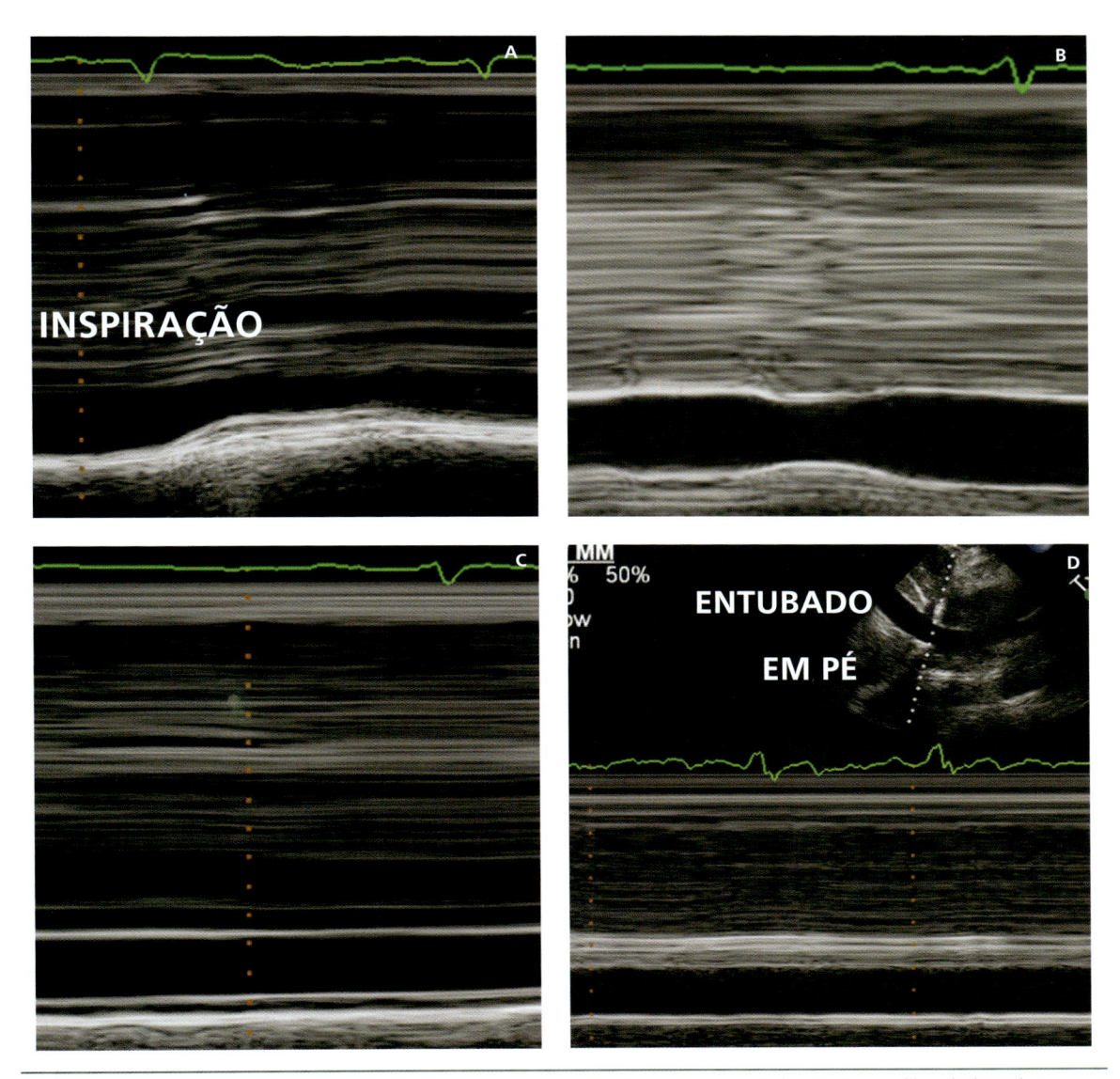

Fig. 5.5 Hipertensão atrial direita avaliada por imagem no modo M da veia cava inferior. A. IVC dilatada (2 cm) com < 50% de colapso com inspiração indica uma estimativa de pressão do RA de 10 a 15 mmHg. **B.** IVC dilatada (2,5 cm) com mínima alteração com inspiração indica uma pressão de RA de 15 a 20 mmHg. **C.** IVC dilatada (2,2 cm) sem alteração com inspiração indica uma pressão RA de > 20 mmHg. **D.** IVC dilatada sem alteração durante o suporte de ventilação mecânica em um paciente com pressão normal do RA por um catéter Swan-Ganz.

Trombos e massas do lado direito do coração

- No tromboembolismo venoso, um trombo em trânsito pode ser observado no RA, RV ou PA:
    - Esses trombos são móveis, irregulares e massas de flutuação livre (frequentemente causando prolapso na válvula tricúspide) (Fig. 5.7A).
    - Os trombos também podem estar anexados à válvula de Eustáquio ou rede de Chiari ou podem ser visualizadas ao longo do forame oval patente (PFO) (ver Fig. 16.6).
- O dano endocárdico associado ao infarto do miocárdio do RV ou colocação de catéteres cardíacos do lado direito e cabos de marca-passos ou desfibriladores cardíacos podem levar a uma formação de trombo *in situ*, PE e P-HTN:
    - Esses trombos podem ser visualizados mais comumente aderidos à parede ventricular ou atrial (Figs. 16.5 e 5.7B), mas também podem ser vistos aderidos ao septo interatrial (Fig. 5.7C) ou a um catéter (Fig. 5.7D).
- Da mesma maneira, as válvulas cardíacas infectadas do lado direito, assim como catéteres e cabos de marca-passo ou desfibriladores, podem levar a um PE séptico e P-HTN.
- Raramente, mixomas ou fibroelastomas papilares do lado direito do coração podem causar um PE e P-HTN (Fig. 5.7E, F).

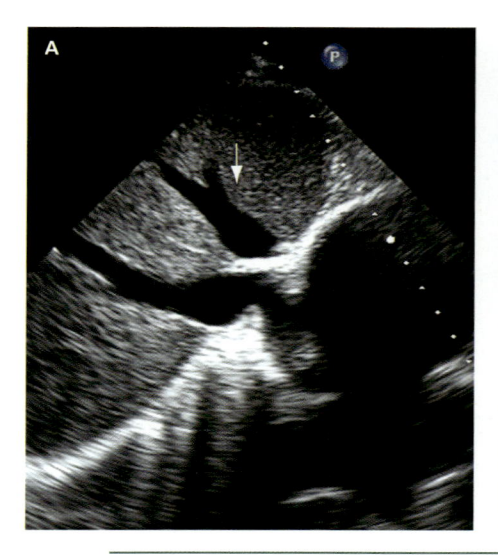

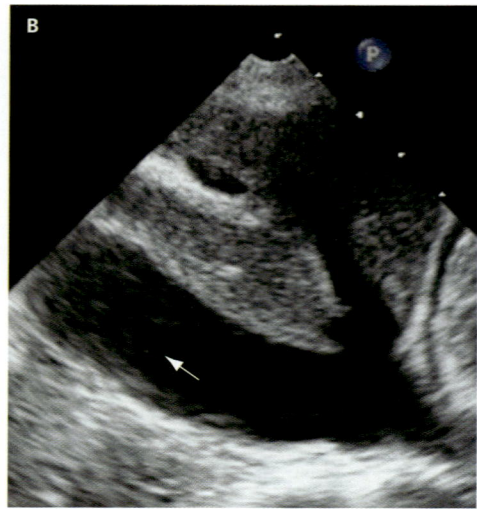

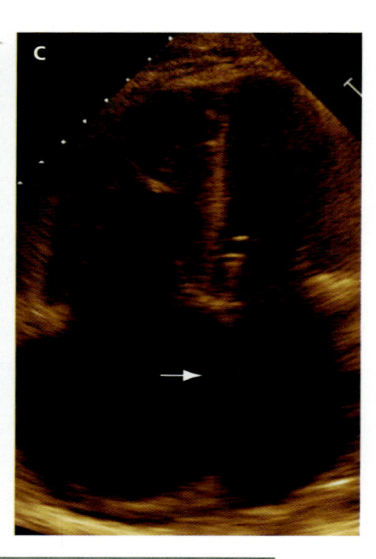

Fig. 5.6 Hipertensão atrial direita avaliada por imagem em 2D da veia cava inferior, veias hepáticas e septo interatrial. **A.** IVC dilatada com < 50% de colapso com inspiração e veias hepáticas dilatadas (> 1 cm) (*seta*) indicam uma estimativa de pressão do RA de 15 a 20 mmHg. **B.** IVC dilatada sem alteração com inspiração e com eco com contraste espontâneo (*seta*) além de veias hepáticas dilatadas (1cm) indicam uma pressão do RA > 20 mmHg. **C.** RA gravemente dilatado com um arredondamento do septo interatrial em direção ao LA durante o ciclo cardíaco completo (*seta*) é também indicativo de hipertensão grave do RA.

Estudos com contraste

- Estudos com contraste salino na imagem em 2D são de valor diagnóstico complementar na detecção de PFO e de defeitos septais atriais (ASDs).
- Estudos com contraste salino também podem ser usados para intensificar o sinal do Doppler de onda contínua de TR e, em estudos tecnicamente difíceis, pode ajudar na avaliação do tamanho do RV e na função e detecção de massas intracardíacas (Fig. 5.8A).
- Embora os agentes de contraste à base de perfluorocarbono sejam geralmente usados para a avaliação do tamanho do LV e função e suspeita de massas do LV, esses agentes de contrate também podem ser úteis na avaliação do tamanho do RV, função e massas (Fig. 5.8B).

Armadilhas

- A dilatação falso-positiva do RV ocorre normalmente a partir de imagens apicais, porque o transdutor frequentemente não se localiza sobre o ápice do LV, o qual leva a imagens reduzidas.
- A dilatação falso-positiva do RV ocorre normalmente a partir de imagens do fluxo de entrada paraesternal do RV porque o plano de imagem é paralelo ao eixo longo do RV.
- A dilatação falso-negativa do RV pode ocorrer com o uso de valores de corte atualmente recomendados para definir dilatação do RV e RA. Esses valores são provavelmente altamente específicos, mas não sensíveis, e outros estudos de validação prospectiva são necessários.
- A dilatação falso-negativa visual do RV pode ocorrer quando o LV apresenta aumento de tamanho.
- Em decorrência das dificuldades na determinação da extremidade externa da parede livre fina endocárdica do RV, a avaliação da hipertrofia do RV com imagem em 2D é menos confiável do que no modo M por causa de sua baixa taxa de quadros e consequente diminuição da resolução endocárdica. Por esse motivo, os graus de hipertrofia de RV não foram estabelecidos.
- Uma medição precisa de volumes do RV por imagem ao eco em 2D é difícil em decorrência da forma complexa do RV.
- Em atletas jovens e em outros estados de débito cardíaco elevado, a IVC apresenta-se normalmente dilatada apesar de pressão normal do RA.
- Em pacientes sob ventilação mecânica, a dilatação da IVC ou a falta de possibilidade de colapso não se correlaciona com a pressão do RA, embora um diâmetro da IVC < 1,2 indique uma pressão do RA < 10 mmHg nesses pacientes (Fig. 5.5D).

Ecocardiografia com Doppler

Pressões sistólica e diastólica da artéria pulmonar por Doppler pulsado e onda contínua

Métodos diagnósticos e características diagnósticas – chave

- A pressão sistólica da PA, na ausência de estenose da válvula pulmonar, é estimada utilizando a equação simplificada de Bernoulli:

$$\Delta P = 4V^2 + pressão\ do\ RA,$$

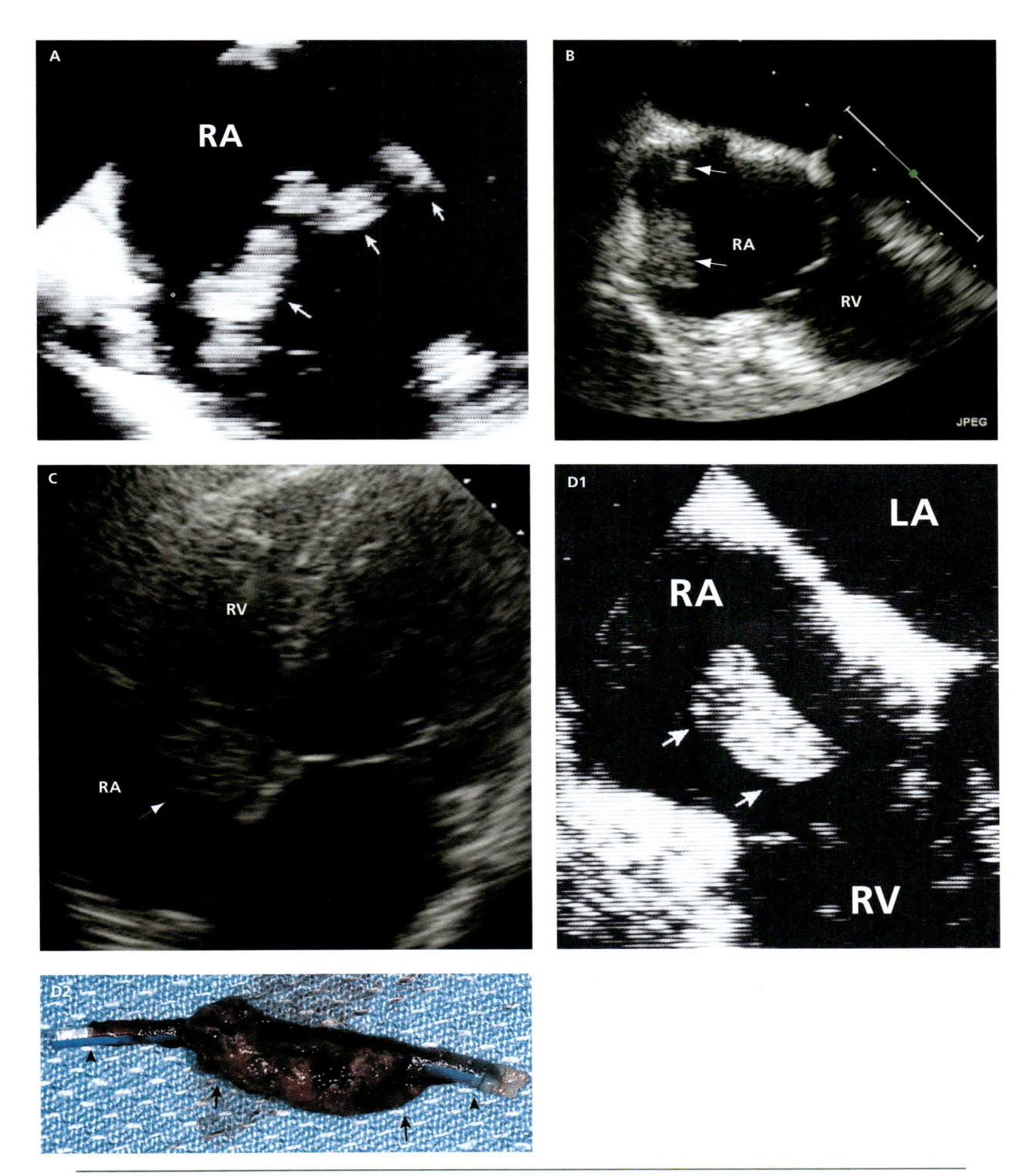

Fig. 5.7 Massas atriais direitas. A. Trombo com flutuação livre no RA. Imagens ampliadas a TEE de quatro câmaras do RA mostrando vários trombos livremente móveis (*setas*). Esse paciente apresentou aumento grave do RV e disfunção e vários defeitos de perfusão pulmonar de acordo com PE. **B.** Imagem a TEE de quatro câmaras mostrando um grande trombo no RA anexado à parede posterossuperior do RA (*seta mais abaixo*) em um paciente com um catéter implantado no RA. Uma porção do catéter no RA é também visualizada (*seta superior*). **C.** Imagem a TEE de quatro câmaras mostrando um trombo grande e móvel no RA (*seta*) anexado ao septo interatrial em um paciente com um catéter implantado, o qual é também visualizado próximo ao septo interatrial. **D1.** Imagem a TEE de quatro câmaras mostrando uma massa grande e alongada (*setas*) no RA. *(Continua).*

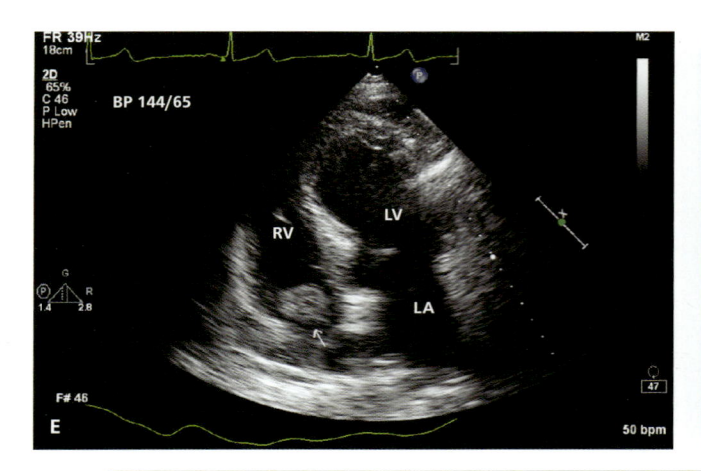

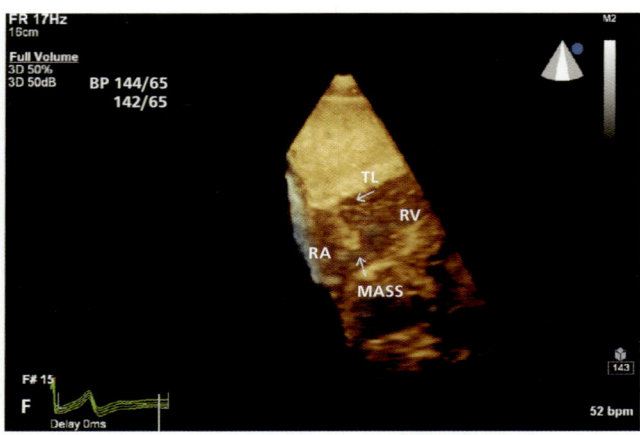

Fig. 5.7 *(Cont.)* **D2.** Pode-se visualizar um trombo bem organizado (*setas*) anexado e circundando o catéter (*pontas de setas*). **E.** Imagem bidimensional de TTE de quatro câmaras demonstrando uma grande massa oval e móvel com características típicas de um mixoma anexado ao anel lateral da tricúspide e porção basal do folheto anterior da tricúspide. As características e a anexação dessa massa foram mais bem definidas com imagem a ECO 3D (**F**).

onde V indica o pico de velocidade de regurgitação da tricúspide (TRV) por Doppler de onda contínua (Fig. 5.9A, B).

- O tempo para início do pico da velocidade (tempo de aceleração) na válvula pulmonar ou no nível RVOT é também um indicador de P-HTN:

- Um tempo de aceleração < 80 ms é altamente preditivo de P-HTN. Esse parâmetro é específico, mas não sensível (Fig. 5.9C).
- Na P-HTN de grau moderado a grave, a curva de velocidade do fluxo da PA pode apresentar uma redução transitória mediossistólica do fluxo ou nó, que se correlaciona com o

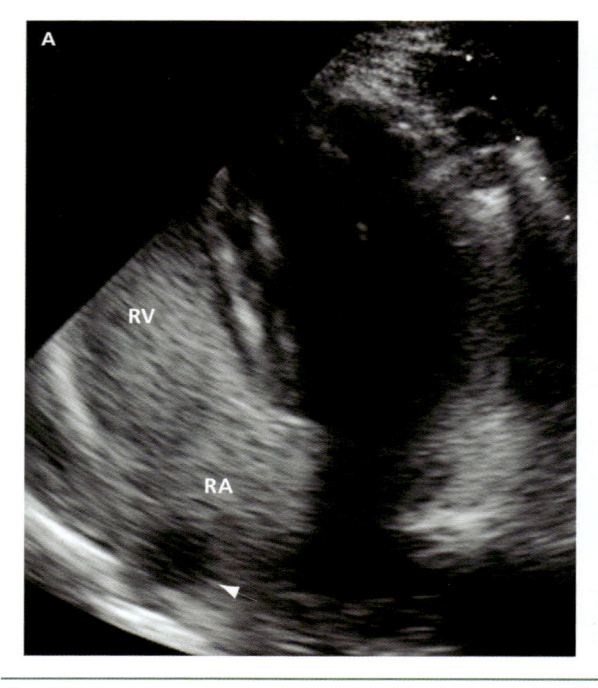

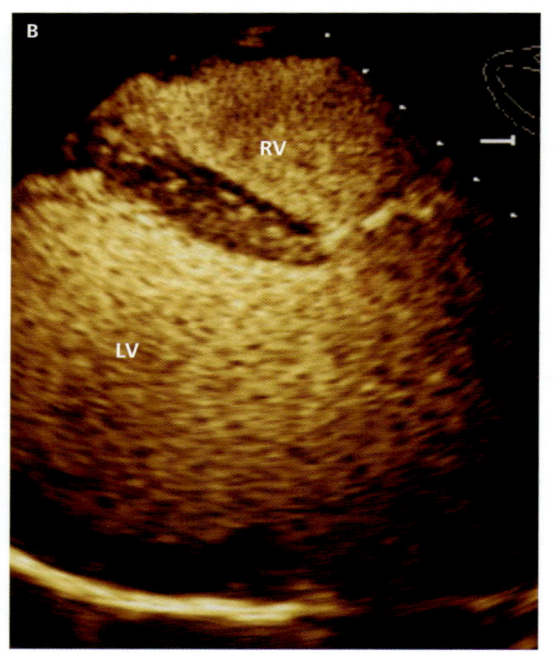

Fig. 5.8 Estudos com contraste na avaliação de doença cardíaca pulmonar. A. Imagem à TEE de quatro câmaras com contraste salino em um paciente com um catéter implantado no RA o qual apresenta PEs e mostrou suspeita de uma massa pouco definida nas imagens sem contraste. Observe um defeito bem definido e de enchimento oval correspondente a uma massa anexada à parede lateral superior do RA (*seta*). Observe também que uma melhor avaliação do tamanho e da função do RV foi possível. **B.** Tamanho e função normais do RV utilizando um agente de contraste à base de perfluorocarbono em um paciente com um estudo tecnicamente difícil sem contraste.

Capítulo 5 Hipertensão Pulmonar e Doença Cardíaca Pulmonar

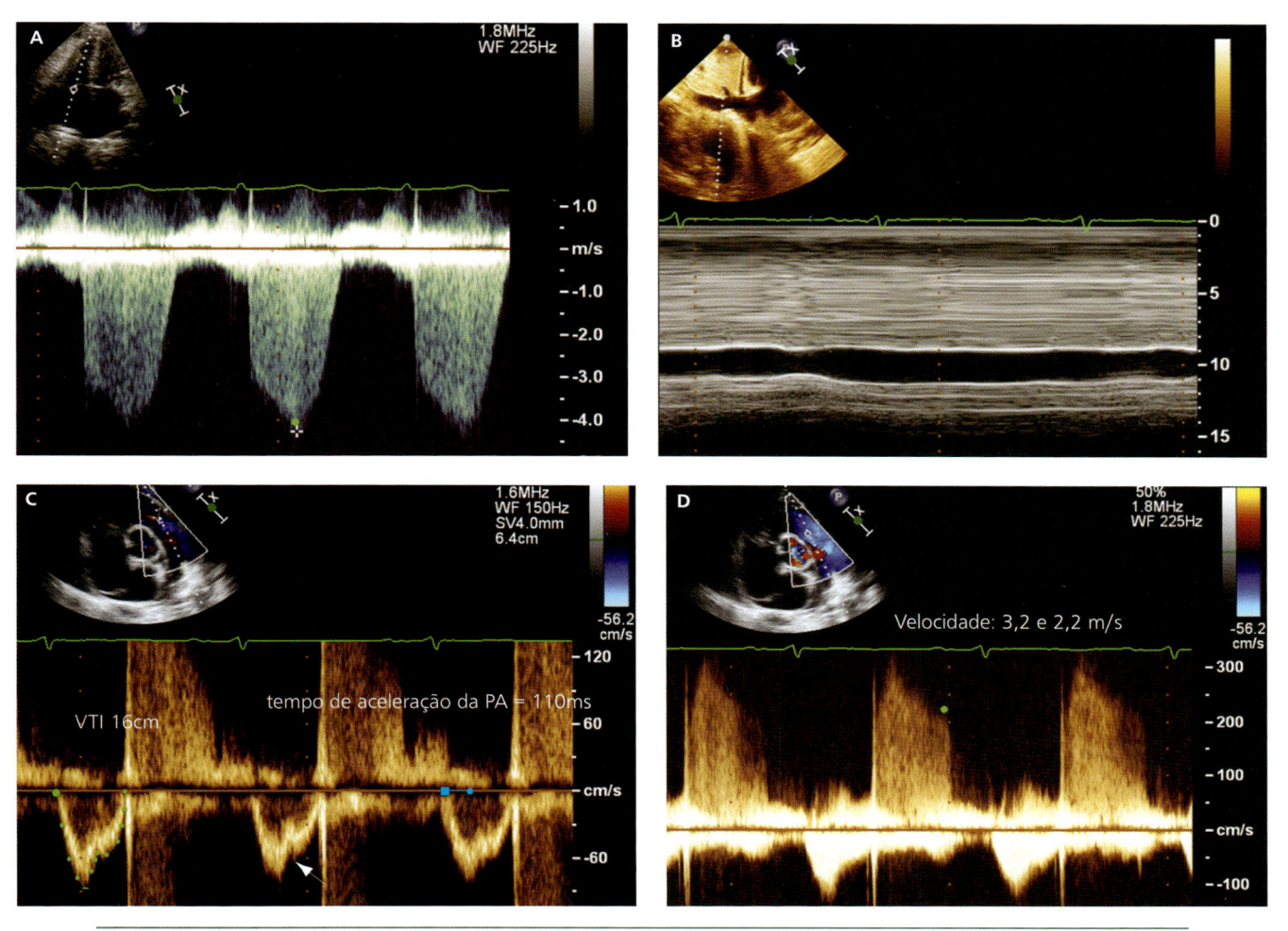

Fig. 5.9 Avaliação de pressão sistólica da PA, resistência vascular pulmonar, pressão diastólica e pressões médias por Doppler de onda contínua e pulsada em um paciente com HTN pulmonar grave. **A.** Um pico de velocidade de TR de 4,1 m/segundo, que pela aplicação da equação simplificada de Bernoulli ($4V^2$) é equivalente a uma pressão sistólica do RV de 67 mmHg. **B. IVC dilatada com mínima alteração com inspiração indica uma pressão do RA $\geq$ 15 mmHg**. Dessa maneira, uma pressão sistólica estimada da PA é computada da seguinte maneira: 67 mmHg + 15 mmHg = 82 mmHg. **C.** Nó mediossistólico de velocidades do RVOT com Doppler pulsado (seta) indicativo de P-HTN grave também é observado. Apesar da HP grave, o tempo de aceleração das velocidades do RVOT é de 110 ms. Da mesma maneira, a PVR estimada aplicando-se a fórmula 10 × integral do tempo do pico de velocidade TRV/RVOT (10 × 4,1 m/segundo/16 cm) foi de 2,56 unidades Wood. **D.** Além disso e com base na velocidade diastólica final da PR de 2,2 m/segundo e com a aplicação da fórmula $4V^2$ + pressão do RA, a pressão diastólica estimada da PA foi computada da seguinte maneira: 19 mmHg + 15 mmHg = 34 mmHg. Além do mais, uma média estimada de pressão pulmonar aplicando-se as seguintes fórmulas [1/3(pressão sistólica da PA) + 2/3(pressão diastólica da PA) ou 4 × (velocidade inicial PR)^2 + pressão do RA] foram de 49 mmHg e de 55 mmHg, respectivamente.

fechamento mediossistólico da válvula pulmonar observado pelo modo M (Fig. 5.9C).
- A resistência vascular pulmonar (PVR) pode ser estimada da seguinte maneira:
  - *PVR = 10 × Velocidade de regurgitação de tricúspide TRV/ Integral Velocidade/Tempo (VTI) $_{TSVD}$* (Fig. 5.8A-C).
  - Onde TRV indica o pico de TRV (m/segundo) por Doppler de onda contínua e VTI$_{RVOT}$ indica a integral velocidade/tempo (VTI) no RVOT por Doppler de onda pulsada obtido a partir de imagem de eixo curto paraesternal.
  - Um PVR > 2 unidades Wood indica hipertensão arterial pulmonar (normal, < 1,5 unidades Wood) (14).

- Uma razão TRV/VTI$_{RVOT}$ de 0,175 se correlaciona com um RVP de > 2 unidades Wood.
- Uma vez que a maioria dos pacientes com P-HTN apresenta PR, a pressão diastólica da PA pode ser estimada como $4V^2$ + *pressão do RA*, onde V indica a velocidade diastólica final da PR por Doppler de onda contínua (Fig. 5.9D).
- Da mesma maneira, a média da pressão da PA pode ser calculada da seguinte maneira (Fig. 5.9A-D):
  - *Média da pressão da PA = [1/3(pressão sistólica da PA) + 2/3(pressão diastólica da PA).*
  - *Média da pressão da PA = 4 × (velocidade inicial PR)^2 + pressão estimada do RA.*

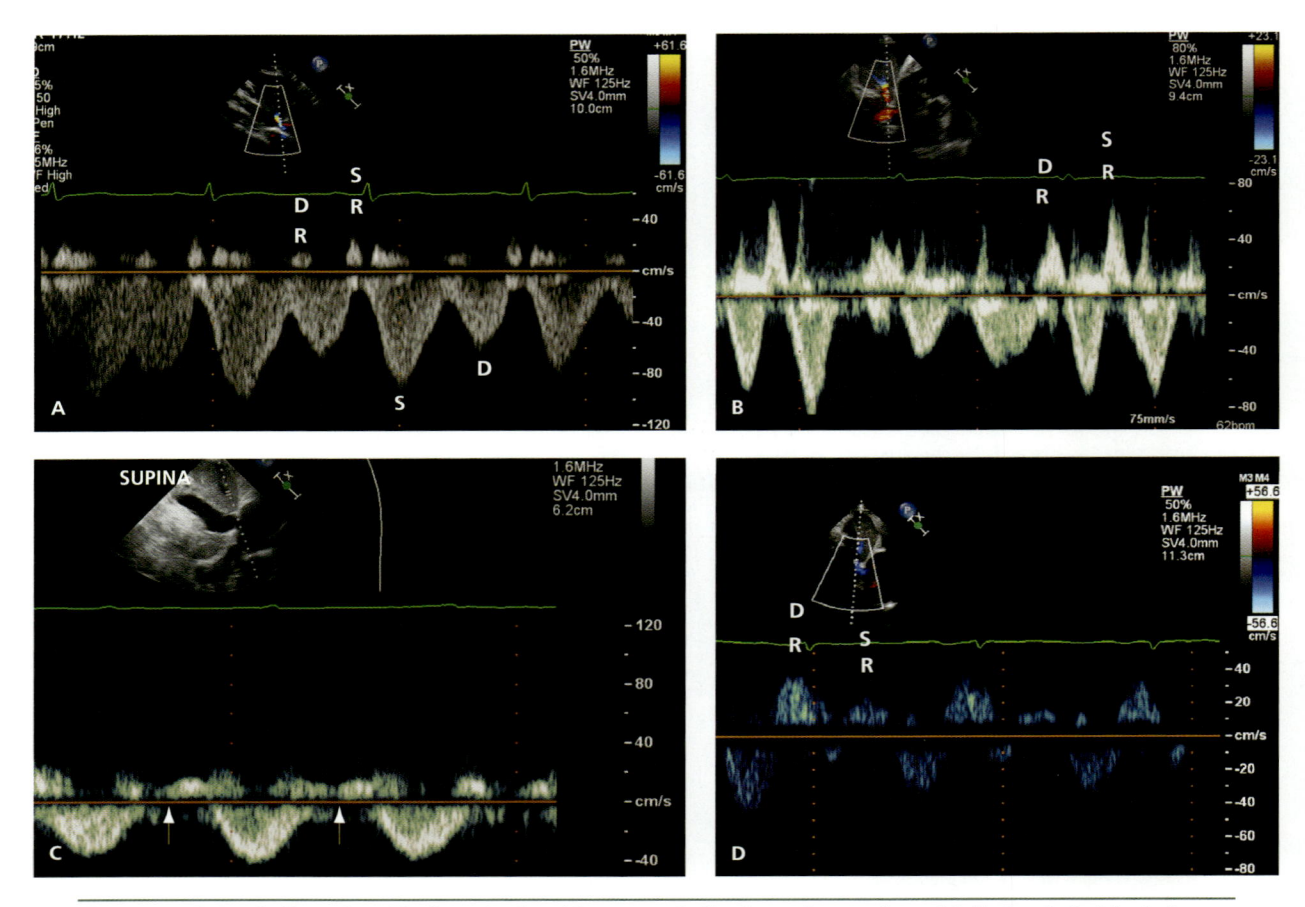

Fig. 5.10 Padrões do fluxo de saída das veias hepáticas como indicadores de pressão atrial direita. A. Padrão de fluxo de saída normal da veia hepática em um paciente com pressão normal do RA é caracterizado por velocidade sistólica predominante (S) sobre diastólica (D) com velocidades mínimas de fluxo de reversão sistólico (SR, taxa sistólica) e diastólico (DR, taxa diastólica). Observe a diminuição progressiva de velocidades da inspiração até a expiração. B. Fluxo de saída da veia hepática em um paciente com uma pressão do RA de 10 a 15 mmHg mostra diminuição da velocidade sistólica comparada às velocidades diastólicas com velocidades de reversão sistólica e diastólica proeminentes. Observe as velocidades mais baixas durante a expiração. C. Fluxo de saída da veia hepática em um paciente com pressão RA de 15 a 20 mm mostra ausência de velocidades sistólicas (seta) e diminuição de velocidades diastólicas. D. Fluxo da veia hepática em um paciente com uma pressão do RA de > 20 mmHg mostra reversão sistólica e baixas velocidades diastólicas e velocidades diastólicas baixas e velocidades de reversão diastólica proeminentes.

- *Média da pressão da PA = 79 – (0,45 × tempo de aceleração) quando o tempo de aceleração for > 120 ms.*
- *Média da pressão da PA = 90 – (0,62 × tempo de aceleração) quando o tempo de aceleração for < 120 ms.*
- Por fim, a predominância diastólica do fluxo de saída da veia hepática registrada por Doppler de onda pulsada é indicativa de hipertensão do RA (Fig. 5.10A-D).

Disfunção ventricular direita por Doppler de onda pulsada e Doppler tecidual

Características diagnósticas – chave

Disfunção diastólica

- Os princípios usados para a avaliação da função diastólica do LV se aplicam ao RV.
- A razão do fluxo de entrada inicial × final da tricúspide (E/A), tempo de desaceleração E e razão E/e' são parâmetros recomendados para a avaliação da função diastólica do RV. Esses parâmetros devem ser obtidos ao final da expiração durante a respiração silenciosa, utilizando uma média de três ou mais batimentos consecutivos (7, 8).
- Uma razão E/A da tricúspide < 0,8 sugere comprometimento do relaxamento do RV.
- Uma razão E/A da tricúspide de 0,8 a 2,1, uma razão E/e' > 6, ou predominância do fluxo diastólico nas veias hepáticas sugere enchimento pseudonormal do RV, indicativo de diminuição da complacência do RV e elevação da pressão diastólica final do RV (RVEDP – pressão diastólica final ventricular direita) (Fig. 5.11A,B).
- Uma razão E/A da tricúspide > 2,1 com um tempo de desaceleração < 120 ms sugere enchimento restritivo do RV ou RVEDP significativamente elevada (Fig. 5.11C).

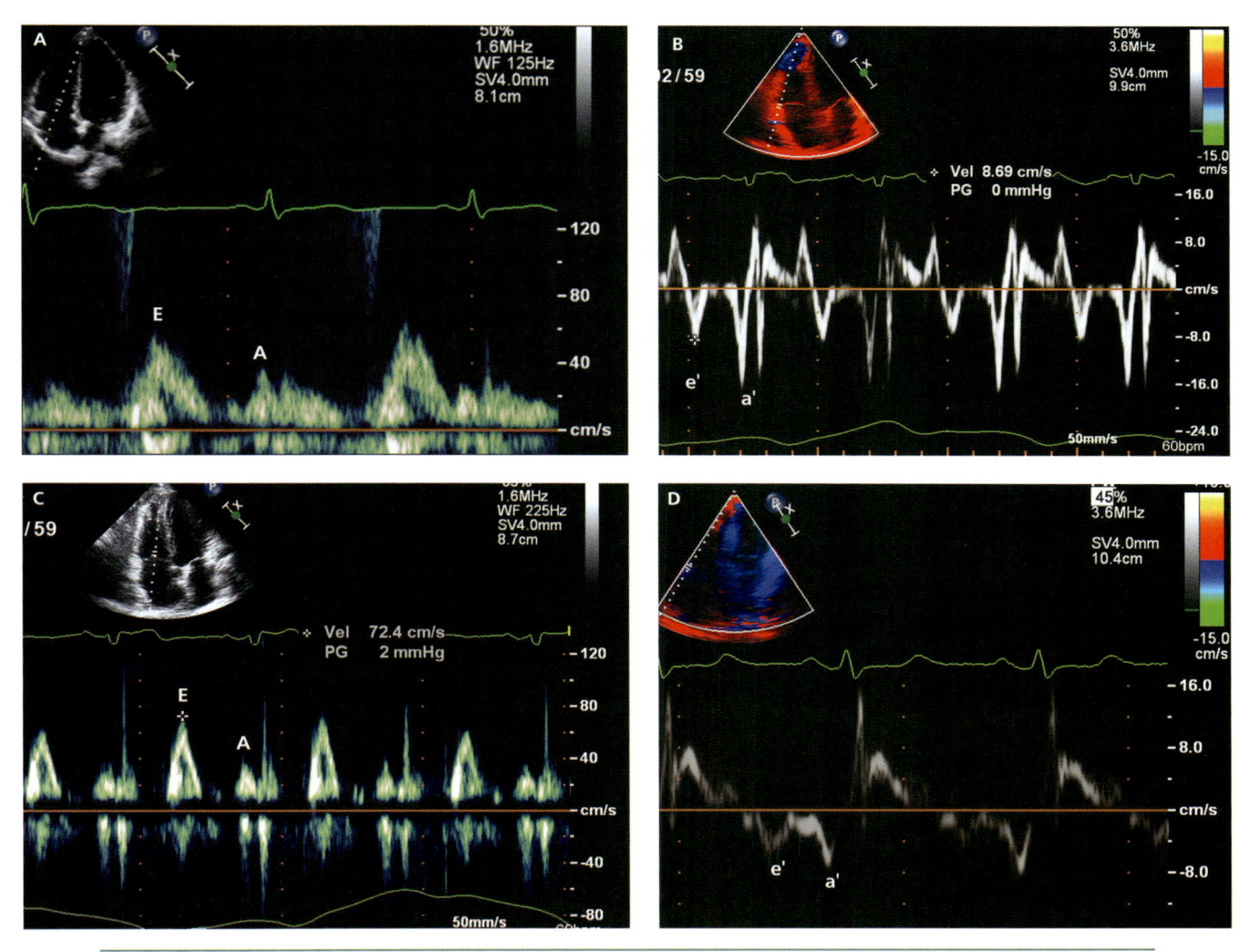

Fig. 5.11 Avaliação da disfunção sistólica e diastólica do VD por Doppler tecidual e de onda pulsada. A, B. Disfunção diastólica moderada do RV baseada no padrão de fluxo de entrada da tricúspide pseudonormalizado ao Doppler de onda pulsada (**A**) e diminuição e' conforme comparado a velocidades a' por Doppler tecidual e uma razão de velocidades E/e' (70 cm/segundo sobre 8,69 cm/segundo) de 8 (**B**). **C, D.** Disfunção diastólica grave do RV baseada em um padrão de fluxo de entrada tricúspide restritivo por Doppler pulsado (**C**), e' significativamente diminuído conforme comparado a velocidades a' por Doppler tecidual (**D**) e uma razão de velocidades E/e' (72 cm/segundo sobre 5 cm/segundo) de 14,4. Ambos os pacientes mostram evidências de disfunção sistólica conforme sugerido por velocidades de pico sistólico ao Doppler tecidual < 10 cm/segundo.

Disfunção sistólica

- Uma velocidade de excursão sistólica ao Doppler tecidual ou S' < 10 cm/segundo na parede livre basal do RV ou anel da tricúspide obtidos a partir de imagem de quatro câmaras sugere disfunção sistólica do RV (Fig. 5.11D).
- O índice de desempenho miocárdico (MPI), ou índice Tei, *é a razão da soma do relaxamento isovolumétrico e tempos de contração durante o tempo de ejeção e é medido utilizando* Doppler pulsado ou Doppler tecidual.
- Um MPI > 0,40 por Doppler pulsado e > 0,50 por Doppler tecidual indica disfunção sistólica e diastólica.
- Um método automatizado de rastreamento tecidual do deslocamento sistólico do anel tricúspide (TAD) correlaciona-se bem com a fração de ejeção do RV. Um TAD < 14 mm prevê uma fração de ejeção < 40% do RV (Fig. 5.12).
- A integração da alteração da área fracionária, TAPSE, velocidade S' de Doppler pulsado de tecido, MPI, e TAD fornecem a avaliação mais precisa da função sistólica do RV (7-9,11-13,15,16).

Regurgitação tricúspide e pulmonar secundária à hipertensão pulmonar

Métodos de diagnóstico e características diagnósticas – chave

- TR e PR leve a moderado são comuns em pacientes com P-HTN.
- Se TR ou PR grave forem observados, deve-se excluir doença valvular primária associada.

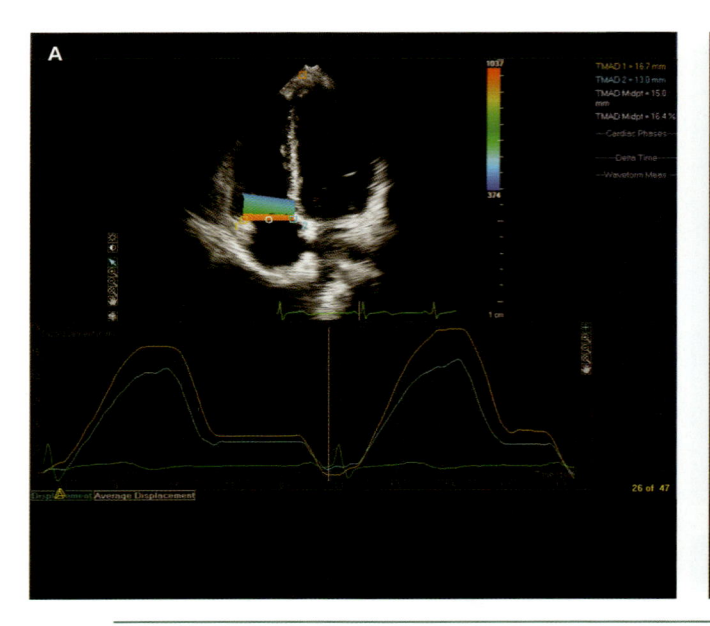

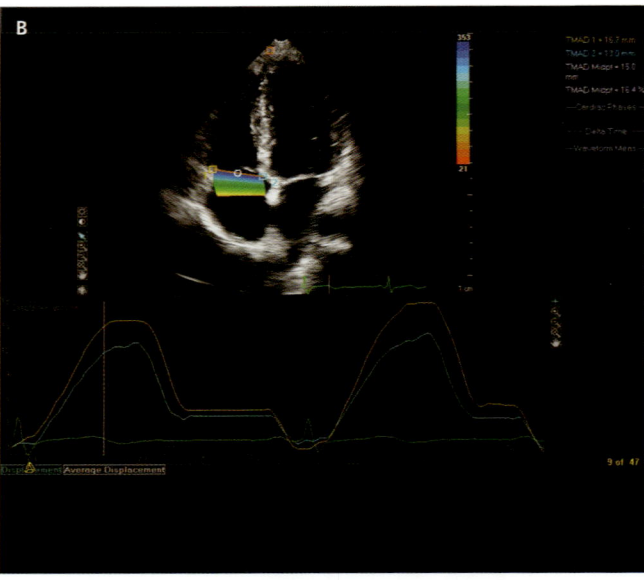

Fig. 5.12 **Função diastólica e sistólica ventricular direita por TAD.** Função sistólica (**A**) e diastólica (**B**) normal do RV com base no deslocamento automático anelar sistólico e diastólico da tricúspide de > 14 mm.

- Aumento de pressão sistólica do RV, dilatação do RV com deslocamento inferior e lateral dos músculos papilares, e dilatação anelar da tricúspide são mecanismos primários de TR.
- Como na hipertensão sistêmica, a HTN pulmonar grave pode causar ruptura de um cordão tendíneo da válvula tricúspide e um batimento do folheto frouxo levando a TR grave e excêntrica (Fig. 5.13).
- Aumento da pressão diastólica da PA, PA principal, e dilatação de RVOT resultando em dilatação anelar da válvula pulmonar são mecanismos primários de PR.
- Onda contínua, pulsada e, principalmente, Doppler colorido são altamente precisos no diagnóstico e na avaliação da gravidade da TR e PR, e são discutidos no Capítulo 10 (17,18).
- Entretanto, uma avaliação precisa da gravidade da TR e da PR requer integração de parâmetros de Doppler com os da pressão da PA, tamanho e função do RV e tamanho e pressão do RA.

Desvios intracardíacos

Características diagnósticas – chave

- Com desvio intracardíaco significativo da esquerda para a direita, P-HTN e doença cardíaca pulmonar são comuns.
- A exclusão dos desvios intracardíacos é uma parte importante da avaliação de P-HTN (ver Capítulo 12 para mais detalhes).
- A avaliação do septo interatrial e interventricular e trato de saída ventricular esquerdo (LVOT) e RVOT, bem como determinação de razão do fluxo pulmonar a sistêmico (Qp:Qs), deve ser realizada:

- A razão Qp:Qs > 1,5 indica desvio intracardíaco significante da esquerda para a direita.
- Por Doppler colorido, o diâmetro do jato através de um defeito se correlaciona bem com o tamanho anatômico de um defeito septal atrial (ASD) e ajuda a selecionar pacientes para fechamento do defeito.
- Um estudo com contraste salino aumenta a sensibilidade e a especificidade para a detecção de defeitos septais interatriais em pacientes com "ausência de eco" no septo em imagens de eco em 2D. Entretanto, pacientes com grandes desvios da esquerda para a direita podem apresentar um estudo de contraste salino negativo. Nesses indivíduos, um efeito de contraste salino negativo do defeito é observado no lado do RA (ver Fig. 12.1C).
- Imagens em 2D e ECO 3D e principalmente ecocardiografia transesofágica (TEE) surgiram como métodos altamente precisos para a detecção, avaliação do tamanho e adequação e orientação de reparo percutâneo ou cirúrgico de ASDs (19) (ver Figs. 12.6; 12.7 e 12.8).

Armadilhas

- A equação modificada de Bernoulli para estimativa de pressão PA não se apresenta verdadeira se houver estenose na válvula pulmonar ou na PA.
- A subestimativa comum de pressão sistólica da PA é decorrente da falha na obtenção de um pico real de TRV decorrente do alinhamento não coaxial da amostra de Doppler e do jato regurgitante.
- Pelo fato de um frequente alinhamento incorreto do feixe de Doppler com o fluxo de entrada da tricúspide e parede lateral basal do RV, as velocidades diastólica e sistólica de Doppler

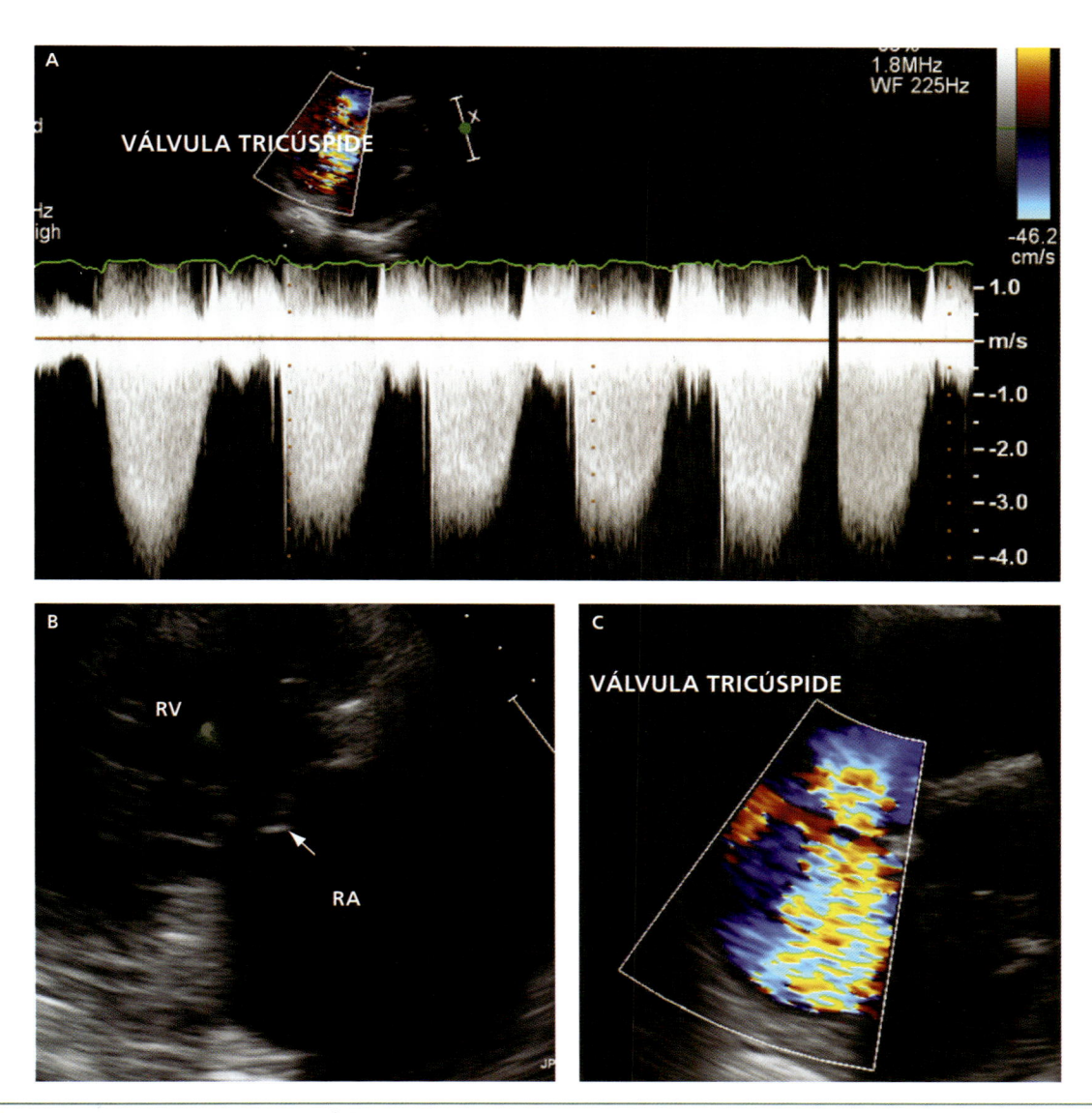

Fig. 5.13 P-HTN grave levando a um folheto anterior da tricúspide frouxo e grave TR. P-HTN grave conforme determinado por uma velocidade densa do pico de TR de 4 m/segundo (**A**) pode ter levado a uma ruptura do cordão tendíneo e uma porção frouxa do folheto anterior (*seta*) (**B**) e um TR grave altamente excêntrico (**C**).

pulsado e tecidual são frequentemente subestimadas e, portanto, podem subestimar as velocidades e taxas de pico.
- MPI não é confiável com pressão RA elevada ou ritmo irregular.
- MPI não deve ser empregada como único método para avaliação da função do RV.
- Pelo fato do RV e da PA serem câmaras de baixa pressão, a regurgitação de um volume similar de sangue parece menor no RA ou RV do que no LA ou LV.
- Ao contrário, com P-HTN moderada a grave, um jato pode parecer maior e mais longo em relação ao fluxo de saída do RA ou RV, apesar de um volume menor de regurgitação, e, portanto, TR ou PR são superestimadas.
- Com disfunção diastólica e sistólica do RV e hipertensão grave do RA ou pressão diastólica final elevada do RV, o gradiente de pressão do RV ao RA ou da PA ao RV é diminuído, resultando em subestimativa de gravidade de RT ou PR por Doppler colorido, respectivamente.
- As pressões sistólica da PA e do RA, e função sistólica do RV devem ser consideradas ao classificar a gravidade da TR ou PR.
- Defeitos septais interatriais falsos-positivos podem ocorrer com Doppler colorido, porque o fluxo da IVC é direcionado ao longo do septo interatrial.
- Embora o fluxo bidirecional seja a norma com ASDs, um estudo com contraste salino pode ocasionalmente apresentar apenas um efeito de contraste "negativo" (remoção do contraste), que é algumas vezes difícil de ser separado do efeito do fluxo da IVC.
- O fluxo colorido unidirecional (direita para a esquerda) é a norma com um PFO:

- P-HTN levando à grave HTN do RA pode resultar em um alargamento do defeito da PFO, resultando em maior quantidade de contraste atravessando o defeito durante um estudo com contraste salino, e pode levar, potencialmente, a um desvio da esquerda para a direita.

Estratificação da hipertensão pulmonar e da doença cardíaca pulmonar

- Em laboratórios de eco, é prática comum classificar a P-HTN e doença cardíaca pulmonar como leve, moderada e grave. Entretanto, os parâmetros para estratificação dessas condições não foram bem estabelecidos e padronizados. Os autores propõem a classificação de P-HTN crônica e da doença cardíaca pulmonar de acordo com as características delineadas na Tabela 5.3. A P-HTN aguda e doença cardíaca pulmonar aguda frequentemente não apresentam anormalidades estruturais e funcionais observadas no estado crônico dessas condições.

Classificação de doença cardíaca pulmonar

Doença cardíaca pulmonar crônica
- Padrão anormal do movimento septal interventricular comum da sobrecarga de pressão do RV é uma marca característica.
- Hipertrofia e dilatação do RV geralmente estão presentes.
- Dilatação do RV e anelar da tricúspide e dilatação da PA e RVOT levam a TR e PR, respectivamente, que podem resultar em sobrecarga de volume do RV superimposta e maior alargamento do RV e RA.
- A pressão crônica do RV ou sobrecarga de volume leva à disfunção diastólica do RV.
- Por fim, a disfunção sistólica do RV de graus variados ocorre comumente.

Doença cardíaca pulmonar aguda
- PE e síndrome do desconforto respiratório agudo (ARDS) são as causas mais comuns de P-HTN aguda e doença cardíaca pulmonar. Nesses cenários, a espessura da parede do RV é geralmente normal, mas pode ocorrer disfunção sistólica do RV a partir de dilatação rápida.
- A dilatação aguda do RV reduz proporcionalmente o tamanho do LV em decorrência de um espaço pericárdico relativamente fixado resultando em comprometimento do enchimento do LV e diminuição da pré-carga.
- O ápice do RV perde sua forma triangular e se torna mais arredondado.
- O ápice do RV geralmente possui contração relativamente normal apesar da hipocinesia moderada ou grave da parede livre do RV (sinal de McConnell).
- A sobrecarga aguda da pressão do RV causa deslocamento esquerdo importante ou posterior do septo interventricular durante o final da sístole e do início da diástole.
- A dilatação e a disfunção do RV resultantes levam à TR e também ao aumento da pressão no RA.
- Uma PFO (geralmente mantido fechado em decorrência da pressão normalmente mais elevada do LA) pode abrir quando a pressão do RA ultrapassa a pressão do LA e pode levar a um desvio da direita para a esquerda, piorando a hipóxia e, potencialmente, levando à embolia paradoxal.

Precisão diagnóstica para a detecção da hipertensão pulmonar e doença cardíaca pulmonar

- A sensibilidade e especificidade da espessura da parede livre do RV > 5 mm para a detecção de P-HTN são 93 e 95%, respectivamente.

Tabela 5.3
Classificação da doença cardíaca pulmonar

Anormalidade	Gravidade da doença cardíaca pulmonar		
	Leve	Moderada	Grave
P-HTN	Geralmente moderada	Moderada a grave	Geralmente grave
RVH	Leve	Geralmente moderada (espessura da parede 6 a 10 mm)	Geralmente grave (espessura da parede > 10 mm)
Dilatação do RV	Ausente a leve	Leve a moderada	Moderada a grave
Disfunção diastólica do RV	Geralmente leve	Leve a moderada	Geralmente grave
Disfunção sistólica do RV	Ausente ou leve	Leve a moderada	Moderada a grave
Movimento septal anormal	Geralmente presente	Normalmente presente	Sempre presente. A sobrecarga de volume é comum
HTN do RA	Leve a moderada	Moderada a grave	Grave (≥ 20 mmHg)
TR funcional	Normalmente leve	Leve a moderada	Moderada a grave

- A avaliação da função sistólica do RV pelo grau de excursão descendente do anel da tricúspide se correlaciona altamente (0,92) com a fração de ejeção do RV determinada por métodos nucleares.
- Um TAD sistólico < 14 mm prevê uma fração de ejeção do RV < 40% com uma sensibilidade de 88% e uma especificidade de 90% (15).
- Fechamento médiossistólico da válvula pulmonar e perda da onda A pelo modo M são altamente específicas (> 90%) para P-HTN.
- Eco, conforme comparação com a caracterização do lado direito do coração, apresenta uma sensibilidade de 78% e uma especificidade de 75% para a detecção de P-HTN em decorrência de COPD.
- Hipocinesia da parede livre do RV com contração relativamente normal do ápice do RV, conhecida como sinal de McConnel, possui uma sensibilidade de 77%, uma especificidade de 94% e um valor preditivo negativo de 96% para P-HTN em decorrência de PE.
- Em pacientes com PE, a evidência de doença cardíaca pulmonar ao TTE ou TEE está presente em 68% dos pacientes; entretanto, em pacientes com PE lobar ou proximal, a sensibilidade aumenta para 90%.
- Uma razão TRV/VTI$_{RVOT}$ de 0,175 possui uma sensibilidade de 77% e especificidade de 81% para PVR > 2 unidades Wood.
- Parâmetros ao Doppler colorido usados na avaliação da gravidade de TR e PR são altamente sensíveis (> 80%) e específicos (> 90%) (ver Capítulo 10).

Uso em gestantes com hipertensão pulmonar e doença cardíaca pulmonar

- P-HTN acarreta um alto risco de morbidade e mortalidade materna e fetal.
- A mortalidade materna é elevada, tanto quanto 50%, e a morte fetal ou nascimento prematuro é frequente.
- A gravidez é contraindicada em pacientes com P-HTN.
- O eco com Doppler é o método preferido para a determinação e monitoramento de P-HTN durante a gravidez.
- Durante a gravidez, o aumento do volume sanguíneo, a diminuição da resistência vascular e o aumento do débito cardíaco levam a um aumento do tamanho da IVC. Assim, a P-HTN pode ser superestimada por eco, conforme comparada à cateterização cardíaca nesses pacientes (20).

Indicadores de prognóstico ruim na hipertensão pulmonar e doença cardíaca pulmonar

- Pacientes com P-HTN tromboembólica crônica e uma pressão AP média de > 40 mmHg e > 50 mmHg possuem uma sobrevivência de 5 anos de 30 e 10%, respectivamente.
- A sobrevivência em 6 anos em pacientes com P-HTN tromboembólica crônica melhora a 75% após tromboendarterectomia (PTE).
- A disfunção sistólica do RV no cenário de PE prevê um aumento de seis vezes na mortalidade, conforme comparado a pacientes com função normal do RV(21).
- Pacientes com PE e P-HTN persistente e disfunção do RV em 6 semanas apresentam taxa de mortalidade muito mais elevada do que pacientes cuja pressão da PA e função do RV se normalizam.
- A efusão pericárdica, o movimento septal anormal e o tamanho do RA são preditores independentes do aumento da mortalidade em pacientes com P-HTN primária (22).

Parâmetros que indicam a necessidade de intervenções terapêuticas

Terapia trombolítica

- Evidência de disfunção sistólica RV em pacientes hemodinamicamente comprometidos com PE é uma indicação para terapia trombolítica endovenosa:
  - Ultrassom acelerado, bem como terapias trombolíticas orientadas por catéter têm sido usadas com êxito. (23).
- A trombólise em pacientes hemodinamicamente estáveis com dilatação da PE e RV ou disfunção podem ser úteis (mortalidade em 30 dias de 4,7% com trombólise, conforme comparado a 11,1% no grupo com anticoagulação em monoterapia) (21).

Tromboendarterectomia pulmonar

- PTE cirúrgica é indicada em pacientes com alto risco para PE com doença cardíaca pulmonar grave e instabilidade hemodinâmica, nos quais a trombólise falha ou é contraindicada:
  - Embolectomia percutânea ou por catéter é, então, uma alternativa em pacientes que apresentam alto risco cirúrgico (23,24).
- PTE é também indicada a pacientes com doença cardíaca pulmonar grave e tromboembolismo pulmonar crônico.
- PTE é potencialmente curativa e está associada a uma taxa de mortalidade relativamente baixa de < 10% em centros especializados.
- Pacientes com pressões de PA médias gravemente elevadas (> 50 mmHg) e PVR (> 1.100 dynes/segundo/cm-5) possui um aumento de seis vezes na mortalidade operatória na PTE.
- O eco pode identificar pacientes candidatos a PTE e auxilia na avaliação de pressões cardíacas do lado direito, tamanho da câmara e função sistólica e diastólica do RV após PTE (Fig. 5.14A, B).

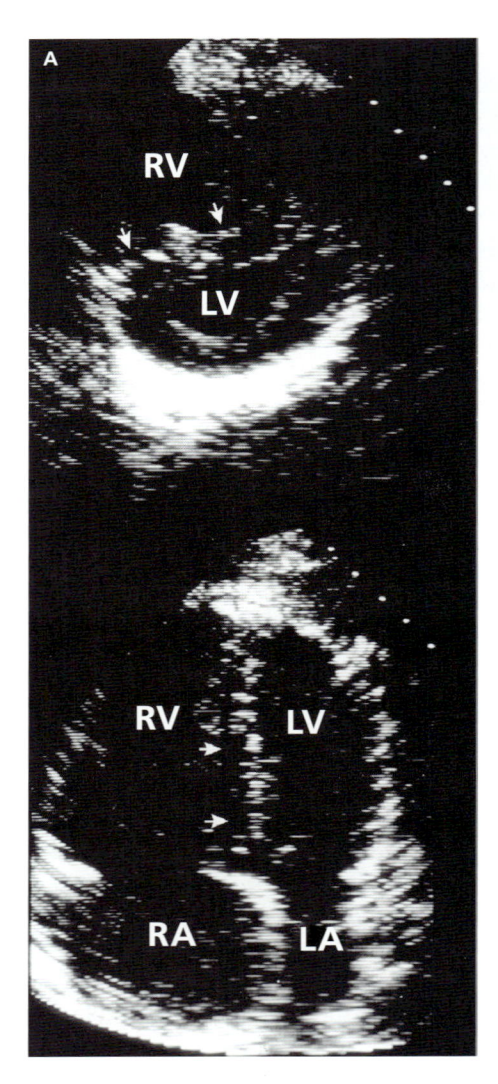

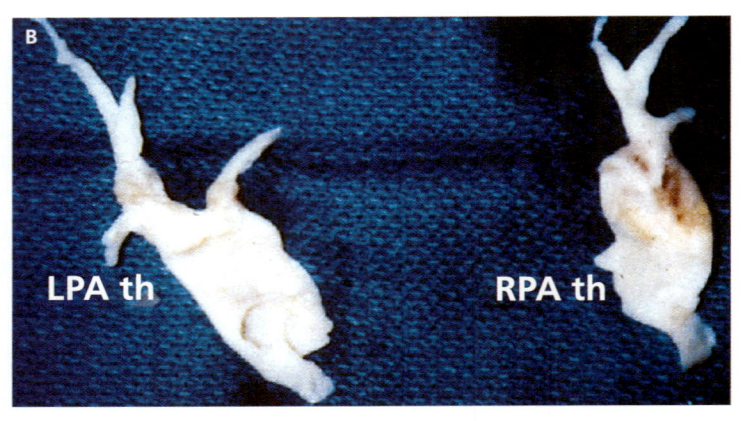

Fig. 5.14 Doença cardíaca pulmonar crônica grave. A. Imagens a TEE de eixo curto e de quatro câmaras em um paciente com PE recorrente crônica demonstrando grave dilatação das câmaras cardíacas direita e movimento septal anormal (*setas*) de acordo com sobrecarga de pressão do RV (pressão sistólica estimada da PA de 75 mmHg). Após PTE, alargamento do lado direito do coração e disfunção significativamente melhorada próximo à normalidade. **B.** Trombos grandes, ramificados, múltiplos e bem organizados removidos das artérias pulmonares esquerda (LPA Th) e direita (RPA Th). LA, átrio esquerdo; LV, ventrículo esquerdo; RA, átrio direito; RV, ventrículo direito

Terapia com vasodilatadores

- Embora não haja critério específico ao eco para terapia vasodilatadora na P-HTN primária, essa técnica pode auxiliar na identificação de candidatos para tal terapia e sua resposta.
- Uma resposta positiva ao teste vasodilatador agudo é definida como uma diminuição na pressão média da PA ≥ 10 mmHg a uma pressão média absoluta < 40 mmHg sem uma diminuição do débito cardíaco.
- Uma terapia para pacientes que não respondem inclui antagonistas de receptores de endotelina administrados por via oral, inibidores de fosfodiesterase, infusão de epoprostenol e transplante pulmonar.
- A administração de bosentan, um antagonista ativo do receptor de endotelina administrado por via oral, melhora significativamente a razão entre a área diastólica do RV ao LV, tempo de ejeção do RV e volume de bombeamento e enchimento diastólico do LV (25).
- Parâmetros preditivos ao eco de hipotensão induzida por vasodilatador incluem abaulação septal ventricular para o lado esquerdo, diâmetro transversal do LE na sístole < 2,7 cm, diâmetro transversal do LE na diástole < 4,0 cm, área do LE na sístole < 15,5 cm^2 e área do LE na diástole < 20,0 cm^2.

Fechamento percutâneo ou cirúrgico de desvios intracardíacos

- Imagens bidimensionais e ECO 3D transtorácico (TTE), e principalmente TEE, e ecocardiografia intracardíaca (ICE) podem determinar o tamanho e o local de um ASD e determinar sua possibilidade de reparação percutânea ou cirúrgica.
- Pacientes com ASD favorável com um diâmetro < 38 mm e uma borda circunferencial adequada são candidatos ao fechamento percutâneo (26).
- O uso de imagens ao TEE ou ICE durante o reparo transcateter de ASD avalia o posicionamento do dispositivo e adequação da captura septal e identifica desvios residuais significantes (ver Fig. 12.6).

Transplante de coração e pulmão

- O transplante de coração e pulmão e o transplante único de pulmão, ou duplo pulmão são considerados em pacientes com P-HTN com classificação III a IV da Associação de Cardiologia de Nova Iorque para insuficiência cardíaca, os quais falharam com vasodilatadores ou que apresentaram efeitos colaterais intoleráveis.

Acompanhamento de pacientes com hipertensão pulmonar e doença cardíaca pulmonar

- O eco realizado em 1 mês e depois a cada 3 a 6 meses é útil para o acompanhamento de pacientes após PTE para avaliar a redução de pressões da PA e tamanho do RV.
- O eco realizado a cada 1 a 3 meses é útil para avaliar a resposta à terapia vasodilatadora de P-HTN primária e para orientar decisões sobre terapia alternativa.
- O eco é realizado a cada 4 a 6 semanas após PE para avaliar a persistência de P-HTN e disfunção do RV indicativa de um prognóstico ruim em 5 anos (27).

Referências

1. Simonneau G, Galiè N, Rubin LJ, et al. Clinical classification of pulmonary hypertension. *J Am Coll Cardiol.* 2004;43(12 Suppl S):5S-12S.
2. Badesch DB, Champion HC, Sanchez MA, et al. Diagnosis and assessment of pulmonary arterial hypertension. *J Am Coll Cardiol.* 2009;54(1 Suppl):S55-S66.
3. McGoon M, Gutterman D, Steen V, et al. Screening, early detection, and diagnosis of pulmonary arterial hypertension. *Chest.* 2004;126 (1 Suppl):14S-34S.
4. Humbert M, Sitbon O, Chaouat A, et al. Pulmonary arterial hypertension in France: Results from a national registry. *Am J Respir Crit Care Med.* 2006;173:1023-1030.
5. McQuillan BM, Picard MH, Leavitt M, et al. Clinical correlates and reference intervals for pulmonary artery systolic pressure among echocardiographically normal subjects. *Circulation.* 2001;104:2797-2802.
6. Douglas PS, Garcia MJ, Haines DE, et al. ACCF/ASE/AHA/ASNC/HFSA/HRS/SCAI/SCCM/SCCT/SCMR 2011 appropriate use criteria for echocardiography. *J Am Coll Cardiol.* 2011;57:1126-1166.
7. Rudski LG, Lai WW, Afilalo J, et al. Guidelines for the echocardiographic assessment of the right heart in adults. *J Am Soc Echocardiogr.* 2010;23:685-713.
8. Lang RM, Bierig M, Devereux RB, et al. Recommendations for chamber quantification. *Eur J Echocardiogr.* 2006;7:79-108.
9. Forfia PR, Fisher MR, Mathai SC, et al. Tricuspid annular displacement predicts survival in pulmonary hypertension. *Am J Respir Crit Care Med.* 2006;174:1034-1041.
10. Jenkins C, Chan J, Bricknell K, et al. Reproducibility of right ventricular volumes and ejection fraction using real-time three-dimensional echocardiography: Comparison with cardiac MRI. *Chest.* 2007;131:1844-1851.
11. Leibundgut G, Rohner A, Grize L, et al. Dynamic assessment of right ventricular volumes and function by real-time three-dimensional echocardiography: A comparison study with magnetic resonance imaging in 100 adult patients. *J Am Soc Echocardiogr.* 2010;23:116-126.
12. Sugeng L, Mor-Avi V, Weinert L, et al. Multimodality comparison of quantitative volumetric analysis of the right ventricle. *JACC Cardiovasc Imaging.* 2010;3:8-10.
13. Tamborini G, Marsan NA, Gripari P, et al. Reference values for right ventricular volumes and ejection fraction with real-time three-dimensional echocardiography: Evaluation in a large series of normal subjects. *J Am Soc Echocardiogr.* 2010;23:109-115.
14. Abbas AE, Fortuin FD, Schiller NB, et al. A simple method for noninvasive estimation of pulmonary vascular resistance. *J Am Coll Cardiol.* 2003;46:1021-1027.
15. Hugues T, Ducreux D, Bertora D, et al. Interest of tricuspid annular displacement (TAD) in evaluation of right ventricular ejection fraction. *Ann Cardiol Angeiol (Paris).* 2010;59:61-66.
16. Ozer N, Tokgözoglu L, Çöplü L, et al. Echocardiographic evaluation of left and right ventricular diastolic function in patients with chronic obstructive pulmonary disease. *J Am Soc Echocardiogr.* 2001;14:557-561.
17. Zoghbi WA, Enriquez-Sarano M, Foster E, et al. Recommendations for evaluation of the severity of native valvular regurgitation with two-dimensional and Doppler echocardiography. *J Am Soc Echocardiogr.* 2003;16:777-802.
18. Silversides CK, Veldtman GR, Crossin J, et al. Pressure half-time predicts hemodynamically significant pulmonary regurgitation in adult patients with repaired tetralogy of Fallot. *J Am Soc Echocardiogr.* 2003;16:1057-1062.
19. Skolnick A, Vavas E, Kronzon I. Optimization of ASD assessment using real time three-dimensional transesophageal echocardiography. *Echocardiography.* 2009;26:233-235.
20. Penning S, Robinson KD, Major CA, et al. A comparison of echocardiography and pulmonary artery catheterization for evaluation of pulmonary artery pressures in pregnant patients with suspected pulmonary hypertension. *Am J Obstet Gynecol.* 2001;184:1568-1570.
21. Dalen JE. The uncertain role of thrombolytic therapy in the treatment of pulmonary embolism. *Arch Intern Med.* 2002;162:2521-2523.
22. Raymond RJ, Hinderliter AL, Willis PW, et al. Echocardiographic predictors of adverse outcomes in primary pulmonary hypertension. *J Am Coll Cardiol.* 2002;39:1214-1219.
23. Meneveau N. Therapy for acute high-risk pulmonary embolism: Thrombolytic therapy and embolectomy. *Curr Opin Cardiol.* 2010; 25:560-567.
24. Lin PH, Chen H, Bechara CF, et al. Endovascular interventions for acute pulmonary embolism. *Perspect Vasc Surg Endovasc Ther.* 2010; 22:171-182.
25. Galiè N, Hinderliter AL, Torbicki A, et al. Effects of the oral endothelin-receptor antagonist bosentan on echocardiographic and Doppler measures in patients with pulmonary arterial hypertension. *J Am Coll Cardiol.* 2003;41:1380-1386.
26. Du ZD, Hijazi ZM, Kleinman CS, et al. Comparison between transcatheter and surgical closure of secundum atrial septal defect in children and adults: Results of a multicenter nonrandomized trial. *J Am Coll Cardiol.* 2002;39:1836-1844.
27. Grifoni S, Olivotto I, Cecchini P, et al. Short-term clinical outcome of patients with acute pulmonary embolism, normal blood pressure, and echocardiographic right ventricular dysfunction. *Circulation.* 2000;101:2817-2822.

6

Regurgitação Mitral

Phoebe A. Ashley ▪ Carlos A. Roldan

- Regurgitação mitral (MR) é a doença valvular adquirida mais comum em adultos.
- A MR causada por anormalidade anatômica dos folhetos e/ou cordas tendinosas é denominada *MR primária* ou *orgânica*.
- A MR causada por rompimento do aparelho mitral normal em decorrência da dilatação ou disfunção sistólica global ou regional do ventrículo esquerdo (LV) é denominada *MR secundária* ou *funcional*.
- A anamnese e o exame físico continuam a ser o método de escolha para a avaliação inicial de pacientes com suspeita de MR.
- A anamnese e o exame físico, entretanto, apresentam diversas limitações:
  - Os pacientes com MR grave podem desenvolver dilatação assintomática do LV ou disfunção sistólica.
  - A audibilidade da MR média é < 20% e aquela da MR moderada é incerta.
  - Pacientes com insuficiência cardíaca sistólica moderada a grave e MR grave frequentemente apresentam sopro suave, até mesmo inaudível.
  - Na MR grave aguda, o sopro sistólico frequentemente é inaudível.
  - Jatos excêntricos da MR podem produzir achados clínicos enganosos. No prolapso do folheto posterior da válvula mitral, o sopro sistólico do meio para o final irradia-se anteriormente e pode ser confundido com a estenose aórtica.
  - O exame físico é limitado para definir a etiologia e a gravidade da MR e da dilatação e disfunção do LV associadas.

Etiologias comuns

Regurgitação mitral crônica
- O prolapso da válvula mitral (MVP) com ou sem ruptura das cordas ou folhetos mitrais frouxos é a causa mais comum de MR nos Estados Unidos.
- Cardiopatia isquêmica com disfunção sistólica global ou regional do LV com ou sem disfunção do músculo papilar associada.
- Cardiopatia reumática.

Regurgitação mitral aguda
- Ruptura primária das cordas é a causa mais comum de MR grave aguda.
- Disfunção isquêmica do músculo papilar com ou sem ruptura parcial ou completa do músculo papilar.
- Endocardite infecciosa (IE).
- Ruptura traumática das cordas ou do músculo papilar.

Mecanismos da regurgitação mitral

Mecanismo de Carpentier da regurgitação mitral
- *Tipo I:* movimento normal do folheto com má coaptação (miocardiopatia dilatada).
- *Tipo II:* movimento excessivo do folheto, frequentemente em decorrência do prolapso do folheto (degeneração mixomatosa com alongamento das cordas ou ruptura do músculo papilar).
- *Tipo III:* movimento restrito do folheto:
  - *IIIa:* restrição diastólica (tipo reumático).
  - *IIIb:* restrição sistólica (tipo isquêmico).

Ecocardiografia

Indicações da classe I ou apropriadas (escore 7-9) para a ecocardiografia
- Nos pacientes com MR, a ecocardiografia transtorácica (TTE) bidimensional (2D) ou tridimensional em tempo real (RT3D) e a ecocardiografia transesofágica (TEE) desempenham papel essencial na determinação da etiologia, gravidade,

Tabela 6.1

Indicações classe I ou apropriadas (escore 7-9) para ecocardiografia em pacientes com regurgitação mitral

Avaliação por TTE de base para diagnosticar e quantificar a gravidade hemodinâmica da MR, avaliação da morfologia do folheto, tamanho e função do LV, tamanho do LA, pressões arteriais pulmonares e tamanho e função do RV em qualquer paciente com suspeita clínica de MR.

TTE/TEE para delineamento do mecanismo da MR.

TTE para reavaliação da gravidade da MR, aparato da válvula mitral, função LV e hemodinâmica após alteração nos sinais e sintomas.

Vigilância anual com TTE da função do LV (estimada pela fração de ejeção e dimensão sistólica final) e pressão da artéria pulmonar nos pacientes assintomáticos com MR moderada ou grave.

TTE para avaliação das mudanças na gravidade hemodinâmica e compensação ventricular nas pacientes com MR conhecida durante a gravidez.

TEE para avaliação da MR em pacientes nos quais a TTE fornece imagens não diagnósticas com vistas à gravidade ou mecanismo da MR e/ou estado da função do LV.

TEE no pré-operatório e/ou no intraoperatório para estabelecer a base anatômica da MR grave e para avaliar a viabilidade e orientação do reparo.

TTE para avaliação do tamanho e função do LV e hemodinâmica da válvula mitral após troca ou reparo da válvula mitral para estabelecer o estado de base.

TTE, ecocardiografia transtorácica; MR, regurgitação mitral; LV, ventrículo esquerdo; RV, ventrículo direito; TEE, ecocardiografia transesofágica.
Todas as indicações com Nível de Evidência B ou C.
(Adaptada de Nishimura RA, Carabello BA, Faxon DP, et al. 2008 focado atualizado em ACC/AHA 2006 guidelines for the management of patients with valvular heart disease. *Circulation.* 2008:118:e523-e661; Douglas OS, Garcia MJ, Haines DE, et al. ACCF/ASE/AHA/HFSA/HRS/ASNC/SCAI/SCCM/SCCT/SCMR 2011 Appropriate use criteria for echocardiography. *J Am Coll Cardiol.* 2011; 57:1126-1166.)

Tabela 6.2

Valor diagnóstico da ecocardiografia transtorácica e transesofágica

Definição e localização de lesões do folheto mitral no MVP, na endocardite e nas anormalidades mitrais congênitas.

Identificação exata do prolapso de segmento individual/porção ou frouxidão para melhor avaliar e guiar reparo/troca da válvula por cirurgia.

Identificação de alterações anatômicas e mecânicas no anel mitral que contribuem para a MR.

Critério sobre a complexidade da estrutura da válvula mitral e inter-relações da válvula com as cordas, os músculos papilares e as paredes miocárdicas.

Quantificação mais exata dos parâmetros de fluxo regurgitante por Doppler colorido.

Definição melhorada de jatos excêntricos da MR auxiliando a quantificação do volume.

Avaliação melhorada do mecanismo, da localização, da extensão e da gravidade da regurgitação paraprotética em decorrência da sutura ou deiscência do anel de anuloplastia.

Análise volumétrica fornecendo visão externa do coração com perspectivas internas múltiplas.

MVP, prolapso da válvula mitral; MR, regurgitação mitral.

---

impacto sobre o tamanho e a função do LV e definição do momento de reparo ou troca da válvula (2,3) (Tabela 6.1).

- A ecocardiografia (eco) tridimensional em tempo real (RT3D) emergiu como técnica precisa na avaliação do mecanismo, da gravidade e da capacidade de reparo da MR (4-7) (Tabela 6.2).

Ecocardiografia modo M, bidimensional e tridimensional – Morfologia da válvula mitral

Melhores Planos de Imagem.

- *TTE:* Projeções paraesternais de eixos longo e curto e apical de duas e quatro câmaras.
- *TEE:* Projeções transgástricas de eixos curto e longo e medioesofágica com quatro e com duas câmaras e eixo longo.
- *RT3D:* Plano sagital (eixo longo vertical), plano coronal (quatro câmaras) e plano transverso (eixo curto). A aorta e o apêndice do átrio esquerdo (LA) funcional como marcas de referência para orientação (Tabela 6.3).

Características diagnósticas – chave de padrões morfológicos específicos

Doença mixomatosa da válvula mitral

- MVP é pré-requisito desta doença valvular.
- MVP é definido como deslocamento (≥ 2 mm) posterior dos folhetos através do plano do anel (projeção paraesternal de eixo longo) na sístole média tardia ou ocasionalmente holossistólico (Fig. 6.1).
- O espessamento do folheto (comumente ≥ 5 mm) (medido durante a diástase a partir da projeção da TTE paraesternal longa ou durante a sístole a partir de projeções de quatro câmaras) de tecido mole ecorrefringente, cordas redundantes e movimento dos folhetos para dentro do LA na sístole.
- A coaptação dos folhetos que se encontram prolapsados pode ser simétrica ou assimétrica (8).
- A gravidade da doença varia desde deslocamento médio dos folhetos até o prolapso completo ou frouxidão de uma porção do folheto dentro do LA.

Tabela 6.3
Ecocardiografia transesofágica bidimensional e tridimensional em tempo real de porções da válvula mitral

Projeções transversais	Características da válvula mitral mais bem identificadas
Eixo curto (0°) basal transgástrico 2D	C1-C2
Projeção (0°) medioesofágica de cinco câmaras 2D	A1/A2-P2
Projeção (0°) de quatro câmaras 2D	A2/A3-P2/P3
Projeção (40°) de quatro câmaras 2D	A2/A3-P1
Projeção (60°) da comissura 2D	P3-A2-P1 (LAA visível)
Projeção (90°) de duas câmaras 2D	P3-A1
Projeção (120°-150°) de eixo longo 2D	P2-A2
Projeção LA RT3D obtida da projeção medioesofágica de quatro câmaras	Todas as seis porções, ambas as comissuras, ânulo mitral inteiro e LAA
Projeção 3D LV obtida de projeção medioesofágica de quatro câmaras	Todas as seis porções, ambas as comissuras, cordas tendinosas e LVOT

C1, comissura anterolateral; C2, comissura posteromedial; A1,A2,A3 = porções anterolateral, médio-anterior e anteromedial do folheto mitral anterior, respectivamente; P1,P2,P3 = porções posterolateral, médio-posterior e posteromedial do folheto mitral posterior, respectivamente; LAA, apêndice atrial esquerdo; LVOT, trato de saída ventricular esquerdo.
O LAA e a aorta servem como marcas de referência para orientação: segmentos C1 e P1 estão exibidos em seguida ao LAA e A2 se encontra próximo à aorta. (Adaptada de Müller S, Müller L, Laufer G, et al. Comparison of three-dimensional imaging to transesophageal echocardiography for preoperative evaluation in mitral prolapse. *Am J Cardiol.* 2006;98:243-248.)

- Eco RT3D é superior ao TTE 2D e TEE 2D na avaliação do prolapso em segmento/porção da válvula mitral individual e ruptura de cordas associada (6,9).

Frouxidão do folheto mitral ou ruptura de corda.

- Durante a sístole, a extremidade do folheto aponta e se estende livremente para dentro do LA (Fig. 6.2A, B). A(s) extremidade(s) do(s) folheto(s) aponta(m) para a frente no LV no MVP grave sem porção frouxa (Fig. 6.1A).
- Não há falta de coaptação ou separação dos folhetos mitrais anterior e posterior (Fig. 6.2).
- Há vibração sistólica do folheto no LA.
- Frequentemente se observa movimento caótico diastólico do folheto.
- Está sempre associado a MR grave e excêntrica (Fig. 6.2C, D).
- RT3D e TEE são superiores a TTE 2D e TEE 2D na avaliação de porções da válvula mitral frouxa individual e fornece definição melhorada da geometria e avaliação da MR, especialmente de jatos da MR excêntrica (Figs. 6.3 a 6.9).

Regurgitação mitral isquêmica

- A MR isquêmica ocorre após o infarto do miocárdio (MI) na ausência de doença valvular primária; a incidência é de 20% e semelhante para MI anterior e inferior.
- No MI inferior ou inferolateral, acinesia ou discenesia da parede inferoposterior ou inferolateral associada a afinamento, fibrose e/ou calcificação do músculo papilar posteromedial isquêmico ou infartado provoca amarração e mobilidade reduzida da metade posterior de ambas as porções anterior e predominantemente P2 e P3 do folheto mitral posterior. A mobilidade significativamente reduzida do folheto posterior em relação ao folheto anterior leva a falta de coaptação do folheto e prolapso relativo do folheto anterior ou pseudoprolapso (10-13):
    - O pseudoprolapso do folheto mitral anterior explica o jato de MR excêntrico e dirigido no sentido posterolateral.
- No MI anterior, a dilatação e a disfunção do LV levam ao deslocamento inferior e lateral de ambos os músculos papilares e amarramento dos folhetos mitrais, levando a má coaptação incompleta porém simétrica e, portanto, a jato central de MR
- Na doença isquêmica crônica, o mecanismo da MR é o remodelamento local do LV (deslocamento apical e posterior dos músculos papilares), o que leva a cobertura valvular em direção ao LV e perda da contração anelar sistólica (4,10-13).
- TTE ou TEE RT3D fornece compreensão adicional na diferenciação da MR funcional e isquêmica por delinear melhor o desarranjo das relações espaciais normais do aparelho da válvula mitral (11,12,14) (Figs. 6.10 a 6.13).
    - Na RT3D, a extensão da cobertura posteromedial dos folhetos mitrais é o determinante predominante no MI posteroinferior, e o aplanamento e a dilatação anular mitral são os determinantes predominantes da área do orifício regurgitante no MI anterior ou miocardiopatia isquêmica.
- O eco RT3D também auxiliou a delinear melhor a frequentemente assimétrica geometria do anel mitral (MA) na MR isquêmica (Figs. 6.12 e 6.13).

Doença valvular mitral mixomatosa mista e isquêmica

- O paciente com doença valvular mitral mixomatosa subjacente ou MVP pode desenvolver doença da artéria coronariana ou apresentar MI, o que leva a mecanismo misto de MR (doença valvular mixomatosa e isquêmica).

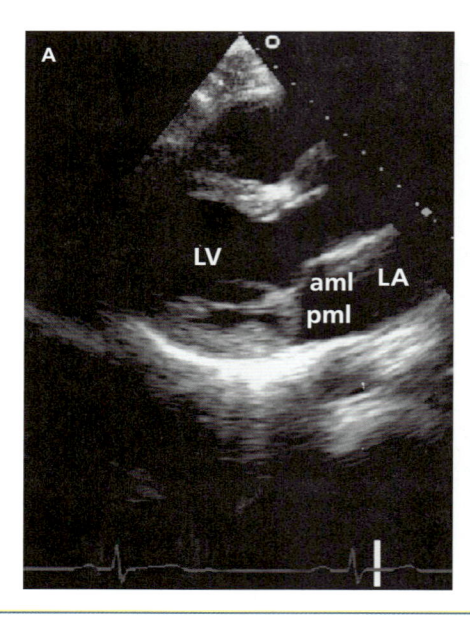

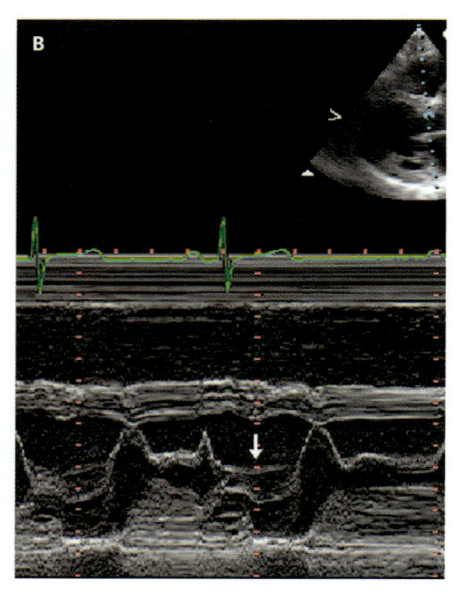

Fig. 6.1 Prolapso da válvula mitral. A. Projeção paraesternal de eixo longo da válvula mitral demonstra deslocamento do folheto mitral anterior (aml) além do anel mitral e predominantemente do folheto mitral posterior (pml) do meio ao fim da sístole. Também se nota espessamento mixomatoso difuso do folheto posterior. **B.** O modo M guiado por 2D demonstra prolapso predominantemente do folheto posterior do meio para o fim da sístole (*seta*). LA, átrio esquerdo; LV, ventrículo esquerdo. O vídeo correspondente demonstra prolapso moderado de ambos os folhetos mitrais anteriores e predominantemente posteriores associado ao espessamento mixomatoso. O pico do meio para o fim, altamente excêntrico, dirigido anteriormente e no mínimo de grau moderado de MR, estendendo-se para a veia pulmonar inferior esquerda está demonstrado pelo Doppler colorido. Também se nota o espessamento mixomatoso grave dos folhetos tricúspides.

- Embora a imagem 2D possa determinar o mecanismo misto da MR, TEE 3D é mais precisa (Figs. 6.14 a 6.16).

Ruptura (parcial ou completa) do músculo papilar
- A cabeça destacada do músculo papilar oscila livremente do LV no interior do LA.
- A porção do folheto mitral ligada ao músculo papilar rompido está frouxa e associada a MR grave e excêntrica (ver Fig. 2.13).
- Em razão do jato altamente excêntrico da MR, a TTE subestima sua gravidade. Portanto, TTE – e, quando disponível, RT3D – deve ser prontamente realizada nesses pacientes.

Cardiopatia reumática
- A cardiopatia reumática se caracteriza por (15-17):
  - Espessamento e esclerose, primariamente das extremidades dos folhetos.
  - Os folhetos apresentam aparência de "bastão de hóquei" ou angulação de 90 graus a partir das cordas para a ponta do folheto em decorrência da fusão e retração da comissura e da corda (ver Figs. 7.1 a 7.7).
  - Coaptação incompleta da válvula mitral em decorrência da retração do folheto.
  - Imobilidade relativa do folheto posterior da válvula mitral.
  - Dilatação do LA com expansão sistólica.
- Na febre reumática aguda, podem ser identificadas pequenas e discretas vegetações:
  - Esses nódulos medem 1 a 5 mm, apresentam ecorrefringência de tecido mole e estão localizados mais comumente no ponto de coaptação dos folhetos.
  - Ao contrário da IE, vegetações reumáticas são sésseis e podem não apresentar mobilidade independente.
- Na febre reumática recidivante, pode-se observar prolapso do folheto anterior.

Doença degenerativa relacionada com a idade
- A calcificação anular mitral (MAC) é pré-requisito da doença degenerativa ou senil.
- A MAC aparece como área de ecogenicidade aumentada na lateral do LV próximo à inserção do folheto posterior, que se movimenta paralelo e anterior à parede posterior do LV.

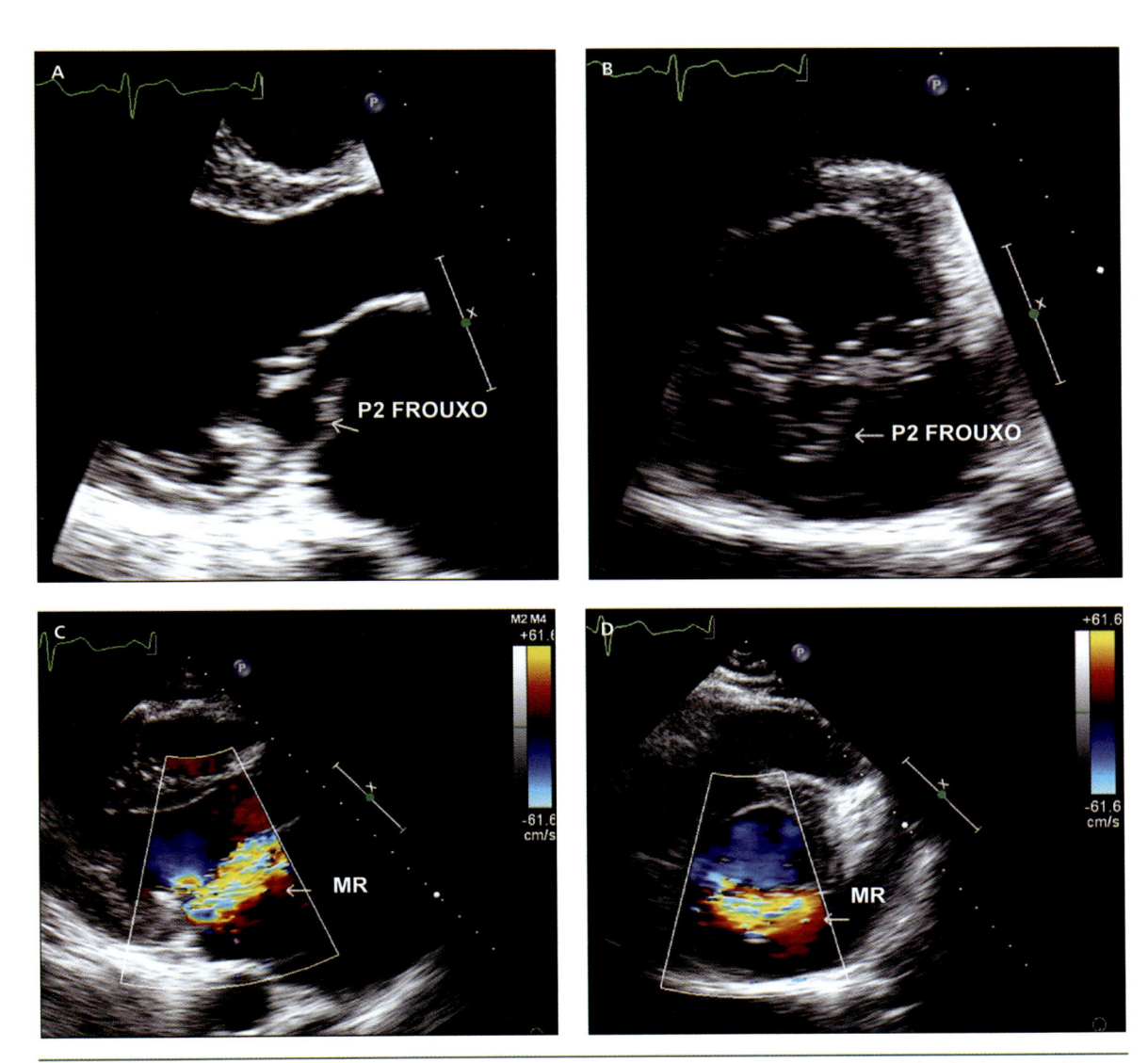

Fig. 6.2 Folheto mitral posterior frouxo. Estas projeções da válvula mitral da TTE 2D de eixo longo (**A**) e de eixo curto (**B**) demonstram a porção média (P2) do folheto mitral posterior prolapsando-se livremente no LA (átrio esquerdo) (P2 frouxo). Nota-se o espessamento mixomatoso associado de ambos os folhetos mitrais, predominantemente do folheto anterior. Também se encontra presente calcificação moderada do MA em (**A**). Projeções correspondentes paraesternais de eixo longo (**C**) e eixo curto (**D**) com Doppler colorido demonstram MR grave dirigida anteriormente (*setas*).

- A MAC pode-se estender à porção basal dos folhetos mitrais, especialmente o folheto posterior.
- A MAC pode envolver área focal do ânulo ou todo o ânulo posterior em forma de U.
- Raramente, pode-se observar MAC cística mimetizando a massa do ânulo mitral.
- A MAC aumenta a rigidez do ânulo e prejudica sua contração sistólica, que por sua vez leva a MR.
- Os autores definem a MAC como média quando o grau de esclerose no corte transversal anteroposterior é < 5 mm, moderada quando de 5 a 10 mm e grave quando > 10 mm.
- O eco RT3D identifica adicionalmente alterações na forma e na morfologia do anel da doença valvular mitral degenerativa (14).

Endocardite infecciosa

- Vegetações são pré-requisito da IE.
- Vegetações recentemente formadas aparecem como massas circunscritas com ecorrefringência de tecido mole, geralmente nas extremidades dos folhetos; elas são mais comumente pedunculadas, porém podem ser sésseis.

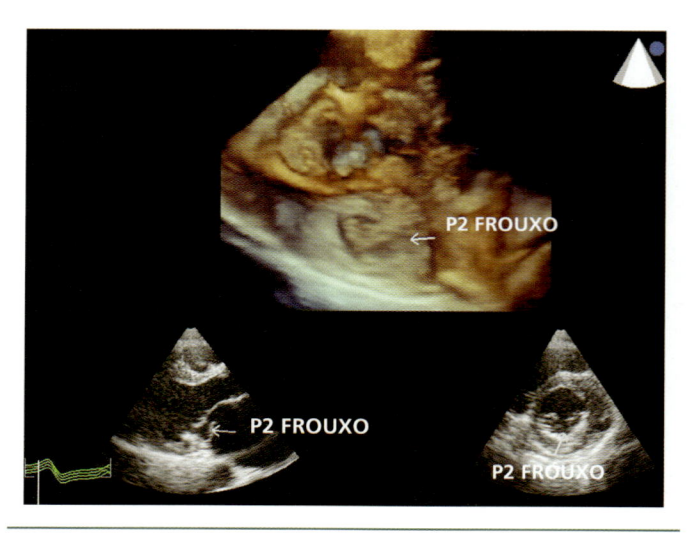

Fig. 6.3 Folheto mitral posterior frouxo à TTE 3D. Esta projeção do LA à eco transtorácica da válvula mitral demonstra coaptação incompleta dos folhetos mitrais em decorrência da porção média frouxa do folheto mitral posterior (P2 frouxo, *seta*) mais bem ilustrado pelas projeções paraesternais 2D de eixos longo e curto da válvula mitral.

- As vegetações apresentam movimento caótico ou rotatório característico independente, envolvem o folheto anterior ou o posterior e estão localizadas no lado atrial do ponto de coaptação dos folhetos.

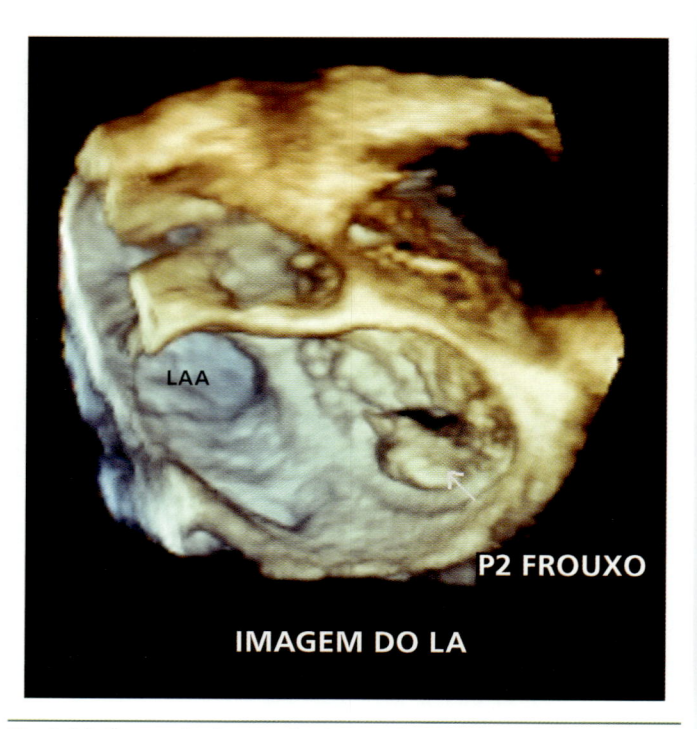

Fig. 6.4 Folheto mitral posterior frouxo (instável) à TTE 3D. Esta projeção do LA à TTE 3D da válvula mitral demonstra a porção média frouxa (P2 frouxo, *seta*) do folheto mitral posterior. Notar o apêndice gravemente associado dilatado (LAA).

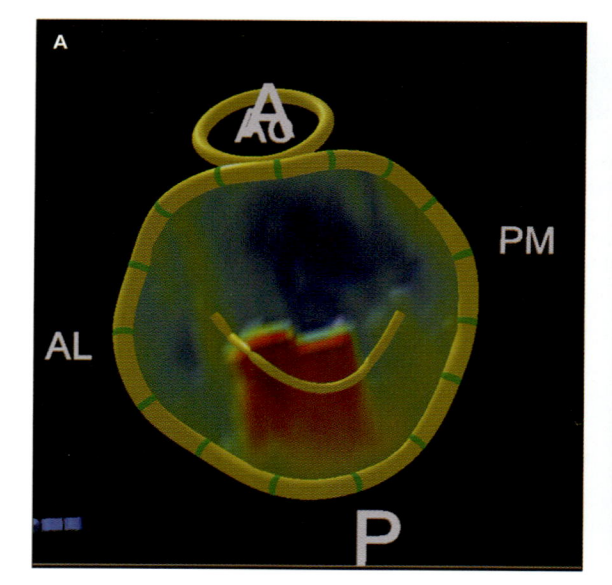

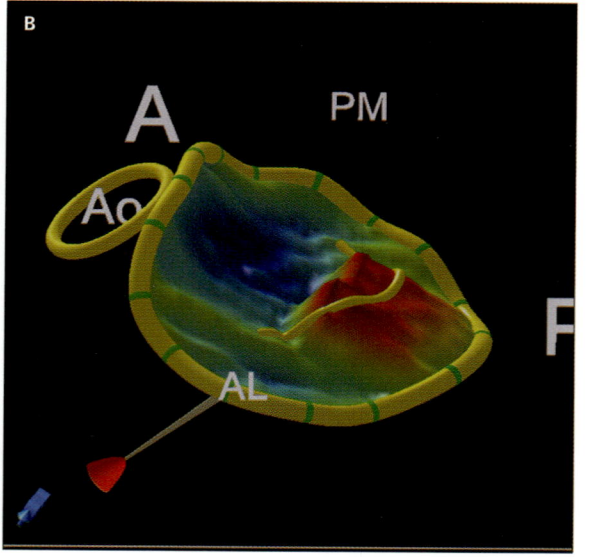

Fig. 6.5 A, B. Quantificação geométrica por TEE 3D da válvula mitral e do ânulo. Estas projeções do LA a TEE 3D (na face A, lado B) com a quantificação geométrica da válvula mitral e do anel do paciente discutido na Figura 6.4 ilustra a porção média frouxa (em cor vermelha) do folheto mitral posterior. Estas reconstruções geométricas 3D definem com precisão que o anel mitral perdeu sua forma normal em D para a forma circular em decorrência do aumento predominantemente dos diâmetros anulares anterior (A) para posterior (P). AL, comissura anterolateral e; PM, comissura posteromedial; Ao, válvula aórtica.

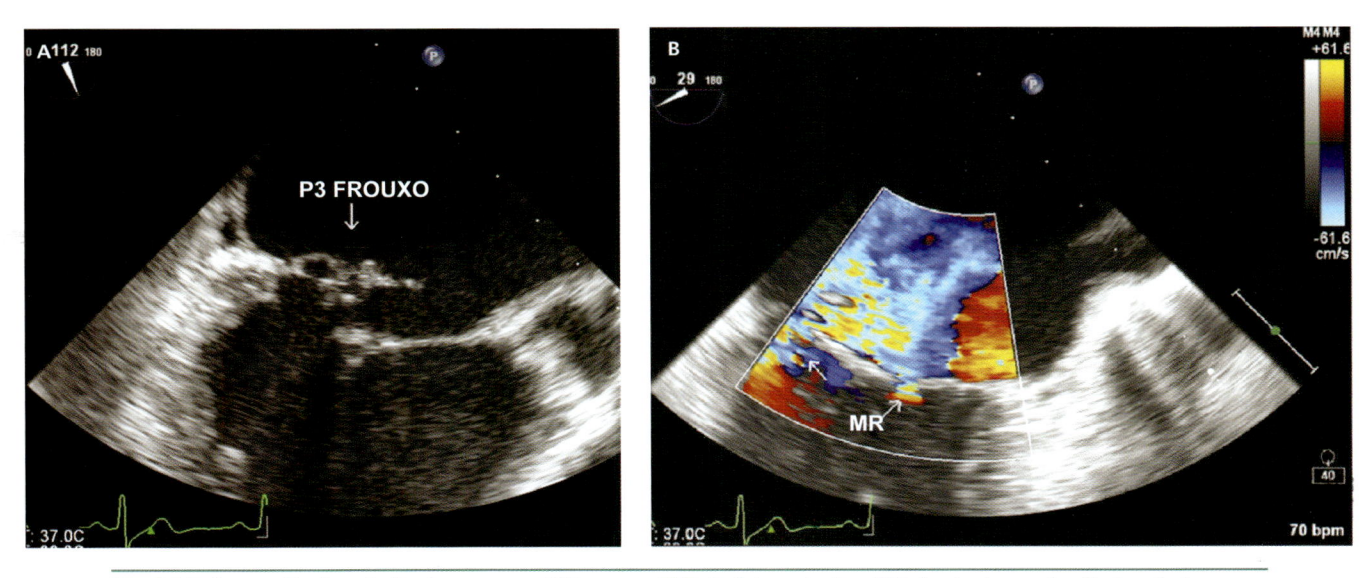

Fig. 6.6 **Folheto mitral posterior frouxo com MR grave a TEE. A.** Esta projeção a TEE de eixo longo da válvula mitral demonstra a porção frouxa (P3 frouxo). Notar o espessamento mixomatoso da extremidade do folheto mitral anterior e a porção frouxa do folheto posterior. Notar, também, a estrutura da corda aderida e a extremidade do folheto frouxo.
B. Esta imagem à TEE por Doppler colorido demonstra o jato de MR altamente excêntrico (dirigido anteriormente) no ponto da porção frouxa (*seta apontando da direita para a esquerda*) e o ponto da coaptação dos folhetos (*seta apontando de inferior para superior*). O grau da MR é grave com base na zona de convergência do fluxo > 1 cm e largura da *vena contracta* > 1 cm no ponto do folheto frouxo. A gravidade da MR pode ser significativamente subestimada com base no tamanho do jato regurgitante altamente excêntrico.

- Vegetações livremente móveis podem fazer prolapso no interior do LA durante a sístole e podem cair no interior do LV durante a diástole. Raramente, grandes vegetações podem causar obstrução valvular leve.

- Os folhetos subjacentes geralmente são estruturalmente anormais e apresentam morfologia subjacente específica (isto é, mixomatosa, reumática ou degenerativa).

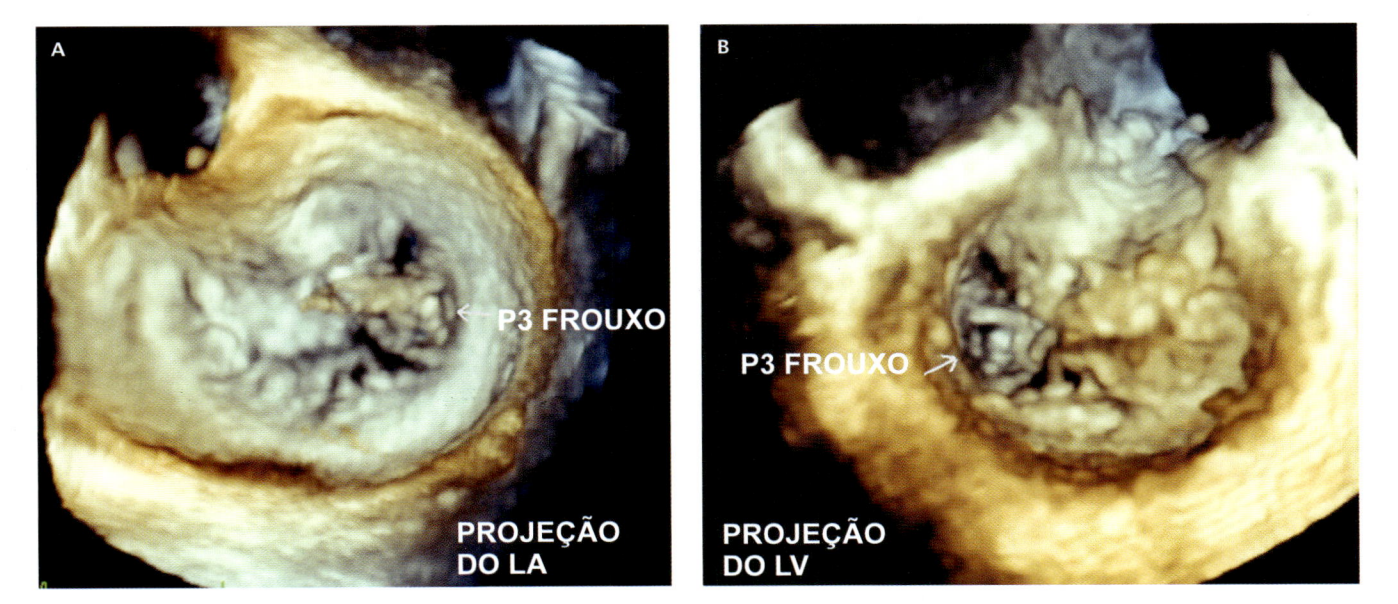

Fig. 6.7 Folheto mitral posterior frouxo (P3 frouxo) por TEE 3D a partir de projeções do LA (**A**) e LV (**B**).

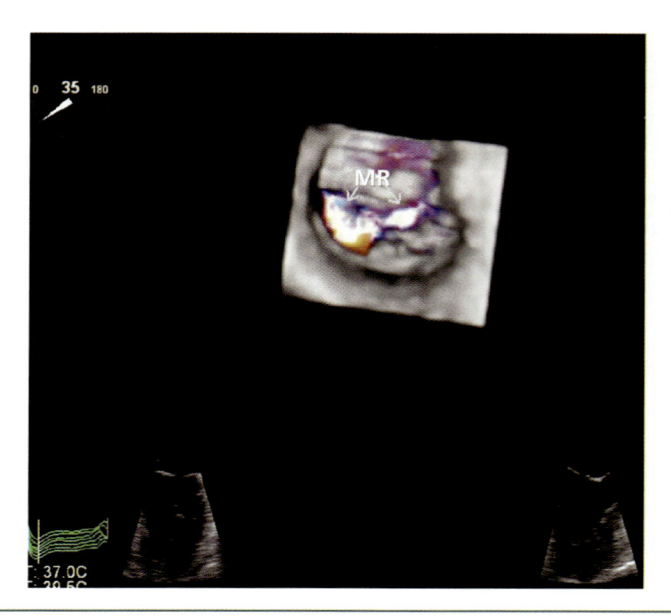

Fig. 6.8 MR grave a TEE 3D com Doppler colorido. Notar a grande área do orifício regurgitante (ROA) predominantemente no ponto do folheto mitral posterior P3 frouxo (*seta apontando medialmente*) observada na projeção do LV.

- Vegetações crônicas ou cicatrizadas apresentam ecorrefringência homogeneamente aumentada e são menos móveis ou imóveis.
- TEE 2D e RT3D são superiores à TTE para a detecção e caracterização das vegetações e complicações associadas (perfuração, abscesso, pseudoaneurisma ou fístula)(ver Figs. 13.2, 13.3, 13.6 e 13.10).

Impacto da regurgitação mitral sobre o ventrículo esquerdo e o átrio esquerdo

- Na MR grave aguda:
  - Não há alteração significante no volume do LV, porém existe aumento significante no volume e na pressão do LA.
  - A hipertensão pulmonar aguda leva a hipertensão, dilatação e disfunção das câmaras do coração direito.
- Na MR crônica:
  - O diâmetro de 4,5 cm do LA nas imagens do modo M correlaciona-se altamente com hipertensão do LA, resultante de MR significante (18).
  - A dilatação do LA é comum na MR moderada ou grave, mas existe ampla variação entre a gravidade da MR e o tamanho do LA.
  - A determinação dos volumes do LA com eco 2D é mais precisa para avaliar o tamanho do LA do que a dimensão AP tradicional.
  - Aumentam o volume e a massa do LV.
  - Aumentam as dimensões do final da diástole e do final da sístole no LV.
  - A fração de encurtamento do LV fica mantida até o final no processo mórbido.
  - O estresse da parede do LV no final da diástole não se altera ou pode diminuir.
- Após o reparo/a reposição e a eliminação do fluxo de saída do LA com baixa impedância:
  - A fração de ejeção diminui de 5 a 10%.
  - Aumenta o estresse da parede do LV.

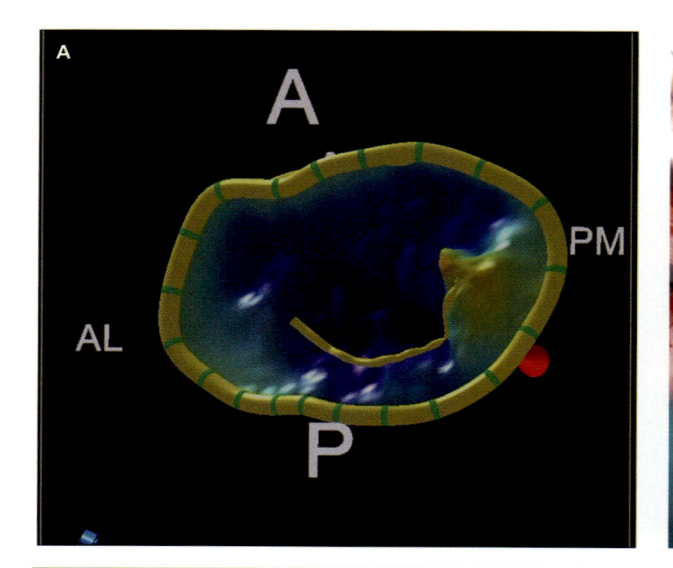

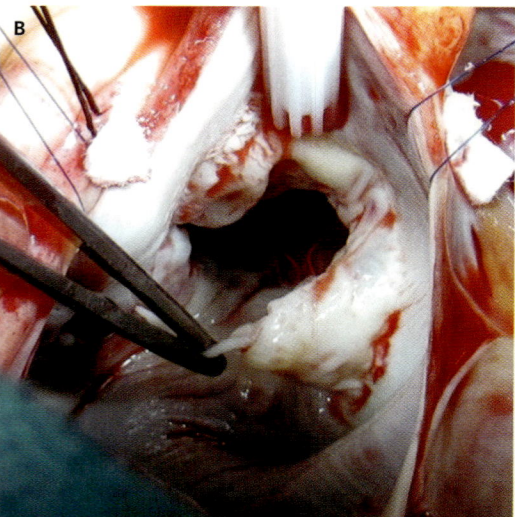

Fig. 6.9 Quantificação geométrica a TEE 3D e confirmação cirúrgica do folheto mitral posterior P3 frouxo. A. A projeção geométrica tridimensional do LA à TEE da válvula mitral e do anel do paciente discutido nas Figuras 6.6 a 6.8 ilustra a porção P3 frouxa (na cor amarela) e a preservação da forma em D e diâmetros normais AP e anterolateral (AL) a posteromedial (PM) do anel mitral. **B.** Cirurgia confirmou os achados de P3 frouxo isolado com ruptura de corda e forma e tamanho normais do anel mitral.

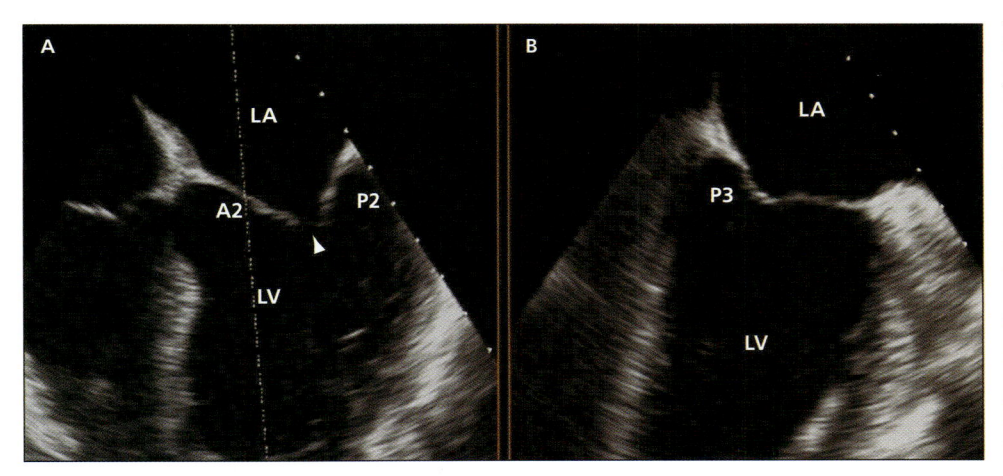

Fig. 6.10 A. Regurgitação mitral isquêmica. Projeções de quatro câmaras à TEE de paciente com doença arterial coronariana multiarterial e MI inferolateral demonstra coaptação incompleta do folheto mitral em decorrência da fixação no interior do LV e mobilidade gravemente diminuída dos folhetos mitrais anterior (A2) e predominantemente posterior (P2) (*seta*). Ao contrário, notar a coaptação normal e quase horizontal dos folhetos tricúspides. **B.** Projeção TEE de duas câmaras demonstra mobilidade reduzida de P3. **C-F.** TEE 2D com Doppler colorido demonstra MR grave, a qual é confirmada na projeção 3D com Doppler colorido do LA (**F**) com grande ROA e tamanho do jato.

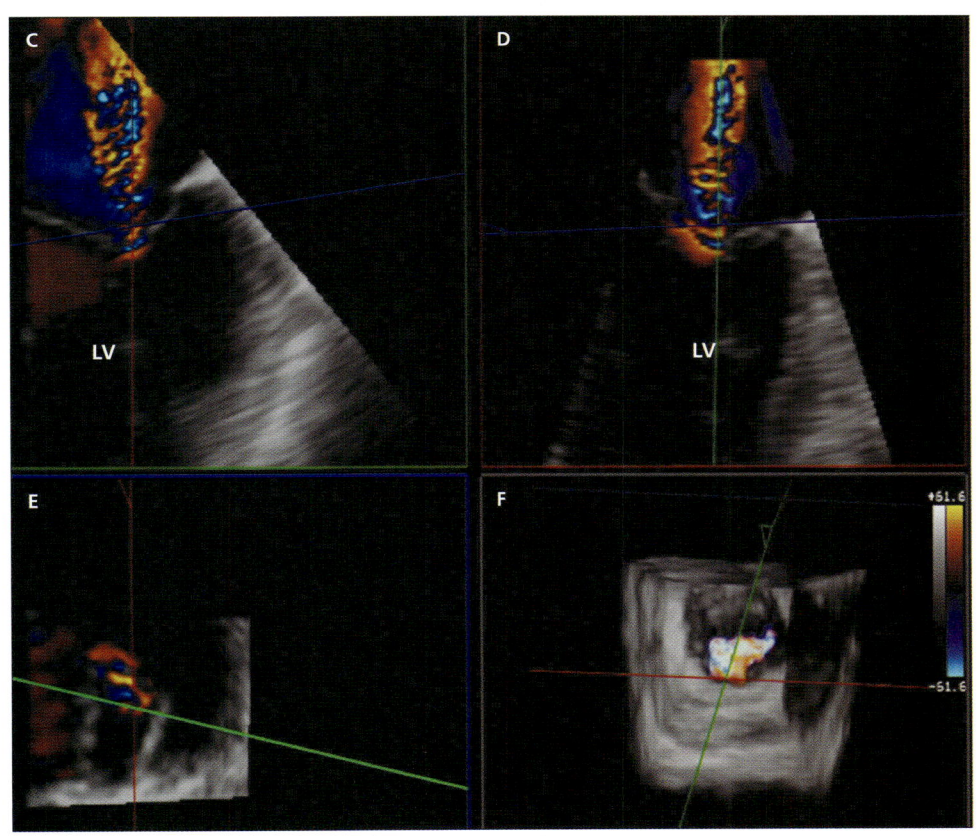

Armadilhas

- O modo M é limitado na avaliação dos padrões de morfologia da válvula e na determinação do mecanismo da MR.
- O modo M possui sensibilidade e especificidade limitadas para detecção de folheto mitral frouxo ou vegetação valvular.
- O modo M possui baixa sensibilidade, mas alta especificidade para o diagnóstico de MVP.
- A sensibilidade e a especificidade da TEE 2D tende a diminuir se mais de uma porção ou comissura estiverem envolvidos.

Ecocardiografia com Doppler para avaliação da gravidade da regurgitação mitral

Doppler de onda pulsada

Melhores planos de imagem

- Projeção apical na TTE e na TEE medioesofágica de duas e de quatro câmaras.
- RT3D de ângulo amplo ou de aquisição do volume completo no eixo longo paraesternal e projeções apicais de quatro câma-

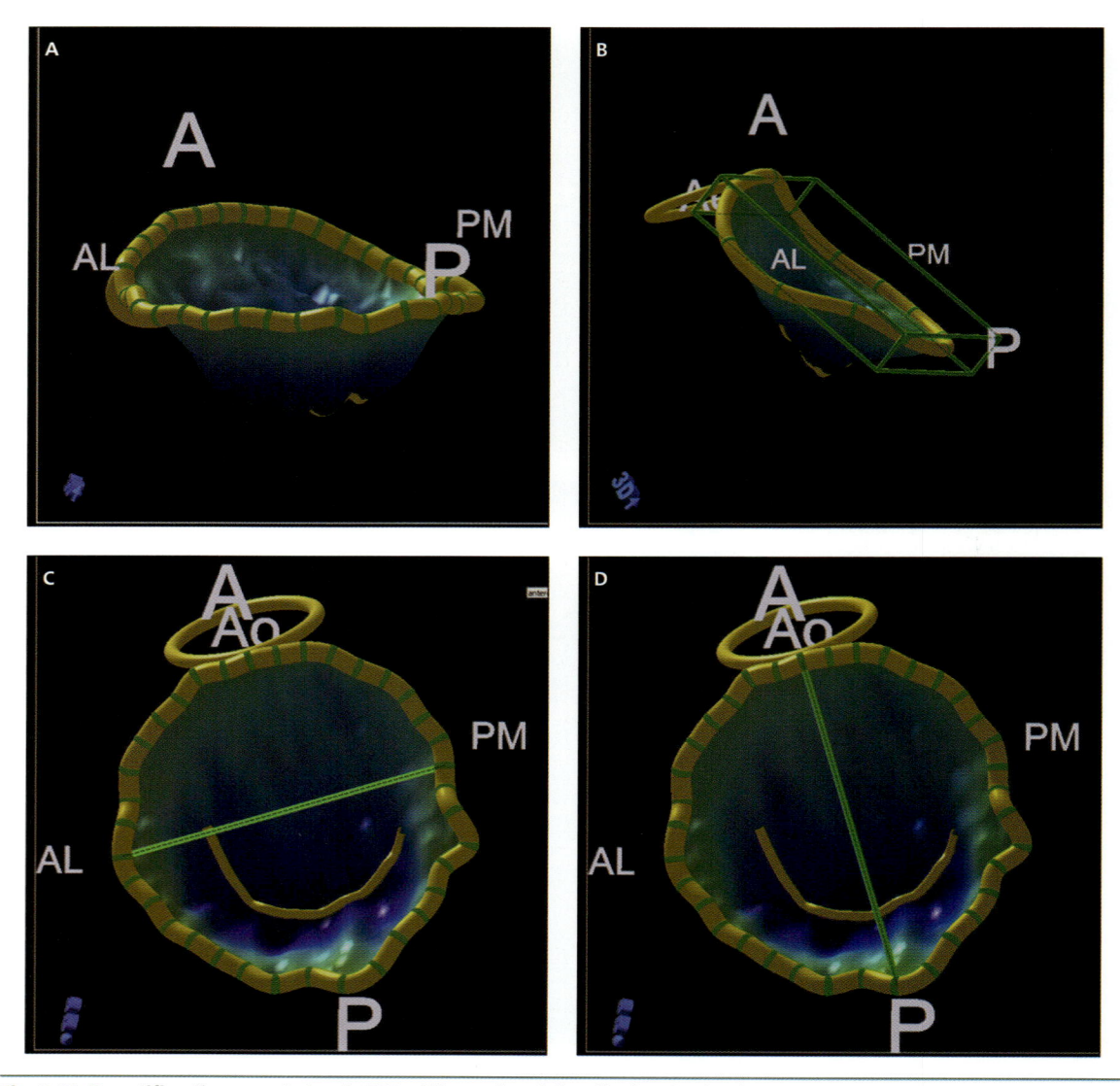

Fig. 6.11 Quantificação geométrica da TEE tridimensional da válvula mitral e do anel em paciente com MR isquêmica descrito na Figura 6.10. Estas projeções laterais a TEE 3D (**A, B**) ilustram a fixação e a cobertura graves no interior do LV de ambos os folhetos mitrais e predominantemente do folheto posterior (**A**) muito além do máximo normal de 1 cm no interior do LV (**B**). Estas TEEs 3D diante das projeções do LA (**C, D**) ilustram adicionalmente a fixação de todos os folhetos mitrais, anterior e predominantemente posterior, além da forma circular distorcida do anel mitral em decorrência do aumento do diâmetro AP. A, anterior; AL, comissura anterolateral; P, posterior; PM, comissura posteromedial; Ao, aorta.

ras e projeções na TEE medioesofágica de quatro câmaras para reconstrução das projeções do LA e LV ao vivo e *off-line* da válvula mitral.

Métodos e fórmulas para diagnóstico

Fluxo regurgitante e fração de regurgitação

- *Fluxo total (TF) = área do orifício da válvula mitral × integral velocidade-tempo através da válvula mitral.*
- *Área do orifício da válvula mitral = πr^2, onde r indica o raio do anel mitral a partir da projeção de quatro câmaras.*
- *Fluxo anterógrado = área do trato de saída do LV × integral velocidade-tempo através do trato de saída do LV.*
- *Fluxo regurgitante = TF – fluxo anterógrado.*
- *Fração de regurgitação (FRx) = fluxo regurgitante/TF.*
- O volume regurgitante de ≥ 60 mL/batimento e o F × R ≥ 50% indica MR grave (19, 20).

Padrões de fluxo de entrada na mitral e na veia pulmonar

- Os padrões ao Doppler do fluxo de entrada na mitral e na veia pulmonar fornecem informação em relação ao impacto hemodinâmico da MR sobre o LV e o LA (21-23).

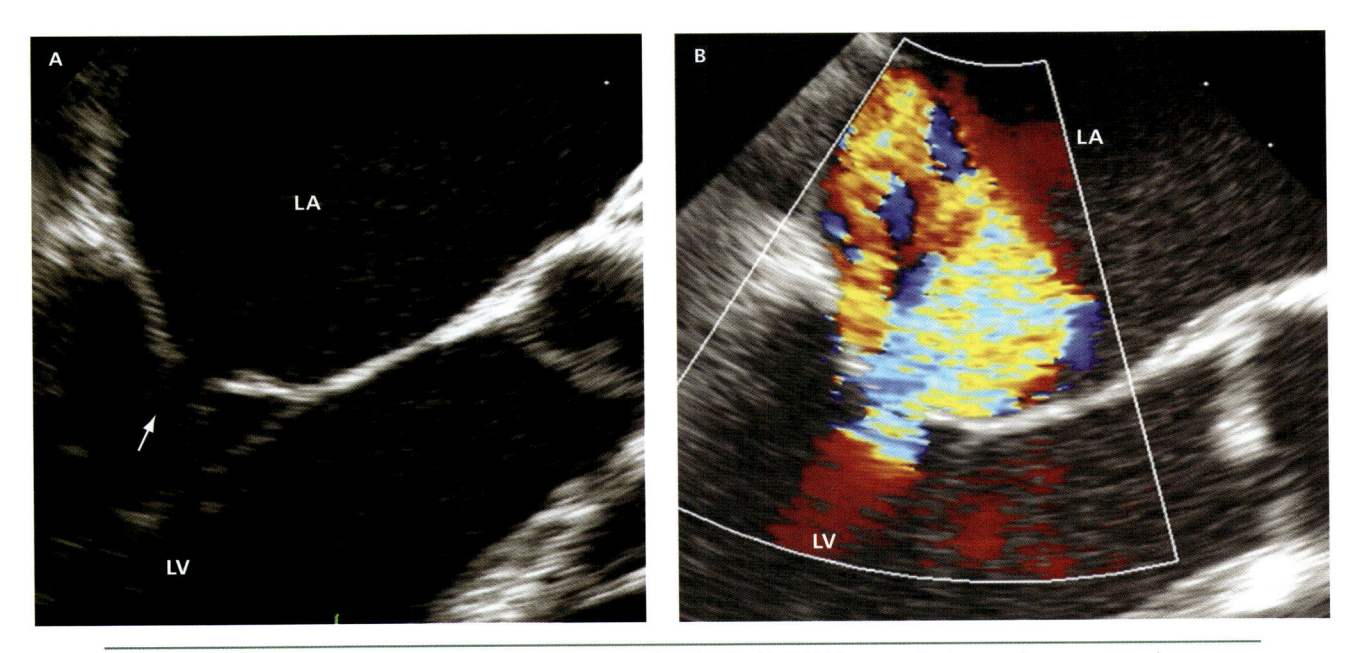

Fig. 6.12 Regurgitação mitral isquêmica. A. Esta projeção longitudinal à TEE 2D em paciente com doença coronariana multiarterial sem MI e sem dilatação do LV demonstra coaptação incompleta dos folhetos mitrais em decorrência da fixação e cobertura de ambos os folhetos no interior do LV (*seta*). **B.** TEE com Doppler colorido demonstra MR grave com grande largura da *vena contracta*, grande PISA e grande área de jato.

- Os padrões ao Doppler do influxo mitral e da veia pulmonar não quantificam a gravidade da MR.
- A velocidade transmitral diastólica inicial aumentada (onda E) e a relação velocidade transmitral da onda E/enchimento atrial (onda A) (E/A) e o encurtamento do tempo de relaxamento isovolumétrico e o tempo da desaceleração da onda E correlacionam-se com pressão elevada do LA, que geralmente se encontra associada a MR significante.
- Na MR grave, a velocidade E mitral é mais alta do que a velocidade A e geralmente é > 1,2 m/segundo.

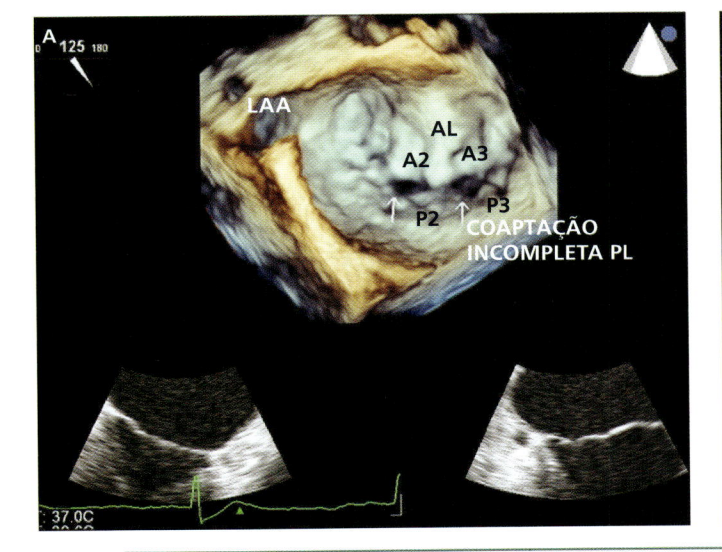

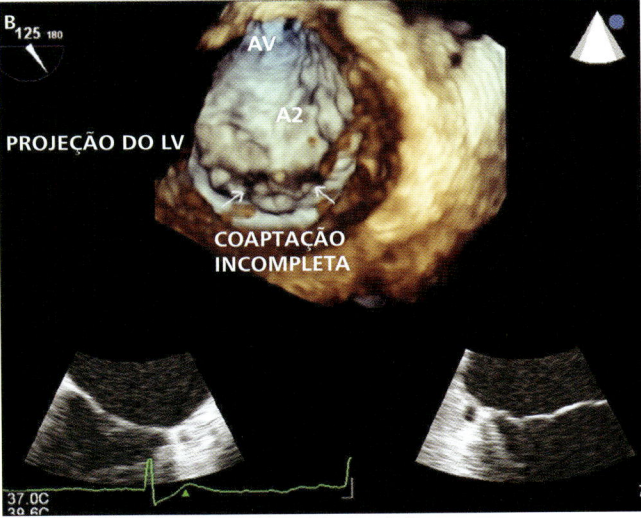

Fig. 6.13 Projeções do LA (**A**) e do LV (**B**) à TEE da válvula mitral do paciente descrito na Figura 6.12 demonstram claramente a mobilidade reduzida das porções A3 e A2 do folheto anterior e do folheto posterior predominantemente P3 e P2 para coaptação incompleta dos folhetos (*setas*). Ao contrário, notar a mobilidade e a coaptação normais de A1 e P1. O mecanismo dessas anormalidades geométricas da válvula mitral provavelmente seja decorrente de disfunção do músculo papilar posteromedial e aumento AP do anel mitral decorrente tanto da MR quanto da fibrilação atrial. LAA, apêndice atrial esquerdo; PL, folheto posterior; LV, ventrículo esquerdo; AV, válvula aórtica.

Fig. 6.14 MR mista, isquêmica e mixomatosa. A. Projeção biplanas da válvula mitral à TEE em paciente com doença coronariana multiarterial, MI inferior/inferosseptal e doença mixomatosa subjacente da válvula mitral demonstram uma porção anterior (A2), alongada com espessamento mixomatoso e com prolapso médio a distal e mobilidade simultânea restrita/amarrada de P2. **B.** Imagens ao Doppler colorido demonstram MR grave, distorcida e multijato.

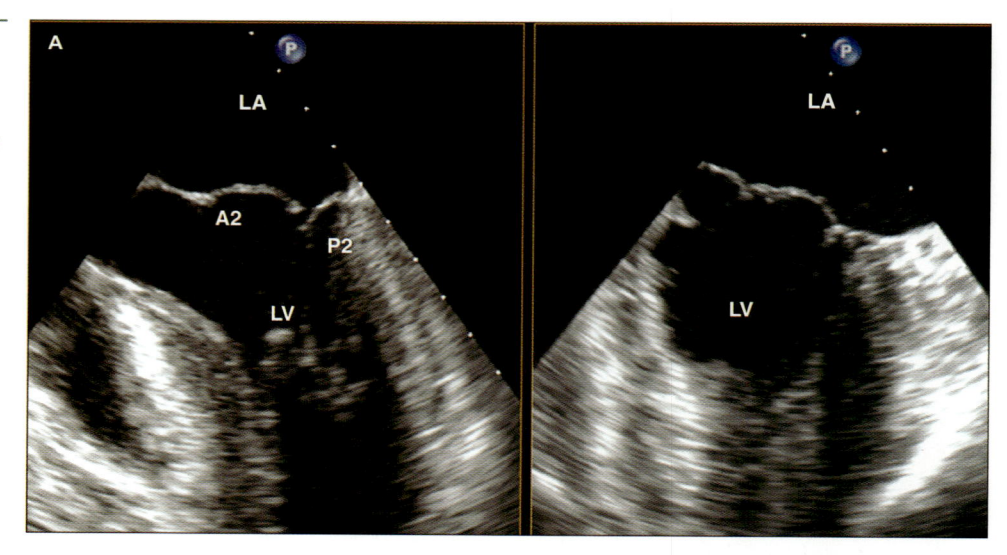

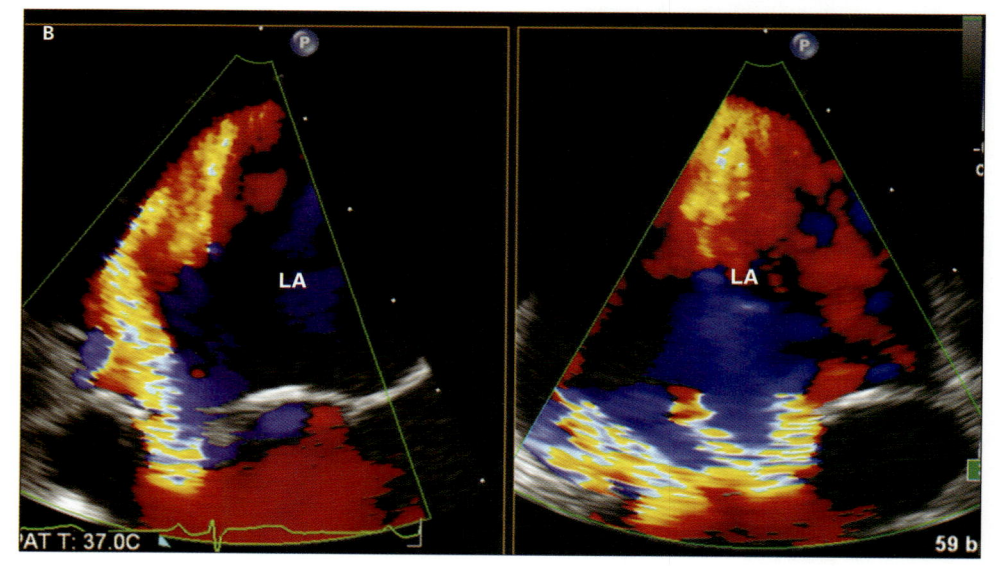

- À medida que a MR aumenta em gravidade, aumenta a pressão no LA; por sua vez, diminui o fluxo sistólico anterógrado nas veias pulmonares.
- A reversão do fluxo sistólico nas veias pulmonares, especialmente identificado nas veias pulmonares não em direção ao jato regurgitante, é muito específico na MR grave e correlaciona-se bem com a pressão pulmonar encunhada elevada (Fig. 6.17).

Doppler de onda contínua

Melhores planos de imagem

- Os mesmos estão relacionados na seção Doppler de Onda Pulsada.

Características diagnósticas principais

- A densidade da onda contínua (CW) ao Doppler espectral do jato da MR é proporcional ao número de hemácias dentro da variação do feixe de ultrassom; portanto, fornece a estimativa da gravidade da MR:
  - Se o sinal espectral for tão intenso quanto o fluxo de entrada mitral, a MR provavelmente seja moderada ou grave.
- O registro espectral da CW na MR demonstra uma curva suave por todo o ciclo regurgitante. Na MR aguda, uma incisura (onda V) é notada ao longo da curva de velocidade à medida que a pressão do LA se eleva, as pressões do LV e do LA se equalizam e o gradiente de pressão sistólica transmitral cai abruptamente.
- A hipertensão pulmonar também fornece pista indireta sobre a gravidade da MR.

Doppler colorido

Melhores planos de imagem

- As projeções paraesternais de eixo longo e apical de quatro câmaras (Figs. 6.1 e 6.2).

Capítulo 6 Regurgitação Mitral 127

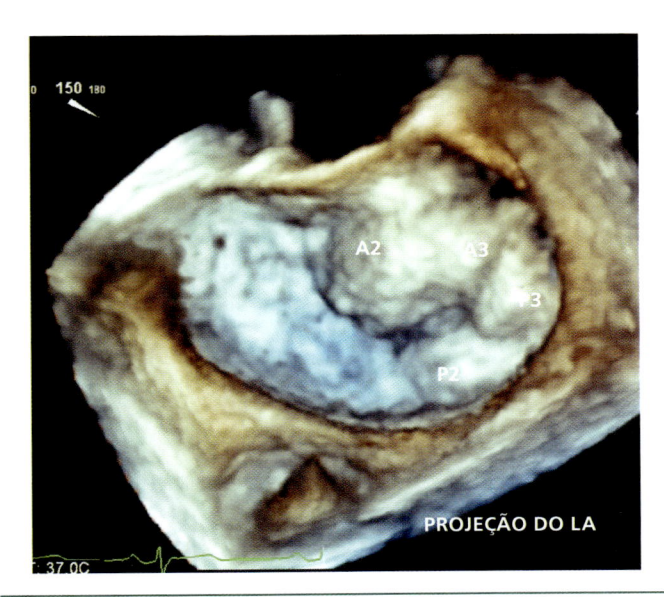

Fig. 6.15 Doença mista, da válvula mitral isquêmica e degenerativa à TEE 3D. Projeção do LA à TEE tridimensional da válvula mitral do paciente descrito na Figura 6.14 demonstra prolapso das porções média e distal de A3 e A2 do folheto anterior, prolapso de P3 e prolapso do pequeno segmento basal de P2 também com mobilidade restrita encoberta de P2.

- Projeções à TTE paraesternais de eixos longo e curto para avaliação do jato da *vena contracta* quando o feixe do ultrassom estiver perpendicular ao orifício mitral.

- Projeções à TEE medioesofágicas de quatro câmaras e eixo longo (110 a 130 graus) (Figs. 6.6, 6.8, 6.10 e 6.12).
    - Evitar a avaliação da MR a partir de projeções de TTE ou TEE de duas câmaras em decorrência da imagem tangencial ou paralela da coaptação dos folhetos e do jato regurgitante com superestimativa de sua largura e tamanho (efeito visual "como cortina", conforme ilustrado na Figura 6.18).
- Projeções ao vivo ou em computador 3DTR ou do LV obtidas por TTE paraesternal de eixo longo ou curto e projeções medioesofágicas apicais de quatro câmaras (Figs. 6.8, 6.10, 6.17 e 6.18).

Métodos e fórmulas diagnósticas e características diagnósticas principais

Comprimento ou profundidade do jato

- A MR é média quando o comprimento do jato fica limitado ao espaço imediatamente atrás do ponto de coaptação do folheto.
- A MR moderada ou grave é sugerida pelo comprimento do jato que ocupe mais da metade do comprimento do LA.

Área do jato e relação entre a área do jato e a área atrial esquerda

- A área de jato < 4 cm^2 e > 10 cm^2 separa MR média de grave.
- Relações entre a área do jato e do LA < 20 e > 40% correspondem a MR média e grave, respectivamente.

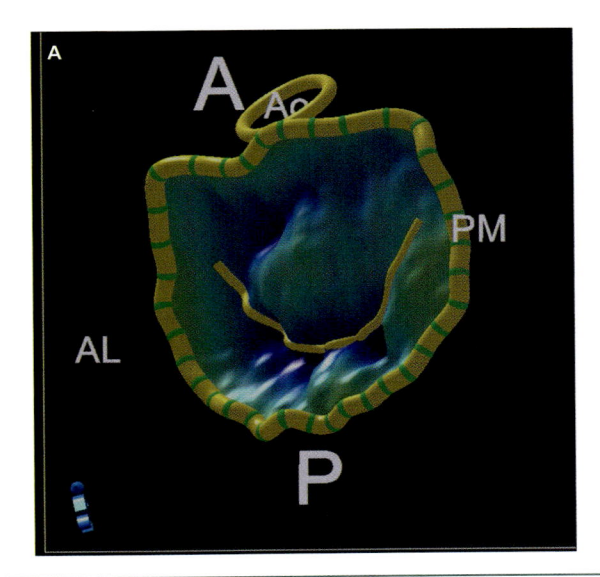

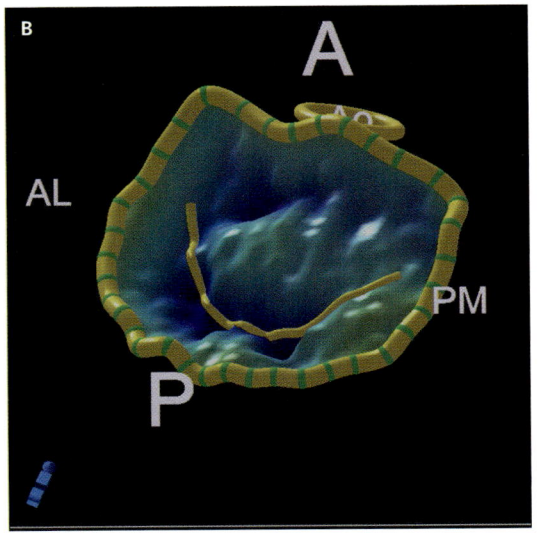

Fig. 6.16 Doença mista, isquêmica e degenerativa da válvula mitral à TEE 3D. A, B. Reconstrução geométrica por TEE tridimensional da válvula mitral do paciente descrito na Figura 6.15 demonstra mobilidade restrita por fixação da base com prolapso das porções média a distal de A3 e A2 do folheto anterior, prolapso de P3, prolapso de pequeno segmento basal de P2 e mobilidade restrita por fixação de P2 e P1. Ainda, notar a forma distorcida do anel mitral. O paciente recebeu reparo bem-sucedido da válvula mitral com anuloplastia e sutura de Alfieri em A2 e P2 dos folhetos mitrais além de ponte da artéria coronariana.

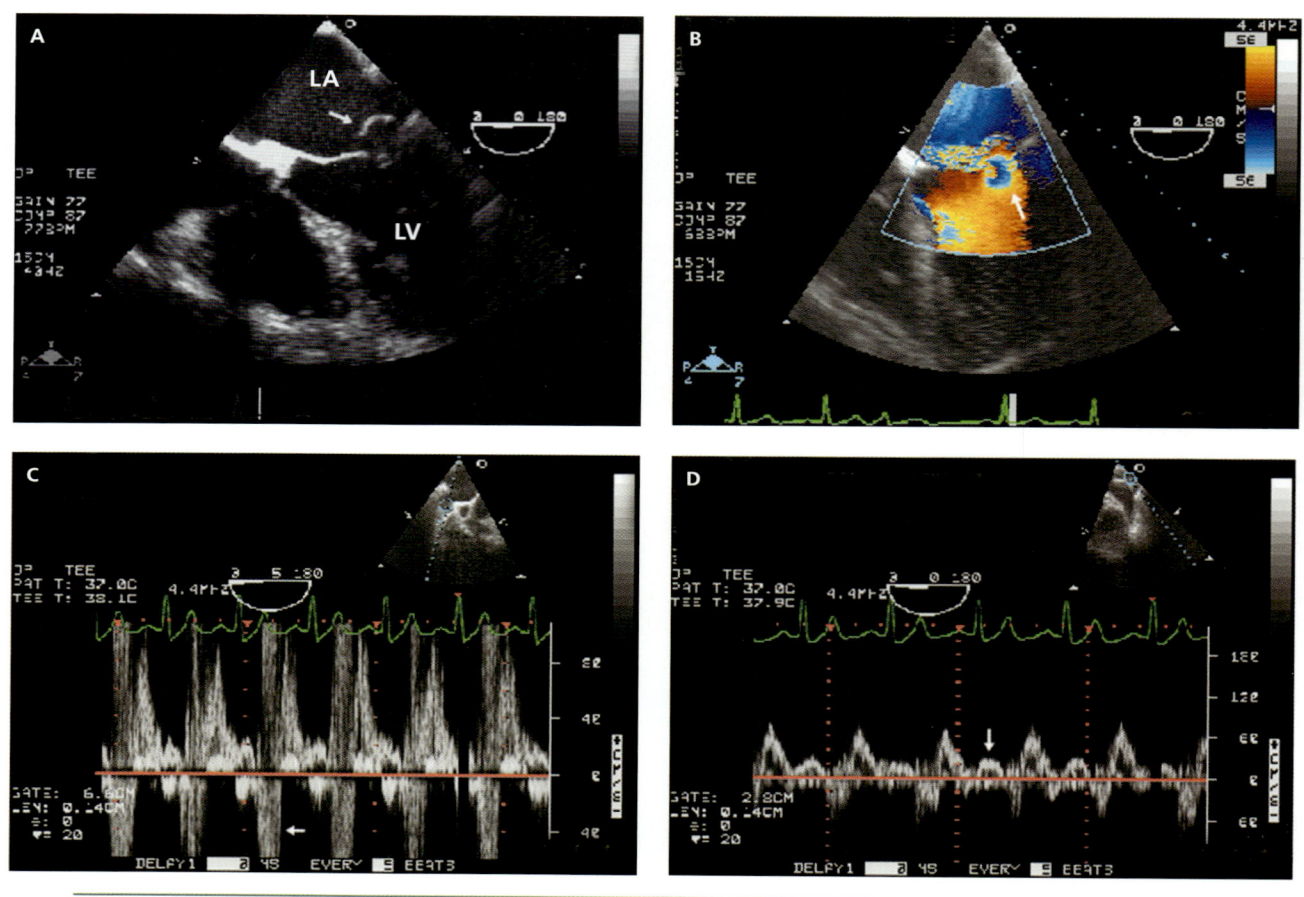

Fig. 6.17 Folheto mitral posterior frouxo com MR grave. A. A projeção medioesofágica de quatro câmaras à TEE demonstra folheto mitral posterior frouxo (seta). **B.** Esta projeção medioesofágica de quatro câmaras à TEE com Doppler colorido demonstra MR grave definida pela largura da *vena contracta* e raio PISA > 10 mm (seta). O jato regurgitante altamente excêntrico e dirigido anteromedialmente se estende para o interior da veia pulmonar superior direita. **C.** Interrogação por Doppler pulsado da veia pulmonar superior esquerda demonstra uma redução abrupta (seta), seguida por reversão sistólica mínima. **D.** Interrogação por Doppler pulsado na veia pulmonar superior esquerda demonstra embotamento seguido por reversão sistólica mínima.

Largura do jato ou vena contracta

- *Vena contracta* representa a porção mais estreita do jato regurgitante, relaciona-se bem com a área do orifício regurgitante (ROA) e é indicador confiável da gravidade da MR.
- Este método é particularmente valioso com jatos excêntricos da MR:
    - *Vena contracta* < 3 mm indica MR média e *vena contracta* > 7 mm indica MR grave (24-27) (Figs. 6.6, 6.8, 6.10 e 6.12).
- Eco RT3D fornece visibilidade exata e quantificação direta da largura da *vena contracta*, da área do jato e do volume de um jato da MR (27-30) (Figs. 6.8, 6.10 e 6.18).

Convergência de fluxo ou área superficial da isovelocidade proximal

- Fluxo proximal ao orifício regurgitante ou sobre o lado do LV do orifício é igual ao fluxo que passa através do orifício regurgitante para o LA.

- A área superficial da isovelocidade proximal (PISA) é o método semiquantitativo para avaliação da gravidade da MR. É simples, rápido, reprodutível e confiável.
- PISA no limite de Nyquist de 50 a 60 m/s deve alertar o examinador sobre a presença de MR no mínimo moderada.
- PISA deve ser avaliada a partir de projeções a TTE apicais, geralmente a projeção de quatro câmaras e a partir de projeções a TEE medioesofágicas de duas e quatro câmaras e longitudinais (110 a 120 graus).
- Utilizando o conceito da equação de continuidade, PISA permite a avaliação do volume regurgitante e ROA efetiva da seguinte forma:

Fluxo regurgitante = área de PISA × velocidade do jato Nyquist
Área PISA = $2\pi r^2$, onde r indica o raio de PISA
ROA = área PISA × velocidade Nyquist/velocidade MR máxima por CW

- Ajustando para o limite inferior de Nyquist (a escala de velocidade ao Doppler colorido) para 30 a 40 cm/s, o raio mensurável no ponto de *aliasing* pode ser mais facilmente atingido.

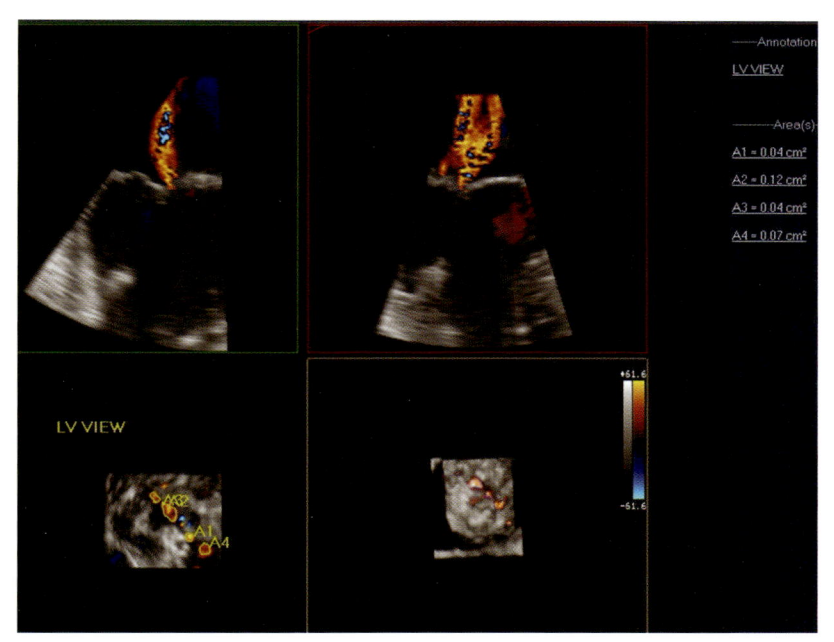

Fig. 6.18 Avaliação da MR por TEE 3D. TEE 2D com Doppler colorido realizada em paciente com suspeita de MR grave, na TTE, demonstra jatos regurgitantes de tamanho variável nos planos ortogonais, os quais com projeção do LV por Doppler colorido 3D apresenta pequenas ROAs múltiplas (A1-A4) acrescentando até 0,27 cm², consistentes com MR moderada. Portanto, por meio destes achados, à TEE 3D, a gravidade da MR foi determinada como de grau moderado. Projeção tangencial ou paralela do jato regurgitante à TTE e TEE 2D com duas câmaras comumente leva a crença da presença de MR grave (efeito visual semelhante à cortina).

- A área efetiva do orifício regurgitante (ROA) derivada de PISA > 0,4 cm² indica MR grave (31,32) (Figs. 6.3, 6.5 e 6.6).
- O método PISA simplificado permite a estimativa da ROA como = $r/2$ (22):
  - Este método admite pressão dirigente entre o LV e o LA de 100 mmHg (jato da MR = 5 m/s).
  - A velocidade de *aliasing* é estabelecida em aproximadamente 40 cm/s.
  - Obtém-se o raio do primeiro contorno *aliasing*.
- O eco RT3D também é altamente preciso na quantificação da gravidade da MR definindo-se melhor a região de convergência do fluxo proximal, ROA efetiva e a largura e o tamanho do jato (4,33) (Figs. 6.8, 6.10 e 6.18).

Disfunção miocárdica inicial

- Tanto a deformação quanto a taxa de deformação demonstraram correlacionar-se bem com a função do LV:
  - A deformação miocárdica é definida como a alteração no comprimento em relação ao comprimento de referência.
  - A taxa de deformação é a alteração da deformação com o tempo.
- A deformação correlaciona-se com a contratilidade do LV, avaliada pela alteração da pressão sistólica ventricular com o tempo (dP/dt).
- A deformação e a taxa de deformação podem auxiliar a identificar disfunção subclínica inicial do LV nos pacientes com MR grave assintomática e correlaciona-se com a reserva contrátil durante o exercício (34).

Índice de regurgitação mitral

- O melhor método de avaliação da MR deve incluir a integração dos parâmetros do Doppler com aqueles do tamanho do LV e LA, função do LV e pressões do LA e da artéria pulmonar (35,36) (Tabela 6.4).
- Este índice inclui seis parâmetros: penetração ou comprimento do jato, PISA, densidade do jato ao Doppler de CW, padrão de fluxo de entrada da veia pulmonar, tamanho do LA e pressão sistólica estimada da artéria pulmonar.
- Cada variável é classificada de 0 a 3 e obtido o escore global médio.
- O índice de MR < 1,6 ou > 2,1 separa MR média ou moderada da grave, respectivamente.

Regurgitação mitral diastólica

- MR diastólica é rara e observada nos pacientes com pressão diastólica final do LV comumente elevada por qualquer razão em associação ao bloqueio atrioventricular de primeiro grau grave, bloqueio atrioventricular de segundo grau, bloqueio atrioventricular de terceiro grau com dissociação atrioventricular, taquicardia ou *flutter* atrial, fibrilação atrial e taquicardia ventricular.
- Ocorre MR diastólica durante o meio para o fim da diástole no tempo em que a pressão diastólica final do LV é a mais alta e a válvula mitral está de forma transitória parcialmente aberta pelas razões anteriormente mencionadas.
- A MR diastólica geralmente é trivial ou leve (Fig. 6.19).

Armadilhas

- Determinar o volume e a fração regurgitante pelo Doppler pulsado é demorado, requer medidas múltiplas (de várias pro-

Tabela 6.4
Resumo da avaliação da gravidade da regurgitação mitral

Método	Leve	Moderada/moderada a grave	Grave
Influxo mitral em pacientes com idade > 50 anos	Onda A dominante	Variável	Onda E dominante (≥ 1,2 m/s)
Influxo da veia pulmonar	Predomina enchimento sistólico	Redução súbita sistólica/redução súbita ou ausência sistólica	Ausência de fluxo sistólico ou reversão e predominância diastólica
Densidade do jato por CW	Fraco ou incompleto	Menos denso do que o fluxo de entrada/tão denso quanto o fluxo de entrada	Tão denso quanto o fluxo de entrada
Contorno do jato por CW	Parabólico	Geralmente parabólico	Pico encoberto (incisura onda V)
Comprimento do jato (cm)	< 1,5	1,5-2,9/3,0-4,4	> 4,4
Área do jato (cm²)	≤ 4	4-10	> 10
Relação área do jato/área atrial esquerda (%)	< 20	20-40	≥ 40
Largura da *vena contracta* (cm)	0,3	0,3-0,69	≥ 0,7
Volume regurgitante (mL/batimento)	< 30	30-44/45-59	≥ 60
Fração de regurgitação	< 30	30-39/40-49	≥ 50
ROA (cm²)	≤ 0,2	> 0,2-0,29/0,3-0,39	≥ 0,4
Índice MR (média ± SD)	1,2 ± 0,4	1,7 ± 0,4	2,4 ± 0,3
Tamanho atrial esquerdo	Normal	Normal ou dilatado	Geralmente dilatado
Tamanho ventricular esquerdo	Normal	Normal ou dilatado	Geralmente dilatado

CW, onda contínua; ROA, área do orifício regurgitante; MR, regurgitação mitral; SD, desvio-padrão.
(Adaptada de Bonow RO, Carabello B, De Leon AC et al. ACC/AHA guidelines for the management of patients with valvular heart disease. *J Am Coll Cardiol*. 2006;48:e-1-e148; Quinones MA, Otto CM, Stoddard M, et al. Recommendations for quantification of Doppler echocardiography: A report from the Doppler Quantification Task Force of the Nomenclature and Standards Committee of the American Society of Echocardiography. *J Am Soc Echocardiogr*. 2002;15:167-184; Zoghbi WA, Enriques-Sarono M, Foster E, et al. Recommendations for evaluation of the severity of native valvular regurgitation with two-dimensional and Doppler echocardiography. *J Am Soc Echocardiogr*. 2003;16:777-802.)

jeções) e cálculos, sendo, portanto, sensível a erros (3,19,20) (Tabela 6.5).

- A hipertensão do LA e o relaxamento ou rigidez anormais do LV decorrentes da miocardiopatia primária, área da válvula mitral e fibrilação atrial influenciam os padrões mitrais e do fluxo de entrada da veia pulmonar.
- A avaliação do fluxo no anel da válvula mitral é menos confiável se a válvula e/ou o anel estiverem calcificados.
- A quantificação do fluxo por Doppler de onda pulsada não é válida quando estiver presente regurgitação aórtica significante concomitantemente, a menos que o local da válvula pulmonar seja utilizado.
- A hipertensão do LA não é específica para MR significante. Outras causas de disfunção diastólica do LV precisam ser consideradas ou excluídas.
- A pré-carga ou a pós-carga reduzidas (isto é, hipovolemia ou hipotensão) leva à redução na pressão do LV e subestimativa da gravidade da MR.
- O Doppler de CW é sensível para detecção da MR, mas é inespecífico para avaliação da sua gravidade.

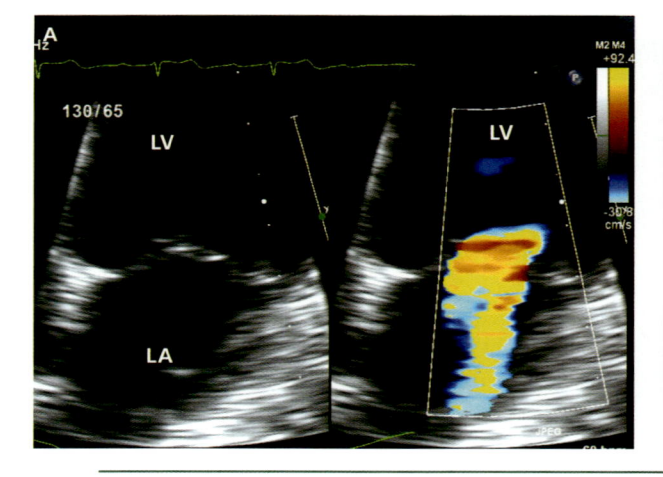

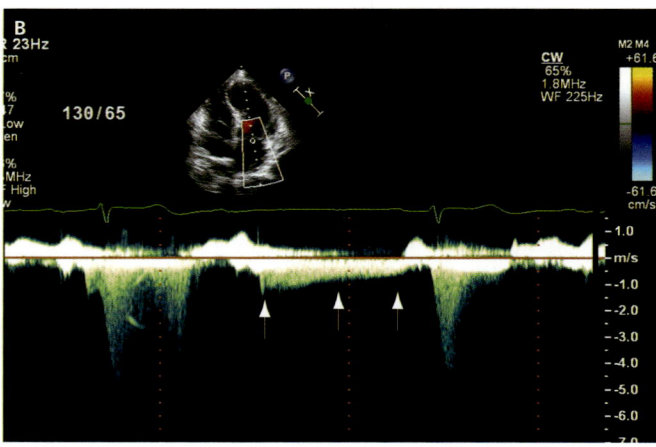

Fig. 6.19 MR diastólica. A. Projeção de quatro câmaras com Doppler colorido à TTE bidimensional em paciente com bloqueio atrioventricular de 2º grau Mobitz e disfunção diastólica do LV demonstra válvula mitral estruturalmente normal com MR diastólica leve no limite inferior Nyquist. **B.** Doppler por CW correspondente demonstra baixa velocidade de pico do jato regurgitante após o batimento atrial bloqueado (setas). LV, ventrículo esquerdo; LA, átrio esquerdo.

Tabela 6.5
Armadilhas do Doppler colorido para avaliação da regurgitação mitral

Armadilhas	Efeitos do tamanho do jato sobre a cor
Efeitos hemodinâmicos	
Complacência atrial esquerda aumentada	Aumenta
Pressão ventricular esquerda aumentada (hipertensão)	Aumenta
Pressão atrial esquerda aumentada	Diminui
Função sistólica ventricular esquerda diminuída	Diminui
Hipotensão	Diminui
Características do instrumento	
Ganho de cor aumentado	Aumenta
Frequência aumentada do transdutor	Aumenta
Filtro de parede	Diminui
Frequência de repetição pulsada	Diminui
Posição do transdutor	
Fluxo dirigido	Efeitos do ângulo Doppler
Alinhamento inadequado	Subestima o tamanho do jato
Excentricidade do jato	
Efeito Coanda	Subestima o tamanho do jato

(Adaptada de Bonow RO, Carabello B, De Leon AC et al. ACC/AHA guidelines for the management of patients with valvular heart disease. *J Am Coll Cardiol.* 2006;48:e-1-e148; Quinones MA, Otto CM, Stoddard M, et al. Recommendations for quantification of Doppler echocardiography: A report from the Doppler Quantification Task Force of the Nomenclature and Standards Committee of the American Society of Echocardiography. *J Am Soc Echocardiogr.* 2002;15:167-184; Zoghbi WA, Enriques-Sarono M, Foster E, et al. Recommendations for evaluation of the severity of native valvular regurgitation with two-dimensional and Doppler echocardiography. *J Am Soc Echocardiogr.* 2003;16:777-802.)

- Com o Doppler de CW, pode ser difícil registrar o envelope completo do jato excêntrico da MR.
- Fatores como características do aparelho (ganho de cor, filtro de parede, frequência do transdutor, frequência de repetição pulsada), posição do transdutor, complacência e pressão do LA, pressão do LV e função sistólica podem afetar o tamanho do jato regurgitante por Doppler colorido.
- O comprimento e a altura do jato correlacionam-se mal com a angiografia.
- A área do jato da MR e a gravidade da MR são subestimadas nos jatos excêntricos:
  - Jatos excêntricos da MR estreitam a parede do LA e parecem menores (o efeito Coanda); portanto, a gravidade da MR fica subestimada.
  - Com o jato excêntrico da MR, o método da área do jato não deve ser utilizado.

- Jatos centrais da MR parecem maiores em decorrência do embarque de hemácias na lateral do jato quando o limite Nyquist é estabelecido em < 50 cm/s.
- A avaliação da *vena contracta* e a área do jato a partir da projeção de duas câmaras deve ser evitada em virtude do feixe de ultrassom ser paralelo à linha de coaptação nesta projeção e a *vena contracta* ampla ou grande área do jato podem ser observadas no cenário da MR moderada e incorretamente interpretadas como MR grave (Fig. 6.18).
- A *vena contracta* pode parecer menor no caso de pré-carga reduzida do LA (hipotensão), jatos excêntricos, jatos múltiplos e orifício não esférico.
- A avaliação da *vena contracta* também fica limitada pela resolução lateral reduzida do Doppler colorido. Pequenos erros na definição de sua largura levam a subestimar ou superestimar a gravidade da MR.
- A análise da PISA é limitada nos casos em que o hemisfério seja difícil de definir ou o raio seja difícil de medir.
- Se houver orifícios regurgitantes múltiplos, o método da convergência do fluxo é impreciso na estimativa de ROA.
- O tempo necessário para realizar medidas ao PISA limita sua aplicabilidade rotineira.
- Outras limitações do método PISA incluem (i) aplanamento dos contornos próximo ao orifício (subestima o fluxo através da válvula), (ii) estreitamento do fluxo por estruturas proximais, (iii) incerteza quanto a localização do orifício regurgitante nos jatos excêntricos ou múltiplos e (iv) variabilidade no orifício regurgitante por todo o ciclo cardíaco.
- O esforço e a taxa de esforço dependem da pré-carga, da pós-carga e do ângulo de formação da imagem.
- As limitações atuais da eco 3D estão delineadas na Tabela 6.6 (6,7,9).

Tabela 6.6
Limitações atuais da ecocardiografia transtorácica e transesofágica tridimensional em tempo real

A qualidade das imagens 3D depende da resolução das imagens ao eco 2D.

Às vezes pode ser demorada.

Artefatos são observados comumente durante a respiração.

Movimento do transdutor decorrente do peristaltismo esofágico, do paciente ou movimento do operador pode romper as imagens 3D e reduzir a qualidade do estudo.

Dado o estado imóvel e não fisiológico na ocasião da cirurgia, o eco pré-operatório 3D pode identificar pequenas áreas de prolapso que não sejam prontamente aparentes para o cirurgião.

A reconstrução da cor do jato é realizada apenas com um batimento cardíaco, o que limita a avaliação da variabilidade entre os batimentos e o fluxo regurgitante com base nas alterações da frequência cardíaca e condições de carga.

Valores numéricos para os dados limiares de cor 3D não estão disponíveis; o limiar é realizado por inspeção visual, o que pode influenciar o tamanho do jato regurgitante.

3D, tridimensional; 2D, bidimensional; eco, ecocardiografia; ECG, eletrocardiograma.

Precisão diagnóstica para avaliação da regurgitação mitral

- Eco TTE, TEE e RT3D são precisos para avaliação da etiologia e gravidade da MR.
- O Doppler de onda pulsada possui sensibilidade ≥ 90% e especificidade ≥ 95% para detecção da MR.
- A área do jato no Doppler colorido e a relação da área jato/LA apresentam altas sensibilidade e especificidade para avaliação da gravidade da MR e correlacionam-se altamente com a angiografia ($r = 0,78$) (23).
- A largura da *vena contracta* correlaciona-se bem com o volume da MR ($r = 0,85$; erro padrão da estimativa = 10 para 20 mL) e ROA ($r = 0,88$; erro padrão da estimativa = 0,15 cm^2) (20, 24-27)
- No cenário de MR excêntrica, a largura da *vena contracta* correlaciona-se bem com a gravidade da regurgitação, conforme determinado por medidores eletromagnéticos de fluxo ($r = 0,95$ para a taxa máxima de fluxo, $r = 0,85$ para o volume sistólico regurgitante e $r = 0,90$ para a fração regurgitante) (24,27).
- Existe alta correlação entre o volume e a fração regurgitante da MR avaliada pelo método PISA e angiografia ($r = 0,77$ a 0,88 para o volume regurgitante e 0,82 a 0,85 para a fração regurgitante) (31,32).
- O índice de MR ≥ 2 possui sensibilidade de 100%, especificidade de 95% e valor preditivo positivo de 91% para a fração regurgitante > 40% (36).
- TEE possui sensibilidade e especificidade de 100% para a detecção de cordas rompidas, comparada à sensibilidade de 35% e especificidade de 100% utilizando a TTE.
- TEE RT3D é superior a TEE 2D na avaliação do segmento porção da válvula mitral prolapsada e ruptura de cordas associada (6,9).
- Os achados ao TEE RT3D correlacionam-se estreitamente com os achados cirúrgicos com a descrição anatômica exata em aproximadamente 90 a 95% dos segmentos (5):
  - O valor elevado é observado primariamente na doença complexa da válvula mitral, particularmente nos casos com envolvimento P1, P3, A1, A3 e de dois folhetos.

Uso na paciente grávida com regurgitação mitral

- A menos que grave, a MR geralmente é bem tolerada na gravidez. A sobrecarga de volume pode aumentar, mas a redução associada à baixa resistência vascular sistêmica não resulta em alteração na gravidade da MR.
- Mulheres com MR acima de média devem realizar uma eco se a intensidade do sopro da MR aumentar ou se desenvolverem sintomas durante a gravidez.
- As mulheres com MR moderada suspeita ou grave devem submeter-se à eco no primeiro, e do segundo para o terceiro trimestre, 1 a 2 meses após o parto e a qualquer tempo que se desenvolverem sintomas.

Tabela 6.7

Acompanhamento por ecocardiografia dos pacientes com regurgitação mitral assintomática

Gravidade da MR	Tamanho e EF ventricular esquerdos	Acompanhamento por eco
Leve	ESD < 40 mm e EF > 60%	Cada 3-5 anos
Moderada	ESD < 40 mm e EF > 60%	Anualmente
Grave	ESD < 40 mm e EF > 60%	A cada 6 meses

MR, regurgitação mitral; EF, fração de ejeção; eco, ecocardiograma; ESD, diâmetro sistólico final.
(Adaptada de Irvine T. Assessment of mitral regurgitation. *Heart.* 2002;88(Suppl IV):iv11-iv19; Otto CM. Evaluation and management of chronic asymptomatic mitral regurgitation. *N Engl J Med.* 2001;345:740-746.)

Acompanhamento de pacientes assintomáticos com regurgitação mitral grave

- Acompanhamento regular com eco é necessário nos pacientes assintomáticos com MR moderada a grave para detectar dilatação e disfunção do LV (2,3,37) (Tabela 6.7).
- A gradação quantitativa da MR é poderoso preditor de eventos clínicos nos pacientes assintomáticos com MR.

Indicadores de mau prognóstico na regurgitação mitral

- A dimensão sistólica final do LV no pré-operatório >50 mm e dimensão diastólica final do LV > 70 mm são preditivas de disfunção do LV e insuficiência cardíaca no pós-operatório.
- O índice do diâmetro sistólico final do LV > 2,6 cm/m^2, o índice de volume sistólico final > 50 mL/m^2 e o encurtamento fracional < 31% são preditores de disfunção pós-operatória do LV, falta de regressão da dilatação do LV e sintomas persistentes.
- Pacientes assintomáticos com ROA efetiva > 0,4 cm^2 apresentam risco significativamente aumentado de eventos cardíacos, incluindo a morte, e devem ser considerados para intervenção cirúrgica (38).
- Na MR isquêmica, ROA efetivo ≥ 0,2 cm^2 prevê excesso de mortalidade.
- A fibrilação atrial e a hipertensão pulmonar são indicadores de mau prognóstico nos pacientes assintomáticos com MR grave e fração de ejeção do LV normal.

Parâmetros que indicam a necessidade de reposição ou reparo da válvula mitral

- A eco é o método diagnóstico de escolha para determinar quando um paciente assintomático com MR grave deve receber reposição da válvula ou reparo desta (2,3,37-41) (Tabela 6.8).
- Nos pacientes assintomáticos com MR grave, a eco separa com precisão os pacientes que podem ser considerados para reparo da válvula mitral.

Tabela 6.8
Parâmetros clínicos e de eletrocardiografia que indicam a necessidade de troca ou reparo da válvula mitral

MR grave sintomática aguda*.

Pacientes sintomáticos (classe funcional NYHA II-IV) com EF > 30% e diâmetro sistólico final ventricular esquerdo < 55 mm*.

Pacientes assintomáticos com MR grave e EF 30-60% e dimensão sistólica final ventricular esquerda ≥ 40 mm*.

Pacientes assintomáticos com MR grave crônica com EF > 60% e ESD < 40 mm nos quais a probabilidade de reparo bem-sucedido sem MR residual seja > 90%**.

Pacientes assintomáticos com EF > 60% e fibrilação atrial ou hipertensão pulmonar, ambas recém-estabelecidas (> 50 mmHg em repouso ou > 60 mmHg após exercício)**.

Pacientes gravemente sintomáticos (classe funcional NYHA III-IV) e EF < 30% e/ou ESD > 55 mm com MR grave crônica decorrente de anormalidade primária do aparelho mitral no qual o reparo da válvula mitral seja altamente provável**.

MR, regurgitação mitral; NYHA, New York Heart Association; EF, fração de ejeção; ESD, diâmetro sistólico final.
*Indicação classe I com Nível de Evidência B.
**Indicação classe IIa com Nível de Evidência C.
(Adaptada de Nishimura RA, Carabello BA, Faxon DP, et al. 2008 focused update into the ACC/AHA 2006 guidelines for the management of patients with valvular heart disease. Circulation. 2008;118:e-523-e661.)

- Fibrilação atrial ou hipertensão pulmonar nos pacientes assintomáticos podem ser indicadores de descompensação do LV. Existe alta probabilidade de conversão para o ritmo sinusal se a cirurgia for realizada dentro de 6 meses do início da fibrilação atrial.

Uso intraoperatório nos pacientes submetidos a troca ou reparo da válvula mitral

- TEE é de grande valor no intraoperatório antes e após o reparo ou a troca da válvula mitral.
- Se não for realizado no pré-operatório, a avaliação intraoperatória pré-cirúrgica é importante para definir a patologia valvular, determinar o mecanismo da MR e definir melhor o tipo de cirurgia valvular necessária.
- A eco intraoperatória não deve ser usada para avaliar a gravidade da MR em virtude da redução na pré-carga e especialmente na pós-carga durante a anestesia subestimam a verdadeira gravidade da MR.
- TEE RT3D fornece informação anatômica precisa e quase sempre adicional comparada à imagem de TEE 2D, particularmente nos casos de MVP com folheto frouxo, com a identificação altamente exata da porção valvar mitral prolapsada frouxa.
- RT3D demonstra identificação superior da doença nos casos de válvula mitral complexa; a detecção de tais lesões pode prever reparo bem-sucedido (Figs. 6.8 e 6.14 a 6.16):

- O reparo da válvula mitral frequentemente é considerado a intervenção de escolha no tratamento da MR. TEE RT3D pode auxiliar no planejamento e na otimização da cirurgia mais complexa de reparo da válvula mitral no futuro (14).
- No TEE pós-operatório imediato, os quatro parâmetros a seguir precisam ser avaliados após o reparo da válvula:
  - Gravidade da MR residual.
  - Ausência de obstrução do fluxo de entrada ou estenose mitral.
  - Movimento anterior sistólico do folheto mitral anterior.
  - Obstrução ao fluxo de saída do LV.
- A preservação das estruturas subvalvulares é crítica durante a troca da válvula mitral para impedir dilatação e disfunção do LV:
  - Raramente, as cordas retidas podem-se tornar aprisionadas nos folhetos protéticos, levando à MR.
- Sempre deve ser feita a inspeção cuidadosa da válvula protética para a presença e a gravidade da regurgitação paraprotética após a troca da válvula.
- O reconhecimento de bolhas de ar intracardíacas deve ser informado para as equipes cirúrgica e anestésica. Êmbolos de ar, mais frequentemente na artéria coronariana direita, podem resultar em hipotensão decorrente de disfunção sistólica ventricular direita e esquerda.

Uso após reparo ou troca da válvula mitral

- Após o reparo da válvula mitral:
  - TTE de base 1 a 3 meses depois da cirurgia; neste ponto, o coração está curado, a anemia está corrigida e os níveis de catecolamina sérica estão reduzidos.
  - Estudos de acompanhamento conforme indicação clínica.
- Funcionamento normal das válvulas bioprotéticas:
  - TTE de base 1 a 3 meses depois da cirurgia.
  - Estudos de acompanhamento aos 2, aos 3 e aos 5 anos do pós-operatório.
  - Após o quinto ano, o eco deve ser realizado a cada 2 anos e após 10 anos, anualmente.
- Funcionamento normal das próteses valvares mecânicas:
  - TTE de base 1 a 3 meses após a cirurgia.
  - Ecos de acompanhamento são recomendados 5 anos depois, 10 anos depois e, em seguida, a cada 2 anos até os 15 anos, após os quais, os ecos são recomendados anualmente.

Referências

1. Carpentier AF, Chauvaud S, Fabian J, et al. Reconstructive surgery of mitral valve incompetence: Ten year appraisal. *J Thoracic Cardiovasc Surg.* 1980;79:338.
2. Douglas PS, Garcia MJ, Haines DE, et al. ACCF/ASE/AHA/HFSA/HRS/ASNC/SCAI/SCCM/SCCT/SCMR 2011 Appropriate use criteria for echocardiography. *J Am Coll Cardiol.* 2011;57:1126-1166.

3. Nishimura RA, Carabello BA, Faxon DP, et al. 2008 focused update into the ACC/AHA 2006 guidelines for the management of patients with valvular heart disease. *Circulation*. 2008;118:e523-e661.
4. Hung J, Lang R, Fachskampf F, et al. 3D echocardiography: A review of the current status and future directions. *J Am Soc Echocardiogr*. 2007;20:213-233.
5. Grewal J, Mankad S, Freeman WK, et al. Real-time three-dimensional transesophageal echocardiography in the intraoperative assessment of mitral valve disease. *J Am Soc Echocardiogr*. 2009; 22:34-41.
6. Manda J, Kesanolla SK, Hsuing MC, et al. Comparison of real time two-dimensional with live/real time three-dimensional trans-esophageal echocardiography in the evaluation of mitral valve prolapse and chordae rupture. *Echocardiography*. 2008;25:1131-1137.
7. Sugeng L, Spencer KT, Mor-Avi V, et al. Dynamic three-dimensional color flow Doppler: An improved technique for assessment of mitral regurgitation. *Echocardiography*. 2003;20:265-273.
8. Playford D, Weyman AE. Mitral valve prolapse: Time for a fresh look. *Rev Cardiovasc Med*. 2001;2:73-81.
9. Müller S, Müller L, Laufer G, et al. Comparison of three-dimensional imaging to transesophageal echocardiography for preoperative evaluation in mitral valve prolapse. *Am J Cardiol*. 2006;98:243-248.
10. Roldan CA, Chai A, Coughlin C, et al. Mechanisms of mitral regurgitation post myocardial infarction. *J Am Coll Cardiol*. 1998;31:255C.
11. Levine RA. Dynamic mitral regurgitation-more than meets the eye. *N Engl J Med*. 2004;351:1681-1684.
12. Schwammenthal E, Levine RA. The non-ischemic dynamics of ischaemic mitral regurgitation: Solving the paradox. *Eur Heart J*. 2005;26:1254-1255.
13. Levine RA, Schwammenthal E. Ischemic mitral regurgitation on the threshold of solution: From paradoxes to unifying concepts. *Circulation*. 2005;112:745-758.
14. Daimon M, Saracino G, Gillinov AM, et al. Local dysfunction and asymmetrical deformation of mitral annular geometry in ischemic mitral regurgitation: A novel computerized 3D echocardiographic analysis. *Echocardiography*. 2008;28:414-423.
15. Kalbian V. The mechanism of mitral regurgitation in carditis of acute rheumatic fever. *Am Heart J*. 1972;85:139.
16. Kotler M, Mintz GS, Parry WR, et al. M mode and two dimensional echocardiography in mitral and aortic regurgitation: Pre- and postoperative evaluation of volume overload of the left ventricle. *Am J. Cardiol*. 1980;46(7):1144-1152.
17. Atalay S, Uçar T, Ozçelik N, et al. Echocardiographic evaluation of mitral valve in patients with pure rheumatic mitral regurgitation. *Turk J Pediatr*. 2007;49(2):148-153.
18. Sutton TM, Stewart RAH, Gerber IL, et al. Plasma natriuretic peptide levels increase with symptoms and severity of mitral regurgitation. *J Am Coll Cardiol*. 2003;41:2280-2287.
19. Quinones MA, Otto CM, Stoddard M, et al. Recommendations for quantification of Doppler echocardiography: A report from the Doppler Quantification Task Force of the Nomenclature and Standards Committee of the American Society of Echocardiography. *J Am Soc Echocardiogr*. 2002;15:167-184.
20. Zoghbi WA, Enriquez-Sarano M, Foster E, et al. Recommendations for evaluation of the severity of native valvular regurgitation with two-dimensional and Doppler echocardiography. *J Am Soc Echocardiogr*. 2003;16:777-802.
21. Pu M, Griffin BP, Vandervoort PM, et al. The value of assessing pulmonary venous flow velocity for predicting severity of mitral regurgitation: A quantitative assessment integrating left ventricular function. *J Am Soc Echocardiogr*. 1999;12:736-743.
22. Thomas L, Foster E, Schiller NB. Peak mitral inflow velocity predicts mitral regurgitation severity. *J Am Coll Cardiol*. 1998;31:174-179.
23. Irvine T. Assessment of mitral regurgitation. *Heart*. 2002;88(Suppl IV):ivl 1-iv19.
24. Zhou X, Jones M, Shiota T, et al. Vena contracta imaged by Doppler color flow mapping predicts the severity of eccentric mitral regurgitation better than color jet area: A chronic animal study. *J Am Coll Cardiol*. 1997;30:1393-1398.
25. Heinle SK, Hall SA, Brickner ME, et al. Comparison of vena contracta width by multiplane transesophageal echocardiography with quantitative Doppler assessment of mitral regurgitation. *Am J Cardiol*. 1998;81:175-179.
26. Kizilbash AM, Willet DL, Brickner ME, et al. Effects of afterload reduction on vena contracta width in mitral regurgitation. *J Am Coll Cardiol*. 1998;32:427-431.
27. Hall SA, Brickner ME, Willett DL, et al. Assessment of mitral regurgitation severity by Doppler color flow mapping of the vena contracta. *Circulation*. 1997;95:636-642.
28. Khanna D, Vengala S, Miller AP, et al. Quantification of mitral regurgitation by live three-dimensional transthoracic echocardiographic measurements of vena contracta area. *Echocardiography*. 2004;21:737-743.
29. Kahlert P, Plicht B, Schenk IM, et al. Direct assessment of size and shape of noncircular vena contracta area in function versus organic mitral regurgitation using real-time-three-dimensional echocardiography. *J Am Soc Echocardiogr*. 2008;21:912-921.
30. Plicht B, Kahlert P, Goldwasser R, et al. Direct quantification of mitral regurgitant flow volume by real-time three-dimensional echocardiography using dealiasing of color Doppler flow at the vena contracta. *J Am Soc Echocardiogr*. 2008;21:1337-1346.
31. Mele D, Schwammenthal E, Torp H, et al. A semiautomated objective technique for applying the proximal isovelocity surface area method to quantitate mitral regurgitation: Clinical studies with the digital flow map. *Am Heart J*. 2001;141:653-660.
32. Pu M, Prior DL, Fan X, et al. Calculation of mitral regurgitant orifice area with the use of a simplified proximal convergence method: Initial clinical application. *J Am Soc Echocardiogr*. 2001;14:180-185.
33. Iwakura K, Ito H, Kawano S, et al. Comparison of orifice area by transthoracic three-dimensional Doppler echocardiography versus proximal isovelocity surface area (PISA) method for assessment of mitral regurgitation. *Am J Cardiol*. 2006;97:1630-1637.
34. Ogara P, Sugeng L, Lang R, et al. The role of imaging in chronic degenerative mitral regurgitation. *JACC Cardiovasc Imaging*. 2008;2:221-237.
35. Thomas JD. Doppler echocardiographic assessment of valvular regurgitation. *Heart*. 2002;88:651-657.
36. Thomas L, Foster E, Hoffman JIE, et al. The mitral regurgitant index: an echocardiographic guide to severity. *J Am Coll Cardiol*. 1999; 33:2016-2022.
37. Otto CM. Evaluation and management of chronic mitral regurgitation. *N Engl J Med*. 2001;345:740-747.
38. Enriquez-Sarano M, Avierinos JF, Messika-Zeitoun D, et al. Quantitative determinants of the outcome of asymptomatic mitral regurgitation. *N Engl J Med*. 2005;352:875-883.
39. Ahmed S, Nanda NC, Miller AP, et al. Usefulness of transeophageal three-dimensional echocardiography in the identification of individual segment/scallop prolapse of the mitral valve. *Echocardiography*. 2003;20:203-209.
40. Valocik G, Kamp 0, Visser C. Three-dimensional echocardiography in mitral valve disease. *Eur J Echocardiogr*. 2005;6:443-454.
41. Otto CM. Timing of surgery in mitral regurgitation. *Heart*. 2003; 89:100-105.

7

Estenose Mitral

Carlos A. Roldan

- Estenose mitral é a lesão valvular mais comum da cardiopatia reumática.
- A estenose mitral isolada e a estenose mitral mista e regurgitação mitral (MR) são observadas em até 40%, e 30 a 40% dos pacientes com cardiopatia reumática, respectivamente.
- A estenose mitral é prevalente nos países em desenvolvimento, mas só é responsável por ≤ 10% da doença valvular do lado esquerdo nos Estados Unidos e na Europa (1).
- Os pacientes com estenose mitral sintomática apresentam morbidade significativa (insuficiência cardíaca em 60 a 70%, embolia sistêmica em 10 a 20%, embolia pulmonar em 10%) e mortalidade (0 a 15% com 10 anos de sobrevivência e < 3 anos de sobrevivência naqueles com hipertensão pulmonar grave) (2).
- Portanto, a detecção precoce e a avaliação exata da gravidade da estenose mitral e, sua viabilidade e o melhor momento para o reparo ou a troca da válvula podem alterar de forma significante o prognóstico desta doença.
- A anamnese e o exame físico são importantes na detecção da estenose mitral, mas são limitados no estabelecimento de sua gravidade e viabilidade para valvuloplastia percutânea ou cirurgia valvular.

Definição

- A estenose mitral resulta de valvulite reumática crônica ou recidivante levando à fusão da comissura; espessamento, retração e frequentemente calcificação dos folhetos mitrais anterior e posterior; e espessamento, retração, fusão e calcificação das cordas tendinosas. Consequentemente, o aparelho da válvula mitral torna-se uma manga em forma de funil; quando grave, parece como "boca de peixe" e perde a capacidade de abrir durante a diástole.
- A obstrução resultante da válvula mitral (redução da área valvular de 4 a 5 cm^2 para ≤ 1,5 cm^2) leva à redução no enchimento do ventrículo esquerdo (LV), aumento do átrio esquerdo (LA) a gradiente do LV, hipertensão do LA, dilatação do LA, hipertensão venosa pulmonar e arterial pulmonar (decorrente da vasoconstrição, hiperplasia da íntima e hipertrofia medial das arteríolas pulmonares), taquiarritmias atriais e insuficiência cardíaca.

Etiologia

- A febre reumática é a causa mais comum de estenose mitral (1,2).
- O lúpus eritematoso sistêmico e a artrite reumatoide são causas incomuns (3,4).
- A calcificação anular mitral grave degenerativa raramente resulta em estenose mitral (5).
- A estenose das válvulas mitrais bioprotéticas ou metálicas causada por degeneração dos folhetos bioprotéticos, crescimento interno de pano ou trombose é incomum.
- A estenose mitral congênita ou válvula mitral em paraquedas ocorre raramente e está associada a anel valvular mitral obstrutivo, estenose subaórtica e coarctação da aorta (complexo ou anomalia de Shone) (6).

Ecocardiografia

Indicações da classe I ou apropriadas (Score de 7 a 9) para a ecocardiografia nos pacientes com suspeita ou confirmação de estenose mitral

- Ecocardiografia transtorácica (TTE) tridimensional em tempo real (RT3D) ou ecocardiografia transesofágica (TEE) e onda pulsada, onda contínua e TTE Doppler colorida a TTE ou TEE são essenciais para o diagnóstico, a avaliação da morfologia e da gravidade e tratamento da estenose mitral (7-10) (Tabela 7.1).
- O uso integrado dessas técnicas de ecocardiografia (eco) caracteriza com precisão a morfologia da válvula mitral e do aparelho subvalvular, detecta e caracteriza MR e trombos mitrais

Tabela 7.1
Indicações classe I ou apropriadas (escore 7-9) para ecocardiografia em pacientes com estenose mitral

Diagnóstico de estenose mitral, avaliação da gravidade hemodinâmica (gradiente médio, área da válvula mitral, pressão da artéria pulmonar) e avaliação do tamanho e da função ventriculares direitos (TTE 2D ou 3DRT).

Avaliação da morfologia valvular para determinar a viabilidade de valvotomia mitral percutânea por balão à TTE ou TEE 2D ou 3DRT).

TEE 2D ou 3DRT para avaliar a morfologia e hemodinâmica da válvula mitral quando a TTE estiver abaixo da ideal.

Diagnóstico e avaliação de lesões valvulares concomitantes (TTE).

Vigilância rotineira (= 3 anos) da estenose mitral leve sem alteração no estado clínico ou exame cardíaco (TTE).

Vigilância rotineira (= 1 ano) de estenose mitral moderada ou grave sem alteração no estado clínico ou exame cardíaco (TTE).

Reavaliação dos pacientes com estenose mitral conhecida com sintomas ou sinais que se alteram ou para guiar o tratamento (TTE).

Avaliação do gradiente médio e pressão da artéria pulmonar por ecocardiografia com Doppler ao esforço nos pacientes com hemodinâmica e achados clínicos discrepantes em repouso (TTE).

Avaliação de alterações na gravidade hemodinâmica e compensação ventricular em pacientes com estenose mitral conhecida durante a gravidez (TTE).

Suspeita de fonte de êmbolo cardiovascular (TEE).

Avaliação de trombo atrial e definição adicional da gravidade das regurgitações mitrais antes da consideração de valvuloplastia mitral por balão (TEE 2D ou 3DRT).

Guia durante valvuloplastia percutânea por balão (TEE 2D ou 3DRT).

Após a intervenção (valvuloplastia percutânea, reparo valvular ou troca valvular), estudo da base para função avaliação de valvular (precoce) e remodelamento ventricular (tardio) (TTE).

Avaliação da suspeita de disfunção da válvula mitral protética (estenose) ou alteração no estado clínico ou no exame cardíaco (TTE).

2D, bidimensional; 3DRT, tridimensional em tempo real; TTE, ecocardiografia transtorácica; TEE, ecocardiografia transesofágica. Todas as indicações relacionadas apresentam Nível de Evidência B ou C. (Adaptada de Bonow RO, Carabello BA, Chatterjee K, et al. Practice guideline 2008 focused update incorporated into the ACC/AHA 2006 guidelines for the management of patients with valvular heart disease. *Circulation*, 2008;118:e523-e661: Douglas PS, Garcia MJ, Haines DE, et al. ACCF/ASE/AHA/ASNC/HFSA/HRS/SCAI/SCCM/SCCT/SCMR 2011 appropriate use criteria for echocardiography. *J Am Coll Cardiol.* 2011;57:1126-1166.)

associados, identifica pacientes candidatos para valvuloplastia ou troca valvular, fornece guia durante a valvuloplastia com balão e determina a área valvular mitral, os gradientes e o grau da MR após o procedimento (8-11).

Ecocardiografia modo M, bidimensional e tridimensional em tempo real

Morfologia da válvula mitral e do aparelho subvalvular

Melhores planos de imagem

- Projeções paraesternais bidimensionais de eixos longo e curto à TTE RT3D e projeções apicais de quatro e de duas câmaras.
- Projeções transgástricas bidimensionais de eixos curto e longo à TEE RT3D e medioesofágicas de quatro e de duas câmaras.

Características diagnósticas-chave

Modo M

- Espessamento/esclerose do folheto mitral com mobilidade acentuadamente reduzida levando à redução abrupta ou desaparecimento da inclinação E-F e movimento anterior paralelo dos folhetos são característicos (Fig. 7.1A). Essas anormalidades são provocadas por fusão da comissura e espessamento, retração e fusão das cordas.
- Quanto mais próximo o movimento paralelo dos folhetos, pior a estenose. Entretanto, se o feixe do ultrassom for colocado acima do verdadeiro orifício valvular, a abertura da válvula fica superestimada (Fig. 7.1B).

Bidimensional e tridimensional em tempo real

Ecocardiografia transtorácica

- Espessamento com mobilidade restrita, predominantemente da extremidade dos folhetos, leva ao padrão de mobilidade diastólica em forma de cúpula característico do folheto anterior conhecido como sinal de "bastão de hóquei" (Fig. 7.2A).
- A mobilidade diastólica em forma de cúpula dos folhetos mitrais é decorrente do travamento dos folhetos por fusão da comissura e cordas tendíneas retraídas e fundidas. Este padrão de mobilidade do folheto se perde à medida que a doença dos folhetos e das cordas piora (Fig. 7.2B).
- Com TTE 2D, a área do orifício da válvula mitral pode receber a planimetria durante o meio da diástole em mais de 90% dos pacientes na projeção paraesternal de eixo curto utilizando a projeção paraesternal de eixo longo como guia (9,12) (Fig. 7.3A, B).
- A dilatação do LA avaliada pela área mitral ou pelo índice de volume correlaciona-se melhor com a gravidade da estenose mitral do que com os diâmetros atriais, representando preditor das consequências após a valvuloplastia mitral por balão (Fig. 7.3C).
- A mobilidade reduzida dos folhetos, a extensão da fusão da comissura, a fusão e a retração do aparelho subvalvular e o orifício valvular verdadeiro são melhores definidos e caracterizados por TTE RT3D (11, 13) (Fig. 7.4).
- O espessamento, a mobilidade e a calcificação dos folhetos mitrais, bem como aqueles das cordas tendíneas, são classifi-

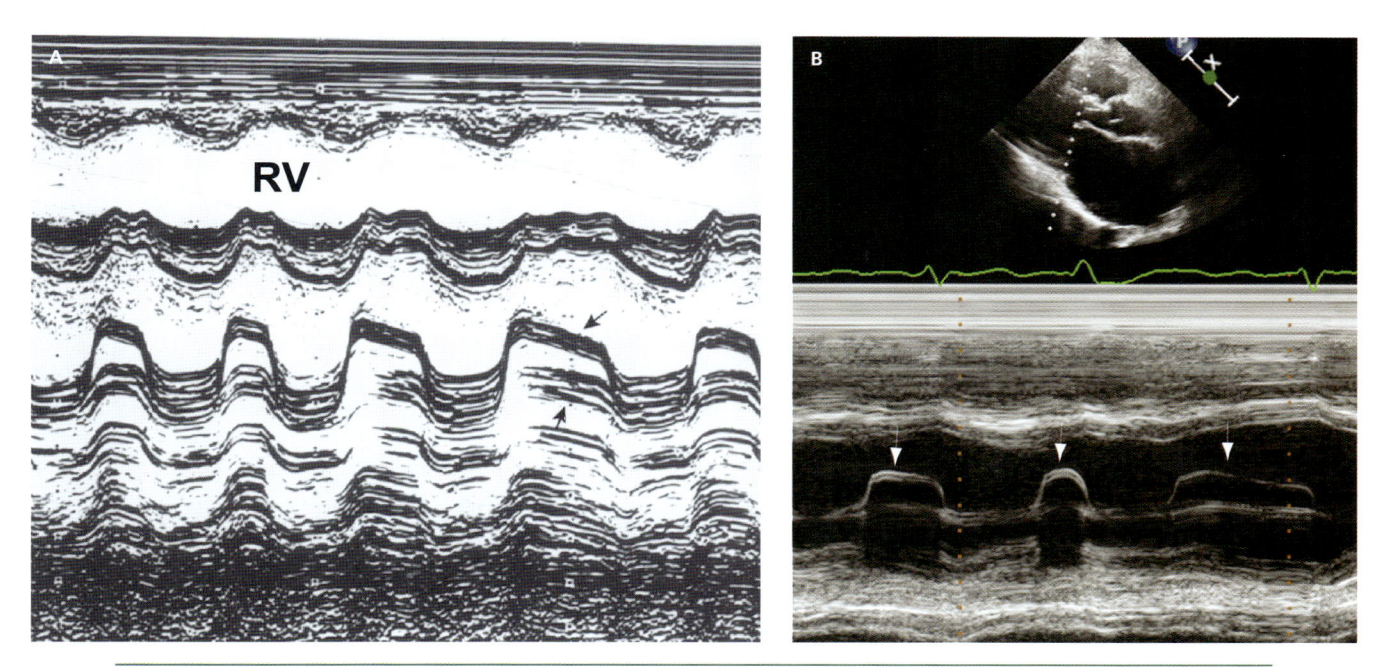

Fig. 7.1 TTE de estenose mitral avaliada pelo modo M. A. TTE pelo modo M, notar o acentuado espessamento, a mobilidade reduzida e o movimento anterior próximo paralelo de ambos os folhetos mitrais anterior e posterior (setas).
B. Este TTE 2D dirigido pelo modo M em paciente com estenose mitral grave e fibrilação atrial demonstra espessamento, mobilidade reduzida e movimento anterior paralelo tanto dos folhetos mitrais anterior quanto posterior (setas). Em razão do deslocamento do feixe do ultrassom acima do orifício valvular verdadeiro, a mobilidade e a abertura dos folhetos mitrais ficaram superestimadas.

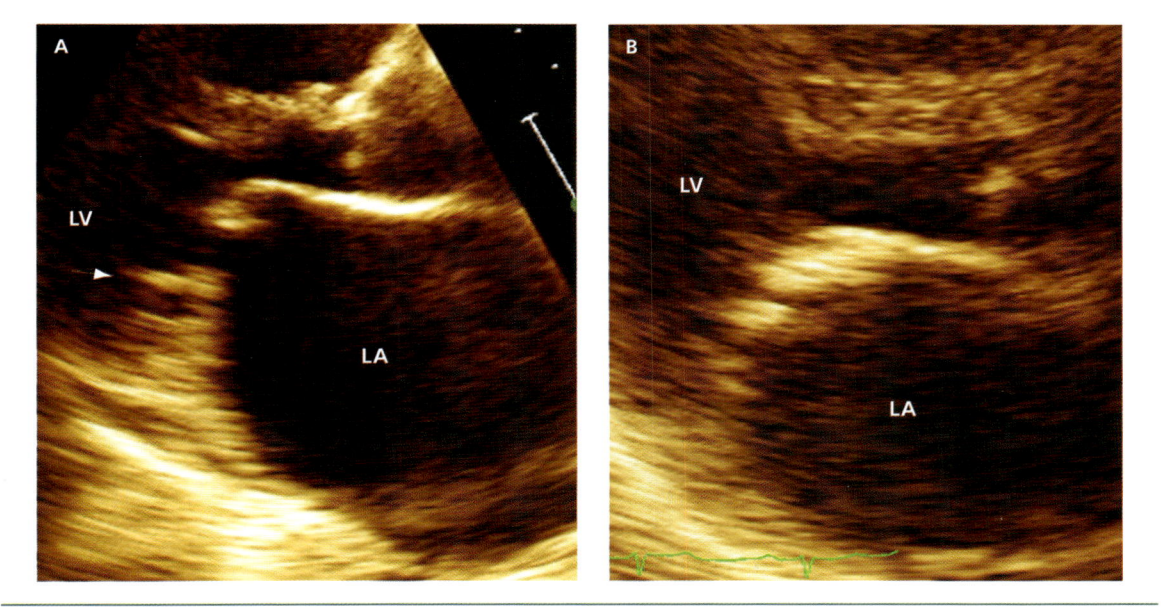

Fig. 7.2 Estenose mitral avaliada por TTE 2D. A. Esta projeção paraesternal de eixo longo à TTE 2D demonstra a aparência característica de "bastão de hóquei" do folheto mitral anterior. Também se nota o espessamento difuso e esclerose com mobilidade gravemente reduzida do folheto mitral posterior. Além disso, observa-se ainda o espessamento e a fusão das cordas tendíneas (seta). Dilatação grave do LA associada está presente. **B.** Esta projeção paraesternal de eixo longo à TTE 2D demonstra esclerose grave e difusa e calcificação predominantemente das porções distais dos folhetos mitrais anterior e posterior com mobilidade gravemente reduzida de ambos os folhetos. Os folhetos mitrais estão fundidos, o folheto posterior está fixo e apenas nota-se mobilidade diastólica do folheto distal anterior. LV, ventrículo esquerdo; LA, átrio esquerdo.

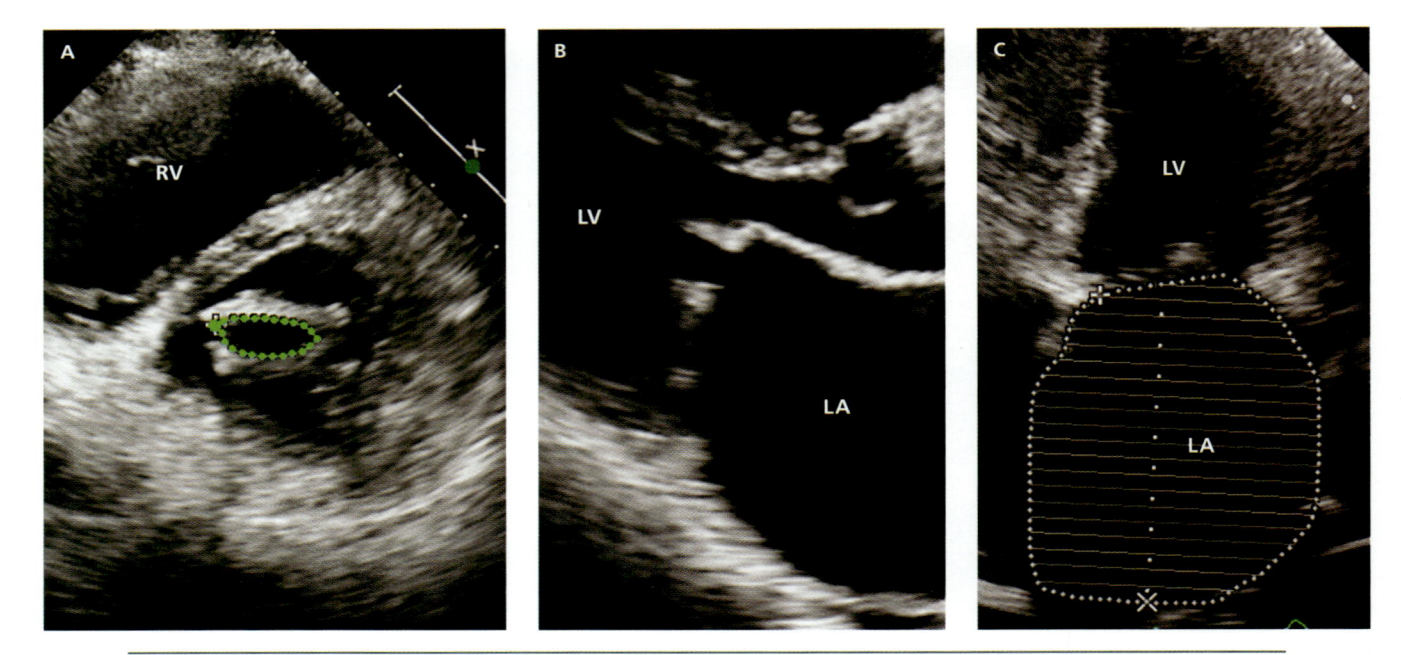

Fig. 7.3 Área da válvula mitral e volume atrial esquerdo avaliados à planimetria TTE 2D. A. Esta projeção paraesternal de eixo curto à TTE 2D ilustra a planimetria da área da válvula mitral no meio da diástole com 1,5 cm² utilizando a projeção paraesternal de eixo longo (**B**) como guia. Entretanto, o movimento septal anormal do ventrículo direito (RV) por sobrecarga de pressão associado à dilatação e disfunção do RV e o átrio esquerdo (LA) gigante com área de 45 cm² e índice de volume de 118 mL/m² observado em (**C**) sugere estenose mitral grave. De fato, a área da válvula mitral à TEE RT3D foi < 0,5 cm² (ver Fig. 7.6C). LA, átrio esquerdo; LV, ventrículo esquerdo; RV, ventrículo direito.

cados desde 1 (leve) até 4 (envolvimento grave) usando o sistema de escore de Wilkins (14) (Tabela 7.2). O escore mais baixo é 4 e o mais alto é 16 (Fig. 7.5):

- O escore < 8 prediz viabilidade e sucesso a curto e a longo prazos da valvuloplastia com balão, definida como aumento na área valvular > 50%, área valvular > 1,5 cm² e MR ≤ 2+.
- O grau de aumento na área da válvula mitral está predominantemente relacionado com o grau de separação da fusão da comissura.

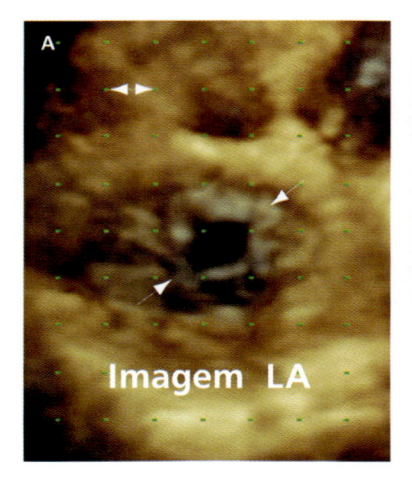

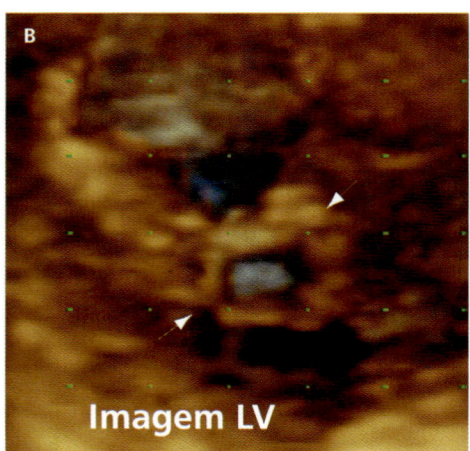

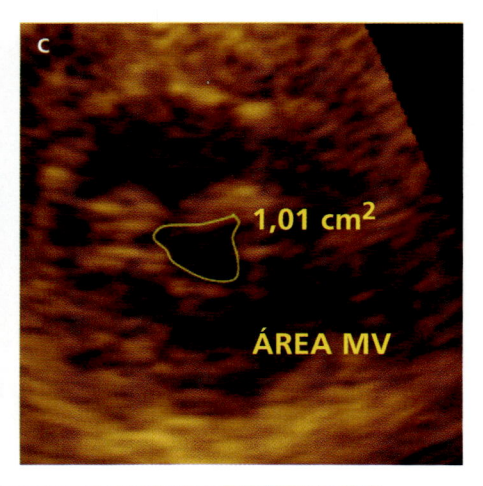

Fig. 7.4 Estenose mitral moderada em mulher com 56 anos de idade à TTE RT3D. A. Esta projeção de eixo curto da válvula mitral à TTE RT3D observada desde o LA demonstra fusão bilateral da comissura (*setas*) com mobilidade reduzida das porções média e distal dos folhetos da válvula mitral. A linha pontilhada com distância de 1 cm entre os pontos (*seta com cabeça dupla*) define a área da válvula mitral de aproximadamente 1 cm². **B.** Esta projeção de eixo curto da válvula mitral à TTE RT3D observada a partir do LV confirma os achados descritos em (**A**). **C.** A área da válvula mitral calculada por planimetria ao RT3D foi de 1,01 cm².

Tabela 7.2
Caracterização ecocardiográfica da válvula mitral e do aparelho subvalvular

Grau	Espessamento valvular*	Mobilidade	Calcificação†	Espessamento subvalvular
1	Folhetos com espessura próxima ao normal (4-5 mm)	Válvula altamente móvel apenas com pontas dos folhetos restritas	Uma única área de brilho aumentado	Espessamento mínimo logo abaixo dos folhetos mitrais
2	Folhetos médios normais, espessamento considerável das margens (5-8 mm)	Folheto médio e porções da base apresentam mobilidade normal	Áreas disseminadas de brilho confinadas às margens do folheto	Espessamento das estruturas das cordas estendendo-se até um terço do comprimento das cordas
3	Espessamento estendendo-se por todo o folheto (5-8 mm)	Válvula continua a se mover para a frente na diástole, principalmente a partir da base	Brilho estendendo-se até a porção média dos folhetos	Espessamento estendendo-se até o terço distal do comprimento das cordas
4	Espessamento considerável de todo o tecido do folheto (> 8-10 mm)	Movimento ausente ou mínimo dos folhetos para a frente na diástole	Brilho intenso estendendo-se pela maior parte do tecido do folheto	Espessamento extenso e encurtamento de todas as cordas estendendo-se para baixo dos músculos papilares

*Espessura do folheto ≤ 5 mm ou relação entre a espessura da válvula mitral *versus* espessura da parede posterior da raiz aórtica de 1,5 a 2,9 é preditiva de resultados ideais da valvuloplastia com balão, ao contrário de espessura dos folhetos > 8 mm ou relação entre a válvula e a espessura da parede da raiz ≥ 5.
†Intensa calcificação de ambas as comissuras também está associada a resultados abaixo dos ideais da valvuloplastia.

- A valvuloplastia com balão geralmente não separa a fusão das cordas.
- Assim, a fibrose e a calcificação subvalvulares graves preveem resultados abaixo do ideal.
- Um novo escore foi proposto (15) para TTE RT3D. Este escore divide cada folheto mitral em três porções respectivas, os quais são classificados separadamente para espessura (normal = 0, anormal = 1), mobilidade (normal = 0, anormal = 1) e calcificação (nenhuma = 0, porções médias = 1, porções da comissura = 2). O aparelho subvalvular fica dividido em segmentos proximal, médio e distal e classificado para espessura (nenhuma = 0, anormal = 1) e separação das cordas (> 5 mm = 0, < 5 mm = 1 e sem separação = 2). Portanto, a soma de 0 a 6 pontos para a espessura, 0 a 6 pontos para mobilidade, 0 a 10 para calcificação e 0 a 9 para envolvimento do aparelho subvalvular pode ser responsável pelo escore total variando de 0 a 31 pontos. Este escore classifica a morfologia da válvula mitral como doença leve (< 8), moderada (8 a 13) ou grave (≥ 14).
  - O escore demonstrou ser viável, aplicável e com boa concordância interobservador e intraobservador.
  - Este escore comparado ao escore de Wilkins melhorou a detecção de calcificação e fusão e separação da comissura.
  - Os preditores do sucesso da valvuloplastia mitral percutânea por meio deste escore foram a mobilidade do folheto e o envolvimento do aparelho subvalvular. O escore de calcificação alto previu mais alta incidência e gravidade da MR.
  - Entretanto, são necessários estudos adicionais de validação antes que o sistema de escore ao RT3D se torne mais amplamente aplicável na clínica.
- Os trombos do LA (predominantemente no apêndice do LA) ocorrem em 7 a 15% dos pacientes com estenose mitral (mesmo naqueles com ritmo sinusal normal), porém são menos comumente detectados por TTE do que por TEE (16).

Ecocardiografia transesofágica

- A partir de chapas medioesofágicas à TEE de duas e quatro câmaras e utilizando imagens do modo M e 2D e RT3D, a espessura dos folhetos mitrais pode ser qualitativamente e quantitativamente avaliada (17-19) (Fig. 7.6A).
- TEE 2D e mais precisamente RT3D pode determinar a localização e a extensão da fusão da comissura, mobilidade e calcificação do folheto, extensão do envolvimento do aparelho subvalvular e área valvular a partir de projeções atriais e ventriculares (14,15,20) (Figs. 7.6B-D e 7.7).
- A extensão da fusão da comissura e a doença subvalvular predizem a viabilidade e a consequência da valvuloplastia mitral percutânea (14,15,20-22).

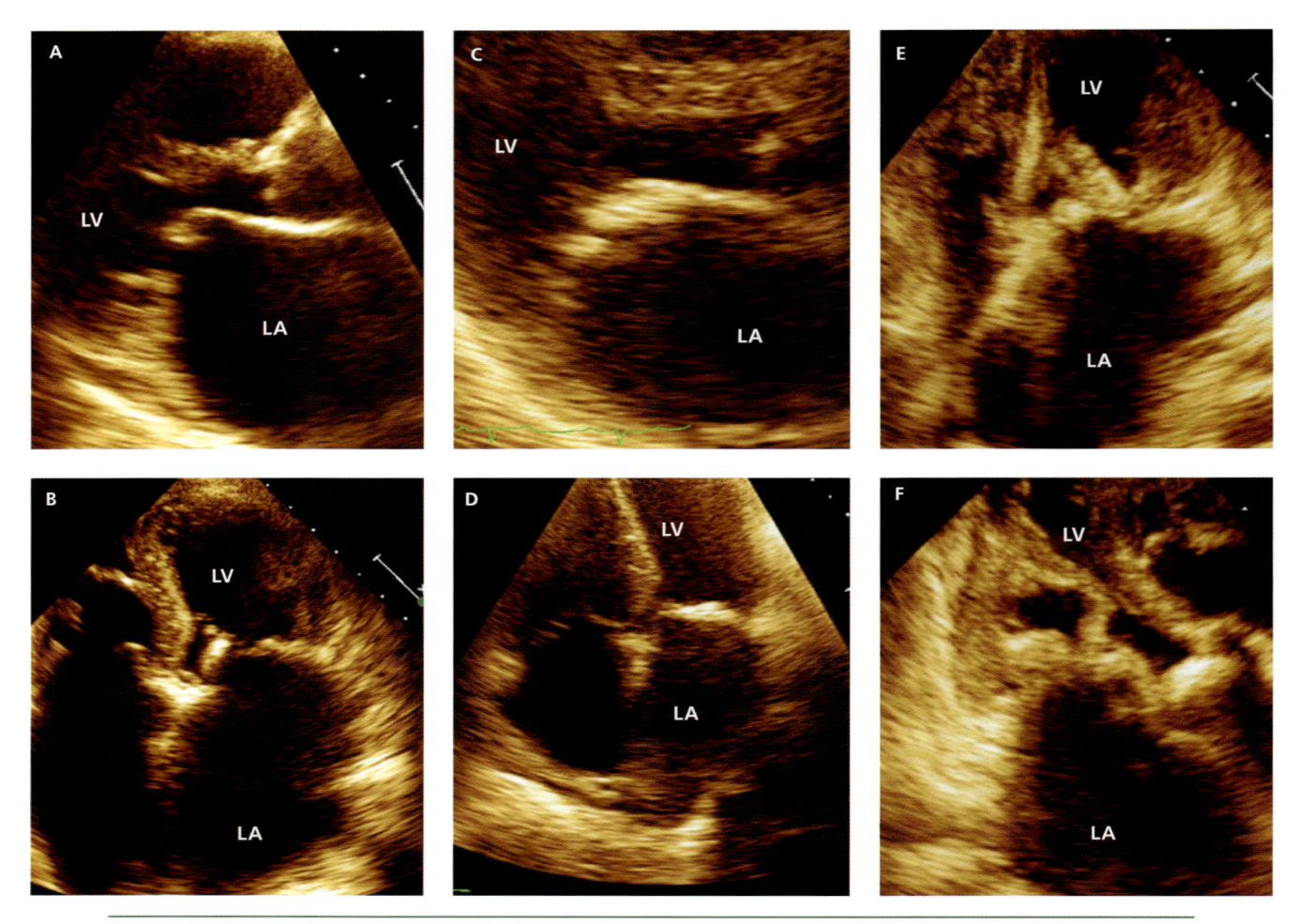

Fig. 7.5 Classificação da morfologia da válvula mitral por TTE 2D. A, B. Projeções paraesternais de eixo longo (**A**) e apicais de quatro câmaras (**B**) em mulher com 71 anos de idade portadora de estenose mitral grave e escore total de Wilkins de 11 com base no espessamento do folheto (3), da mobilidade (3), da calcificação (2) e do aparelho subvalvular (3). **C, D.** Projeções paraesternais de eixo longo (**C**) e apical de quatro câmaras (**D**) em homem com 43 anos de idade portador de estenose mitral grave e escore total de Wilkins de 16 com base no espessamento grave do folheto (4), mobilidade reduzida (4), calcificação (4) e envolvimento do aparelho subvalvular (4). **E, F.** Projeções apicais com quatro câmaras (**E**) e cinco câmaras (**F**) em mulher com 21 anos de idade portadora de mucopolissacaridose e estenose mitral grave, com escore total de Wilkins de 14 com base no espessamento do folheto (4), mobilidade reduzida (4), calcificação (2) e envolvimento do aparelho subvalvular (4). Esta última paciente apresentava estenose aórtica grave associada. Portanto, nenhum destes quatro pacientes recebeu valvuloplastia mitral por balão.

- Embora os resultados da valvuloplastia percutânea por balão usando guia com eco intracardíaco *versus* TEE 2D tenham demonstrado resultados semelhantes anteriores e posteriores ao procedimento, o eco intracardíaco possui capacidades inferiores de imagem, é mais dispendioso, requer acesso venoso adicional e pode interferir na manipulação da punção e catéteres com balão (12,18,22).
- Atualmente, a valvuloplastia mitral por balão guiada por TEE RT3D suplantou TEE 2D e eco intracardíaco em muitos centros. TEE RT3D comparada com TEE 2D oferece clara definição de todos os folhetos mitrais, do ânulo e do aparelho subvalvular na projeção frontal do LA e do LV, visão de todo o comprimento dos catéteres intracardíacos e balões ou dispositivos que portam, definição clara dos catéteres em relação às estruturas cardíacas e fornece avaliação precisa imediata da estrutura valvular após procedimento, função e complicações relacionadas (18-22).
- Nos pacientes com estenose mitral grave, o contraste do eco espontâneo do LA é detectado por TEE em aproximadamente 25% dos pacientes com o ritmo sinusal normal e em > 60% dos pacientes com fibrilação atrial (16,23-25) (Fig. 7.8A).
- Trombos no LA e pseudocontraste estão ambos relacionados com a gravidade da estenose mitral, com o tamanho do LA e com a fibrilação atrial (23-26) (Fig. 7.8B). Todavia, a presença ou a ausência de trombos no LA não se correlaciona com a embolia sistêmica.

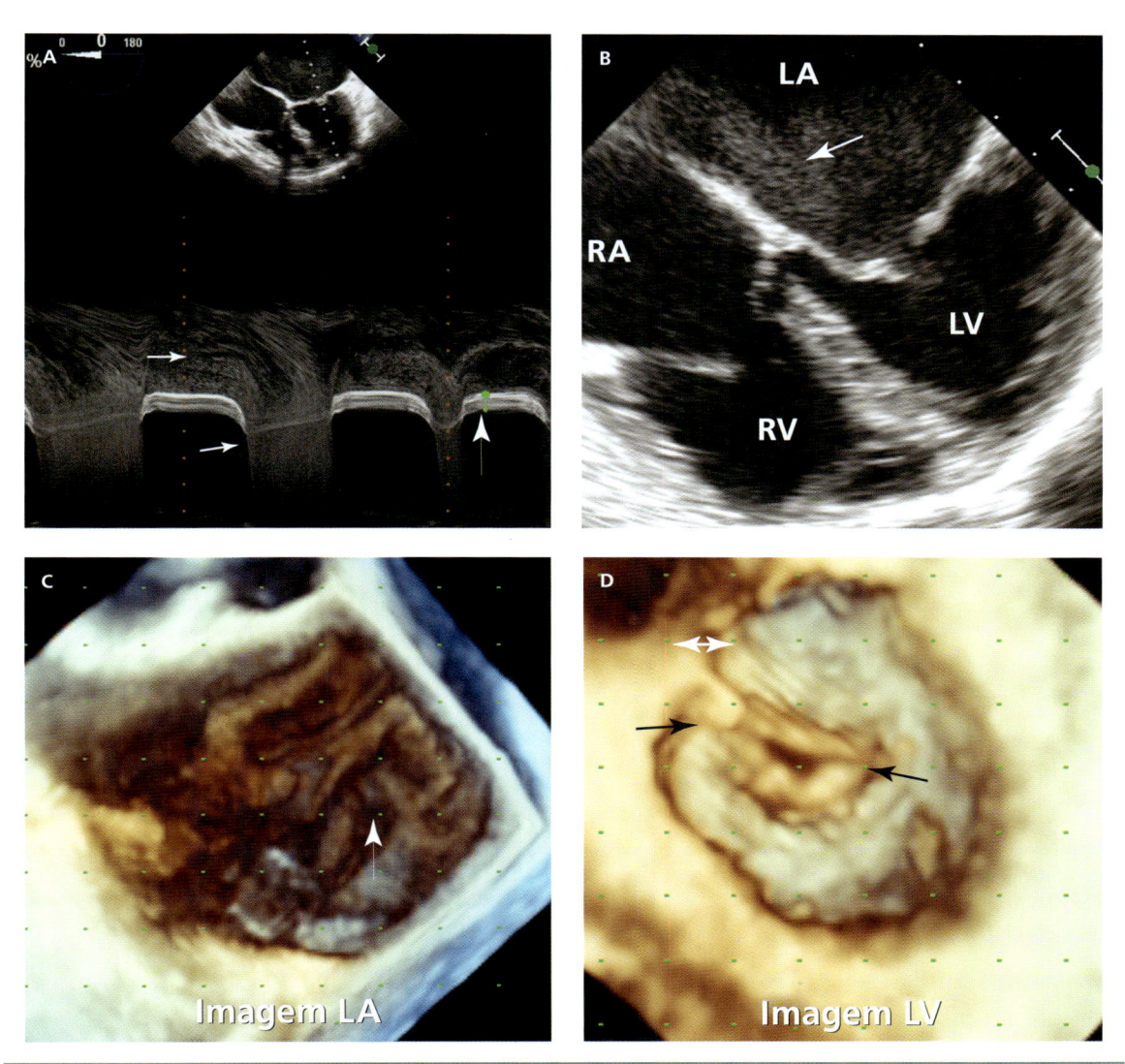

Fig. 7.6 Estenose mitral grave em mulher com 51 anos de idade por TEE 2D e RT3D. A. Esta TEE 2D guiada pelo modo M do folheto anterior demonstra espessamento moderado (6 mm) da extremidade do folheto anterior (*seta vertical*) com mobilidade severamente diminuída. Ainda, nota-se contraste espontâneo de eco nos átrios durante o enchimento do LV (*setas horizontais curtas*). **B.** Esta projeção de quatro câmaras à TEE 2D demonstra espessamento moderado e mobilidade gravemente reduzida predominantemente das extremidades posteriores dos folhetos mitrais. Nota-se separação diastólica ≤ 5mm. Também, contraste de eco espontâneo grave está presente (*seta*). Além disso, nota-se envolvimento mínimo do aparelho subvalvular. Finalmente, dilatação moderada associada do RV está presente com disfunção sistólica grave. **C.** Esta projeção à TEE RT3D demonstra eco de contraste espontâneo em rodamoinho (*seta*) que impede a visão dos folhetos mitrais e do orifício valvular. **D.** Estas projeções à TEE RT3D demonstram claramente o espessamento moderado difuso da extremidade dos folhetos mitrais com fusão bilateral grave da comissura (*setas*), mobilidade gravemente reduzida das porções centrais não fundidas dos folhetos e apenas abertura mínima da válvula dando a ela aparência característica de "boca de peixe". A linha pontilhada (10 mm de distância entre os pontos (*cabeça dupla de seta*) define claramente a área da válvula mitral de < 0,5 cm^2. O escore total desta morfologia valvular foi ≤ 8 (3 para a espessura, 3 para a mobilidade, 0 para a calcificação e 1 para o envolvimento subvalvular), mas não foi realizada a valvuloplastia por balão porque havia um trombo no apêndice do LA. Todos os achados do eco foram confirmados durante a cirurgia.

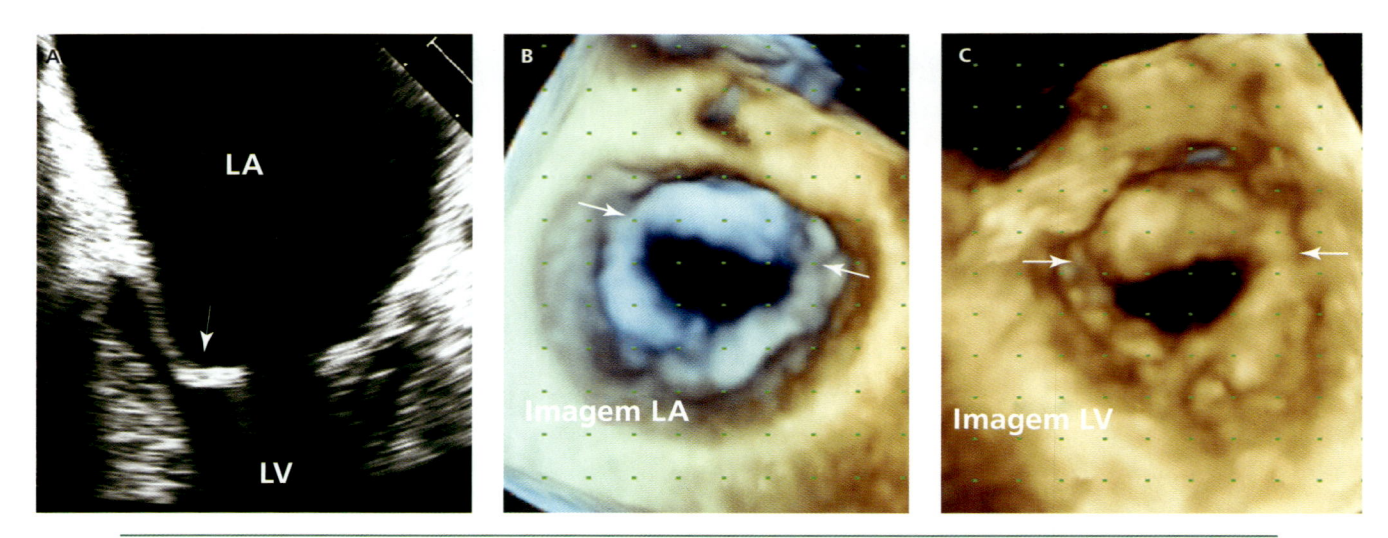

Fig. 7.7 Estenose mitral leve por TEE 2D e RT3D em mulher com obesidade morbida de 47 anos de idade com TTE tecnicamente limitado. A. Esta projeção de quatro câmaras à TEE 2D demonstra a aparência característica de "bastão de hóquei" do folheto mitral anterior (*seta*) com espessamento moderado e mobilidade reduzida da extremidade do folheto. O folheto mitral posterior estava moderadamente espessado com mobilidade moderadamente reduzida. **B, C.** Projeções do LA (**B**) e do LV (**C**) à TEE RT3D definem claramente a discreta fusão bilateral da comissura (*setas*) com mobilidade levemente reduzida de ambos os folhetos, predominantemente do folheto posterior. A área planimetrada da válvula mitral foi de 1,6 cm², a qual se correlacionava bem com os gradientes valvulares de pico e médio de 11 mmHg e 4 mmHg, respectivamente, por medidas Doppler.

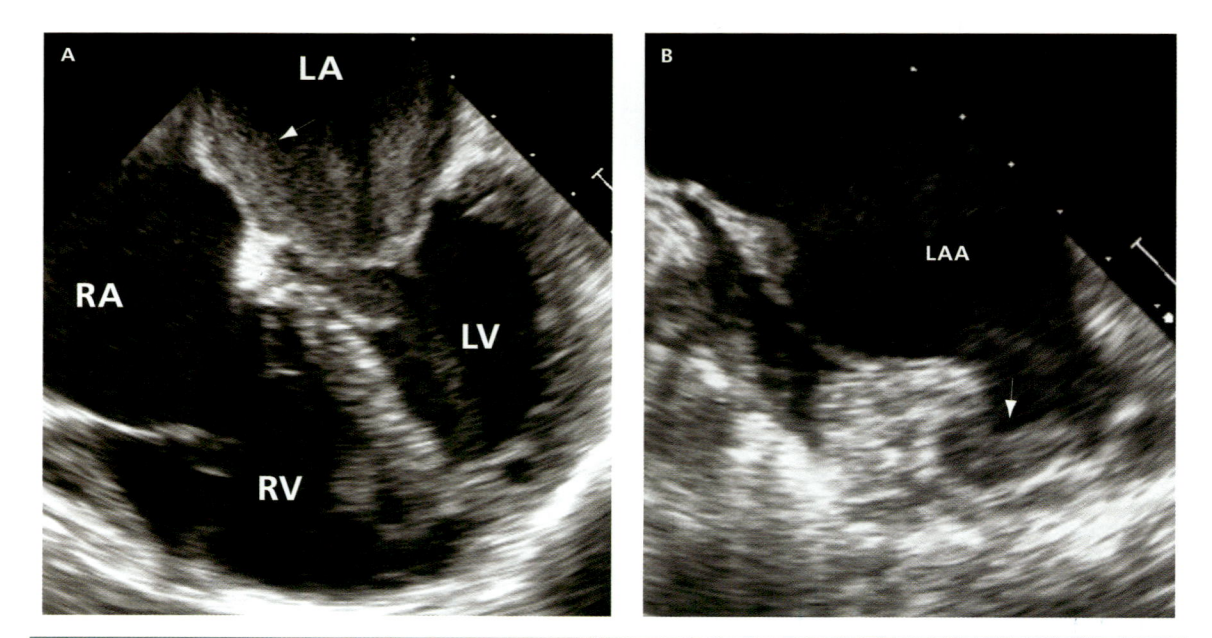

Fig. 7.8 Contraste de eco espontâneo grave do LA e trombo no apêndice do LA em mulher de 51 anos de idade com estenose mitral grave. A. Esta projeção de quatro câmaras à TEE 2D demonstra espessamento, fusão (sem observação de abertura) e mobilidade gravemente diminuída dos folhetos mitrais associados a contraste espontâneo à eco e aparência de depósito predominantemente pelo septo interatrial (*seta*). **B.** Esta projeção fora do eixo do apêndice do LA (LAA) à TEE 2D demonstra grande trombo (13 × 5 mm) (*seta*) com contraste espontâneo à eco e aparência de depósito.

- Durante a cirurgia valvular, os trombos no LA (mais comuns no apêndice e na parede posterior do LA) são observados em 15 a 20% dos pacientes com e sem embolia anterior.
- A prevalência de trombos no LA e pseudocontraste é mais baixa nos pacientes com MR moderada ou grave (17%), comparada àqueles sem MR significante (94%) (27).
- Os trombos no LA representam uma contraindicação relativa à valvuloplastia por balão.

Armadilhas

- A inclinação E-F reduzida no modo M é inespecífica para estenose mitral. Este achado pode ser observado nos pacientes com pressão diastólica final elevada no LV e/ou disfunção diastólica ou regurgitação aórtica. Ainda, o jato da regurgitação aórtica não permite a abertura normal do folheto anterior.
- A área da válvula mitral por planimetria 2D é difícil para definir quando a válvula mitral e o aparelho subvalvular estão inteiramente calcificados e após a valvuloplastia com balão.
- A área planimetrada da válvula pode ser superestimada se o plano da imagem estiver acima da extremidade do folheto (Figs. 7.3 e 7.6). O uso de projeção de eixo longo para orientação do verdadeiro orifício e utilização de RT3D evita esta armadilha.
- Por meio de TEE e a partir de projeções medioesofágicas de quatro e duas câmaras, a extensão do envolvimento do aparelho subvalvular pode ser subestimado em decorrência do sombreamento excessivo por folhetos mitrais espessados e calcificados. Esta armadilha pode ser evitada pela imagem 2D do aparelho subvalvular a partir de projeções transgástricas de eixos curto e longo da válvula mitral e por projeção RT3D do LV.
- RT3D requer treinamento adicional e experiência pelos médicos e técnicos e não é amplamente usada nem está bastante disponível.

Ecocardiografia Doppler para avaliação da gravidade da estenose mitral

Ecocardiografia de onda pulsada, contínua e Doppler tecidual

Melhores planos de imagem

- Projeção TTE paraesternal de eixo longo ou medioesofágica longitudinal a TEE para avaliar o diâmetro do trato de saída ventricular esquerdo (LVOT) para o cálculo da área.
- Ainda, a partir da projeção transgástrica profunda (com anteflexão) à TEE, as velocidades do LVOT podem ser obtidas para o cálculo da área valvular.

- Projeções de quatro e duas câmaras à TTE e TEE para avaliação do pico da válvula mitral e gradientes médios, pressão de meio tempo ($P_{1/2t}$), integrais velocidade tempo (VTIs), área de superfície de isovelocidade proximal (PISA) e *vena contracta*.
- Projeção de quatro câmaras à TEE e TTE também permite avaliação da estrutura e da função da válvula tricúspide e das câmaras do coração direito (28,29).

Métodos de diagnóstico, características diagnósticas-chave e fórmulas

Gradientes valvulares

- VTI de onda contínua através do orifício da válvula mitral define os gradientes de pico e médio. *A estenose é leve, se o gradiente médio for < 5 mmHg; moderada, se 5 a 10 mmHg e grave, se > 10 mmHg* (Figs. 7.9A-C e 7.10; Tabela 7.3).

Áreas valvulares

Equação de continuidade

- O princípio da equação de continuidade é que a taxa de fluxo através de válvula estenótica é o mesmo que da válvula não estenótica:
  - Área da válvula mitral em cm^2 = área do LVOT $[\pi(r^2)]$ em cm^2 × VTI por Doppler pulsado do LVOT (cm/segundo) ÷ VTI por Doppler de onda contínua através da válvula mitral (cm/segundo).
- A estenose mitral é leve se a área valvular for > 1,5 cm^2, moderada se 1 a 1,5 cm^2 e grave se < 1 cm^2 (Figs. 7.9 a 7.11).

Pressão de meio tempo

- Pelo Doppler de onda contínua, $P_{1/2t}$ mede o tempo (ms) que demora para o pico do gradiente da válvula mitral reduzir em 50%. Quanto mais longo o $P_{1/2t}$, pior é a estenose mitral.
- Naqueles com inclinação de desaceleração E é bimodal (desaceleração inicial rápida e média mais lenta), a $P_{1/2t}$ deve ser medida durante a inclinação da desaceleração mediodiastólica:
  - A estenose é leve caso o $P_{1/2t}$ seja < 130 ms; moderada, se entre 130 e 220 ms e grave, quando > 220 ms (Figs. 7.9 e 7.11).
  - A área da válvula mitral é calculada como a constante 220 ÷ $P_{1/2t}$.

Outros parâmetros ao Doppler

- Pelo Doppler pulsado, o fluxo de entrada da veia pulmonar demonstra redução nas velocidades de reversão sistólica, diastólica e atrial decorrente de hipertensão do LA, estenose mitral isolada e hipertensão venosa pulmonar, respectivamente (30). Estas velocidades aumentam significativamente após a valvuloplastia mitral.

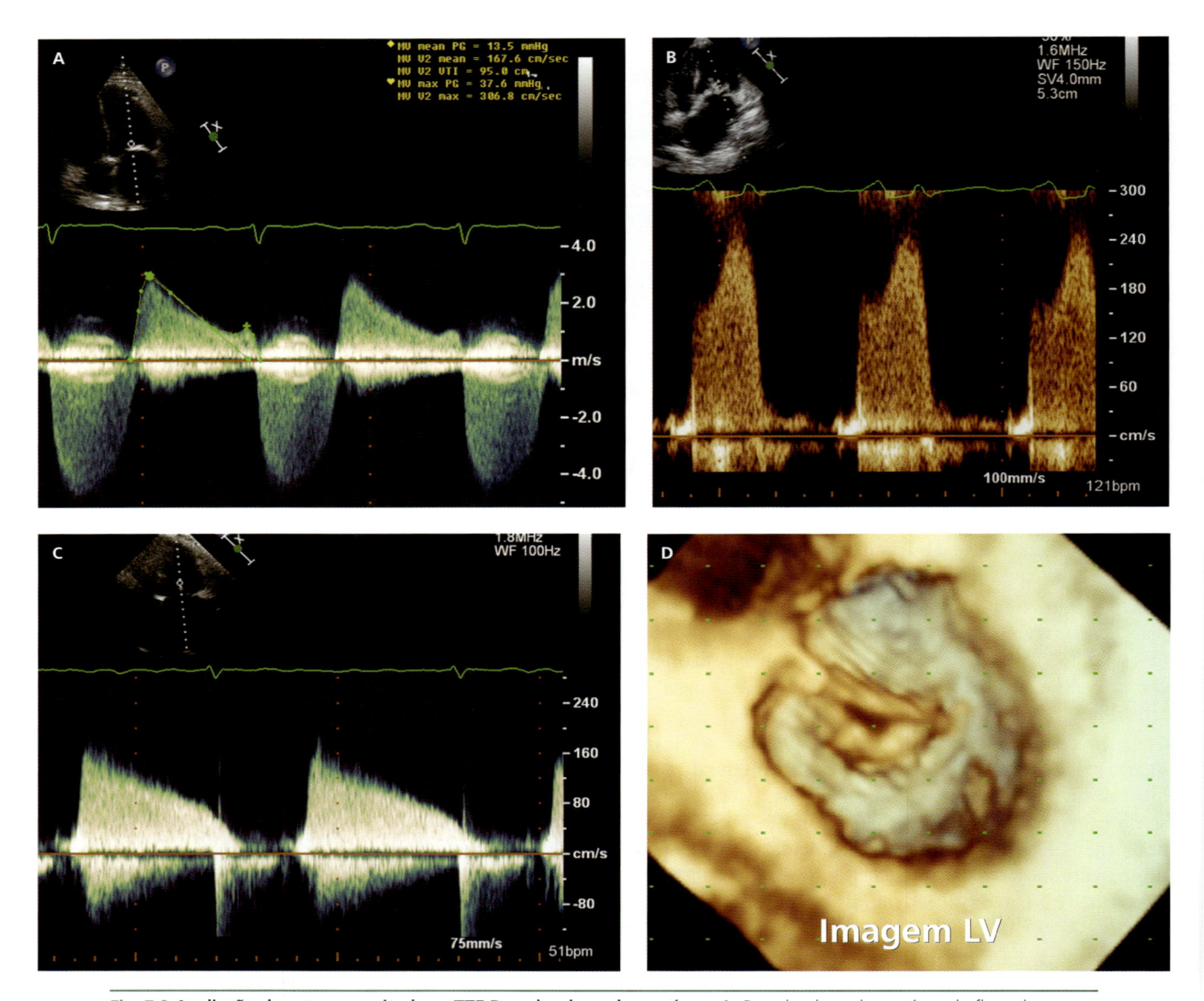

Fig. 7.9 Avaliação da estenose mitral por TTE Doppler de onda contínua. A. Doppler de onda contínua do fluxo de entrada mitral na projeção apical de quatro câmaras em homem com 43 anos de idade com estenose mitral grave e, MR moderada demonstra gradientes valvulares máximo e médio de 36 mmHg e 14 mmHg, respectivamente. O pico desproporcionalmente mais alto em relação ao gradiente médio é decorrente de MR associada. Com base no meio tempo de pressão de 245 ms (subestimado porque não foi medido durante a inclinação do meio da desaceleração), a área da válvula mitral foi de 0,9 cm^2 e pela equação de continuidade foi de 0,8 cm^2. A área valvular não pode ser obtida por planimetria em virtude da calcificação grave dos folhetos e do aparelho subvalvular (ver Fig. 7.5C, D). **B.** Fluxo de entrada mitral a partir da projeção apical de quatro câmaras em moça de 17 anos de idade com mucopolissacaridose demonstra gradientes máximos e tardios de 12 mmHg e 25 mmHg, respectivamente, e área valvular calculada de 0,5 cm^2. **C.** Fluxo de entrada mitral a partir da projeção apical de quatro câmaras em mulher de 51 anos de idade com estenose mitral grave e fibrilação atrial demonstra velocidades iniciais de pico de 1,6 m/segundo levando a gradientes máximo e médio de 10 mmHg e 6 mmHg, respectivamente, sugestivos de estenose leve a moderada. Entretanto, notar o meio tempo de pressão prolongado (média de 320 ms), o qual leva a área valvular calculada de 0,65 a 0,7 cm^2. Os baixos gradientes valvulares provavelmente sejam decorrentes de disfunção diastólica grave do RV do paciente e provavelmente a resistência vascular pulmonar elevada, levando à pré-carga reduzida do coração esquerdo. Projeção à TEE RT3D confirmou a área valvular mitral < 0,5 cm^2 (**D**).

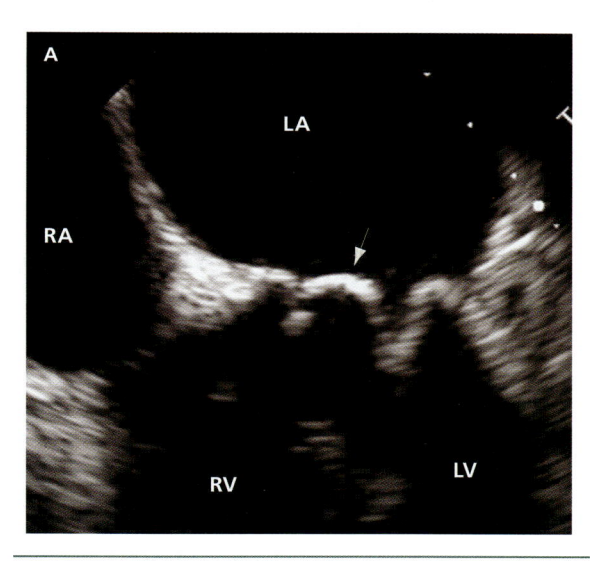

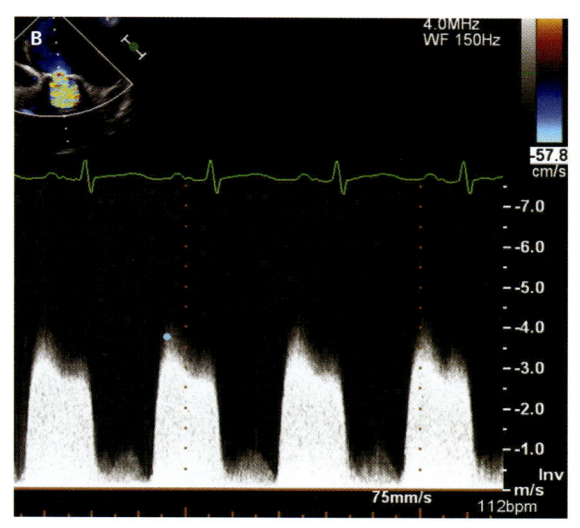

Fig. 7.10 Estenose grave da válvula mitral biossintética em paciente grávida com 17 anos de idade. A. Esta projeção de quatro câmaras à TEE demonstra folhetos bioprotéticos gravemente escleróticos, calcificados e imóveis (*seta*). Nota-se dilatação grave associada do LA. Também estão demonstrados dilatação moderada do RA, movimento septal interventricular anormal por sobrecarga de pressão no RV e função sistólica do RV moderadamente deprimida. **B.** Doppler colorido de onda contínua do fluxo de entrada mitral demonstrou gradientes máximo e médio de 55 mmHg e 35 mmHg, respectivamente, e área valvular calculada de 0,5 cm². Esses achados foram confirmados à cirurgia.

- A hipertensão pulmonar resultante de pressões encunhadas cronicamente elevadas do LA e capilares pulmonares e de vasculopatia estrutural arterial pulmonar leva a hipertrofia do RV e, em seguida, a disfunção diastólica ou sistólica do RV (28, 29).
- A gravidade da hipertensão pulmonar correlaciona-se com a significância hemodinâmica da estenose mitral e, portanto, devem ser avaliadas as pressões sistólica (quando presente regurgitação tricúspide), diastólica (quando presente regurgitação pulmonar) e média da artéria pulmonar (29).

Armadilhas

- Gradientes de pressão são dependentes da velocidade de fluxo. Portanto, condições associadas a pré-carga ou débito cardíaco, ambos aumentados ou diminuídos, podem levar a superestimar ou a subestimar os gradientes de pressão, respectivamente:

- MR moderada ou grave associada aumenta os gradientes de pico e médio (Figs. 7.9A e 7.11A).
- Condições associadas à sobrecarga de volume também aumentarão os gradientes valvulares.
- A depleção de volume, a hipertensão pulmonar grave, a disfunção sistólica do RV moderada à grave e a regurgitação tricúspide grave levarão à pré-carga reduzida e diminuição nos gradientes da válvula mitral (Fig. 7.9C).
- Os gradientes de pico obtidos no início do pico da velocidade do fluxo de entrada mitral são influenciados pela complacência do LA e da função diastólica do LV e, portanto, são menos confiáveis do que os gradientes médios para avaliação da gravidade da estenose mitral (Figs. 7.9B, C e 7.11A).
- Os gradientes também são afetados pela frequência cardíaca. Quanto mais rápidas as velocidades, mais altos os gradientes. Ainda, a fusão das velocidades iniciais e finais de fluxo de entrada mitral impede a avaliação de $P_{1/2t}$ (Fig. 7.9B).

Tabela 7.3				
Gravidade da estenose mitral				
Gravidade	Área valvular (cm²)	Gradiente médio (mmHg)	Meio tempo de pressão (ms)	Pressão sistólica da PA (mmHg)
Leve	1,6-2,0	< 5	≤ 130	< 30
Moderada	1,1-1,5	6-10	130-220	30-50
Grave	≤ 1,0	> 10	> 220	> 50

PA, artéria pulmonar.

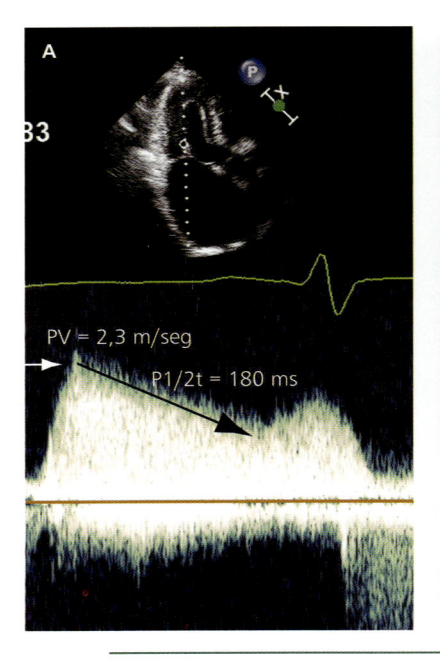

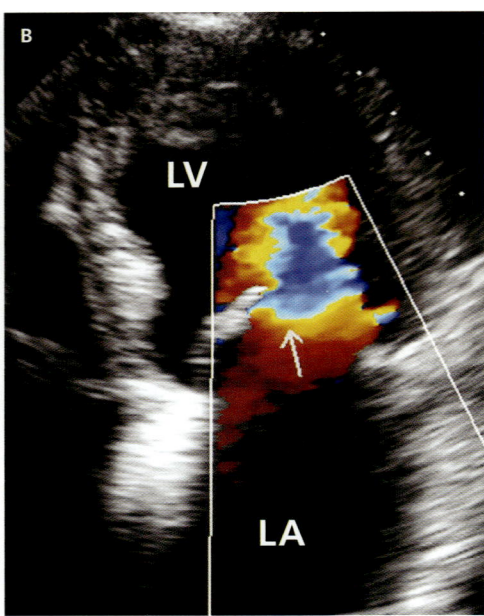

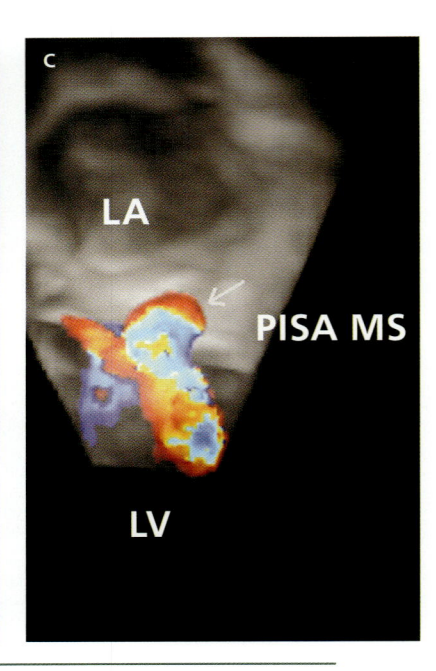

Fig. 7.11 Estenose mitral moderada e MR grave em mulher de 56 anos de idade com hipertensão descontrolada.
A. O Doppler de onda contínua obtido da projeção apical de cinco câmaras demonstra velocidade de pico da válvula mitral (PV, *seta*) de 2,3 m/segundo e, portanto, gradientes máximo e médio de 21 mmHg e 10 mmHg, respectivamente, sugestivos de estenose mitral. Este gradiente máximo desproporcionalmente mais alto em relação ao gradiente médio é decorrente de MR grave associada. Todavia, o meio tempo de pressão encurtado ($P_{1/2t}$) de 180 ms leva à área valvular calculada de 1,2 cm² ou estenose moderada. A área calculada da válvula mitral por equação de continuidade também foi de 1,4 cm². Foi notado sobrecarga LA grave associada, hipertensão pulmonar moderada e movimento septal anormal por sobrecarga de pressão do RV.
B, C. Doppler colorido 2D (**B**) e RT3D (**C**) a partir da projeção apical demonstra PISA bem-definida de 0,8 cm e MR grave. Utilizando PISA, a área valvular calculada foi de 1,06 cm². RT3D confirmou a área valvular de 1,01 cm² neste paciente (ver Fig. 7.4). Portanto, este caso ilustra a superestimação dos gradientes valvulares e da área valvular com MR grave, superestimação da área valvular por meio tempo de pressão em paciente com pressão diastólica final elevada no LV decorrente de cardiopatia hipertensiva e MR grave e o valor diagnóstico complementar do Doppler colorido e RT3D na avaliação da área valvular.

- A equação de continuidade é menos exata nos pacientes com fibrilação atrial e regurgitação aórtica ou mitral moderada à grave e suas múltiplas medidas podem levar a múltiplas fontes de erro (Fig. 7.11).
- Se o alinhamento do feixe de Doppler por onda contínua não estiver paralelo à direção do fluxo sanguíneo ou dentro do centro do jato mitral estenótico, $P_{1/2t}$ pode ser superestimada (duração mais prolongada) e, dessa forma, a área valvular fica superestimada. Além disso, os gradientes valvulares ficam subestimados e a área valvular superestimada. A orientação da *vena contracta* por Doppler colorido de onda contínua ajuda a impedir esta armadilha (Figs. 7.10B e 7.11B).
- Condições associadas à elevação da pressão diastólica final do LV levam ao encurtamento da $P_{1/2t}$ e a gradientes transvalvulares precoces mais baixos e, portanto, a superestimação da área da válvula mitral (Figs. 7.9B e 7.11A).
- Finalmente, $P_{1/2t}$ não é confiável para avaliação, da gravidade da estenose imediatamente após a valvuloplastia porque a piora da complacência e da pressão do LA leva a superestimar a área valvular.

Ecocardiografia com Doppler colorido

Melhores planos de imagem

- Projeções apical à TTE e TEE medioesofágica bidimensionais e à TEE de duas e quatro câmaras ao RT3D (5,8,31).

Métodos de diagnóstico, características diagnósticas-chave e fórmulas

- Proximal ao orifício estenótico (lado atrial), a zona de convergência do fluxo ou PISA é observada ajustando-se o Doppler colorido para definir uma área hemisférica de superfície de *aliasing* (Figs. 7.11 e 7.12).
- A PISA pode ser utilizada para calcular a velocidade do fluxo e a área da válvula mitral (31):

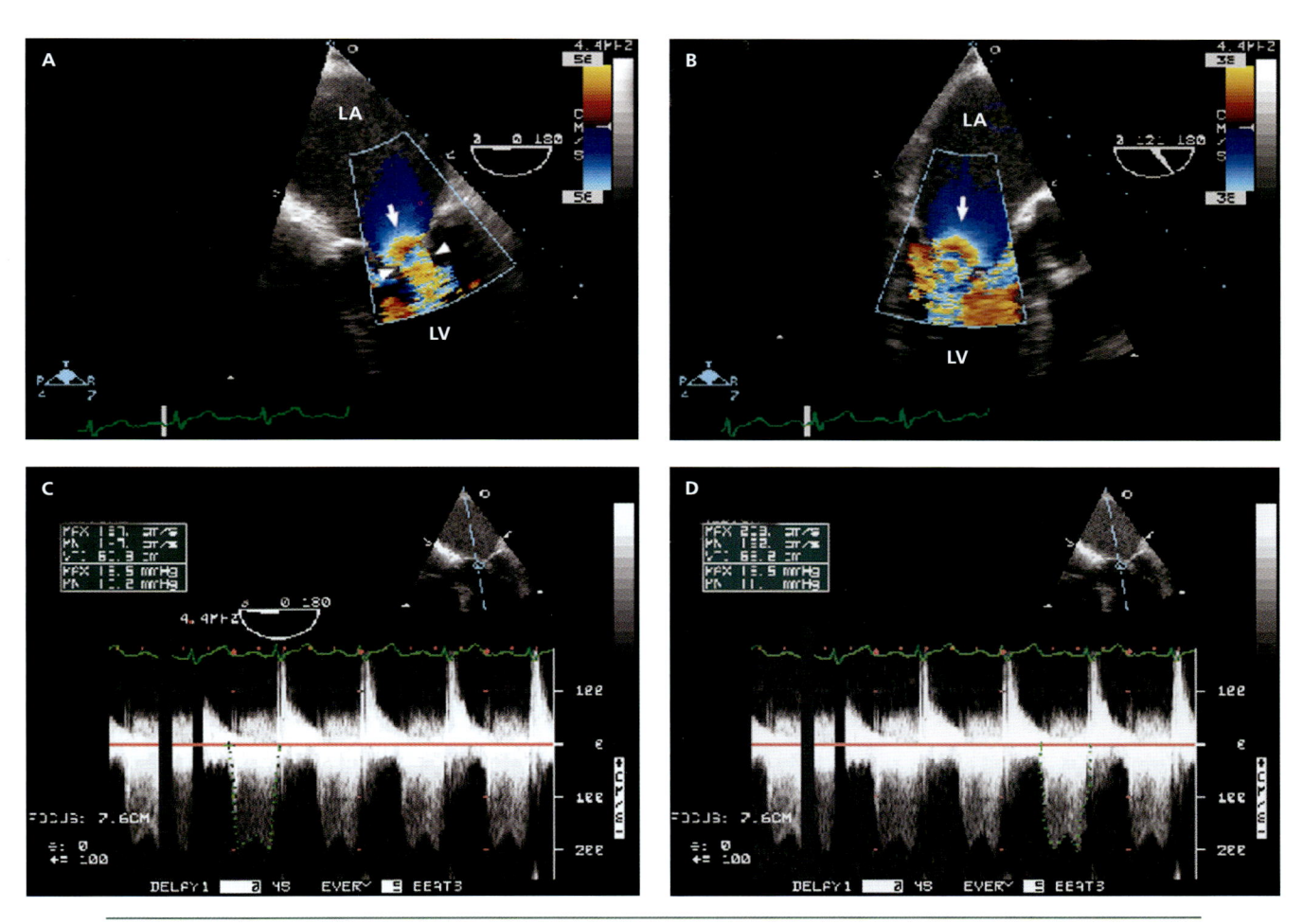

Fig. 7.12 Estenose mitral à TEE com Doppler colorido e onda contínua. A. Projeção à TEE com aproximação da válvula mitral por Doppler colorido ilustrando PISA bem definida (*seta*) (no limite Nyquist de 56 cm/segundo) e a largura da *vena contracta* de 1 cm (*pontas de setas*). Pelo método da *vena contracta*, a estenose mitral foi definida como grave, com área valvular de 0,7 a 0,8 cm². **B.** Projeção à TEE com visão aproximada da válvula mitral com Doppler colorido ilustrando PISA bem definida de 1,4 cm (*seta*) (no limite Nyquist de 38 cm/segundo). Pelo método PISA, a estenose mitral foi definida como grave, com área valvular de 0,6 a 0,7 cm². **C, D.** Por meio de Doppler por onda contínua, gradientes médios da válvula mitral foram de 11 a 12 mmHg, consistentes com estenose mitral grave.

- A velocidade nas porções externas da PISA iguala aquela do limite de Nyquist.
- O comprimento da PISA permite o cálculo da velocidade de fluxo proximal ao orifício da válvula estenótica, o qual iguala a velocidade de fluxo através do orifício estenótico (princípio da equação da continuidade):
  - A velocidade do fluxo proximal (cm³/segundo) é calculada usando-se a fórmula para o modelo semielíptico:

$$2 \times \pi \times r^2 \times Vr,$$

  na qual *r* indica o raio ou o comprimento da PISA em centímetros e *Vr* indica a velocidade de *aliasing* ao Doppler colorido (cm/segundo).
- Área da válvula = *velocidade do fluxo proximal em cm³/segundo ÷ velocidade de pico precoce da onda contínua através da válvula mitral em centímetros por segundo × fator de correção* α/180°, onde α é o ângulo de abertura dos folhetos mitrais relativo à direção do fluxo (Figs. 7.11 e 7.12).
- Também com o Doppler colorido, o fluxo de alta velocidade pode ser demonstrado no orifício valvular (*vena contracta*) (Figs. 7.11 e 7.12).
- A *vena contracta* também pode ser usada para cálculo da área da válvula mitral (32):
  - Por TTE ou TEE, usando as projeções de duas e de quatro câmaras, a área da válvula mitral é calculada usando as larguras do jato do fluxo de entrada ao Doppler colorido dentro de 1 cm abaixo do ponto de coaptação da seguinte forma (Fig. 7.12A):

$$\pi \ (largura \ do \ jato \ pelo \ plano \ horizontal \div 2 \\ \times largura \ do \ jato \ pelo \ plano \ vertical \div 2)$$

- A precisão deste método pode ser semelhante àquela de outros métodos de eco para avaliação da área da válvula mitral.
- O Doppler colorido permite a avaliação da presença e da gravidade da MR:
  - O grau ≥ 2+ de MR é considerado contraindicação para a valvuloplastia mitral com balão.
- TTE com Doppler colorido em RT3D comparada a métodos padronizados da equação de continuidade e meio tempo de pressão é valiosa na determinação da área da válvula mitral na estenose mitral senil ou calcificada utilizando a técnica de planimetria definida pela cor por uma projeção frontal do menor orifício anular (máximo diastólico) (5):
  - Utilizando este método, não se encontrou nenhuma diferença significativa na área valvular com aquela obtida pela equação de continuidade e meio tempo de pressão. Entretanto, estudos de validação adicional são necessários.

Armadilhas
- Avaliação da área da válvula mitral utilizando os parâmetros ao Doppler colorido é demorada, a inclusão de múltiplas medidas pode compor erros e a avaliação do raio da PISA frequentemente é difícil.

Precisão diagnóstica na avaliação da estenose mitral

- A área da válvula mitral determinada pela planimetria e por $P_{1/2t}$ e gradiente médio valvular representam parâmetros mais precisos e reprodutíveis para determinar a presença e a gravidade da estenose mitral do que a área valvular avaliada pela equação de continuidade ou PISA.
- Planimetria da válvula mitral por TTE em RT3D e especialmente TEE antes e após a valvuloplastia correlaciona-se altamente com áreas valvulares medidas por planimetria 2D, $P_{1/2v}$ equação de continuidade, hemodinâmica e cirurgia com menos variabilidade intraobservador e interobservador do que a eco 2D e $P_{1/2t}$ (12-14,18-22)
- Gradientes de pressão e área valvular por diferentes métodos de eco demonstraram alta correlação quando comparados entre si e contra gradientes derivados de catéter e medidas do orifício anatômico (Tabela 7.4):
  - A planimetria do orifício da válvula mitral por TTE 2D correlaciona-se bem com outros métodos de eco, correlaciona-se moderadamente com a fórmula de Gorlin e apresenta correlação de até 0,95 quando comparada ao orifício anatômico verdadeiro (12).
  - O cálculo da área da válvula mitral utilizando o método $P_{1/2t}$ demonstrou coeficiente de correlação ≥ 0,80 comparado à medida direta de um orifício valvular anatômico.
  - O cálculo da área valvular mitral usando o método PISA por colorido demonstrou coeficiente de correlação de 0,87 quando comparado à medida de um orifício valvular anatômico (31).
- Nos pacientes com estenose mitral, TTE apresenta sensibilidade de 32% e especificidade de 94% para detectar trombos no LA. Ao contrário, TEE possui sensibilidade e especificidade > 95% para detectar trombos no apêndice do LA. Além disso, TEE apresenta sensibilidade de 81% e especificidade de 99% para detectar trombos na cavidade principal do LA (26).

Tabela 7.4
Precisão diagnóstica da ecocardiografia para avaliação da estenose mitral

Métodos diagnósticos	Coeficiente de correlação	Erro padrão
Planimetria 2D versus cateterização cardíaca (área valvular)	0,71-0,81*	0,17 cm²
Gradiente de pressão versus cateterização cardíaca	0,70-0,89	
$P_{1/2t}$ versus cateterização cardíaca (área valvular)	0,71-0,81*	0,11-0,15 cm²
Equação de continuidade versus cateterização cardíaca (área valvular)	0,71-0,84	0,22 cm²
Método PISA por TTE ou TEE versus cateterização cardíaca ou $P_{1/2t}$ (área valvular)	0,87-0,90	0,13 cm²
Largura dos jatos por Doppler colorido versus cateterização cardíaca, planimetria 2D ou $P_{1/2t}$ (área valvular)	0,83-0,94	0,13-0,24 cm²
Planimetria por eco RT3D versus eco 2D e $P_{1/2t}$ (área valvular)	0,93 e 0,87, respectivamente	0,09 ± 0,14 cm² e 0,16 ± 0,19 cm², respectivamente

2D, bidimensional; $P_{1/2t}$, meio tempo de pressão; PISA, área superficial de isovelocidade proximal; TTE, ecocardiografia transtorácica; TEE, ecocardiografia transesofágica; RT3D, tridimensional em tempo real.
*Valores mais baixos do que 0,51-0,71 em pacientes após a valvuloplastia por balão são decorrentes das dificuldades técnicas, rápida alteração hemodinâmica ou desenvolvimento de defeito septal atrial.

Valor prognóstico na estenose mitral

- O escore de morfologia valvular mitral ≤ 8 prediz viabilidade e sucesso a curto e a longo prazo svalvuloplastia mitral com balão (13,14,19,21,22,33).
- Os pacientes com valvuloplastia bem-sucedida apresentam sobrevivência livre de eventos (morte, repetição da valvuloplastia ou reposição da válvula) de 80 a 96% em 1 ano, > 60% em 4 anos e > 55% aos 6 anos (34-36):
    - O escore de morfologia valvular mitral > 10 e calcificações da comissura foram associados de 9 a 13% de incidência de MR moderada a grave e risco mais elevado de embolia sistêmica após a valvuloplastia com balão:
        - A MR moderada é causada por laceração excessiva na comissura em 60 a 65% dos casos e também ruptura ou perfuração de folheto ou corda em 35 a 40% dos casos.
        - A MR grave é causada por ruptura do folheto em 73%, ruptura da corda em 18% ou laceração excessiva da comissura em 9% dos casos de MR grave (37).
        - A embolia sistêmica durante a valvuloplastia mitral ocorre em mais de 4% dos pacientes e mais comumente se deve a trombos no LA (16,23-26). Doença ateromatosa aórtica ou trombos associados ao catéter são causas raras.
- A gravidade da regurgitação tricúspide está relacionada com a gravidade da estenose mitral. Regurgitação tricúspide grave prediz sobrevida livre de eventos mais baixa após a valvuloplastia mitral por balão do que a regurgitação tricúspide média ou moderada.
- O diâmetro anteroposterior do LA > 6 cm está associado a estenose mitral mais grave e taxas menores de sucesso e mais elevadas de complicação durante a valvuloplastia mitral com balão (23,33,35).
- Os pacientes com estenose mitral e hipertensão pulmonar grave apresentam taxa de sobrevivência < 3 anos (38).

Indicadores para valvuloplastia mitral, reparo da válvula ou troca da válvula

- O candidato ideal à valvuloplastia por balão é o paciente sintomático com área valvular mitral ≤ 1,5 cm² e gradiente médio ≥ 5 mmHg com folhetos mitrais altamente móveis e não calcificados e escore do aparelho subvalvular ou da morfologia valvular < 8, MR ausente ou leve e sem trombos no LA (Tabela 7.5).
- Pacientes sintomáticos com estenose mitral grave e hipertensão pulmonar grave apresentam risco cirúrgico significante. Nesses pacientes, a valvuloplastia com balão demonstrou sobrevivência livre de eventos aos 10 e 15 anos de 77 ± 6% e 41 ± 11%, respectivamente (39).
- Nos pacientes com calcificação bilateral da comissura, naqueles com folhetos moderadamente espessados, mas espessamento e fusão subvalvular grave, o escore valvular > 8 e a área valvular < 0,8 cm², a comissurotomia mitral aberta é a terapia de escolha.
- Nos pacientes com escore da morfologia valvular mitral > 10, a fusão bilateral grave da comissura ou a calcificação subvalvular, a reposição valvular é o tratamento de escolha.
- Pacientes com MR 2+ ou trombos no LA também devem receber reposição da válvula mitral.
- Pacientes com valvuloplastia mitral por balão malsucedida (área valvular < 1,5 cm²) ou complicada com perfuração cardíaca ou MR grave aguda requerem troca valvular emergencial.
- Pacientes com reestenose ou grande derivação da esquerda para a direita após a valvuloplastia mitral necessitam de reposição valvular.
- Pacientes sintomáticos com estenose mitral moderada e MR moderada também justificam reparo ou troca valvular.
- Depois de 15 anos, as taxas de reestenose de valvuloplastia mitral percutânea *versus* comissurotomia fechada cirúrgica são relatadamente semelhantes (26 *versus* 28%, respectivamente) (34-36).

Tabela 7.5

Valor do ecocardiograma na determinação das indicações da classe I para valvuloplastia mitral, reparo valvular ou troca valvular em pacientes com estenose mitral

Valvuloplastia por balão para pacientes sintomáticos (NYHA classe funcional II-IV) com estenose moderada ou grave (área valvular ≤ 1,5 cm²) e morfologia valvular favorável à valvuloplastia na ausência de trombo atrial esquerdo ou MR moderada à grave (A).

Valvuloplastia por balão para pacientes assintomáticos com estenose moderada ou grave (área valvular ≤ 1,5 cm²), morfologia valvular favorável para valvuloplastia, pressão sistólica da artéria pulmonar > 50 mmHg em repouso ou > 60 mmHg ao exercício e sem trombo atrial esquerdo ou MR moderada à grave (C).

Reparo valvular para pacientes sintomáticos (classe funcional III-IV), área valvular ≤ 1,5 cm², morfologia valvular favorável ao reparo, mas a valvuloplastia por balão não está disponível (B).

Reparo valvular em pacientes sintomáticos (classe III-IV), (área valvular ≤ 1,5 cm²), morfologia valvular favorável à valvuloplastia e trombo atrial esquerdo presente apesar da anticoagulação (B).

Reparo valvular em pacientes sintomáticos (classe III-IV), (área valvular ≤ 1,5 cm²), morfologia valvular favorável ao reparo e MR moderada à grave (B).

Troca valvular em pacientes sintomáticos (classe III-IV), com área valvular ≤ 1,5 cm², que não sejam considerados candidatos à valvuloplastia percutânea por balão ou reparo valvular porque apresentam folhetos valvulares não flexíveis e calcificados e fusão subvalvular significante (escore de Wilkins > 10) ou apresentem MR moderada à grave (B).

NYHA, New York Heart Association; MR, regurgitação mitral.
(A), (B) ou (C) = nível de evidência.
(Adaptada de Bonow RO, Carabello BA, Chatterjee K, *et al.* Practice guideline 2008 focused update incorporated into the ACC/AHA 2006 guidelines for the management of patients with valvular heart disease. *Circulation.* 2008;118:e523-e661.)

Uso na paciente grávida com estenose mitral

- A precisão diagnóstica do eco para detecção e avaliação da gravidade da estenose mitral é semelhante nas pacientes grávidas ou não.
- A estenose mitral é a doença valvular mais comum e clinicamente relevante associada à gravidez (Fig. 7.10).
- A morbidade e a mortalidade materna e fetal são elevadas entre as pacientes com área valvular < 1,5 cm² e classe funcional III a IV da New York Heart Association.
- A sobrecarga de volume fisiológico e aumento na frequência cardíaca associada à gravidez leva ao aumento na velocidade do fluxo transmitral, tempo de enchimento diastólico reduzido e aumentos nas pressões encunhada no capilar pulmonar e LA e insuficiência cardíaca.
- Portanto, pacientes grávidas assintomáticas com estenose mitral moderada à grave necessitam de vigilância clínica e por eco durante o segundo ao terceiro trimestres da gravidez e durante o parto.
- A valvuloplastia por balão é o tratamento de escolha nas pacientes grávidas sintomáticas (classe III a IV) com estenose mitral grave (área valvular < 1 cm²):
    - Guiada por eco (eco intracardíaco 2D ou preferivelmente TEE RT3D), a valvuloplastia por balão pode ser realizada com sucesso em 94 a 98% das pacientes grávidas sem qualquer ou mínima exposição (< 10 minutos) da mãe e do feto a radiação (40).
    - Esta técnica, realizada precocemente durante o terceiro trimestre da gravidez permite gravidez a termo e parto vaginal e reduz a morbidade e a mortalidade dos pacientes e dos fetos.
- Os resultados imediatos e a longo prazo da valvuloplastia por balão (aumento da área valvular mitral, redução nos gradientes valvulares e na pressão da artéria pulmonar) guiada por eco são semelhantes àqueles alcançados com fluoroscopia nas pacientes não grávidas.

Ecocardiografia de estresse nos pacientes com estenose mitral

- A eco de estresse pode ser considerada em pacientes nos quais os sintomas sejam duvidosos ou potencialmente relacionados com outras condições como a doença pulmonar.
- Ainda, em pacientes nos quais sua área da válvula mitral, gradientes de pico e médio ou a pressão da artéria pulmonar seja desproporcional aos sintomas.
- O aumento no gradiente médio (> 15 mmHg) e pressão sistólica da artéria pulmonar (> 60 mmHg) durante a eco em esforço (na posição semissupina) ou, menos recomendada ecocardiografia de estresse com Dobutamina deve indicar estenose grave e pode justificar a consideração de valvuloplastia ou troca valvular (41,42). Entretanto, existem dados limitados garantindo esta abordagem.

Uso intraoperatório ou periprocedimento em pacientes com estenose mitral

- TEE 2D ou RT3D é alternativa viável, segura e bem tolerada à fluoroscopia para valvuloplastia percutânia com balão guiada.
- TEE 2D ou RT3D intraoperatória ou durante o procedimento é indicada em pacientes submetidos a valvuloplastia mitral com balão ou comissurotomia mitral (cirúrgica) aberta.
- Durante a valvuloplastia mitral por balão, TEE 2D ou RT3D auxilia a cateterização transeptal, tamanho e posição do balão e avaliação do sucesso do procedimento ou complicações relacionadas:
    - Dirige a localização e a conclusão da punção septal por visualização direta e Doppler colorido ou avaliação por injeção de contraste com solução salina.
    - Auxilia no tamanho e no posicionamento do balão na válvula mitral.
    - Previne a colocação e a inflação do balão próximo ao septo interatrial e, dessa forma, impede defeitos septais atriais.
    - Evita o posicionamento ou a inflação do cateter no apêndice do LA.
    - Auxilia na definição do sucesso do procedimento (aumento na área da válvula mitral > 1,5 cm², MR < 2+, > 60% de redução nos gradientes de pico e médio e diminuição na pressão do LA < 18 mmHg).
    - Detecta e dirige a terapia de complicações relacionadas com o procedimento (MR grave, 2 a 10%; defeito septal atrial grande, ≤ 5%; ruptura atrial ou ventricular com tamponamento cardíaco; ou embolia, 0,3 a 4%).
- MR nova ou piorando (geralmente de um grau) ocorre em 19 a 85% dos pacientes:
    - Aumento de dois ou mais graus ocorre em 2 a 10%, e a necessidade de cirurgia emergencial para MR ocorre em 1,1 a 2% dos casos.
- O tamanho dos defeitos septais atriais varia de 0,3 a 1,5 cm de diâmetro e são detectados em 7 a 33% dos casos por oximetria (esta técnica pode não detectar defeitos < 0,5 cm), em aproximadamente 50% dos casos por TTE e em mais de 87% por TEE.
    - Defeitos > 1 cm são de importância hemodinâmica e aqueles < 0,7 cm geralmente se fecham dentro de 6 meses.
- Perfuração do LV durante a inflação do balão é a indicação mais comum para cirurgia de emergência e a causa mais comum de morte.
- A perfuração atrial durante a cateterização transeptal pode ser tratada com pericardiocentese, observação rigorosa ou cirurgia.
- Utilizando TEE como guia, o tempo de fluoroscopia pode ser reduzido para < 10 minutos.
- Atualmente, TEE RT3D pode ser o procedimento de escolha para dirigir e avaliar os resultados da valvuloplastia percutânea e cirúrgica nos pacientes com estenose mitral (20-23).

Acompanhamento de pacientes com estenose mitral pré e pós-valvuloplastia mitral, comissurotomia aberta ou troca da válvula

- Reavaliação de pacientes com estenose mitral conhecida com alteração de sinais e sintomas (7,9).
- Acompanhamento por 6 a 12 meses dos pacientes assintomáticos com estenose mitral grave para reavaliar a hemodinâmica da válvula mitral e a pressão sistólica da artéria pulmonar e estrutura e função do coração direito.
- Nos pacientes após valvuloplastia percutânea ou comissurotomia aberta, o eco de base para avaliação da estrutura e função hemodinâmica e exclusão de defeito septal atrial significante (naqueles após a valvuloplastia) deve ser realizado ≥ 72 horas após o procedimento.
- Nos pacientes com valvuloplastia por balão, a reestenose valvular (perda de 50% da área valvular após o procedimento ou área valvular < 1,5 cm^2) ocorre em 6 a 21% dos pacientes em 19 a 22 meses:
    - Portanto, pacientes após a valvuloplastia por balão bem-sucedida devem ter acompanhamento com eco aos 18 a 24 meses. Aqueles com resultados abaixo do ideal devem receber eco de acompanhamento no mínimo em 12 meses.
- Pacientes com MR antes ou após a valvuloplastia por balão apresentam sobrevivência livre de eventos mais baixa e provavelmente devem receber acompanhamento com eco em seis a 12 meses.
- Aproximadamente dois terços dos defeitos septais atriais se fecham com acompanhamento após a valvuloplastia com balão e os pequenos defeitos persistentes são bem tolerados. Esses pacientes devem realizar eco de acompanhamento no mínimo uma vez por ano para avaliar o desenvolvimento de sobrecarga de volume do RV e hipertensão pulmonar.
- Eco com Doppler em esforço deve ser realizado para avaliação do gradiente médio e pressão da artéria pulmonar nos pacientes com hemodinâmica e achados clínicos discrepantes em repouso.
- Os pacientes submetidos à troca valvular bioprotética ou mecânica devem receber estudos de acompanhamento com eco de acordo com o delineado no Capítulo 11.

Referências

1. Sani MU, Karaye KM, Borodo MM. Prevalence and pattern of rheumatic heart disease in the Nigerian savannah: An echocardiographic study. *Cardiovasc J Afr.* 2007;18:295-299.
2. Olesen KH. The natural history of 271 patients with mitral stenosis under medical treatment. *Br Heart J.* 1962;24:349-357.
3. Roldan CA, Shively BK, Crawford MH. An echocardiographic study of valvular heart disease associated with systemic lupus erythematosus. *New Engl J Med.* 1996;335:1424-1430.
4. Roldan CA, Delong C, Qualls RC, et al. Characterization of rheumatoid arthritis valvular heart disease by transesophageal echocardiography. *Am J Cardiol.* 2007;100:496-502.
5. Chu JW, Levine RA, Chua S. Assessing mitral valve area and orifice geometry in calcific mitral stenosis: A new solution by real-time three-dimensional echocardiography. *J Am Soc Echocardiogr.* 2008;21:1006-1009.
6. Hakim FA, Kendall CB, Alharthi M, et al. Parachute mitral valve in adults-a systematic overview. *Echocardiography.* 2010;27:581-586.
7. Douglas PS, Garcia MJ, Haines DE, et al. ACCF/ASE/AHA/ASNC/HFSA/HRS/SCAI/SCCM/SCCT/SCMR 2011 appropriate use criteria for echocardiography. *J Am Coll Cardiol.* 2011;57:1126-1166.
8. Bonow RO, Carabello BA, Chatterjee K, et al. Practice guideline 2008 focused update incorporated into the ACC/AHA 2006 guidelines for the management of patients with valvular heart disease. *Circulation.* 2008;118:e523-e661.
9. Baumgartner H, Hung J, Bermejo J, et al. Echocardiographic assessment of valve stenosis: EAE/ASE recommendations for clinical practice. *J Am Soc Echocardiogr.* 2009;22:1-23.
10. Park SH, Kim MA, Hyon MS. The advantages of online trans-esophageal echocardiography guide during percutaneous balloon mitral valvuloplasty. *J Am Soc Echocardiogr.* 2000;13:26-34.
11. Sugeng L, Coon P, Weinert L, et al. Use of real-time 3-dimensional transthoracic echocardiography in the evaluation of mitral valve disease. *J Am Soc Echocardiogr.* 2006;19:413-421.
12. Shiran A, Goldstein SA, Ellahham S, et al. Accuracy of two-dimensional echocardiographic planimetry of the mitral valve area before and after balloon valvuloplasty. *Cardiology.* 1998;90:227-230.
13. Messika-Zeitoun D, Brochet E, Holmin C. Three-dimensional evaluation of the mitral valve area and commissural opening before and after percutaneous mitral commissurotomy in patients with mitral stenosis. *Eur Heart J.* 2007;28:72-79.
14. Wilkins GT, Weyman AE, Abascal VM, et al. Percutaneous balloon dilatation of the mitral valve: An analysis of echocardiographic variables related to outcome and the mechanism of dilatation. *Br Heart J.* 1988;60:299-308.
15. Anwar AM, Attia WM, Nosir YE Validation of a new score for the assessment of mitral stenosis using real-time three-dimensional echocardiography. *J Am Soc Echocardiogr.* 2010;23:13-22.
16. Agarwal AK, Venugopalan P. Left atrial spontaneous echo contrast in patients with rheumatic mitral valve stenosis in normal sinus rhythm: Relationship to mitral valve and left atrial measurements. *Int J Cardiol.* 2001;77:63-68.
17. Crawford MH, Roldan CA. Quantitative assessment of valve thickness in normal subjects by transesophageal echocardiography. *Am J Cardiol.* 2001;87:1419-1423.
18. Chiang CW, Huang HL, Ko YS. Echocardiography-guided balloon mitral valvotomy: Transesophageal echocardiography versus intracardiac echocardiography. *J Heart Valve Dis.* 2007;16:596601.
19. Perk G, Lang RM, Garcia-Fernandez MA. Use of real time three-dimensional transesophageal echocardiography in intracardiac catheter based interventions. *J Am Soc Echocardiogr.* 2009;22:865-882.
20. Binder TM, Rosenhek R, Prenta. G, et al. Improved assessment of mitral valve stenosis by volumetric real-time three-dimensional echocardiography. *J Am Coll Cardiol.* 2000;36:1355-1361.
21. Balzer J, Kelm M, Kühl HP. Real-time three-dimensional transoesophageal echocardiography for guidance of non-coronary interventions in the catheter laboratory. *Eur J Echocardiogr.* 2009;10:341-349.

22. Dobarro D, Gomez-Rubin MC, Lopez-Fernandez T, et al. Real time three-dimensional transesophageal echocardiography for guiding percutaneous mitral valvuloplasty. *Echocardiography.* 2009;26:746-748.
23. Keenan NG, Cueff C, Cimadevilla C, et al. Usefulness of left atrial volume versus diameter to assess thromboembolic risk in mitral stenosis. *Am J Cardiol.* 2010;106:1152-1156.
24. Manjunath CN, Srinivasa KH, Ravindranath KS, et al. Balloon mitral valvotomy in patients with mitral stenosis and left atrial thrombus. *Catheter Cardiovasc Interv.* 2009;74:653-661.
25. Latcu DG, Rinaldi JP, Saoudi N. Real-time three-dimensional transoesophageal echocardiography for diagnosis of left atrial appendage thrombus. *Eur J Echocardiogr.* 2009;10:711-712.
26. Koca V, Bozat T, Akkaya V, et al. Left atrial thrombus detection with multiplane transesophageal echocardiography: An echocardiographic study with surgical verification. *J Heart Valve Dis.* 1999;8:63-66.
27. Kranidis A, Koulouris S, Filippatos G. Mitral regurgitation protects from left atrial thrombogenesis in patients with mitral valve disease and atrial fibrillation. *Pacing Clin Electrophysiol.* 2000;23:1863-1866.
28. Deswarte G, Richardson M, Polge AS. Longitudinal right ventricular function as a predictor of functional capacity in patients with mitral stenosis: An exercise echocardiographic study. *J Am Soc Echocardiogr.* 2010;23:667-672.
29. Rudski LG, Lai WW, Afilalo J, et al. Guidelines for the echocardiographic assessment of the right heart in adults: A report from the American Society of Echocardiography. *J Am Soc Echocardiogr.* 2010;23:685-713.
30. Srinivasa KH, Manjunath CN, Dhanalakshmi C, et al. Trans-esophageal Doppler echocardiographic study of pulmonary venous flow pattern in severe mitral stenosis and the changes following balloon mitral valvuloplasty. *Echocardiography.* 2000;17:151-157.
31. Bennis A, Drighil A, Tribouilloy C, et al. Clinical application in routine practice of the proximal flow convergence method to calculate the mitral surface area in mitral valve stenosis. *Int J Cardiovasc Imaging.* 2002;18:443-451.
32. Abaci A, Oguzhan A, Unal S, et al. Application of the vena contracta method for the calculation of the mitral valve area in mitral stenosis. *Cardiology.* 2002;98:50-59.
33. Hildick-Smith DJ, Taylor GJ, Shapiro LM. Inoue balloon mitral valvuloplasty: Long-term clinical and echocardiography follow-up of a predominantly unfavorable population. *Eur Heart J.* 2000;21:1690-1697.
34. Arora R, Kalra GS, Singh S, et al. Percutaneous transvenous mitral commissurotomy: Immediate and long-term follow-up results. *Catheter Cardiovasc Interv.* 2002;55:450-456.
35. Ben-Farhat M, Betbout F, Gamra H, et al. Predictors of long-term event-free survival and of freedom from restenosis after percutaneous balloon mitral commissurotomy. *Am Heart J.* 2001;142:1072-1079.
36. Rifaie O, Abdel-Dayem MK, Ramzy A. Percutaneous mitral valvotomy versus closed surgical commissurotomy. Up to 15 years of follow-up of a prospective randomized study. *J Cardiol.* 2009;53:28-34.
37. Kaul UA, Singh S, Kalra GS, et al. Mitral regurgitation following percutaneous mitral commissurotomy: A single center experience. *J Heart Valve Dis.* 2000;9:262-266.
38. Sajja LR, Mannam GC. Role of close mitral commissurotomy in mitral stenosis with severe pulmonary hypertension. *J Heart Valve Dis.* 2001;10:288-293.
39. Fawzy ME, Osman A, Nambiar V, et al. Immediate and long-term results of mitral balloon valvuloplasty in patients with severe pulmonary hypertension. *J Heart Valve Dis.* 2008;17:485-491.
40. De Souza JA, Martinez EE Jr, Ambrose JA, et al. Percutaneous balloon mitral valvuloplasty in comparison with open mitral valve commissurotomy for mitral stenosis during pregnancy. *J Am Coll Cardiol.* 2001;37:900-903.
41. Aviles RJ, Nishimura RA, Pellika PA, et al. Utility of stress Doppler echocardiography in patients undergoing percutaneous mitral valvotomy. *J Am Soc Echocardiogr.* 2001;14:676-681.
42. Eren M, Arikan E, Gorgulu S, et al. Relationship between resting parameters of the mitral valve and exercise capacity in patients with mitral stenosis: Can the diastolic filling period predict exercise capacity? *J Heart Valve Dis.* 2002;11:191-198.

8

Regurgitação Aórtica

Carlos A. Roldan

- Regurgitação aórtica (AR) é prevalente na população geral (além de 20%), igualmente em pessoas do sexo masculino quanto feminino, porém com taxas mais elevada nas populações mais idosas (1). A AR pode estar associada à morbidade e mortalidade significantes.
- O exame físico fica limitado na determinação da etiologia e gravidade da AR crônica e aguda.
- AR aguda e crônica manifesta-se principalmente por insuficiência cardíaca ou edema pulmonar e os achados físicos da AR nesses pacientes estão frequentemente atenuados ou ausentes.
- A dilatação da raiz aórtica é causa comum de AR isolada grave e o exame físico fica limitado para determinar sua presença e gravidade.
- Pacientes com AR moderada à grave comumente desenvolvem dilatação assintomática ou disfunção sistólica do ventrículo esquerdo (LV). O exame físico também fica limitado para definir a presença e a gravidade da dilatação e da disfunção do LV.

Etiologia

Causas comuns

- *AR crônica:* Doença valvular degenerativa ou por envelhecimento, válvula bicúspide com ou sem dilatação da raiz aórtica, endocardite infecciosa curada, dilatação idiopática da raiz aórtica, hipertensão sistêmica associada à dilatação da raiz aórtica, cardiopatia reumática, degeneração mixomatosa com prolapso e ectasia do anel aórtico.
- *AR aguda:* Endocardite infecciosa, dissecção aórtica e traumatismo aórtico.

Causas incomuns

- Doenças inflamatórias causando valvulite e/ou aortite (espondilite anquilosante, doença de Behçet, síndrome de Reiter e aortite de células gigantes), doenças não inflamatórias hereditárias do tecido conectivo (síndrome de Marfan, osteogênese imperfeita e síndrome de Ehlers-Danlos) provocando prolapso da válvula e/ou dilatação da raiz aórtica e defeitos septais ventriculares levando a prolapso valvular.

Ecocardiografia

Indicações para ecocardiografia

- Ecocardiografia transtorácia (TTE) bidimensional (2D) e tridimensional em tempo real (RT3D) estão indicadas para definir a presença, a etiologia, a gravidade, o acompanhamento e o tratamento dos pacientes com AR (2,3) (Tabela 8.1).
- Ecocardiografia transesofágica (TEE) 2D e RT3D são indicadas para definir melhor a etiologia, o mecanismo e a gravidade da AR (2-4).
- Ainda, TEE 2D e RT3D estão indicadas no diagnóstico e na determinação da necessidade e do tipo de cirurgia para a AR decorrente de dissecção da raiz aórtica, aneurisma da raiz aórtica ou endocardite infecciosa (5,6).

Ecocardiografia transtorácica ou transesofágica no modo M, bidimensional e tridimensional

Morfologia aórtica valvular e da raiz

Melhores planos de imagem

- *Modo M:* Projeções paraesternais de eixos longo e curto à TTE basal de eixos longo e curto e à TEE.
- *2D e RT3D:* Projeções paraesternais de eixos longo e curto e apicais com cinco e três câmaras à TTE; projeções basais de eixos longo e curto à TEE.

Características Diagnósticas Chave

- Tremor *diastólico do folheto mitral anterior:* Mais bem avaliado pelo modo M, é específico, mas não sensível, e sua presença não está relacionada com a gravidade da AR (Fig. 8.1A).

Tabela 8.1
Indicações classe I ou apropriadas (escore 7-9) para ecocardiografia na regurgitação aórtica

Sintomas de dificuldade de respiração ou sopro cardíaco ao exame clínico potencialmente relacionados com cardiopatia valvar (2D ou RT3D).

Confirmar a presença e a gravidade da AR aguda ou crônica (TTE 2D ou RT3D).

Avaliação da etiologia e mecanismo da AR (TTE 2D ou RT3D).

Estudo de base nos pacientes com válvula aórtica bicúspide ou outras condições associadas à dilatação da raiz aórtica para avaliar os diâmetros da raiz aórtica e aorta ascendente e grau da AR associada (TTE 2D ou RT3D).

Estimativa semiquantitativa da gravidade da AR (TTE 2D ou RT3D).

Avaliação da espessura da parede, dimensões, volumes e função sistólica nos pacientes com AR (TTE 2D ou RT3D).

Reavaliação dos pacientes com AR leve, moderada ou grave ou AR grave com sintomas novos ou que se alteram ao exame cardíaco ou ainda para guiar o tratamento (TTE 2D ou RT3D).

Reavaliação (anual) do tamanho e função do LV nos pacientes assintomáticos com AR moderada ou grave (TTE 2D ou RT3D).

Reavaliação (anual ou semestral) dos pacientes com válvulas aórticas bicúspides ou qualquer outra condição associada a doença aórtica e diâmetro da raiz aórtica ou da aorta ascendente > 4 cm e qualquer grau de AR (TTE 2D ou RT3D).

TEE (2D ou RT3D) para avaliação da AR em pacientes nos quais a TTE forneça imagens não diagnósticas em relação à gravidade ou ao mecanismo da AR e/ou estado do tamanho e da função do LV.

TEE (2D ou RT3D) no intraoperatório para avaliar a viabilidade, guiar e avaliar os resultados do reparo da válvula aórtica e/ou da raiz aórtica.

TTE (2D ou RT3D) para avaliação do tamanho e da função do LV e da hemodinâmica da válvula após a troca ou reparo da válvula para estabelecer estudo de linha basal.

AR, regurgitação aórtica; 2D, bidimensional; RT3D, tridimensional em tempo real; LV, ventrículo esquerdo; TEE, ecocardiografia transesofágica; TTE, ecocardiografia transtorácica.
Todas estas indicações se baseiam no Nível de Evidência B ou C.
(Adaptada de Douglas PS, Garcia MJ, Haines DE et al. ACCF/ASE/AHA/HFSA/HRS/ASNC/SCAI/SCCM/SCCT/SCMR 2011 Appropriate use criteria for echocardiography. *J Am Col Cardiol*.2011;57:1126-1166; Nishimura RA, Carabello BA, Faxon DP et al. 2008 focused update incorporated into the ACC/AHA 2006 guidelines for the management of patients with valvular heart disease. *Circulation*. 2008;118:e523-e661.)

- *Fechamento prematuro da válvula mitral (antes do início da contração isovolumétrica do LV ou do início de QRS):* Mais bem avaliado pelo modo M, indica pressão diastólica final do LV muito elevada, sendo mais comumente observado na AR aguda (Fig. 8.1B).
- *Espessamento e esclerose da válvula aórtica:* Espessura (> 2 mm) e ecorrefringência aumentadas de qualquer cúspide são mais bem avaliadas pelo modo M (7) (Fig. 8.1C). No laboratório do autor, *esclerose leve* é definida como qualquer cúspide com esclerose e mobilidade normal; *esclerose moderada*, quando estiver presente a mobilidade reduzida da cúspide; e *esclerose grave*, quando associada à mobilidade reduzida e velocidade de pico da válvula aumentada, mas < 2,5 m/segundo.
- *Mobilidade da válvula aórtica:* Avaliada subjetivamente por TTE e TEE. Normalmente, as cúspides aórticas movem-se próximas (dentro de 3 mm) e paralelas às paredes da raiz aórtica (Fig. 8.1C). Entretanto, nenhum parâmetro específico foi definido para avaliar a gravidade da mobilidade reduzida da cúspide.
- *Doença valvular aórtica degenerativa:* A esclerose de uma ou mais cúspides predominantemente nas margens da comissura e nas porções basais com mobilidade reduzida. A esclerose pode ser localizada, nodular ou difusa, mas o padrão misto é mais comum (8) (ver Fig. 9.1).
- *Válvula aórtica bicúspide:* Possui duas cúspides de tamanho desigual, comissura linear única, rafe esclerosada com fusão parcial ou completa da cúspide (mais comumente das cúspides coronarianas direita e esquerda), abaulamento sistólico em forma de cúpula das cúspides flexíveis e fechamento excêntrico em relação às paredes da raiz (Figs. 8.1C e 8.2). TEE 2D e especialmente RT3D definem melhor do que a TTE 2D a morfologia das válvulas aorticas bicúspides normalmente funcionantes, regurgitantes ou estenóticas (4,9,10) (Fig. 8.3). A artopatia associada a graus variáveis de dilatação da raiz é comum (Fig. 8.3B). Válvulas aórticas quadricúspides regurgitantes também são mais bem detectadas e caracterizadas por TEE (Fig. 8.4).
- *Doença valvular inflamatória reumática ou não reumática:* Na doença reumática, existe fusão da comissura (mais bem observada a partir da projeção de eixo curto), espessamento das porções da extremidade e retração das cúspides. Frequentemente, todas as comissuras estão acometidas. Com exceção da fusão das comissuras, outras valvulites não reumáticas provocam anormalidades ecocardiográficas (eco) semelhantes (Fig. 8.5).
- *Endocardite infecciosa:* Caracteriza-se por vegetações no folheto e complicações associadas de perfuração do folheto, abscessos da raiz ou do anel, bem como aneurismas e pseudoaneurismas do folheto ou da raiz. Apesar de TTE 2D poder detectar vegetações valvulares, a TEE 2D e especialmente a RT3D são superiores na detecção e caracterização das vegetações valvulares e complicações associadas (5,11,12) (Fig. 8.6).
- *Doença valvular aórtica mixomatosa com prolapso:* Esta condição é causa rara mas é uma causa importante de AR (Fig. 8.7).

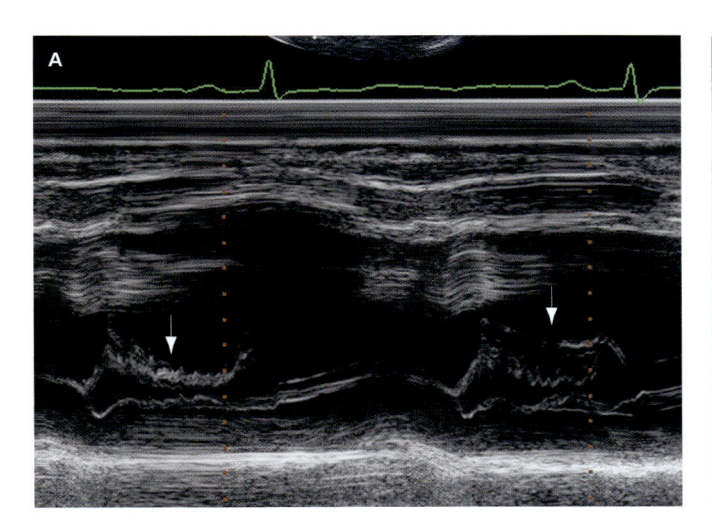

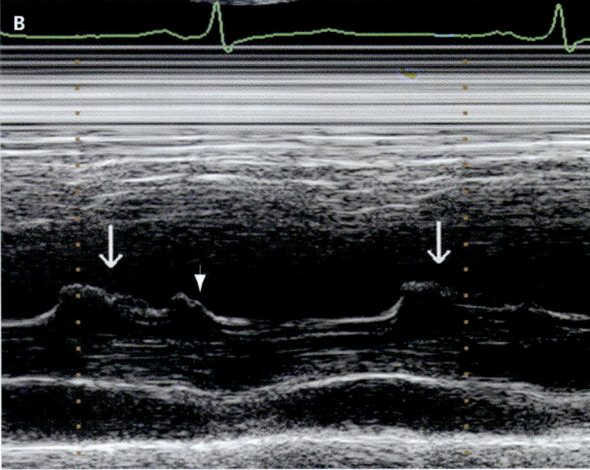

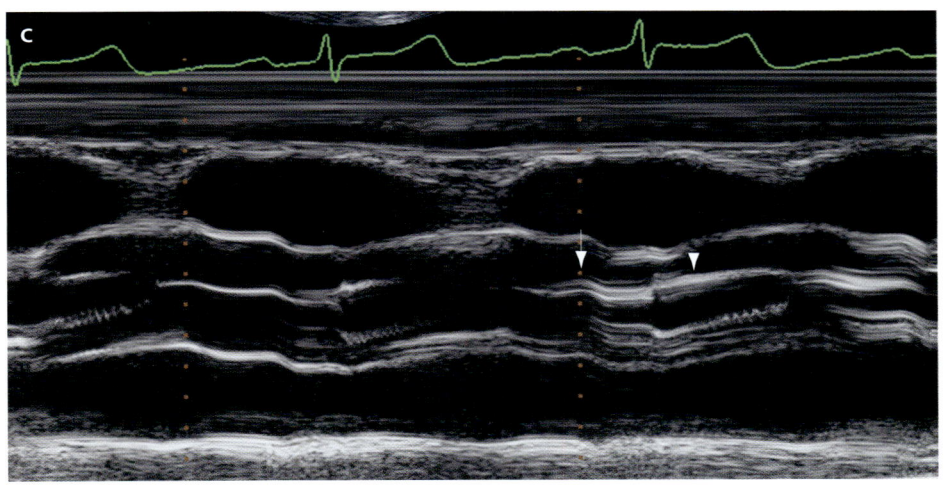

Fig. 8.1 Imagens da regurgitação aórtica no modo M. A. Tremor diastólico do folheto mitral anterior ao fechamento quase completo durante a diástole média dos folhetos mitrais (*setas*). O tremor do folheto mitral posterior também é notado. **B.** Tremor diastólico (*setas*) além da protuberância B (*seta pequena*) e fechamento prematuro da válvula mitral (logo antes do início de QRS), indicativo de pressão diastólica final do LV muito elevada. **C.** Válvula aórtica bicúspide com fechamento sistólico excêntrico (*seta*), espessamento da cúspide (*ponta de seta*) e mobilidade reduzida da cúspide (cerca de 1 cm de separação sistólica das cúspides das paredes da raiz).

- *Dilatação da raiz aórtica:* Classificada como *leve,* caso a porção tubular meça 3,7 a 4,5 cm; *moderada* quando medir 4,6 a 5 cm e *grave* se chegar a medir > 5 cm (Fig. 8.3B).
- *Esclerose da raiz aórtica:* Refringência e espessura (> 2,2 mm) aumentadas da parede anterior ou posterior da raiz aórtica (13). O autor define-a como *leve* quando a parede esclerosada medir 2,3 a 3 mm *moderada* se medir 3,1 a 4 mm e *grave* caso meça > 4 mm.
- *Área do orifício regurgitante da válvula aórtica:* Hiato central limitado pelas bordas das cúspides durante o início da diástole utilizando projeção basal de eixo curto ao 2D ou RT3D (14). A área do orifício < 0,2 cm^2, > 0,2 a ≤ 0,4 cm^2 e > 0,4 cm^2 indicam AR leve, moderada e grave, respectivamente (Figs. 8.4B e 8.5D).
- *Jato da AR em lesões do folheto mitral anterior e/ou das cordas tendíneas:* Esclerose nodular focal ou menos comumente difusa do folheto mitral anterior de leve a distal e/ou das cordas tendíneas. Essas lesões são observadas comumente no mínimo com AR leve, mas sua presença e gravidade não estão relacionadas com a gravidade da AR (Fig. 8.2B, C).

Impacto hemodinâmico da regurgitação aórtica no ventrículo esquerdo e no átrio esquerdo

Melhores planos de imagem

- Projeções paraesternais de eixo longo e curto à TTE modo M e 2D.

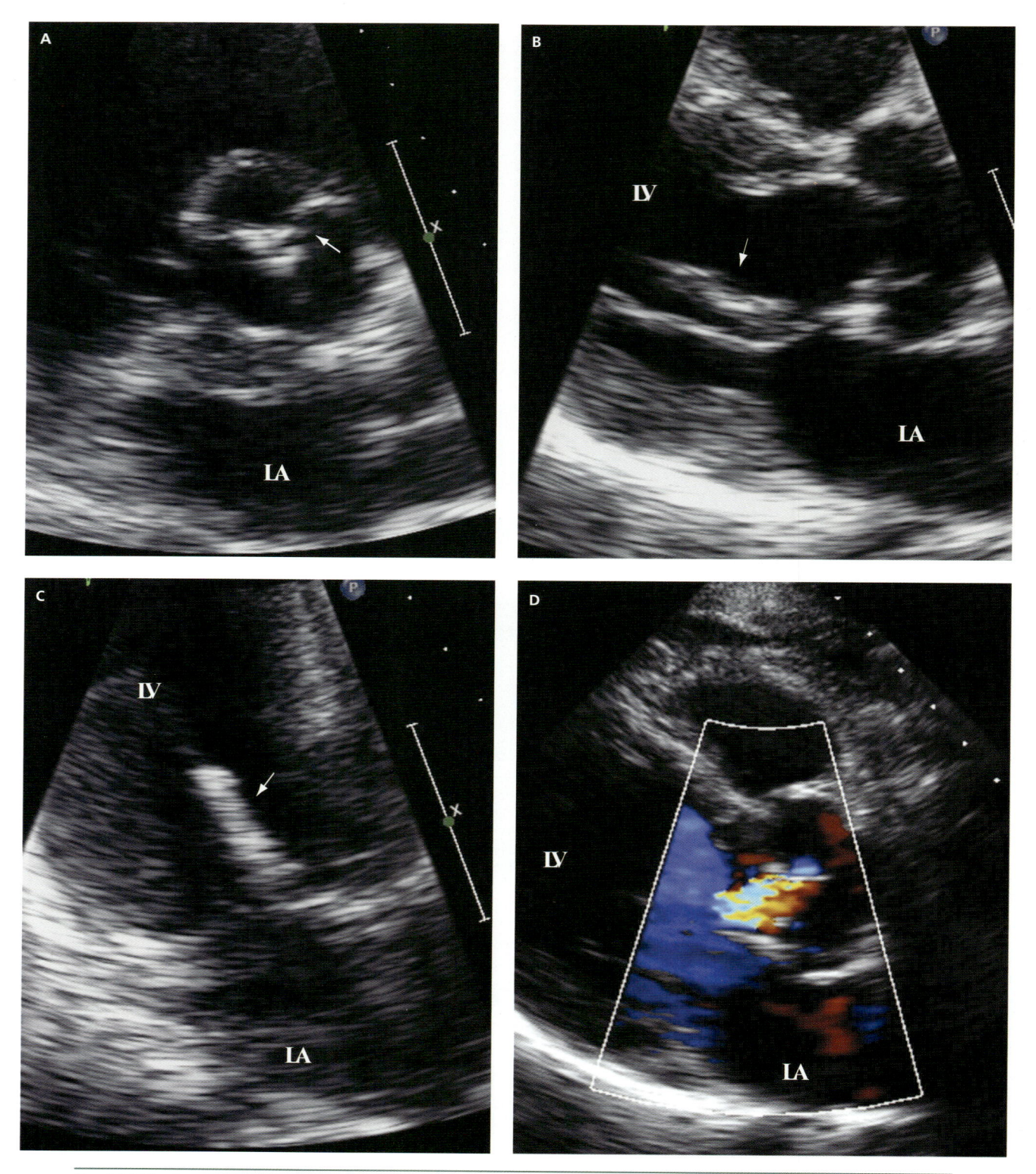

Fig. 8.2 Válvula aórtica bicúspide e lesão por jato de regurgitação aórtica da válvula mitral por TTE. A. Projeção paraesternal de eixo curto de válvula aórtica bicúspide com fusão completa das cúspides coronarianas direita e esquerda por uma rafe (*seta*), com espessamento leve da cúspide associado e mobilidade reduzida. **B.** Projeção paraesternal de eixo longo demonstrando comprimento assimétrico das cúspides aórticas, espessamento leve e mobilidade em forma de cúpula reduzida das cúspides, bem como lesão esclerótica longa em jato de AR do folheto mitral anterior e cordas tendíneas (*seta*). **C.** Projeção paraesternal longa baixa definindo melhor a lesão esclerótica longa em jato de AR do aparelho da válvula mitral (*seta*). **D.** Doppler colorido demonstrando jato de AR leve e excêntrico (dirigido posteriormente). LA, átrio esquerdo; LV, ventrículo esquerdo.

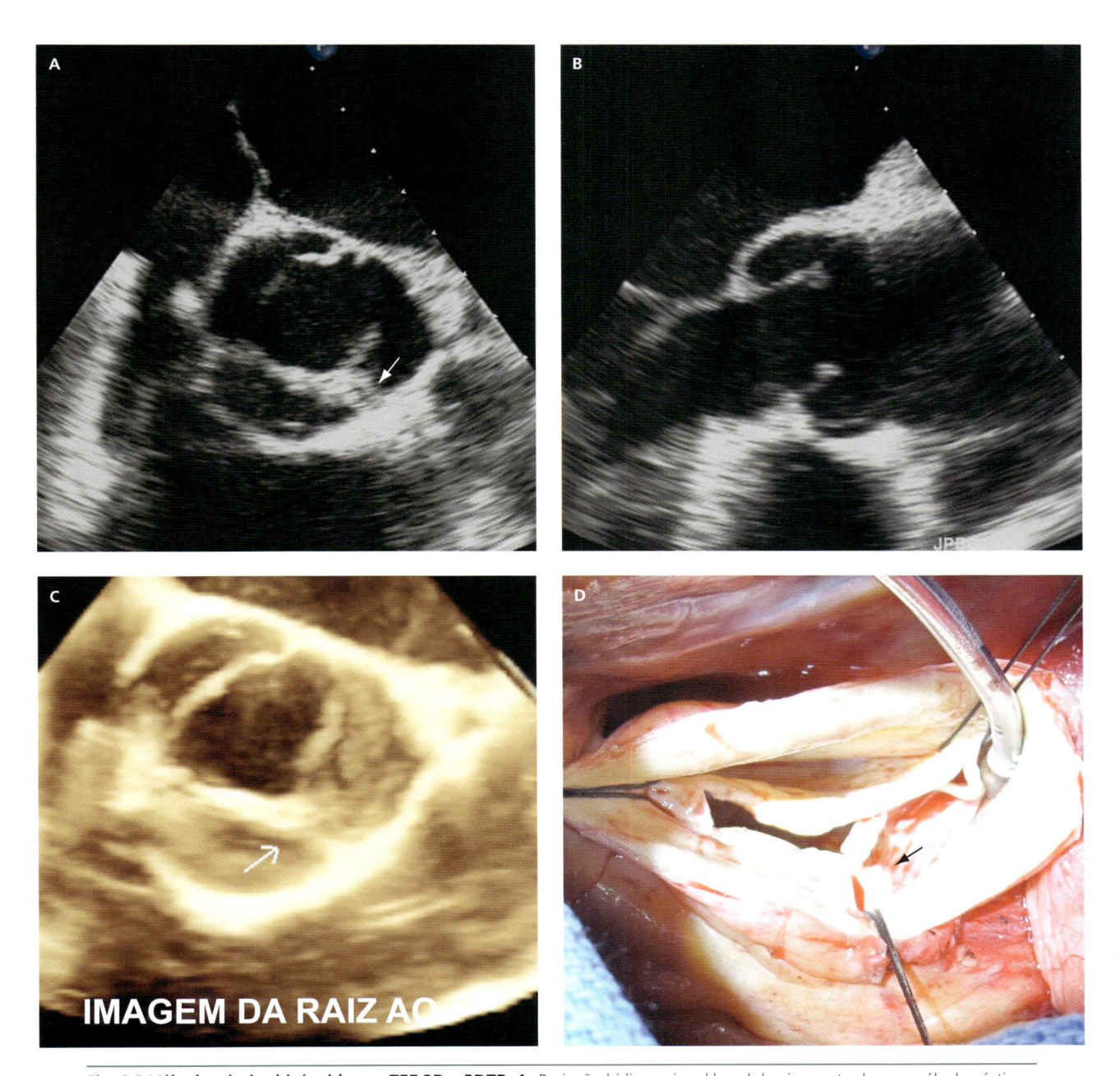

Fig. 8.3 Válvula aórtica bicúspide por TEE 2D e 3DTR. A. Projeção bidimensional basal de eixo curto de uma válvula aórtica bicúspide com fusão parcial das cúspides coronarianas esquerda e direita por uma rafe (*seta*) com espessamento da cúspide e mobilidade reduzida associadas. **B.** Projeção bidimensional de eixo longo demonstrando comprimento assimétrico das cúspides aórticas, espessamento da cúspide predominantemente nas porções da extremidade e mobilidade em forma de cúpula reduzida das cúspides e dilatação moderada (4,8 cm de diâmetro) da raiz aórtica associada. **C.** Projeção por TEE RT3D da raiz aórtica, definindo melhor a fusão parcial com rafe curta (*seta*) e espessamento com mobilidade reduzida das cúspides da válvula bicúspide. Foi demonstrada AR grave associada pelo Doppler colorido (ver Fig. 8.13A-C). **D.** Visão do cirurgião da válvula aórtica bicúspide com rafe curta (*seta*) e espessamento da extremidade das cúspides. AO, aórtica.

- Projeções apicais à TTE 2D e RT3D.
- Projeções transgastrica de eixos longo e curto à TTE no modo M e 2D.
- Projeções basais de duas e quatro câmaras à TEE 2D e RT3D.

Métodos de diagnóstico

- Pelo modo M, os diâmetros diastólico final e sistólico final do LV com índices respectivos fornecem informação principal em relação à gravidade e ao prognóstico da AR e indicam se há necessidade de troca ou de reparo da válvula.

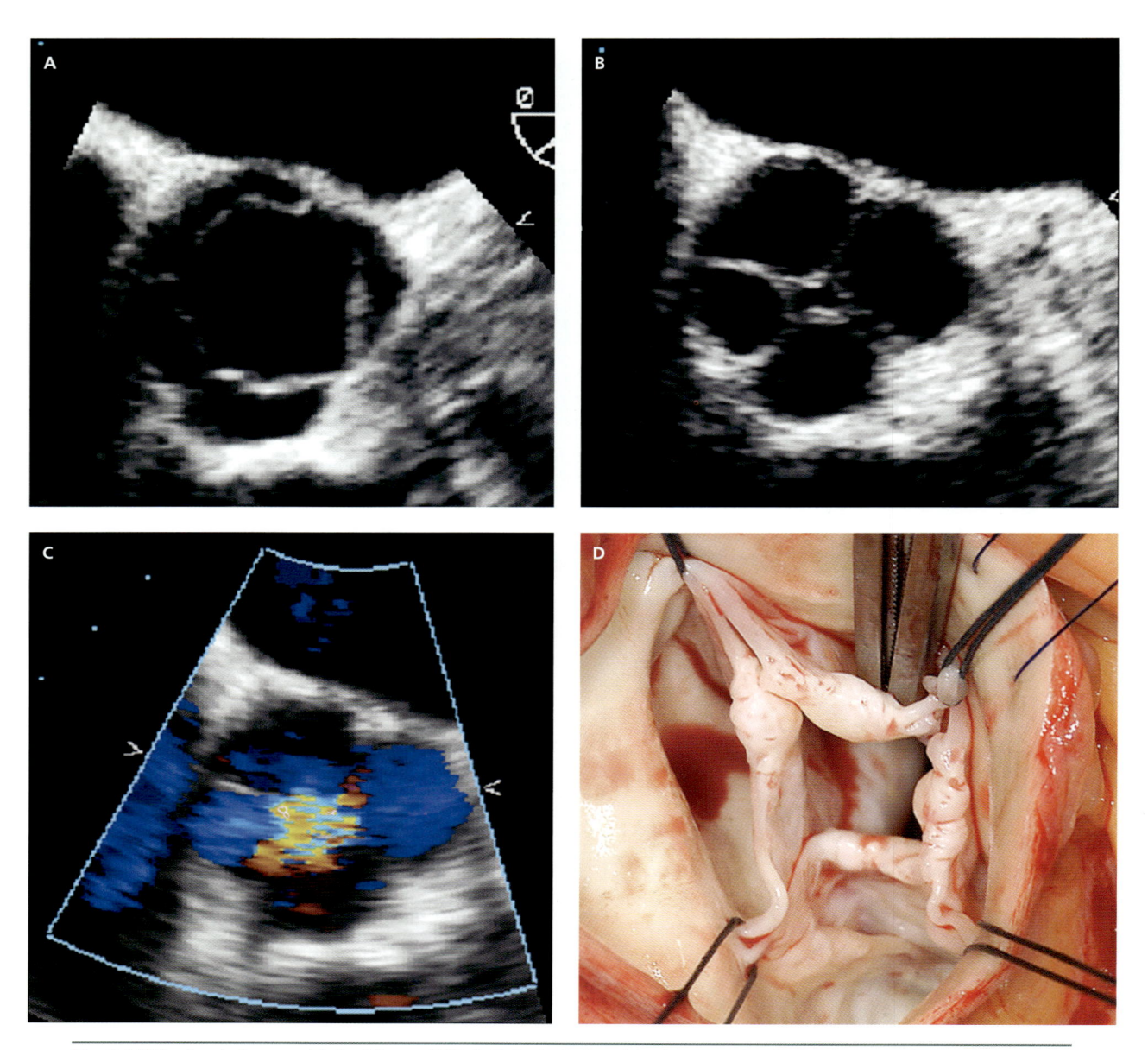

Fig. 8.4 Válvula aórtica quadricúspide por TEE. A, B. Projeção basal de eixo curto de válvula aórtica quadricúspide durante a sístole (**A**) e a diástole (**B**). O orifício regurgitante anatômico diastólico final planimetrado foi > 0,4 cm². **C.** Doppler colorido demonstra AR grave com largura e área da *vena contracta* > 6 mm e de 7,5 mm² respectivamente. **D.** Confirmação cirúrgica da válvula aórtica quadricúspide.

- Por meio de TTE e TEE 2D e RT3D, os volumes diastólico final e sistólico final, o volume sistólico total e a fração de ejeção (EF) podem ser quantificados com exatidão (Fig. 8.8).
- A relação raio do LV e espessura da parede e o estresse sistólico final da parede também avaliam a gravidade da AR.

Características diagnósticas-chave

- O tamanho e o volume do LV e do átrio esquerdo (LA) geralmente estão normais na AR leve à moderada, porém estão comumente aumentados na AR moderada à grave ou na grave.

Armadilhas

- A caracterização da válvula aórtica fica limitada pelo modo M e frequentemente pela TTE 2D e RT3D.
- O tremor diastólico da válvula mitral é específico, porém não sensível para detecção de AR.
- Os diâmetros e o encurtamento fracional do LV são menos reprodutíveis pelo eco 2D do que pelo modo M e ambos provavelmente sejam menos reprodutíveis do que RT3D
- As dimensões e os volumes do LV e do LA geralmente não deferenciam AR leve de moderada.
- Outras doenças valvulares ou miocárdicas concomitantes podem afetar as dimensões do LV e do LA.

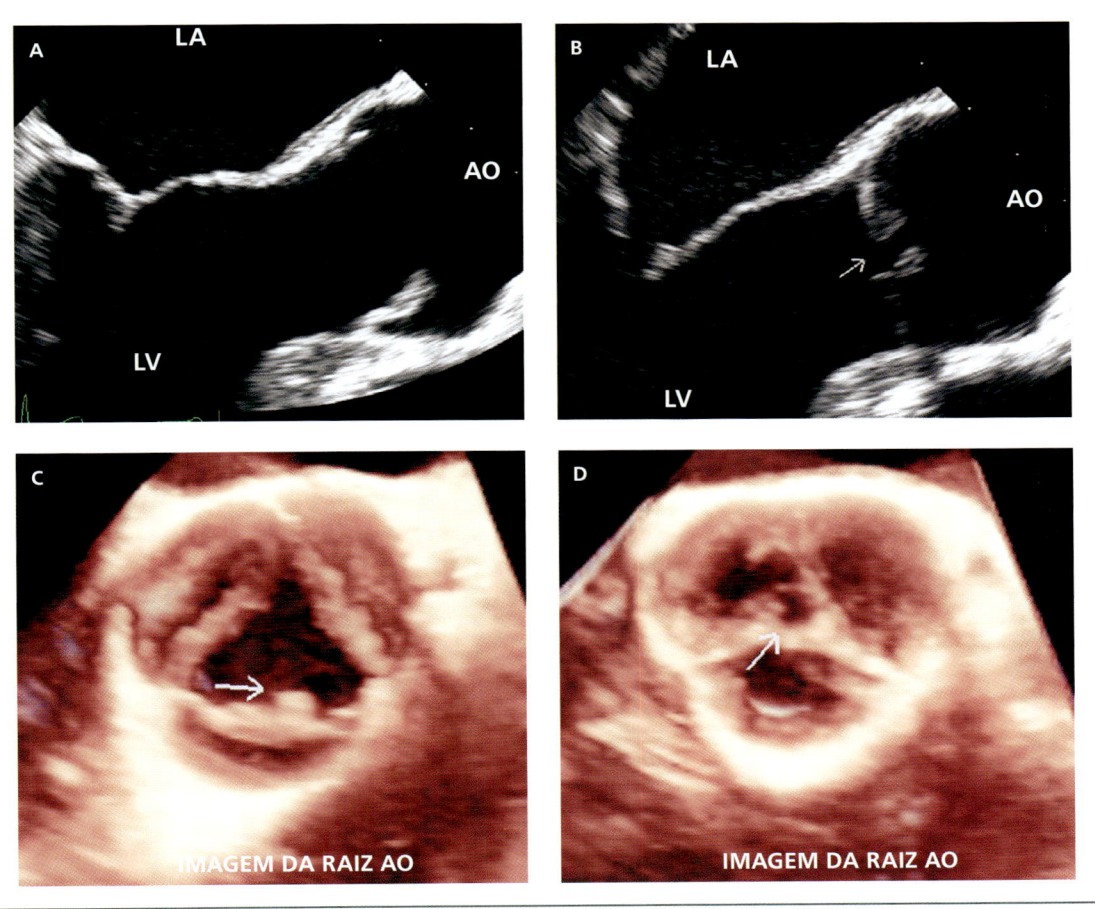

Fig. 8.5 Valvulite aórtica à TEE. A. Projeção bidimensional de eixo longo durante a sístole demonstrando espessamento, retração e abaulamento em forma de cúpula da cúspide, predominantemente da cúspide coronariana direita. **B.** Projeção bidimensional de eixo longo durante a diástole, demonstrando espessamento predominantemente das porções da extremidade e retração das cúspides, levando à coaptação incompleta (*seta*). **C, D.** Projeção da raiz aórtica à TEE RT3D da válvula aórtica durante a sístole (**C**), definindo melhor o espessamento moderado e difuso das extremidades da cúspide e mobilidade reduzida de todas as três cúspides. Notar ainda a nodularidade oval bem definida na extremidade e o lado ventricular da cúspide coronariana direita (*seta*). **D.** Durante a diástole, notar a retração das cúspides levando à coaptação central incompleta (*seta*). AR moderada foi demonstrada por Doppler colorido (ver Fig. 8.14).

Ecocardiografia com Doppler para avaliação da gravidade da regurgitação aórtica

Doppler de onda pulsada

Melhores planos de imagem
- Projeções apicais de três e cinco câmaras e projeção da incisura supraesternal para avaliação do fluxo aórtico à TTE.
- Projeções paraesternal de eixo longo à TTE basal de eixo longo a TEE para avaliação do diâmetro do trato de saída ventricular esquerdo (LVOT).

Métodos de diagnóstico e fórmulas
- *Volume sistólico total = área LVOT ($D^2/4$ ou $\pi \times r^2$) × VTI_{LVOT}*, onde *D* indica o diâmetro de LVOT; *r*, raio de LVOT; e VTI, integral velocidade-tempo.
- *Volume sistólico anterógrado = área RVOT ($D^2/4$ ou $\pi \times r^2$) × VTI_{RVOT}*,
onde *D* indica o diâmetro do trato de saída ventricular direito (RVOT) obtido a partir da projeção paraesternal do eixo curto na altura da válvula pulmonar. O diâmetro do anel mitral e a VTI do fluxo de entrada mitral podem ser utilizados se a MR abaixo de moderada estiver presente.
- Volume regurgitante = *volume sistólico total – volume sistólico anterógrado.*
- Fração regurgitante = *volume regurgitante ÷ volume sistólico total.*
- Área do orifício regurgitante = *volume regurgitante ÷ VTI do jato da AR pelo Doppler de onda contínua.*
- *Velocidade reversa do fluido no arco aórtico ou na aorta descendente:* O fluxo diastólico reverso de curta duração está normal

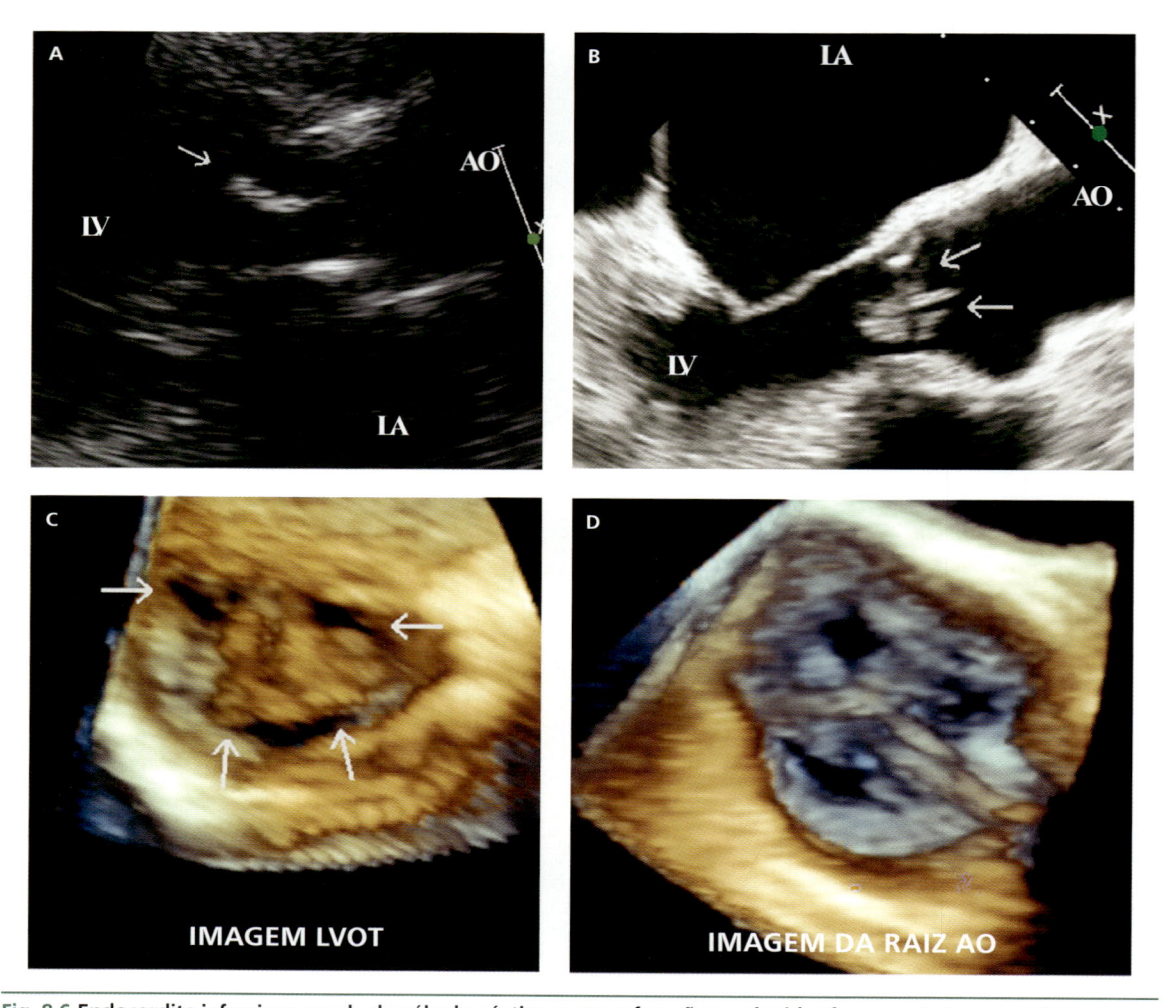

Fig. 8.6 Endocardite infecciosa aguda da válvula aórtica com perfurações e cúspides frouxas. A. Esta projeção paraesternal de eixo longo à TTE 2D demonstra grande vegetação valvular aórtica (*seta*) fazendo prolapso no LVOT durante a diástole. **B.** Projeção de eixo longo à TEE 2D demonstra perfurações da cúspide basal esquerda ou cúspide não coronariana (*seta superior*) e extremidade (*seta inferior*) da cúspide coronariana direita além de porções frouxas dessas cúspides e/ou vegetações fazendo prolapso no LVOT durante a diástole. **C, D.** Projeções à TEE RT3D do LVOT (**C**) e da raiz aórtica (**D**) definem claramente perfurações no corpo de todas as três cúspides aórticas (*setas*) com cúspides frouxas e/ou vegetações fazendo prolapso no LVOT durante a diástole. AR grave associada foi demonstrada pelo Doppler colorido (ver Fig. 8.13D-F). Todos esses achados foram confirmados à cirurgia. LV, ventrículo esquerdo; LA, átrio esquerdo; AO, aorta; LVOT, trato de saída ventricular esquerdo.

na aorta. O fluxo reverso diastólico é proporcional à gravidade da AR.

- *Pressão diastólica final no LV elevada:* Comumente associada à AR moderada à grave e é sugerida pela pseudonormalização ou padrões de fluxo de entrada mitral restritivo e predominância diastólica no fluxo de entrada da veia pulmonar.

Armadilhas

- Erros na estimativa do volume sistólico ou regurgitante e fração regurgitante estão predominantemente relacionados com a superestimação ou subestimação dos diâmetros do LVOT ou RVOT.
- O volume sistólico da válvula mitral é menos preciso em decorrência da morfologia complexa de seu ânulo.
- A reversão da velocidade de fluxo no arco aórtico ou na aorta descendente não é fácil de obter e pode ser confundido com o fluxo de saída dos ramos do arco.

Doppler de onda contínua

Melhores planos de imagem

- Projeções apicais de três e cinco câmaras e projeções paraesternais direitas à TTE.
- Projeções transgástricas de três ou cinco câmaras à TEE.

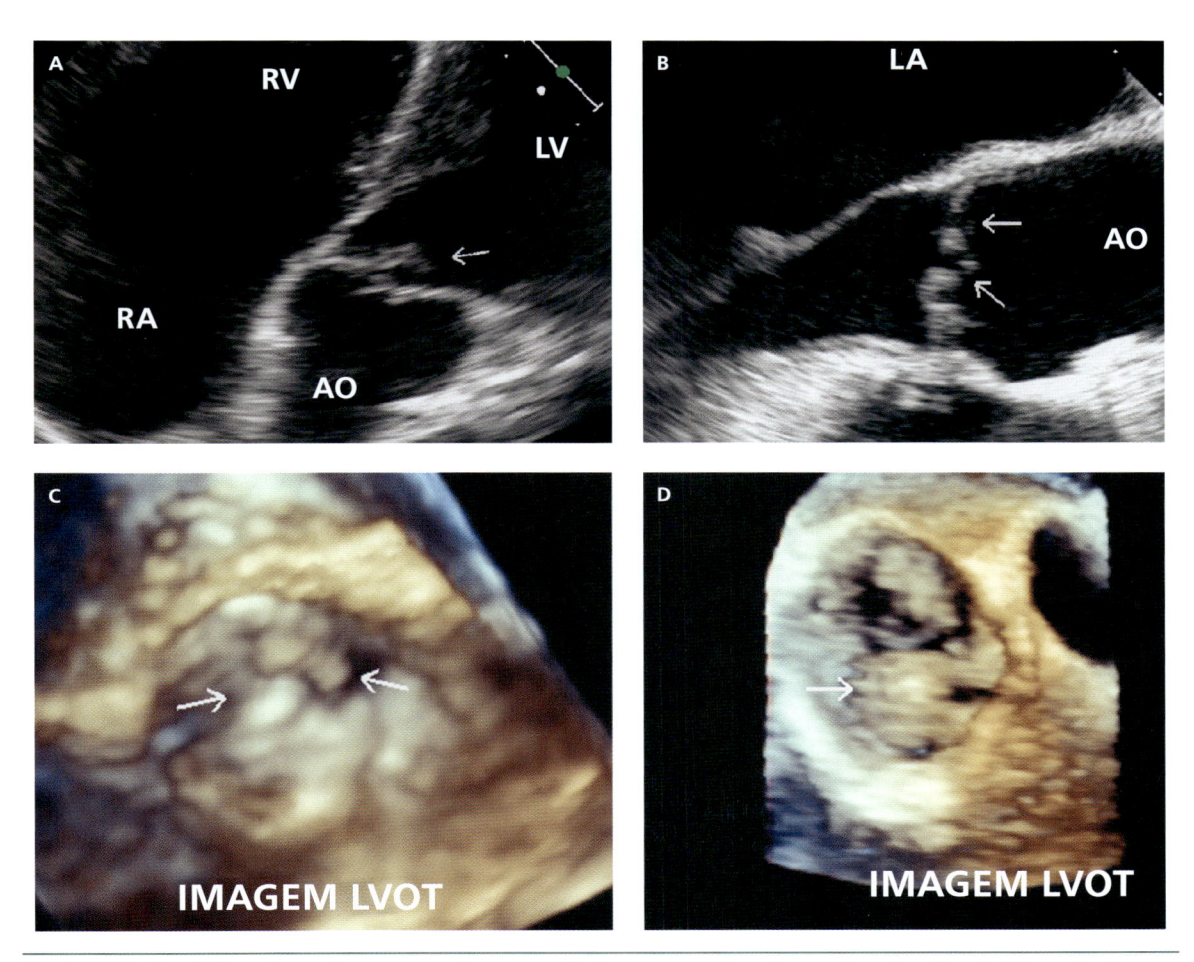

Fig. 8.7 Válvula aórtica mixomatosa com prolapso, porção frouxa e perfurações ou fenestrações. A. Esta projeção transgástrica com cinco câmaras da válvula aórtica à TEE 2D demonstra a cúspide coronariana direita frouxa (*seta*). **B.** Projeção de eixo longo à TEE 2D demonstra espessamento das cúspides aórticas, prolapso grave com pequena perfuração ou fenestração na extremidade da cúspide coronariana direita (*seta inferior*) e prolapso com perfuração ou fenestração na base da cúspide coronariana esquerda (*seta superior*). **C, D.** Projeções do LVOT frontal à TEE RT3D (**C**) e lateral (**D**) da válvula aórtica definem melhor o prolapso grave com pequenas porções frouxas das cúspides coronarianas direita (*seta da esquerda*) e esquerda (*seta da direita*), mais bem observadas em (**C**) e da cúspide coronariana esquerda mais bem observado em (D) (*seta*). AR grave associada foi demonstrada pelo Doppler colorido (ver Fig. 8.15). RV, ventrículo direito, RA, átrio direito; AO, aorta; LV, ventrículo esquerdo; LA, átrio esquerdo; LVOT, trato de saída ventricular esquerdo.

Métodos de diagnósticos

- O Doppler de onda contínua serve como diagnóstico complementar ao Doppler colorido.
- Meio tempo de pressão ($P_{1/2t}$) em ms = tempo que o gradiente de pressão inicial demora entre a aorta e o LV (gradiente de pressão transvalvular) para reduzir em 50%. Quando mais rápido o declínio na pressão aórtica ou o declínio da velocidade do jato da AR (quanto mais curto o $P_{1/2t}$), mais rápida a elevação na pressão diastólica final do LV e pior a AR (Fig. 8.9).
- Inclinação de desaceleração (m/segundo^2) = velocidade do declínio da pressão diastólica aórtica ou velocidade do jato da AR também está relacionada com a gravidade da AR (Figs. 8.9 e 8.10).
- A intensidade do sinal da aparência espectral da AR também está relacionada com a gravidade da AR (Figs. 8.9 a 8.12).
- Pressão diastólica final do LV = pressão sanguínea diastólica do paciente − 4 × (velocidade da AR no final da diástole)^2. Quanto mais elevada a pressão, pior é a AR (Figs. 8.9 e 8.10).

Armadilhas

- Se a velocidade de pico do jato da AR não estiver bem definida ou for obtida do cosseno > 20 graus, a velocidade pico de $P_{1/2t}$, a inclinação da desaceleração e a gravidade da AR ficam subestimadas (Fig. 8.10B).

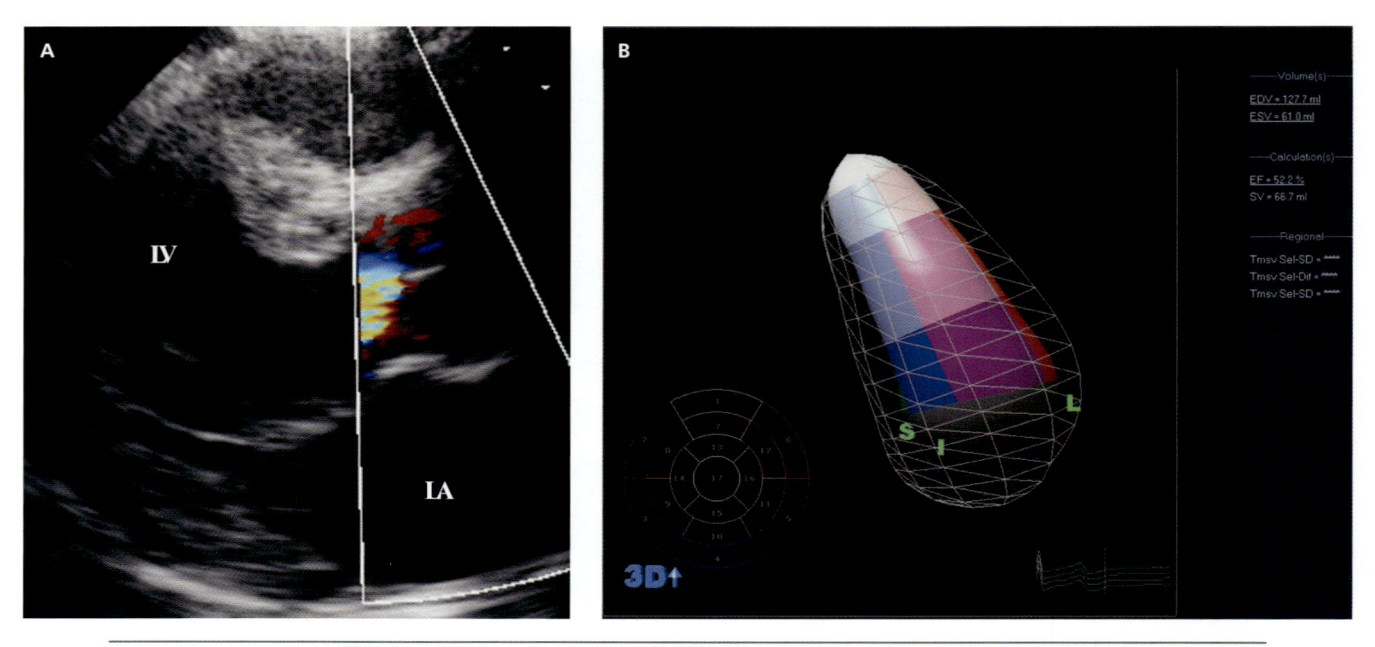

Fig. 8.8 Volumes e função ventriculares esquerdos por TTE 3DTR. A. Projeção paraesternal de eixo longo com Doppler colorido demonstra AR moderadamente grave. **B.** Avaliação volumétrica por RT3D do LV demonstra volumes sistólico final e diastólico final levemente aumentados de 128 e 62 mL, respectivamente, volume sistólico normal de 67 mL, EF normal baixa de 52% e movimento normal da parede.

- A elevada pressão diastólica final do LV decorrente de hipertensão ou doença coronariana ou miocárdica leva ao encurtamento de $P_{1/2t}$ e superestimação da gravidade da AR (Figs. 8.11 e 8.12).

Doppler tecidual

- Nos pacientes com fração de ejeção ventricular esquerda (LVEF) normal, a pressão diastólica final do LV elevada é sugerida pela relação velocidade de pico E mitral/velocidade de pico e' septal > 15 ou relação velocidade de pico E mitral/velocidade pico e' lateral > 13 (15).
- Nos pacientes com AR crônica com LVEF e dimensões do LV normais, a velocidade sistólica de pico septal basal em repouso no pré-operatório < 5,9 cm/segundo identifica os pacientes com disfunção sistólica do LV no pós-operatório (16).
- Nos pacientes com AR assintomática, velocidade e' no anel mitral lateral < 9 cm indica pressão diastólica final e estresse da parede do LV mais elevados do que os pacientes com velocidade e' > 9 cm (17).

Doppler colorido

Melhores planos de imagem

- Projeções paraesternais de eixos longo e curto apicais e três e quatro câmaras à TTE 2D e RT3D.
- Projeções basais de eixos longo e curto à TEE 2D e RT3D.

Métodos de diagnóstico e fórmulas

- *Relação entre altura do jato* (na junção do LVOT e anel aórtico) *e a altura do LVOT* a partir de projeções paraesternais a TTE basais de eixo longo à TEE (Figs. 8.9B, E e 8.12A a 8.15).
- *Relação entre área do jato e a área LVOT* a partir de projeções paraesternais à TTE 2D ou RT3D ou projeções de eixo curto à TEE (Figs. 8.4C e 8.13C).
- *Largura e área da vena contracta* (porção mais estreita do jato AR medido ou imediatamente distal ao seu orifício) por TTE ou TEE 2D ou RT3D correlacionam-se bem com a área do orifício regurgitante efetivo e separam AR grave de não grave (18-20) (Figs. 8.14 e 8.15).
- *Área superficial da isovelocidade proximal* (PISA) ou zona proximal de aceleração ao orifício regurgitante é usada para calcular a velocidade do fluxo regurgitante e área do orifício regurgitante efetivo (21):

Velocidade do fluxo regurgitante $(cm^3/segundo) = 2 \times \pi \times r^2 \times Vr$

onde *r* é o raio da PISA medido no começo da diástole e *Vr* é a velocidade de *aliasing* pelo Doppler colorido ou limite Nyquist (em centímetros por segundo).

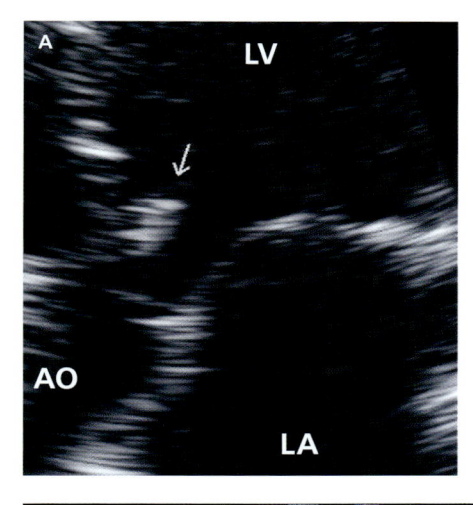

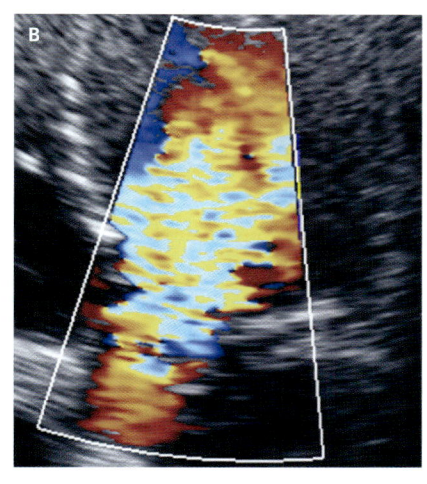

Fig. 8.9 Avaliação da regurgitação aórtica por Doppler de onda contínua. A-C. Projeções paraesternais com câmara apical à TTE demonstrando grande vegetação fazendo prolapso no interior do LVOT durante a diástole (*seta*) (**A**), regurgitação aórtica grave (AR) pelo Doppler colorido (B) e meio tempo de pressão por Doppler de onda contínua de 173 ms, inclinação de desaceleração de 8,5 m/segundo^2 e intensidades de sinal espectral diastólico e sistólico confirmatórias da AR grave (**C**). (*Continua.*)

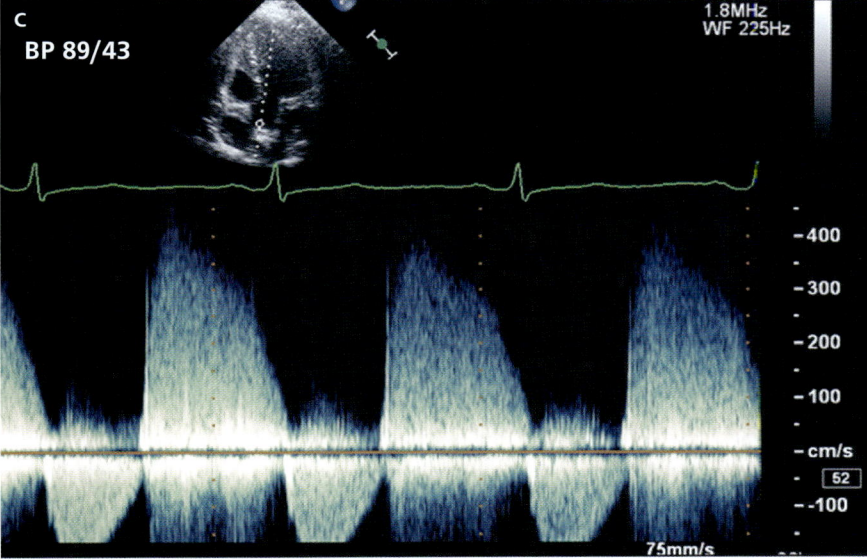

Área do orifício regurgitante (cm^2) = *velocidade do fluxo regurgitante ÷ velocidade de pico da AR por Doppler de onda contínua*

Volume regurgitante = *área do orifício regurgitante × VTI do jato da AR por Doppler de onda contínua.*

- *A velocidade de propagação do fluxo pelo modo M* é obtida a partir da projeção apical de quatro câmaras com o cursor no modo M colocado paralelo ao fluxo da AR e com o ângulo de setor mais estreito. O ponto de corte da velocidade de propagação do fluxo de 80 cm/segundo separa a AR de leve à moderada e o ponto de corte de 40 cm/segundo separa a AR leve de moderada ou grave (22).

Armadilhas

- A profundidade do jato da AR (extensão no interior do LV) e a área correlacionam-se mal com gravidade angiográfica da AR.
- A relação entre altura do jato da AR e a altura do LVOT nos jatos excêntricos comumente leva à subestimação da gravidade da AR.
- Os parâmetros ao Doppler colorido dependem do tamanho do orifício regurgitante e também do gradiente de pressão transvalvular. A pressão diastólica aórtica alta ou baixa ou a resistência vascular sistêmica podem resultar em superestimação da gravidade da AR, respectivamente. Portanto, a pressão sanguínea do paciente deve ser registrada e levada em conta quando avaliar a gravidade da AR.
- O Doppler colorido depende do ganho, da frequência de repetição pulsada e diferenças nos mostradores. Se nenhuma atenção for conferida para esses cenários, a gravidade da AR pode ser superestimada ou subestimada.

Resumo

- Em resumo, a avaliação exata da gravidade da AR requer integração de todos os parâmetros de eco Doppler com aqueles do tamanho e da função do LV (23) (Tabela 8.2).

Fig. 8.9 (Cont.) **D-F.** Projeções apicais com quatro câmaras à TTE demonstrando doença reumática da válvula mitral com espessamento e mobilidade reduzida, em forma de cúpula dos folhetos mitrais (**D**), AR moderada pelo Doppler colorido (**E**) e meio tempo de pressão por Doppler de onda contínua confirmatório de 441 ms, inclinação de desaceleração de 2,9 m/segundo² e intensidades dos sinais espectrais diastólicos mais baixas do que os sistólicos (**F**).

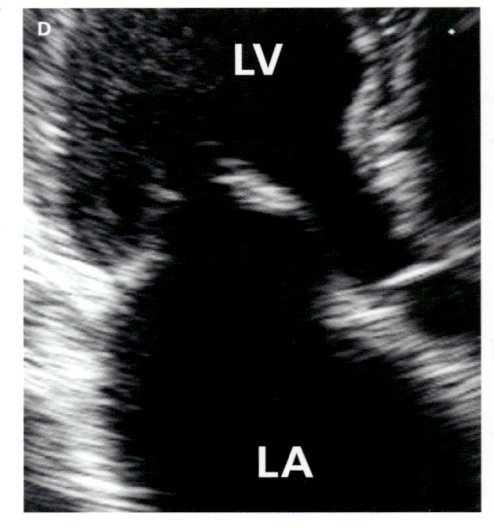

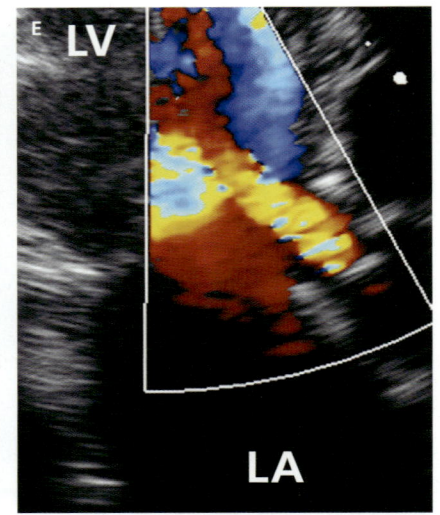

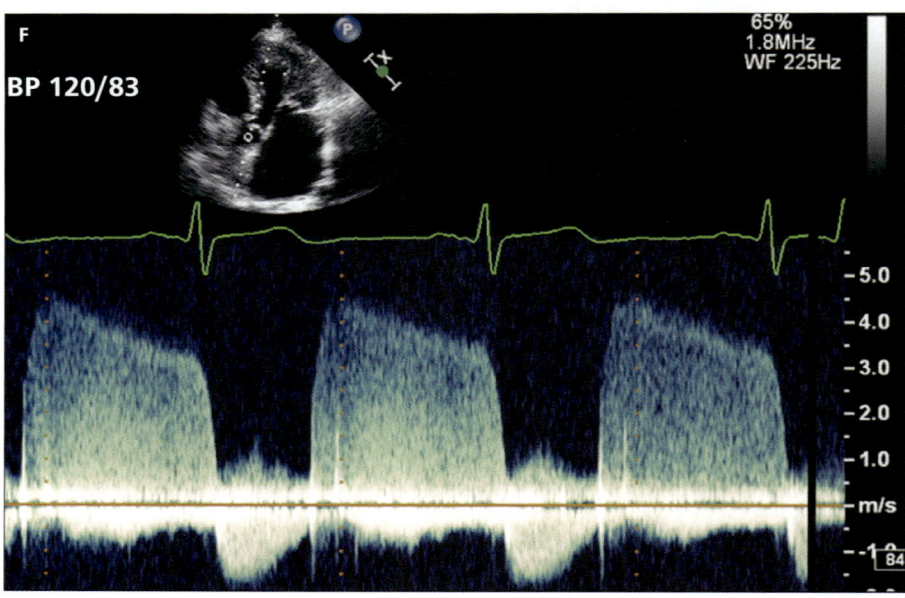

Precisão diagnóstica para avaliar a gravidade da regurgitação aórtica

- A área anatômica planimetrada do orifício regurgitante por TEE 2D < 0,2 cm², > 0,2 a ≤ 0,4 cm² e > 0,4 cm² prevê AR angiográfica leve, moderada e grave, respectivamente, com sensibilidade, especificidade e valores preditivos de 81 a 97% (14).
- A fração regurgitante pelo Doppler pulsado correlaciona-se altamente (0,91) com aquela obtida pela angiografia do LV e do débito cardíaco por termodiluição.
- A inclinação da desaceleração do jato da AR correlaciona-se altamente (0,93) com a gravidade angiográfica da AR e separa com precisão a AR leve, moderada e grave.

- As relações da altura do jato da AR com a altura da LVOT e da área do jato com a área do LVOT fazem previsão corretamente da gravidade angiográfica da AR em 79 e 96% dos casos, respectivamente.
- Por TTE, a largura da *vena contracta* ≥ 6 mm prevê a área do orifício regurgitante ≥ 30 mm² por Doppler quantitativo e eco 2D, com 95% de sensibilidade e 90% de especificidade (18).
- Por TEE, a largura da *vena contracta* > 6 mm ou área > 7,5 mm² prevê o volume regurgitante > 40 mL avaliado no intraoperatório com 67 e 94% de precisão, respectivamente (19).
- Por TEE RT3D, a *vena contracta* < 30 mm² apresenta sensibilidade de 90% e especificidade de 88% para prever AR leve,

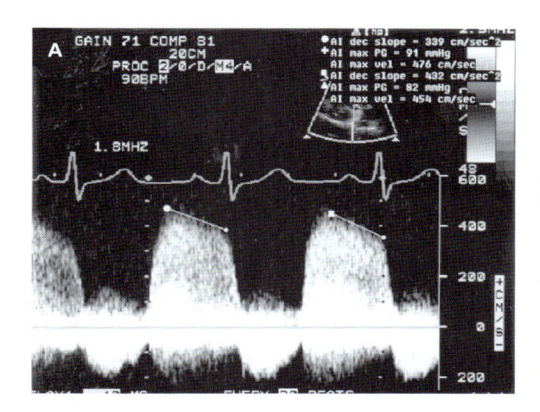

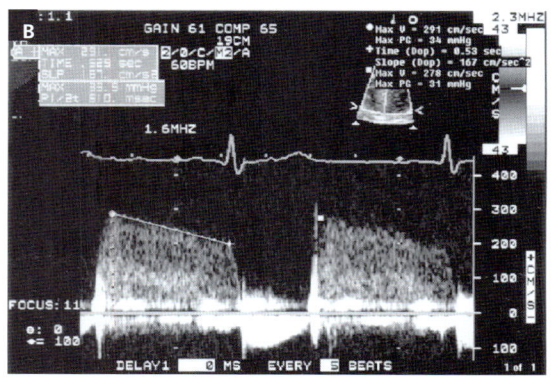

Fig. 8.10 Avaliação da AR por Doppler de onda contínua. A. Doppler de onda contínua em paciente com AR grave demonstra inclinação de desaceleração > 3 m/segundo^2 e intensidades de sinais espectrais diastólico e sistólico semelhantes. A velocidade diastólica final da AR de 3,9 m/segundo corresponde à pressão diastólica final de 61 mmHg. A pressão sanguínea diastólica do paciente era de 80 a 85 mmHg. Portanto, a pressão diastólica final do LV era de 20 a 25 mmHg. **B.** Doppler de onda contínua de paciente com AR moderada por Doppler colorido demonstra meio tempo de pressão > 500 ms e inclinação de desaceleração < 2 m/segundo^2, consistente com AR leve. Notar que o máximo da velocidade do jato de apenas 2,7 a 2,9 m/segundo é equivalente à pressão diastólica de pico de 31 a 34 mmHg. A pressão sanguínea diastólica do paciente era de 70 mmHg. Portanto, este é um desalinhamento do feixe de ultrassom com o jato da AR, levando à subestimativa da gravidade da AR.

enquanto a área da *vena contracta* > 50 mm^2 possui sensibilidade de 92% e especificidade de 87% para prever AR grave (20).

- O método PISA prevê a área do orifício regurgitante com coeficiente de correlação elevado (0,90) quando testado contra o Doppler quantitativo ou eco 2D.

- A velocidade de propagação do fluxo no modo M colorido correlaciona-se altamente (0,93) com a gravidade angiográfica da AR. O ponto de corte de 80 cm/segundo separa AR leve de moderada, com sensibilidade, especificidade e valores preditivos de 85 a 100% (22).

Uso na paciente grávida com regurgitação aórtica

- Na gravidez normal, a prevalência da AR fisiológica é aquela da mulher não grávida saudável (< 2%), e a prevalência ou a gravidade geralmente não aumentam durante a gravidez.

Tabela 8.2
Parâmetros ecocardiográficos para estratificação da gravidade da regurgitação aórtica

Método	Leve	Moderada	Moderada a grave	Grave
Aumento do volume ventricular esquerdo ou atrial esquerdo*	Nenhum	Nenhum ou Leve	Leve a moderado	Moderado a grave
Área regurgitante anatômica planimetrada (cm^2)	≤ 0,2	> 0,2-≤ 0,4	—	> 0,4
Fração regurgitante (%)	< 30	30-39	40-49	≥ 50
Volume regurgitante (mL/batimento)	< 30	30-44	45-59	≥ 60
Meio tempo de pressão (ms)	> 500	350-500	200-350	< 200
Inclinação da desaceleração (m/segundo^2)	< 2	2-3	—	> 3
Relação altura do jato/LVOT (%)	< 25	25-45	46-64	≥ 65
Relação jato/área do LVOT (%)	< 5	5-20	21-59	≥ 60
Largura da *vena contracta* (mm)**	3	3-6	—	> 6
Área da *vena contracta* (mm^2)**	—	< 7,5	—	> 7,5
Orifício regurgitante efetivo (cm^2)	< 0,10	0,10-0,19	0,2-0,29	≥ 0,30
Velocidade de propagação do fluxo no modo M colorido (cm/segundo)	≤ 40	> 40-60	—	≥ 80

LVOT, trato de saída ventricular esquerdo.
*Aplica-se à AR crônica. As dimensões da câmara raramente estão normais na AR moderada a grave.
**Por ecocardiografia transesofágica, a largura da *vena contracta* > 6 mm ou a área > 7,5 mm^2 prediz fração regurgitante > 50% ou volume regurgitante > 40 mL.

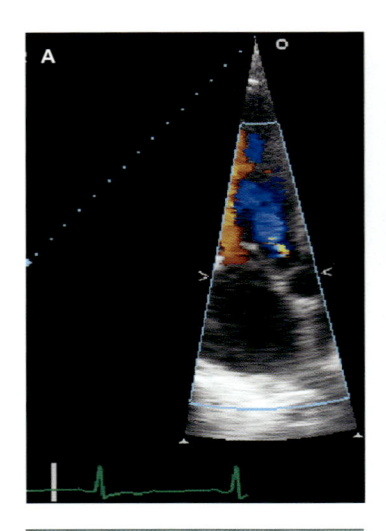

Fig. 8.11 Armadilha do Doppler de onda contínua na avaliação da AR. A. Esta projeção apical com cinco câmaras à TTE demonstra de forma inequívoca AR leve pelo Doppler colorido. **B.** Pelo Doppler de onda contínua, o meio-tempo de pressão de 340 ms e inclinação de desaceleração > 3 m/segundo^2 sugere AR moderada a grave; entretanto, a gravidade da AR está superestimada pelo Doppler de onda contínua em decorrência da elevada pressão diastólica final do LV, como sugerida pelas velocidades de fluxo predominantemente diastólicas do influxo da veia pulmonar (**C**).

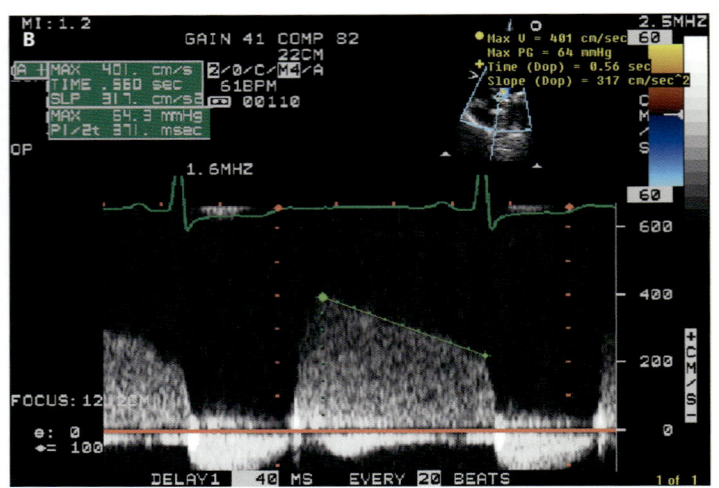

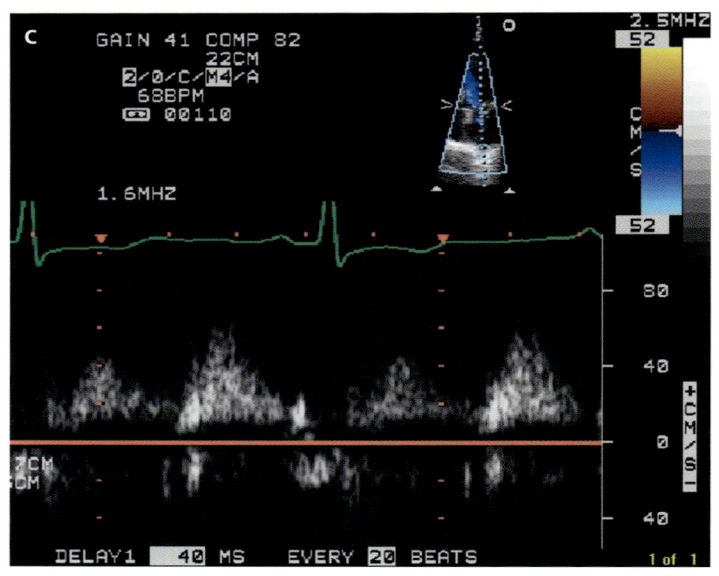

- Durante a gravidez, a resistência vascular sistêmica baixa e a pressão sanguínea diastólica equilibram a sobrecarga de volume fisiológico e a dilatação aórtica. Portanto, o aumento fisiológico no tamanho do LV e na ampliação da pressão pulsada não deve ser confundido com piora na AR.
- AR leve ou moderada em decorrência da doença valvular primária representam baixo risco tanto para a mãe quanto para o feto. Assim, não há necessidade de monitoramento por eco durante a gravidez nem durante o período após o parto.
- As pacientes com AR grave assintomática em decorrência da doença valvular primária geralmente toleram bem a gravidez, trabalho de parto e parto sem complicações. Nas pacientes sintomáticas, a necessidade de intervenções clínicas ou cirúrgicas é determinada mais pela clínica do que pelos dados do eco.
- Nas pacientes com síndrome de Marfan, a prevalência de dilatação da raiz aórtica e AR são de aproximadamente 75 e 25%, respectivamente. As pacientes grávidas com síndrome de Marfan estão sob risco aumentado de dissecção aórtica e mortalidade (24). Seu risco é proporcional ao grau de dilatação da raiz e AR.
- Portanto, pacientes com síndrome de Marfan com ou sem dilatação da raiz de qualquer grau podem precisar de eco durante cada trimestre da gestação e no período periparto.

Acompanhamento em pacientes com regurgitação aórtica

- Eco seriada objetiva a detecção de dilatação ou disfunção assintomática do LV (Tabela 8.3).
- A frequência da eco é determinada pelos sintomas dos pacientes, da gravidade inicial da AR e do grau de dilatação do LV ou disfunção sistólica, ou de ambas.

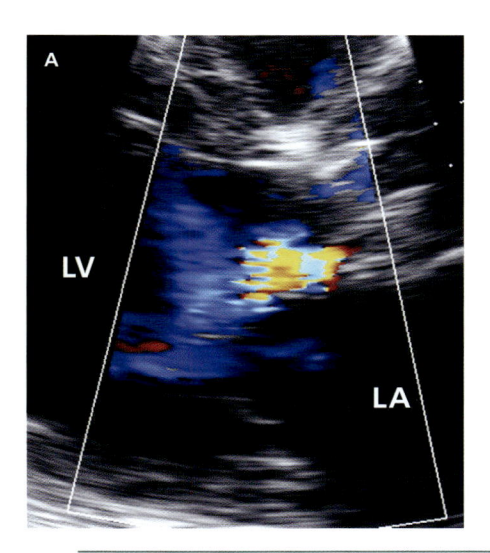

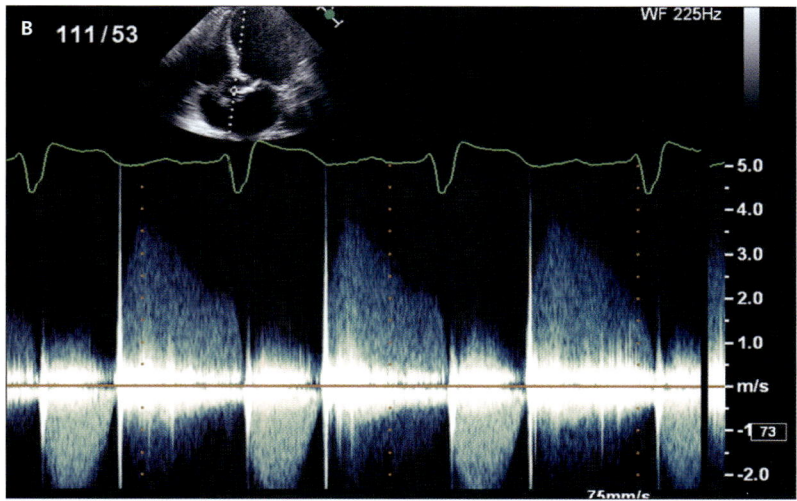

Figura 8.12 Armadilhas do Doppler de onda contínua na avaliação da AR. A. Esta projeção paraesternal de eixo longo à TTE em paciente com miocardiopatia dilatada e insuficiência cardíaca demonstra AR bioprotética leve ao Doppler colorido. **B.** Por Doppler de onda contínua, o meio-tempo de pressão de 195 ms e inclinação de desaceleração > 5,6 m/segundo^2 sugere AR grave. A gravidade da AR está superestimada em virtude da elevada pressão diastólica final do paciente no valor de 35 mmHg, conforme determinação pela diferença entre a pressão sanguínea diastólica do paciente de 53 mmHg e a pressão siastólica final estimada de 18 mmHg (velocidade diastólica final 2,2 m/segundo por Doppler onda contínua). A pressão diastólica final do LV elevada foi confirmada por outros parâmetros ao Doppler e por cateterismo cardíaco.

- Repetir o eco está indicado nos pacientes com sintomas recém-estabelecidos, alteração súbita dos sintomas ou tolerância ao exercício, ou ainda suspeita de piora da AR ou de dilatação do LV.
- Nos pacientes com dilatação da raiz aórtica e com qualquer grau de AR, o eco seriado está indicado para avaliar o tamanho da raiz da aorta e o tamanho e a função do LV; entretanto, o

Tabela 8.3

Acompanhamento por eletrocardiografia em pacientes com regurgitação aórtica

Cenário clínico	Ecocardiografia
Pacientes assintomáticos com AR moderada ou pior de duração desconhecida	Dentro de 3 meses
Pacientes assintomáticos com AR grave, LVEDD > 70 mm ou LVESD > 50 mm, mas LVEF normal	Cada 4-6 meses
Pacientes com AR conhecida leve ou pior com dilatação progressiva do LV ou LVEF declinante	Cada 6 meses
Pacientes assintomáticos com AR grave, LVEF normal e LVEDD > 60 mm	Cada 6-12 meses
Pacientes com diâmetro da raiz da aorta ou da aorta ascendente > 4 cm e qualquer grau de AR	Cada 6-12 meses
Pacientes assintomáticos com AR leve, LV normal ou levemente dilatado e LVEF normal	Cada 2-3 anos, a cada ano se piorar

AR, regurgitação aórtica; LVEDD, diâmetro diastólico final ventricular esquerdo; LVESD, diâmetro sistólico final do ventrículo esquerdo; LVEF, fração de ejeção ventricular esquerda; LV, ventrículo esquerdo.

Tabela 8.4

Preditores eletrocardiográficos de morte, dilatação e disfunção ventricular esquerda persistente e tolerância reduzida ao exercício após a troca da válvula aórtica em pacientes com regurgitação aórtica

Fração de ejeção ventricular esquerda	< 50%
Diâmetro diastólico final ventricular esquerdo	≥ 75 mm
Índice do diâmetro sistólico ventricular esquerdo	> 38 mm/m^2
Diâmetro sistólico final ventricular esquerdo	≥ 55 mm
Índice do diâmetro sistólico final ventricular esquerdo	> 26 mm/m^2
Fração de encurtamento ventricular esquerdo	< 30%
Volume sistólico final ventricular esquerdo	> 200 mL
Índice do volume sistólico final ventricular esquerdo	> 90 mL/m^2
Relação entre raio ventricular esquerdo e espessura da parede	> 3,2
Estresse sistólico final da parede	> 235 mmHg
Pressão diastólica final ventricular esquerda	> 20 mmHg

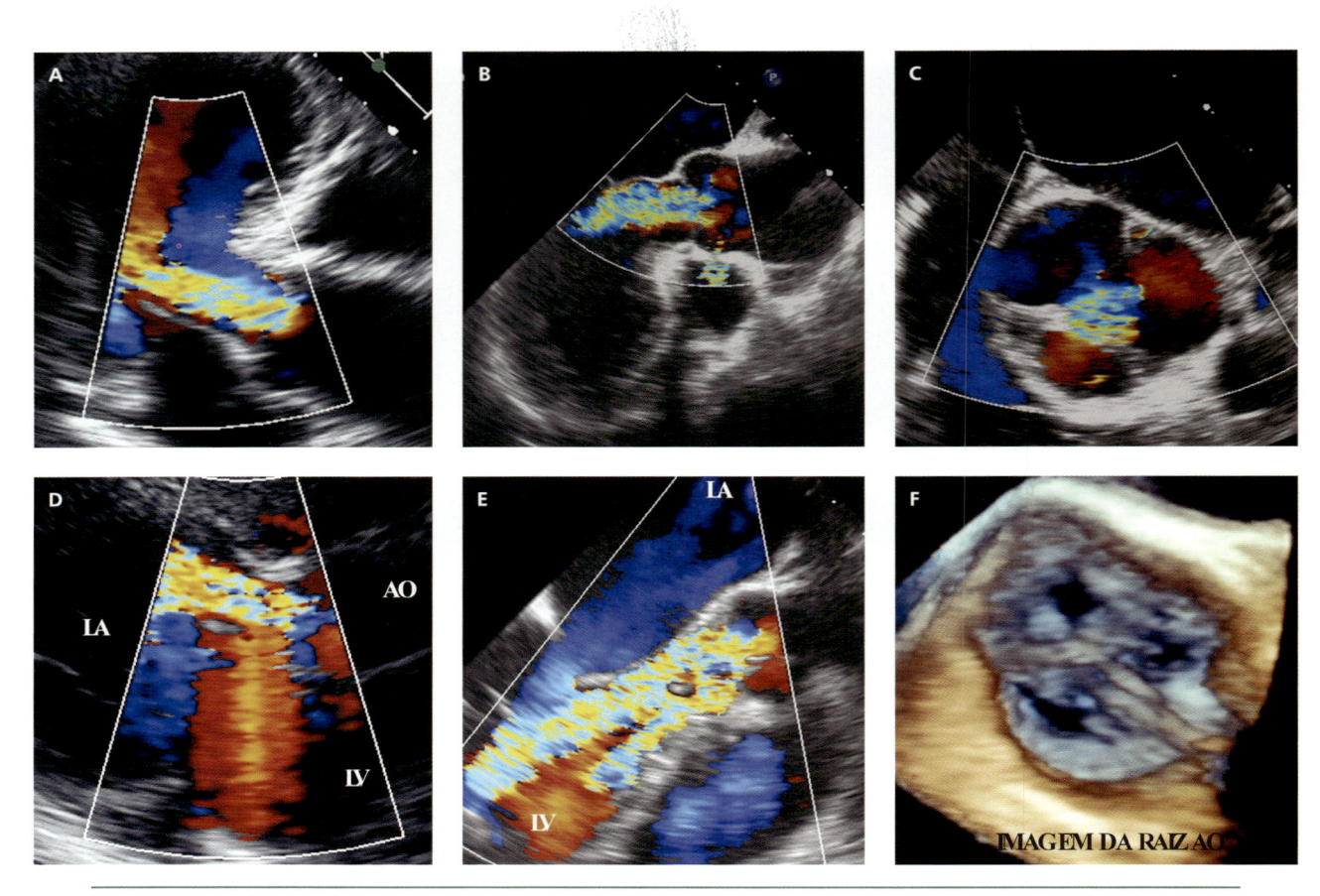

Fig. 8.13 Regurgitação aórtica grave de válvula aórtica bicúspide (A-C) com perfurações múltiplas (D-F). Projeções apicais de eixo longo à TTE 2D (**A**) e de eixo longo (**B**) com Doppler colorido à TEE 2D em paciente com válvula aórtica bicúspide (ver Fig. 8.3) com AR grave conforme determinação pela relação entre altura do jato e a altura do LVOT > 65%, largura da *vena contracta* > 6 mm e grande (10 mm) zona de convergência de fluxo ou PISA. Por meio do método da PISA com medida da velocidade de pico da AR por Doppler onda contínua de 4,9 m/segundo, o orifício regurgitante efetivo era de 0,51 cm². Notar ainda o fechamento prematuro da válvula mitral em **B**. **C**. Projeção de eixo curto com Doppler colorido à TEE demonstrando grande (> 7,5 mm²) área da *vena contracta*. Projeções paraesternais à TTE (**D**) e de eixo longo (**E**) com Doppler colorido à TEE em paciente com endocardite infecciosa aguda, determinada pela relação entre altura do jato e a altura do LVOT > 65%, largura da *vena contracta* >10 mm e à TEE no mínimo dois grandes jatos regurgitantes com zonas de convergência de fluxo mal definidas em virtude de perfurações em todas as três cúspides, demonstradas na projeção da raiz aórtica à TEE RT3D (**F**).

grau de dilatação da raiz que justifique a frequência e o intervalo entre a eco seriada não foi definido.

Indicadores de mau prognóstico na regurgitação aórtica

Pacientes assintomáticos

- Pacientes assintomáticos portadores de AR grave crônica desenvolvem sintomas ou disfunção sistólica assintomática do LV com taxa anual de 1,3 a 3,5% e necessitam de reposição valvular (Tabela 8.4).
- Pacientes com diâmetro sistólico final do LV > 50 ou > 55 mm apresentam taxa de troca valvular de 65 ou 80% aos 3 a a anos, se comparados a 0 ou 20% daqueles com diâmetro sistólico final do LV < 50 ou < 55 mm, respectivamente.

Pacientes sintomáticos

- Pacientes com EF < 50% apresentam sobrevida aos 3 a 5 anos de 54 a 64% após a troca valvular, comparados a 87 a 91% de sobrevida naqueles com EF ≥ 50%.
- Pacientes com disfunção sistólica do LV por ≥ 18 meses apresentam 4 a 5 anos de sobrevida no pós-operatório de 45%, se comparados à sobrevida de 100% daqueles com disfunção do LV por < 14 meses.

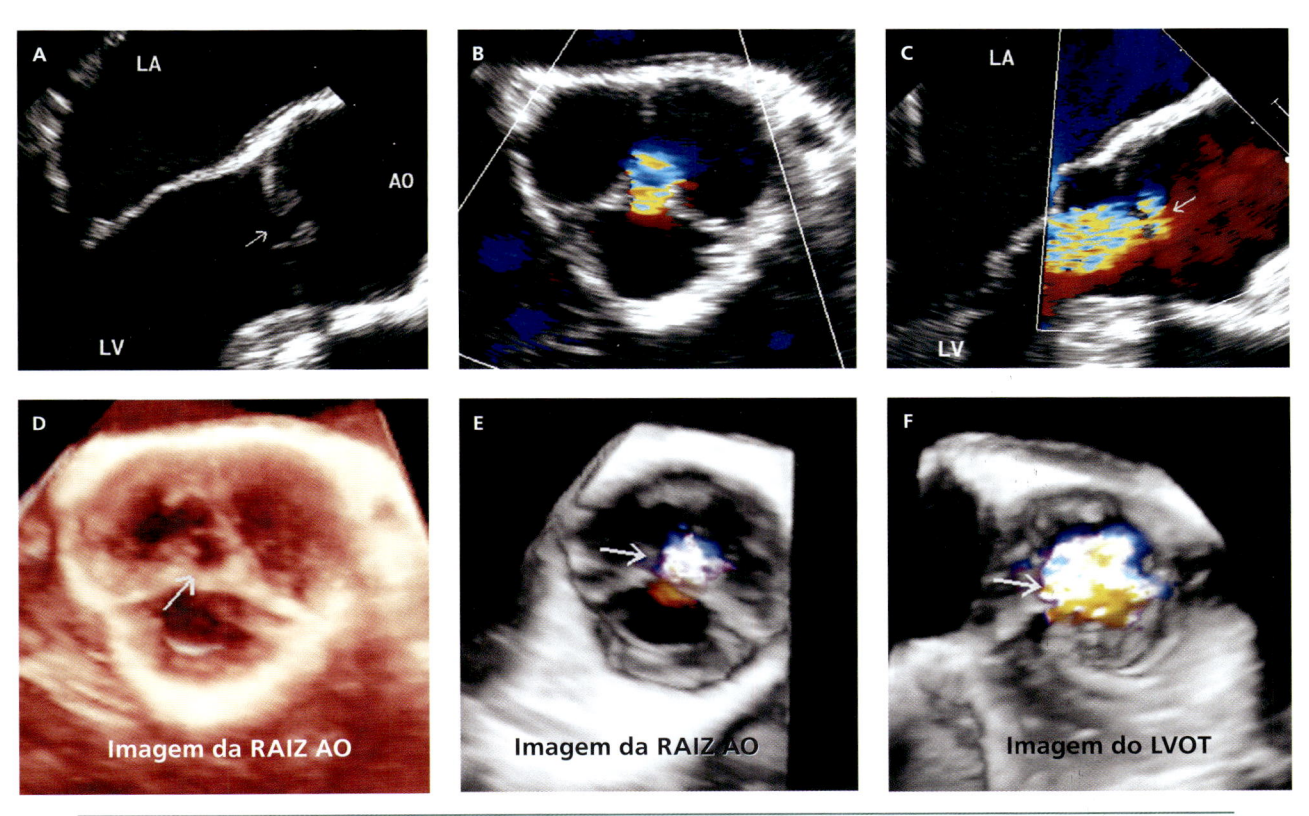

Fig. 8.14 Regurgitação aórtica moderada em paciente com valvulite aórtica por TEE 2D e RT3D. A. Projeção de eixo longo à TEE 2D durante a diástole demonstrando espessamento predominantemente nas porções da extremidade e retração das cúspides aórticas, levando à coaptação incompleta (seta). **B.** Projeção de eixo curto com Doppler colorido à TEE 2D demonstrando altura do jato regurgitante de 5 mm e relação com a área do LVOT de 20%. **C.** Projeção de eixo longo com Doppler colorido a TEE demonstrando zona de convergência do fluxo de 3 mm (seta), vena contracta de 4 mm e relação entre altura do jato e a altura do LVOT de 40%. Pelas projeções da raiz aórtica à TEE RT3D, a área efetiva do orifício regurgitante (**D**) e a área da vena contracta (**E**) eram 0,18 cm² e 0,19 cm², (setas), respectivamente, definindo melhor a AR como moderada. **F.** Projeção do LVOT com Doppler colorido à TEE RT3D demonstra grande altura e área do jato (seta). A expansão do jato regurgitante no LVOT decorrente da baixa pressão na câmara leva à superestimação da gravidade da AR.

- As taxas de sobrevida aos 5 anos do pós-operatório nos pacientes com fração de encurtamento > 35%, 31 a 35%, e < 30% são 100, 91 e 78%, respectivamente.
- Pacientes com dimensão sistólica final do LV < 55 mm ou fração de encurtamento > 26% apresentam dois anos e meio a três anos e meio de sobrevida no pós-operatório de 83 a 90% quando comparados a 42 a 70% naqueles com dimensão sistólica final do LV > 55 mm ou fração de encurtamento < 25%.
- Aqueles com dimensão sistólica final do LV ≥ 70 mm ou índice de volume sistólico final > 90 mL/m² apresentam alto risco para morte, disfunção sistólica persistente do LV ou insuficiência cardíaca no pós-operatório.
- Pacientes com relação entre o raio diastólico final e o espessamento da parede do LV > 3,2 ou > 4 apresentam dilatação pós-operatória persistente do VE.
- Finalmente, 15 a 20% dos pacientes com AR grave desenvolvem hipertensão pulmonar grave (≥ 60 mmHg), a qual se encontra associada à LVEF mais baixa, tamanho maior do LV e graus mais elevados de MR. Apesar desses pacientes apresentarem prognósticos piores e mortalidade cirúrgica mais alta, a troca valvular nesses pacientes está associada a taxas de sobrevida melhores em 1 a 5 anos do que aqueles tratados clinicamente (90 versus 58% e 62 versus 22%, respectivamente) (25).

Parâmetros que indicam a necessidade de troca ou reparo da válvula aórtica nos pacientes com regurgitação aórtica

- Os sintomas são a mais importante indicação para troca ou reparo valvular (Tabelas 8.5 e 8.6).
- Pacientes assintomáticos com dilatação ou disfunção do LV (como descritas antes), ou com ambas, também necessitam de troca ou reparo valvular.
- As dimensões sistólica final e diastólica final do LV indexadas no pré-operatório são melhores preditores da sobrevida tardia do que a LVEF e valores absolutos das dimensões diastólica final e sistólica final do LV (26).

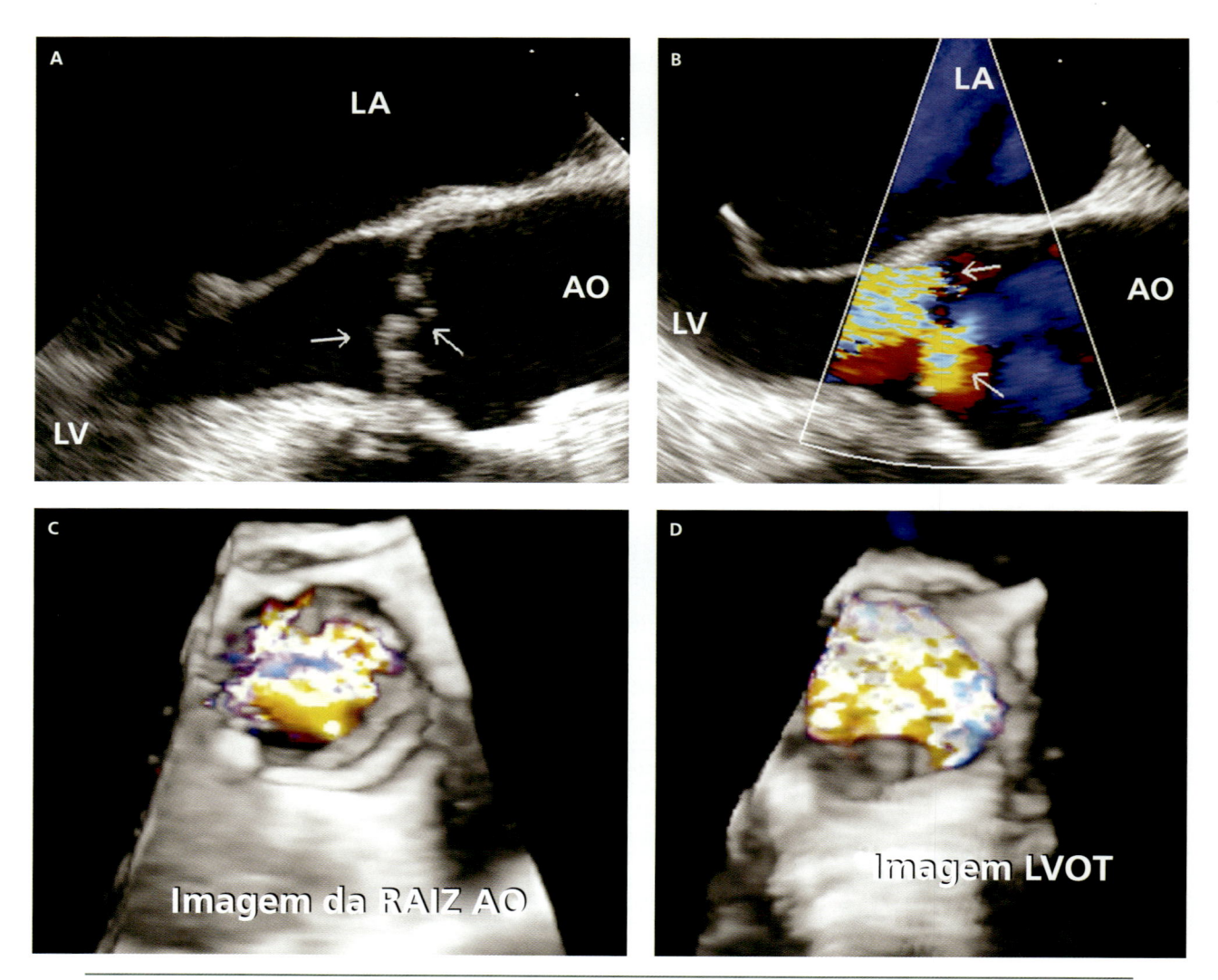

Fig. 8.15 Regurgitação aórtica grave em paciente com válvula aórtica mixomatosa com prolapso e cúspides perfuradas ou fenestradas à TEE 2D e RT3D. A. Projeção de eixo longo à TEE 2D demonstra espessamento das cúspides aórticas, prolapso grave com pequena perfuração ou fenestração na extremidade da cúspide coronariana direita (*seta inferior*) e prolapso com perfuração ou fenestração na base da cúspide coronariana esquerda (*seta superior*). **B.** Projeção de eixo longo com Doppler colorido à TEE 2D demonstra três aparentes zonas de convergência de fluxo à direita (*seta inferior*) e à esquerda (*seta superior*) das perfurações ou fenestrações da cúspide coronariana e em seu ponto de coaptação (*centro*), larguras da *vena contracta* de 3 a 4 mm e difícil definição da relação entre a altura do jato com a altura do LVOT em virtude do jato regurgitante altamente excêntrico (dirigido posteriormente). **C.** Pela projeção da raiz aórtica com Doppler colorido à TEE RT3D, a confluência das grandes zonas de convergência do fluxo está claramente demonstrada. **D.** Igualmente, a projeção do LVOT com Doppler colorido à TEE RT3D demonstra grande jato regurgitante ocupando > 80% da área do LVOT.

- Pacientes assintomáticos com função preservada do LV, porém LV gravemente dilatado devem ser considerados para a cirurgia. Eles se encontram sob risco aumentado de morte cardíaca súbita e sua mortalidade operatória é mais elevada uma vez desenvolvidos os sintomas ou reduzida a LVEF.

- Pacientes idosos com estenose aórtica ou doença associada da artéria coronariana desenvolvem sintomas de disfunção ou dilatação do LV em estágios mais precoces e apresentam disfunção do LV mais persistente, insuficiência cardíaca e piores taxas de sobrevida no pós-operatório do que os pacientes mais jovens ou aqueles com AR isolada.

Tabela 8.5
Indicações para troca valvular aórtica nos pacientes sintomáticos com regurgitação aórtica grave

Pacientes com EF normal em repouso (> 50%) e sintomas funcionais de classe III ou IV da NYHA ou angina de peito classe funcional II a IV da Canadian Heart Association.

Início novo de dispneia leve nos pacientes com tamanho crescente da câmara do LV ou LVEF declinante dentro da variação normal.

Pacientes com sintomas da classe funcional II-IV NYHA e LVEF de 25-50%.

Pacientes com sintomas da classe funcional II-III com LVEF < 25% e/ou diâmetro sistólico final do LV > 60 mm se (i) os sintomas e a disfunção do LV são de início recente ou (ii) terapia com vasodilatador ou diurético por curto prazo resulta na melhora sintomática ou o tratamento inotrópico positivo IV resulta na melhora substancial da hemodinâmica ou da função do LV.

EF, fração de ejeção; NYHA, New York Heart Association; LV, ventrículo esquerdo; LVEF, fração de ejeção ventricular esquerda; IV, intravenoso.
Essas indicações se baseiam no Nível de Evidência B ou C.
(Adaptada de Nishimura RA, Carabello, BA, Faxon DP *et al.* 2008 focused update incorporated into the ACC/AHA 2006 guidelines for the management of patients with valvular heart disease. *Circulation.* 2008;118:e523-e661.)

Uso intraoperatório durante a troca ou o reparo da válvula aórtica

- Nos pacientes submetidos à troca cirúrgica ou percutânea da válvula aórtica, a medida do anel aórtico por TEE fornece resultados melhores para dimensionar as válvulas protéticas do que a TTE (6).
- A custo-efetividade da realização rotineira da TEE intraoperatória é controvertida. Dados sugerem que as alterações a TEE durante a operação ou durante o tratamento pós-operatório imediato são de apenas em 1,6% dos pacientes (27).
- A TEE 2D detecta 15 a 50% dos graus triviais a leves de regurgitação valvar bioprotética e 5 a 15% da regurgitação protética paravalvular ou bioprotética. Mais de 95% dessas lesões regurgitantes resolvem-se ou persistem inalteradas e < 5% delas progridem.
- A TEE RT3D intraoperatória é superior à TEE 2D na detecção, localização e avaliação da extensão e da gravidade da regurgitação protética paravalvular e, dessa forma, pode auxiliar os cirurgiões a localizar e a corrigir (caso necessário) a regurgitação paraprotética (28).
- A TEE está indicada em pacientes com AR associada a dissecção aórtica proximal, doença aneurismática da raiz, abscessos anulares ou da raiz e traumatismo aórtico. Nestes pacientes, a TEE pode detectar pseudoaneurismas de enxerto aórtico composto, deiscência do ânulo aórtico ou da artéria coronariana e a compressão do enxerto aórtico por hematoma.
- Nos pacientes com dissecção aórtica proximal, a TEE define o sucesso da troca ou do reparo da raiz aórtica ou valvular.
- A TEE pode definir o sucesso do reparo valvular na AR reumática, infecciosa ou pós-valvuloplastia; na anuloplastia aórtica na dilatação da raiz da aorta; e guia o reparo com sutura ou formação de cobertura do aneurisma do seio de Valsalva rompido (29,30).
- O reparo das válvulas aórticas bicúspides regurgitantes assistido por TEE 2D ou RT3D é viável, altamente bem-sucedido e associado a baixas morbidade e mortalidade cirúrgica e boa durabilidade a longo prazo. Séries recentes relatam acompanhamento por 8 anos sem necessidade de reoperação da válvula aórtica de 83% ± 5% ao troca da válvula aórtica de 90% ± 5% e de insuficiência aórtica recorrente (> 2+) de 94 ± 3% (31,32).

Tabela 8.6
Indicações para reposição de válvula aórtica nos pacientes assintomáticos com regurgitação aórtica crônica grave

Pacientes com LVEF < 50% em repouso em duas medidas consecutivas.

Pacientes com LVEF normal e LVEDD > 75 mm ou LVESD > 55 mm.

Pacientes com LVEDD de 70-75 mm ou LVESD de 50-55 mm com evidência de redução da tolerância ao exercício ou resposta hemodinâmica anormal ao exercício (aumento na pressão capilar pulmonar encunhada > 25 mmHg).

Pacientes com doença da aorta proximal e AR de qualquer grau se a dilatação da raiz for ≥ 50 mm (troca valvular e reconstrução da raiz aórtica), independente do tamanho ou da função do LV.

Pacientes submetidos à cirurgia para derivação da artéria coronariana ou cirurgia da aorta ou de outra válvula cardíaca.

LVEF, fração de ejeção ventricular esquerda; LVEDD, diâmetro diastólico final ventricular esquerdo; LVESD, diâmetro sistólico final do LV; AR, regurgitação aórtica; LV, ventrículo esquerdo.
Essas indicações se baseiam no Nível de Evidência B ou C.
(Adaptada de Nishimura RA, Carabello, BA, Faxon DP, *et al.* 2008 focused update incorporated into the ACC/AHA 2006 guidelines for the management of patients with valvular heart disease. *Circulation.* 2008;118:e523-e661.)

Uso após reposição da válvula aórtica

- A eco de base deve ser realizada na primeira avaliação do paciente não internado para verificar a função valvular e o tamanho e a função do LV. Ocorre redução de 80% na dimensão diastólica final do LV dentro de 10 a 14 dias após a troca valvular.
- Os pacientes com válvulas mecânicas normo funcionantes devem ser submetidos à eco de acompanhamento aos 5, 10, 12 e 15 anos. Depois dos 15 anos, os pacientes devem receber estudos anuais.
- Os pacientes com válvulas bioprotéticas normofuncionantes normalmente devem receber eco aos 2, aos 3 e aos 5 anos depois da reposição, a cada 2 anos após os 5 anos e anualmente após 10 anos desde a reposição.
- Os pacientes com dilatação persistente do LV no estudo inicial devem ser submetidos à eco para avaliar o tamanho e a função aos 6 e aos 12 meses. Se a disfunção do LV persistir além desse período, a eco é repetida conforme indicação clínica.
- Repetir a eco é justificado nos pacientes com sopro novo ou dúvida entre disfunção protética ou do LV.

Referências

1. Stefano G, Fox K, Schluchter M, et al. Prevalence of unsuspected and significant mitral and aortic regurgitation. *J Am Soc Echocardiogr.* 2008;21:38-42.
2. Douglas PS, Garcia MJ, Haines DE, et al. ACCF/ASE/AHA/HFSA/HRS/ASNC/SCAI/SCCM/SCCT/SCMR 2011 Appropriate use criteria for echocardiography. *J Am Coll Cardiol.* 2011;57:1126-1166.
3. Nishimura RA, Carabello BA, Faxon DP, et al. 2008 focused update incorporated into the ACC/AHA 2006 guidelines for the management of patients with valvular heart disease. *Circulation.* 2008;118;e523-e661.
4. Singh P, Dutta R, Nanda NC. Live/real time three-dimensional transthoracic echocardiographic assessment of bicuspid aortic valve morphology. *Echocardiography.* 2009;26:478-480.
5. Nemes A, Lagrand WK, McGhie JS, et al. Three-dimensional transesophageal echocardiography in the evaluation of aortic valve destruction by endocarditis. *J Am Soc Echocardiogr.* 2006;19: 355.e13-355.e14.
6. Messika-Zeitoun D, Serfaty JM, Brochet E. Multimodal assessment of the aortic annulus diameter: Implications for transcatheter aortic valve implantation. *J Am Coll Cardiol.* 2010;55:186-194.
7. Crawford MH, Roldan CA. Quantitative assessment of valve thickness in normal subjects by transesophageal echocardiography. *Am J Cardiol.* 2001;87:1419-1423.
8. Tolstrup K, Crawford MH, Roldan CA. Morphologic classification of aortic valve sclerosis: Its importance for the prediction of coronary artery disease. *Cardiology.* 2002;98:154-158.
9. Malagoli A, Barbieri A, Modena MG. Bicuspid aortic valve regurgitation: Quantification of anatomic regurgitant orifice area by 3D transesophageal echocardiography reconstruction. *Echocardiography.* 2008;25:797-798.
10. Siu SC, Silversides CK. Bicuspid aortic valve disease. *J Am Coll Cardiol.* 2010;55:2789-2800.
11. Liu YW, Tsai WC, Lin CC, et al. Usefulness of real-time three-dimensional echocardiography for diagnosis of infective endocarditis. *Scand Cardiovasc J.* 2009;43:318-323.
12. Caselli S, Mazzesi G, Tritapepe L, et al. 3D echocardiographic delineation of mitral-aortic intervalular fibrosa pseudoaneurysm caused by bicuspid aortic valve endocarditis. *Echocardiography.* 2011;28: e1-4.
13. Roldan CA, Chavez J, Weist P, et al. Aortic root disease and valve disease associated with ankylosing spondylitis. *J Am Coll Cardiol.* 1998;32:1397-1404.
14. Ozkan M, Ozdemir N, Kaymaz C, et al. Measurement of aortic valve anatomic regurgitant area using transesophageal echocardiography: Implications for the quantitation of aortic regurgitation. *J Am Soc Echocardiogr.* 2002;15:1170-1174.
15. Nagueh, SF, Appleton CP, Gilbert TC, et al. Recommendations for the evaluation of left ventricular diastolic function by echocardiography. *J Am Soc Echocardiogr.* 2009;22:107-133.
16. Helm LM, Tamás E, Nylander E. Preoperative longitudinal left ventricular function by tissue Doppler echocardiography at rest and during exercise is valuable in timing of aortic valve surgery in male aortic regurgitation patients. *J Am Soc Echocardiogr.* 2010;23:387-395.
17. Paraskevaidis IA, Tsiapras D, Kyrzopoulos S, et al. The role of left ventricular long-axis contraction in patients with asymptomatic aortic regurgitation. *J Am Soc Echocardiogr.* 2006;19:249-254.
18. Tribouilloy CM, Enriquez-Sarano M, Bailey KR, et al. Assessment of severity of aortic regurgitation using the width of the vena contracta: A clinical color Doppler imaging study. *Circulation.* 2000;102:558-564.
19. Willet DL, Hall SA, Jessen ME, et al. Assessment of aortic regurgitation by transesophageal color Doppler imaging of the vena contracta: Validation against an intraoperative aortic flow probe. *J Am Coll Cardiol.* 2001;37:1450-1455.
20. Chin CH, Chen CH, Lo HS. The correlation between three-dimensional vena contracta area and aortic regurgitation index in patients with aortic regurgitation. *Echocardiography.* 2010;27:161-166.
21. Tribouilloy CM, Enriquez-Sarano M, Fett SL, et al. Application of the proximal flow convergence method to calculate the effective regurgitant orifice area in aortic regurgitation. *J Am Coll Cardiol.* 1998;32:1032-1039.
22. Onsbasili OA, Tekten T, Ceyhan C, et al. A new echocardiographic method for the assessment of the severity of aortic regurgitation: Color M-mode flow propagation velocity. *J Am Soc Echocardiogr.* 2002;15:1453-1460.
23. Zoghbi WA, Enriquez-Sarano M, Foster E, et al. Recommendations for evaluation of the severity of native valvular regurgitation with two-dimensional and Doppler echocardiography. *J Am Soc Echocardiogr.* 2003;16:777-802.
24. Gopal K, Hudson IM, Ludmir J, et al. Homograft aortic root replacement during pregnancy. *Ann Thorac Surg.* 2002;74:243-245.
25. Khandhar S, Varadarajan P, Turk R, et al. Survival benefit of aortic valve replacement in patients with severe aortic regurgitation and pulmonary hypertension. *Ann Thorac Surg.* 2009;88:752-756.
26. Brown ML, Schaff HV, Suri RM, et al. Indexed left ventricular dimensions best predict survival after aortic valve replacement in patients with aortic valve regurgitation. *Ann Thorac Surg.* 2009;87:1170-1175.
27. Ionescu AA, Proudman C, Butchart G, et al. Prospective study of routine perioperative transesophageal echocardiography for elective valve replacement: Clinical impact and cost-saving implications. *J Am Soc Echocardiogr.* 2001;14:659-667.
28. Singh P, Manda J, Hsiung MC, et al. Live/real time three-dimensional transesophageal echocardiographic evaluation of mitral and aortic valve prosthetic paravalvular regurgitation. *Echocardiography.* 2009;26:980-987.

29. Grinda JM, Latremouille C, Berrebi AJ, *et al.* Aortic cusp extension valvuloplasty for rheumatic aortic valve disease: Midterm results. *Ann Thorac Surg.* 2002;74:438-443.
30. Murashita T, Rubota T, Kamikubo Y, *et al.* Long-term results of aortic valve regurgitation after repair of rupture sinus of Valsalva aneurysm. *Ann Thorac Surg.* 2002;73:1466-1471.
31. Boodhwani M, de Kerchove L, Glineur D, *et al.* Repair of regurgitant bicuspid aortic valves: A systematic approach. *J Thorac Cardiovasc Surg.* 2010;140:276-284.
32. Lim DS, Dent JM, Gutgesell HP, *et al.* Transesophageal echocardiographic guidance for surgical repair of aortic insufficiency in congenital heart disease. *J Am Soc Echocardiogr.* 2007;20:1080-1085.

Tabela 9.1

Indicações apropriadas (escore 7-9) para ecocardiografia nos pacientes com estenose aórtica

Diagnóstico e avaliação da gravidade da estenose aórtica.

Avaliação da função, do tamanho e/ou da hemodinâmica ventricular esquerda.

Reavaliação dos pacientes com estenose aórtica conhecida com sintomas ou sinais que se alteram.

Avaliação das alterações na gravidade hemodinâmica e na função ventricular naquelas com estenose aórtica conhecida na gravidez.

Reavaliação dos pacientes assintomáticos com estenose aórtica (no mínimo anualmente, se moderada ou grave, e no mínimo a cada 3 anos, quando leve).

Avaliação da aorta ascendente nos pacientes com válvulas aórticas bicúspides (estenóticas ou não), nos quais a doença da raiz aórtica associada (dilatação, aneurisma ou dissecção) possam ocorrer.

(Adaptada de Douglas PS, Garcia MJ, HaynesDE et al. ACCF/ASE/AHA/HFSA/HRS/ASNC/SCAI/SCCM/SCCT/SCMR 2011 Appropriate use criteria for echocardiography. *J Am Coll Cardiol* 2011;57:1126-1166.)

- A Tabela 9.1 descreve as indicações classe I ou apropriadas para TTE nos pacientes com estenose da válvula aórtica (13, 14).
- A ecocardiografia transesofágica (TEE) para planimetria da válvula com a finalidade de avaliar a gravidade da estenose aórtica e/ou doença da raiz aórtica associada raramente é indicada quando a TTE for inconclusiva ou equivocada.
- TEE é o teste de escolha para o diagnóstico da estenose aórtica supravalvar e também pode ser indicada na estenose da válvula aórtica bicúspide para melhor identificação da natureza bicúspide, bem como para identificar qualquer aneurisma aórtico associado.

Ecocardiografia ao modo M, bidimensional e tridimensional – Morfologia da válvula aórtica esclerótica e estenótica

Melhores planos de imagem

- Projeções paraesternais de eixo longo e curto e apicais com três e cinco câmaras à TTE.
- Projeções bidimensionais (2D) à TEE basal de eixo curto (geralmente 35 a 55 graus) e de eixo longo (geralmente 120 a 140 graus).
- Projeções tridimensionais em tempo real (RT3D) basais de eixo curto à TEE para reconstrução *on-line* ou *off-line* de projeções frontais do trato de saída do LV da válvula aórtica.

- TEE RT3D, apesar de exata para diagnosticar e melhor caracterizar a morfologia da válvula aórtica esclerótica ou estenótica, pode não adicionar informação clinicamente significante em relação às imagens 2D (Fig. 9.1)

Características diagnósticas-chave

Doença valvular aórtica degenerativa

Esclerose da válvula aórtica

- Na esclerose da válvula aórtica, uma ou mais cúspides apresentam hiper-refringência e estão espessadas (> 2 mm). A mobilidade geralmente está normal, mas pode estar leve ou moderadamente reduzida. A esclerose valvular pode ser difusa, localizada, nodular ou mista; pode acometer todas as áreas das cúspides, porém mais frequentemente acomete as margens e as porções basais (Fig. 9.1).
- A separação da cúspide ≥ 1 cm pelo modo M indica esclerose da válvula ou estenose não crítica.

Estenose da válvula aórtica

- Na estenose da válvula aórtica, as cúspides apresentam hiper-refringência, espessadas, calcificadas e imóveis, com redução na área do orifício. A fibrose, os depósitos nodulares e a calcificação são mais graves na base das cúspides e nas regiões da comissura, progredindo daí para a borda livre (Fig. 9.2A). A base dos folhetos pode tornar-se fixa e imóvel. Raramente ocorre fusão da comissura.
- Esclerose e calcificação do anel aórtico e da raiz são comuns.

Doença congênita da válvula aórtica bicúspide

- A válvula bicúspide demonstra duas cúspides geralmente de tamanho desigual e uma comissura linear única (Fig. 9.3A). Frequentemente, a rafe faz a válvula bicúspide parecer como tricúspide, mas duas cúspides se tornam aparentes na sístole. Podem ser observadas calcificações ao longo da comissura e mais comumente na rafe.
- As projeções de eixo longo demonstram o fechamento excêntrico da válvula bicúspide (Fig. 9.3B).
- O sinal precoce da estenose da válvula bicúspide é o abaulamento sistólico das cúspides em forma de cúpula, o que significa que as bordas dos folhetos estão curvadas em direção ao centro da aorta (Fig. 9.3B). Este achado sugere cúspides maleáveis com mobilidade restrita das extremidades em relação ao corpo das cúspides. Cúspides abauladas, mas espessadas e escleróticas, sugerem estenose aórtica.
- Nos estágios finais, é difícil separar uma válvula degenerada bicúspide de uma com três folhetos. A TEE pode ser valiosa nesses casos.

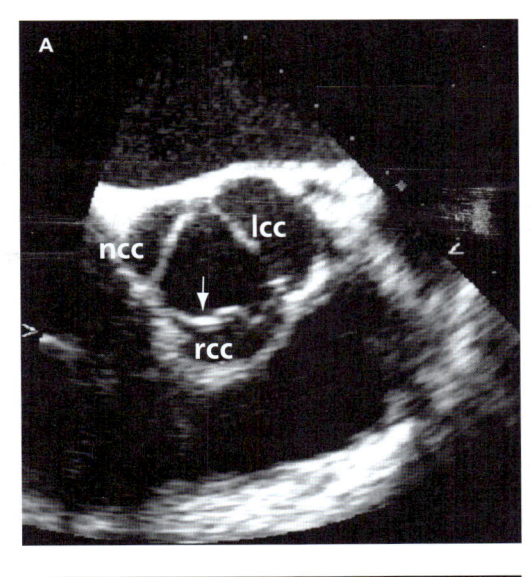

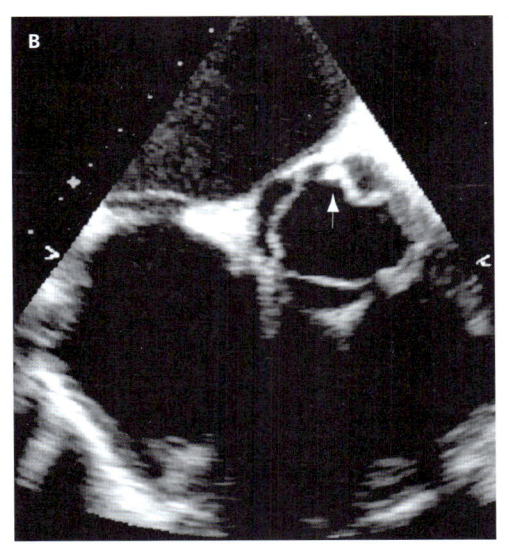

Fig. 9.1 Caracterização da esclerose da válvula aórtica por TEE 2D e 3D. A. Esclerose não nodular localizada (*seta*) da cúspide coronariana direita. **B.** Esclerose nodular localizada (*seta*) da cúspide coronariana esquerda. **C.** Esclerose difusa (*seta*) da cúspide não coronariana. **D.** Esclerose mista difusa da cúspide não coronariana (*seta longa*) e esclerose nodular (*seta curta*) da cúspide coronariana direita. ncc, cúspide não coronariana; rcc, cúspide coronariana direita; lcc, cúspide coronariana esquerda.

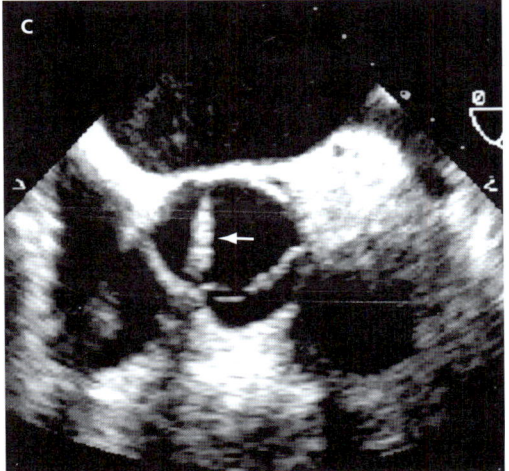

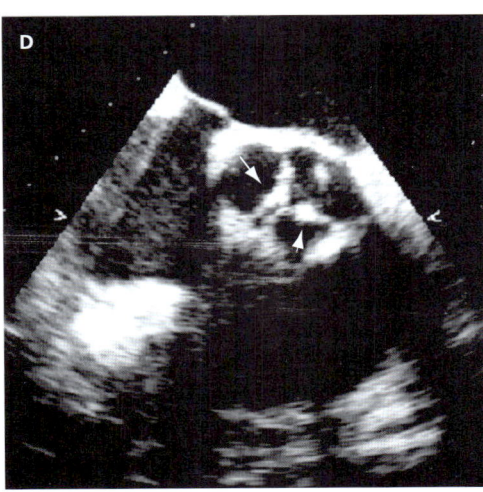

- A dilatação da raiz aórtica desproporcional ao grau de estenose é comum em decorrência da necrose cística da média associada (Fig. 9.4A, B e Fig. 8.3).

Doença reumática da válvula aórtica

- A característica principal da doença reumática da válvula aórtica é a fusão da comissura, o espessamento das porções da extremidade e a retração das cúspides, com espessamento focal das bordas. Frequentemente, todas as comissuras estão acometidas. A retração dos folhetos com regurgitação aórtica associada é comum (Fig. 9.5A, B).
- A calcificação secundária é comum e, no extremo, é difícil discernir entre a estenose reumática crônica curada e a forma degenerativa. A estenose mitral associada ajuda a diagnosticar a doença reumática.

Estenose aórtica supravalvar

- Existem três tipos de estenose aórtica supravalvular. A mais comum é uma discreta membrana fibrosa próximo à junção sinotubular na aorta de tamanho normal (Fig. 9.6A); outros tipos incluem espessamento fibromuscular sobre os seios coronários causando estreitamento em forma de ampulheta e hipoplasia difusa da aorta ascendente.
- Estreitamento supravalvular difuso ou discreto está associado a óstios coronários dilatados e espessamento e esclerose da cúspide valvular.

Estenose aórtica subvalvar

- O tipo mais comum de estenose aórtica subvalvar é a membrana fibrosa localizada logo abaixo da válvula aórtica, estendendo-se desde o septo anterior até o folheto mitral anterior;

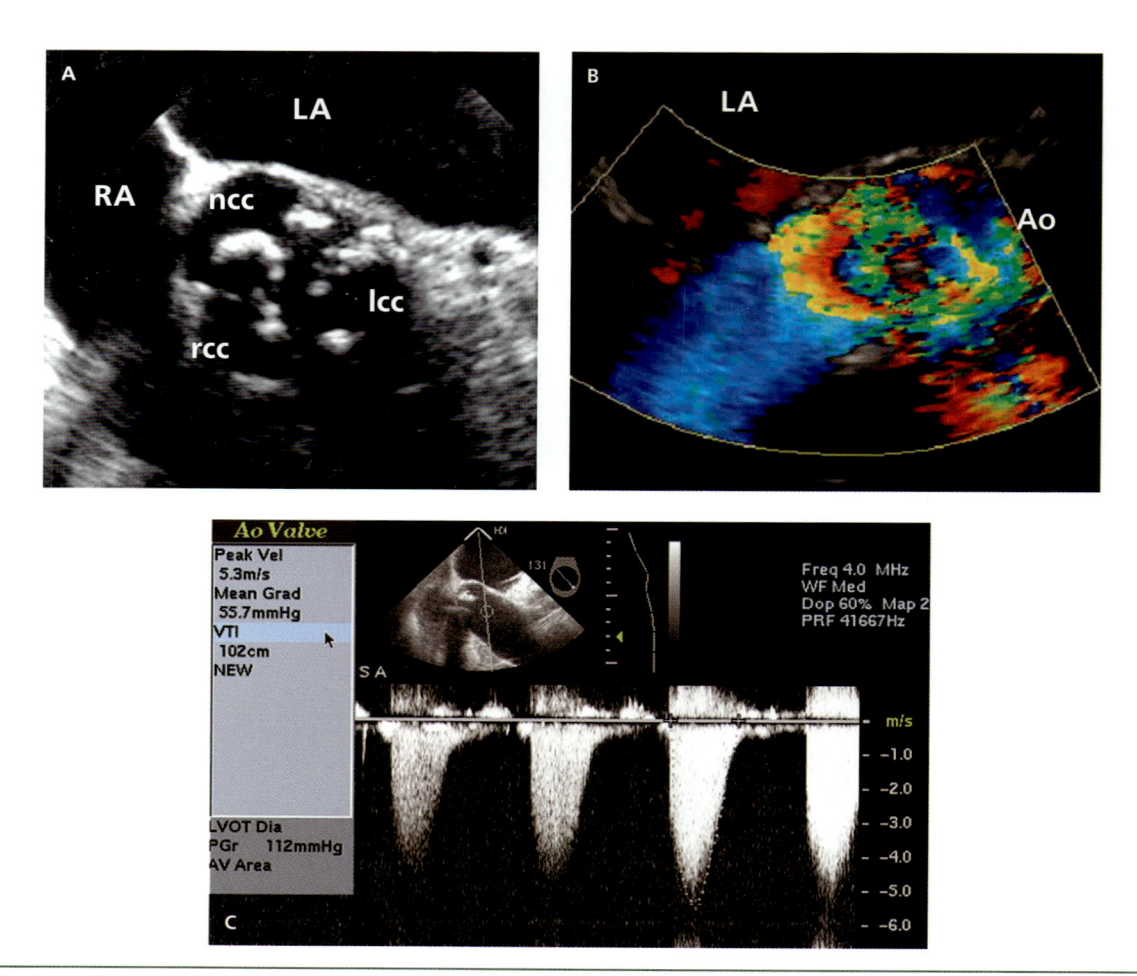

Fig. 9.2 A. Estenose degenerativa da válvula aórtica por projeções de eixos longo e curto à TEE 2D. **B.** Fluxo turbulento ao Doppler colorido (altamente distorcido) através da válvula estenótica. **C.** Traçados de Doppler de onda contínua indicativos de estenose aórtica obtidos de projeção de eixo longo à TEE. LA, átrio esquerdo, RA, átrio direito; ncc, cúspide não coronariana; rcc, cúspide coronariana direita; lcc, cúspide coronariana esquerda; Ao, aorta.

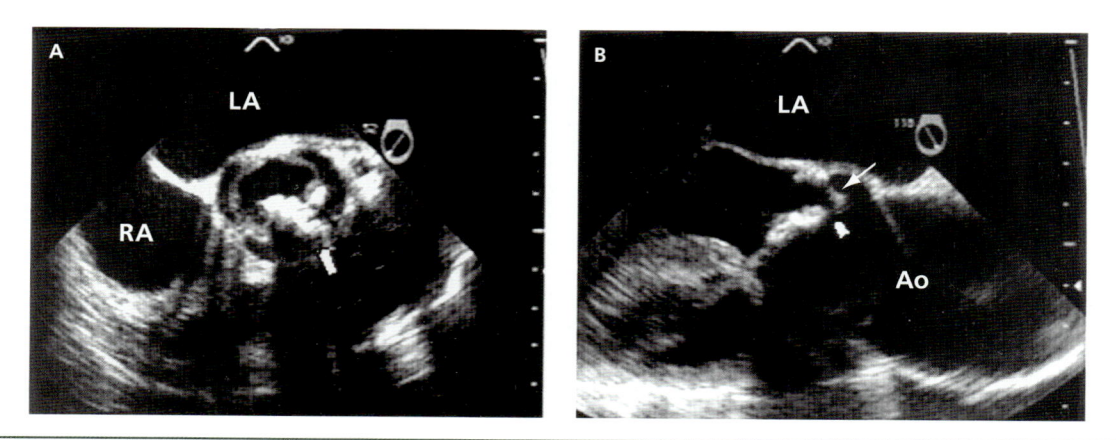

Fig. 9.3 Estenose da válvula aórtica bicúspide. A. Imagens à TEE 2D demonstram duas cúspides e uma rafe (*seta*). **B.** Fechamento excêntrico (*seta grossa*) e mobilidade em forma de cúpula das cúspides (*seta fina*). Também, notar o grau comumente associado de dilatação da raiz aórtica. LA, átrio esquerdo; RA, átrio direito; Ao, aorta.

Capítulo 9 Esclerose da Válvula Aórtica e Estenose da Válvula Aórtica 179

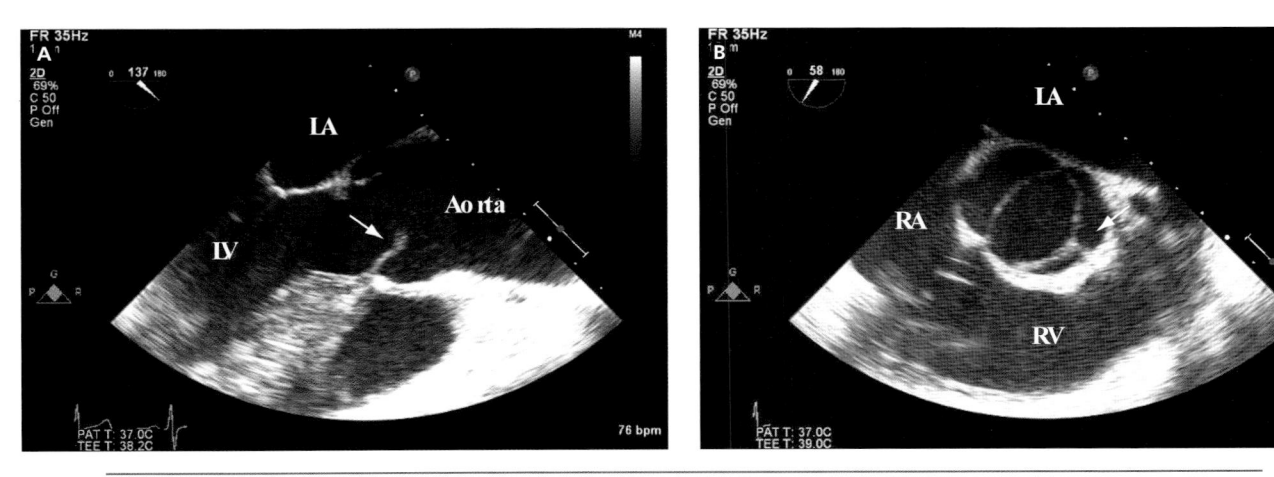

Fig. 9.4 Doença da válvula aórtica bicúspide com dilatação da raiz aórtica desproporcional ao grau de estenose.
A. Projeção de eixo longo demonstrando abaulamento em forma de cúpula (*seta*) e raiz aórtica dilatada. **B.** Projeção de eixo curto à TEE demonstrando válvula aórtica bicúspide com uma rafe (*seta*) e estenose mínima. LA, átrio esquerdo; LV, ventrículo esquerdo; RA, átrio direito; RV, ventrículo direito.

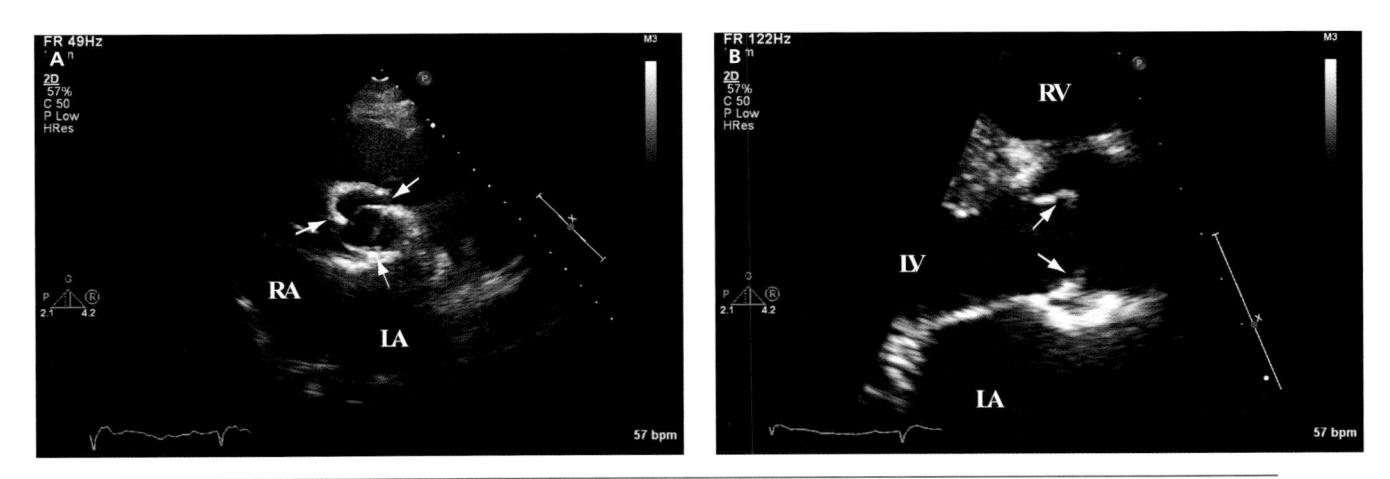

Fig. 9.5 Estenose reumática da válvula aórtica. A. Projeção transtorácica de eixo curto demonstrando fusão das comissuras (*setas*). **B.** Projeção transtorácica paraesternal de eixo longo demonstrando espessamento e abaulamento em forma de cúpula das cúspides da válvula aórtica (*setas*). RA, átrio direito; LA, átrio esquerdo; RV, ventrículo direito; LV, ventrículo esquerdo.

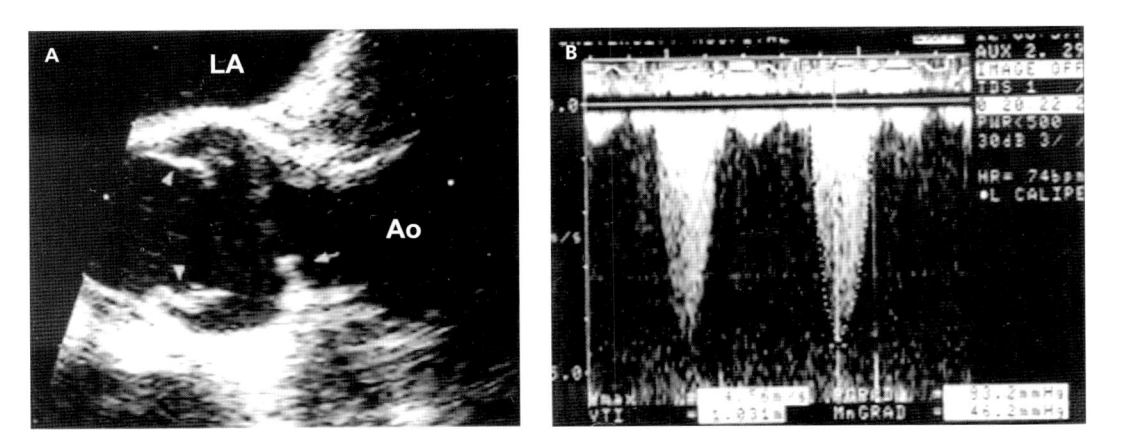

Fig. 9.6 Estenose aórtica supravalvar. A. Projeção de eixo longo à TEE demonstra membrana na junção sinotubular (*seta*). A válvula está demonstrada pelas pontas de seta. **B.** Perfil da velocidade por Doppler de onda contínua da estenose aórtica supravalvular grave com gradientes máximo e médio de 83 mmHg e 46 mmHg, respectivamente. LA, átrio esquerdo; Ao, aorta.

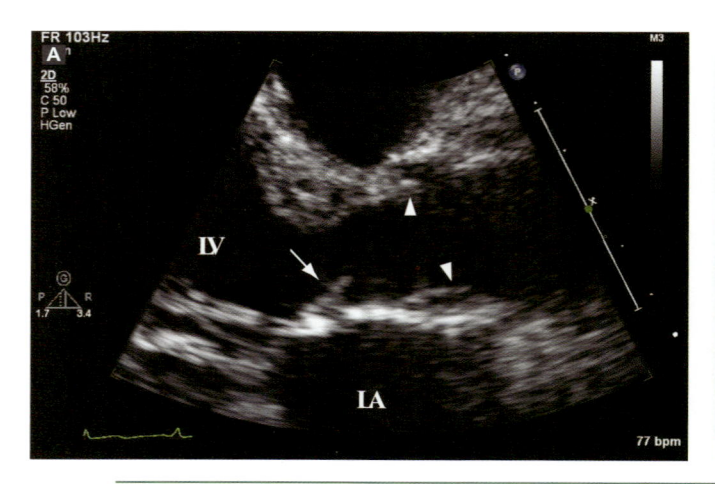

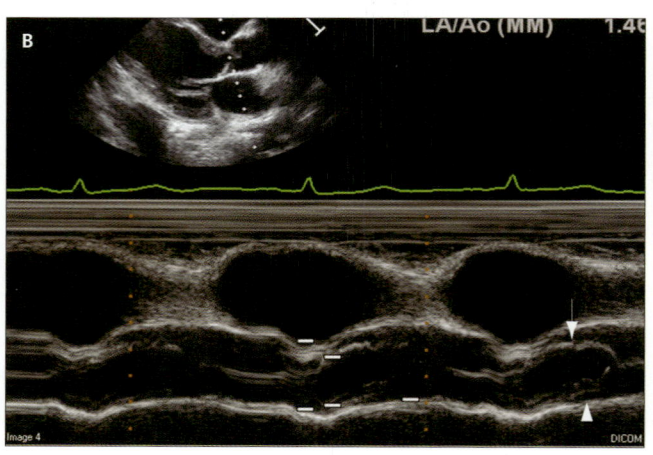

Fig. 9.7 Estenose aórtica subvalvar. A. Projeção transtorácica paraesternal de eixo longo 2D demonstrando membrana subvalvular (*seta*). A válvula aórtica normal também está observada (*pontas de seta*). **B.** Modo M da válvula aórtica demonstrando tremor sistólico (*ponta de seta*) e fechamento sistólico médio parcial da válvula aórtica (*seta*). LV, ventrículo esquerdo; LA, átrio esquerdo.

ela aparece no eco sob a forma de discreta estrutura linear no trato de saída ventricular esquerdo (LVOT) a partir da projeção paraesternal ou apical de eixo longo à TTE (o feixe do ultrassom é perpendicular à membrana) (Fig. 9.7A).

- O segundo tipo mais comum é uma crista ou túnel fibromuscular provocando espessamento difuso e estreitamento do LVOT; aparece no eco sob a forma de membrana espessa mal definida.
- Em ambas as formas, o tremor sistólico rouco e característico das cúspides aórticas e o fechamento parcial mediossistólico da válvula podem ser observados (Fig. 9.7B).
- É comum a regurgitação aórtica associada.

Armadilhas

- A variabilidade de 5 a 8% na medida do diâmetro do LVOT, o qual, então, é elevado ao quadrado, é a fonte mais comum de superestimar ou subestimar a área da válvula aórtica.
- A separação da cúspide da válvula aórtica fica reduzida e mimetiza a estenose aórtica nos estados de baixo volume sistólico, como a disfunção do LV ou regurgitação mitral grave.
- A planimetria da válvula aórtica pode superestimar ou subestimar a área valvular.
- A separação > 1 cm da cúspide pelo modo M não dispõe de especificidade para avaliar a gravidade da estenose aórtica bicúspide e reumática.
- O tremor sistólico e o fechamento mediodiastólico da válvula aórtica observada na estenose aórtica subvalvar também é observada na miocardiopatia obstrutiva hipertrófica.

Ecocardiografia com Doppler para avaliação da gravidade da estenose aórtica

Doppler de ondas contínua e pulsada

Melhores planos de imagem

- As projeções paraesternal esquerda, paraesternal direita, apical, da incisura supraesternal à TTE e, nas crianças, a projeção subcostal são necessárias para encontrar a maior velocidade de pico.
- Em > 90% dos casos, a velocidade de pico é obtida a partir das projeções apicais.
- Nos sinais de Doppler difíceis de se obter, o uso de contraste no LV pode melhorar a qualidade e a precisão das imagens.
- Apesar de a TTE ser a modalidade de escolha para avaliação dos gradientes, a projeção transgástrica profunda à TEE também pode ser utilizada (Fig. 9.8).

Métodos e fórmulas diagnósticas

Gradientes máximos e médios

- Velocidades de pico através da válvula aórtica refletem a diferença de pressão sistólica entre o LV e a aorta e estão diretamente relacionadas com a gravidade da estenose aórtica (15):
  - A equação de Bernoulli simplificada ($\Delta P = 4v^2$), usando $V_{máx}$ e $V_{integral}$ para calcular o gradiente médio e o de pico, respectivamente (Figs. 9.2C e 9.4B).
  - Se o gradiente do LVOT (V_1) tornar-se significante (> 9 mmHg), usar $\Delta P = 4(v_2^2 - v_1^2)$.
- As velocidades de pico são obtidas utilizando o Doppler de onda contínua.

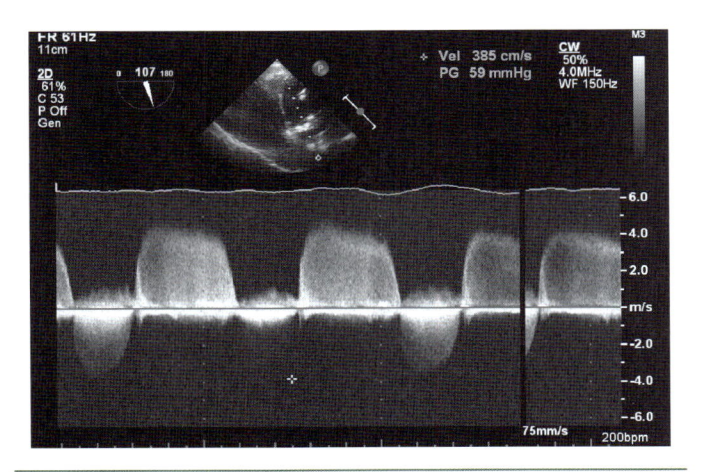

Fig. 9.8 Projeção transgástrica à TEE e Doppler 2D de onda contínua demonstrando estenose valvar aórtica moderada (também se nota regurgitação da válvula aórtica).

- As velocidades no LVOT são obtidas colocando-se amostra de 1 cm de tamanho do Doppler de onda pulsada abaixo da válvula no LVOT.
- No caso em que o sinal da onda contínua estiver mal exibido e a qualidade da imagem for deficiente, o uso do contraste do LV (Definity ou Optison) pode melhorar o sinal Doppler.

Área da válvula aórtica (AVA)

- A equação de continuidade se baseia no fato de que o fluxo antes da válvula seja igual ao fluxo após a válvula ("o que entra deve sair"). A equação de continuidade é a seguinte:

$$\text{Área da válvula} = \text{Área}_{LVOT}\,(cm^2) \times \text{integral velocidade tempo } (VTI)_{LVOT}\,(cm)$$
$$= \text{Área}_{AV}\,(cm^2) \times VTI_{AV}\,(cm)$$
$$\text{Área}_{LVOT} = \pi r^2 = 3{,}14\,(\text{diâmetro do } LVOT/2)^2\,(cm^2)$$

- O diâmetro do LVOT é medido a partir de projeções paraesternais a TTE ou de eixo longo à TEE durante o meio da diástole, geralmente no início da onda T no eletrocardiograma.

- A equação de continuidade simplificada também pode ser utilizada como
 Área da válvula aórtica = (área do LVOT × velocidade de pico do LVOT)/velocidade de pico da válvula aórtica.

Relação entre o trato de saída e as velocidades de pico da válvula aórtica

- A relação < 0,25 é consistente com estenose grave e AVA < 1 cm².

Características diagnósticas-chave

Esclerose da válvula aórtica

- A velocidade de pico e o gradiente através da válvula são > 1,2 até ≤ 2,5 m/segundo e > 6 até ≤ 25 mmHg, respectivamente.

Estenose da válvula aórtica

- A velocidade de pico e o gradiente através da válvula são > 2,5 m/segundo e > 25 mmHg, respectivamente. A área valvular é < 2 cm².
- A integração dos gradientes máximo e médio, a área valvular e o índice são necessários para definir a gravidade da estenose aórtica (16) (Tabela 9.2).

Doppler colorido

Melhores planos de imagem

- Projeções paraesternais de eixo longo e apicais com três e cinco câmaras à TTE.
- Projeções transgástricas e basais de eixo longo à TEE.

Características diagnósticas chave

- O *aliasing* do fluxo colorido sugere turbulência causada por obstrução (Fig. 9.2B).
- Identifica a direção e a localização do jato sistólico para dirigir o feixe do Doppler de onda contínua tão paralelo quanto possível para a *vena contracta*.
- Pode ser valioso para orientar a colocação do volume da amostra (proximal à zona de convergência do fluxo ou área de tur-

Tabela 9.2

Gravidade da esclerose e da estenose aórticas pela ecocardiografia com Doppler			
Gravidade	Morfologia valvular	Gradiente máximo (Gradiente médio)	Área valvular (Índice da área valvular)
Esclerose	Cúspides espessadas e com hiper-refringência	≤ 25 mmHg (≤ 15 mmHg)	> 2 cm² (> 1,1 cm²/m²)
Estenose leve	Cúspides espessadas/Ca²⁺ com mobilidade reduzida 1+	26-35 mmHg (15-19 mmHg)	1,5-2 cm² (> 0,85-1,1 cm²/m²)
Estenose moderada	Cúspides espessadas/Ca²⁺ com mobilidade reduzida 2-3+	36-64 mmHg (20-40 mmHg)	1-1,5 cm² (0,6-0,85 cm²/m²)
Estenose grave	Cúspides intensamente espessadas/Ca²⁺ e fixadas	> 64 mmHg (> 40 mmHg)	< 1 cm² (< 0,6 cm²/m²)

Tabela 9.3	
Armadilhas da ecocardiografia com Doppler na avaliação da estenose da válvula aórtica: super ou subestimativa dos gradientes valvulares em relação à área valvular	
Subestimativa dos gradientes valvulares	Superestimativa dos gradientes valvulares
Função deprimida do LV	LV hiperdinâmico
Regurgitação mitral moderada ou grave	Regurgitação aórtica moderada ou grave
LHV significante com pequena cavidade do LV	Hipertensão por ocasião do estudo
Mau alinhamento (> 20 graus) do volume da amostra para *vena contracta*	Recuperação da pressão, especialmente nos pacientes com pequenas aortas (< 3 cm)
Taquiarritmias atriais incluindo a taquicardia sinusal (enchimento do LV e do volume sistólico reduzidos)	Estados de alto débito (anemia, fístula AV)
	Obstrução concomitante do fluxo de saída do LV
Pequena área de superfície corporal	
Hipotensão por ocasião do estudo	

LV, ventrículo esquerdo; LHV, hipertrofia ventricular esquerda; AV, arteriovenosa.

bulência) para melhor sinal do Doppler espectral da VTI do LVOT.
- Pode detectar obstrução valvar subaórtica concomitante.
- Valiosa para avaliação da regurgitação aórtica e mitral coexistente.
- Valiosa para dirigir a amostragem do Doppler de onda contínua do jato da válvula aórtica a fim de evitar enganos com o jato de regurgitação mitral excêntrico ou superposto.

Armadilhas

- Subestimativa ou superestimativa da gravidade da estenose aórtica podem ocorrer por vários motivos, incluindo hipotensão ou hipertensão no momento do estudo (Tabela 9.3).

Precisão diagnóstica da ecocardiografia para detecção da esclerose e da estenose aórtica

Geral

- TTE ou TEE bidimensional fornece uma caracterização morfológica precisa da válvula aórtica esclerótica ou estenótica e, em seus estágios iniciais, pode definir com exatidão sua etiologia.
- Eco com Doppler separa com precisão a esclerose da estenose da válvula aórtica.
- Eco com Doppler é altamente precisa e é o método de escolha para definir a presença e a gravidade da estenose da válvula aórtica. Os coeficientes de correlação para a medida dos gradientes máximo e médio e a área da válvula são 0,91 a 0,97. A mais elevada correlação é observada nas lesões graves.
- Os gradientes de pico a pico no laboratório de hemodinâmica medem a diferença entre a pressão de pico do LV e a pressão aórtica. Eco com Doppler mede o gradiente máximo de pressão instantânea através da válvula, que ocorre antes do pico de pressão aórtica (Fig. 9.9). Portanto, o Doppler superestima o gradiente máximo e a gravidade da estenose aórtica (17).
- Os gradientes de pressão média (média da diferença de pressão durante o período de ejeção sistólica) tanto ao Doppler quanto na cateterização cardíaca são melhores para o objetivo de comparação (Figs. 9.2D e 9.6B).

Recuperação da pressão

- À medida que o jato aórtico desacelera e se expande além da *vena contracta*, a turbulência associada resulta no aumento da pressão aórtica (*recuperação da pressão*). Assim, pela cateterização cardíaca, a diferença entre a pressão do LV e a pressão aórtica é menor do que se a pressão aórtica tivesse sido medida na *vena contracta*.
- Portanto, os gradientes por Doppler e a gravidade da área valvular ficam superestimados pelo Doppler se comparados à

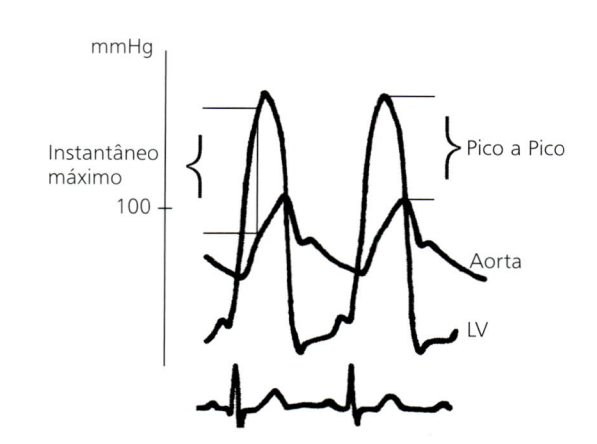

Fig. 9.9 Gradiente instantâneo máximo por eco com Doppler e catéter máximo fundamentados no gradiente pico a pico da estenose aórtica. LV, curva de pressão ventricular esquerda.

cateterização (17). A magnitude da recuperação da pressão é maior naqueles pacientes com pequenas raízes aórticas e estenose moderada (18).

Estenose aórtica com baixo gradiente

- A estenose aórtica com baixo gradiente aplica-se a pacientes com função sistólica do LV reduzida (fração de ejeção < 40%) com cúspides aórticas escleróticas e frequentemente calcificadas com mobilidade diminuída, gradiente médio transvalvular baixo (< 30 mmHg) e AVA calculado ≤ 1 cm². As AVAs verdadeiras tendem a ser subestimadas nesses pacientes.
- O Doppler em repouso não pode separar os pacientes com verdadeira disfunção do LV por estenose valvular aórtica grave (estenose aórtica com baixo gradiente) daqueles com estenose aórtica leve ou moderada e miocardiopatia não relacionada (pseudoestenose). O eco com dobutamina provou ser de valor diagnóstico e prognóstico importante nesses pacientes (19,20).
- Pacientes com reserva contrátil apresentam melhora no escore ou no índice de movimentação da parede, na fração de ejeção ou no volume sistólico de > 20%.
- Sendo atingido o máximo da velocidade aórtica de > 4 m/segundo ou o gradiente médio > 40 mmHg, com a área valvular não excedendo 1 cm², existe estenose aórtica grave subjacente. Entretanto, em decorrência da disfunção contrátil subjacente esses parâmetros raramente são alcançados ou normalmente são encontrados resultados mistos.
- Apesar de não existirem outros parâmetros padronizados, o aumento na velocidade de pico > 0,6 m/segundo ou aumento no gradiente máximo ≥ 20 mmHg ou > 25% da linha basal, mas sem alteração ou alteração < 20% na área valvular pode indicar estenose aórtica grave.
- Pacientes com reserva contrátil, porém com aumento no gradiente máximo < 20 mmHg e aumento > 25% na área valvular apresentam estenose ou pseudoestenose leve ou moderada. Nos pacientes sem reserva contrátil, a separação não é possível.

Estratificação da gravidade da esclerose e da estenose da válvula aórtica

- A esclerose é *leve* quando a mobilidade da cúspide estiver normal ou minimamente reduzida e o espessamento da cúspide for < 4 mm; *moderada* quando a esclerose da cúspide for de 4 a 6 mm e estiver associada à mobilidade reduzida; e *grave* quando além da esclerose e da mobilidade diminuída, existe aumento na velocidade através da válvula, porém ≤ 2,5 m/segundo (2).
- A estratificação da gravidade da estenose da válvula aórtica requer a integração e, em geral, concordância dos gradientes máximo e médio e área valvular e índice da área valvular (Tabela 9.2).

- No paciente com volume sistólico normal, a velocidade de pico na válvula aórtica ≥ 4 m/segundo, gradientes máximo e médio > 64 mmHg e > 40 mmHg respectivamente e área valvular < 1 cm² determina estenose aórtica grave (15,16).
- Ainda, o índice ou relação adimensional (relação de velocidades do LVOT/válvula aórtica) é de valor diagnóstico complementar. A relação < 0,25 é consistente com a estenose aórtica grave e AVA ≤ 1 cm². As relações de 0,25 a 0,5 e > 0,5 são consistentes com estenose moderada e leve, respectivamente.

Valor prognóstico na esclerose e na estenose da válvula aórtica

- A esclerose da válvula aórtica está associada a fatores de risco aterogênicos e risco aumentado de infarto do miocárdio, acidente vascular cerebral, insuficiência cardíaca e morte cardiovascular (1,21-23).
- A esclerose da válvula aórtica progride para estenose da válvula aórtica.
- A esclerose da válvula aórtica mista, nodular e difusa está associada a doença da artéria coronariana (22) (Fig. 9.1D).
- A esclerose da válvula aórtica esta altamente associada à doença ateromatosa aórtica (2).
- A extensão da calcificação da válvula aórtica, combinada com aumento rápido na velocidade do jato aórtico ≥ 0,3 m/segundo/ano identifica pacientes assintomáticos com estenose aórtica sob alto risco de consequências adversas (24).
- A relação da AVA na aceleração média e na desaceleração média para a área valvular na velocidade de pico de ≥ 1,25 possui valor preditivo de 80% para a rápida progressão da estenose (25).
- Pacientes com estenose aórtica com baixo gradiente e sem reserva contrátil durante a infusão de dobutamina apresentam elevada mortalidade operatória e geral. Não está claro se esses pacientes podem beneficiar-se da troca cirúrgica ou percutânea da válvula aórtica.

Indicadores para troca valvular ou valvuloplastia

- AVA indeterminada ou gradientes por eco nos pacientes sintomáticos indicam a necessidade de cateterização cardíaca se o paciente for candidato à cirurgia valvular.
- Indicações da classe I para troca da válvula aórtica na estenose aórtica, de acordo com a orientação do *American College of Cardiology/American Heart Association*, incluem estenose grave sintomática e pacientes com estenose assintomática moderada à grave recebendo cirurgia de derivação da artéria coronariana ou cirurgia da aorta ou outra válvula (14) (Tabela 9.4).
- A valvuloplastia por balão na estenose aórtica grave está indicada para o paciente sintomático de alto risco cirúrgico sem regurgitação aórtica concomitante significativa.
- Embora o implante da válvula aórtica por cateter via transfemoral ou transapical em pacientes de alto risco cirúrgico terem sido

Tabela 9.4
Recomendações para troca valvular

Cenário clínico	Classe
Pacientes sintomáticos com estenose aórtica grave (B)	I
Pacientes com estenose grave submetidos à CABG (C)	I
Pacientes com estenose grave submetidos à cirurgia na aorta ou em outras válvulas cardíacas (C)	I
Pacientes assintomáticos com estenose grave e fração de ejeção ventricular esquerda menor do que 50% (C)	I
Pacientes com estenose moderada submetidos à CABG ou recebendo cirurgia na aorta ou em outras válvulas cardíacas (B)	IIa

CABG, cirurgia de *bypass* cardiopulmonar. (B) ou (C) indicam o nível de evidência.
(Adaptada de Bonow RO, Carabello B, Chatterjee K *et al*. 2008 focused update incorporated into the ACC/AHA 2006 guidelines for the management of patients with valvular heart disease. *Circulation*. 2008;118:523-661.)

realizadas em > 90% dos pacientes com sucesso e com taxa de sobrevivência de 30 dias > 85%, não foram estabelecidas indicações e orientações específicas para esta intervenção terapêutica.

Uso na gestante com estenose aórtica

- A estenose aórtica na paciente grávida geralmente se deve à válvula anormal congênita. À medida que o volume sistólico aumenta durante a gravidez, observa-se aumento no gradiente valvular (26).
- Pacientes assintomáticas com estenose grave antes da gravidez podem descompensar em virtude do aumento na demanda metabólica e frequência cardíaca, complacência reduzida do LV decorrente da hipertrofia do LV e capacidade limitada para aumentar o volume sistólico.
- Portanto, a eco está indicada durante o primeiro e o terceiro trimestre da gestação na paciente grávida com estenose aórtica conhecida para avaliação das alterações na gravidade hemodinâmica e na função ventricular.

Papel da ecocardiografia de estresse na estenose aórtica

- Teste de esforço regular não deve ser realizado em pacientes *sintomáticos* com estenose aórtica moderada ou grave.
- Nos pacientes assintomáticos, o teste de esforço provavelmente seja seguro e possa acrescentar informação para a avaliação inicial, quantificando a capacidade funcional e os sintomas do paciente e fornecendo informação em relação à gravidade hemodinâmica da estenose aórtica (27). Esta avaliação deve incluir a estimativa da pressão sistólica da artéria pulmonar.
- Eco de estresse com baixa dose de dobutamina (2,5 microgramas/kg/minuto para 15 microgramas/kg/minuto) é indicado para diagnóstico e avaliação do prognóstico nos pacientes com suspeita de estenose aórtica com gradiente baixo.

Uso intraoperatório na estenose aórtica

- Embora a TEE possa ser de valor diagnóstico para os cirurgiões na ocasião da troca valvular ou imediatamente após, não é recomendada para realização rotineira.
- Quando a TEE for feita, os parâmetros a seguir são os de maior interesse para os cirurgiões:
  - Diâmetro do anel aórtico para dimensionar a válvula.
  - Diâmetros da raiz da aorta e da aorta ascendente para avaliar se está indicado reparo ou troca da raiz. Isto é de interesse particular nos casos de estenose da válvula aórtica bicúspide na qual a raiz da aorta possa ser dilatada desproporcional ao grau da estenose.
  - Para avaliar o anel pulmonar e a competência da válvula pulmonar antes do procedimento de Ross.
  - A calcificação da aorta proximal e grau da doença ateromatosa podem dirigir a técnica e o local do pinçamento cruzado.
  - Lesões concomitantes de outras válvulas e avaliação do movimento sistólico anterior do aparelho valvar mitral.
  - O grau de hipertrofia do LV e a função sistólica do LV.
- Para a valvuloplastia por balão, a eco é utilizada para avaliar a AVA e gradientes antes do procedimento e posterior a ele, bem como para regurgitação aórtica.
- A TEE está indicada para troca percutânea da válvula para dimensionamento da válvula, bem como para verificar o posicionamento apropriado dela antes e depois do posicionamento (Fig. 9.10A-E).

Acompanhamento nos pacientes com estenose aórtica

- A proporção média de redução na AVA na estenose aórtica é de 0,12 cm^2 por ano.
- Mais da metade dos pacientes apresenta pouca ou nenhuma evolução pelo período de 3 a 9 anos, mas outros podem apresentar evolução rápida, com aumentos de 15 a 19 mmHg por ano nos gradientes de pressão e redução da AVA de 0,1 a 0,3 cm^2 por ano.
- Portanto, aconselha-se o acompanhamento com eco dos pacientes assintomáticos com estenose aórtica (13,14,24) (Tabela 9.5), com frequência aumentada naqueles com doença moderada ou pior e especialmente ao se suspeitar do desenvolvimento dos sintomas.
- Pacientes com estenose aórtica grave recentemente diagnosticada pelo eco devem merecer estudo de acompanhamento 6 meses depois do diagnóstico. Caso nenhuma alteração na função sistólica ou no tamanho do LV seja notada, recomendam-se estudos anuais.

Capítulo 9 Esclerose da Válvula Aórtica e Estenose da Válvula Aórtica

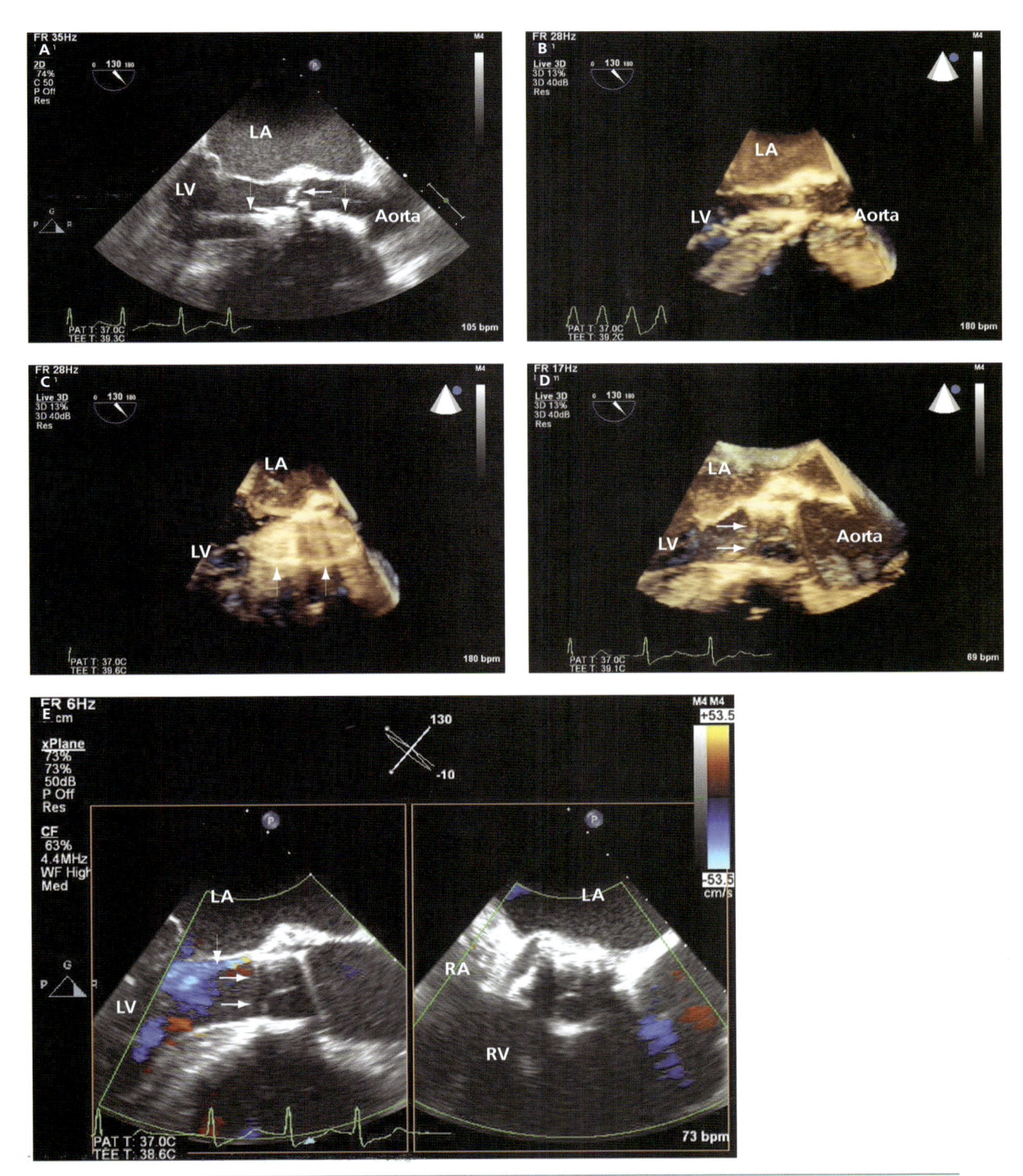

Fig. 9.10 Imagens transesofágicas 2D e 3D da troca percutânea da válvula aórtica. A. Projeção de eixo longo demonstrando o catéter percutâneo (*setas verticais*) através da válvula aórtica estenótica (*seta horizontal*) em 2D. **B.** A mesma imagem melhor observada na imagem 3D em tempo real. **C.** Imagem tridimensional do posicionamento da válvula percutânea com o balão (*setas*) inflado durante a estimulação rápida. **D.** Imagem tridimensional do posicionamento percutâneo da válvula aórtica bioprotética (*setas*). **E.** Projeção biplanar bidimensional (projeção de eixos longo e curto) demonstrando a nova válvula (*setas horizontais*) com regurgitação aórtica paravalvar leve (*seta vertical*). LA, átrio esquerdo; LV, ventrículo esquerdo; RA, átrio direito; RV, ventrículo direito.

Tabela 9.5

Acompanhamento por ecocardiografia nos pacientes com estenose aórtica assintomática

Gravidade da estenose	Acompanhamento com eco
Leve	A cada 3 anos
Moderada	A cada 2 anos
Moderada à grave	A cada 1-2 anos
Grave	Anualmente

- Recomenda-se eco de acompanhamento a cada 1 a 2 anos para pacientes assintomáticos com estenose aórtica moderada.
- Eco de acompanhamento no mínimo a cada 3 anos é recomendado para os pacientes assintomáticos com estenose aórtica média.

Referências

1. Otto CM, Lind BK, Kitzman DW, et al. Association of aortic valve sclerosis with cardiovascular mortality and morbidity in the elderly. *N Engl J Med.* 1999;341:142-147.
2. Tolstrup K, Roldan CA, Qualls CR, et al. Aortic valve sclerosis, mitral annular calcification, and aortic root sclerosis are markers of atherosclerotic disease. *J Am Coll Cardiol.* 2000;35:282A.
3. Agmon Y, Khanderia BK, Tajik AJ, et al. Aortic valve sclerosis and aortic atherosclerosis: Different manifestations of the same disease? Insights from a population based study. *J Am Coll Cardiol.* 2001;38:827-834.
4. Wierzbicki A, Shetty C. Aortic stenosis: An atherosclerotic disease? *J Heart Valve Dis.* 1999;8:416-423.
5. Ward C. Clinical significance of the bicuspid aortic valve. *Heart.* 2000;83:81-85.
6. Fedak PW, Verma S, David TE, et al. Clinical and pathophysiological implications of a bicuspid aortic valve. *Circulation.* 2002;106:900-904.
7. Simon Biller, Asim M Rafique, Indraneil Ray, et al. Aortopathy is prevalent in relatives of bicuspid aortic valve patients. *J Am an Cardiol.* 2009;53;2288-2295. Published with editorial: Silberbach M. Bicuspid aortic valve and thoracic aortic aneurysm: Toward a unified theory. *JAm Coll Cardiol.* 2009;53;2296-2297.
8. Loscalzo ML, Goh DL, Loeys B, et al. Familial thoracic aortic dilatation and bicommissural aortic valve: A prospective analysis of natural history and inheritance. *Am J Med Genet A.* 2007;143A:1960-1967.
9. Huntington K, Hunter AG, Chan KL. A prospective study to assess the frequency of familial clustering of congenital bicuspid aortic valve. *J Am Coll Cardiol.* 1997;30:1809-1812.
10. Cripe L, Andelfinger G, Martin LJ, et al. Bicuspid aortic valve is heritable. *J Am Coll Cardiol.* 2004;44:138-143.
11. Garg V, Muth AN, Ransom JF, et al. Mutations in NOTCH1 cause aortic valve disease. *Nature.* 2005;437:270-274.
12. Metcalfe K, Rucka AK, Tassabehji M, et al. Elastin: Mutational spectrum in supravalvular aortic stenosis. *Eur J Hum Genet.* 2000;8:955-963.
13. Douglas PS, Garcia MJ, Haines DE, et al. ACCF/ASE/AHA/HFSA/HRS/ASNC/SCAI/SCCM/SCCT/SCMR 2011 Appropriate use criteria for echocardiography. *J Am Coll Cardiol.* 2011;57:1126-1166.
14. Bonow RO, Carabello B, Chatterjee K, et al. 2008 focused update incorporated into the ACC/AHA 2006 guidelines for the management of patients with valvular heart disease. *Circulation.* 2008;118:523-661.
15. Otto CM. Valvular aortic stenosis: Which measure of severity is best? *Am Heart J.* 1998;136:940-942.
16. Baumgartner H, Hung J, Bermejo J, et al. Echocardiographic assessment of valve stenosis: EAE/ASE recommendations for clinical practice. *J Am Soc Echocardiogr.* 2009;22:1-23.
17. Garcia D, Dumesnil JG, Pibarot P, et al. Discrepancies between catheter and Doppler estimates of valve effective orifice area can be predicted from the pressure recovery phenomenon. *J Am Coll Cardiol.* 2003;41:435-442.
18. Crawford MH, Roldan CA. Prevalence of aortic root dilatation and small aortic roots in valvular aortic stenosis. *Am J Cardiol.* 2001;87:1311-1313.
19. Lin SS, Roger VL, Pascoe R, et al. Dobutamine stress Doppler hemodynamics in patients with aortic stenosis: Feasibility, safety, and surgical considerations. *Am Heart J.* 1998;136:1010-1016.
20. Monin JL, Quere JP, Gueret P, et al. Low-gradient aortic stenosis: Operative risk stratification and predictors for long-term outcome: A multicenter study using dobutamine stress hemodynamics. *Circulation.* 2003;108:319-324.
21. Aronow WS, Ahn C, Shirani J, et al. Comparison of frequency of new coronary events in older subjects with and without valvular aortic sclerosis. *Am J Cardiol.* 1999;83:599-600.
22. Tolstrup K, Crawford MH, Roldan CA. Morphologic characteristics of aortic valve sclerosis by transesophageal echocardiography: Importance for the prediction of coronary artery disease. *Cardiology.* 2002;98:154-158.
23. Jeong D, Atar S, Siegel RJ. Association of mitral annulus calcification, aortic valve sclerosis and aortic root calcification with abnormal myocardial perfusion single photon emission tomography in subjects age <65 years old. *J Am Coll Cardiol.* 2001;38:1988-1993.
24. Rosenhek R, Binder T, Porenta G, et al. Predictors of outcome in severe, asymptomatic aortic stenosis. *N Engl J Med.* 2000;343:611-617.
25. Lester SJ, McElhinney DB, Miller JP, et al. Rate of change in aortic valve area during a cardiac cycle can predict the rate of hemodynamic progression of aortic stenosis. *Circulation.* 2000;101:1947-1952.
26. Reimold SC, Rutherford JD. Clinical practice. Valvular heart disease in pregnancy. *N Engl J Med.* 2003;349:52-59.
27. Rafique AM, Biner S, Ray I, et al. Meta-analysis of prognostic value of stress testing in patients with asymptomatic severe aortic stenosis. *Am J Cardiol.* 2009;104 (7):972-977.

10

Doença da Valva Tricúspide e Pulmonar

Dara K. Lee ▪ Carlos A. Roldan

- O exame físico continua a ser o método de triagem primário para a detecção de doença da valva tricúspide e pulmonar.
- No entanto, a precisão do exame físico para detecção e determinação da etiologia e da gravidade da doença da valva no lado direito é baixa.
- As limitações do exame físico na avaliação da doença da valva no lado direito derivam, em grande parte, do fato de que o lado direito do coração é um sistema de baixa pressão com baixos gradientes transvalvares e, portanto, baixa audibilidade de sopros tricúspide e pulmonar.
- O sopro de regurgitação tricúspide (TR) pode ser confundido por regurgitação mitral excêntrica, e a regurgitação pulmonar, (PR) ou estenose pulmonar (PS), pode ser confundida respectivamente por regurgitação aórtica ou estenose aórtica.
- Como acontece com as lesões do lado esquerdo, as lesões agudas regurgitantes do lado direito podem ser clinicamente silenciosas.
- Finalmente, o exame físico não pode distinguir se a regurgitação valvar é decorrente de uma valva estruturalmente anormal (doença primária da valva) ou secundária a hipertensão pulmonar ou dilatação do ventrículo direito (RV) ou anelar (doença secundária de valva ou funcional).

Etiologias comuns

Doenças primárias da valva no lado direito

Lesões adquiridas

- A doença cardíaca reumática afeta as valvas do lado direito em 30 a 50% dos casos.
- No mundo inteiro, TR e/ou estenose tricúspide (TS) são predominantemente causadas por doença cardíaca reumática (> 90% de todos os casos). Contudo, somente 3 a 5% dos casos de doença cardíaca reumática têm TR ou TS significativos.
- Endocardite infecciosa decorrente do uso de drogas endovenosas e infecção de marca-passos ou desfibriladores são as causas mais comuns de doenças de válvulas cardíacas direitas nos Estados Unidos.
- Além disso, o trauma direto na valva tricúspide durante a colocação de marca-passos ou desfibriladores ou durante as biópsias endomiocárdicas não é uma causa rara de TR primária.
- Tumores carcinoides podem causar TR e/ou TS, apesar de isso ser raro. Esses tumores podem metastatizar para o fígado, resultando em níveis elevados de serotonina, o que, em seguida, causam espessamento e retração dos folhetos da válvula, resultando em TR/TS misto.
- Raramente, alcaloides da ergotamina e pílulas para emagrecer que contêm fenfluramina-fentermina imitam os efeitos do carcinoide nas válvulas cardíacas direitas.
- Raramente, o trauma torácico fechado pode causar TR ou PR primários.
- A doença da válvula pulmonar adquirida é rara e é a válvula menos afetada pela doença reumática ou carcinoide, ou endocardite infecciosa.

Lesões congênitas

- Lesões congênitas incluem degeneração valvar mixomatosa ou síndrome da válvula frouxa. Trinta a 40% dos pacientes com prolapso da válvula mitral também têm prolapso da válvula tricúspide.
- A anomalia de Ebstein é caracterizada pelo deslocamento apical e displasia das cúspides posterior e septal da valva tricúspide, TR grave associada é comum. Essa condição também está associada ao forame oval patente, defeito septal atrial, defeito do septo ventricular (VSD), PS e/ou vias acessórias.
- A estenose da válvula pulmonar congênita pode ser decorrente de uma válvula unicúspide, bicúspide, ou, raramente, quadricúspide.
- A maioria dos casos de PS congênita são valvulares (aproximadamente 90%) e raramente são subvalvares ou supravalvares.
- A PS congênita geralmente é uma anomalia isolada, mas pode estar associada a tetralogia de Fallot, VSD com estenose subpulmonar hipertrófica, ou um canal atrioventricular.

- A PS congênita também pode ser associada à estenose periférica da artéria pulmonar (PA) na síndrome de Noonan ou de Williams.

Regurgitação valvar funcional do lado direito

- TR e PR leves podem ser vistas em até 75% de indivíduos saudáveis.
- TR e PR funcionais são mais comumente causadas por hipertensão pulmonar. A hipertensão pulmonar leva a: pressão sistólica do RV; dilatação aumentada do RV e do anel tricúspide com pico da onda simétrica e consequente abaulamento dos folhetos da valva tricúspide; dilatação da via de saída do ventrículo direito (RVOT), anular da válvula pulmonar, e da principal artéria pulmonar (PA) e, consequentemente, em graus variáveis de TR ou PR, ou ambos.
- Sobrecarga do volume do RV (em decorrência do *shunt* intracardíaco da esquerda para a direita ou ao TR ou PR primárias) pode resultar em dilatação do RV e TR ou PR funcional sobreposta.
- Isquemia ou infarto do RV e cardiomiopatia arritmogênica do RV pode causar TR ou PR.

Ecocardiografia

Indicações para ecocardiografia

- As diretrizes do American College of Cardiology/American Heart Association (ACC/AHA) e os critérios de adequação da American Society of Echocardiography recomendam a ecocardiografia (eco) em pacientes com (i) sinais ou sintomas que podem ser atribuídos à doença valvar do lado direito, (ii) condições associadas à doença valvar do lado direito e (iii) acompanhamento de pacientes com patologia de válvula do lado direito conhecido (1-3) (Tabela 10.1).
- A eco determina a presença, o mecanismo e a gravidade da doença da válvula no lado direito e o consequente alargamento do RV, hipertrofia, e disfunção sistólica ou diastólica, que também pode exacerbar a doença da válvula tricúspide ou pulmonar.
- A ecocardiografia transesofágica (TEE) é, em geral, de menor valor diagnóstico na doença valvar no lado direito do que na doença valvar no lado esquerdo.

Tabela 10.1

Classe I ou indicações apropriadas (escore 7-9) para a ecocardiografia transtorácica e transesofágica na doença valvar tricúspide e pulmonar

A avaliação inicial de sopro (sopros diastólicos, sopros holossistólicos, sopros sistólicos tardios, sopros associados a cliques de ejeção) em pacientes assintomáticos para os quais existe uma suspeita razoável de doença cardíaca valvular.

Os sintomas de dispneia, falta de ar, tontura, síncope, endocardite infecciosa, ou outra evidência clínica de doença cardíaca estrutural.

Raio X do tórax anormal, ECG ou elevação dos níveis séricos de BNP compatível com doença cardíaca.

Avaliação de doença cardíaca valvular congênita no adulto conhecida ou suspeita, seja em um paciente não operado ou após a reparação/operação

Pacientes que têm SVT sustentada ou não sustentada.

Avaliação de hipotensão ou instabilidade hemodinâmica na suspeita de etiologia cardíaca.

A avaliação inicial de regurgitação valvar nativa, ou estenose conhecida ou suspeita.

Reavaliação rotineira (anual) do paciente assintomático com regurgitação valvar nativa grave ou estenose, sem qualquer alteração no estado clínico

Reavaliação rotineira da regurgitação ou estenose valvar nativa em pacientes com alteração no estado clínico.

A avaliação inicial da prótese valvar, após a colocação, para o estabelecimento da condição basal.

A avaliação inicial de endocardite infecciosa suspeita (nativa e/ou prótese valvar) com hemoculturas positivas ou um novo sopro.

Reavaliação de endocardite infecciosa em pacientes com um organismo virulento, lesão hemodinâmica grave, bacteremia persistente, mudança no estado clínico, ou deterioração sintomática.

Avaliação da massa cardíaca (suspeito de vegetação ou tumor).

Avaliação inicial de insuficiência cardíaca direita (sistólica ou diastólica) conhecida ou suspeita.

Reavaliação de insuficiência cardíaca direita (sistólica ou diastólica) conhecida para orientar a terapia em um paciente com mudança no estado clínico.

TEE para diagnosticar/gerenciar a endocardite ou probabilidade pré-teste moderada ou alta (p. ex., bacteremia, especialmente a bacteremia estafilocócica ou fungemia).

TTE se há febre persistente em um paciente com um dispositivo intracardíaco.

ECG, eletrocardiograma; BNP, peptídeo natriurético do tipo B; SVT taquicardia supraventricular; TEE, ecocardiografia transesofágica.
(Adaptada de Douglas PS, Garcia MJ, Haines DE *et al*. ACCF/ASE/AHA/HFSA/HRS/ASNC/SCAI/SCCM/SCCT/SCMR 2011 Appropriate use criteria for echocardiography. *J Am Coll Cardiol*. 2011;57:1126-1166.)

Regurgitação da valva tricúspide

Ecocardiografia bidimensional – Morfologia valvar

Melhores planos de imagem

- Imagem do eixo longo paraesternal do RV, imagem do eixo curto paraesternal basal, e imagem apical e subcostal das quatro câmaras na eco transtorácica (TTE).
- Imagens transgástricas de eixos curto e longo do RV, imagem do medioesofágica das quatro câmaras e imagem do eixo curto longitudinal basal para a RVOT no TEE.

Principais características diagnósticas

- TR leve à moderada em uma válvula com folhetos finos e de estruturas de apoio de aparência normal sugere regurgitação funcional.
- Na doença reumática ou em outra valvulite inflamatória, o espessamento das pontas de folhetos, a retração de folhetos, folhetos aderidos pelo espessamento cordal, fusão e retração, e a fusão comissural podem causar regurgitação bem como estenose (Fig. 10.1).
- Na endocardite vegetações ou perfurações de valvas, ou ambas, muitas vezes, são vistas. A imagem da valva tricúspide pela TEE pode ser útil na endocardite infecciosa quando pequenas vegetações ou perfurações de válvulas são suspeitas.
- Na doença cardíaca carcinoide, os folhetos são espessados e retraídos com um orifício fixo normalmente levando à regurgitação predominante e estenose menos grave (Fig. 10.2).
- Aproximadamente 30% dos pacientes com prolapso da valva mitral têm prolapso da valva tricúspide, levando a TR.
- Na anomalia de Ebstein, > 1 cm de deslocamento apical e displasia dos folhetos da valva tricúspide septal e posterior são vistos.
- Na displasia da valva tricúspide, espessamento significativo ou calcificação do anel de folhetos podem ser vistos.
- Alargamento da câmara cardíaca direita e movimento septal anormal em decorrência da sobrecarga de volume do RV são vistos com TR moderada ou grave (Figs. 10.1A, B, 5.1B e 5.2D).

Ecocardiografia tridimensional – Morfologia valvar

Melhores planos de imagem

- São aqueles obtidos rotineiramente por TTE e TEE bidimensional (2D) para a reconstrução *on-line* (em tempo real) ou *off-line* do RA e do RV em imagens frontais da valva tricúspide.

Principais características diagnósticas

- TTE e TEE tridimensional em tempo real (RT3D) podem fornecer uma avaliação estrutural detalhada da forma do anel tricúspide, os diâmetros e a área; da forma e mobilidade do folheto da valva tricúspide, e comissuras da valva tricúspide (4,5).
- Além disso, ECO RT3D permite a quantificação do grau de dilatação anelar e do abaulamento dos folhetos em TR funcional associado à hipertensão pulmonar (6).
- Na doença reumática tricúspide, ECO RT3D pode avaliar a extensão individual da patologia do folheto da valva tricúspide e avaliar o grau de fusão comissural (7).
- ECO RT3D pode caracterizar melhor as anormalidades estruturais associadas à anomalia de Ebstein (8,9) e à doença cardíaca carcinoide (10, 11).
- Além disso, ECO RT3D permite a determinação dos mecanismos de TR relacionados com marca-passo cardíaco ou desfibrilhador como (i) principal impacto dos folhetos da válvula tricúspide (39%), (ii) adesão do dispositivo que leva a um folheto da válvula tricúspide (34%), (iii) perfuração do folheto (17%) e (iv) emaranhamento do aparelho valvar tricúspide (10%) (12,13).
- Além disso, a ECO RT3D permite uma melhor avaliação de massas infecciosas e não infecciosas na válvula tricúspide (14).

Ecocardiografia com Doppler para avaliação da gravidade da regurgitação tricúspide

Doppler de onda pulsada e contínua – Principais Características diagnósticas

- O Doppler pulsado é altamente sensível para detectar TR, mas não para definir a sua gravidade.
- Em TR moderada há redução do fluxo sistólico no Doppler de onda pulsátil das veias hepáticas; em TR grave, o fluxo sistólico ausente ou reverso é visto (Fig. 10.1D e Tabela 10.2).
- Em TR grave, o envelope da onda contínua ao Doppler é tão denso quanto o sinal de fluxo tricúspide. Além disso, uma onda V (redução na velocidade ou na configuração côncava durante a segunda metade da sístole no envelope ao Doppler) é vista enquanto as pressões do RV e do átrio direito (RA) equalizam (15).
- Na TR grave, uma velocidade de fluxo ≥ 1,0 m/segundo é comum.

Doppler colorida – Métodos de diagnóstico e principais características diagnósticas

- A área de jato da TR e a zona de convergência proximal de fluxo a eco, em comparação com a angiografia do RV, diferencia a RT de leve a moderada (grau 1 a 2) de TR grave (grau 3 ou 4).

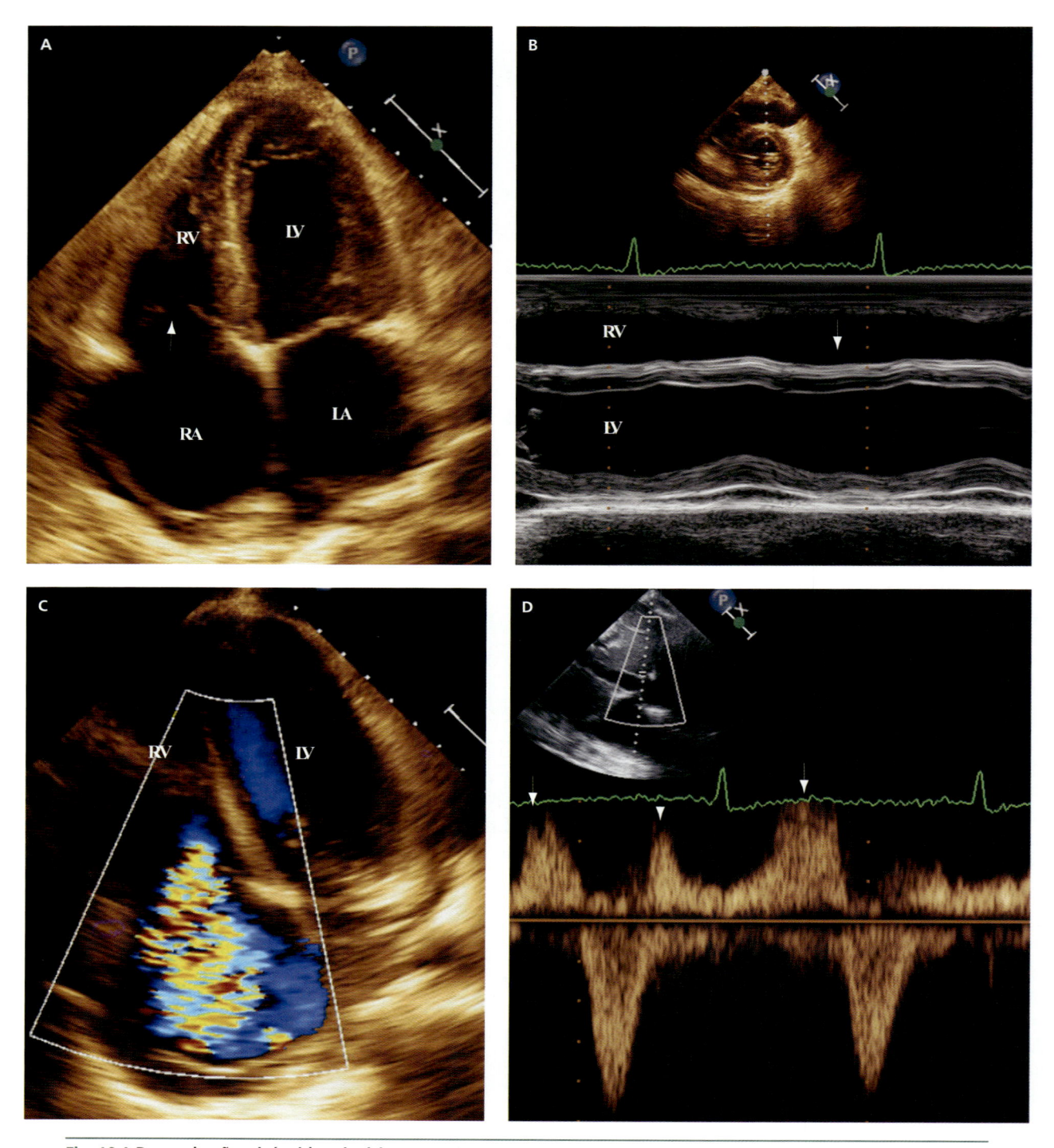

Fig. 10.1 Regurgitação tricúspide primária. A. Esta imagem à TTE apical de quatro câmaras em uma mulher de 34 anos de idade demonstra espessamento, retração e redução acentuada da mobilidade com o fechamento sistólico incompleto (seta) dos folhetos anterior e septal da valva tricúspide. Observe também o ventrículo direito (RV) moderadamente dilatado e a câmera do átrio direito (RA) gravemente dilatada, o movimento anormal (para o ventrículo esquerdo) do septo interventricular na diástole consistente com a sobrecarga de volume do RV e o movimento anormal do septo interatrial em direção ao átrio esquerdo (LA) durante a sístole ventricular, indicativo de maior pressão no RA do que no LA. **B.** Imagem em modo M do eixo curto paraesternal melhor ilustrando o movimento anormal do septo interventricular para o LV durante a diástole (seta) consistente com a sobrecarga de volume do RV. **C.** O Doppler colorido demonstra uma vena contracta ampla (10-mm), uma área de jato grande (> 10 cm²) e uma relação de área de jato/átrios > 50%, todos consistentes com TR grave. **D.** O Doppler pulsado das veias hepáticas demonstra reversão sistólica (setas), influxo diastólico proeminente e velocidade de reversão atrial proeminente (ponta de seta). LV, ventrículo esquerdo.

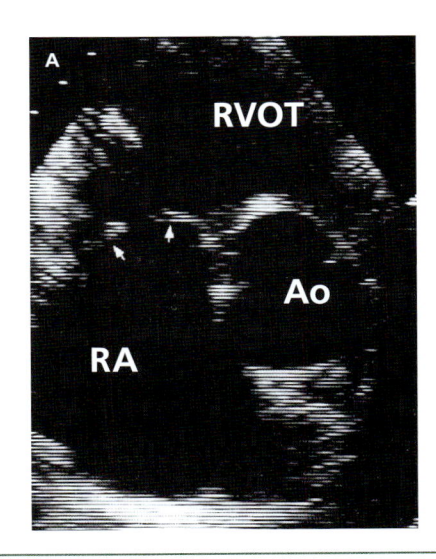

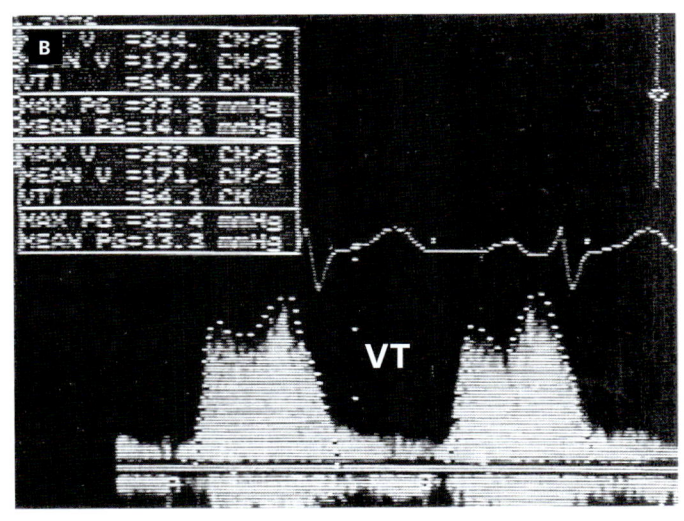

Fig. 10.2 Estenose tricúspide decorrente da síndrome carcinoide. A. Esta imagem à TTE do eixo curto paraesternal demonstra folhetos difusamente espessados e retraídos com diminuição da mobilidade em cúpula (*setas*) dos folhetos tricúspides anterior e septal. **B.** O traçado do Doppler de onda contínua confirmou estenose tricúspide (TS) grave com gradientes de pico e médio de 25 mmHg e 13 mmHg, respectivamente. Ao, aorta; RA, átrio direito; RVOT, via de saída do ventrículo direito; TV, valva tricúspide.

- O raio da área de superfície de isovelocidade proximal (PISA) em uma velocidade de *aliasing* de 28 ou 41 m/segundo é de valor diagnóstico comparável à area de jato ou ao comprimento do jato, mas todos são melhores do que o índice da área de jato para a área de RA.
- Os seguintes parâmetros são consistentes na TR grave (15, 16) (Fig. 10.1C e Tabela 10-2):
    1. Extensão do jato > 5 cm.
    2. Área do jato > 10 cm2.
    3. Relação da área de jato para a área do RA > 40%.
    4. Raio da PISA > 10 mm com um limite Nyquist de 30 cm/segundo.
    5. Raio da PISA ≥ 7 mm com um limite Nyquist de 40 cm/segundo.
    6. Largura da *vena contracta* ≥ 7 mm.

Armadilhas

- O tamanho e a extensão de um jato regurgitante estão relacionados com o impulso, que é o produto da massa e da velocidade. A velocidade aumenta em relação ao gradiente de pressão através de uma válvula, porque o RV é uma câmara de baixa pressão, a regurgitação de um volume semelhante de sangue parece menor no RA do que no átrio esquerdo (LA).
- Na hipertensão pulmonar grave, um jato regurgitante pode parecer maior e mais comprido em relação ao RA, apesar de um volume regurgitante menor.
- Por causa dos potenciais perigos na avaliação da gravidade de TR apenas pelas imagens ao Doppler, é importante complementá-lo com características morfológicas e funcionais do RV e do RA (Tabela 10.2).

Estenose da valva tricúspide

Ecocardiografia bidimensional – Morfologia valvar

Melhores planos de imagem

- Imagem do eixo longo paraesternal do RV, imagens do eixo curto paraesternal basal, e imagens apical e subcostal das quatro câmaras na TTE.
- Imagens transgástricas de curto e longo eixo do RV, imagem medioesofágica das quatro câmaras e imagem de eixo curto longitudinal basal para a RVOT à TEE.

Principais características diagnósticas

- Na TS reumática ocorre espessamento, retração e aderência das pontas dos folhetos e das cordas.
- Na síndrome carcinoide, que provoca uma estenose e regurgitação predominante mista, os folhetos aparecem difusamente espessados, retraídos e fixados (Fig. 10.2A).
- Alcaloides da ergotamina e pílulas para emagrecer que contêm fenfluramina-fentermina podem imitar os efeitos de carcinoide nas válvulas cardíacas direitas (17).
- Na síndrome de Loeffler, espessamento difuso dos folhetos também resulta em estenose e regurgitação.
- TTE ou TEE podem ser usadas para avaliar a elegibilidade de um paciente para valvoplastia percutânea utilizando critérios semelhantes aos descritos para valvuloplastia mitral (veja Tabela 7.2).
- Indicadores indiretos de TS moderada ou grave incluem alargamento do RA e hipertensão do RA manifestado pela congestão da veia cava inferior (IVC). Com significativa TR coexistente, parâmetros de sobrecarga do volume do RV e da dilatação podem ser vistos.

Tabela 10.2
Estratificação da doença valvar tricúspide e pulmonar

Parâmetro	Leve	Moderado	Grave
Regurgitação da valva tricúspide			
Morfologia Valvar	Normal	Normal/anormal	Anormal
Tamanho do RV, RA e IVC	Normal	Normal ou dilatado	Dilatado (anel ≥ 4 cm) exceto quando TR aguda
Jato de CW	Menos intensa do que o influxo	Quase tão densa quanto o influxo	Tão densa quanto o influxo com atraso tardio
Área de jato	< 5 cm²*	5-10 cm²	> 10 cm²
Área de jato/RA	< 20%	20-40%	> 40%
Largura da *vena contracta*	Pequena*	Provavelmente < 7 mm	> 7 mm
Raio da área de superfície da isovelocidade proximal	≤ 5 mm	6-9 mm	≥ 10 mm com um limite Nyquist de 30 cm/s; ≥ 7 mm com um limite Nyquist de 40 cm/s
Fluxo da veia hepática	Dominância sistólica	Embotamento sistólico	Reversão sistólica
Estenose da valva tricúspide			
Gradiente médio	< 2 mmHg	2-4 mmHg	≥ 5 mmHg
Tempo de meia-pressão	Indefinido	Indefinido	≥ 190 ms
Integral velocidade tempo do influxo	Indefinido	Indefinido	> 60 cm/s
Área da valva	Indefinido	Indefinido	≤ 1 cm²
Regurgitação da valva pulmonar			
Morfologia Valvar	Normal	Normal ou anormal	Anormal
Tamanho do RV	Normal	Normal ou levemente dilatado	Geralmente dilatado
Doppler de onda pulsada	Fluxo pulmonar ligeiramente aumentado se comparado ao fluxo sistêmico	Intermediário	Grandemente aumentada
	Fração regurgitante < 30%	Fração regurgitante 30-50%	Fração regurgitante > 50%
	Reversão de fluxo diastólico ausente na PA distal principal	Reversão de fluxo diastólico na PA distal principal pode estar presente	Reversão de fluxo diastólico existente na PA distal principal e nos folhetos da PA
Densidade do Doppler de CW	Menos denso que o fluxo sistólico	Quase tão denso quanto o fluxo sistólico	Tão denso quanto o fluxo sistólico
Tempo de meia-pressão por CW	> 100 ms	Variável	< 100 ms
Comprimento do jato ao Doppler colorido	< 10 mm com origem estreita	10-20 mm	> 20 mm
Relação Largura do jato ao Doppler colorido/RVOT	< 25%	25-50%	> 50%
Estenose da valva pulmonar			
Pico de velocidade	< 3 m/s	3-4 m/s	> 4 m/s
Gradiente de pico	< 36 mmHg	36-64 mmHg	> 64 mmHg

RV, ventrículo direito; RA, átrio direito; IVC, veia cava inferior; TR, regurgitação tricúspide; CW, onda contínua; PA, artéria pulmonar; RVOT, via de saída do ventrículo direito.
*A área de jato e seu comprimento e a largura da *vena contracta* são avaliados com um limite Nyquist de 50-60 cm/s.
(Adaptada de Baumgartner H, Hung J, Bermejo J *et al.* Echocardiographic assessment of valve stenosis: EAE/ASE recommendations for clinical practice. *J Am Soc Echocardiogr.* 2009,22:1-23; Nishimura RA, Carabello BA, Faxon DP *et al.* 2008 focused update incorporated into the ACC/AHA 2006 guidelines for the management of patients with valvular heart disease. Circulation. 2008;118;e523-e661; Zoghbi WA, Enriquez-Sarano M, Foster E *et al.* Recommendations for evaluation of the severity of native valvular regurgitation with two-dimensional and Doppler echocardiography. *J Am Soc Echocardiogr.* 2003;16:777-802.)

Ecocardiografia tridimensional – Morfologia valvar

- Na doença reumática da valva tricúspide, ECO RT3D pode avaliar a extensão individual da patologia dos folhetos da valva tricúspide e avaliar a extensão de fusão comissural (7). Além disso, ECO RT3D caracteriza melhor as abnormalidades estruturais associadas à doença cardíaca carcinoide (10,11).

Armadilhas

- Em comparação com as válvulas do lado esquerdo, as válvulas tricúspide e pulmonar têm sido bem menos estudadas pela ECO RT3D.
- TS pode ser subestimada à TTE de rotina porque o grau de espessamento dos folhetos pode parecer sutil, mesmo com TS significativa.
- A planimetria do orifício da valva tricúspide por imagens 2D é difícil e não confiável.

Ecocardiografia com Doppler para a avaliação da gravidade da estenose tricúspide

Doppler de onda pulsada e contínua – Métodos diagnósticos e principais características diagnósticas

- A média de gradiente transvalvar, o tempo de meia-pressão e a área valvar são parâmetros essenciais para definir a gravidade da TS, porque as válvulas que aparecem gravemente estenóticas por imagens 2D podem ter baixos gradientes e vice-versa.
- Uma média de gradiente de ≥ 5 mmHg (na ausência da TR significativa), um tempo de meia-pressão ≥ 190 ms, um tempo de velocidade de influxo tricúspide integrante de > 60 cm/segundo, e uma área de ≤ 1 cm² de válvula são consistentes com TS grave (3,18) (Fig. 10.2B e Tabela 10-2).

Armadilhas

- Parâmetros quantitativos por Doppler de onda pulsada e contínua para a avaliação de graus leves ou moderados de TS não foram estudados e validados, bem como para a estenose mitral (MS).
- Com TR moderada ou grave associada, os gradientes da valva tricúspide são superestimados, e a área valvar é subestimada.
- O tempo de meia-pressão é, provavelmente, menos preciso para a avaliação da TS que para avaliação da MS.

Doppler colorida – Principais características diagnósticas

- ECO com Doppler Colorido é de uso limitado para a avaliação da TS, no entanto, uma zona de aceleração é sugestiva de estenose de válvula subjacente e ajuda a direcionar o volume da amostra para a avaliação de gradientes de válvula e tempo de meia-pressão.

Regurgitação da valva pulmonar

Ecocardiografia bidimensional – Morfologia valvar

Melhores planos de imagem

- Imagens do eixo curto paraesternal e subcostal à TTE.
- Projeção transgástrica profunda e projeção de eixo curto medioesofágico com o plano de imagem longitudinal da RVOT à TEE.

Principais características diagnósticas

- Na PR primária, os folhetos da valva são estruturalmente anormais.
- Na doença reumática, os folhetos são espessados, retraídos e amarrados.
- Na síndrome carcinoide, os folhetos da valva são espessados e fixados com fechamento incompleto (Fig. 10.3D).
- Na endocardite, uma vegetação no ponto de coaptação dos folhetos e, geralmente, no lado da RVOT é vista em um ou mais folhetos (Fig. 10.4).
- Na PR secundária à hipertensão pulmonar, com dilatação da PA e do anel, os folhetos da valva são normais.
- Com PR leve ou moderada, o tamanho e a função do RV geralmente são normais.
- Com PR moderada a grave, pode ocorrer dilatação do RV, movimento septal diastólico anormal por sobrecarga de volume do RV (Fig. 10.1A, B) e, eventualmente, disfunção diastólica ou sistólica do RV e TR.

Ecocardiografia tridimensional – Morfologia valvar

Melhores planos de imagem

- São aqueles obtidos rotineiramente por TTE e o TEE 2D para a reconstrução *on-line* (em tempo real) ou *off-line* da RVOT e da PA em projeções frontais da valva pulmonar.

Principais características diagnósticas

- TTE e TEE RT3D também podem fornecer uma melhor avaliação da estrutura e da patologia da RVOT, dos folhetos da PV e da PA principal em pacientes com ou sem PR significativa (11,19,20) (Figs. 10.4 e 10.5).

Armadilhas

- Todas as três cúspides da válvula pulmonar geralmente não são visualizadas por TTE 2D em decorrência de sua localização anterossuperior e pela interferência dos pulmões.

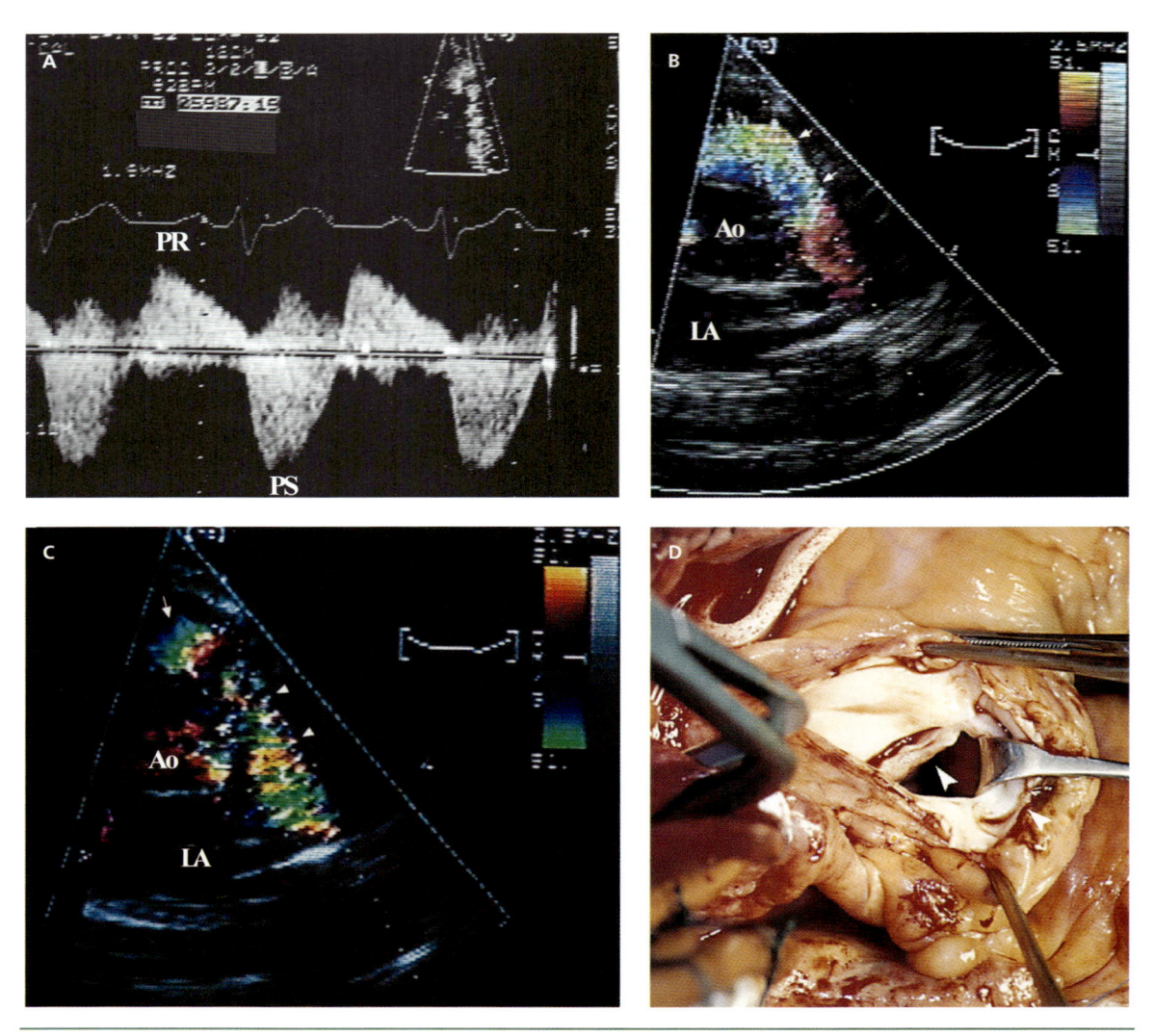

Fig. 10.3 Regurgitação e estenose pulmonar decorrente da síndrome carcinoide. A. Ao nível da válvula pulmonar, Doppler contínuo demonstra regurgitação pulmonar significativa com base em um curto período de tempo de meia-pressão, bem como estenose da válvula pulmonar com velocidades de pico de até 3,5 m/s, e de gradiente de válvula correspondente de 49 mmHg. **B.** O Doppler colorido ao nível da válvula pulmonar demonstra uma largura do jato regurgitante que ocupa toda a via de saída do RV (RVOT) e estende-se > 20 mm na RVOT (*setas*). Estas características são consistentes com a PR grave.
C. O Doppler colorido abaixo do nível da válvula pulmonar demonstra uma zona de aceleração (*seta*); e acima da válvula e ao nível da PA, uma turbulência elevada ou padrão de mosaico (*pontas de seta*). Estas características reforçam o diagnóstico de estenose da válvula pulmonar. **D.** A vista cirúrgica da valva pulmonar demonstra uma aparência desgrenhada, espessamento grave, retração e rigidez acentuada (*ponta de seta*). Ao, aorta; LA, átrio esquerdo.

- Através de TEE 2D, a interferência do brônquio também pode limitar a visualização da valva pulmonar.

Ecocardiografia com Doppler para a avaliação da gravidade da regurgitação da valva pulmonar

Doppler de onda pulsada e contínua – Métodos diagnósticos e principais características diagnósticas

- *Volume e fração regurgitante:* Na ausência de doença valvar significativa do lado esquerdo, *o volume sistólico final anterógrado da via de saída do ventrículo esquerdo (LVOT) subtraído do volume sistólico total da RVOT é igual ao volume regurgitante do RV.*
- Uma fração regurgitante (*volume regurgitante do RV/volume sistólico da saída do RV*) < 30 e > 50% separa a PR leve da grave (Tabela 10.2).
- Um índice de PR pelo Doppler pulsátil (*relação entre a duração de PR/duração do intervalo de tempo diastólico*) < 0,70 indica PR hemodinamicamente significativa (geralmente grave) (21, 22).
- A reversão de fluxo diastólico na PA principal ou no ramo também indica PR grave (21,22).

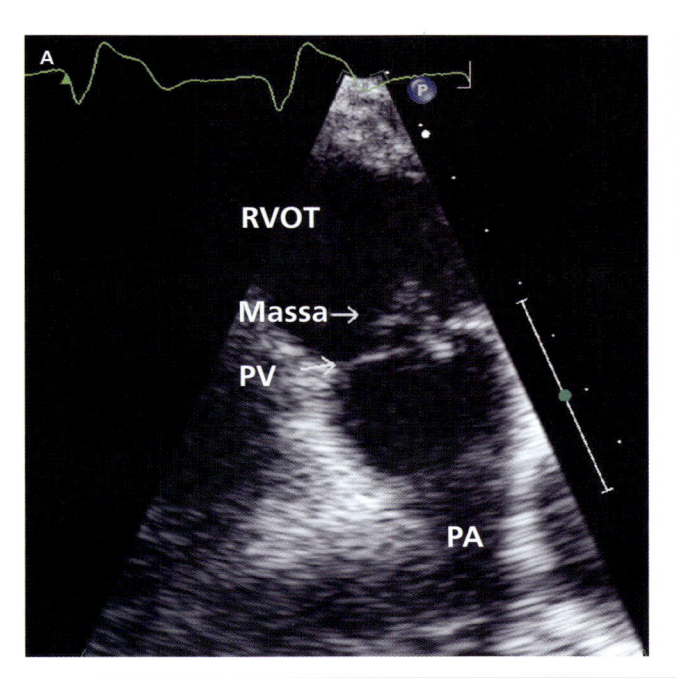

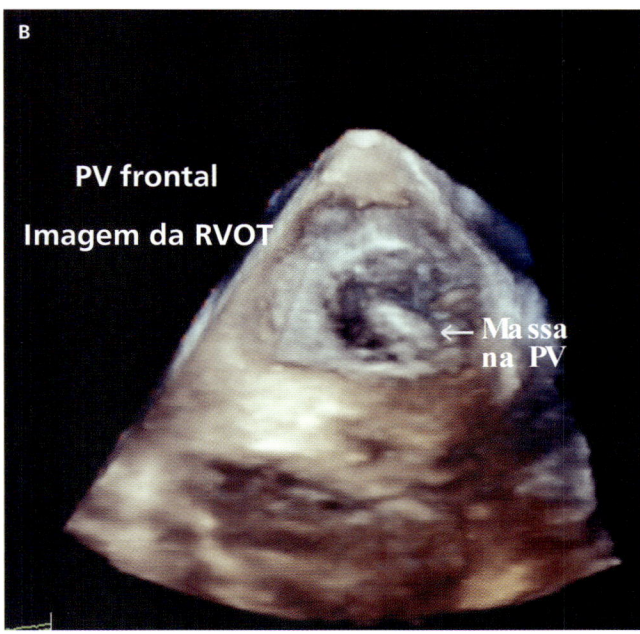

Fig. 10.4 Endocardite da válvula pulmonar. A. Esta imagem 2D à TTE de eixo curto paraesternal na válvula pulmonar de um homem de 74 anos de idade demonstra uma massa (*seta*) hipoecogênica grande, de forma irregular e de tecidos moles, localizada no lado ventricular dos folhetos da válvula pulmonar, consistente com a vegetação. **B.** Uma projeção 3D à TTE correspondente, frontal da via de saída do RV (RVOT) confirma e define melhor uma grande vegetação, homogeneamente hipoecogênica, de formato oval, com bordos bem definidos, e localizada no lado ventricular do folheto pulmonar posterior. PV, valva pulmonar; PA, artéria pulmonar

- *Tempo de meia-pressão* (tempo que leva para o gradiente de pressão entre a PA e o RV reduzir em 50%) é um indicador útil da gravidade da PR (23):
  - Um tempo de meia-pressão > 100 ms indica PR não significativa.
  - Um tempo de meia-pressão < 100 ms é consistente com PR grave (Fig. 10.3A).

Doppler colorido – Métodos diagnósticos e principais características diagnósticas

- Um indicador da gravidade da PR é a largura do jato regurgitante em relação à largura da RVOT. Relações < 25%, 25 a 50%, e > 50% respectivamente sugerem PR leve, moderada e grave (Tabela 10.2 e Fig. 10.3B).
- O comprimento do jato de PR é também um indicador aproximado de gravidade. Um comprimento do jato < 10 mm é compatível com PR insignificante, um jato > 20 mm sugere PR significativa (Fig. 10.3B).
- PR significativa também pode ser sugerida por uma área de jato > 1,5 cm².

Armadilhas

- Em decorrência das limitações na medição da forma de funil do diâmetro da RVOT, o volume regurgitante do RV não é realizado rotineiramente.

- O comprimento do jato de PR ao Doppler colorido também depende do gradiente de pressão entre a PA e o RV e, por conseguinte, não é um indicador confiável da gravidade da PR se estão presentes a hipertensão pulmonar (superestima sua gravidade) e/ou a pressão diastólica final elevada no RV (subestima a sua gravidade).

Estenose da valva pulmonar

Ecocardiografia com modo M e bidimensional – Morfologia valvar

Melhores planos de imagem

- Imagens do eixo curto paraesternal e subcostal na TTE.
- Imagem transgástrica e de eixo curto medioesofágico longitudinal à RVOT à TEE.

Principais características diagnósticas

- No modo M, a PS está associada a uma onda A exagerada, mas não há nenhum fechamento mesossistólico. Além disso, o movimento septal anormal de sobrecarga de pressão do RV pode ser visto.
- Em imagens 2D, em adultos jovens com PS congênita, os folhetos podem parecer finos ou espessos e variavelmente fle-

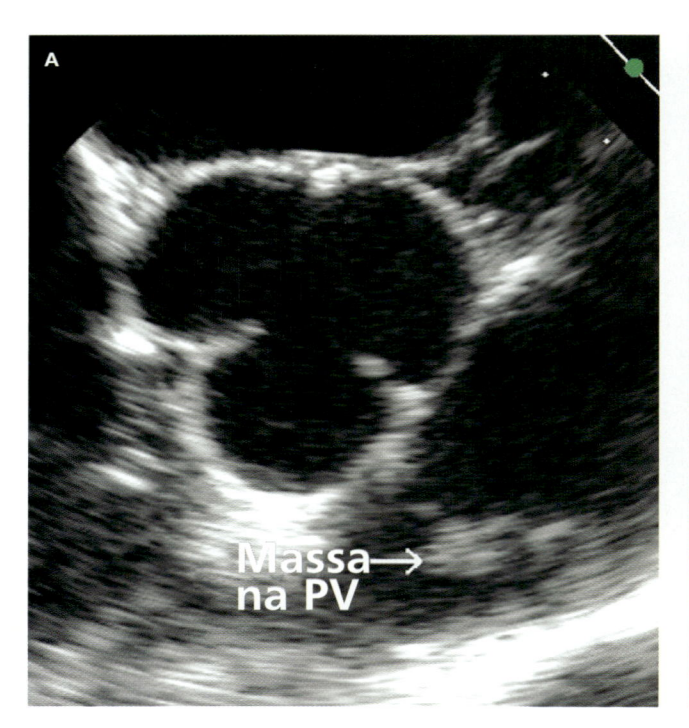

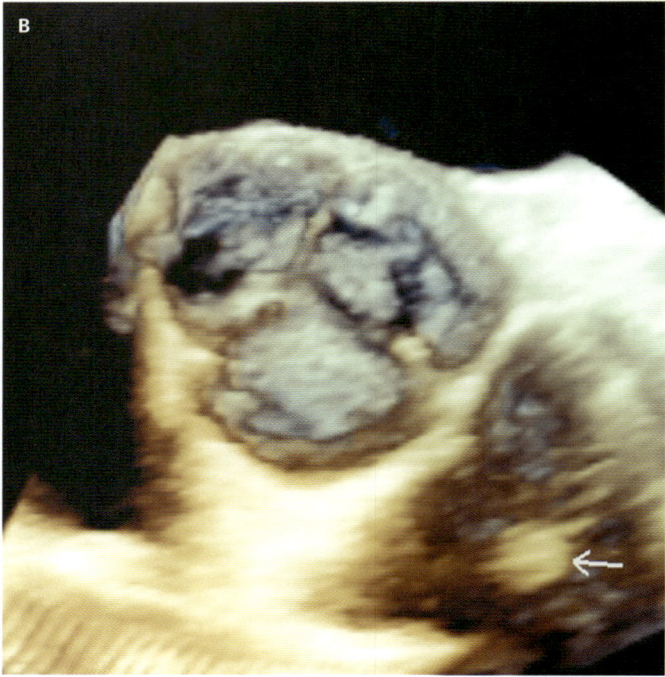

Fig. 10.5 Fibroelastoma papilar da válvula pulmonar. A. Esta projeção de eixo curto basal à TEE em um homem de 64 anos de idade demonstra uma massa de formato irregular, tecidos moles hipoecogênicos no ponto de coaptação dos folhetos da valva pulmonar com prolapso para dentro da RVOT durante a diástole (*seta*). Os folhetos da valva pulmonar demonstraram aparência estrutural normal. **B.** Uma TEE 3D correspondente, frontal da valva pulmonar da RVOT define melhor uma massa móvel de formato circular, de tamanho médio, homogeneamente hipoecogênico, com bordos bem definidos e com um caule curto anexado ao lado ventricular do folheto pulmonar anterior. As características ecocardiográficas desta massa são compatíveis com fibroelastoma papilar.

xíveis com fusão comissural e aparência característica de cúpula na sístole (Fig. 10.6A).

- Pode ocorrer dilatação da PA principal em decorrência de uma estrutura de parede anormal, como na dilatação da aorta associada à válvula aórtica bicúspide. A dilatação é geralmente leve e raramente requer tratamento cirúrgico. Isso explica porque, na PS adquirida, geralmente não ocorre dilatação pós-estenótica na PA.
- Em adultos com PS supravalvar, os folhetos aparecem estruturalmente normais e vemos uma saliência ou um anel supravalvar com estreitamento variável da PA principal (Fig. 10.7A).
- A Displasia Valvar Pulmonar, que responde por 10 a 15% da PS congênita, às vezes é associada à síndrome de Noonan ou de Williams:
  - Uma displasia valvar pulmonar estenótica é caracterizada por folhetos espessados, fixados e deformados; anel pequeno, e um orifício concêntrico. Abaulamento sistólico dos folhetos geralmente está ausente. A PA proximal também pode ser displásica.
  - A displasia valvar estenótica ou estenose supravalvar é menos passível para a valvuloplastia do que uma válvula congenitamente estenosada.
- Na doença carcinoide, as cúspides da valva são espessas, retraídas e não móveis ou fixas.

Ecocardiografia tridimensional – Morfologia valvar

Melhores planos de imagem

- São aqueles obtidos rotineiramente por TTE e TEE 2D para a reconstrução *on-line* (em tempo real) ou *off-line* da PA e da RVOT em imagens frontais da valva pulmonar.

Principais características diagnósticas

- Quanto à avaliação da PR, TTE e TEE RT3D podem proporcionar uma melhor avaliação da estrutura da RVOT, todos os três folhetos da PV e a PA principal para avaliação da PS (11, 19,20).

Armadilhas

- A visualização de todas as cúspides das válvulas pulmonares é tecnicamente difícil, e a PS pode passar despercebida em um estudo de rotina ao modo M ou 2D.
- Por causa das limitações de ECO em modo-M e 2D na visualização da valva pulmonar, a avaliação da presença e da gravidade da PS é principalmente com base nos parâmetros de Doppler.

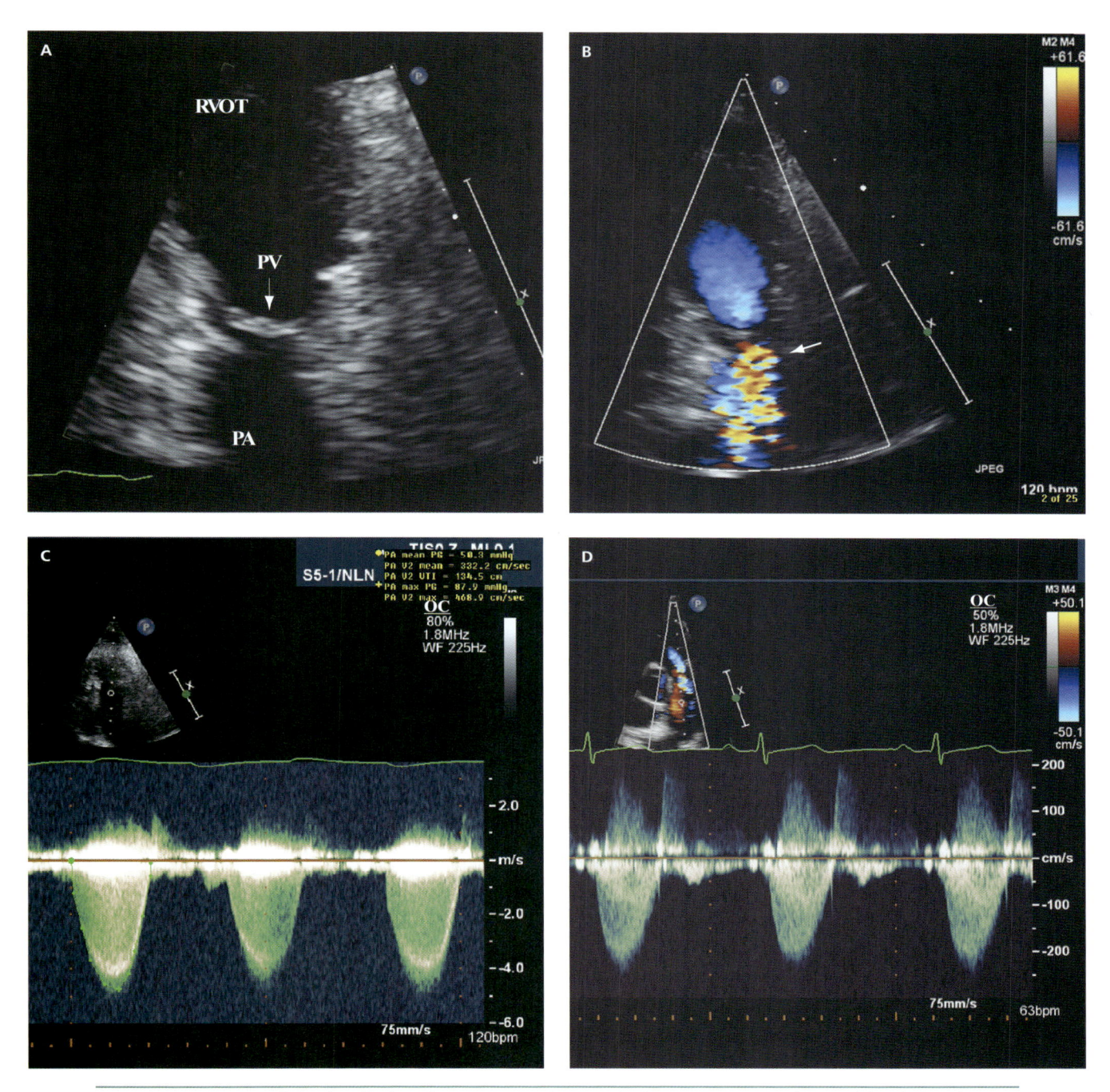

Fig. 10.6 Estenose congênita da válvula pulmonar. A. Esta imagem de eixo curto paraesternal no nível da válvula pulmonar à TTE em uma mulher de 45 anos de idade demonstra folhetos pulmonares espessados, hiperecogênicos e com mobilidade em cúpula diminuída (seta). Nenhuma dilatação pós-estenótica da artéria pulmonar (PA) é observada. **B.** O Doppler colorido da valva pulmonar mostra turbulência sistólica alta na PA principal logo após a valva estenótica (seta). **C.** O Doppler de onda contínua demonstra gradientes de pico médio da valva pulmonar de 88 mmHg e 50 mmHg, respectivamente. **D.** Após uma valvoplastia por balão bem-sucedida, os gradientes de pico e médio da valva pulmonar diminuíram para 16 mmHg e 10 mmHg, respectivamente.

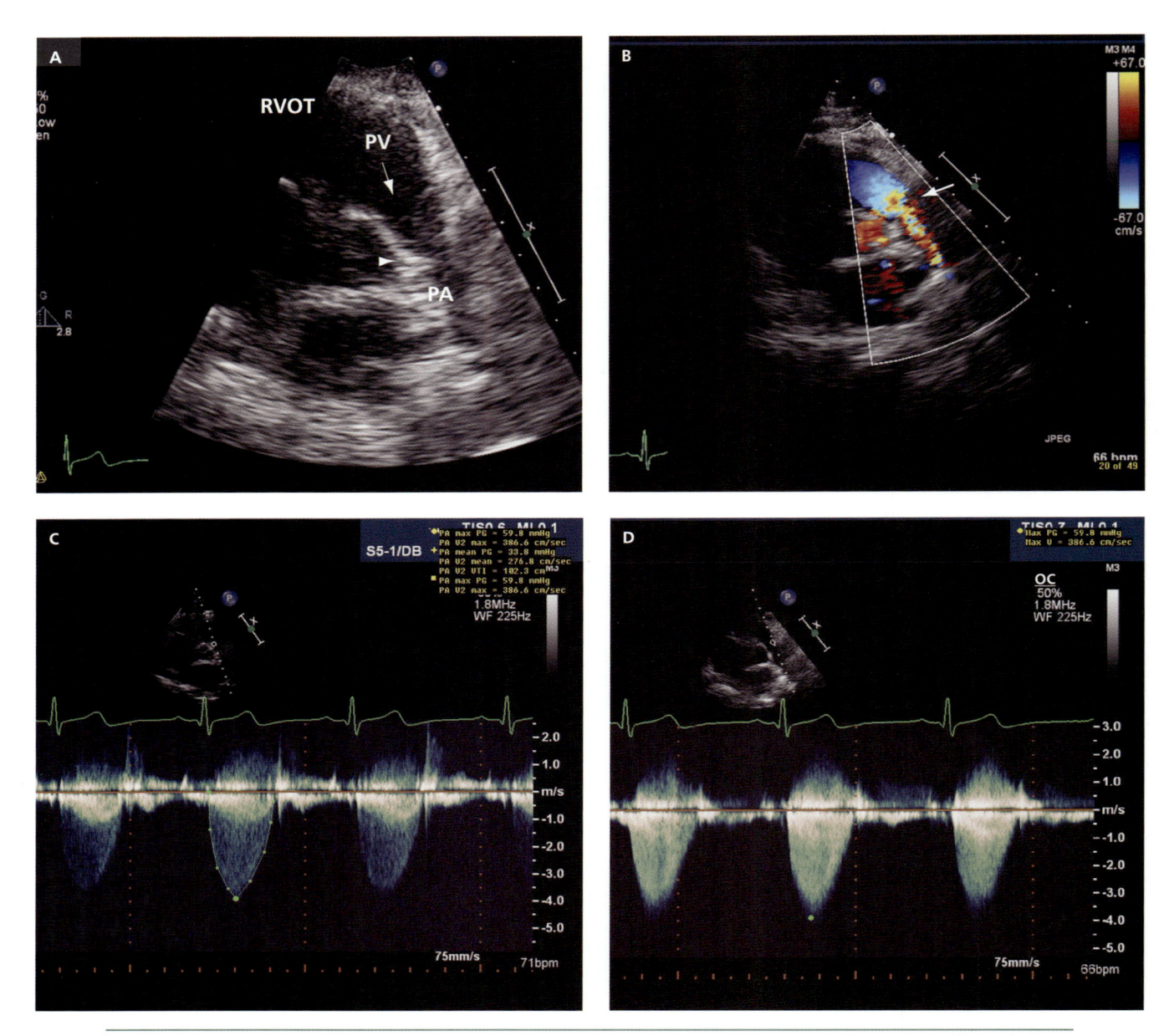

Fig. 10.7 Estenose supravalvar pulmonar congênita. A. Esta imagem do eixo curto paraesternal à TTE no nível da válvula pulmonar e durante o final da diástole em uma mulher de 24 anos de idade demonstra um pico supravalvar (*ponta de seta*) 1 cm acima dos folhetos da valva pulmonar de aparência normal (*seta*), causando um estreitamento grave da PA principal proximal. **B.** O Doppler colorido da valva pulmonar e artéria pulmonar (PA) mostra uma zona de convergência de grande aceleração acima dos folhetos pulmonares (*seta*) seguida por acentuada turbulência sistólica na PA principal. **C.** O Doppler de onda contínua demonstra um gradiente de pico e médio supravalvar de 60 mmHg e 34 mmHg, respectivamente. **D.** Após uma valvoplastia por balão não complicada, os gradientes de pico e médio apenas diminuíram para 45 mmHg e 25 mmHg, respectivamente.

Ecocardiografia com Doppler para avaliação da gravidade da estenose valvar pulmonar

Doppler de onda pulsada e contínua – Métodos diagnósticos e principais características diagnósticas

- O gradiente de pico da velocidade e da pressão através da válvula estenótica utilizando a equação simplificada de Bernoulli ($\Delta P = 4V^2$, onde P é a pressão e V é o pico de velocidade valvar) são os principais parâmetros para avaliar a gravidade da PS (3,18).

- Um método alternativo equivalente é o de avaliar a pressão sistólica do RV também usando a equação simplificada de Bernoulli ($\Delta P = 4V^2$, onde P é a pressão e V é o pico de velocidade da TR) mais uma estimativa da pressão do RA para obter a pressão sistólica do RV.

- Na PS leve, moderada e grave, o pico de velocidade e o gradiente de pico são respectivamente < 3 m/segundo e < 36 mmHg, de 3 a 4 m/segundo e 36 à 64 mmHg, e > 4 m/segundo e > 64 mmHg (Figs. 10.3A, 10.6C e 10.7C; Tabela 10.2).

Doppler colorido – Principais características diagnósticas

- O Doppler Colorido é útil para identificar uma zona de aceleração, a *vena contracta* (a largura de jato mais estreita) e o jato pós-estenótico (Fig. 10.3C).
- O Doppler colorido também pode ser útil para localizar estenose sub e pós valvar secundária a bandas que são difíceis de visualizar, com ECO 2D (Fig. 10.6B e 10.7B).

Armadilhas

- A maior fonte de erro no cálculo da área da valva pulmonar utilizando a equação de continuidade é a medição do diâmetro da RVOT por causa da sua forma de funil e frequente esvaziamento em sua porção distal anterior.
- Outra fonte potencial de erro é que os pacientes com PS podem ter um gradiente dinâmico na RVOT como um resultado da hipertrofia do RV. Esse gradiente variável diminui a precisão da equação de continuidade para a avaliação da área da valva pulmonar.

Impacto hemodinâmico da doença da valva tricúspide ou pulmonar no coração direito

- A sobrecarga de volume do RV em decorrência da TR ou PR leva a um aumento da pressão diastólica do RV com consequente achatamento ou inversão do septo durante a diástole meiofinal e uma diastólica do ventrículo esquerdo (LV) em forma D (Fig. 10.1A, B e as Figs. 5.1B, 5.2B, D). Durante a sístole, a diferença de pressão ventricular inverte, e o septo mostra um rápido movimento anterior.
- A sobrecarga da pressão do RV em decorrência da PS leva a uma ejeção mais prolongada do RV do que a do LV. Como resultado, a pressão no RV excede a pressão no LV durante o final da sístole e a diástole inicial. Isso leva a um achatamento ou endentação do septo em direção ao LV durante o final da sístole e diástole inicial (ver Figs. 5.1A e 5.2B, C).
- O volume crônico do RV ou sobrecarga de pressão também leva à dilatação do RV e, consequentemente, à TR funcional. Portanto, um padrão misto de sobrecarga de pressão e volume pode estar presente.
- Disfunção diastólica do RV pode-se desenvolver como resultado da sobrecarga crônica de pressão e volume (24,25):
  - A razão E/A tricúspide < 0,8 sugere relaxamento do RV prejudicado.
  - A razão E/A tricúspide de 0,8 a 2,1, uma relação E/E > 6, ou a predominância do fluxo diastólico nas veias hepáticas sugere enchimento pseudonormal no RV (ver Fig. 5.11A, B).
  - A razão E/A tricúspide > 2,1 com um tempo de desaceleração < 120 ms sugere enchimento restritivo no RV (ver Fig. 5.11C, D).
- Por fim, a disfunção sistólica do RV pode ocorrer secundária à doença valvar crônica do lado direito. A função do RV é normal se a excursão anular sistólica em direção ao ápice do RV é > 2 cm. Uma excursão anular sistólica do RV ≤ 1,6 cm indica disfunção sistólica no RV (ver Fig. 5.3).
- *Hipertensão* e alargamento *do RA* resultam a partir do volume ou da sobrecarga de pressão do RV levando à disfunção diastólica e/ou sistólica do RV (ver Figs. 5.5 e 5.6).
- Em pacientes com hipertensão do RA, a inversão de fluxo sistólica, diastólica e atrial da veia hepática apresenta alterações semelhantes às observadas no influxo da veia pulmonar da hipertensão do LA (ver Fig. 5.10).

Precisão diagnóstica da ecocardiografia na doença valvar tricúspide e pulmonar

- Na TR, o raio da PISA em uma velocidade *aliasing* de 28 ou 41 m/segundo é comparável à area de jato ou ao comprimento do jato (87% de precisão *versus* 79% de previsão), mas ambos são melhores do que o índice da área de jato para a área de RA.
- A largura da *vena contracta* > 7 mm prevê TR grave com 88% de sensibilidade e 93% de especificidade.
- Na PR, um tempo de meia-pressão < 100 ms tem uma sensibilidade de 76% e uma especificidade de 94% para prever uma fração regurgitante significativa (21-23).

O uso na gestante com doença valvar tricúspide ou pulmonar

- Começando no meio para o final do segundo trimestre e continuando até pouco após o parto, o volume de sangue circulante da mulher grávida aumenta em cerca de 50%.
- Resultados de ECO na gravidez normal incluem dilatação leve de câmaras cardíacas e dilatação anular com resultante TR e PR leve a leve a moderada.
- Geralmente as pacientes grávidas toleram bem a TR ou PR grave.
- Mulheres com TS ou PS moderada a grave antes da gravidez podem descompensar com o aumento do volume circulante durante a gravidez e o parto. Nessas pacientes, a valvoplastia por balão deve ser considerada.
- Portanto, as diretrizes da ACC/AHA aconselham contra a gravidez em paciente com TS ou PS grave.

Acompanhamento de pacientes com doença valvar tricúspide ou pulmonar

- Os pacientes que possuem lesões significativas na valva do lado direito, encontradas em ECO de rotina, devem ter uma série de estudos, mesmo na ausência de sintomas (Tabela 10.1).

- Ao longo do tempo, a PR e a TR grave não tratadas podem levar à dilatação progressiva e disfunção do RV, resultando em dilatação anular e perpetuando a regurgitação grave.
- Embora não existam diretrizes específicas, eco anual para o paciente assintomático com significativa regurgitação valvar do lado direito é apropriada.
- O desenvolvimento de sintomas deve antecipar a realização de imagens e intervenção.

Indicadores de mau prognóstico na doença valvar tricúspide ou pulmonar

- Pacientes com história de lesões das válvulas tricúspide ou pulmonar não tratadas a longo prazo estão sujeitos à sobrecarga crônica do RV de pressão e volume com consequente disfunção diastólica ou sistólica do RV.
- O desenvolvimento de dilatação do RV e a disfunção sistólica prenunciam um mau prognóstico.
- Uma vez que se desenvolve falha no RV, é, muitas vezes, irreversível, mesmo com correção médica e mecânica ou cirúrgica da lesão valvar subjacente.

Indicadores para a substituição da valva tricúspide ou pulmonar, valvoplastia, ou reparo da valva

- O reparo da valva tricúspide é benéfico para a TR grave em pacientes com doença valvar mitral que necessitam de cirurgia valvar (classe I, Nível de Evidência B) (1, 3).
- A substituição da valva tricúspide ou anuloplastia é razoável para TR grave primária quando sintomática (classe IIa, Nível de Evidência C) (1,3).
- A substituição da valva tricúspide é razoável para a TR grave secundária à doença primária da valva tricúspide não passível de anuloplastia ou reparação (classe IIa, Nível de Evidência C) (1,3).
- A cirurgia para a TR grave é recomendada para pacientes adolescentes e adultos jovens com capacidade de exercício deteriorada (New York Heart Association [NYHA] classe funcional III ou IV, Nível de Evidência C) (1,3).
- A cirurgia para a TR grave é recomendada para pacientes adolescentes e adultos jovens com cianose progressiva e saturação arterial < 80% em repouso ou com exercício (Nível de Evidência C) (1,3).
- A TS grave que requer cirurgia é mais frequente em decorrência da doença cardíaca reumática e geralmente requer a substituição por uma prótese.
- Embora os dados estejam em falta, as próteses biológicas da válvula tricúspide são geralmente preferidas sobre as válvulas mecânicas, em decorrência da elevada taxa de complicações tromboembólicas vista na posição de baixa pressão da válvula tricúspide (26,27).
- A valvoplastia mitral por balão é recomendada em pacientes sintomáticos adolescentes e adultos jovens com PS que têm um gradiente de pico a pico do RV-PA > 30 mmHg no cateterismo (Nível de Evidência C) (1,3).
- A valvoplastia mitral por balão é recomendada em pacientes assintomáticos adolescentes e adultos jovens com PS que têm um gradiente de pico a pico do RV-PA > 40 mmHg no cateterismo (Nível de evidência C) (1,3).
- A substituição da válvula pulmonar também é indicada em pacientes com sintomas de NYHA classe II ou III e PR grave.

Uso intraoperatório da ecocardiografia transesofágica em pacientes submetidos à substituição ou reparo da valva tricúspide ou pulmonar

- O valor da eco intraoperatória em pacientes submetidos à substituição, valvuloplastia, ou reparo da valva do lado direito é semelhante ao descrito para aqueles submetidos à substituição ou reparo da válvula mitral ou aórtica.

Utilização da ecocardiografia após a cirurgia da valva tricúspide ou pulmonar

- As diretrizes da ACC/AHA recomendam um ecocardiograma de referência, geralmente na primeira visita pós-operatória, 3 a 4 semanas após a alta, para avaliar a estenose da prótese, a regurgitação valvar ou paravalvar, ou o derrame pericárdico e determinar as pressões da PA e as dimensões da câmara.
- A ACC/AHA não oferece orientações específicas para a avaliação contínua do paciente assintomático com uma válvula mecânica já que a disfunção valvar subclínica nestas próteses é incomum.
- No entanto, as válvulas biológicas podem começar a mostrar sinais de deterioração depois de 5 a 8 anos e, portanto, o acompanhamento clínico rigoroso e eco são importantes nesse momento.
- Para todos os pacientes com próteses valvares, visitas clínicas anuais são recomendadas, qualquer diminuição da capacidade funcional ou novo sopro deve incitar eco.
- Se for detectado maior ou igual regurgitação bioprotética leve, o acompanhamento com eco a cada 3 a 6 meses pode ser garantido.

Referências

1. Nishimura RA, Carabello BA, Faxon DP, et al. 2008 focused update incorporated into the ACC/AHA 2006 guidelines for the management of patients with valvular heart disease. *Circulation.* 2008;118;e523-e661.
2. Douglas PS, Garcia MJ, Haines DE, et al. ACCF/ASE/AHA/HFSA/HRS/ASNC/SCAI/SCCM/SCCT/SCMR 2011 Appropriate use criteria for echocardiography. *J Am Coll Cardiol.* 2011;57:1126-1166.

3. Bonow RO, Carabello BA, Chatterjee K. ACC/AHA 2006 guidelines for the management of patients with valvular heart disease. *Circulation.* 2006;114:e84-e231.
4. Anwar AM, Geleijnse ML, Soliman O, et al. Assessment of normal tricuspid valve anatomy in adults by real-time three-dimensional echocardiography. *Int J Cardiovasc Imaging.* 2007;23:717-724.
5. Schnabel R, Khaw AV, von Bardeleben RS, et al. Assessment of the tricuspid valve morphology by transthoracic real-time-3Dechocardiography. *Echocardiography.* 2005;22:15-23.
6. Sukmawan R, Watanabe N, Ogasawara Y, et al. Geometric changes of tricuspid valve tenting in tricuspid regurgitation secondary to pulmonary hypertension quantified by novel system with transthoracic real-time 3-dimensional echocardiography. *J Am Soc Echocardiogr.* 2007;20:470-476.
7. Ashraf MA, Marcel LG, Osama I, et al. Evaluation of rheumatic tricuspid valve stenosis by real-time three-dimensional echocardiography. *Heart.* 2007;93:363-364.
8. Bharucha T, Anderson RH, Lim ZS, et al. Multiplanar review of three-dimensional echocardiography gives new insights into the morphology of Ebstein's malformation. *Cardiol Young.* 2010;20:49-53.
9. Acar P, Abadir S, Roux D, et al. Ebstein's anomaly assessed by real-time 3-D echocardiography. *Ann Thorac Surg.* 2006;82:731-733.
10. Shakur R, Becher H. Three-dimensional echocardiogram of severe tricuspid regurgitation from carcinoid syndrome. *Echocardiography.* 2007;24:274-275.
11. Lee KJ, Connolly HM, Pellikka PA. Carcinoid pulmonaryvalvulopathy evaluated by real-time 3-dimensional transthoracic echocardiography. *J Am Soc Echocardiogr.* 2008;21:407.
12. Lin G, Nishimura RA, Connolly HM, et al. Severe symptomatic tricuspid valve regurgitation due to permanent pacemaker "or implantable cardioverter-defibrillator leads. *J Am Coll Cardiol.* 2005;45:1672-1675.
13. Seo Y, Ishizu T, Nakajima H, et al. Clinical utility of 3-dimensional echocardiography in the evaluation of tricuspid regurgitation caused by pacemaker leads. *Circ J.* 2008;72:1465-1470.
14. Ahmed S, Nanda NC, Miller AP, et al. Volume quantification of intracardiac mass lesions by transesophageal three-dimensional echocardiography. *Ultrasound Med Biol.* 2002;28:1389-1393.
15. Zoghbi WA, Enriquez-Sarano M, Foster E, et al. Recommendations for evaluation of the severity of native valvular regurgitation with two-dimensional and Doppler echocardiography. *J Am Soc Echocardiogr.* 2003;16:777-802.
16. Tribouiloy CM, Enriquez-Sarano M, Bailey KR, et al. Quantification of tricuspid regurgitation by measuring the width of the vena contracta with Doppler color flow imaging: A clinical study. *J Am Coll Cardiol.* 2000;36:472-478.
17. Roldan CA, Shively BK, Gelgand E, et al. Morphology of anorexigenassociated valve disease by transthoracic and transesophageal echocardiography. *Am J Cardiol.* 2002;90:1269-1273.
18. Baumgartner H, Hung J, Bermejo J, et al. Echocardiographic assessment ofvalve stenosis: EAE/ASE recommendations for clinical practice. *J Am Soc Echocardiogr.* 2009;22:1-23.
19. Anwar AM, Soliman O, van den Bosch AE, et al. Assessment of pulmonary valve and right ventricular outflow tract with real-time three-dimensional echocardiography. *Int J Cardiovasc Imaging.* 2007;23:167-175.
20. Pothineni KR, Wells BJ, Hsiung MC. Live/real time three-dimensional transthoracic echocardiographic assessment of pulmonary regurgitation. *Echocardiography.* 2008;8:911-991.
21. Renella P, Aboulhosn J, Lohan DG, et al. Two-dimensional and Doppler echocardiography reliably predict severe pulmonary regurgitation as quantified by cardiac magnetic resonance. *J Am Soc Echocardiogr.* 2010;23:880-886.
22. Yang H, Pu M, Chambers CE, et al. Quantitative assessment of pulmonary insufficiency by Doppler echocardiography in patients with adult congenital heart disease. *J Am Soc Echocardiogr.* 2008;21:157-164.
23. Silversides CK, Veldtman GR, Crossin J, et al. Pressure half-time predicts hemodynamically significant pulmonary regurgitation in adult patients with repaired tetralogy of Fallot. *J Am Soc Echocardiogr.* 2003;16:1057-1062.
24. Ozer N, Tokgozoglu L, Coplu L, et al. Echocardiographic evaluation of left and right ventricular diastolic function in patients with chronic obstructive pulmonary disease. *J Am Soc Echocardiogr.* 2001;14:557-561.
25. Rudski LG, Lai WW, Afilalo J, et al. Guidelines for the echocardiographic assessment of the right heart in adults: A report from the American Society of Echocardiography. *J Am Soc Echocardiogr.* 2010;23:685-713.
26. Scully HE, Armstrong CS. Tricuspid valve replacement: Fifteen years of experience with mechanical prostheses and bioprostheses. *J Thorac Cardiovasc Surg.* 1995;109:1035-1041.
27. McGrath LB, Chen C, Bailey BM, et al. Early and late phase events following tricuspid valve replacement. *J Card Surg.* 1992;7:245-253.

11

Disfunção de Prótese Valvar

Michael H. Crawford

- Existem dois tipos básicos de prótese valvar: a bioprótese e a mecânica.
- As válvulas bioprotéticas raramente alteram o exame físico cardiovascular normal, e a doença das válvulas bioprotéticas apresenta-se com os mesmos resultados do exame físico como são vistos com válvulas nativas. Assim, regurgitação e estenose significativas podem ser detectadas, mas a gravidade dessas lesões pode ser difícil de avaliar somente com o exame físico.
- As próteses valvares mecânicas alteram o exame físico cardiovascular normal. Os sons de fechamento nas próteses valvares mecânicas são acentuadas, e certos tipos de próteses valvares mecânicas podem produzir sons de abertura que normalmente não se escuta com as válvulas nativas.
- As válvulas protéticas por apresentarem geralmente orifícios menores que as válvulas nativas, os sopros de fluxo são frequentes e não necessariamente indicam estenose. Os sopros regurgitantes são quase sempre patológicos, mas vazamentos valvulares não podem ser diferenciados de vazamentos perivalvares através do exame físico.
- O exame físico de base pode ser confuso em pacientes com válvulas protéticas. O exame físico é mais valioso quando são detectadas mudanças na ausculta da válvula durante o acompanhamento. Tais mudanças sugeririam disfunção valvar e indicariam que uma ecocardiografia (eco) é necessária.
- No momento em que alterações significativas ao exame físico cardíaco são detectadas, muitas vezes, a disfunção da válvula é importante e o paciente não está indo bem.
- Portanto, o exame físico tem valor limitado para a detecção precoce de disfunção de prótese valvar. Isso faz com que eco de rotina seja uma opção atraente, mas há pouca informação para apoiar essa prática.

Classificação das próteses valvares

Válvulas bioprotéticas

- Válvulas *de tubo* sintético são formadas por válvulas de animais ou de tecidos pericárdicos e apoiadas por um quadro sintético (Fig. 11.1A).

- Válvulas de tubo não sintético (*stentless*) são criadas de tecido animal não apoiadas por um quadro sintético (1) (Fig. 11.1B).
- As válvulas bioprotéticas de *stent* montado são para a colocação percutânea, mais comumente em posição aórtica (Fig. 11.1C).
- Homoenxertos são válvulas humanas e podem ser autoenxertos (do mesmo paciente) ou aloenxertos (de outra pessoa).

Válvulas mecânicas

- As válvulas de duplo folheto, válvulas mais comumente usadas, têm dois folhetos em semicírculo anexados por dobradiças aos aparelhos de suporte e anel de costura (2,3) (Fig. 11.2A).
- Válvulas de disco de inclinação são reforçadas por uma série de suportes (Fig. 11.2B).
- As válvulas de bola são contidas por uma gaiola (Fig. 11.2C).

Anéis de anuloplastia

- Os anéis de anuloplastia são rotineiramente usados após o reparo valvar mitral e tricúspide (Fig. 11.2D).

Hemodinâmica normal das próteses valvares

- A velocidade de pico e média, os gradientes correspondentes de pico e a área valvar de próteses valvares normalmente funcionantes variam de acordo com sua posição, tipo e tamanho (Tabela 11.1).

Disfunção de prótese valvar

Definição

- A disfunção de prótese valvar é um desempenho inferior ao esperado, em decorrência de complicações cirúrgicas, falha de um componente da válvula, degeneração do tecido da válvula, formação de trombo, crescimento de *pannus*, endocardite infecciosa e incompatibilidade entre prótese e paciente (PPM).

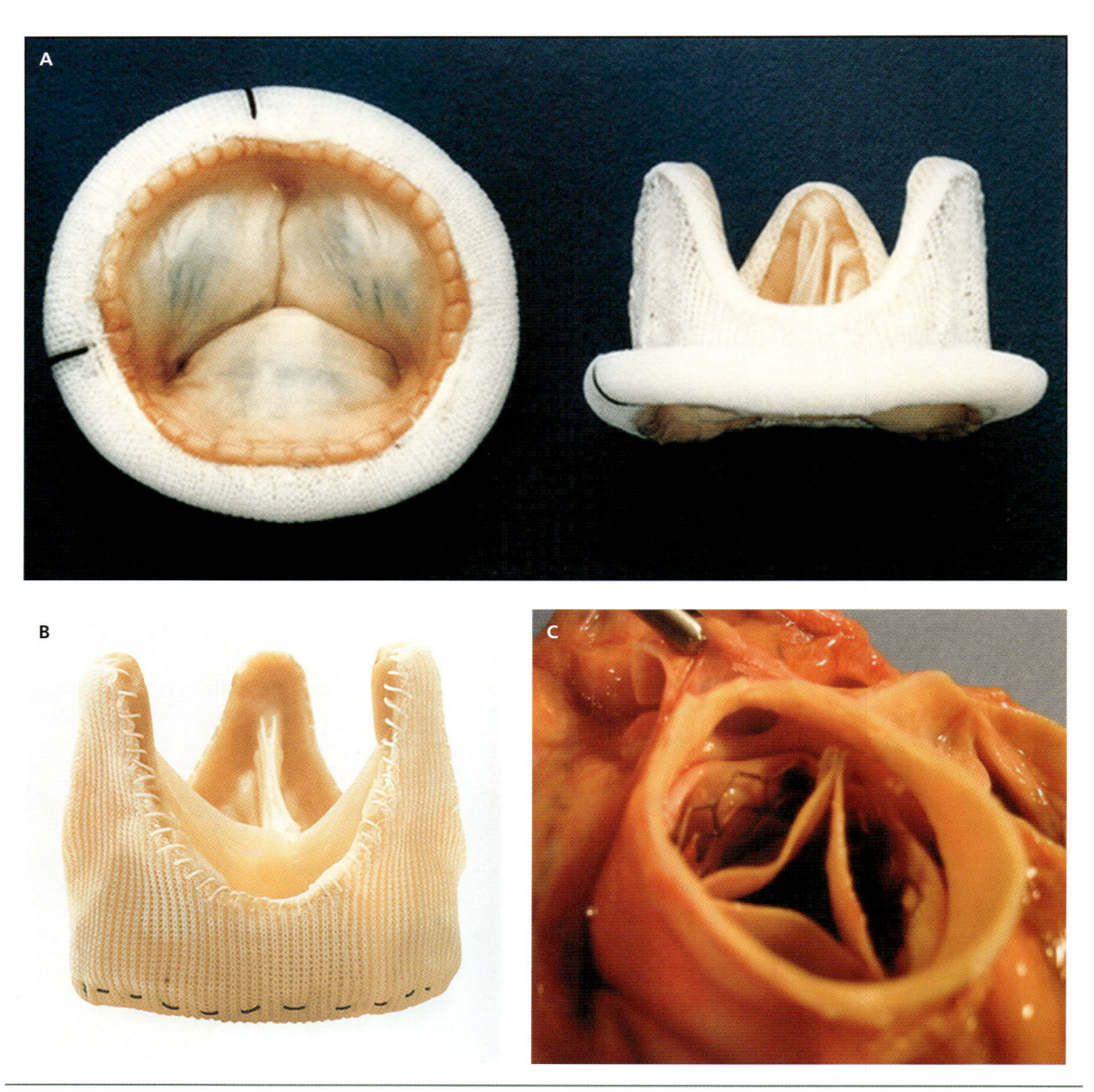

Fig. 11.1 A. Valva bioprotética porcina com suporte mostrando os *stents* cobertos por tecido e o anel de costura circundando os folhetos porcinos. **B.** Valva bioprotética sem suporte. **C.** Valva bioprotética com suporte.

Mecanismos da disfunção de prótese valvar

- *Complicações cirúrgicas:* Deiscência valvar parcial ou completa resultando em vazamento paravalvular ou escape valvar.
- *Falhas mecânicas:* Fratura de *stent*, escape de disco ou cone, disco ou folheto preso (geralmente em uma posição aberta).
- *Degeneração de tecido:* Geralmente resulta em regurgitação, mas a estenose ocorre comumente.
- *Regurgitação valvar:* Geralmente resulta da degeneração do tecido, endocardite, trombo ou crescimento de *pannus*.
- *Estenose valvar:* É uma complicação menos comum em decorrência da degeneração de tecido, crescimento de *pannus*, trombo e, raramente, de endocardite.
- *Trombose valvar:* Ocorre principalmente com as próteses mecânicas, geralmente com anticoagulação subterapêutica, e pode resultar em regurgitação ou obstrução.
- *Crescimento de pannus:* Ocorre com as válvulas mecânicas e com as bioprotéticas, mais comumente com as válvulas aórticas, e geralmente resulta em obstrução, porém a regurgitação ou a estenose e regurgitação também podem ocorrer.
- *Endocardite infecciosa:* Geralmente resulta em regurgitação em decorrência do envolvimento direto do folheto (válvulas bioprotéticas) ou à deiscência do anel (em válvulas mecânicas e bioprotéticas), mas grande vegetação raramente pode obstruir a válvula.
- *PPM:* A área valvar protética é pequena demais para o tamanho do paciente, o que resulta em estenose relativa.

Capítulo 11 Disfunção de Prótese Valvar **205**

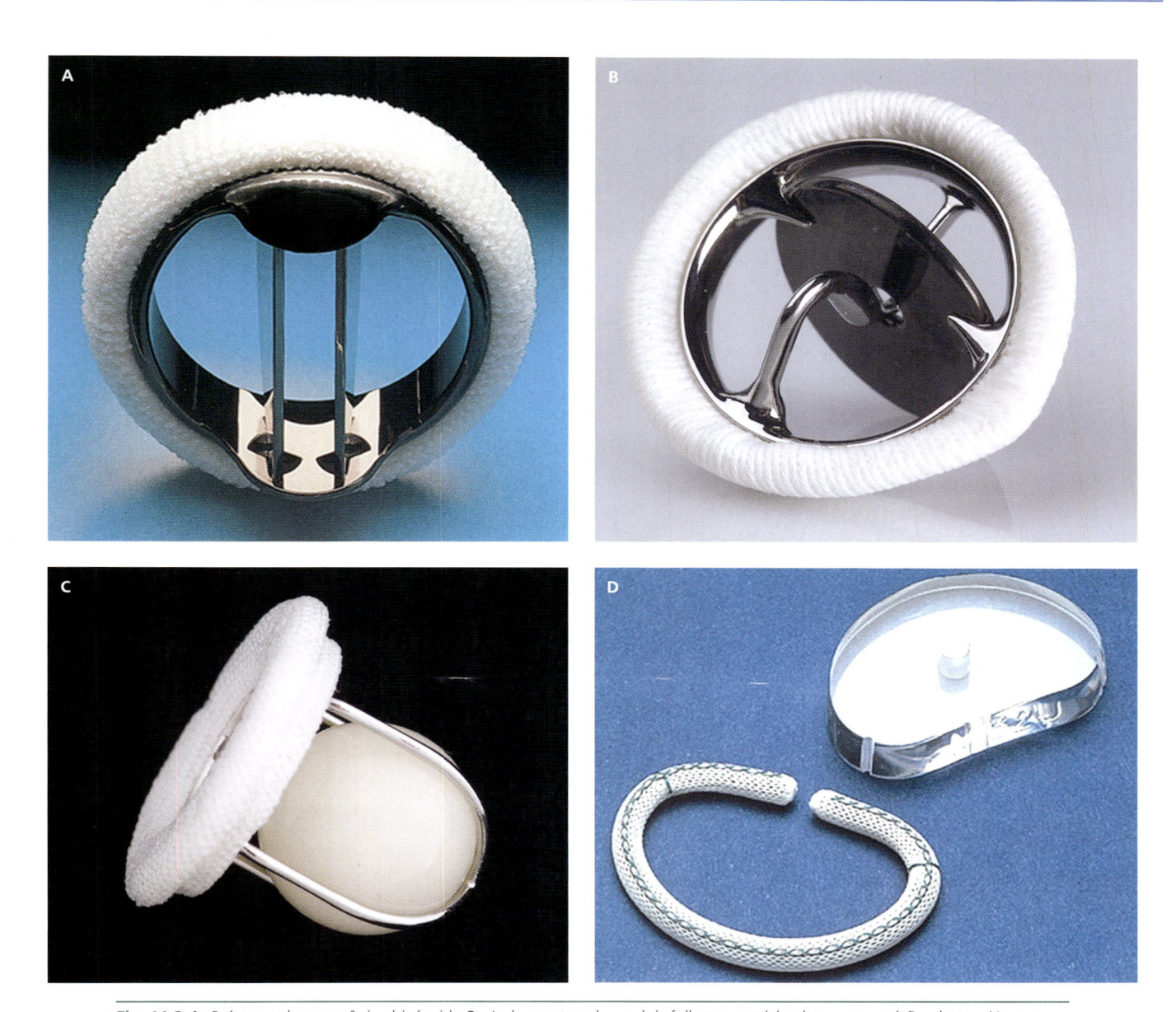

Fig. 11.2 A. Prótese valvar mecânica bicúspide St. Jude mostrando os dois folhetos semicirculares em posição aberta. Note os três canais de fluxo e as dobradiças em baixo. **B.** Valva mecânica com folheto único de inclinação. **C.** Valva mecânica de bola e gaiola. **D.** Anel de anuloplastia.

Ecocardiografia

Indicações apropriadas para o uso em pacientes com próteses valvares

- A ecocardiografia transtorácica (TTE) ou a ecocardiografia transesofágica (TEE) é realizada em pacientes após substituição valvar, conforme diferentes cenários clínicos e as diretrizes da American College of Cardiology/American Heart Association/American Society of Echocardiography (Tabela 11.2).

Caracterização dos mecanismos da disfunção da prótese valvar

Ecocardiografia transtorácica ou transesofágica em modo M

Melhores planos de imagem

- *TTE:* Imagem de eixo longo paraesternal para valvas aórtica ou mitral; imagem do influxo paraesternal do ventrículo direito (RV) para a valva tricúspide; imagem paraesternal do fluxo de saída RV para a valva pulmonar.

Tabela 11.1
Hemodinâmica normal das valvas protéticas

Prótese/Tamanho	Velocidade de pico (m/s)	Gradiente médio (mmHg)	Área valvar (cm²)
Valva aórtica			
Mecânica bicúspide			
21-23 mm	2,6 ± 0,4	10-30	1,3-1,5
25 mm	2,5 ± 0,4	5-30	1,8
27 mm	2,4 ± 0,4	5-20	2,4
29 mm	2,4 ± 0,4	5-15	2,7-3,6
Porcina com suporte			
21-23 mm	2,6 ± 0,4	13 ± 6	1,8-2,1 ± 0,2
25 mm	2,5 ± 0,4	11 ± 2	–
27 mm	2,4 ± 0,4	10 ± 1	–
29 mm	2,4 ± 0,4	–	–
Porcina sem suporte	2,2 ± 0,4	3 (2-20)	1,8-2,3
Homoenxerto	1,8 ± 0,4	7 ± 3	1,7-3,1
Valva mitral*			
Mecânica bicúspide	1,6 ± 0,3	5 ± 2	2,9 ± 0,6 (1,8-4,4)
Porcina com suporte			
Hancock	1,5 ± 0,3	4,3 ± 2,1	1,3-2,7
Carpentier-Edwards	1,8 ± 0,2	6,5 ± 2,1	1,6-3,5
Homoenxerto	1,8 ± 0,4	6,4 ± 3	1,9-2,9

*O tempo de meia-pressão de valvas mitrais mecânicas e biológicas é geralmente < 100 ms e < 130 ms, respectivamente.

Tabela 11.2
Classe I ou indicações apropriadas (escore 7-9) para ecocardiografia em pacientes com próteses valvares e suspeita de disfunção de prótese valvar

TTE de base 1-3 meses após substituição valvar.

Vigilância de rotina pelo menos 3 meses após a substituição valvar se não há ou se suspeita de disfunção valvar conhecida.

Novo sopro cardíaco (TTE).

Desenvolvimento de novos sintomas ou mudanças de sintomas cardiovasculares (TTE).

Ausência de melhora ou deterioração da capacidade funcional ou sintomas cardiovasculares após a substituição valvar (TTE).

Anualmente, após 5 anos com uma valva bioprotética na ausência de mudança no estado clínico (TTE).

A cada 6 meses em um paciente assintomático com degeneração de valva bioprotética e regurgitação maior/ou igual à leve (TTE).

Pacientes com suspeita de obstrução valvar causada por crescimento para dentro do trombo e do *pannus* (TTE e TEE).

Pacientes com suspeita de endocardite valvar protética em decorrência de hemoculturas positivas ou novo sopro (TTE e TEE).

Reavaliação de pacientes com endocardite infecciosa com qualquer um dos seguintes: organismo virulento, lesão hemodinâmica grave, envolvimento da aorta, bacteremia persistente, uma mudança no estado clínico ou deterioração sintomática (TTE e TEE).

Diagnosticar ou gerenciar endocardite com uma probabilidade pré-teste de moderada à alta – p. ex., bacteremia, especialmente com *staphylococcus* ou fungo (TEE).

Febre persistente em um paciente com um dispositivo intracardíaco (TEE).

TTE, ecocardiografia transtorácica; TEE, ecocardiografia transesofágica.
(Adaptada de Bonow RO, Carabello BA, Chatterjee K et al. 2008 focused update incorporated into the ACC/AHA 2006 guidelines for the management of patients with valvular heart disease: A report of the American College of Cardiology/American Heart Association Task Force on Practice Guidelines. *J Am Coll Cardiol.* 2008;52:e1-e142; Douglas PS, Garcia MJ, Haines DE et al. ACCF/ASE/AHA/HFSA/HRS/ASNC/SCAI/SCCM/SCCT/SCMR 2011 Appropriate use criteria for echocardiography. *J Am Coll Cardiol.* 2011;57:1126-1166.)

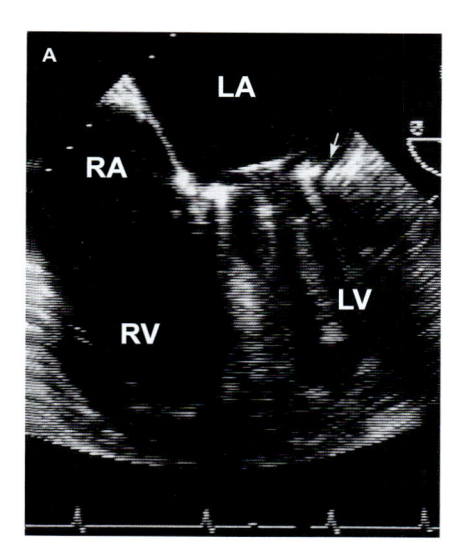

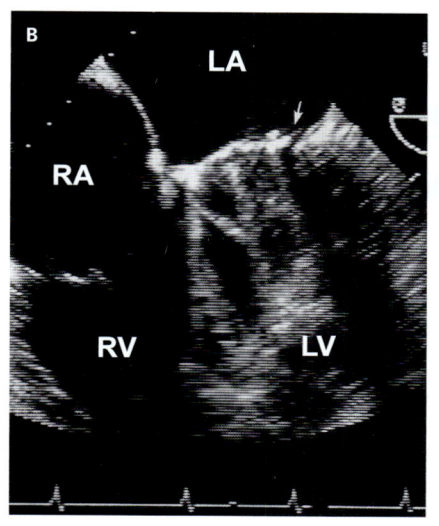

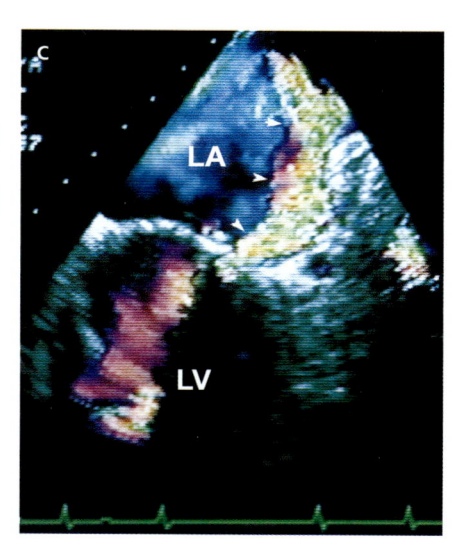

Fig. 11.3 Imagem basal de quatro câmaras à TEE de uma valva mitral mecânica bicúspide com deiscência do anel. **A.** Posição aberta. **B.** Posição fechada. Note as reverberações (*linhas brancas*) e sombreamento (*espaços escuros*) no lado do ventrículo esquerdo (LV) e o defeito perivalvular ou deiscência (*seta*). **C.** Fluxo colorido jato (*pontas de seta*) de regurgitação excêntrica através do defeito de deiscência. LA, átrio esquerdo; RA, átrio direito; RV, ventrículo direito. (De Crawford MH. The patient with prosthetic heart valves. In: Roldan CA, Abrams J, eds. *Evaluation of the patient with heart disease: Integrating the physical examination and echocardiography.* Philadelphia, PA: Lippincott Williams & Wilkins, 2002:257.)

- *TEE:* Imagem basal das quatro câmaras para a valva mitral e a valva tricúspide, e imagens do eixo longitudinal basal para a valva aórtica e pulmonar.

Principais características diagnósticas

- Movimento anormal do disco ou cone do folheto em relação ao ciclo cardíaco; por exemplo, abertura ou fechamento tardio, ou falha para fechar ou abrir.
- Prótese valvar espessada ou tecido valvar periprotético.
- Folheto instável da valva bioprotética.

Armadilhas

- A baixa resolução lateral de eco com modo M pode sobrepor estruturas adjacentes à imagem e dar a aparência de anormalidades.
- Tem sensibilidade e especificidade limitadas na definição dos diferentes mecanismos de disfunção de prótese valvar.

Ecocardiografia bi ou tridimensional transtorácica ou transesofágica

Melhores planos de imagem

- *TTE:* Imagens de eixo longo e curto paraesternal e imagens de influxo do RV e apical.
- *TEE 2D:* Imagens basais das quatro câmaras, do eixo longitudinal e do eixo curto.
- *RT3D:* Imagens basais das quatro câmaras e do eixo curto para a reconstrução *on-line* (em tempo real) ou *off-line* da LA ou do LV em imagens frontais da valva mitral e da raiz aórtica e da via de saída do LV em imagens frontais da valva aórtica.

Principais características diagnósticas

- *Deiscência valvar:* Movimento desordenado de parte ou de toda prótese valvar > 15 graus com evidência de separação do anel protético do anel valvar. (Figs. 11.3 a 11.5).
- *Degeneração da valva bioprotética:* Folhetos espessados ou rasgados/instáveis (Fig. 11.6).
- Massas de tecido anormal, que incluem folhetos rasgados, crescimento de *pannus*, trombos ou vegetações:
  - O *pannus* é geralmente ecodenso com a forma linear ou como uma banda. O *pannus* geralmente provoca estenose (Fig. 11.7). O *pannus* também pode causar estenose com regurgitação intermitente (Fig. 11.8).
  - As vegetações e o trombo são mais comumente massas de tecido macio, ecorrefringentes, de forma variável e móvel. Ambos ocorrem mais comumente nos anéis de costura ou anuloplastia (Fig. 11.9). Contudo, infecção no anel de costura pode causar deiscência do anel sem massas vegetativas aparentes (4) (Fig. 11.10). Além disso, a trombose difusa e bem distribuída de folhetos bioprotéticos, levando à estenose, pode ocorrer raramente (Fig. 11.11).
- Movimento anormal do folheto, do cone ou do disco.
- Análise de tamanhos e da função de câmara.

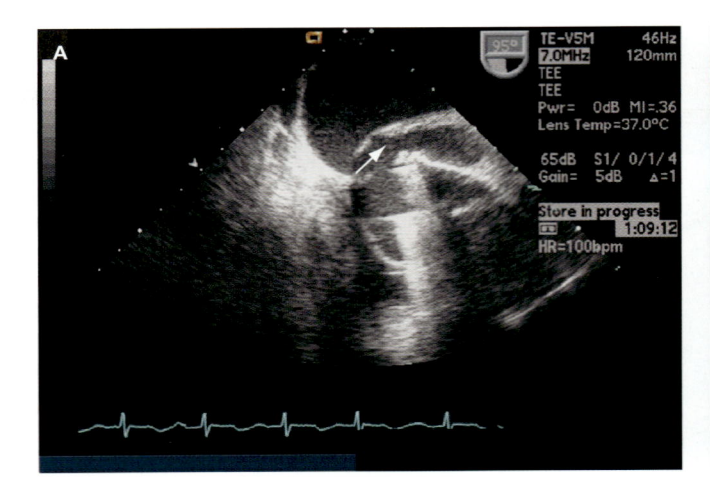

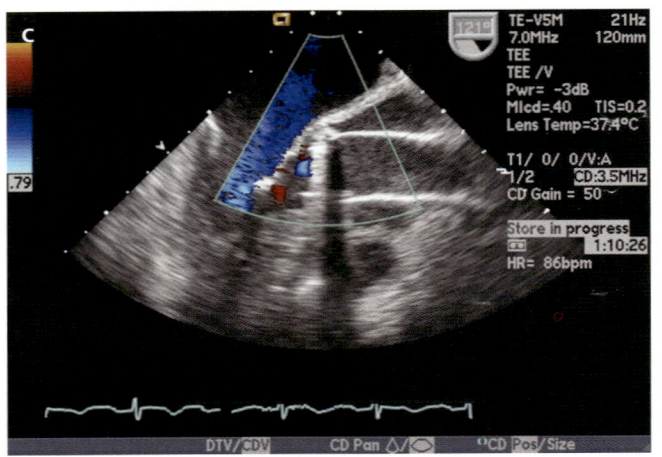

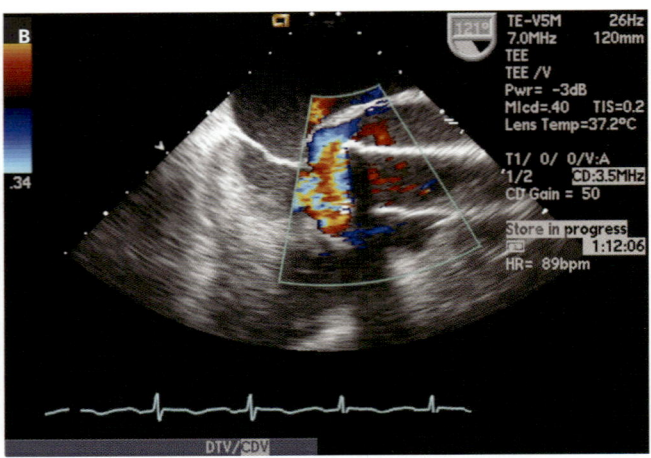

Fig. 11.4 A. Imagem de eixo longo basal da aorta ascendente à TEE mostrando separação de uma valva de St. Jude e um tubo de enxerto da aorta ascendente da aorta nativa acima (*seta*). Note as linhas horizontais claras e reverberações dos discos da valva protética.
B. Imagem de eixo longo basal da aorta ascendente à TEE, mostrando uma valva de St. Jude em um tubo de enxerto com deiscência da parede aórtica nativa com uma conexão fistulosa entre a aorta nativa e o LV através do fluxo de Doppler colorido. **C.** Imagem de eixo longo basal da aorta ascendente e do tubo de enxerto valvar à TEE após reparo da deiscência do anel aórtico nativo.

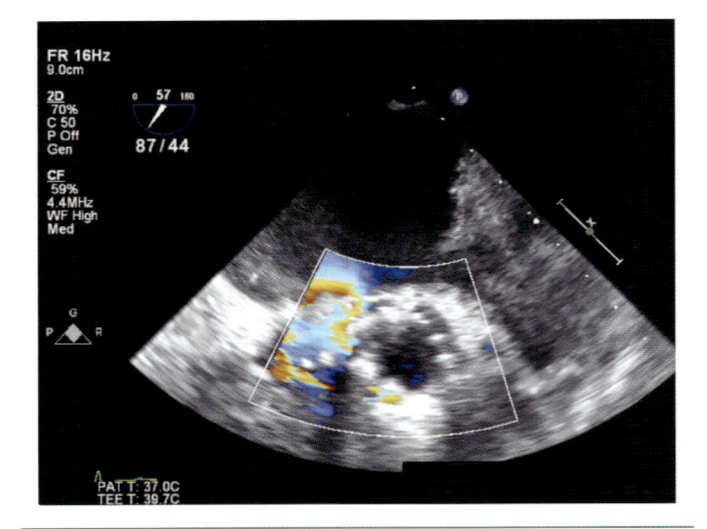

Fig. 11.5 Imagem de eixo curto basal de uma valva aórtica protética St. Jude à TEE com um sinal de fluxo de Doppler colorido, representando um vazamento paravalvular na diástole.

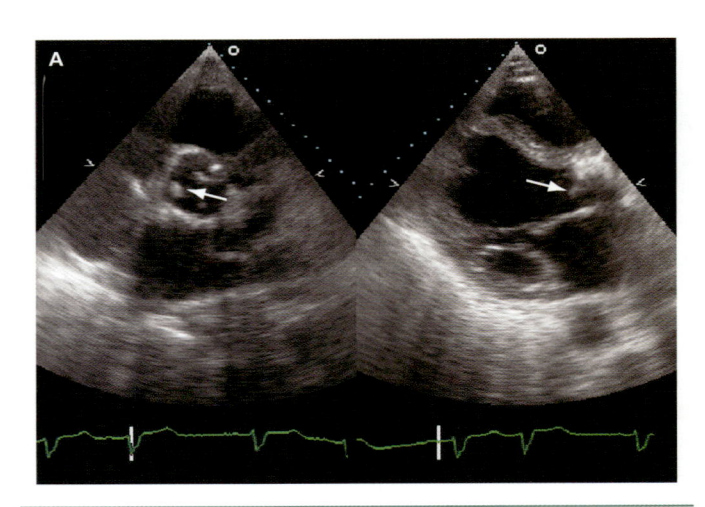

Figura 11.6: A. Imagens paraesternais de eixos curto e longo à TTE ilustrando uma valva aórtica bioprotética com folhetos escleróticos e uma massa prolapsando para dentro da LVOT na diástole sugestiva de um folheto rasgado ou de uma vegetação (*setas*).

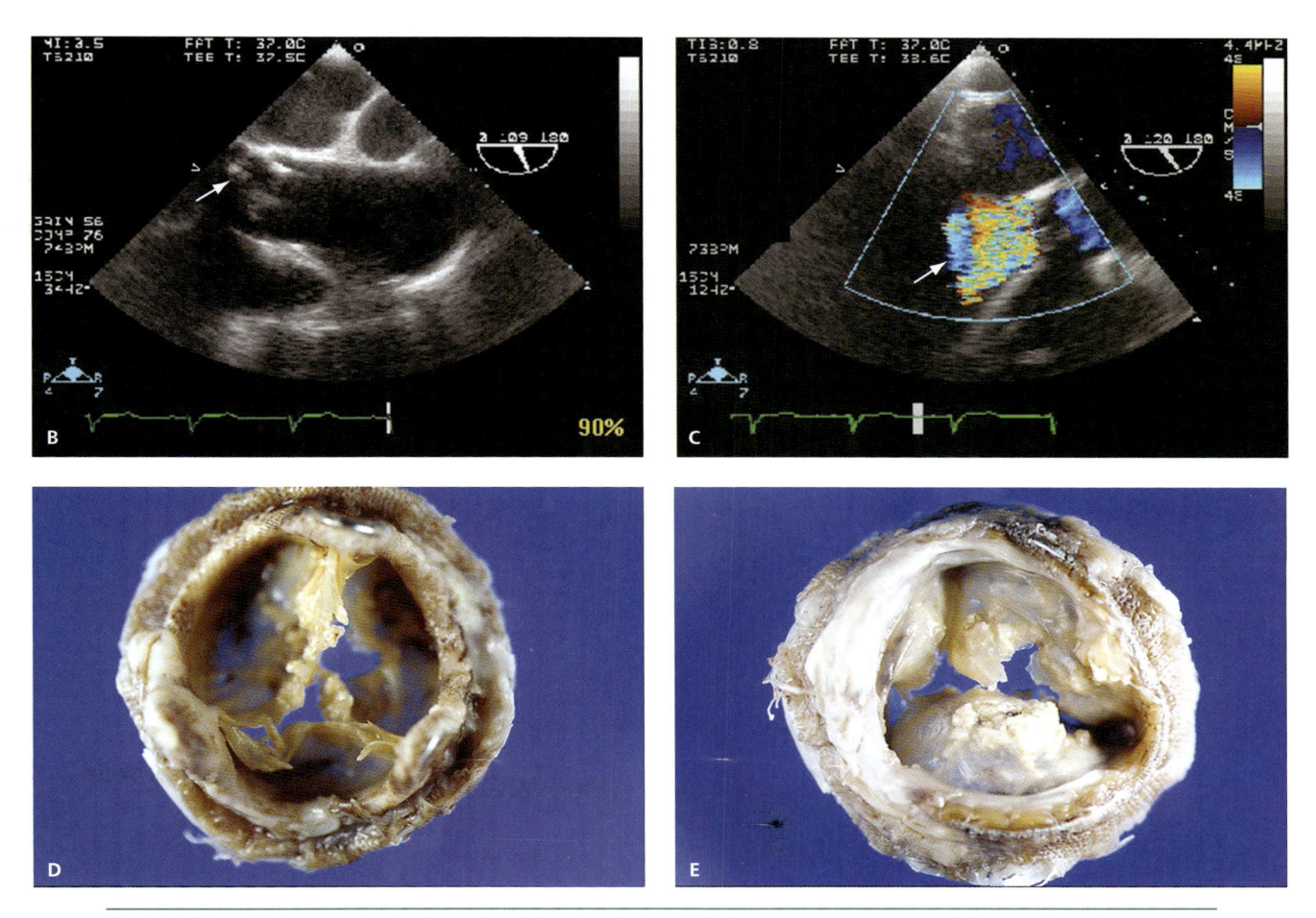

Fig. 11.6 *(Cont.)* **B.** Imagem de eixo longo basal da valva aórtica à TEE demonstra uma massa no folheto prolapsado, sugerindo um rasgamento do folheto bioprotético (*seta*). **C.** TEE com Doppler colorido demonstra grave regurgitação aórtica.
D, E. Valva bioprotética explantada vista dos lados aórtico e ventricular, respectivamente, demonstra esclerose de folhetos e um folheto perfurado. Nenhuma evidência de infecção foi demonstrada.

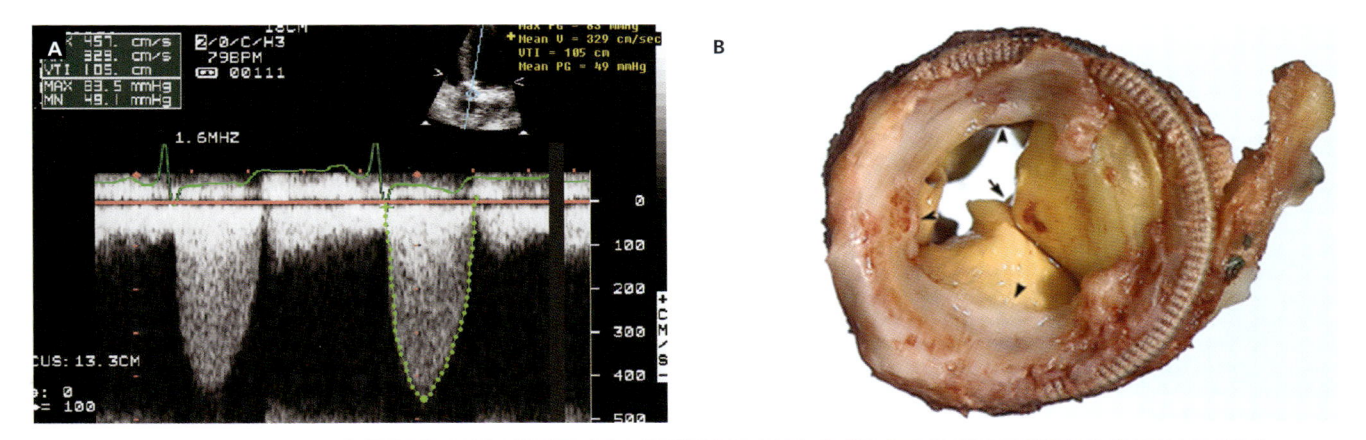

Fig. 11.7 Estenose da valva aórtica bioprotética em decorrência do crescimento de *pannus*. A. Doppler de onda contínua demonstrando gradientes de pico e médio de 84 mmHg e 49 mmHg, respectivamente. A imagem ao Doppler colorido de canto superior direito mostra uma zona de convergência de grande fluxo e turbulência na LVOT logo abaixo dos folhetos valvares. O canto esquerdo inferior do Doppler de onda contínua mostra velocidades aórticas de até 4 m/segundo consistente com obstrução grave. A imagem à TEE de canto direito inferior do eixo curto basal mostra folhetos bioprotéticos normais, móveis, com uma massa anterior mal definida. **B.** Perceba o crescimento de *pannus* no lado ventricular da valva explantada (*pontas de seta*) e os folhetos de aparência normal (*seta*).

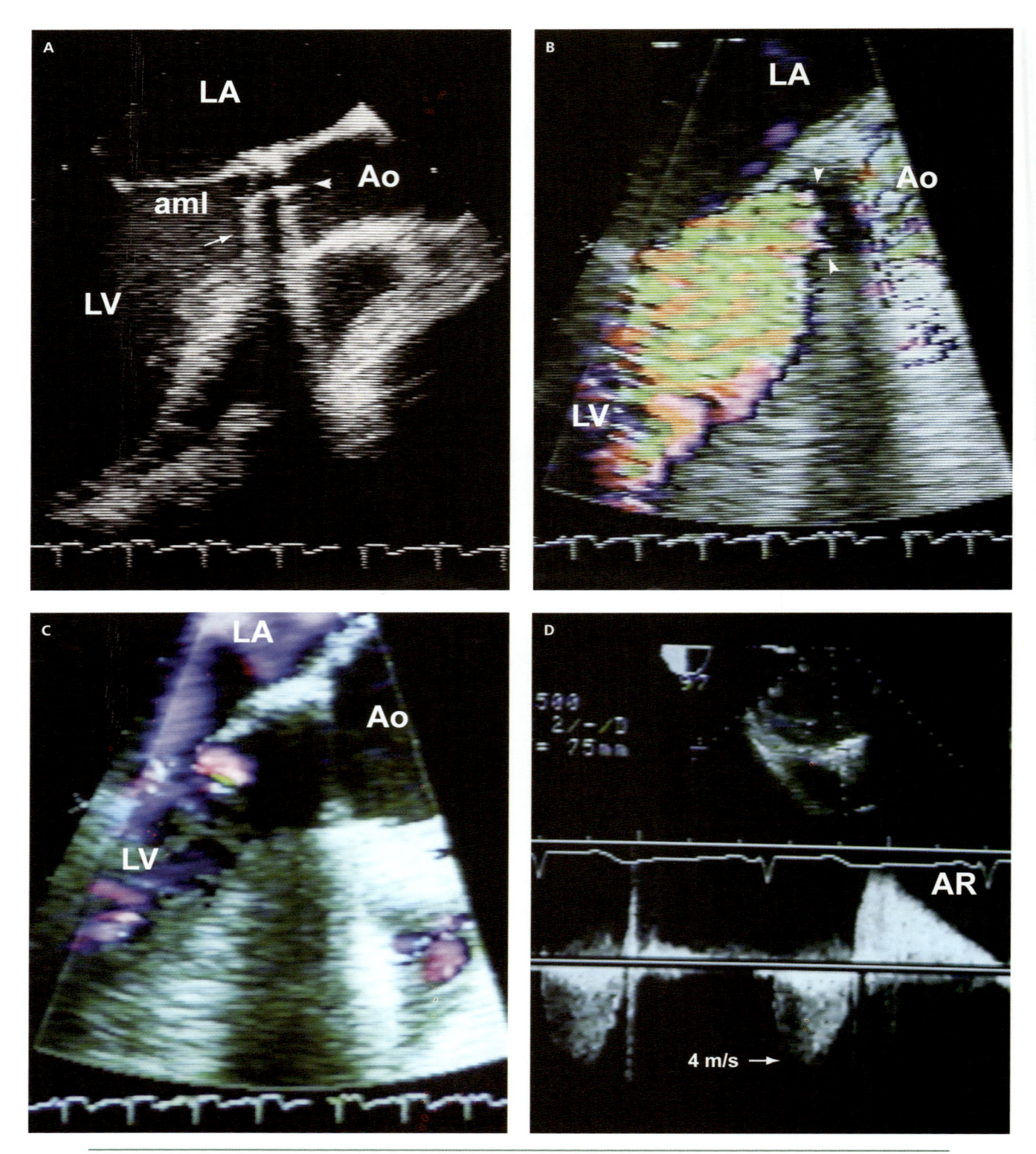

Fig. 11.8 Valva *bileaflet* aórtica mecânica bicúspide com estenose e regurgitação intermitente em decorrência do crescimento de *pannus*. A. Imagem de eixo longo basal da valva aórtico protética à TEE demonstra uma estrutura tipo uma membrana (*seta*) abaixo dos folhetos de valva aórtica protética (*ponta de seta*). **B.** Doppler colorido demostra regurgitação aórtica grave (*pontas de seta*). **C.** Doppler colorido demonstra regurgitação aórtica trivial ou ausente. **D.** O Doppler de onda contínua de uma imagem transgástrica à TEE demonstra velocidades valvares de até 4 m/segundo (*seta*) indicativas de obstrução grave e confirma regurgitação aórtica (AR) intermitente grave. Durante a cirurgia, o crescimento de *pannus* estendendo-se para dentro dos pontos de articulação da válvula, fazendo com que os folhetos ficassem presos abertos intermitentemente foi demonstrado.

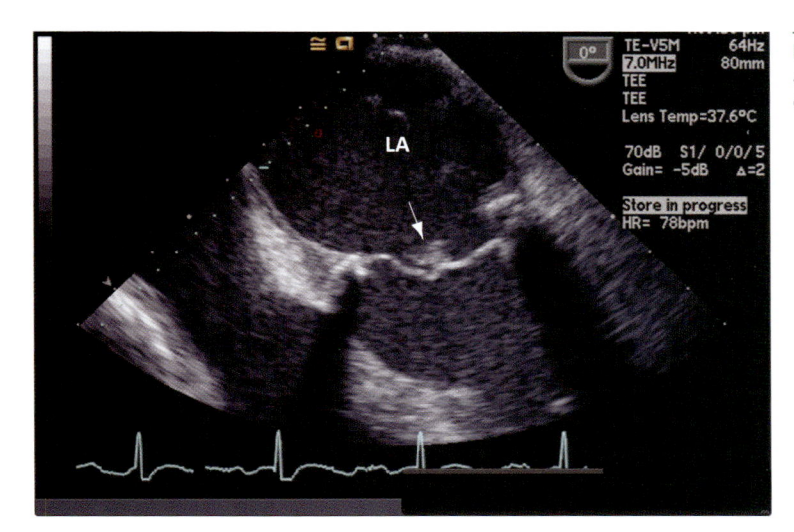

Fig. 11.9 Imagem basal de quatro câmaras à TEE de um anel de anuloplastia mitral com uma grande vegetação no lado atrial esquerdo (LA) dos folhetos de valva mitral fechados.

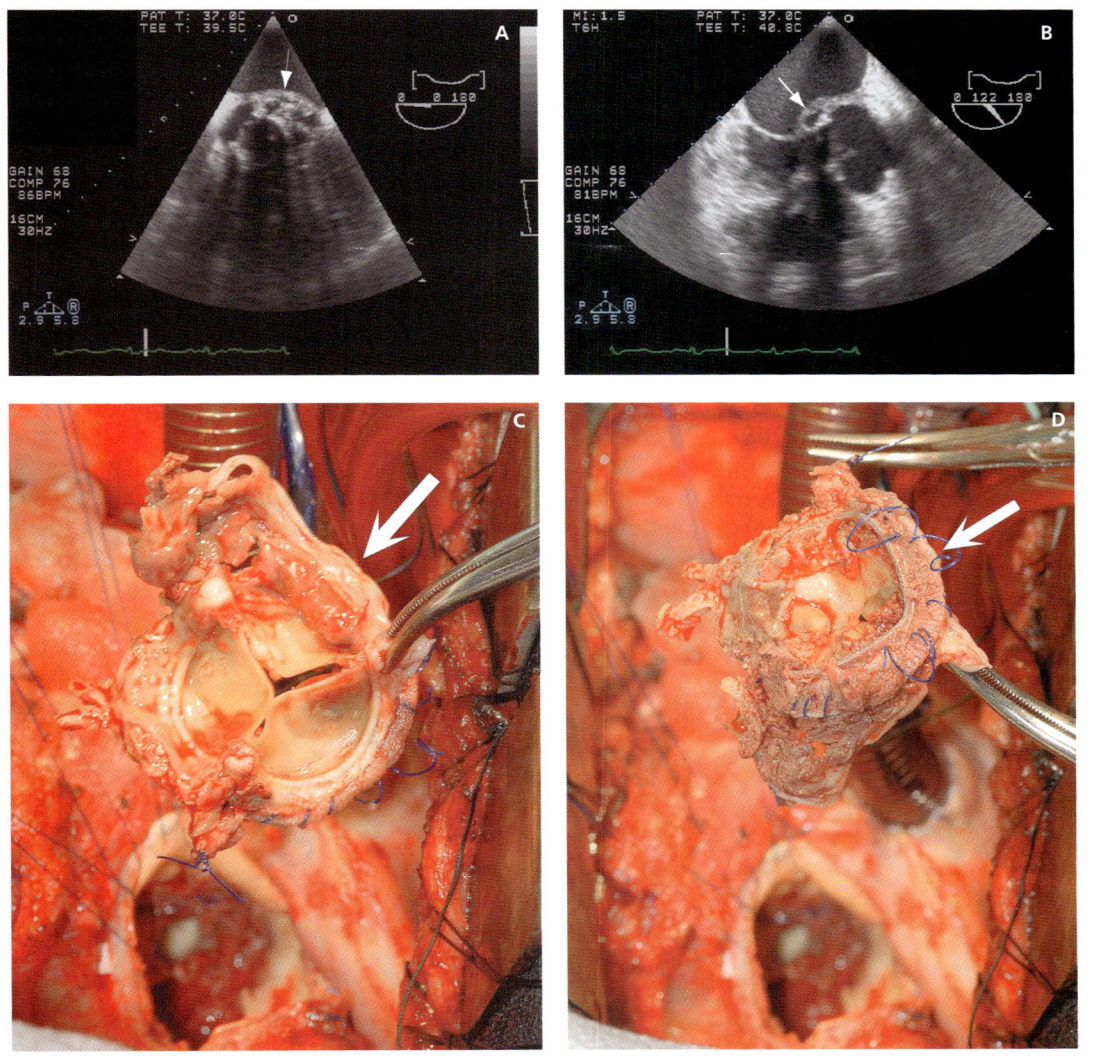

Fig. 11.10 A, B. Imagens de ECO transesofágico basal de eixo curto e longo de uma valva bioprotética em um paciente com endocardite por *Staphylococcus aureus,* demonstrando um abscesso do anel aórtico posterior e da raiz (*seta*), levando à deiscência bioprotética. Além disso, perceba o espessamento leve porém difuso com uma mobilidade diminuída dos folhetos bioprotéticos sugestivo de valvulite. **C, D.** Valva bioprotética cirurgicamente explantada demonstrando o abscesso paravalvular/anel de costura com uma aparência não notável do lado aórtico (**C**) dos folhetos bioprotéticos, porém com doença significante (valvulite e pequenas vegetações) no lado ventricular (**D**).

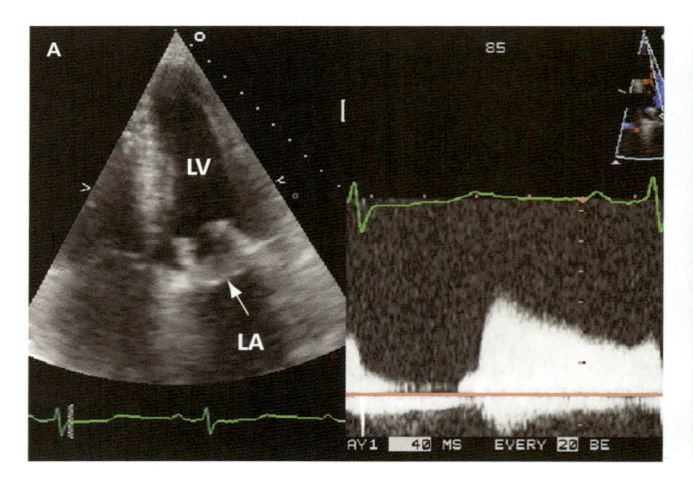

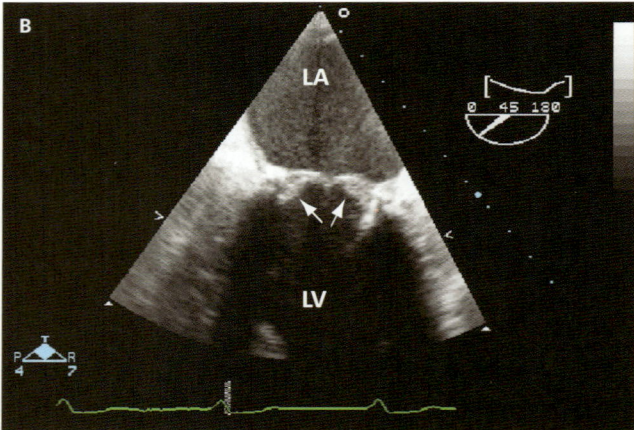

Fig. 11.11 A. Imagem de ECO transtorácico de quatro câmaras demonstra folhetos bioprotéticos mitrais com espessamento grave do tecido mole, ecorrefringentes e com mobilidade diminuída (*seta*). Doppler de onda contínua demonstra um gradiente de pico de até 36 mmHg consistente com estenose mitral bioprotética grave. **B.** TEE confirmou espessamento de tecido mole difuso ecorrefrigente especialmente nas porções basais e no lado ventricular dos folhetos (*setas*), levando à mobilidade gravemente diminuída dos folhetos. Observa-se significante eco com contraste espontâneo associado no átrio esquerdo. A valva bioprotética explantada demonstra trombose difusa e organizada de todos os folhetos bioprotéticos, predominantemente no seu lado ventricular. LA, átrio esquerdo; LV, ventrículo esquerdo.

Armadilhas

- Em imagens apicais, a baixa resolução lateral pode exagerar o espessamento de estruturas relacionadas com a valva e criar lóbulos laterais que emanam da valva (Fig. 11.12).

- Não podem diferenciar com segurança a histologia das massas (ou seja, *pannus*, trombo ou vegetação).

- Reflexos intensos da estrutura de prótese valvar a ECO resultam em reverberações, o que obscurece detalhes de outras estruturas valvares adjacentes. Em válvulas bioprotéticas com suporte, reverberações dos suportes obscurecem os folhetos valvares (Figs. 11.13 a 11.15).

- O material nas válvulas de bola é mais denso que tecido ou sangue, portanto as ondas de ultrassom viajam lentamente através dela, resultanto em uma ampliação do tamanho aparente da bola, o que oprime outros detalhes da válvula e estruturas adjacentes (Fig. 11.16).

- Edema perivalvular e hematoma pós-operatório inicial pode assemelhar-se a cavidades ou abscessos. Se não houver nenhuma outra evidência de infecção, repita a ECO em 1 a 2 semanas.

- Pequenos ecos filamentosos podem ser observados ligados a anéis de costura de válvulas protéticas. Essas estruturas mais comumente representam as extremidades das suturas, mas em ambiente clínico adequado devem ser distinguidas de

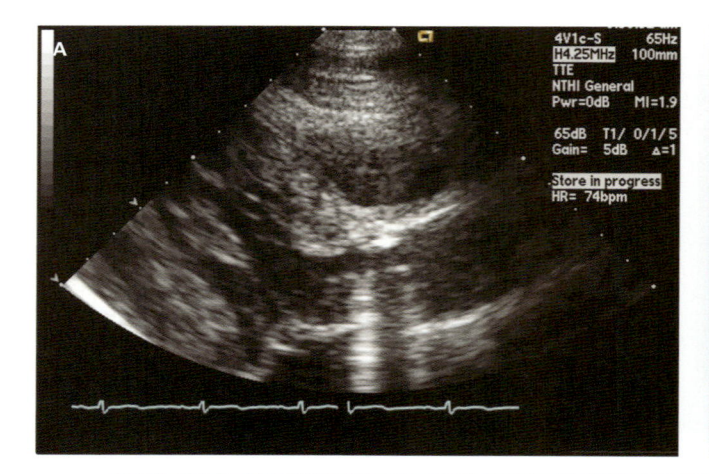

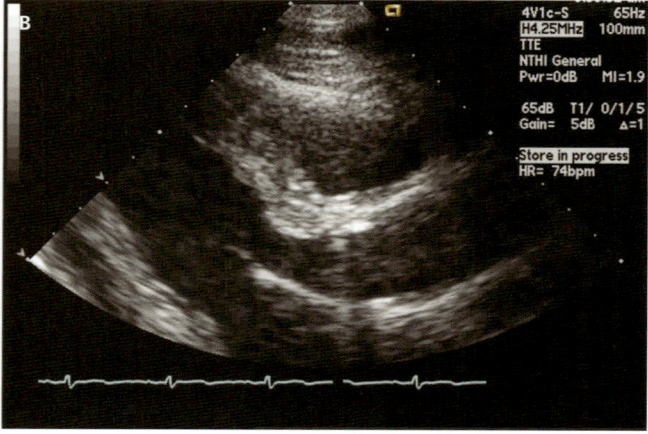

Fig. 11.12 A. Uma imagem paraesternal de eixo longo de uma valva aórtica protética de St. Jude na posição fechada. Note os ecos brilhantes do anel de costura nas paredes da aorta e suas reverberações, que obscurecem os folhetos. **B.** Posição aberta. Note as linhas horizontais (lóbulos laterais) na aorta e reverberações posteriores dos folhetos.

Capítulo 11 Disfunção de Prótese Valvar 213

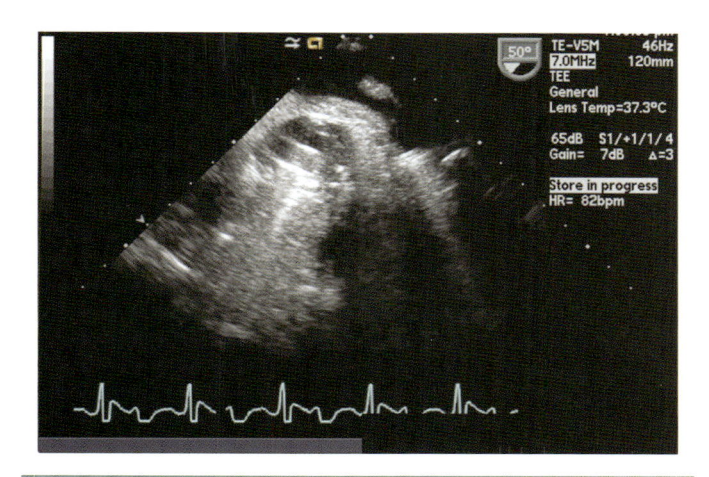

Fig. 11.13 **Imagem à TEE de eixo curto basal de uma prótese aórtica St. Jude na posição aberta.** Perceba as duas linhas paralelas a partir dos folhetos abertos e as reverberações atrás delas.

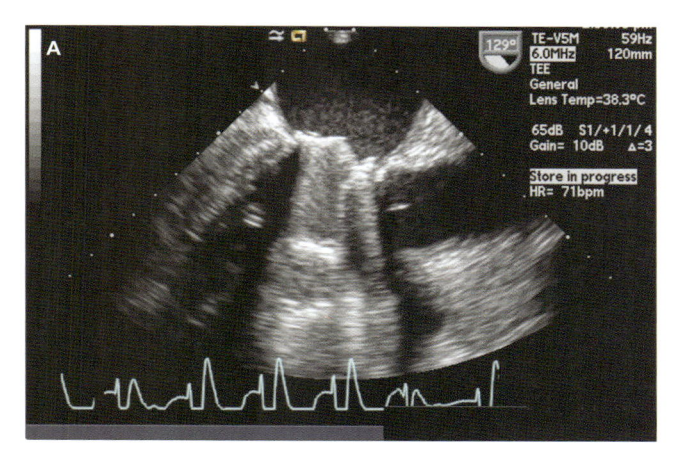

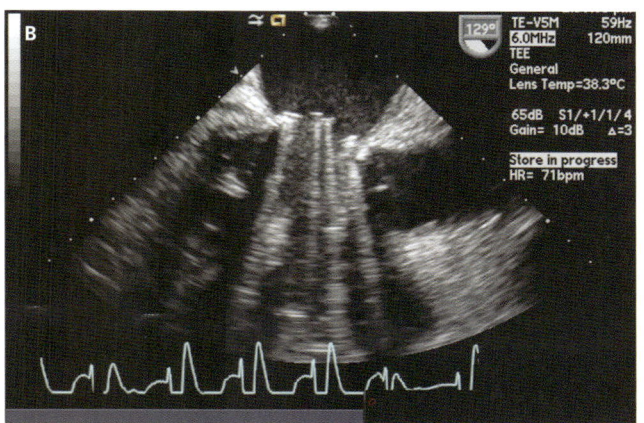

Fig. 11.15 **A.** Imagem à TEE apical de duas câmaras de uma valva protética mitral de St. Jude na posição fechada. Note as reverberações extensivas atrás dos folhetos valvares. **B.** Posição aberta. Note as reverberações verticais lineares dos dois lados do anel de costura e dos folhetos da valva aberta.

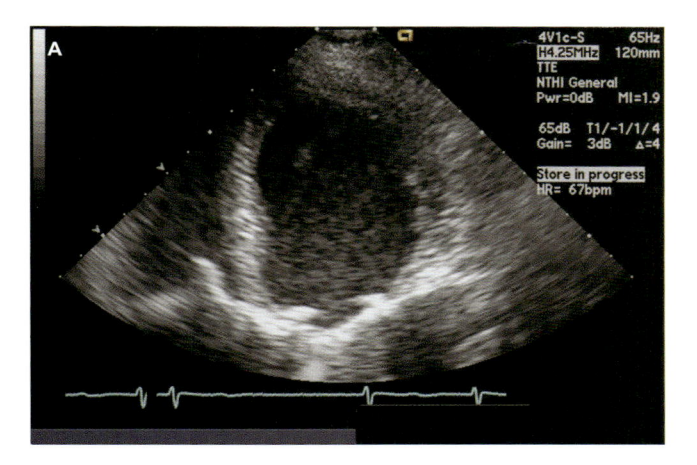

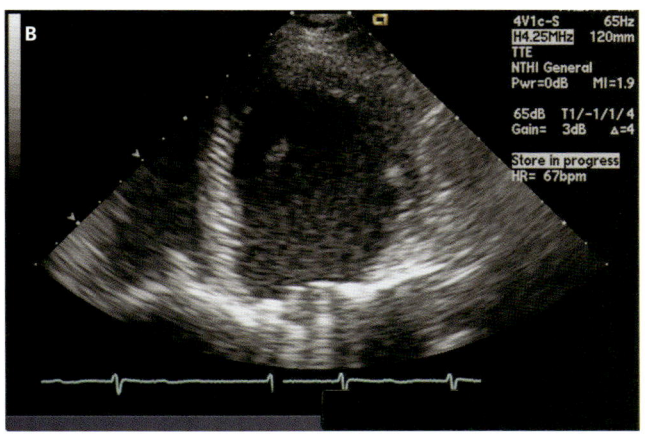

Fig. 11.14 **A.** Imagem à TTE apical de quatro câmaras de uma valva protética mitral de St. Jude na posição fechada. Note ecos proeminentes do anel de costura. **B.** Posição aberta. Note as reverberações dos dois lados do anel de costura e dos dois folhetos.

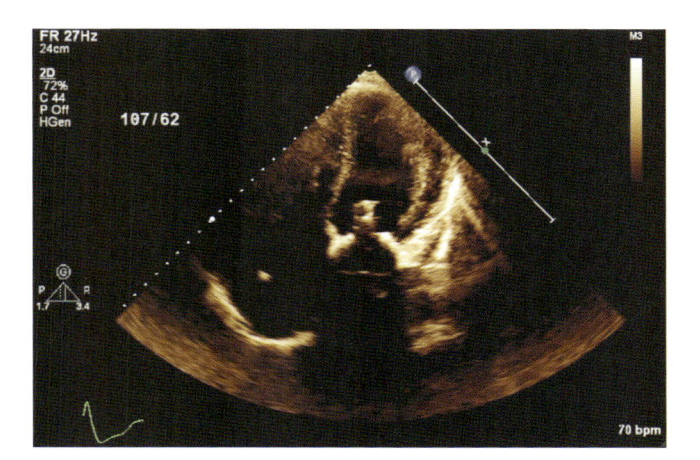

Fig. 11.16 Imagem apical de quatro câmaras da valva mitral de bola na posição fechada. Perceba as duas linhas curtas horizontais acima do plano anelar mitral no LV. A linha mais distal é a parte de cima da gaiola, a mais inferior é a parte de cima da bola. Também, perceba a linha horizontal mais longa abaixo do plano anelar no átrio esquerdo. Essa é a aresta inferior da bola. Os diâmetros da bola parecem maiores do que realmente são por causa de uma lenta transmissão de ultrassom através da bola.

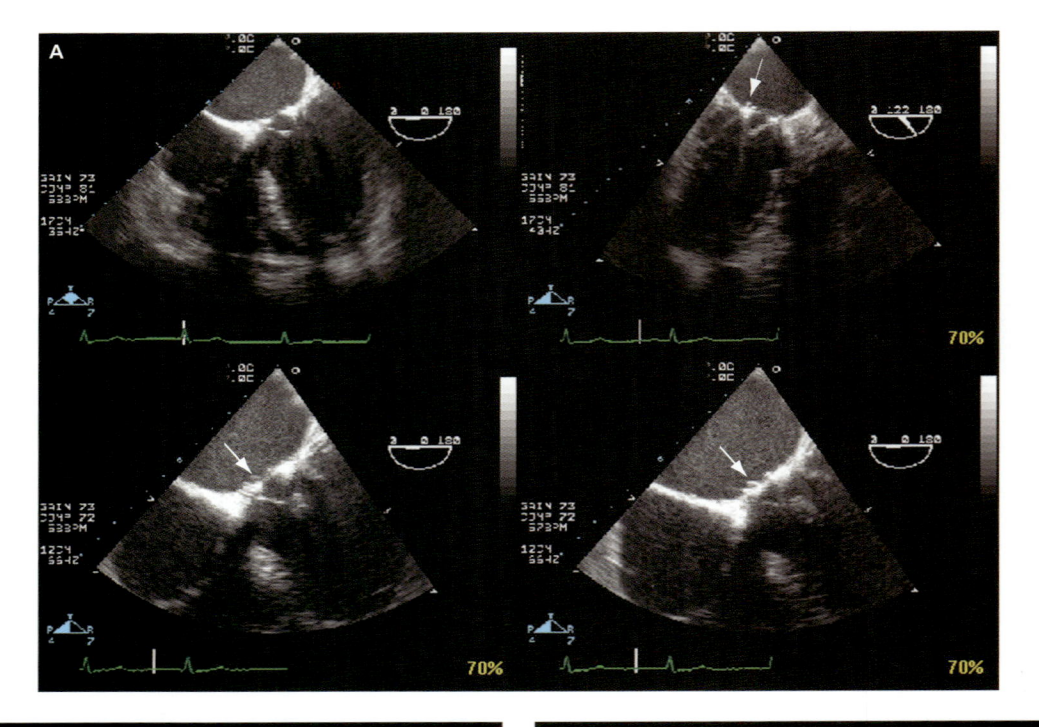

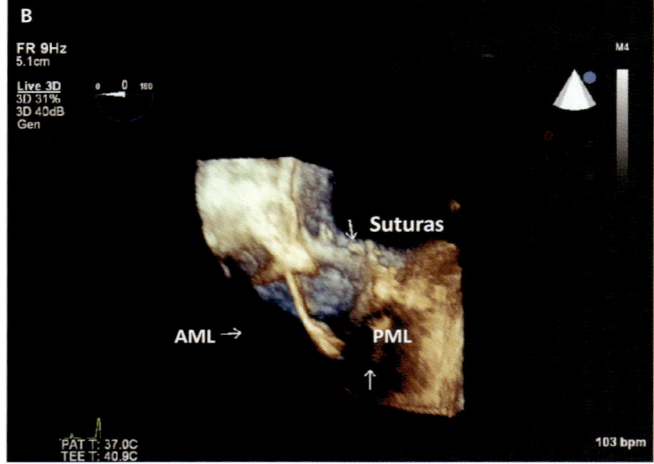

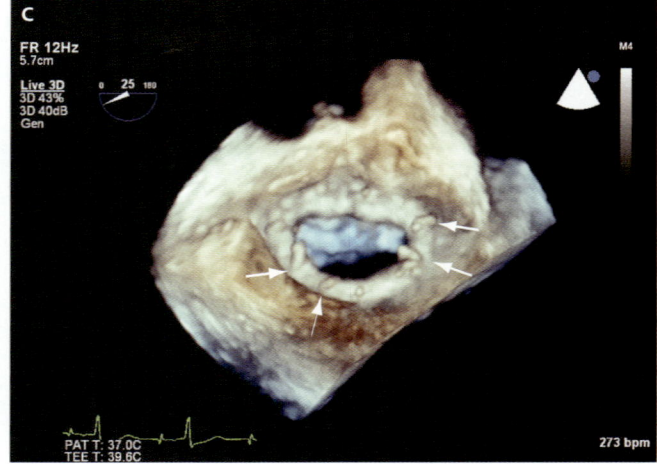

Fig. 11.17 A. Imagens basais à TEE demonstram estruturas curtas, estreitas, imóveis, homogeneamente refletivas, salientes no lado atrial do anel de anuloplastia, sugestivas de suturas (setas), mas trombo e vegetações não podem ser excluídos.
B, C. Imagem 3DTR transesofágica de lado (**B**) e imagem atrial (**C**) de clipes da valva mitral e anel de anuloplastia demonstram que as estruturas curtas e estreitas (setas) descritas em **A** claramente correspondem à suturas. AML, folheto mitral anterior; PML, folheto mitral posterior.

trombos ou vegetações. A TEE tridimensional em tempo real (RT3D) é útil na diferenciação dessas anormalidades (Figs. 11.17 e 11.18). Além disso, não devem ser confundidos com os ecos brilhantes e fugazes que, às vezes, ocorrem com o fechamento da válvula mecânica. Alguns acreditam que estes são microcavitações traumáticas (5,6). Podem representar a formação precoce de trombos e devem levar a revisão do estado de anticoagulação do paciente (7).

- A TEE tridimensional é a mais útil para vizualizar próteses mitrais, onde tem uma precisão de 96% em comparação com os achados cirúrgicos (8) (Fig. 11.18). Embora possa ser menos útil para a imagiologia das próteses aorta e tricúspide, ela pode fornecer informação adicional sobre os componentes estruturais e as anormalidades do anel de costura e dos folhetos não bem definidos por imagens bidimensionais (2D) (Fig. 11.19).

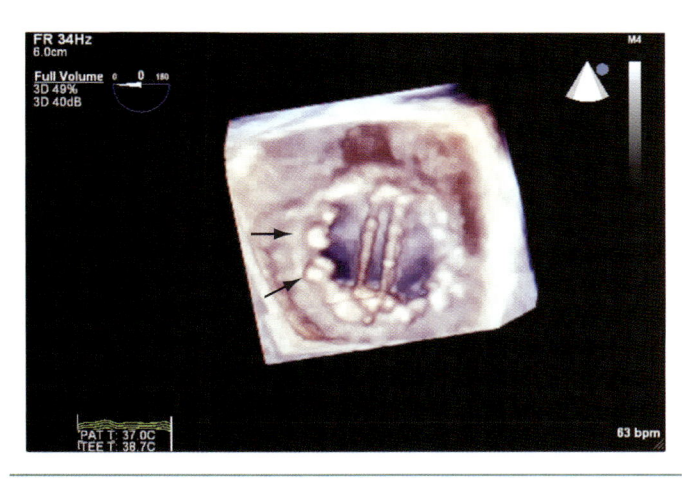

Fig. 11.18 Imagem atrial à TEE tridimensional basal de eixo curto de uma valva mitral protética de St. Jude na posição aberta. Perceba as suturas do anel de costura bem caracterizadas (*setas*).

Avaliação da regurgitação e da estenose na prótese valvar

Doppler de onda contínua e pulsada

Melhores planos de imagem

- *Valva aórtica:* Imagens apicais, de entalhe supraesternal, e paraesternal direito à TTE; imagem apical transgástrica à TEE.
- *Valva mitral:* Imagens apicais à TTE; imagens basais de quatro e duas câmaras e apical transgástrica à TEE.

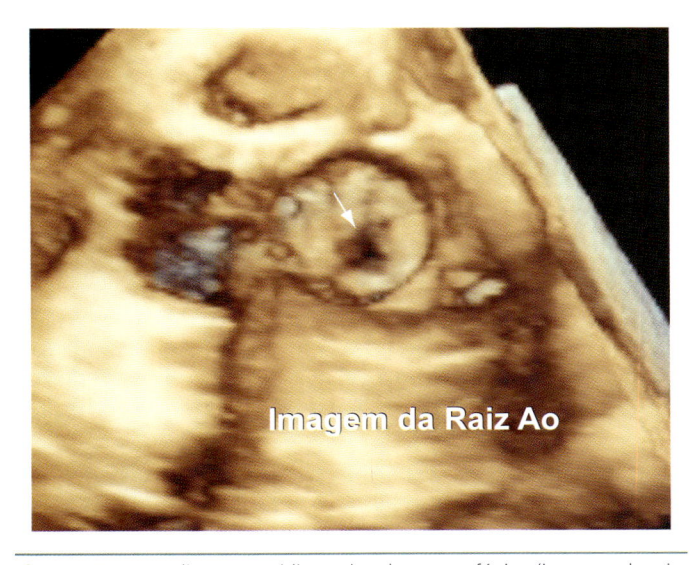

Fig. 11.19 Ecocardiograma tridimensional transesofágico (imagem da raiz aórtica) de uma valva aórtica bioprotética gravemente estenótica, mecanismo responsável que não pode ser determinado por imagens 2D transtorácicas e transesofágicas. Os folhetos bioprotéticos foram todos difusamente espessados e fundidos com mobilidade acentuadamente diminuída e um pequeno (0,70 cm²) orifício de abertura (*seta*).

- *Valva tricúspide:* Imagens paraesternais da via de entrada do RV e eixo curto basal à TTE; imagens basal e apical transgástrica à TEE.
- *Valva pulmonar:* Imagem paraesternal da via de saída do RV (RVOT), de eixo curto, e de eixo curto subcostal; imagens de eixo curto e longitudinal basal à TEE.

Principais características diagnósticas

- Cálculo da velocidade de pico do fluxo valvar e estimativa dos gradientes de pico e média da área valvar.
- *Estenose aórtica:* Velocidade da valva aórtica aumentada (> 3 m/segundo) e área de válvula menor do que a esperada para o tamanho da prótese (9,10) (Figs. 11.7, 11.8 e 11.19).
- *Regurgitação aórtica valvar ou paravalvular:* Tempo de meia-pressão do jato regurgitante reduzido ou mais curto (< 200 ms) ou uma inclinação de desaceleração acentuada (mais rápida) (Fig. 11.8).
- *Estenose mitral:* Pico de velocidade de fluxo diastólico mitral aumentado (> 2,5 m/s), gradiente médio > 10 mmHg, tempo de meia-pressão prolongado (> 200 m/segundo), e área de válvula nebor do que a esperada para o tamanho da prótese (11) (Fig. 11.11).
- *Estenose tricúspide:* Velocidade de pico através da valva tricúspide aumentada (> 1,7 m/segundo) e um gradiente médio > 6 mmHg.
- *Estenose pulmonar:* Velocidade (> 3 m/segundo) e gradiente de pressão através da valva pulmonar aumentados.
- Detecção de regurgitação valvar ou paravalvular mitral, tricúspide ou pulmonar.
- A PPM está presente quando a área de orifício valvar é pequena demais em relação à demanda do fluxo no paciente. A demanda de fluxo, no repouso, é grandemente determinada pelo tamanho do corpo. Portanto, a PPM é definida como área do orifício/área de superfície corporal:
  - PPM está presente se < 0,85 cm²/m² e é grave se < 0,65 cm²/m².

  Ressalva: Esses valores podem não ser precisos em indivíduos obesos.

Armadilhas

- Erros na medição do volume sistólico e na estimativa da área do orifício e da fração regurgitante são predominantemente relacionados com a superestimação ou subestimação de diâmetros da LVOT ou da RVOT. Assim, alguns especialistas recomendam utilizar a proporção de integrais de velocidade ao Doppler para estimar a gravidade da estenose da válvula. O índice de velocidade ao Doppler (DVI) é igual a integral da velocidade de referência dividido pela integral de velocidade da prótese valvar. Significativo DVI de estenose aórtica protética é < 0,25 (12).
- As válvulas bicúspides têm três orifícios de fluxo (Fig. 11.2). O canal do meio é o menor e tem a maior velocidade de fluxo. Se

alguém coleta amostras principalmente deste canal, o gradiente de válvula pode ser superestimado. Além disso, o Doppler contínuo favorece velocidade maior.
- As válvulas de bola acarretam um fluxo circular ao redor da válvula, o que é difícil de apresentar amostras por Doppler com precisão. Assim, a velocidade do fluxo pode ser subestimada, resultando em superestimação da área da válvula.

Doppler colorido

Melhores planos de imagem

- *Valva aórtica:* Imagens de eixo longo e curto paraesternal e apical de cinco câmaras à TTE; imagens de eixo longo e curto basal de cinco câmaras, e transgástrica de cinco e três câmaras à TEE.
- *Valva mitral:* Imagens de eixo longo e curto paraesternal e apical à TTE; imagens de eixo longitudinal basal de quatro câmaras e imagens de eixo longitudinal transgástrica à TEE.
- *Valva tricúspide:* Imagens paraesternais da via de entrada do RV e de eixo curto e imagem apical de quatro câmaras à TTE; imagem basal de quatro câmaras, imagens transgástricas de eixo curto e longitudinal do RV à TEE.
- *Valva pulmonar:* Imagens paraesternais basais de eixo curto e de eixo subcostal curto à TTE; imagens de eixo curto e longitudinal basal à TEE.

Principais características diagnósticas

- O Doppler colorido permite a detecção de regurgitação valvar ou perivalvular e a estimativa da gravidade da regurgitação valvar aplicando parâmetros utilizados para as valvas nativas (13) (Figs. 11.3 a 11.6 e 11.8). Além disso, um parâmetro ímpar para as próteses valvares é a porcentagem da circunferência da válvula envolvida em um vazamento perivalvular, melhor avaliada por TEE e, provavelmente, por TEE RT3D (8,12) (Fig. 11.4).

Armadilhas

- Os jatos regurgitantes que batem nas paredes cardíacas podem resultar em subestimação da gravidade da regurgitação. Quando tais jatos giram dentro de uma câmara, a gravidade geralmente é pelo menos moderada.
- Sombreamento dos jatos regurgitantes por material protético denso – por exemplo, regurgitação mitral na imagem apical de quatro câmaras à TTE – pode ser obliterado por sombreamento da prótese mitral. Contudo, uma zona de aceleração de fluxo proximal pode fornecer uma pista para regurgitação significante.
- As válvulas bicúspides normalmente exibem regurgitação trivial nos dois pontos de articulação. Isso é normal e pode ajudar a reduzir a formação de trombo nas articulações. Essa regurgitação normal deve ser distinguida de vazamento perivalvular e artefatos espelhados (14).
- Regurgitação pseudomitral de prótese mecânica pode ser causada por espelhamento acústico do fluxo da LVOT por ondas sonoras refletidas da prótese. Amostragem por Doppler pulsado pode evitar o potencial não diagnóstico (15).
- Vazamentos periprotéticos devem ser diferenciados de trajetos fistulosos. Isso é realmente fácil quando eles acabam em câmaras adjacentes em vez de câmaras contíguas (ou seja, anel aórtico para o coração direito).

Precisão diagnóstica para a detecção de disfunção de prótese valvar

- Deiscência de prótese valvar geralmente é facilmente detectável por TTE, porém melhor definido por TEE e TEE em 3D, e é sugerido quando > 40% da circunferência valvar mostra regurgitação (Figs. 11.3 e 11.4).
- Falha estrutural da prótese valvar mecânica quase sempre é detectada por TTE, porque tais anormalidades são drásticas.
- Degeneração do tecido valvar bioprotético por ser difícil de diagnosticar na TTE, mas deveria ser facilmente detectada por TEE 2D e 3D (Figs. 11.6, 11.11 e 11.19).
- Regurgitação da prótese valvar geralmente é detectada por TTE, exceto nos casos de substituição de múltiplas válvulas nos quais uma válvula faz sombra sobre a outra (p. ex., regurgitação mitral protética em pacientes que também têm prótese de valva aórtica).
- A distinção entre regurgitação valvar e perivalvular por TTE pode ser difícil, mas é facilmente distinguida por TEE (Figs. 11.3 a 11.6 e 11.8).
- Estenose de prótese valvar é quase sempre detectada por TTE, porém à TEE pode ajudar a melhor definir o mecanismo de estenose (p. ex., degeneração valvar bioprotética *versus* formação de *pannus*) (Figs. 11.6, 11.7 e 11.19).
- O *pannus*, a trombose, as vegetações e os abscessos de prótese valvar são melhores definidos por TEE e TEE em 3D (Figs. 11.7, 11.9, 11.10 e 11.11).
- A interrogação do movimento de ambos os folhetos em uma válvula aórtica mecânica bicúspide é mais bem realizada por TEE e TEE em 3D (8,12,16) (Fig. 11.18).

Gravidade de disfunção de prótese valvar

- Os critérios para a gravidade da regurgitação em valvas nativas se aplicam para as próteses valvares.
- Lembre-se de que a maior parte de próteses valvares que funcionam normalmente são levemente estenóticas. Por outro lado, os critérios para a gravidade da estenose em válvulas nativas geralmente se aplicam para as próteses valvares (12).

Valor prognóstico em disfunção de prótese valvar

- A deiscência valvar, a falha mecânica, a degeneração grave de tecido valvar bioprotético, trombose ou suspeita de endocardite infecciosa indicam um prognóstico ruim, e cirurgia deve ser considerada.
- Em pacientes selecionados, a terapia trombolítica pode dissolver um trombo da válvula, e à TEE pode ser utilizada para estimar a probabilidade de sucesso (17). Áreas de trombo < 0,85 cm² têm um menor risco de embolia ou morte com trombólise.
- Alguns pacientes com endocardite infecciosa de prótese valvar podem ser curados por antibióticos, especialmente se a infecção ocorre tardiamente após a cirurgia (> 60 dias).
- A estenose ou a regurgitação da prótese valvar seguem os mesmos fatores prognósticos que as doenças de valva nativa, exceto que a repetição da cirurgia traz um risco maior do que a cirurgia inicial.

Indicadores para intervenções terapêuticas

- *Trombose de válvula:* Terapia trombolítica em determinados casos e cirurgia em outros (17).
- Falência da prótese valvar mecânica indica a necessidade de cirurgia.
- Degeneração grave da valva bioprotética indica a necessidade de cirurgia.
- *Regurgitação grave:* Cirurgia se sintomático ou se a função do LV deteriora.
- *Estenose grave:* Cirurgia se sintomático ou se a função do LV deteriora.
- *Vazamento perivalvular:* Cirurgia se sintomático ou se a função do LV deteriora.
- *Deiscência valvar:* A cirurgia é geralmente recomendada.
- *Endocardite infecciosa de prótese valvar:* A cirurgia é geralmente recomendada. Alguns pacientes com infecções tardias (> 60 dias pós-operatório) e micróbios avirulentos podem responder à antibioticoterapia agressiva.

Uso na gestante com prótese valvar normal e disfuncionante

- A taxa de degeneração valvar bioprotética em pacientes jovens (16 a 40 anos de idade) é alta (aproximadamente 50% aos 10 anos e 90% aos 15 anos) e pode ser manifestada tão cedo quanto 2 ou 3 anos após a implantação.
- Em pacientes que ficaram grávidas, a taxa de degeneração valvar bioprotética aos 10 anos é mais alta (55 a 75%), e a incidência de reoperação é de 60 a 80% (18).
- Durante a gravidez, a incidência de degeneração valvar bioprotética é tão alta quanto 24%.
- Assim, em pacientes com valva bioprotética que estão ou ficaram grávidas, a eco deveria ser realizada durante o segundo para o terceiro trimestre e a cada 2 a 3 anos.
- Outra questão importante em pacientes grávidas com próteses valvulares é o manejo da anticoagulação. A trombose de válvula seria uma complicação grave em uma paciente grávida, porque a trombólise é impossível, e a cirurgia provavelmente resultaria em perda fetal:
  - O manejo cuidadoso da paciente, portanto, é indicado com uma eco de base e ecos de acompanhamento para qualquer lapso na cobertura anticoagulante ou suspeita de problema.
- Um novo sopro pode ocorrer durante a gravidez em decorrência do aumento do fluxo, mas se disfunção valvar é suspeita, uma eco é indicada.
- Durante o estado de fluxo alto da gravidez, incompatibilidade de prótese valvar/paciente pode ocorrer com uma válvula protética relativamente pequena. Embora não seja geralmente uma indicação para a cirurgia, ele complica o manejo da paciente. Por exemplo, uma prótese mitral relativamente pequena pode resultar em hipertensão pulmonar significativa (19). Eco é útil para o diagnóstico durante o segundo e terceiro trimestres, quando o débito cardíaco é máximo.

Ecocardiografia com estresse em pacientes com disfunção de prótese valvar conhecida ou suspeita

- Existe pouca experiência com eco com estresse em pacientes com próteses valvares, mas o exercício supino em bicicleta geralmente é preferido para que a hemodinâmica e a função da válvula possam ser avaliadas durante o exercício.
- Se há suspeita de incompatibilidade de prótese valvar/paciente, eco com estresse pode identificar problemas, aumentando o débito cardíaco e detectando um aumento na pressão de enchimento, nos gradientes de pressão de prótese valvar ou na pressão da artéria pulmonar.
- Em pacientes com sintomas mas sem sinais de disfunção de prótese valvar, eco com estresse pode ajudar a esclarecer o problema:
  - Prótese aórtica:
    - Em média, o gradiente médio da bioprótese sem suporte sobe a partir de 6 a 9 mmHg.
    - Em média, nas válvulas porcinas com suporte, sobe a partir de 19 a 28 mmHg.
    - O gradiente médio das valvas mecânicas sobe ≤ 15 mmHg.
  - Prótese mitral:
    - O gradiente médio sobe ≤ 18 mmHg.

Tabela 11.3
Acompanhamento ecocardiográfico em pacientes com próteses valvares

Valvas bioprotéticas com funcionamento clínico normal:

Eco transtorácica 1-3 meses após cirurgia. Neste ponto, o coração está curado, anemia é corrigida, e os níveis plasmáticos de catecolaminas estão reduzidos.

Para valvas bioprotéticas e a menos que ocorram sintomas, eco de acompanhamento a cada 2-3 anos e, então, no 5º ano. Após 5 anos, a cada ano, e, se houver degeneração valvar com regurgitação leve ou mais regurgitação, uma eco deve ser feita a cada 6 meses.

Valvas protéticas mecânicas clinicamente normais:

Eco de base 1-3 meses após cirurgia.

Eco de acompanhamento 3-5 anos e no 10º ano e, então, a cada 2 anos até 15 anos, e, então, anualmente. Se há anormalidades suspeitas, a frequência de eco de acompanhamento deve aumentar.

Se há suspeita ou detecção de anormalidades de valvas bioprotéticas ou mecânicas, a frequência do acompanhamento por eco deve aumentar, dependendo do tipo e da gravidade da lesão e o curso esperado.

Em pacientes com valvas bioprotéticas que estão ou já estiveram grávidas, a eco deve ser feita durante o 2º ao 3º trimestre e a cada 2-3 anos depois disso.

Uso intraoperatório em pacientes com disfunção de prótese valvar

- TEE (2D ou 3D) é bem útil para definir a anatomia precisa da disfunção da prótese valvar antes da cirurgia (8).
- Se TEE é útil durante a cirurgia, depende da situação. A maioria das próteses valvares disfuncionais são substituídas, e TEE seria de pouca utilidade nesses casos.
- Se a reparação da válvula é tentada, TEE pode ser útil para assegurar a função da válvula normal imediatamente após a reparação antes que o tórax seja fechado.

Acompanhamento de pacientes com próteses valvares normais e disfuncionantes

- ECO tem importante valor diagnóstico no acompanhamento de válvulas mecânicas e biológicas com funcionamento normal ou não (Tabela 11.3).

Referências

1. Morocutti G, Gelsomino S, Spedicato L, et al. Intraoperative trans-esophageal echo-Doppler evaluation of stentless aortic xenografts. Incidence and significance of moderate gradients. *Cardiovasc Surg.* 2002;10:328-332.
2. Niinami H, Aomi S, Tomioka H, et al. A comparison of the in vivo performance of the 19-mm St. Jude medical hemodynamic plus and 21-mm standard valve. *Ann Thorac Surg.* 2002;74:1120-1124.
3. Koertke H, Seifert D, Drewek-Platena S, et al. Hemodynamic performance of the Medtronic ADVANTAGE prosthetic heart valve in the aortic position: Echocardiographic evaluation at one year. *J Heart Valve Dis.* 2003;12:348-353.
4. Aoyagi S, Nishimi M, Tayama E, et al. Obstruction of St. Jude medical valves in the aortic position: A consideration for pathogenic mechanism of prosthetic valve obstruction. *Cardiovasc Surg.* 2002;10:339-344.
5. Girod G, Jaussi A, Rosset C, et al. Cavitation versus degassing: In vitro study of the microbubble phenomenon observed during echocardiography in patients with mechanical prosthetic cardiac valves. *Echocardiography.* 2002;19:531-536.
6. Kaymaz C, Ozkan M, Ozdemir N, et al. Spontaneous echocardiographic microbubbles associated with prosthetic mitral valves: Mechanistic insights from thrombolytic treatment results. *J Am Soc Echocardiogr.* 2002;15:323-327.
7. Kiavar M, Sadeghpour A, Bakhshandeh H, et al. Are prosthetic heart valve fibrin strands negligible? The associations and significance. *Am Soc Echocardiogr.* 2009;22:890-894.
8. Sugeng L, Shernan SK, Weinert L, et al. Real-time three-dimensional transesophageal echocardiography in valve disease: Comparison with surgical findings and evaluation of prosthetic valves. *J Am Soc Echocardiogr.* 2008;21:1347-1354.
9. Knebel F, Gliech V, Walde T, et al. High concordance of invasive and echocardiographic mean pressure gradients in patients with a mechanical aortic valve prosthesis. *J Heart Valve Dis.* 2005;14:332-337.
10. Bech-Hanssen O, Gjertsson P, Houltz E, et al. Net pressure gradients in aortic prosthetic valves can be estimated by Doppler. *J Am Soc Echocardiogr.* 2003;16:858-866.
11. Fernandes V, Olmos L, Nagueh SF, et al. Peak early diastolic velocity rather than pressure half time is the best index of mechanical prosthetic mitral valve function. *Am J Cardiol.* 2002;89:704-710.
12. Zoghbi WA, Chambers JB, Dumesnil JG, et al. Recommendations for evaluation of prosthetic valves with echocardiography and Doppler ultrasound. *J Am Soc Echocardiogr.* 2009;22:975-1014.
13. Dávila-Román VG, Waggoner AD, Kennard ED, et al. Prevalence and severity of paravalvular regurgitation in the Artificial Valve Endocarditis Reduction Trial (AVERT) echocardiography study. *J Am Coll Cardiol.* 2004;44:1467-1472.
14. Linka AZ, Barton M, Jost CA, et al. Doppler mirror image artifacts mimicking mitral regurgitation in patients with mechanical bileaflet mitral valve prostheses. *Eur J Echocardiogr.* 2000;1:138-143.
15. Rudski LG, Chow CM, Levine RA. Prosthetic mitral regurgitation can be mimicked by Doppler color flow mapping: Avoiding misdiagnosis. *J Am Soc Echocardiogr.* 2004;17:829-833.
16. Shapira Y, Vaturi M, Perlmuter M, et al. Feasibility of two-dimensional bileaflet valve imaging: A prospective transthoracic echocardiographic study. *J Heart Valve Dis.* 2002;11:576-582.
17. Tong AT, Roudaut R, Ozkan M, et al. Transesophageal echocardiography improves risk assessment of thrombolysis of prosthetic valve thrombosis: Results of the international PRO-TEE registry. *J Am Coll Cardiol.* 2004;43:77-84.
18. Hung L, Rahimtoola S. Prosthetic heart valves and pregnancy. *Circulation.* 2003;107:1240-1246.
19. Li M, Dumesnil JG, Mathieu P, et al. Impact of valve prosthesis-patient mismatch on pulmonary arterial pressure after mitral valve replacement. *J Am Coll Cardiol.* 2005;45:1034-1040.

Cardiopatias Congênitas Comuns no Adulto

Carlos A. Roldan

- Cardiopatias Congênitas (CHD) comuns no adulto incluem o defeito do septo atrial (ASD), defeito do septo ventricular (VSD), ducto arterioso patente (PDA) e coarctação da aorta (1).
- O diagnóstico preciso e a avaliação da significância hemodinâmica da CHD são necessários para determinar a necessidade e o tipo de terapia e prevenir a sua morbidade e mortalidade associada.
- A história e o exame físico são valiosos na detecção de CHD, mas são limitados quando se trata da definição da gravidade e o tipo de terapia para um defeito.

Indicações para a ecocardiografia

- A ecocardiografia bidimensional (2D) e atualmente a transtorácica (TTE) tridimensional em tempo real (RT3D) e o ecocardiograma transesofágico (TEE), e a ecocardiografia intracardíaca (ICE) são essenciais no diagnóstico, na caracterização, na avaliação da gravidade, e no manejo de CHD (2-5) (Tabela 12.1).
- A precisão diagnóstica da ecocardiografia (eco) tem diminuído a necessidade de cateterismo cardíaco, e em alguns centros, pacientes com ASD, VSD, PDA ou coarctação da aorta são submetidos a fechamento cirúrgico ou percutâneo de defeitos com o diagnóstico e a orientação por eco (6-8).

Defeito do septo atrial

Definição e classificação

- A descontinuidade do septo interatrial classificado em ASD tipo *secundum*, ASD tipo *primum*, ASD do seio septal, e forame oval patente (PFO).

- O ASD tipo *secundum*, o defeito mais comum (70% de todos os defeitos), é causado por um septo *primum* deficiente que falha para cobrir o *ostium secundum*, localizado centralmente na área da fossa ovalis, e geralmente único.
- O ASD tipo *primum*, que responde por aproximadamente 15 a 20% dos defeitos, é causado por falha dos coxins endocárdicos para encontrar o septo atrial, sempre associada a uma fenda mitral no folheto anterior, e localizado posteroinferior na raiz da aorta.
- Os defeitos do seio septal incluem os defeitos do seio venoso e a ausência do teto do seio coronário:
  - O ASD do seio venoso da veia cava superior (SVC), o defeito do seio septal mais comum (5 a 10% de todos os defeitos), ocorre na porção mais posterossuperior do septo atrial na junção da SVC com o átrio direito (RA), e é quase sempre associado à drenagem anômala de veias pulmonares direitas superiores e médias na SVC ou no RA.
  - Os defeitos do tipo seio venoso da veia cava inferior (IVC) são incomuns, são de localização posteroinferior à fossa *ovalis* na junção IVC/RA, e estão associados à drenagem anômala da veia pulmonar inferior direita.
  - A ausência do teto do seio coronário é um defeito raro do seio coronário no átrio esquerdo (LA), permite o fluxo do LA para o RA, e é frequentemente associado a uma SVC esquerda persistente (complexo de Raghib).
- Um PFO está presente em 8 a 20% da população, e em contraste à ASD, a PFO é geralmente < 5 mm em diâmetro e permite um desvio unidirecional mínimo do RA para o LA.

Prevalência

- O ASD é responsável por aproximadamente 10% de CHD em crianças e aproximadamente 40% de CHD em adultos, com uma proporção de mulher para homem de 2:1 (1,2).

Tabela 12.1

Classe I ou indicações apropriadas (escore 7-9) para ecocardiografia em um adulto com cardiopatia congênita suspeita ou conhecida

- Sintomas de dispneia, falta de ar, delírio, síncope, TIA ou eventos cerebrovasculares em decorrência da suspeita de cardiopatia congênita (CHD) (TTE).
- Raio X de tórax anormal ou ECG compatível com CHD (TTE).
- Avaliação inicial de um sopro cardíaco em pacientes com suspeita de CHD (TTE).
- Pelo menos avaliações anuais de CHD reparada no adulto incluindo ASD, VSD, PDA e coarctação da aorta com anormalidade estrutural ou hemodinâmica residual, porém sem uma mudança nos sintomas ou exame cardíaco (TTE 2D e RT3D/TEE).
- Paciente com CHD conhecida e mudança nos sintomas e/ou achados físicos (TTE 2D e RT3D).
- Pacientes com CHD conhecida para avaliar o momento de reparo percutâneo ou cirúrgico ou para monitorar a pressão da artéria pulmonar e a função ventricular direita (TTE 2D e RT3D).
- Avaliação da origem cardiovascular de evento embólico de um PFO ou ASD (TTE 2D e RT3D/TEE).
- Seleção de pacientes para reparo percutâneo a cirúrgico de POF/ASD/VSD/PDA/coarctação da aorta (TTE 2D e RT3D/TEE).
- Orientação durante fechamento percutâneo de PFO/ASD/VSD (TEE 2D e RT3D).
- Acompanhamento após reparo percutâneo ou cirúrgico de CHD para reavaliação da função ventricular e da pressão da artéria pulmonar ou se há mudança no estado clínico (TTE 2D e RT3D).

TIA, ataque isquêmico transitório; TTE, eco transtorácica; ECG, eletrocardiograma; ASD, defeito do septo atrial; VSD, defeito do septo ventricular; PDA, ducto arterioso patente; 2D, bidimensional; RT3D, tridimensional em tempo real; TEE, eco transesofágico; CHD, cardiopatia congênita; PFO, forame oval patente.
(Adaptada de Douglas PS, Garcia MJ, Haines DE *et al.* ACCF/ASE/AHA/HFSA/HRS/ASNC/SCAI/SCCM/SCCT/SCMR 2011 Appropriate use criteria for echocardiography. *J Am Coll Cardiol.* 2011;57:1126-1166.)

Ecocardiografia

Morfologia dos defeitos do septo atrial na ecocardiologia com modo M, na ecocardiografia bidimensional e na transtorácica tridimensional em tempo real, na ecocardiografia transesofágica e na ecocardiografia intracardíaca

Melhores planos de imagem

- Imagem paraesternal de eixo curto no nível aórtico e imagens apical e subcostal das quatro câmaras para identificar ASD do tipo *secundum* e *primum* ao TTE bidimensional.
- Imagens paraesternais direito de eixos longitudinal e curto e subcostal ao TTE bidimensional para identificar o ASD do tipo seio venoso. A partir da imagem do eixo longo paraesternal direito, a SVC e a IVC estão alinhadas e, em seguida, uma varredura para a direita pode identificar um defeito na entrada da SVC ou da IVC.
- *TTE RT3D:* Imagens de eixo curto paraesternal e apical e subcostal de quatro câmaras. Além disso, abordagem paraesternal direita com o paciente colocado na posição de decúbito lateral direito.
- A imagem ao TEE bidimensional medioesofágica de quatro câmaras permite a visualização ideal de todo o septo interatrial, as valvas atrioventriculares e o aparelho subvalvar. A partir dessa imagem, uma interrogação multiplanar cuidadosa do septo inteiro permite a identificação e caracterização de todos os tipos de ASD.
    - Imagem ao TEE de quatro câmaras com rotação no sentido horário para concentrar-se no RA e com a varredura setor multiplanar em 60 a 90 graus para avaliar o septo atrial, IVC (à esquerda), e SVC (à direita) para identificar defeitos do tipo seio venoso.
- TEE RT3D medioesofágica em 0 (imagem de quatro câmaras) e 90 graus (geralmente uma imagem bicaval) (9):
    - Usando o recurso de *zoom* 3D na imagem 2D de 0 grau, incline a imagem para cima para uma visualização frontal do septo interatrial do RA. Então, incline a imagem para a esquerda para uma visualização frontal do septo interatrial do LA.
    - A partir da imagem 2D de 90 graus, incline a imagem para cima e, então, gire-a 90 graus para a esquerda no eixo *z*.
- Imagem longitudinal na ICE para avaliar o septo atrial a partir de margens cranial a distal e a imagem perpendicular de eixo curto para avaliar e septo anterior e a sua transição para a aorta ascendente. A ICE é mais bem adequada para a detecção de ASD tipo *secundum* e PFO (10).

Principais características diagnósticas

- TTE ou TEE em modo M são limitados no diagnóstico de ASD, porém eles fornecem informação sobre a sobrecarga de volume ou pressão do ventrículo direito (RV), ou ambos, hipertrofia e dilatação:
    - Na sobrecarga de volume, o septo é deslocado posteriormente ou para o ventrículo esquerdo (LV) durante o meio ou o final da diástole.
    - Na sobrecarga de pressão, que segue a sobrecarga de volume, o septo é deslocado posteriormente durante o final da sístole e o começo da diástole (ver a Fig. 5.1).
- Por meio de TTE 2D, de TEE ou de ICE e confirmado na cirurgia, um ASD aparece como uma área de descontinuidade focal no septo interatrial com, algumas vezes, alargamento das bordas do defeito (2,3,6,7,10) (Figs. 12.1A; 12.2; 12.3A, B; 12.4 e 12.5A).
- O tecido do septo atrial de extensão variável acima da base das válvulas atrioventriculares sugere um ASD do tipo *secundum* (Fig. 12.1A).

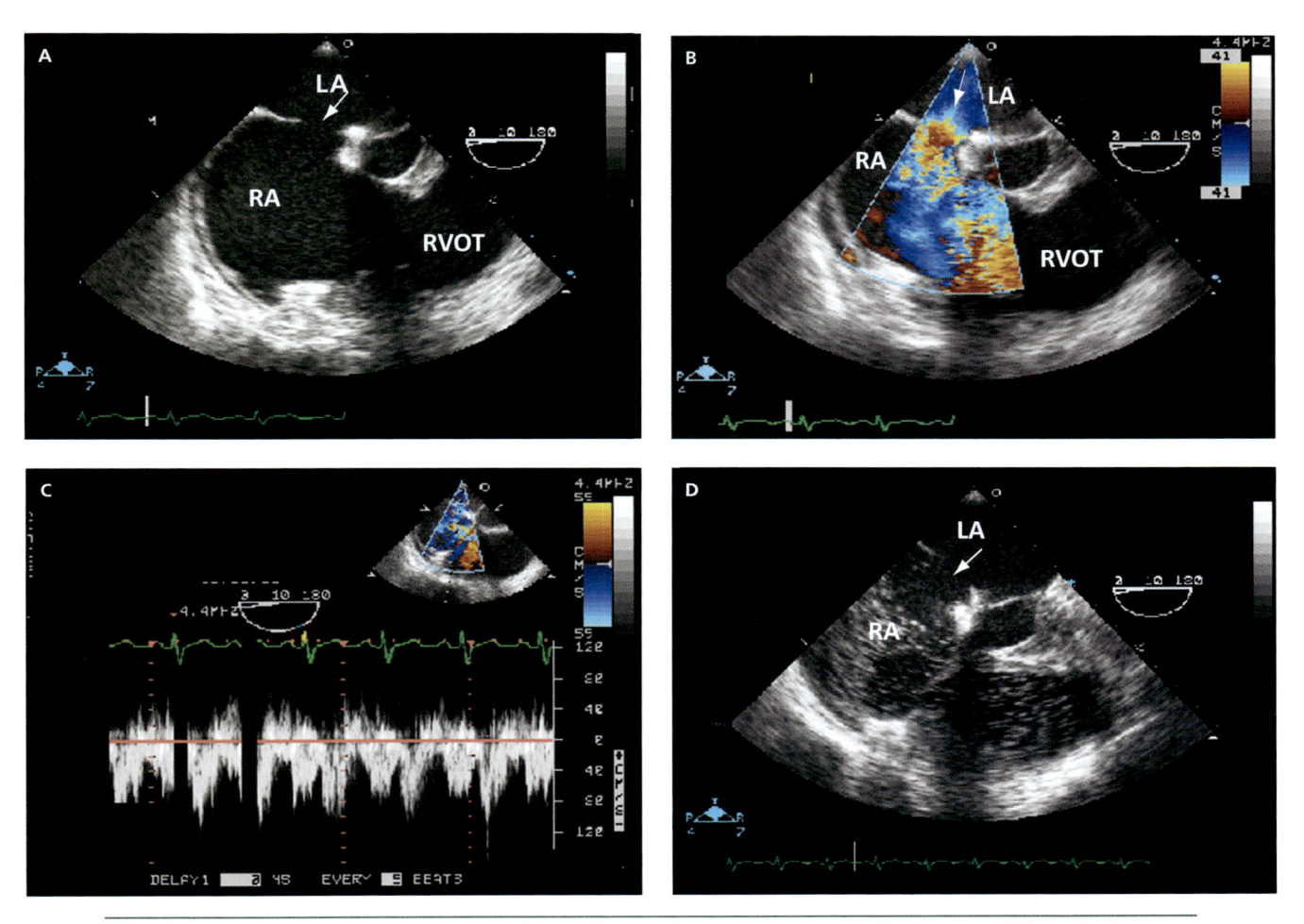

Fig. 12.1 ASD do tipo *secundum* em uma mulher de 31 anos de idade. A. Imagem bidimensional ao TEE longitudinal medioesofágico para a via de saída do RV (RVOT), demonstrando um grande ASD do tipo *secundum* (*seta*). **B.** Doppler colorido no ASD demonstra significante desvio atrial da esquerda para direita (*seta*). **C.** Doppler de onda pulsada no ASD demonstra predominante fluxo atrial da esquerda para direita durante a sístole e o final da diástole. **D.** Estudos com contraste salino demonstram um efeito de contraste negativo no RA em decorrência do desvio da esquerda para direita do jato sanguíneo (*seta*). LA, átrio esquerdo; RA, átrio direito.

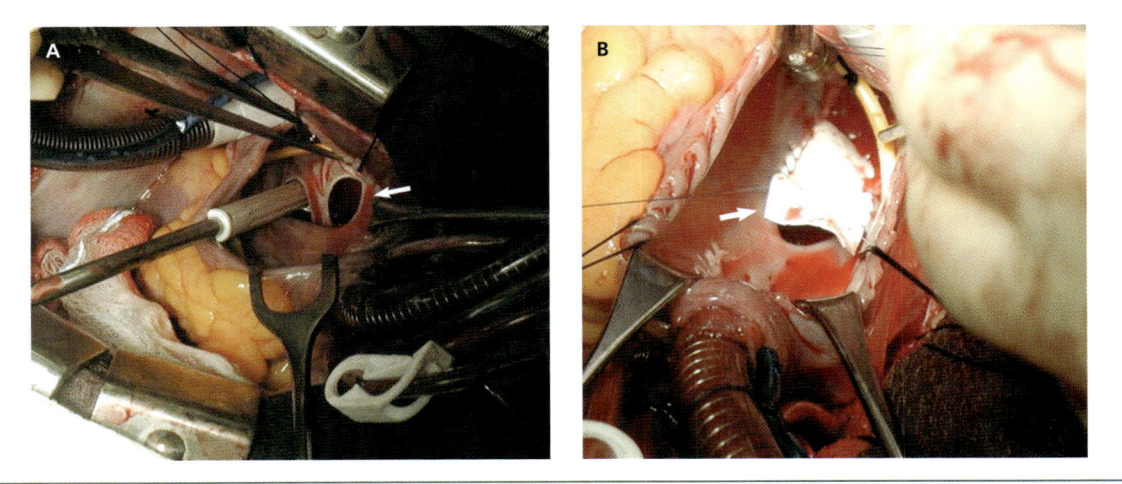

Fig. 12.2 Estas imagens cirúrgicas de uma atriotomia direita no paciente descrito na Figura 12.1 demonstra um ASD largo (*seta* em **A**) e um ASD parcialmente fechado (*seta* em **B**).

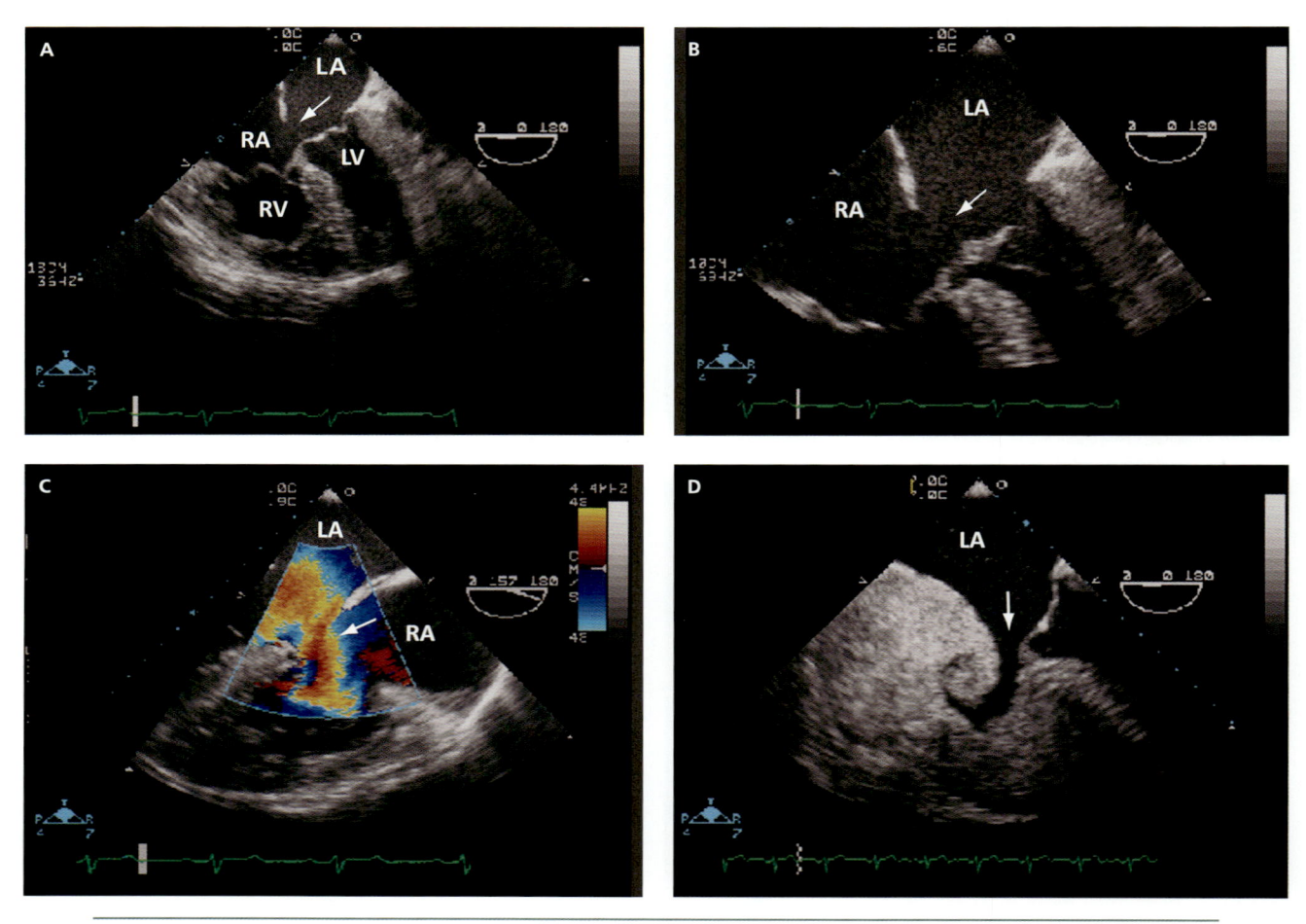

Fig. 12.3 ASD do tipo *ostium primum* em um homem de 35 anos de idade. A, B. Imagens bidimensionais ao TEE medioesofágico demonstram um ASD do tipo *ostium primum* grande (*setas*). Note a ausência de *ostium primum* acima das válvulas atrioventriculares. **C.** Doppler colorido no ASD demonstra um desvio significante da esquerda para a direita (*seta*). Regurgitação mitral de leve a moderada e uma fenda mitral no folheto anterior também foram demonstrados. **D.** Estudo com contraste salino demonstra um efeito de redemoinho de contraste salino no RA distal (*seta*). LV, ventrículo esquerdo; RV, ventrículo direito.

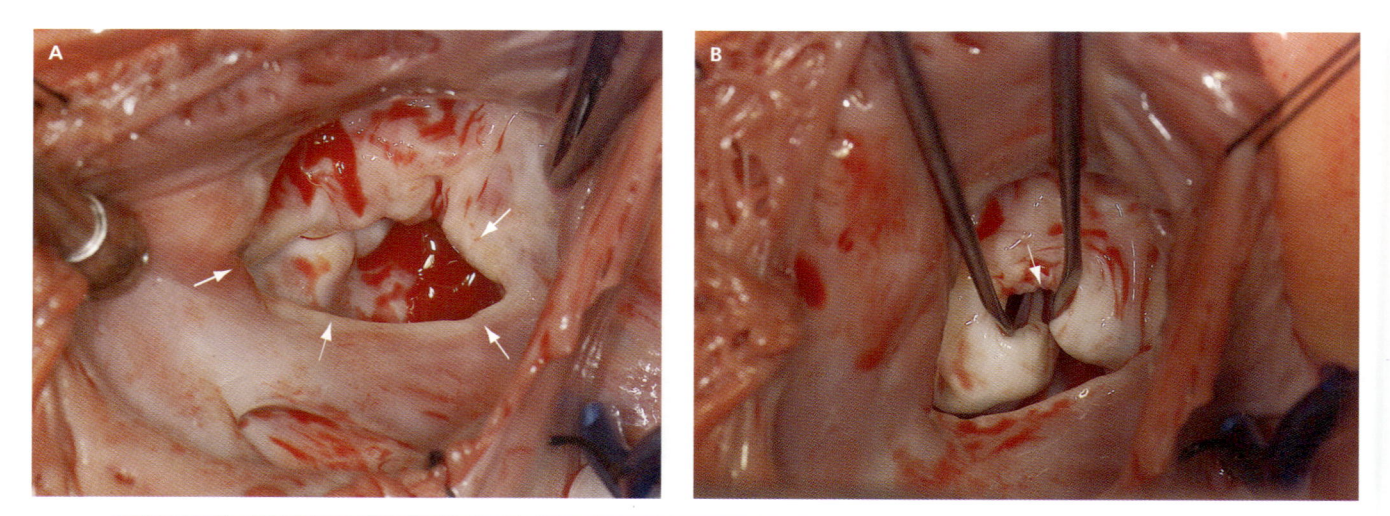

Fig. 12.4 Estas imagens cirúrgicas de uma atriotomia direita em um paciente descrito na Figura 12.3 demonstra um ASD do tipo *ostium primum* grande (*setas* em **A**) e uma fenda mitral no folheto anterior (*seta* em **B**).

- A ausência de tecido septal na parte mais anterior do septo interatrial (no nível das válvulas atrioventriculares) é diagnóstico de um defeito do tipo *ostium primum* (Figs. 12.3A, B e 12.4A).
    - Um ASD do tipo *ostium primum* é associada a uma fenda mitral no folheto anterior (Fig. 12.4B).
    - Também podemos ver, nesses pacientes, aderência das cordas do folheto anterior ao septo interventricular causando obstrução do fluxo do LV.
- TEE bidimensional e ICE determinam o local e o diâmetro de um ASD e a sua relação com válvulas e veias cardíacas adjacentes, e definem a disponibilidade de tecido circundante para posicionamento adequado e a implantação do dispositivo de fechamento percutâneo (3,6,10).
- TEE bidimensional e ICE são mais precisos do que TTE na detecção de ASD do tipo seio venoso e retorno venoso pulmonar anômalo associado (100% com o ASD do tipo seio venoso e 9% com o ASD do tipo *secundum*) (Fig. 12.5):
    - Nesses pacientes, a dilatação do RV desproporcional ao tamanho do ASD sugere retorno venoso pulmonar anômalo.
- TEE bidimensional e ICE são mais precisos do que TTE na definição do tamanho de um ASD como um PFO (diâmetro de < 5 mm com um desvio da direita para a esquerda), ASD pequeno (5 a 10 mm em diâmetro), ASD médio (11 a 20 mm) ou ASD grande (> 21 mm) (Figs. 12.1 a 12.6).
- TEE bidimensional e ICE ajudam a orientar e implantar o dispositivo de fechamento percutâneo (Fig. 12.6):
    - Essas técnicas podem detectar a presença e o grau de desvio residual e a necessidade para reposicionamento ou reimplante do dispositivo (3,6,7,10,11).
    - São seguros (< 1% de taxa de complicação), contribuem para uma alta taxa (até 98%) de sucesso do fechamento percutâneo, e minimizam a exposição do paciente à radiação.
    - Podem detectar complicações cirúrgicas periprocedimento (ou seja, fechamento do orifício do seio coronário ou parte da IVC, em vez do defeito septal).
    - São precisos na detecção de trombos atriais raramente associados (incidência de 1,2% em ASD e 2,5% em PFO) e até 3% depois de um fechamento percutâneo de ASD ou PFO (70% são detectados dentro de 4 semanas da implantação do dispositivo) (12).

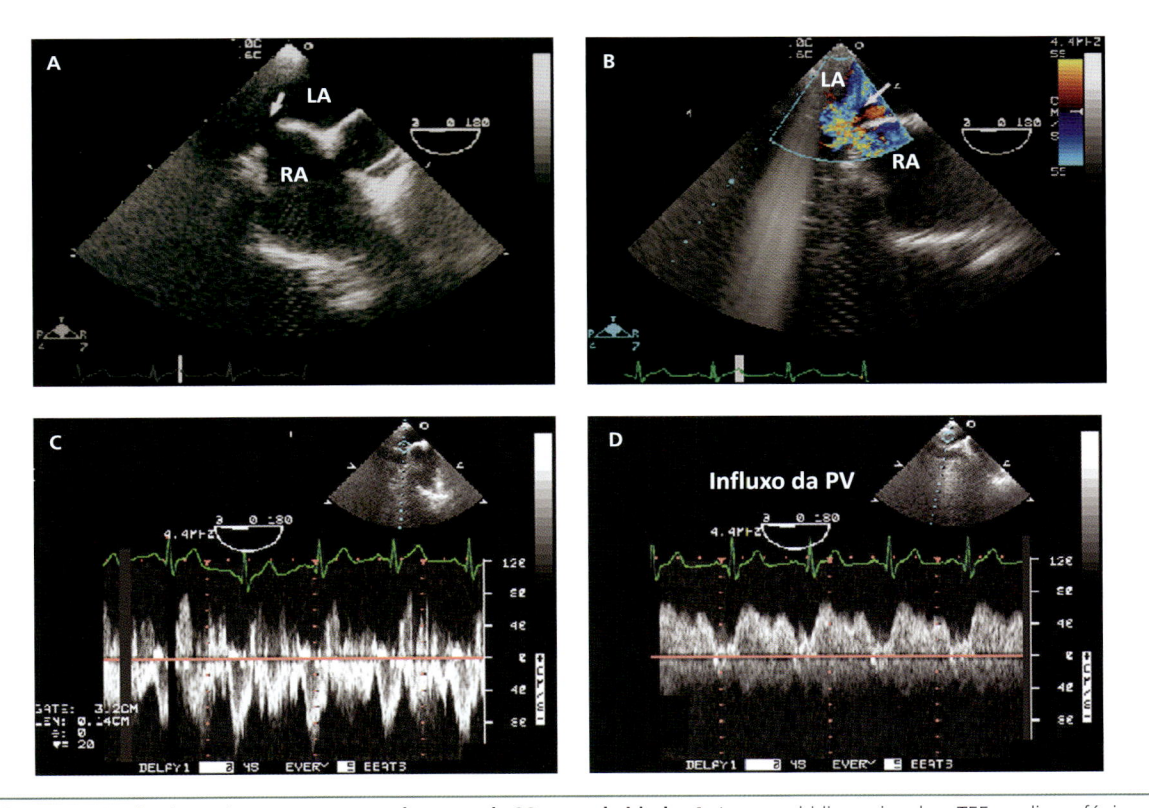

Fig. 12.5 ASD do tipo seio venoso em um homem de 29 anos de idade. A. Imagem bidimensional ao TEE medioesofágico demonstra um ASD proximal grande (*seta*) perto da junção com a SVC. **B.** O Doppler colorido demonstra um desvio atrial de esquerda para direita significante (*seta*). **C.** Doppler de onda pulsada com a amostragem de volume no RA demonstra um predominante fluxo contínuo após a contração atrial. **D.** Doppler de onda pulsada demonstra conexão anômala da veia pulmonar superior direita e do RA. PV, veia pulmonar.

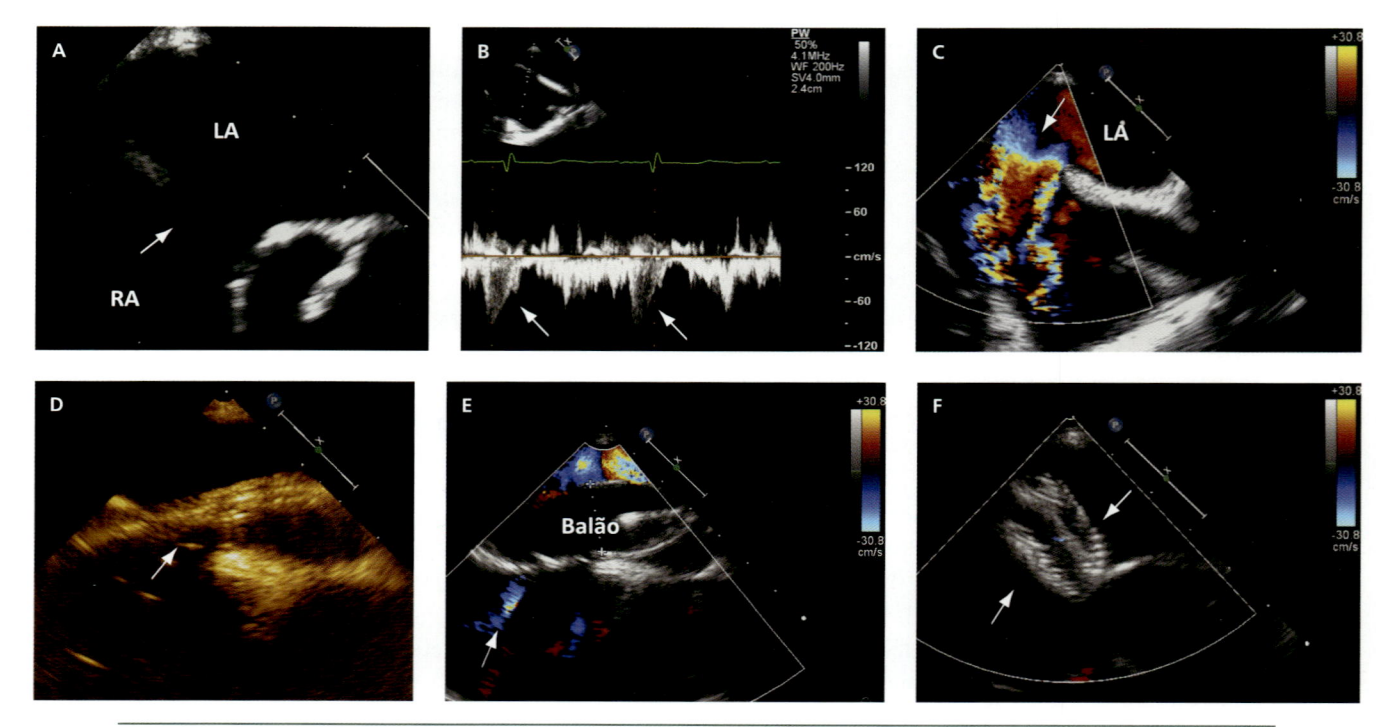

Fig. 12.6 Fechamento percutâneo de um ASD do tipo *secundum* em um homem de 47 anos de idade. A. Imagem bidimensional ao TEE medioesofágico demonstra um ASD do tipo *secundum* grande (*seta*). **B.** Doppler de onda pulsada no ASD demonstra fluxo predominante da esquerda para direita durante a contração atrial (*setas*). **C.** Imagem bicaval por um Doppler colorido com um baixo limite Nyquist demonstra significante desvio atrial da esquerda para direita através do ASD (*seta*). **D.** Catéter-balão dimensionado cruzando o defeito do septo atrial (*seta*). **E.** Catéter-balão inflado dimensionado mostrando desvio atrial residual trivial da esquerda para direita ao Doppler colorido com um limite Nyquist baixo (*seta*). **F.** Implantação de dispositivo com fechamento local (*setas*) sem desvio residual.

- TTE e TEE RT3D são praticáveis em > 95% de pacientes com DSA e são técnicas recomendadas no diagnóstico, na caracterização e na orientação durante o fechamento de ASD (4,5, 8,9,13-17).
- TTE e especificamente TEE RT3D são superiores a TTE 2D, TEE e ICE na determinação do tipo, da forma (geralmente oval ou irregular, raramente fenestrado), do diâmetro maior verdadeiro (melhor avaliado durante a sístole ventricular) e da área de ASD (4,8,9,14-17) (Figs. 12.7 e 12.8).
- TEE RT3D define precisamente a extensão do tecido atrial septal circundando um ASD:
  - As bordas do tecido do septo atrial de um ASD são classificados como superoanterior (borda de tecido do defeito para o anel aórtico), inferoanterior (borda do defeito nas válvulas atrioventriculares), superoposterior (borda do defeito para a SVC) e inferoposterior (borda do defeito para a IVC).
  - A avaliação precisa do tamanho do ASD e da extensão das bordas de tecido circundante é essencial na determinação da adequação de um ASD para um dispositivo de fechamento percutâneo.
  - O fechamento percutâneo é praticável em um ASD do tipo *secundum* se o diâmetro maior do defeito é < 35 mm, sua borda de tecido aórtico ou anteroanterior é > 3 a 5 mm e as outras bordas são > 7 mm (Figs. 12.7 e 12.8).
- A imagem ao TEE RT3D também fornece visualização clara e orientação na colocação do fio-guia e da bainha através do ASD e permite o dimensionamento preciso de um dispositivo de fechamento:
  - O tamanho de um dispositivo de fechamento é determinado quando um balão de dimensionamento expandido cessa o fluxo ao Doppler colorido (chamado de *diâmetro "stop-flow"*).
  - O tamanho final de um dispositivo de fechamento é de 1 a 2 mm maior que o diâmetro *"stop-flow"*.
- TEE RT3D também é preciso na determinação da colocação adequada do dispositivo de fechamento:
  - Determina se há borda de tecido suficiente para permanecer entre as duas placas do dispositivo.
  - Identifica o mau posicionamento do dispositivo de fechamento e fornece orientação para o seu reposicionamento.

Ecocardiografia com contraste salino

Principais características diagnósticas

- O desvio no ASD é predominantemente da esquerda para a direita, porém a maioria dos defeitos tem um desvio de direita

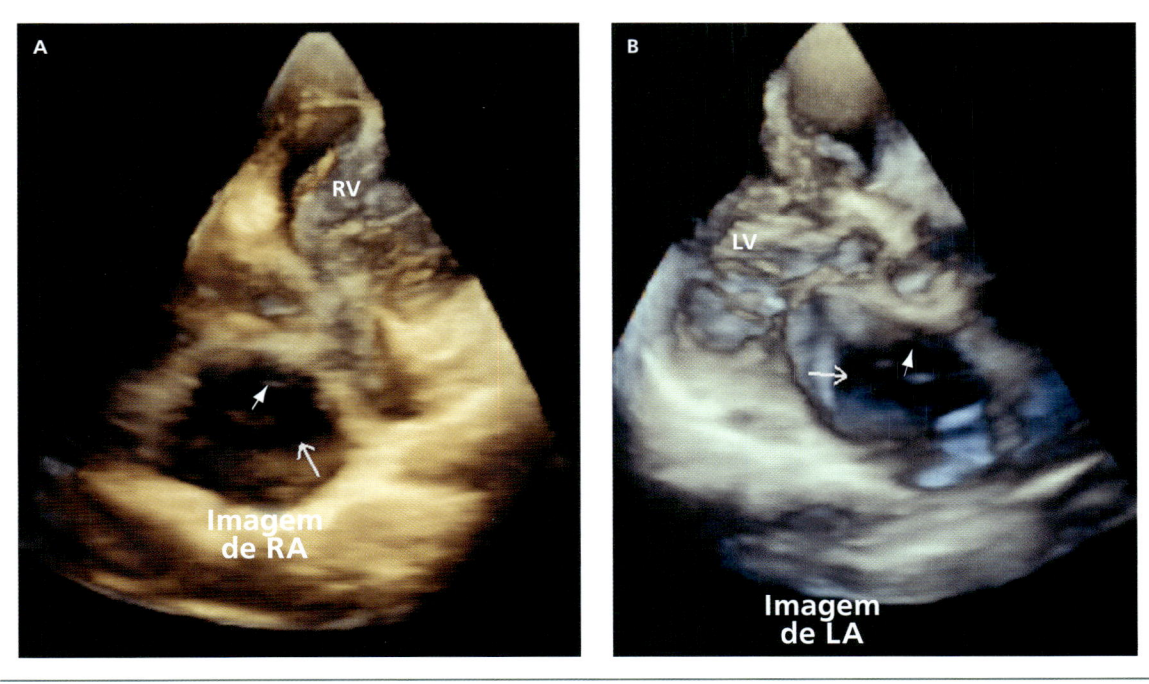

Fig. 12.7 Grande ASD do tipo *secundum* avaliado por TTE RT3D. Imagens ao TTE RT3D frontais ao RA (**A**) e ao LA (**B**) de um ASD do tipo *secundum* grande (*setas*). Perceba o mínimo (< 3 mm) tecido anterossuperior circundante do defeito (*setas curtas*), que impediu seu fechamento percutâneo.

para esquerda ou bidirecional. Assim, a eco com contraste salino é sensível na detecção de ASD ou de PFO.

- Bolhas entram no LA durante o início da sístole, inspiração, manobra de Valsalva ou tosse (pressão do RA é transitoriamente maior do que a pressão do LA) e seu aparecimento no RA dentro de três ciclos cardíacos (mais de quatro ciclos cardíacos sugere uma fístula arteriovenosa pulmonar).
- O desvio predominante da esquerda para direita é visto como um efeito de contraste negativo ou lavagem de bolhas no lado do RA do septo (Figs. 12.1D e 12.3D).

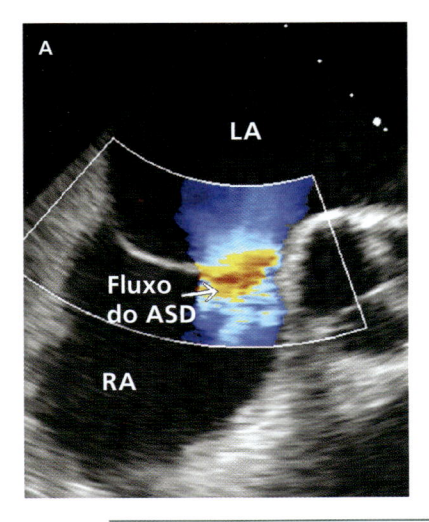

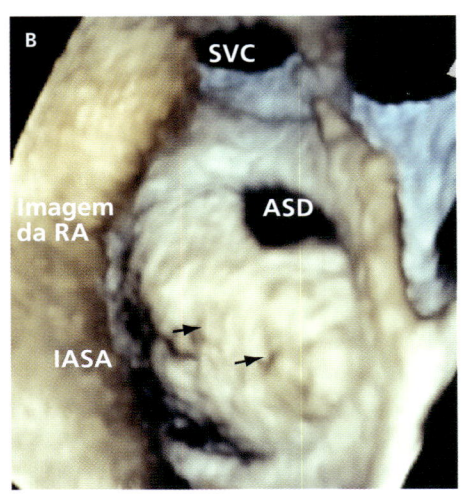

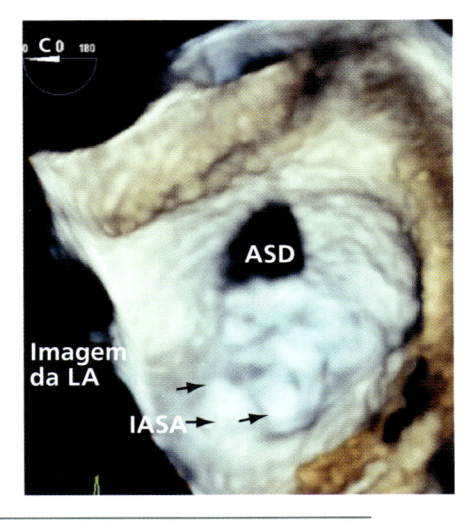

Fig. 12.8 Grande ASD do tipo *secundum* avaliado por TEE RT3D. A. Imagem bidimensional ao TEE com Doppler colorido do ASD demonstra desvio atrial da esquerda para direita (*seta*). Imagens ao TEE RT3D do ASD frontais ao RA (**B**) e ao LA (**C**). As imagens ao TEE 2D e 3DTR mostram mínimo (< 3 mm) tecido anterossuperior circundante do defeito impedindo seu fechamento percutâneo. Perceba também o grande aneurisma septal interatrial, mais bem apreciado pela imagem do RA (*setas*). ASD, defeito do septo atrial; LA, átrio esquerdo; IASA, aneurisma septal interatrial; SVC, veia cava superior.

Avaliação da gravidade de defeitos do septo atrial com a ecocardiografia com Doppler

Doppler de onda pulsada – métodos diagnósticos e principais características diagnósticas

- O Doppler de onda pulsada e ECO 2D são usados para estimar a taxa de volume sistólico do coração direito ou pulmonar (Qp) para o coração esquerdo ou sistêmico (Qs) como segue:

$$Qp = CSA_{PA} \times VTI_{PA}$$

$$Qs = CSA_{LVOT} \times VTI_{LVOT}$$

$$Qp/Qs = CSA_{PA} \times VTI_{PA}/CSA_{LVOT} \times VTI_{LVOT,}$$

onde CSA_{PA} e CSA_{LVOT} indicam a área de seção transversal da artéria pulmonar (PA) e da via de saída do ventrículo esquerdo (LVOT) como igual a π (diâmetro de PA ou LVOT/2)^2, e VTI indica a velocidade em tempo integral na PA e na LVOT.
- A interrogação do septo interatrial por Doppler de onda pulsada por meio das imagens subcostais de quatro câmaras à TTE ou medioesofágica de quatro câmaras e vistas bicavais ao TEE ajudam a identificar um ASD e diferenciá-lo de uma ausência de eco por artefato.
- O fluxo predominante de esquerda para direita contínuo, porém fásico após a sístole ventricular e atrial (quando a pressão de LA é maior) e durante a expiração ou apneia (quando a pressão de RA é menor) é demonstrado (Figs. 12.1C, 12.5C e 12.6B):
  - Em grandes defeitos, o diferencial da pressão atrial é mínimo e manifestado principalmente durante a contração atrial (Fig. 12.6B).
- Os ASDs do tipo seio venoso estão associados ao retorno venoso pulmonar anômalo. O Doppler de onda pulsada detecta o fluxo da veia pulmonar entrando no RA (Fig. 12.5D).

Doppler colorido – Principais características diagnósticas

- O desvio atrial bidirecional com predomínio de esquerda para direita é a norma (Figs. 12.1B e 12.5B):
  - Em decorrência de um diferencial de pressão baixo entre LA e RA, a direção do fluxo em defeitos de tamanho médio a grande é mais bem examinado em um baixo limite Nyquist (30 a 40 cm/segundo) (Figs. 12.3C e 12.6C).
- Com um limite Nyquist de 30 a 40 cm/segundo, a conexão das veis pulmonares ao LA, SVC ou IVC pode ser definida por uma imagem da fúrcula (a "imagem de caranguejo") ou por imagens basais de quatro câmaras ou bicaval ao TEE.
- A largura do jato do Doppler colorido através do ASD se correlaciona bem com o defeito anatômico ou cirúrgico.
- O Doppler colorido aumenta a detecção de ASD pequeno e distingue um ASD de um PFO:
  - A partir de uma imagem medioesofágica de quatro câmaras e com um limite Nyquist baixo (30 cm/segundo), o fluxo mínimo do RA ao LA é compatível com um PFO.

- TEE RT3D com o Doppler colorido também define precisamente o tamanho e a área de um ASD e a extensão do desvio atrial de esquerda para direita (14-17).
- Usando TEE com Doppler colorido 2D ou RT3D, o tamanho do dispositivo de fechamento é determinado quando um balão de dimensionamento expandido cessa o fluxo (chamado de *diâmetro "stop-flow"*) (Fig. 12.6E).
- Também, nenhum desvio ou desvio trivial ao TEE com Doppler colorido 2D ou RT3D determina a posição apropriada e implantação completa de um dispositivo (Fig. 12.6F).
- Além disso, TTE RT3D com o Doppler colorido, em comparação com TEE 2D como padrão, separa o PFO de um ASD mais precisamente do que ECO 2D com contraste, com maior sensibilidade (83 *versus* 44%), valor preditivo negativo (88 *versus* 69%) e exatidão global (93 *versus* 75%) (17).

Armadilhas

- As imagens da projeção apical de quatro câmaras à TTE 2D são paralelas ao septo e podem levar a uma descontinuidade falsa na fossa *ovalis* fina e levar a um diagnóstico equivocado de um ASD.
- Com TTE 2D, a visualização das veias pulmonares é difícil em decorrência da distância entre as veias e a janela transtorácica.
- TTE 2D e TEE frequentemente subestimam o diâmetro verdadeiro de um ASD, porque o plano de imagem geralmente está fora do centro.
- Durante um estudo com contraste salino, opacificação inadequada do RA não visualizam pequenos ASDs.
- Um efeito de contraste negativo tem baixa especificidade, porque o influxo da IVC pode causar tal efeito.
- O cálculo do Qp/Qs ao Doppler assume fluxo laminar através de um tubo rígido, complacência de PA e aórtica semelhante e medição adequada das vias de saída.
- TEE 3DTR requer treinamento e especialidade adicionais para médicos e técnicos, tempo adicional e pode não estar prontamente disponível.
- TTE ou TEE RT3D com baixa resolução temporal da imagem de *zoom*, especialmente quando utilizados baixos ajustes de ganho, pode causar descontinuidade na área da fossa *ovalis* e levar ao diagnóstico equivocado de um ASD ou superestimação do tamanho de um ASD:
  - O Doppler colorido ajuda na definição se uma ausência representa ou não um ASD.

Defeito do septo ventricular

Definição

- O VSD é uma comunicação entre os ventrículos localizados no septo conoventricular, o septo muscular ou do seio e septo de entrada ou atrioventricular (Fig. 12.9).

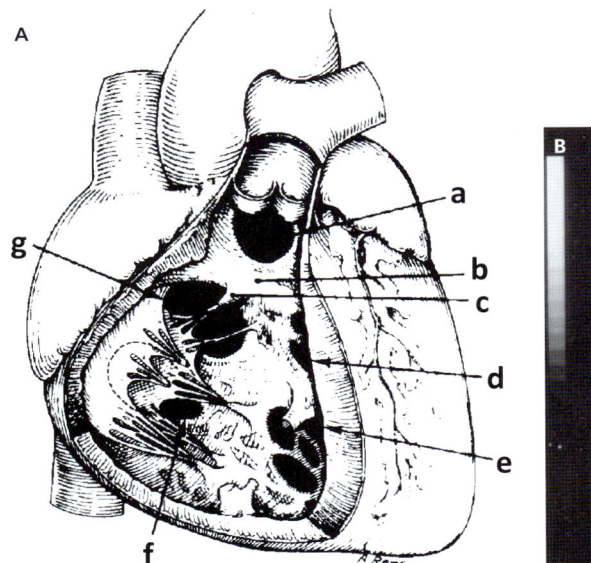

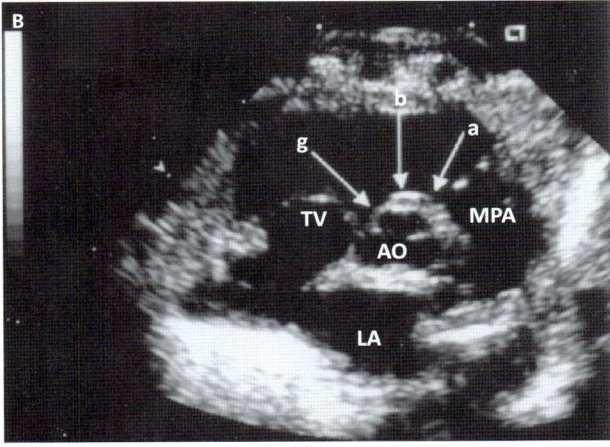

Fig. 12.9 Localizações anatômicas e por eco de VSDs. A. Localização de VSDs visualizados a partir do RV: (a) subpulmonar, (b) crista supraventricular, (c) músculo papilar do cone, (d) defeito muscular anterior, (e) defeito muscular apical, (f) defeito de entrada e (g) defeito perimembranoso. **B.** Imagem transtorácica de eixo curto paraesternal ao nível valvar aórtico e correspondentes áreas anatômicas dos defeitos septais: (a) área subpulmonar, (b) crista supraventricular e (g) defeito perimembranoso. TV, valva tricúspide; AO, aorta; MPA, artéria pulmonar principal; LA, átrio esquerdo.

- Os defeitos conoventriculares são responsáveis por 75% dos VSDs e são divididos em perimembranoso, subpulmonar e desalinhado:
    - Defeitos adjacentes à valva tricúspide são chamados de *perimembranosos* (Figs. 12.10 e 12.11), e aqueles adjacentes à valva pulmonar são chamados de *subpulmonares* (Figs. 12.12 a 12.14).
    - Nos defeitos subpulmonares e menos comumente nos defeitos perimembranosos, o suporte muscular abaixo da valva aórtica pode estar deficiente, permitindo o prolapso da cúspide coronariana direita e, ocasionalmente, pode haver hérnia e obliteração do VSD. A regurgitação aórtica (AR) associada pode ser grave ou progressiva e predominam sobre as consequências do próprio VSD.
    - O desalinhamento anterior do septo conal estreita a via de saída do RV, resultando em tetralogia de Fallot.
    - O desalinhamento posterior estreita a LVOT, causando estenose subaórtica, coarctação ou interrupção do arco aórtico.
- Os defeitos musculares estão localizados nas porções médias ou apicais do septo, geralmente são múltiplos, são mais propensos a fechar espontaneamente na infância e são responsáveis por 5 a 20% dos casos (Fig. 12.15).
- Os defeitos de entrada, localizados abaixo do folheto septal tricúspide, são associados a anormalidades da válvula atrioventricular, variando de uma fenda mitral no folheto anterior a um anel comum para ambas as valvas atrioventriculares. Estes defeitos são responsáveis por 8 a 10% dos VSDs.

Prevalência

- O VSD é a anomalia congênita mais comum em crianças (30% de todos os defeitos isolados), mas é a anomalia mais frequentemente reconhecida cedo e tratada.
- Além disso, os VSDs frequentemente fecham espontaneamente (taxa de fechamento global de 30 a 55%, 5 a 30% para os defeitos perimembranosos, e 55 a 65% para os defeitos musculares) (18).
- Assim, os VSDs isolados são responsáveis por até 10% de CHD em adultos.

Ecocardiografia

Morfologia dos defeitos do septo ventricular na ecocardiologia com modo M, na ecocardiografia bidimensional e na transtorácica tridimensional em tempo real e na ecocardiografia transesofágica

Melhores planos de imagem

- Imagem à TTE de eixo longo paraesternal do septo para avaliar as porções infundibulares e musculares:
    - Com a varredura deste plano anteriormente e para a esquerda, o septo conal e a RVOT podem ser vistos.
    - Com a varredura deste plano posteriormente e para a direita, os septos perimembranoso e de entrada são imageados.

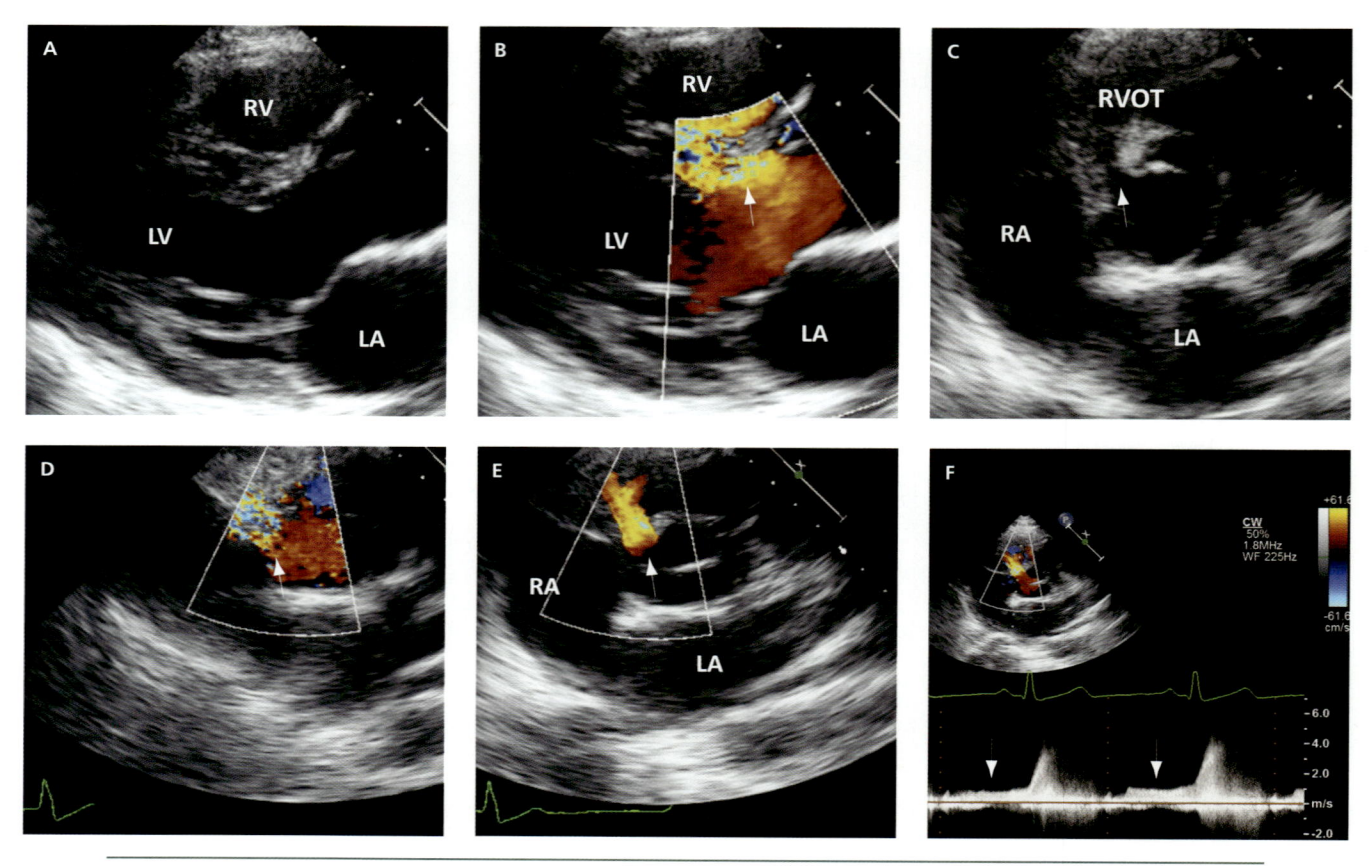

Fig. 12.10 VSD do tipo perimembranoso em uma mulher de 21 anos de idade por meio da TTE. A. Imagem bidimensional à TTE paraesternal de eixo longo e sem defeito septal aparente. **B.** Doppler colorido demonstra alta turbulência do fluxo sistólico da LVOT para a RVOT através do septo interventricular basal (*seta*). **C.** Imagem de eixo curto basal demonstra uma descontinuidade septal para a direita da cúspide coronariana direita da válvula aórtica e logo acima do folheto septal da valva tricúspide (*seta*). **D, E.** Imagem de eixo curto basal a Doppler colorido demonstrando um fluxo turbulento sistólico (*seta* em **D**) e diastólico (*seta* em **E**) da LVOT para a RVOT através do defeito septal. **F.** Doppler de onda contínua mostra velocidade de fluxo sistólico alta e diastólico baixa (*setas*) através do VSD perimembranoso.

- Imagem à TTE de eixo curto paraesternal para visualizar imagens das porções dos septos conoventriculares, musculares e atrioventriculares:
    - Ao dirigir o feixe de ultrassom na direção da base do coração, o defeito do septo membranoso é visto sob o folheto septal tricúspide e à direita da cúspide coronariana direita da válvula aórtica (posição das 10 horas) (Figs. 12.10 e 12.11).
    - O septo conal é visto anterior e à esquerda da cúspide coronariana esquerda da válvula aórtica e adjacente à válvula pulmonar (posição das 2 horas) (Fig. 12.12).
    - Essa imagem através das duas válvulas atrioventriculares permite a visualização dos defeitos de entrada (localizados posteriormente entre as válvulas atrioventriculares), bem como os defeitos médios musculares e anteriores musculares (localizados à esquerda).
    - Além disso, esta imagem ao nível dos músculos papilares detecta defeitos posteriores, médios musculares e anteriores musculares. Inferior a essa imagem, defeitos musculares apicais podem ser identificadas.
- A imagem à TTE apical de quatro câmaras fornece uma projeção posterior através das valvas atrioventriculares e do septo muscular:
    - Os defeitos de entrada são vistos em um terço da parte superior, metade são médio-musculares (Fig. 12.15) e os defeitos apicais são distais à banda moderadora.
- A imagem subcostal de quatro câmaras à TTE permite a avaliação de todo o septo ventricular quando o plano de ultrassom é varrido da posição posterior à anterior. A imagem de eixo curto pode identificar VSDs musculares anteriores e desalinhamento do septo conal.
- A imagem longitudinal da RVOT ao TEE é útil na identificação do desalinhamento do septo conal (perimembranoso e subpulmonar), VSD residuais ou obstrução pós-operatória da RVOT (Figs. 12.11 e 12.13).

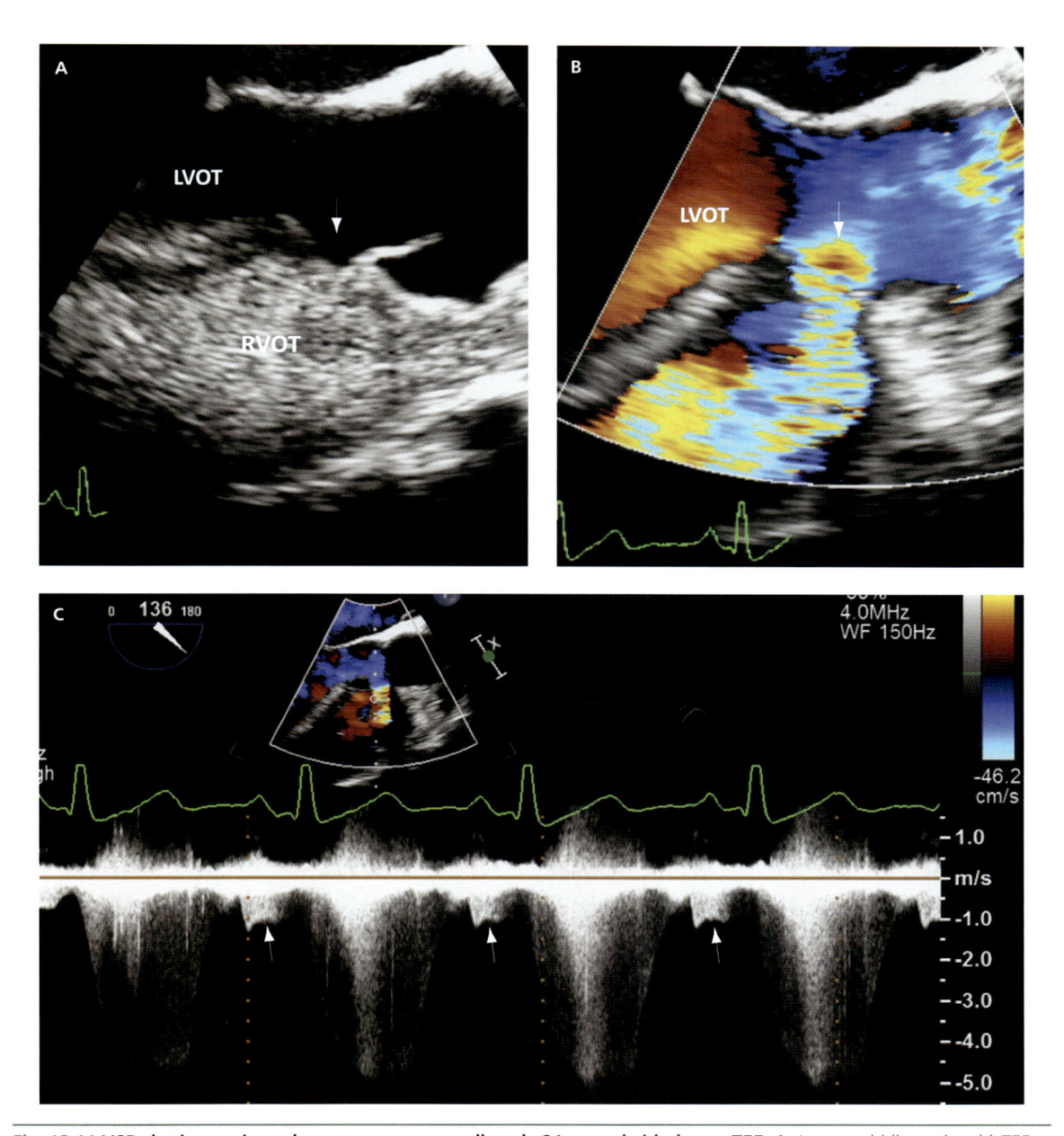

Fig. 12.11 VSD do tipo perimembranoso em uma mulher de 21 anos de idade por TEE. A. Imagem bidimensional à TEE de eixo longo basal com contraste salino demonstrando 1 cm de descontinuidade no septo interventricular perimembranoso (*seta*) logo abaixo da cúspide coronariana direita. Um efeito negativo de contraste salino também é percebido. **B.** Doppler colorido demonstra um fluxo sistólico a partir da LVOT para a RVOT através do defeito (*seta*). **C.** Doppler de onda contínua mostra velocidades de fluxo sistólico alta e diastólica baixa (*setas*) através do VSD.

- A imagem de quatro câmaras medioesofágica com varredura progressiva do septo ao TEE, e retroflexão neutra ou leve do transdutor, permite a avaliação do septo posterior. Com a anteflexão, o septo anterior é visualizado. A retirada lenta do transdutor com anteflexão fornece uma imagem frontal da válvula aórtica e do septo conoventricular. (Fig. 12.13).
- Imagens específicas à TTE RT3D não foram padronizados, e os melhores planos de imagem 3D são procedentes dos planos de imagem 2D atualmente utilizados.

Principais características diagnósticas

- Eco ao modo M é útil para a avaliação de dilatação ventricular e atrial e sobrecarga de volume ou pressão do RV (Fig. 12.12A).
- De múltiplos planos de imagem 2D, o VSD é caracterizado por uma área de descontinuidade de tecido de tamanho variável (18-21) (Figs. 12.10C, 12.11A, 12.12B e 12.13A, C). Defeitos musculares podem ter um curso serpiginoso (Fig. 12.15A).

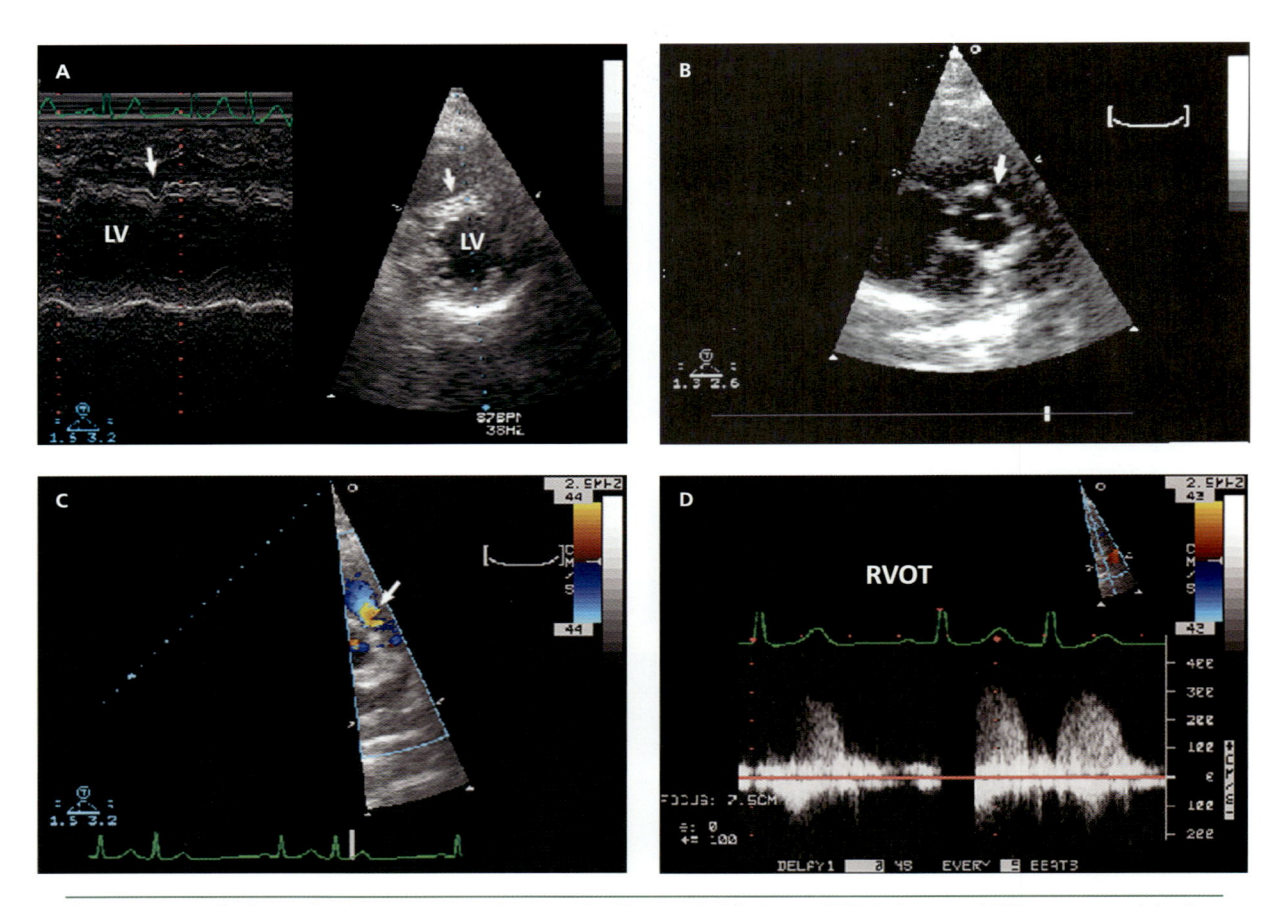

Fig. 12.12 VSD de tipo subpulmonar em um homem de 42 anos de idade por TTE. A. Imagem à TTE paraesternal de eixo curto do LV demonstra ao modo M um deslocamento septal posterior durante o final da sístole e o início da diástole (*seta*) e correspondente achatamento diastólico septal nas imagens 2D compatíveis com sobrecarga de volume e pressão do RV. **B.** Imagens bidimensionais de eixo curto basal demonstram uma descontinuidade septal para a esquerda da cúspide coronariana esquerda da válvula aórtica e logo acima da valva pulmonar, sugestivo de VSD subpulmonar (*seta*). **C.** Doppler colorido demonstra alto fluxo sistólico da LVOT para a RVOT (*seta*). Note a zona de aceleração na LVOT lateral. **D.** Doppler de onda contínua mostra altas velocidades de fluxo sistólico no VSD subpulmonar.

- Por meio de imagens 2D, um VSD é pequeno se mede < 1 cm de diâmetro, moderado se mede de 1 a 2 cm ou é inferior a metade da área da válvula aórtica, e grande se ele tem > 2 cm ou maior ou igual à área da válvula aórtica (19).
- Em adultos, a detecção de VSD isolado por imagem 2D varia entre 74 a 88% em estudos prospectivos e 88 a 100% em pacientes que sabidamente apresentam VSD.
- O prolapso da valva aórtica é visto em 12% dos casos, mais comumente em pacientes com VSD subpulmonar e perimembranoso (21 e 17%, respectivamente) (20).
- Características subjacentes de AR incluem anulação da cúspide aórtica do septo a partir das imagens apical de cinco câmaras e subcostal coronal (altamente sensível, mas de baixa especificidade) e prolapso da cúspide aórtica (presente em > 70% dos pacientes com AR).
- Transformação de um VSD em aneurisma e um rebordo subaórtico podem ser vistos (55 a 60% e 6% dos casos, respectivamente).
- TEE bidimensional pode auxiliar no fechamento cirúrgico ou percutâneo de VSDs (22).
- TTE RT3D e especialmente TEE são técnicas cada vez mais utilizadas na atualidade no diagnóstico, caracterização e orientação durante um fechamento percutâneo de um VSD (23,24).
- TTE RT3D e especialmente TEE usando o zoom 3D ou imagens de volume total são superiores às imagens 2D na definição da localização, morfologia, tamanho e área de VSDs e na determinação da necessidade e viabilidade de seu fechamento percutâneo ou cirúrgico:
  - Medidas ao TEE RT3D do diâmetro máximo, área e formato de VSDs correlacionam-se altamente com medidas observadas durante a cirurgia.

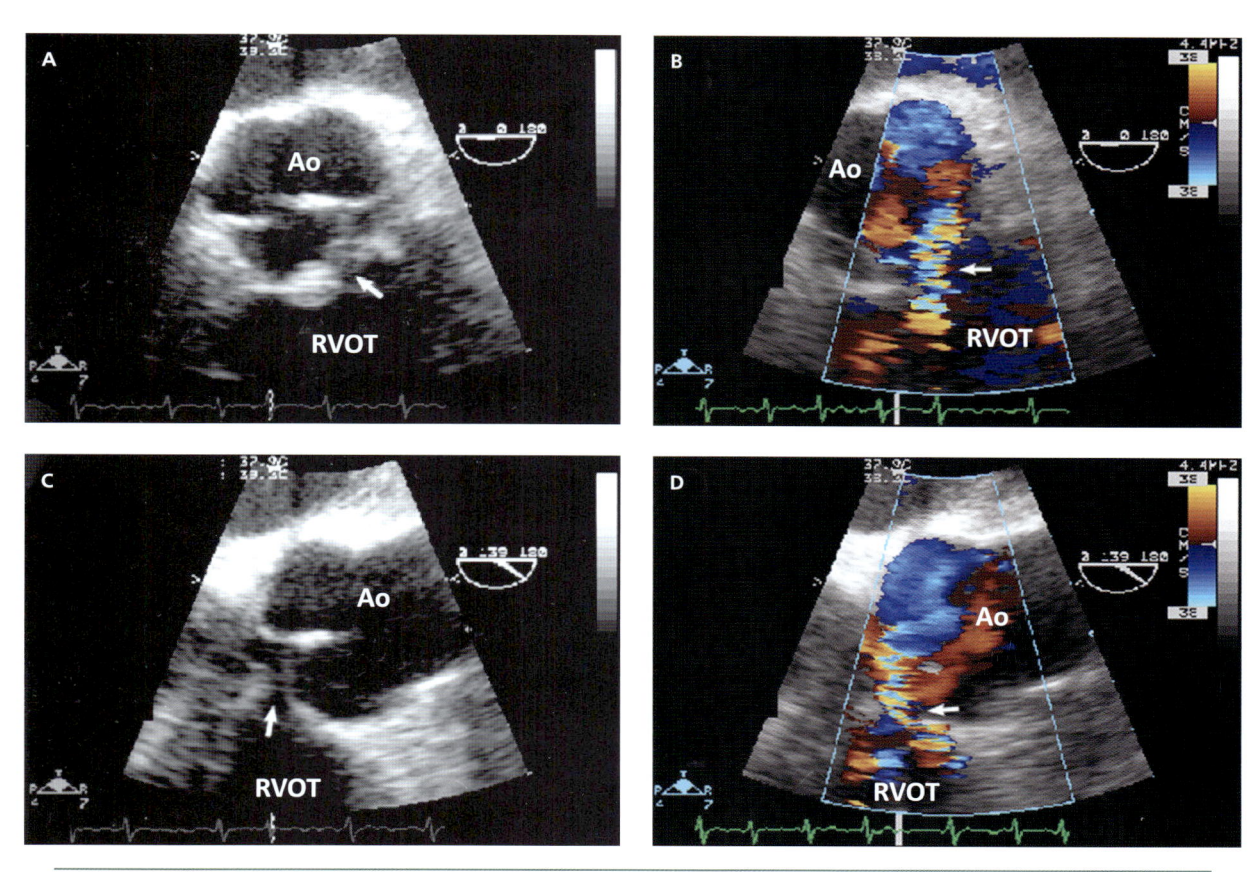

Capítulo 12 Cardiopatias Congênitas Comuns no Adulto   231

Fig. 12.13 VSD subpulmonar ao TEE. A, C. Imagens próximas ao TEE de eixos curto e longo basal no nível da valva aórtica no paciente discutido na Figura 12.12 demonstra um VSD subpulmonar (*setas*). **B, D.** Doppler colorido correspondente confirmou a comunicação subpulmonar entre a LVOT e a RVOT (*setas*). Por causa da dispneia do paciente aos esforços, hipertensão pulmonar moderada e alargamento do coração direito, ele sofreu fechamento cirúrgico do defeito. Ao, aorta.

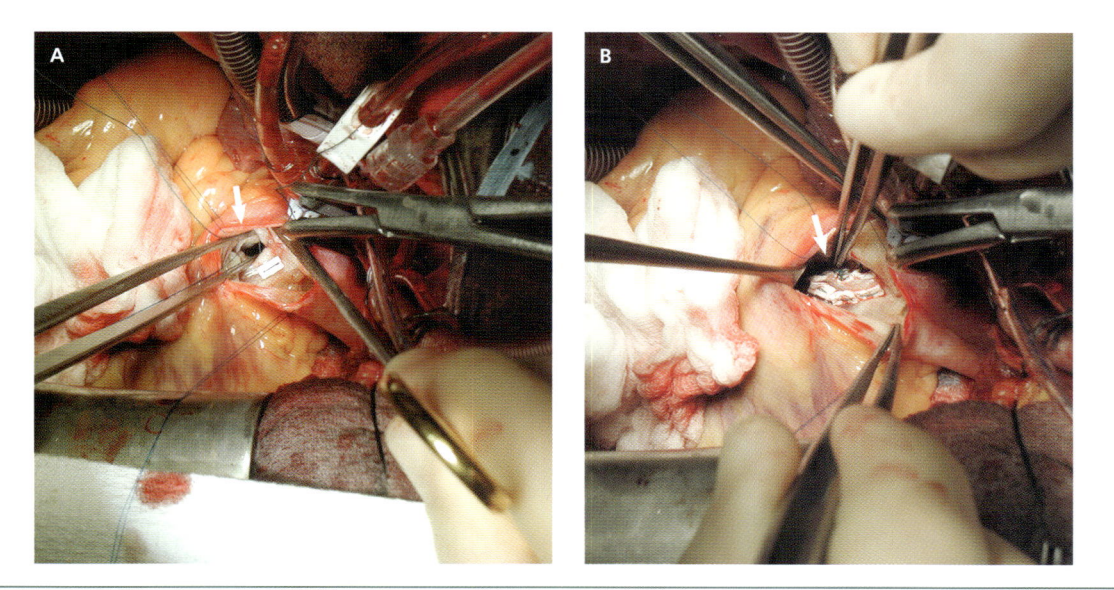

Fig. 12.14 Confirmação cirúrgica do VSD. Pré-fechamento (**A**, *seta*) e fechamento (**B**, *seta*) do VSD subpulmonar do paciente descrito nas Figuras 12.12 e 12.13.

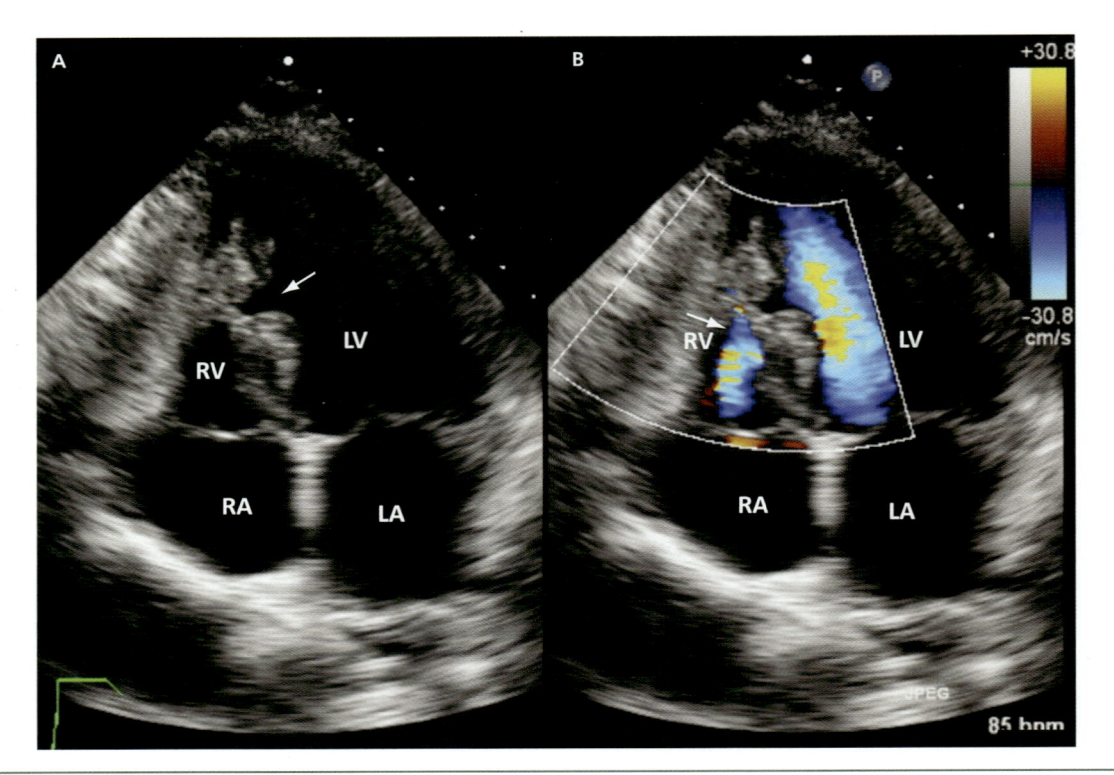

Fig. 12.15 VSD muscular congênito em um homem de 27 anos de idade. A. Imagem à TTE apical de quatro câmaras demonstra uma descontinuidade tipo uma banda horizontal estreita da porção média do septo interventricular (*seta*). **B.** Doppler colorido demonstra um fluxo sistólico turbulento no lado do RV do VSD (*seta*). Em decorrência do curso serpiginoso comum dos defeitos musculares, um jato discreto ao Doppler colorido através do defeito não foi claramente definido.

- O diâmetro máximo de um VSD é medido no lado do LV no final da diástole, e o dispositivo de fechamento é selecionado como 1 a 2 mm maior que o tamanho do VSD.
- TTE RT3D também é precisa na determinação do tamanho do dispositivo de fechamento.
- Igualmente, a TEE RT3D usando imagem 3D de *zoom* durante o procedimento de fechamento percutâneo permite a visualização contínua dos fios-guia e catéteres com os dispositivos pré-expandidos anexados a eles, guia o alinhamento dos dispositivos de fechamento dentro dos defeitos, permite verificação imediata da presença e extensão de um desvio residual e determina o local adequado e a função do dispositivo.

Ecocardiografia com contraste salino

Principais características diagnósticas

- No VSD, o alto gradiente de pressão entre os ventrículos e o fluxo unidirecional do LV para o RV não permite o contraste salino dentro do LV (Fig. 12.11A). Consequentemente, geralmente é visto um efeito de contraste negativo no RV (25). Portanto, ECO com contraste salino é de valor limitado para a detecção de VSD.
- Agentes de contraste de realce da cavidade podem ajudar a definir as bordas do endocárdio de um VSD, orientar para o local da amostragem ao Doppler e melhorar a intensidade de sinal de Doppler (25).

Ecocardiografia com Doppler para a avaliação do local e da gravidade de defeitos do septo ventricular

Doppler de onda pulsada e contínua – Principais características diagnósticas

- Documentação de velocidades ao Doppler de ondas sistólicas altamente turbulentas por onda pulsada ou contínua através de um defeito ou do lado do RV de VSD suspeito por imagens 2D é altamente diagnóstico de um VSD, com uma sensibilidade de 90% e especificidade de 98% (Figs. 12.10F, 12.11C e 12.12D).
- O Doppler pulsado é utilizado para estimar a taxa de Qp/Qs, contudo, velocidades turbulentas na RVOT ou na LVOT causadas por um VSD subpulmonar ou membranoso, respectivamente, pode não ser adequado para análise. Influxos mitral e tricúspide são locais alternativos, mas o anel atrioventricular é de formato elíptico, e a equação simplificada de Bernoulli pode não refletir a área valvar verdadeira.
- Guiadas por Doppler de onda pulsada e 2D, velocidades de onda contínua ao Doppler no local de um VSD refletem a dife-

rença de pressão entre LV e RV e o sinal espectral imita a MR (Figs. 12.10F, 12.11C e 12.12D):
- Também, uma vez que o gradiente diastólico do LV para o RV está presente, um Doppler espectral de baixa velocidade imitando a estenose mitral pode ser vista (Figs. 12.10F e 12.11C). Esse fluxo diastólico cessa se a pressão diastólica do RV for elevada.
- Em um VSD grande com pressão sistêmica do RV, a velocidade sistólica pode ser < 2,5 m/segundo. Além de que *a pressão sistólica do RV pode ser estimada como igual à pressão sanguínea sistólica menos 4 (velocidade de jato de VSD)2.*

Doppler colorido – Principais características diagnósticas
- O Doppler colorido detecta pequenos VSDs frequentemente não visualizados por outras modalidades de imagem, define o local e o tamanho de um VSD e detecta desvios adicionais (Figs. 12.10B, 12.11B, 12.12C, 12.13B, D e 12.15B).
- Detecta e estratifica a RA associada a VSD subpulmonar e perimembranoso (20).
- A regurgitação tricúspide moderada à grave associada ao VSD perimembranoso pode ser vista e deve-se à uma displasia dos folhetos, fendas dos folhetos tricúspides ou um deslocamento para a frente do folheto anterior por um VSD de tamanho moderado, VSD restritivo com baixa pressão do RV (26).
- Identifica defeitos residuais em pacientes após fechamento cirúrgico ou percutâneo de um VSD.

Armadilhas
- Falsa ausência no septo por imagem 2D pode levar a um diagnóstico equivocado de um VSD.
- Tal como acontece com o ASD, muitas suposições são feitas quando utilizando a relação Qp/Qs dos desvio.
- Um fluxo turbulento do VSD pode impedir a avaliação precisa das velocidades da RVOT ou da LVOT para a avaliação da relação Qp/Qs.
- O tamanho de um VSD pode ser subestimado quando a valva aórtica prolapsa para o VSD.
- As limitações de ECO RT3D na avaliação dos VSDs são similar àquelas descritas para a avaliação de ASDs.

Ducto arterioso patente

Definição e classificação
- Ducto arterioso patente (PDA), uma estrutura vascular conectando a aorta e a artéria pulmonar (PA), é necessário na circulação fetal para permitir a saída do débito do RV a ser desviado dos pulmões não expandidos para a aorta descendente.
- O PDA contrai fisiologicamente em resposta ao oxigênio e à retirada das prostaglandinas da placenta nas primeiras horas e dias de vida.

Prevalência
- O PDA constitui 5 a 10% de CHD no nascimento e é mais comum em crianças prematuras, em crianças nascidas em uma altitude elevada e em meninas, com uma taxa de 2:1 mulheres para homens.
- A maioria dos PDAs que não é detectado na infância é pequeno, mas a sua prevalência real em adultos é incerta.

Ecocardiografia

Morfologia dos ductos arteriosos patentes nas ecocardiografias de modo M e bidimensional, e na transtorácica ou transesofágica tridimensional em tempo real

Melhores planos de imagem
- Imagem bidimensional à TTE da projeção paraesternal alta esquerda com o setor de varredura girado no sentido horário ou angulação superior e para a esquerda (para evitar os pulmões) para obter a imagem de "calça com três pernas" da PA direita e esquerda e a inserção do PDA na PA proximal esquerda (27) (Fig. 12.16).
- Imagem bidimensional à TTE da projeção da fúrcula supraesternal de eixo longo com angulação para a PA esquerda para

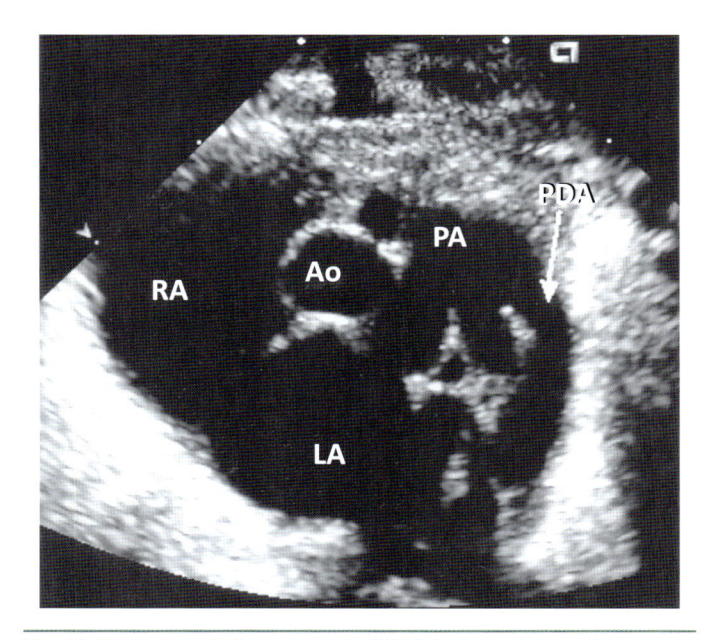

Fig. 12.16 Ducto arterioso patente (PDA). Imagem transtorácica paraesternal alta de eixo curto da PA direita, PA esquerda e a PDA (imagem de "calça com três pernas"). O arco aórtico está fora do plano e o LA está dilatado. Ao, aorta; PA, artéria pulmonar; RA, átrio direito. (Cortesia de M. Beth Goens, M.D.)

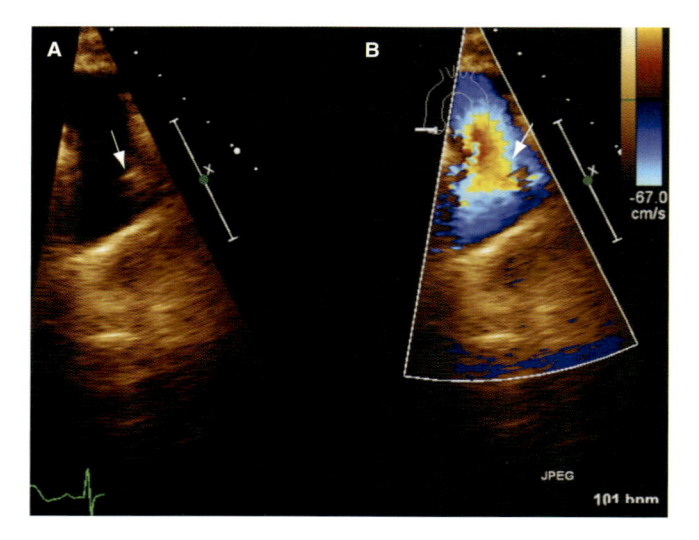

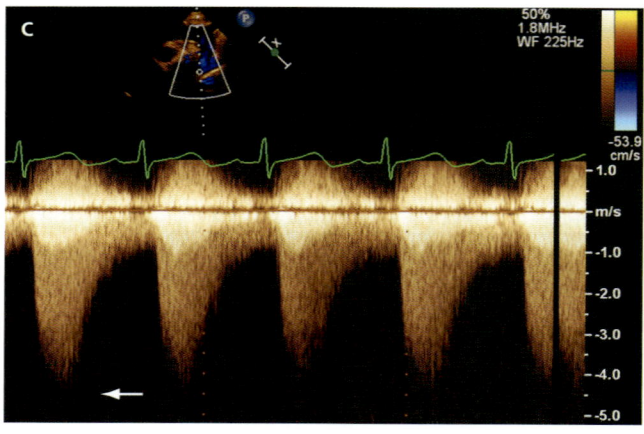

Fig. 12.18 Coarctação da aorta em um homem de 23 anos de idade. **A.** Imagem de fúrcula supraesternal demonstrando uma possível borda aórtica posterior (*seta*). **B.** Doppler colorido demonstrando um segmento longo de fluxo turbulento sugestivo de borda tubular em vez de discreta, da aorta (*seta*). **C.** Velocidade de pico elevada até 4,5 m/segundo (*seta*), clássica de Doppler a onda contínua, atraso de movimento ascendente e fluxo diastólico anterógrado são percebidos.

Ecocardiografia

Morfologia da coarctação aórtica na ecocardiografia de modo M e bidimensional e transtorácica ou transesofágica tridimensional em tempo real

Melhores planos de imagem

- Imagens à TTE da fúrcula e paraesternal alta esquerda. O transdutor pode ser rodado no sentido anti-horário a partir do plano usual de eixo longo do arco aórtico para mostrar a imagem de um segmento mais comprido da aorta descendente proximal:
  - As imagens obtidas por meio da fúrcula são as mais utéis para mostrar o arco aórtico e detectar coarctação aórtica.
  - A janela paraesternal é mais útil para mostrar as artérias pulmonares.
- Um travesseiro deve ser colocado atrás dos ombros do paciente para otimizar a extensão do pescoço e permitir que o transdutor seja posicionado quase paralelo ao eixo longo do corpo.
- Imagens ao TEE à 0, 90 e 130 graus no nível do arco aórtico distal e aorta torácica descendente proximal.
- Imagens específicas a TTE ou TEE RT3D não foram padronizadas. Atualmente, os melhores planos de imagem 3D são derivados de imagens 2D atualmente utilizadas (34).

Principais características diagnósticas

- O modo M fornece informação sobre espessura, no tamanho e na fração de encurtamento do LV. A dilatação da raiz da aorta pode ser determinada, e a presença de uma valva aórtica bicúspide suspeitada.
- Imagens bidimensionais ou suspeitada a TTE RT3D ou TEE mostram um estreitamento focal (Fig. 12.17) ou tubular (Fig. 12.18) de um arco aórtico distal ou aorta torácica descendente, ou ambos (34-36).
- Em adultos, o estreitamento geralmente é focal (tipo cume) e distal ao ligamento arterioso.
- Em crianças, o estreitamento é comumente difuso e pré-ductal.
- Em adultos, a área de coarctação é mais ecorrefringente em decorrência de espessamento e esclerose focal.
- Próximo à coarctação, os ramos da aorta são dilatados e pulsáteis. A artéria inominada, aproximadamente duas vezes o calibre das artérias esquerdas carótida e subclávia, ramifica nas artérias subclávia direita e carótida. Em contraste, a aorta descendente ao nível do diafragma tem pouca pulsatilidade. Dilatação da aorta pós-estenótica é comum.
- A hipoplasia do arco transverso é associada a um alto índice de coarctação recorrente.
- Podem ser detectados associadamente a conexão da SVC esquerda ao seio coronário, *cor triatriatum*, estenose mitral supravalvar ou valvar, ou estenose subaórtica ou aórtica valvar.
- Aneurismas saculares pós-dilatação percutânea de balão podem ocorrer.
- Com o ultrassom intravascular, o local preciso e o grau de estreitamento podem ser definidos para um posicionamento adequado do *stent* endovascular.
- Indicação intraoperatória para a estenose residual da coarctação é definida por uma diferença de pressão sistólica braquial-tornozelo do sangue de 20 a 30 mmHg.
- TTE RT3D permite a caracterização precisa da presença e gravidade da coarctação e determina precisamente a área de corte transversal da aorta proximal, coarctação e a aorta descendente distal pré e pós-correção (34,35).

Avaliação da gravidade de coarctação da aorta no Doppler colorido de onda pulsada e contínua

Principais características diagnósticas

- Fluxo turbulento na borda de coarctação e fluxo anterógrado contínuo na diástole distal a coarctação do Doppler de onda pulsada.
- Gradiente anterógrado contínuo sistólico e diastólico na borda de coarctação da aorta e um movimento ascendente lento e embotado e uma diminuição da velocidade de pico do tronco celíaco (o último do corte subcostal) são diagnósticos de coarctação da aorta (Figs. 12.17 e 12.18).
- O gradiente significante transcoarctação (> 25 mmHg), > 50% de estreitamento da aorta e hipertensão indicam a necessidade de intervenção em adultos.
- O fluxo turbulento no local da coarctação por Doppler colorido pode, algumas vezes, definir melhor o local e o comprimento do estreitamento da aorta do que as imagens 2D (Figs. 12.17 e 12.18).
- Depois da correção bem-sucedida da coarctação da aorta, são demonstradas altas velocidades e gradientes ao Doppler (2,2 ± 0,4 m/segundo e 20 ± 4 mmHg, respectivamente) no istmo na ausência da diferença de pressão braço/perna. Estes gradientes persistentes são decorrentes de estreitamento anatômico leve da aorta, rigidez localizada da aorta e fenômenos pressão/recuperação.
- O ecocardiograma com esforço no paciente pós-operatório com hipertensão sistêmica persistente pode demonstrar um gradiente de pressão não existente no repouso. A não ser que uma clara obstrução possa ser vista na imagem 2D, contudo, é incerto que a dilatação por balão ou o aumento cirúrgico do arco aórtico vá cessar esse gradiente induzido pelo exercício.
- A coarctação cirurgicamente corrigida no período neonatal com uma anastomose lateral-final é associada a 5 a 6% de obstrução recorrente (definido como gradiente de pressão arterial sistólica ≥ 20 mmHg ou uma velocidade Doppler de ≥ 2,5 m/segundo) em um acompanhamento de 1 a 2 anos (37).
- ECO pós-operatório e provavelmente anual é apropriado em pacientes pós-cirurgia, depois de angioplastia por balão ou depois de correção por *stent* de coarctação para avaliar a ausência de complicações e o gradiente residual e para detectar reestenose, aneurismas, dissecção, ou dobras do arco (38,39).

Armadilhas

- Avaliação anatômica e fisiológica precisa da coarctação pode ser difícil com TTE e TEE. Também, em imagens à TTE, a PA esquerda cruza e faz sombra na coarctação da aorta.
- Através do TEE, a área de coarctação pode ser obscurecida pelo brônquio esquerdo.
- A medição precisa do diâmetro e do comprimento da coarctação são geralmente difíceis de definir.
- O gradiente ao Doppler na pré e pós-correção de coarctação são geralmente maiores do que os obtidos no cateterismo cardíaco, provavelmente decorrente do fenômeno pressão/recuperação.
- Com o TEE, é difícil de usar o Doppler no local da coarctação por causa do ângulo de interrogação ser perpendicular à direção do fluxo sanguíneo.
- As limitações de ECO RT3D na avaliação de coarctação da aorta são similares aos descritos para outras anomalias congênitas.

Referências

1. Hoffman JI, Kaplan S. The incidence of congenital heart disease. *J Am Soc Echocardiogr.* 2002;39:1890-1900.
2. Douglas PS, Garcia MJ, Haines DE, et al. ACCF/ASE/AHA/HFSA/HRS/ASNC/SCAI/SCCM/SCCT/SCMR 2011 Appropriate use criteria for echocardiography. *J Am Coll Cardiol.* 2011;57:1126-1166.
3. Miller-Hance WC, Silverman NH. Transesophageal echocardiography (TEE) in congenital heart disease with focus on the adult. *Cardiol Clin.* 2000;18:861-892.
4. Maeno YV, Benson LN, McLaughlin PR, et al. Dynamic morphology of the secundum atrial septal defect evaluated by three dimensional transesophageal echocardiography. *Heart.* 2000;83:673-677.
5. Panswar SR, Perrien IL, Nanda NC, et al. Real time/threedimensional transthoracic echocardiographic visualization of the valve of foramen ovale. *Echocardiography.* 2007;24:1105-1107.
6. Stevenson JG. Utilization of intraoperative transesophageal echocardiography during repair of congenital cardiac defects: A survey of North American centers. *Clin Cardiol.* 2003;26:132-134.
7. Sohn S, Kim HS, Han JJ. Pediatric cardiac surgery with echocardiographic diagnosis alone. *J Korean Sci.* 2002;17:463-467.
8. Perk G, Lang RM, Garcia-Fernandez MA, et al. Use of real time three-dimensional transesophageal echocardiography in intracardiac catheter based interventions. *J Am Soc Echocardiogr.* 2009;22:865-882.
9. Saric M, Perk G, Purgess J, et al. Imaging atrial septal defects by real-time three-dimensional transesophageal echocardiography: Step-by-step approach. *J Am Soc Echocardiogr.* 2010;23:1128-1135.
10. Bartel T, Konorza T, Arjumand J, et al. Intracardiac echocardiography is superior to conventional monitoring for guiding device closure of interatrial communications. *Circulation.* 2003;107:795-797.
11. Cao QL, Hijazi ZM, Koenig P, et al. Intracardiac echocardiography guidance of transcatheter closure of atrial septal defects and patent foramen ovale: Comparison with transesophageal echocardiography and cine fluoroscopy. *J Am Coll Cardiol.* 2003;41:437.
12. Krumsdorf U, Ostermayer S, Billinger K, et al. Incidence and clinical course of thrombus formation on atrial septal defect and patent foramen ovale closure devices in 1,000 consecutive patients. *J Am Coll Cardiol.* 2004;43:302-309.
13. Acar P, Roux D, Dulac Y, et al. Transthoracic three-dimensional echocardiography prior to closure of atrial septal defects in children. *Cardiol Young.* 2003;13:58-63.
14. Taniguchi M, Akagi T, Watanabe N, et al. Application of real-time three-dimensional transesophageal echocardiography using a matrix array probe for transcatheter closure of atrial septal defect. *J Am Soc Echocardiogr.* 2009;22:1114-1120.
15. Lodato JA, Cao QL, Weinert L, et al. Feasibility of real-time three-dimensional transoesophageal echocardiography for guidance of percutaneous atrial septal defect closure. *Eur J of Echocardiogr.* 2009;10:543-548.

16. Martin-Reyes R, Lopez-Fernandez T, Moreno-Yanguela M, et al. Role of real-time three-dimensional transoesophageal echocardiography for guiding transcatheter patent foramen ovale closure. *Eur J Echocardiogr.* 2009;10:148-150.
17. Montel I, Grasso S, Licciardi S, et al. Head-to-head comparison of real-time three-dimensional transthoracic echocardiography with transthoracic and transesophageal two-dimensional contrast echocardiography for the detection of patent foramen ovale. *Eur J Echocardiogr.* 2010;11:245-249.
18. Eroglu AG, Oztunc F, Saltik L, et al. Evolution of ventricular septal defect with special reference to spontaneous closure rate, subaortic ridge and aortic valve prolapse. *Pediatr Cardiol.* 2003;24:31-35.
19. Puchalski MD, Brook MM, Silverman NH. Simplified echocardiographic criteria for decision making in perimembranous ventricular septal defect in childhood. *Am J Cardiol.* 2002;90:569-571.
20. Eapen RS, Lemler MS, Scott WA, et al. Echocardiographic characteristics of perimembranous septal defects associated with aortic regurgitation. *J Am Soc Echocardiogr.* 2003;16:209-213.
21. Mercer-Rosa L, Seliem MA, Fedec A, et al. Transesophageal 2-dimensional echocardiography in imaging muscular ventricular septal defects: Does this have any impact on individual patient treatment? *J Am Soc Echocardiogr.* 2006;19:1511-1519.
22. Thanopoulos BD, Tsaousis GS, Karanasios E, et al. Transcatheter closure of membranous ventricular septal defects with Amplatzer asymmetric ventricular septal defect occluder: Preliminary experience in children. *Heart.* 2003;89:918-922.
23. Mehmood F, Miller AP, Nanda NC, et al. Usefulness of live/real time three-dimensional transthoracic echocardiography in the characterization of ventricular septal defects in adults. *Echocardiography.* 2006;23:421-427.
24. Acar P, Abadir S, Aggoun Y. Transcatheter closure of perimembranous ventricular septal defects with Amplatzer occluder assessed by real-time three-dimensional echocardiography. *Eur J Echocardiogr.* 2007;8:110e-115e.
25. Loyd A, Gordon P, Liu Z, et al. Delineation of intracardiac shunts using contrast echocardiography. *J Am Soc Echocardiogr.* 2003;16:770-773.
26. Hagler DJ, Squarcia U, Cabalka AK, et al. Mechanism of tricuspid regurgitation in paramembranous ventricular septal defect. *J Am Soc Echocardiogr.* 2002;15:364-368.
27. Ramaciotti C, Lemler MS, Moake L, et al. Comprehensive assessment of patent ductus arteriosus by echocardiography before transcatheter closure. *J Am Soc Echocardiogr.* 2002;15:1154-1159.
28. Sinha A, Nanda NC, Khanna D, et al. Live three-dimensional transthoracic echocardiographic delineation of patent ductus arteriosus. *Echocardiography.* 2004;21:443-448.
29. Liang CD, Ko SF, Huang SC. Echocardiographic guidance for transcatheter coil occlusion of patent ductus arteriosus in the catheterization laboratory. *J Am Soc Echocardiogr.* 2003;16:476-479.
30. Marek T, Zelizko M, Kautzner J. Images in cardiovascular medicine. Real-time 3-dimensional transesophageal echocardiography imaging: Adult patent ductus arteriosus before and after transcatheter closure. *Circulation.* 2009;120:e92-e93.
31. Chang ST, Hung KC, Hsieh IC, et al. Evaluation of shunt flow by multiplane transesophageal echocardiography in adult patients with isolated patent ductus arteriosus. *J Am Soc Echocardiogr.* 2002;15:1367-1373.
32. Eerola A, Jokinen E, Boldt T, et al. The influence of percutaneous closure of patent ductus arteriosus on left ventricular size and function a prospective study using two- and three-dimensional echocardiography and measurements of serum natriuretic peptides. *J Am Coll Cardiol.* 2006;47:1060-1066.
33. Kronzon I, Tunick PA, Rosenzweig BP. Quantification of left-to-right shunt in patent ductus arteriosus with the PÍSA method. *J Am Soc Echocardiogr.* 2002;15:376-378.
34. Scohy TV, du Plessis F, McGhie J, et al. Rapid method for intraoperative assessment of aortic coarctation using three-dimensional echocardiography. *Eur J Echocardiogr.* 2009;10:922-925.
35. Tang L, Forbes TJ, Du W, et al. Echocardiographic evaluation of pressure gradient across the stent in patients treated for coarctation of the aorta. *Congenit Heart Dis.* 2009;4:269-272.
36. Hlavacek A, Lucas J, Baker H, et al. Feasibility and utility of three-dimensional color flow echocardiography of the aortic arch: The "echocardiographic angiogram." *Echocardiography.* 2006;23:860-864.
37. Younoszai AK, Reddy VM, Hanley FL, et al. Intermediate term follow-up of the end-to-side aortic anastomosis for coarctation of the aorta. *Ann Thorac Surg.* 2002;74:1631-1634.
38. Roos-Hesselink JW, Scholzel BE, Heijdra RJ, et al. Aortic valve and aortic arch pathology after coarctation repair. *Heart.* 2003;89:1074-1077.
39. Paddon AJ, Nicholson AA, Ettles DF, et al. Long-term follow-up of percutaneous balloon angioplasty in adult aortic coarctation. *Cardiovasc Intervent Radiol.* 2000;23:364-367.

13
Endocardite Infecciosa
Carlos A. Roldan

- A endocardite infecciosa (IE) está associada à morbidade e à mortalidade significativas, se não prontamente reconhecida e tratada.
- Sintomatologia geral e cardiovascular associada à IE é frequentemente inespecífica.
- As manifestações clínicas mais comuns da IE (febre e sopros cardíacos) são inespecíficas.
- Os sopros cardíacos são frequentemente inaudíveis em pacientes com IE com regurgitação valvar de leve a moderada.
- Manifestações periféricas de IE, como nódulos de Osler e lesões de Janeway, são incomuns.
- Portanto, a integração de dados clínicos e ecocardiográficos (eco) é fundamental para o diagnóstico, estratificação de risco e manejo de IE.

Definição

- A IE nativa é uma infecção do revestimento endotelial das valvas cardíacas, cordoalha tendinosa mitral ou tricúspide, anel valvar, raiz aórtica e, raramente, do endocárdio ou miocárdio.
- A IE protética é uma infecção dos folhetos bioprotéticos ou mecânicos, suportes da válvula, anéis de sutura ou anuloplastia e cordoalha tendinosa contígua da valva mitral ou tricúspide, raiz aórtica e raramente do endocárdio ou miocárdio.
- A IE é tipicamente caracterizada por febre e um sopro cardíaco, hemoculturas positivas e confirmação por meio de eco ou evidência patológica de infecção valvar ou paravalvular.

Doenças cardíacas preexistentes

- A doença cardíaca preexistente é achada em pelo menos dois terços de casos de IE do lado esquerdo (Tabela 13.1).
- A doença cardíaca preexistente é incomum na IE do lado direito.
- Em pacientes ≤ 40 anos de idade, a doença cardíaca reumática (nos países em desenvolvimento) e o prolapso da valva mitral ou o abuso de drogas intravenosas (nos países desenvolvidos) são as causas predisponentes mais comuns.
- Em pacientes ≥ 60 anos de idade, a esclerose ou estenose valvar aórtica e a esclerose do anel mitral com regurgitação leve ou piorando, valvas cardíacas protéticas e marca-passo cardíaco ou desfibriladores são os mais comuns substratos ou patologias ou cardíacas subjacentes.
- Em ambas faixas etárias, pelo menos um terço dos pacientes tem valvas normais ou doença valvar clinicamente desconhecida.

Distribuição dos tipos de endocardite infecciosa

- IE subaguda e aguda de válvulas nativas do coração esquerdo constituem 60 a 75% e 5 a 10% de todos os casos, respectivamente:
  - IE de valva aórtica isolada é observada em 55 a 60% dos casos.
  - IE de valva mitral isolada ocorre em 25 a 30% dos casos.
  - IE de ambas as valvas ocorre em aproximadamente 15% dos casos.
- A IE de valva protética constitui 10 a 25% de todos os casos de IE:
  - A IE de valva protética é mais comum com as próteses valvares aórticas, valvas múltiplas e após a substituição de uma valva nativa infectada.
- IE de lado direito, mais comumente associada ao abuso de drogas intravenosas e raramente com fios ou catéteres do coração direito, constitui 5 a 10% de todos os casos:
  - A valva tricúspide é predominantemente envolvida (80% dos casos).
- IE com cultura negativa constitui de 5 a 10% de todos os casos de IE.

Patógenos mais comuns

- IE nativa aguda: *Staphylococcus aureus, Streptococcus pneumoniae* ou *Streptococcus pyogenes, Haemophilus influenzae, Pseudomonas aeruginosa* e streptococo beta-hemolítico.

Tabela 13.1
Doenças cardíacas predisponentes para endocardite infecciosa

Condição	15-60 anos (%)	> 60 anos (%)
Doença cardíaca reumática	25-30	8
Prolapso da valva mitral	10-30	10
Abuso de drogas intravenosas	15-35	10
Cardiopatia congênita	10-20	2
Doença cardíaca degenerativa	Raro	30
Outros	10-15	10
Nenhum	25-45	25-40

- IE nativa subaguda: *Streptococcus viridans* e *Staphylococcus aureus*.
- IE precoce de valva protética: *Straphylococcus epidermidis*.
- IE tardia de valva protética: *Streptococcus viridans* e *Staphylococcus aureus*.
- IE nativa do lado direito: *Staphylococcus aureus* na maioria dos casos é seguido por estreptococos, enterococos, bactérias gram-negativas e fungos.
- IE aguda do lado direito relacionada com o marca-passo cardíaco ou fios automáticos de cardioversor-desfibrilador implantável: *Staphylococcus aureus* e *Staphylococcus epidermidis*.
- IE crônica de lado direito relacionada com o marca-passo cardíaco ou fios de cardioversor-desfibrilador automático implantável: *Staphylococcus epidermidis, Staphylococcus aureus* e bactérias Gram-negativas.
- IE com cultura negativa: Na maior parte dos casos (60%) em decorrência da terapia antibiótica antes da hemocultura e também por *Candida, Aspergillus* ou microrganismo de crescimento lento (*Coxiella burnetii, Bartonella*).

Diagnóstico

Diagnóstico definitivo
- Microrganismos demonstrados por cultura ou histologia de uma vegetação ou evidência histológica de vegetação ativa ou um abscesso intracardíaco.

Diagnóstico clínico definitivo
- *Critérios de Duke:* Dois critérios maiores, um maior e três critérios menores ou cinco critérios menores (1,2) (Tabela 13.2):
  - Outros critérios menores incomuns (hipocratismo, esplenomegalia, hemorragias de Splinter, petéquias, linhas centrais venosas, linhas venosas periféricas, hematúria

Tabela 13.2
Critérios de diagnóstico de Duke para endocardite infecciosa*

Critério maior	Critério menor
Hemoculturas positivas para microrganismos típicos	Doença cardíaca predisponente
Streptococcus viridans e *bovis*	Prolapso da valva mitral
Staphylococcus aureus	Valva aórtica bicúspide
Enterococos	Doença cardíaca reumática
Grupo HACEK**	Doença cardíaca congênita
Bacteremia persistente	Abuso de drogas intravenosas
≥ 2 hemoculturas positivas com coletas com intervalo de 12 horas ou	Febre
≥ 3 hemoculturas positivas com intervalo de 1 hora	Fenômenos vasculares
70% hemoculturas positivas se tirado ≥ 4 horas	Embolia arterial maior
Hemocultura positiva única para *Coxiella burnetii* ou titulação do anticorpo 1 IgG antifase > 1:800	Embolia pulmonar séptica
Evidência de envolvimento endocárdico	Aneurisma micótico
Ecocardiograma positivo	Hemorragia iIntracraniana
Vegetação oscilante	Lesões de Janeway
Abscessos	Fenômenos imunológicos
Nova deiscência parcial de valva protética	Glomerulonefrite
Nova regurgitação valvular	Nódulos de Osler
	Manchas de Roth
	Fator reumatoide
	Outros
	Hemoculturas positivas não preenchendo critérios maiores
	Ecocardiogramas positivos não preenchendo critérios maiores

IgG, Imunoglobulina G.
*Diagnóstico: (i) dois critérios maiores, (ii) um critério maior e três menores, ou (iii) cinco critérios menores.
**Grupo HACEK é composto por espécies *Haemophilus, Actinobacillus, Corynebacterium, Eikenella* e *Kingella*. Esses patógenos raramente causam endocardite infecciosa (< 5% de todos os casos).

microscópica, taxa de sedimentação de eritrócitos elevada [> 30 ou > 50 mm/hora para pacientes abaixo ou acima de 60 anos, respectivamente] e proteína C-reativa) aumentam a sensibilidade e mantêm a alta especificidade dos critérios de Duke para o diagnóstico de IE de valva nativa e protética.

Possível endocardite infecciosa

- Um critério maior e um critério menor; ou três critérios menores.

Endocardite infecciosa descartada

- Se um diagnóstico alternativo explica manifestações sugestivas de IE.
- Se as manifestações clínicas ou evidência patológica de IE não foram encontradas após 4 dias de antibióticos.

Ecocardiografia

Classe I ou indicações apropriadas para uso em endocardite infecciosa

- Eco transtorácica (TTE) e especialmente eco transesofágica (TEE) são altamente precisas e custo-efetivas para o diagnóstico, estratificação de risco e orientação da terapia da IE (1-5) (Tabela 13.3).
- Em um paciente com uma síndrome clínica sugestiva, ECO confirma o diagnóstico de IE pela detecção de vegetações (a condição *sine qua non* para este estado) ou suas complicações associadas.
- Em um paciente com alta probabilidade de IE pré-teste, a ausência de vegetações a eco não exclui a IE, mas torna o diagnóstico improvável ou define um prognóstico benigno (6).
- Em pacientes com baixa probabilidade de IE, eco tem limitado valor aditivo de diagnóstico e prognóstico.
- Em pacientes com probabilidade intermediária de IE, eco e especialmente a TEE desempenham o mais importante papel diagnóstico e prognóstico.
- Vegetações grandes (> 10 mm) ou múltiplas, disfunção valvar grave (regurgitação moderada a grave), abscessos, perfuração do folheto, aneurismas ou pseudoaneurismas, fístula, deiscência do anel, envolvimento multivalvar, embolia cerebral e infecção valvar protética preveem alta morbidade e mortalidade e frequentemente indicam a necessidade de cirurgia valvar (7).
- ECO também pode definir o mecanismo de regurgitação e o impacto hemodinâmico das lesões regurgitantes no tamanho e na função do ventrículo esquerdo (LV), tamanho do átrio esquerdo (LA) e pressões do LA e da artéria pulmonar.
- Embora o diagnóstico da IE possa ser feito por dados clínicos e microbiológicos por si só, o diagnóstico de IE ainda depende da demonstração de doença endocárdica por meio da eco.

Tabela 13.3

Classe I ou indicações apropriadas (escore 7-9) para ecocardiografia em endocardite infecciosa de valvas nativas e protéticas*

Avaliação inicial de suspeita de endocardite infecciosa em valvas nativas ou protéticas, especialmente se há hemoculturas positivas ou presença de um novo sopro.

Detecção e caracterização de lesões valvares, sua gravidade hemodinâmica e sua compensação ventricular**.

Detecção de vegetações e caracterização de lesões em pacientes com cardiopatia congênita.

Detecção e caracterização de abscessos, perfuração, fístulas, aneurismas ou pseudoaneurismas**.

Estudos de reavaliação em pacientes com endocardite complexa ou de alto risco (organismo virulento, novo sopro, lesão hemodinâmica grave, envolvimento da valva aórtica, febre ou bacteremia persistente ou recorrente, mudança clínica ou deterioração sintomática).

Pacientes com alta suspeita de endocardite infecciosa com cultura negativa**.

Avaliação de bacteremia sem uma origem conhecida em um paciente com uma valva protética**.

*Todas essas indicações são fundamentadas em Níveis de Evidência B ou C.
**Ecocardiografia transesofágica pode fornecer valor adicional além de informação obtida por meio de ecocardiografia transtorácica.

- Com base na maior precisão diagnóstica da TEE bidimensional (2D) e, atualmente, a tridimensional em tempo real (RT3D) comparada com TTE para a detecção de vegetações valvares e complicações associadas, pacientes com suspeita de IE deveriam submeter-se à TEE (8-10).

Ecocardiografia de modo M, transtorácica e transesofágica bi e tridimensional – Morfologia valvar

Melhores planos de imagem

- Uma abordagem sistemática para a realização e interpretação de TTE e TEE em um paciente com suspeita de IE é essencial para a precisão do diagnóstico pela eco.
- A varredura cuidadosa de uma válvula cardíaca de cada vez deve ser realizada em múltiplos planos com configurações de profundidade diversas (12 cm para TTE e 4 a 8 cm para TEE) e com uma varredura setorial estreita para melhorar a resolução da imagem.
- Por TEE, para cada válvula e, principalmente, por projeção medioesofágicas, imagens 2D e RT3D seguidas por Doppler colorido devem ser realizadas em diferentes níveis valvar e subvalvar por introdução lenta ou retirada da sonda.

- Em nosso laboratório, a seguinte sequência de interrogação por TEE de todas as valvas cardíacas é usada:
  - Projeções transgástrica de quatro câmaras e transgástrica de eixos curto e longo das válvulas mitral e tricúspide. Estas imagens da valva tricúspide permitem a melhor avaliação do folheto posterior.
  - Projeção transgástrica de eixo curto da válvula mitral enquanto a sonda de TEE é retirada do nível transgástrico para o nível medioesofágico.
  - Projeções medioesofágicas de quatro e duas câmaras, com uma varredura setorial limitada da válvula mitral ou tricúspide e varredura das válvulas em vários planos e níveis. Estas são as melhores imagens para TEE RT3D de volume total e imagem de *zoom* das valvas mitral e tricúspide.
  - Projeção de eixo curto medioesofágico com interrogação multiplanar é o melhor panorama para as imagens 2D e RT3D da valva aórtica e, em seguida, da pulmonar.
- Além de caracterizar vegetação valvar e complicações associadas, válvula e aparelho subvalvar são avaliados para espessamento, hiper-refringência, calcificação, retração e mobilidade. Essas características ajudam a categorizar uma morfologia de válvula como mixomatosa, degenerativa, reumática ou congênita.
- A presença e a gravidade da regurgitação valvar é definida de acordo com critérios estabelecidos de eco-Doppler colorido descritas em outros capítulos deste livro.
- TEE RT3D tem igual a maior sensibilidade e especificidade do que TEE 2D para a detecção de vegetações de válvula (9,10).
- TEE RT3D é superior à TEE 2D na detecção e caracterização de complicações valvares e paravalvulares associadas a IE, especialmente aquelas da valva mitral (10-13).

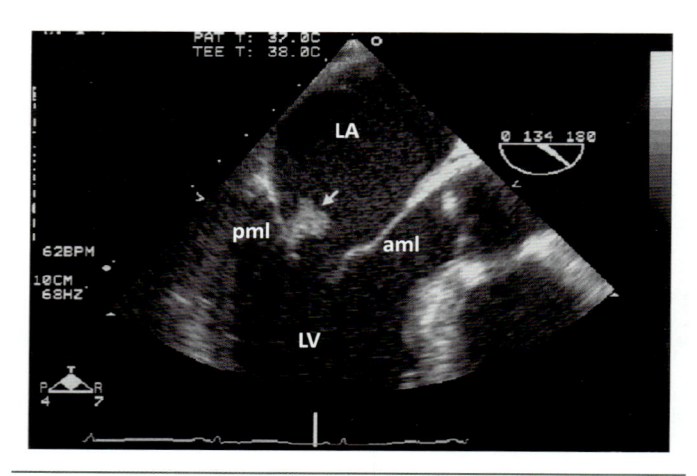

Fig. 13.1 Vegetação da valva mitral. Esta projeção de eixo longo à TEE demonstra uma vegetação grande de forma irregular na porção distal e no lado atrial do folheto mitral posterior (*seta*). O tecido mole ecorrefringente da massa (semelhante ao do miocárdio) sugere uma vegetação recentemente formada. A aparência dos folhetos subjacentes é sem anormalidades, e o grau de regurgitação mitral associada foi somente leve. pml, folheto mitral posterior; LA, átrio esquerdo; aml, folheto mitral anterior; LV, ventrículo esquerdo.

Principais características diagnósticas de anormalidades específicas

Vegetações valvares

- Vegetações são a condição *sine qua non* e a anormalidade mais comum de IE.
- Vegetações são massas distintas anexadas mais comumente aos folhetos e caracterizadas por sua localização, tamanho, formato, ecorrefringência e mobilidade.

Localização

- Vegetações são mais comumente localizadas no ponto de coaptação do folheto do lado atrial das valvas atrioventriculares e lado ventricular das válvulas semilunares (Figs. 13.1 e 13.2).
- Locais incomuns para as vegetações valvares incluem a fibrosa intervalvular aórtico-mitral (Fig. 13.3), anel aórtico ou mitral, endocárdio intracavitário e o lado ventricular das porções de médio a distais do folheto mitral anterior ou da cordoalha como resultado de uma lesão de jato de regurgitação aórtica na endocardite de valva aórtica ou de uma lesão de contato com o septo basal em paciente com cardiomiopatia hipertrófica obstrutiva.
- Também em pacientes com cardiomiopatia hipertrófica, vegetações podem raramente ser vistas sobre o septo basal como resultado de uma lesão de contato com a válvula mitral.

Tamanho

- Vegetações são de tamanho variável, mas geralmente são > 3 mm. Uma vegetação é pequena se ela mede < 5 mm em diâmetro, de tamanho moderado se mede de 5 a 10 mm, e grande se mede > 10 mm (Figs. 13.1 a 13.4).

Formato

- Vegetações são comumente globulares (Fig. 13.1), mas podem ser polipoide, tubular (Fig. 13.3), como fronde, alongado, pedunculado e uni ou multilobulada (Fig. 13.4).

Ecorrefringência

- Ecorrefringência de vegetações recentes é aquela do miocárdio (ecorrefringência de tecido macio homogênico) e, menos frequentemente, de aparência heterogênea.

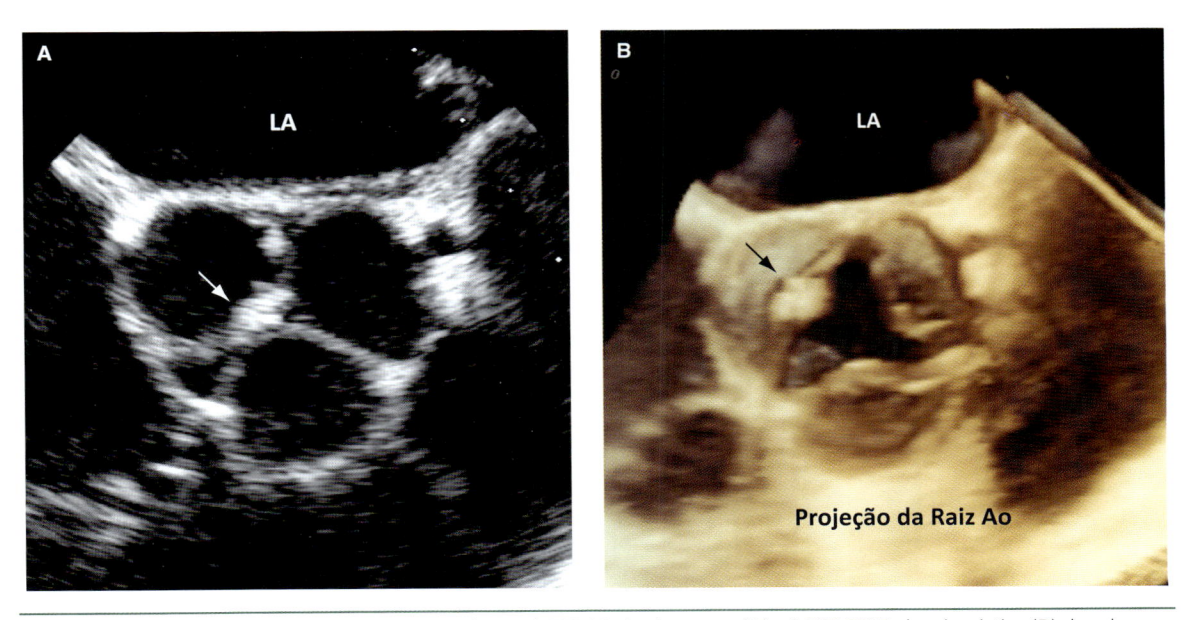

Fig. 13.2 Vegetação da valva aórtica. Estas projeções à TEE 2D de eixo curto (**A**) e à TEE RT3D da raiz aórtica (**B**) da valva aórtica demonstram uma vegetação de formato oval bem definida na ponta e no lado ventricular da cúspide aórtica não coronariana (*setas*). Nenhuma regurgitação aórtica foi detectada. LA, átrio esquerdo; Ao, aórtica.

- Raramente, vegetações recentes e de grande porte podem ter áreas distintas de ecolucência que sugerem uma formação de abscesso *in situ* (Fig. 13.4).
- Vegetações mais densas do que o miocárdio ou parcialmente ou completamente calcificadas denotam cronicidade e provavelmente são lesões curadas.

Mobilidade

- Uma massa pediculada, alongada, ou prolapsada tem uma mobilidade rotatória independente característica.
- Lesões sésseis incomuns movem-se com o folheto subjacente.

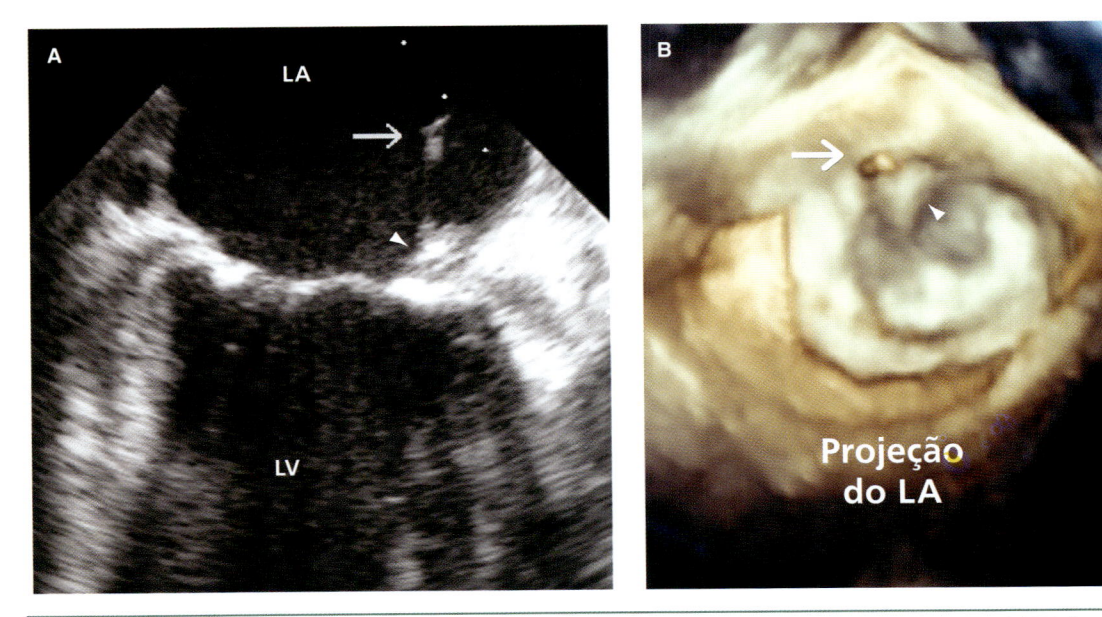

Fig. 13.3 Vegetação da valva mitral. A projeção à TEE 2D de duas câmaras (**A**) e a projeção à TEE RT3D atrial (**B**) da valva mitral demonstram uma vegetação de formato irregular localizado na base da fibrosa intervalvular mitroaórtica (*pontas de seta*) com um componente (*setas*) alongado, fino e hipermóvel.

Fig. 13.4 Vegetação da valva mitral. A. Esta projeção à TEE 2D de quatro câmaras da valva mitral demonstra vegetação (*seta*) grande, irregular e de múltiplos lobos no lado atrial e ventricular da ponta do folheto mitral posterior. Perceba também as ecolucências dentro da vegetação sugestivo de um abscesso *in situ*.
B. Apesar da extensão da doença ao folheto mitral posterior, apenas refluxo mitral leve está presente.
RA, átrio direito; RV, ventrículo direito.

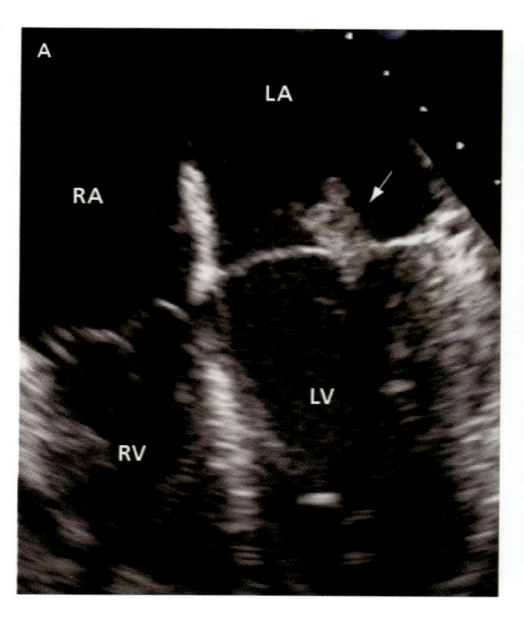

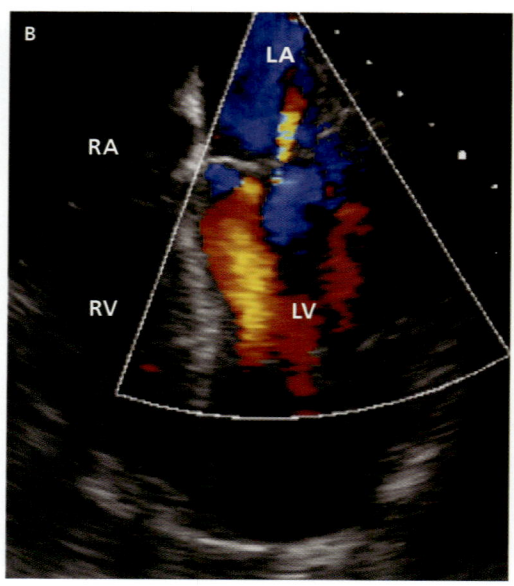

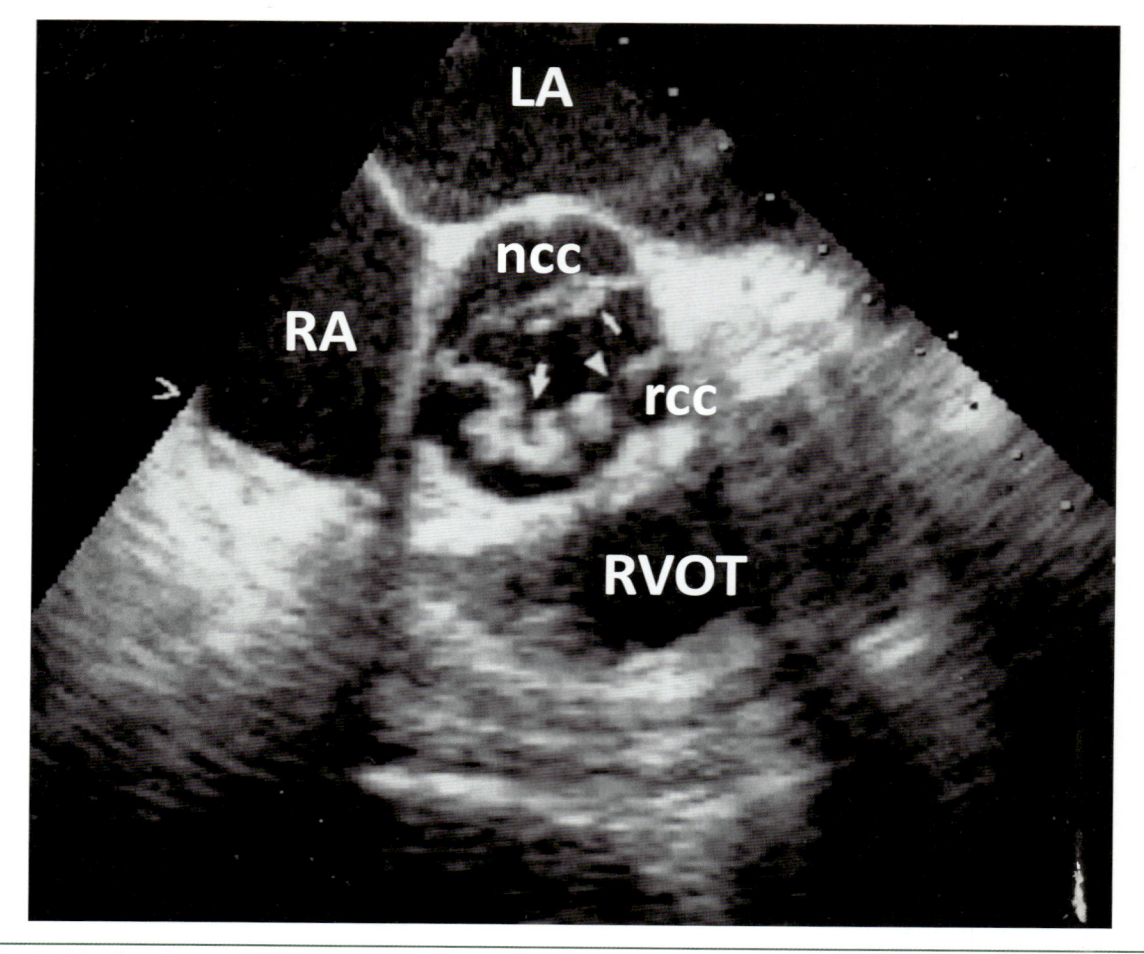

Fig. 13.5 Perfuração e aneurisma da valva aórtica. Esta projeção de eixo curto da valva aórtica à TEE demonstra uma descontinuidade de tecido na porção lateral da cúspide coronariana direita (rcc) compatível com uma perfuração (*ponta de seta*). Doppler colorido confirma a perfuração. Uma formação de aneurisma (*seta grande*) na cúspide coronariana direita também foi demonstrada, contudo, nenhuma vegetação foi demonstrada nessa cúspide. Uma vegetação também foi notada na cúspide não coronariana (ncc) (*seta pequena*). Regurgitação aórtica grave também foi demonstrada pelo Doppler colorido. LA, átrio esquerdo; RA, átrio direito; RVOT, via de saída do ventrículo direito.

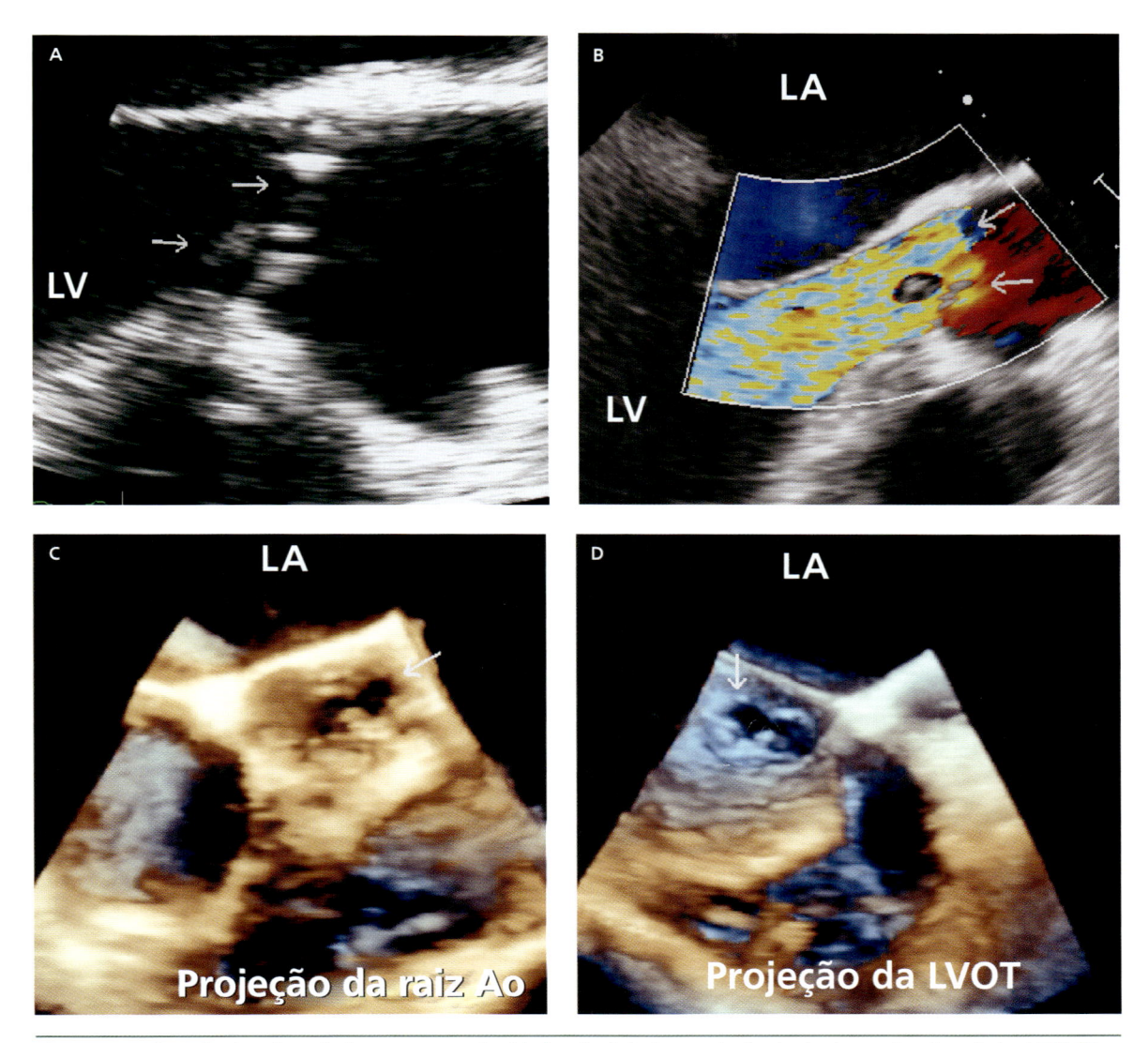

Fig. 13.6 Perfuração da valva aórtica com uma cúspide instável. A. Esta projeção de eixo longo da valva aórtica à TEE 2D demonstra uma perfuração na base da cúspide não coronariana ou esquerda (*seta superior*) e uma vegetação na ponta da cúspide projetando-se para dentro do ventrículo esquerdo (LV) durante a diástole (*seta inferior*). **B.** Doppler colorido demonstra regurgitação aórtica grave com um jato através da perfuração da cúspide (*seta superior*) e um segundo jato através do ponto de coaptação da cúspide (*seta inferior*). **C, D.** Projeção da raiz aórtica (**C**) e da via de saída do LV (LVOT) à TEE RT3D (**D**) definem claramente uma grande perfuração na cúspide coronariana esquerda (*setas*). Esses achados foram confirmados na cirurgia.

Detecção de complicações

Perfuração valvar

- As cúspides aórticas coronarianas esquerda e direita (Figs. 13.5 a 13.7), a junção mitroaórtica ou fibrosa intervalvular e porções basais e médias do folheto anterior ou posterior mitral (Fig. 13.8) são os locais mais comumente envolvidos (9-12).
- A perfuração da fibrosa intervalvular mitroaórtica ou do folheto mitral anterior pode resultar de ulceração com ou sem formação precedente de pseudoaneurisma por uma infecção metastática de uma válvula aórtica regurgitante (uma lesão de jato) (13,14).
- Uma perfuração pode ocorrer em qualquer parte do folheto, porém ocorre mais comumente na área adjacente a vegetações ou espessamento de folheto.
- Uma perfuração aparece como uma descontinuidade do tecido de folheto de tamanho variável.
- A demonstração de um jato por meio de uma descontinuidade do folheto por Doppler colorido suporta altamente o diagnóstico.
- Até 50% das perfurações de folheto, especialmente aquelas da valva mitral, são associadas a, ou precedidas por, um pseudoaneurisma ou aneurisma.

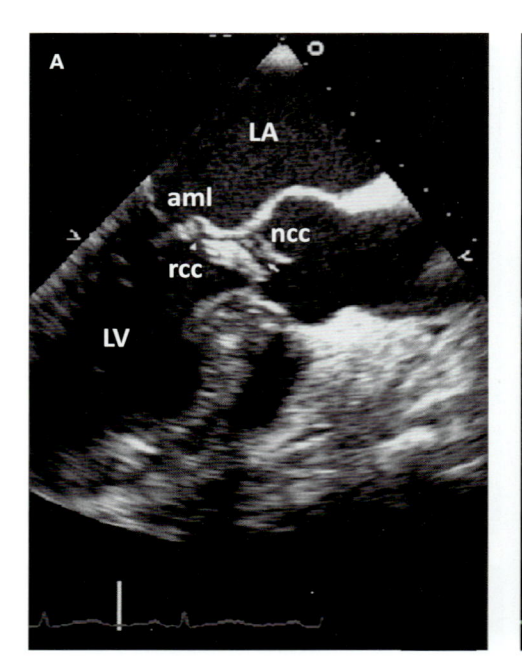

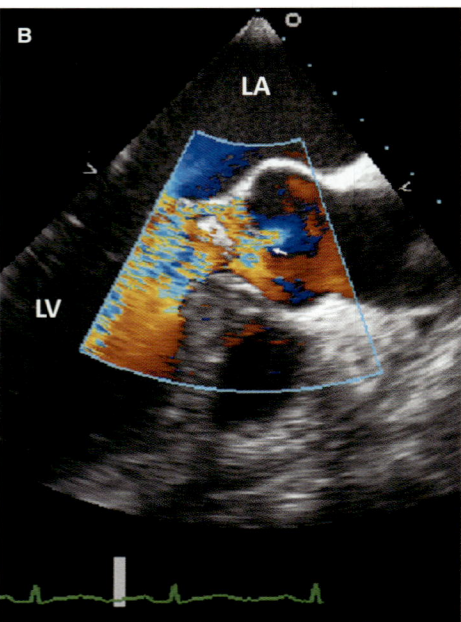

Fig. 13.7 Perfuração da valva aórtica com uma cúspide instável. A. Esta projeção de eixo longo à TEE 2D demonstra falta de coaptação das cúspides não coronariana e direita em decorrência de uma cúspide coronariana direita (rcc) instável causada por uma perfuração. A cúspide coronariana direita aparece espessada gravemente e difusamente com uma vegetação alongada anexada à porção instável. Na cúspide não coronariana (ncc) espessada, também há demonstração de uma pequena vegetação (seta). Observe o adelgaçamento e o abaulamento anterior do folheto mitral anterior (aml) médio a distal compatível com um pseudoaneurisma (ponta de seta). **B.** Doppler colorido demonstra regurgitação aórtica altamente excêntrica e grave com base na vena contracta grande e na área de superfície de isovelocidade proximal (seta). Perceba que o jato excêntrico regurgitante é direcionado em direção ao folheto mitral anterior. Este jato regurgitante levou à formação de pseudoaneurismas. Finalmente, perceba o aumento de espessamento do tecido mole do anel aórtico anterior e da aorta proximal compatível com aortite ou formação precoce de abscessos. Todos estes achados foram confirmados com cirurgia. LA, átrio esquerdo; LV, ventrículo esquerdo.

Abscessos valvares, anulares, de raiz aórtica ou do miocárdio

- Abscessos ocorrem em 20 a 40% dos casos de IE e são duas vezes mais comuns com valvas protéticas.
- Abscessos são predominantes no anel aórtico posterior ou na área perianular da raiz da aorta posterior (Fig. 13.9), fibrosa intervalvular mitroaórtica e no septo interventricular (14).
- Em valvas protéticas, abscessos geralmente são vistos ao redor do anel de sutura (Fig. 13.10, ver Fig. 11.10).
- Raramente, abscessos isolados do miocárdio ou infarto podem ocorrer em decorrência de embolismo coronariano.
- Um abscesso aparece como um tecido mole amorfo ou uma massa ecorrefringente heterogênea (se sólido) ou como uma massa anecoica, de tamanho variável e com bordas (se cística) (Fig. 13.9B) (15,16).
- Abscessos císticos, diferentemente de pseudoaneurismas, não expandem e fecham durante o ciclo cardíaco e não mostram fluxo pelo Doppler colorido.

Pseudoaneurisma ou aneurisma da válvula

- Pseudoaneurismas resultam da extensão direta e efeito erosivo da infecção e das forças de cisalhamento de fluxo para dentro de um folheto (Fig. 13.5), fibrosa intervalvular, da raiz ou anel aórtico, ou a partir de uma infecção metastática de uma lesão aórtica de jato regurgitante no lado ventricular do folheto mitral anterior (12-14) (Fig. 13.11).
- Os pseudoaneurismas são mais comumente associados à IE de valva aórtica protética.
- Os pseudoaneurismas são predominantes (50 a 75%) na fibrosa intervalvular mitroaórtica, em seguida no anel aórtico

Capítulo 13 Endocardite Infecciosa 247

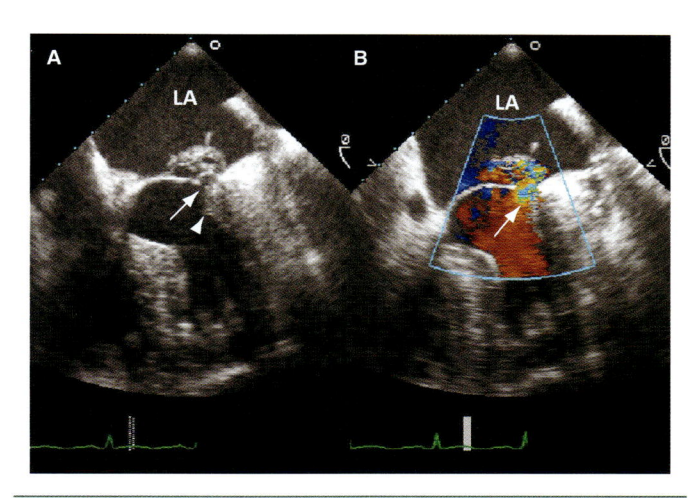

Fig. 13.8 Perfuração da valva mitral. A. Esta projeção de quatro câmaras à TEE 2D demonstra uma perfuração na base do folheto mitral posterior (*seta*). Note também a grande vegetação localizada no lado atrial esquerdo (LA) e na base do folheto mitral posterior de formato irregular e ecorrefringência de tecido mole, com componentes altamente móveis e trajetos fistulosos periféricos. Além disso, perceba o espessamento e ecorrefringência heterogênea da parede lateral basal contígua sugestivos de uma formação inicial de abscesso do miocárdio (*ponta de seta*). **B.** O Doppler colorido demonstra fluxo através da perfuração basal do folheto mitral posterior e formação de trajetos fistulosos através da vegetação (*seta*).

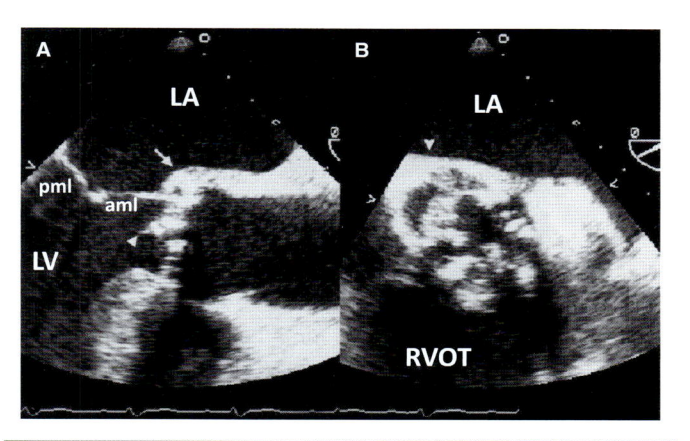

Fig. 13.9 Perfuração da cúspide da valva aórtica e abscesso da raiz aórtica. A. Essa projeção de eixo longo da valva e raiz aórtica à TEE 2D demonstra uma cúspide não coronariana perfurada (na porção basal) com uma porção instável e vegetação associada se projetando para dentro da LVOT (*ponta de seta*). Perceba também o espessamento severo e com ecorrefringência heterogênea, formação de anel aórtico posterior e da parede da raiz aórtica sugestivo de aortite e abscesso (*seta*). **B.** Essa projeção de eixo curto à TEE 2D demonstra uma valva aórtica gravemente distorcida e esclerosada. Além disso, na raiz aórtica posteromedial (*ponta de seta*), uma estrutura cercada, escavada, de formato semilunar e com ecorrefringência parcialmente de tecido mole é vista. Nenhum fluxo dentro dessa estrutura foi demonstrada pela Doppler colorida. Esses achados são característicos de um abscesso de raiz aórtica. Regurgitação aórtica grave por meio da coaptação incompleta dos folhetos e da perfuração da cúspide foram notados. LV, ventrículo esquerdo; pml, folheto mitral posterior; aml, folheto mitral anterior; LA, átrio esquerdo; RVOT, via de saída do ventrículo direito.

posterior, e raramente nas porções médio-basais da cúspide aórtica ou do folheto mitral anterior.

- Pseudoaneurismas aparecem como uma descontinuidade estreita (pescoço) comunicando com uma estrutura de saco ou tipo de bolsa.
- O pescoço de um pseudoaneurisma abre para a via de saída do ventrículo esquerdo (LVOT), e a parte sacular incha ou expande durante a sístole e colapsa durante a diástole.
- A área da cavidade pseudoaneurismática varia de < 1 a 12 cm.

Fístulas

- Extensão do processo infeccioso valvar ou anular para a área perianular, fibrosa intervalvular mitroaórtica ou raiz da aorta resultam em erosão, possível formação de um pseudoaneurisma (aproximadamente 50%) e, finalmente, ruptura e comunicação da aorta com o LA, átrio direito (RA), ou o ventrículo direito (RV) (17,18).
- Raramente, a extensão da infecção para o septo interventricular pode levar à formação de uma fístula que comunica o LV com o RV ou RA. ECO Doppler colorido tem o valor diagnóstico mais importante no reconhecimento desta complicação.

Deiscência de anel

- Mais comumente, os abscessos de valva protética levam à deiscência de anel (Fig. 13.10, ver Figs. 11.3 a 11.5 e 11.10).

- Deiscência de anel aparece como uma descontinuidade entre a borda de fora do anel de sutura e os respectivos anéis.
- A demonstração de jato ao Doppler colorido nessa área de descontinuidade (durante a diástole para a valva aórtica e na sístole para a mitral) é um parâmetro diagnóstico complementar necessário.
- A partir das projeções transgástricas e de eixo curto basal e medioesofágica de quatro câmaras, duas câmaras e TEE 2D longitudinal das valvas mitral ou aórtica e agora, mais precisamente, com TEE RT3D com imagens frontais da valva mitral e aórtica (9-11,19,20), uma estimativa da deiscência do anel pode ser feita por meio da identificação da extensão circunferencial do jato ao Doppler colorido ao redor do anel de sutura.

Regurgitação valvar

- Na IE não complicada, o grau de regurgitação valvar é variável, mas geralmente de leve a moderado (Figs. 13.1 e 13.4).
- Na IE complicada, a regurgitação valvar associada é geralmente moderada à grave (Figs. 13.6 e 13.7).
- O Doppler colorido é de maior valor na avaliação da gravidade e mecanismo de lesões regurgitantes.

Tabela 13.5
Detecção de complicações valvares ou paravalvares em endocardite infecciosa

Anormalidade	TEE 2D e RT3D		TTE	
	Sensibilidade (%)	Especificidade (%)	Sensibilidade (%)	Especificidade (%)
Vegetações*	83-100	93-100	17-63	83-98
Abscessos	98-100	–	22-28	–
Perfuração	95	98	45	98
Pseudoaneurismas	90	–	43	–

2D, bidimensional; RT3D, tridimensional em tempo real; TEE, eco transesofágica; TTE, eco transtorácico.
*Os valores mais baixos de sensibilidade do TEE aplicam-se às valvas protéticas. O relato dos valores preditivos negativos e positivos do TEE para IE nativa são de 98 a 100% e 95 a 98%, respectivamente. O valor preditivo negativo para IE de valva protética é 90%.

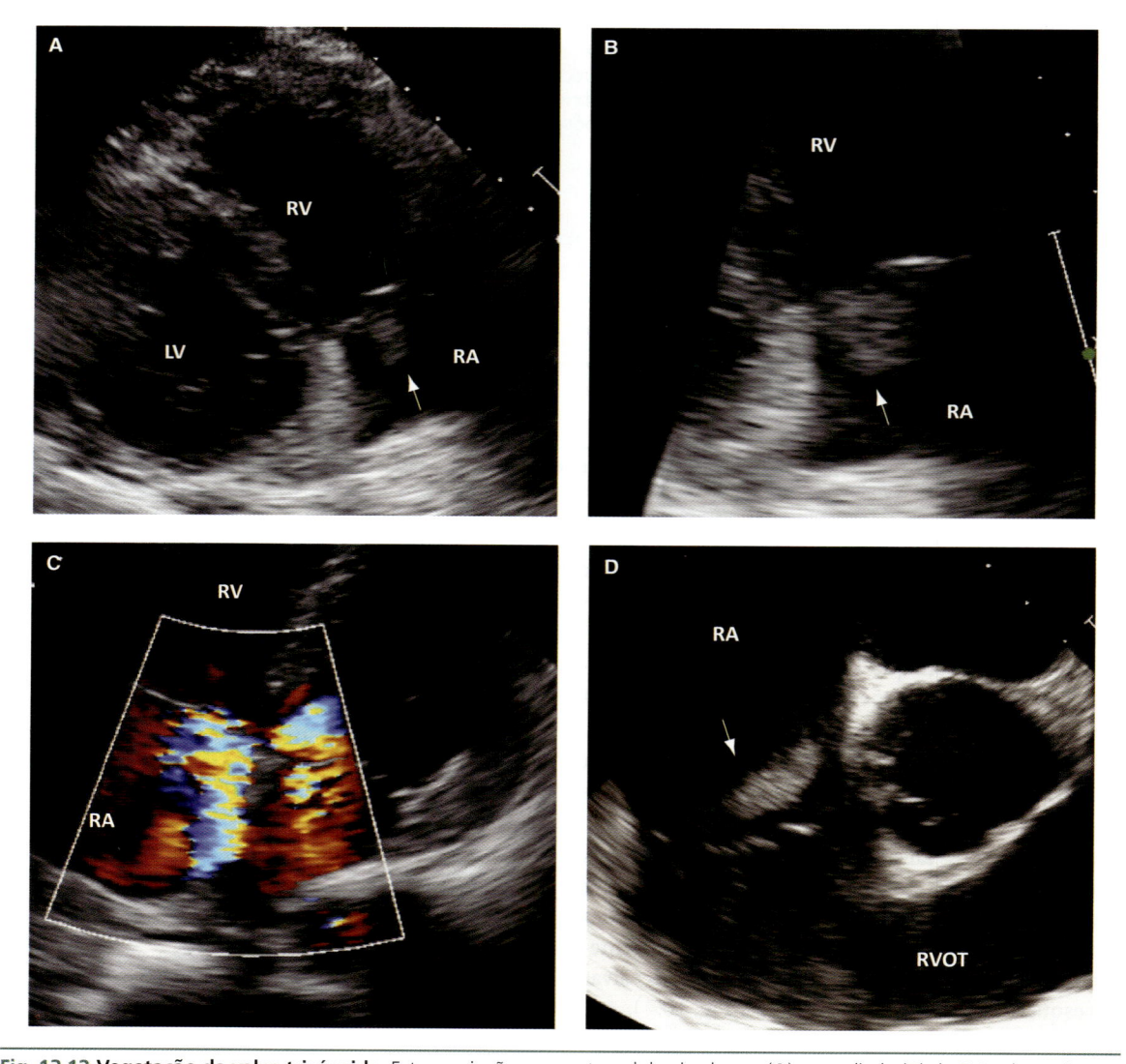

Fig. 13.12 Vegetação da valva tricúspide. Estas projeções paraesternal de eixo longo (**A**) e ampliada (**B**) do RV e do RA à TTE 2D demonstram uma vegetação grande com ecorrefringência de tecido mole no lado atrial dos folhetos tricúspides septal ou anterior (*setas*). **C.** Esta projeção de quatro câmaras com Doppler colorido à TTE demonstra regurgitação tricúspide moderada e excêntrica (medialmente dirigida). **D.** Esta projeção de eixo curto basal à TEE demonstra não somente uma vegetação grande anexada à base do folheto tricúspide anterior (*seta*), mas também uma vegetação na cúspide aórtica coronariana direita não detectada por TTE.

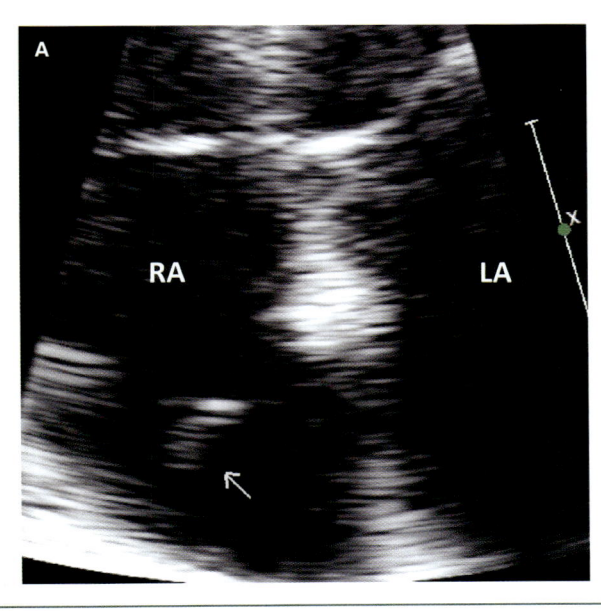

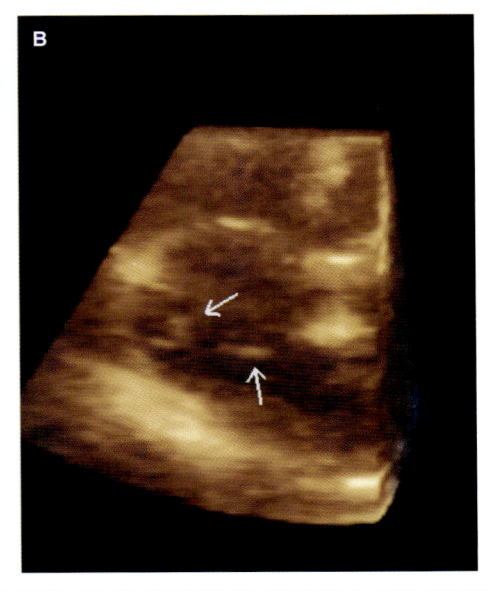

Fig. 13.13 Vegetação da válvula de Eustáquio. A. Essa projeção ampliada de quatro câmaras do RA a TTE 2D demonstra uma vegetação móvel com ecorrefringência de tecido mole (*seta*) aparentemente anexada à válvula de Eustáquio. **B.** Esta projeção à TTE RT3D do RA posterior define melhor uma vegetação móvel (*seta superior*) anexada à válvula de Eustáquio (*seta inferior*).

- TEE detecta vegetações nesses dispositivos em aproximadamente 90% dos casos, em comparação com ≤ 30% por TTE (21-25).
- Uma infecção de eletrodo ou catéter pode ter uma aparência de manga em vez de uma vegetação distinta em 25% dos casos.
- Após a remoção do eletrodo infectado, é comum e indicativo de infecção ver mangas residuais e móveis (algumas vezes chamadas de "fantasmas") bem aderidas à estrutura de câmara cardíaca direita (24,25).
- Também, nesses pacientes, um tamanho de vegetação por TEE de < 10 ou > 10 mm prevê taxas altas de sucesso e segurança para extração percutânea ou cirúrgica do eletrodo, respectivamente.
- Uma vez que a TEE é de valor diagnóstico superior em comparação com a TTE, a maior parte dos pacientes com suspeita de IE com cultura negativa devem ser submetidos à TEE.

Detecção de complicações

- A sensibilidade da TEE 2D e RT3D para a detecção de abscessos, perfurações de folhetos e pseudoaneurismas varia de 90 a 100%, em comparação com 22 à 45% por TTE. A especificidade de ambas as técnicas é similarmente alta para perfurações de folhetos (10,13-15,21).
- Superioridade similar de TEE em comparação com TTE tem sido relatada para a detecção de perfurações de folheto bioprotético.
- Embora dados limitados estejam disponíveis comparando TEE e TTE para a detecção de fístulas, na maioria das séries, o diagnóstico dessa anormalidade tem sido feito por TEE.

- Em pacientes com suspeita de IE de valva protética, TTE fornece uma avaliação complementar da obstrução da valva mitral ou aórtica, regurgitação aórtica e avaliação das pressões de LA e artéria pulmonar.

Diagnóstico diferencial de endocardite infecciosa

- A aparência à eco de vegetações infecciosas pode sobrepor com variantes normais ou outras massas e pseudomassas valvares não infecciosas, como excrescências de válvulas, nódulos de Aranti, cordoalhas tendíneas mitrais rompidas, folhetos bioprotéticos rasgados, suturas de anéis de costura ou anuloplastia, vegetações de Libman-Sacks ou trombóticas, valvulite reumática e fibroelastoma papilar.
- Algumas destas variantes normais ou anormalidades à eco podem estar presentes em pacientes com suspeita clínica de IE (ou seja, excrescências valvares), podem preexistir ou ser causados por IE (ruptura de cordoalhas tendíneas ou folhetos bioprotéticos rasgados) ou podem coexistir com vegetações infecciosas (vegetações de Libman-Sacks ou trombóticas).
- Esses fatos ressaltam a importância da informação clínica e microbiológica no diagnóstico de IE bem como a necessidade de interpretação do eco por especialista.

Excrescências valvares

- Excrescências valvares resultam de flexão constante dos folhetos, levando à lesão do colágeno subendocárdico e fibras elásticas com consequente deposição de fibrina e endotelização subsequente.

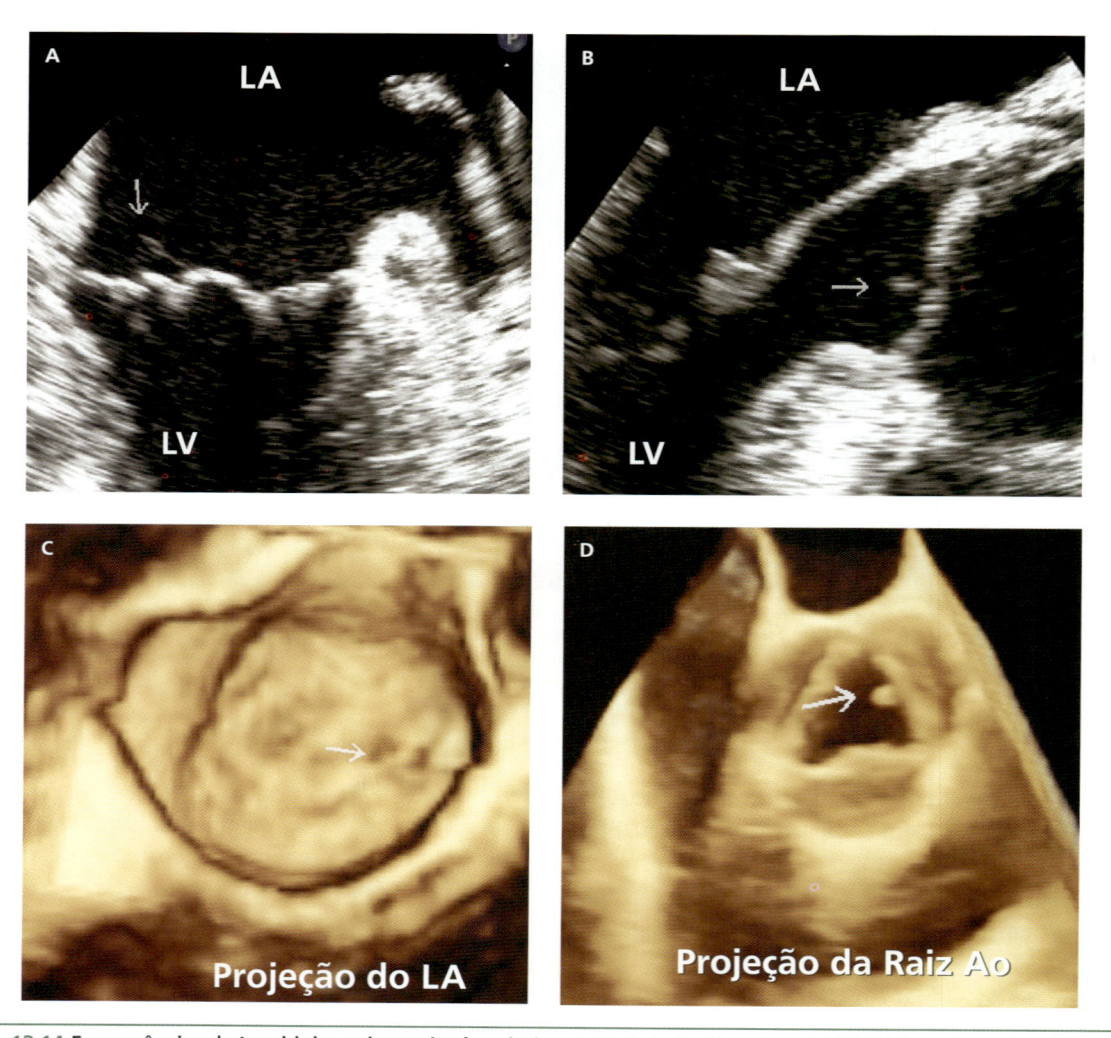

Fig. 13.14 Excrescências de Lambl das valvas mitral e aórtica. A, B. Projeção bicomissural à TEE bidimensional da valva mitral (**A**) e projeção de eixo longo da valva aórtica (**B**) demonstram estruturas finas, alongadas e hipermóveis projetando-se para dentro do LA durante o fechamento da valva mitral e para dentro da LVOT durante o fechamento da valva aórtica (*setas*) compatível com excrescências de Lambl das valvas mitral e aórtica, respectivamente. **C.** Esta projeção à TEE RT3D da valva mitral confirma uma excrescência de Lambl hipermóvel localizada no ponto de coaptação da porção posterior (A3 e P3) da valva mitral (*seta*). **D.** Esta projeção à TEE RT3D da raiz aórtica da valva aórtica demonstra uma excrescência de valva anexada ao ponto de coaptação e ao lado ventricular da cúspide coronariana esquerda (*seta*).

- No eco, excrescências valvares ou de Lambl aparecem como estruturas finas (0,6 a 2,0 mm em largura), alongadas (4 a 16 mm em comprimento) e hipermóveis vistas no ponto de coaptação dos folhetos de valva aórtica e mitral e, raramente, nas valvas do lado direito (Fig. 13.14).
- Enquanto as vegetações infecciosas, excrescências valvares na valva aórtica projetam-se para dentro da LVOT durante a diástole e aquelas na valva mitral se projetam para dentro do LA durante a sístole.
- Excrescências valvares são detectadas quase exclusivamente por TEE e são vistas em 35 a 40% de sujeitos aparentemente saudáveis, em 45 a 50% de pacientes submetidos à TEE por outras razões que não suspeita de cardioembolismo, e em 40% daqueles submetidos à TEE por suspeita de cardioembolismo (26).
- Em contraste com excrescências valvares, vegetações infecciosas geralmente são > 3 mm em diâmetro, geralmente não alongadas (< 10 mm), resolvem ou mudam de tamanho ou aparência no decorrer do tempo e são geralmente associadas a anormalidades valvares estruturais e funcionais.
- Em um paciente com suspeita de IE, contudo, pode ser difícil de diferenciar uma excrescência valvar de uma massa infecciosa pequena ou no estágio inicial.

Ruptura de cordoalhas tendíneas

- Uma ruptura de cordoalha é uma estrutura alongada e hipermóvel, geralmente com > 3 mm de espessura se projetando para dentro do LA durante a sístole; quase sempre está associada a prolapso e espessamento mixomatoso do respectivo folheto e regurgitação mitral grave e excêntrica (ver Figs. 6.2 a 6.9).
- Uma ruptura de cordoalha de porções menos comumente envolvidas, como P3 e A3, também podem imitar um aneurisma da válvula ou a perfuração por imagens de TEE 2D. TEE RT3D é útil em fazer esta diferenciação (Fig. 13.15).
- Portanto, a distinção entre uma ruptura de cordoalha mixomatosa e uma ruptura de cordoalha infecciosa só pode ser feita pela integração de dados clínicos e à eco.

Folhetos bioprotéticos rasgados

- O processo de esclerose degenerativa de um folheto bioprotético pode levar a uma porção rasgada dele e geralmente é associado a regurgitação grave.
- Uma porção rasgada de um folheto aórtico projeta-se para dentro da via de saída do LV na diástole e uma porção rasgada

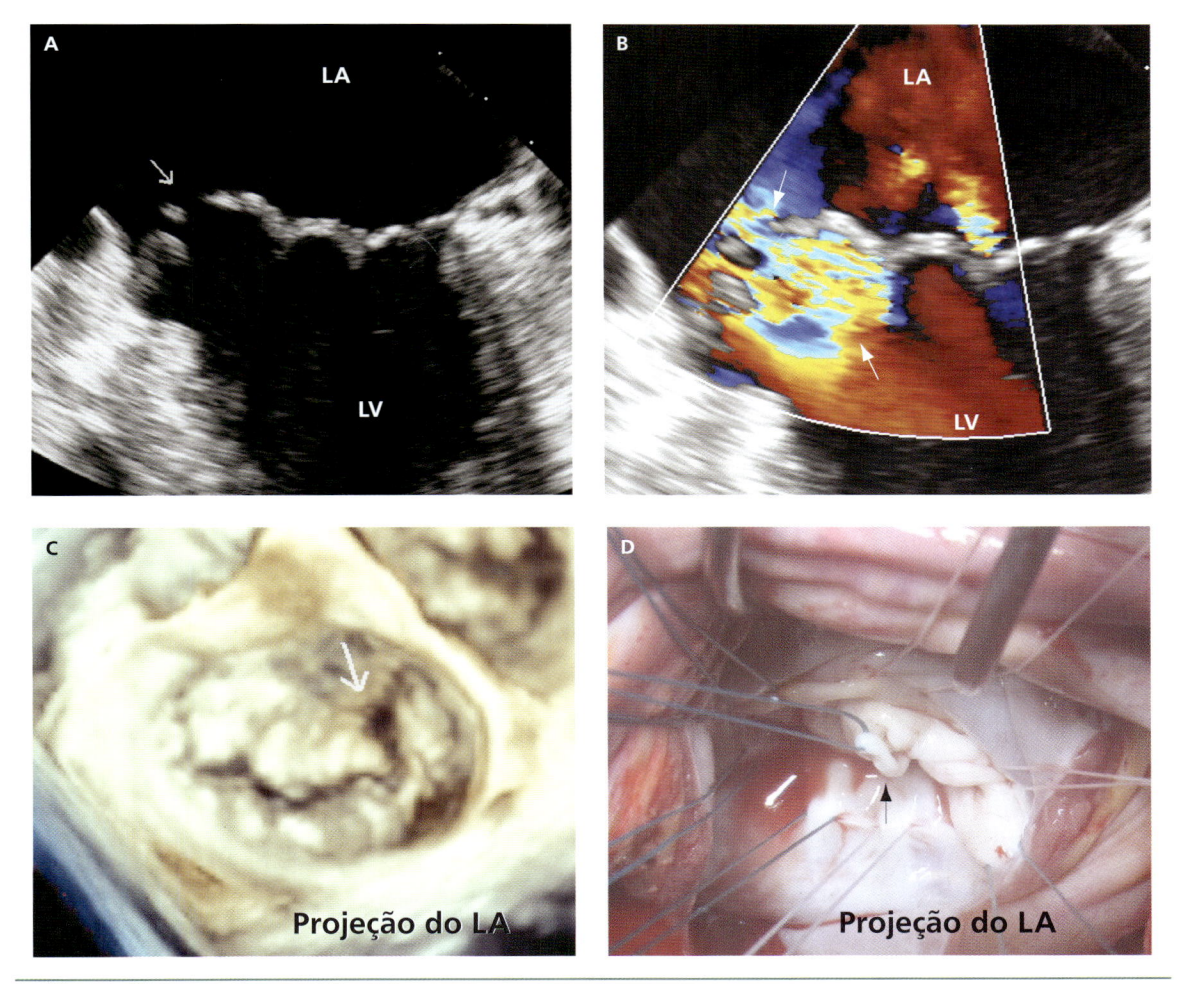

Fig. 13.15 Pseudoaneurisma do folheto mitral e perfuração. A. Esta projeção bicomissural à TEE 2D da valva mitral sugere um aneurisma com uma perfuração e porção residual do folheto ou uma vegetação da porção A3 do folheto mitral anterior (*seta*). **B.** Esta projeção bicomissural à TEE 2D com Doppler colorido da valva mitral demonstra dois jatos mitrais regurgitantes, um com uma grande área de convergência de fluxo no lado ventricular (*seta apontando para cima*) seguido por um jato regurgitante estreito aparentemente através de uma porção A3 perfurada (*seta apontando para baixo*). O segundo jato de regurgitação leve é percebido no ponto central da coaptação dos folhetos. **C.** Esta projeção atrial à TEE RT3D demonstra claramente uma porção instável da porção A3 do folheto mitral anterior com uma pequena porção da cordoalha tendinosa e uma grande área da coaptação incompleta do folheto (*seta*). Também, note prolapso leve de outras porções dos folhetos mitrais anterior e posterior. **D.** Imagem cirúrgica atrial da valva mitral confirmando a porção instável A3 e a ruptura da cordoalha tendinosa (*seta*).

de um folheto mitral projeta-se para dentro do LA na sístole (Fig. 13.10, ver Fig. 11.6).
- Um folheto bioprotético rasgado não pode ser diferenciado claramente de uma vegetação primária ou associada a não ser que dados clínicos ou outra anormalidade associada indicativa de infecção valvar seja detectada (ou seja, aneurisma ou pseudoaneurisma, abscesso ou fístula).

Vegetações de Libman-Sacks trombóticas não bacterianas

- Vegetações de Libman-Sacks são características de lúpus eritematoso sistêmico, mas podem ser vistas raramente em outros processos inflamatórios autoimunes. Essas vegetações podem ser confundidas com vegetações infecciosas.
- Vegetações de Libman-Sacks são localizadas na linha de fechamento dos folhetos, têm ecorrefringência heterogênea, geralmente são sésseis, mas podem ser alongados e, geralmente, mostram mobilidade que depende da motilidade do folheto (27) (Fig. 13.16).
- Endocardite de Libman-Sacks, em contraste com a IE, raramente causa disfunção significativa da válvula.
- Contudo, vegetações infecciosas podem coexistir com vegetações de Libman-Sacks na mesma válvula cardíaca ou em válvulas diferentes.
- Vegetações trombóticas não bacterianas são vistas em pacientes com doenças malignas e imunológicas ou em estados hipercoaguláveis.
- Elas estão associadas a folhetos subjacentes levemente espessados ou normais.
- Elas estão localizadas predominantemente nos bordos de fechamento dos folhetos no lado atrial dos folhetos da válvula mitral e no lado ventricular das cúspides da válvula aórtica.
- Assim, as vegetações trombóticas são também indistinguíveis das vegetações infecciosas por ECO (28).

Valvulite reumática

- A endocardite reumática aguda é associada à regurgitação mitral e aórtica predominante leve, porém lesões moderadas a grave raramente ocorrem.
- Vegetações valvares podem ser vistas em pelo menos 25% dos pacientes com endocardite reumática aguda.
- Essas massas valvares reumática são localizadas no corpo e na ponta dos folhetos e são predominantemente vistas na valva mitral (> 80%).
- Portanto, na localização geográfica apropriada, a endocardite infecciosa *versus* a reumática pode ser difícil de diferenciar através de ECO (29).

Fibroelastoma papilar

- Fibroelastomas papilares são raros tumores cardíacos benignos vistos predominantemente na valva aórtica (lado aórtico) e mitral (lado atrial).
- Eles geralmente são ≥ 2 cm, têm ecorrefringência heterogênea, aparecem tipo fronde, estão ligados à válvula por uma haste, geralmente longe do ponto de coaptação, e são hipermóveis (ver Fig. 10.5).

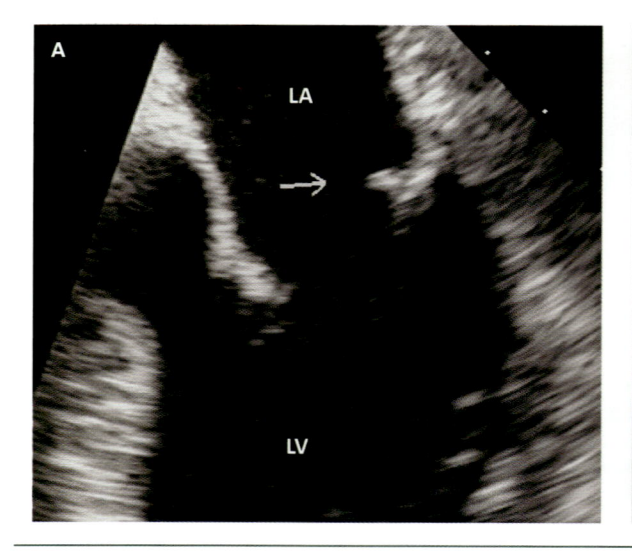

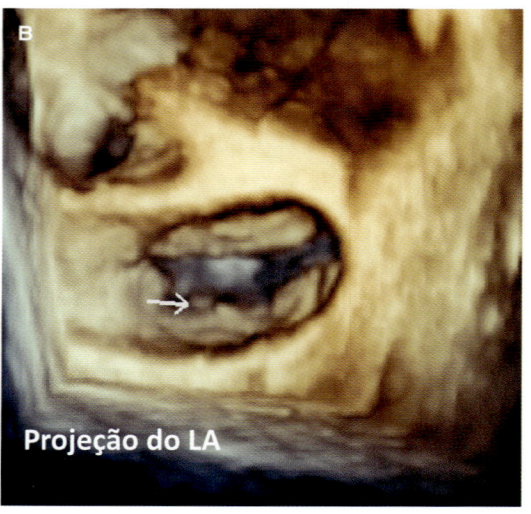

Fig. 13.16 Vegetações de Libman-Sacks. A. Esta projeção de uma valva mitral à TEE 2D em uma mulher jovem com lúpus eritematoso sistêmico demonstra uma massa pequena, oval, séssil e heterogeneamente ecorrefringente na porção média à distal e lado atrial do folheto mitral posterior (*seta*). Espessamento leve de ambos os folhetos mitrais anterior e posterior é percebido. **B.** Esta projeção atrial de uma valva mitral à TEE RT3D confirma uma vegetação de Libman-Sacks no lado atrial e no ponto de coaptação da porção média do folheto mitral posterior (*seta*).

- O folheto subjacente é normal ou minimamente espessado e é geralmente sem regurgitação valvar.
- Eles geralmente são diagnosticados incidentalmente ou diagnosticados quando manifestado pela primeira vez por embolia sistêmica (30).

Suturas protéticas

- O material de sutura é visto por TEE predominantemente nos anéis de anuloplastia mitral e nos anéis de costura de valvas mitrais protéticas.
- O material de sutura aparece à TEE como estreito, curto (geralmente < 3 mm), com ecorrefringência homogênea, com mobilidade limitada ou nenhuma mobilidade, geralmente são múltiplos, e são predominantemente vistos no lado atrial de anéis de anuloplastia ou de costura. Estas estruturas são mais bem caracterizadas por TEE RT3D (Fig. 13.17, ver também Figs. 11.17 e 16.20B).

Valor prognóstico em endocardite infecciosa

- Paciente com vegetações grandes (> 10 mm), recentemente formados ou hipermóveis tem uma morbidade e mortalidade maior do que aqueles com vegetações sésseis ou menores (7,8,13):
  - Maior taxa de falha terapêutica.
  - Maior incidência de embolismo (mais comum com a valva mitral do que a aórtica ou outro envolvimento valvar [taxa de probabilidade, 2,8]).
  - Disfunção valvar ou insuficiência cardíaca.
  - Substituição valvar (taxa de probabilidade, 2,95).
  - Maior taxa de morte (taxa de probabilidade, 1,55).
  - Pacientes com uma vegetação medindo ≤ 5 mm, 6 a 10 mm e ≥ 11 mm têm uma incidência de complicações até 10, 20 a 40% e > 50%, respectivamente.
- Após um tratamento clínico bem-sucedido, 25 a 30% de vegetações valvares nativas são resolvidas, 15 a 20% diminuem de tamanho, 35 a 40% persistem inalteradas em tamanho e 10 a 15% aumentam de tamanho. Vegetações persistentes comumente tornam-se fibrosadas ou, raramente, calcificadas.
- Pacientes com disfunção valvar significante (regurgitação, abscessos, perfuração, fístula ou pseudoaneurismas) têm uma mortalidade operatória de 15 a 30% e uma sobrevivência global em 1 a 2 anos de 50 a 70% (17,20,31).
- Complicações, com exceção da embolia, são mais comuns com a IE de valva aórtica. Portanto, a IE de valva aórtica nativa carrega um pior prognóstico do que a IE mitral ou de lado direito.
- IE de valva aórtica protética carrega o pior prognóstico de todos por causa da alta incidência associada de abscessos de anel levando à deiscência de anel, regurgitação paraprotética, embolia séptica e infecção persistente e recorrente após tratamento clínico ou cirúrgico (32-34):
  - Pacientes com IE de valva protética não complicada e complicada têm até 20 e 80 a 100% de mortalidade com tratamento clínico, respectivamente.
  - Nestes pacientes, a mortalidade cirúrgica de IE não complicada e complicada é diminuída para 10 e 50%, respectivamente.

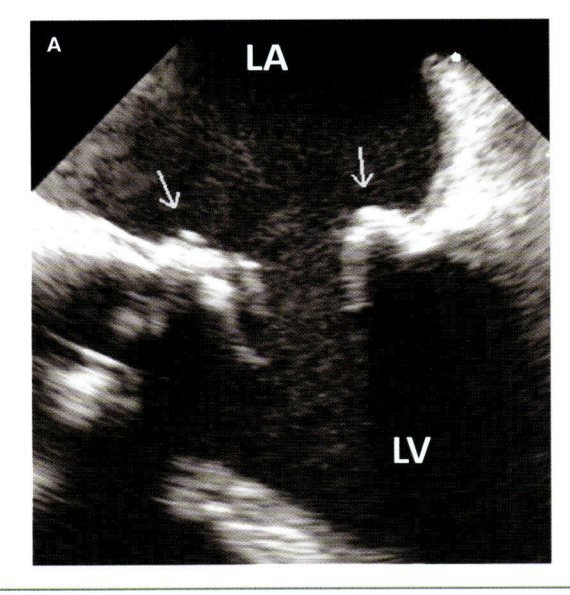

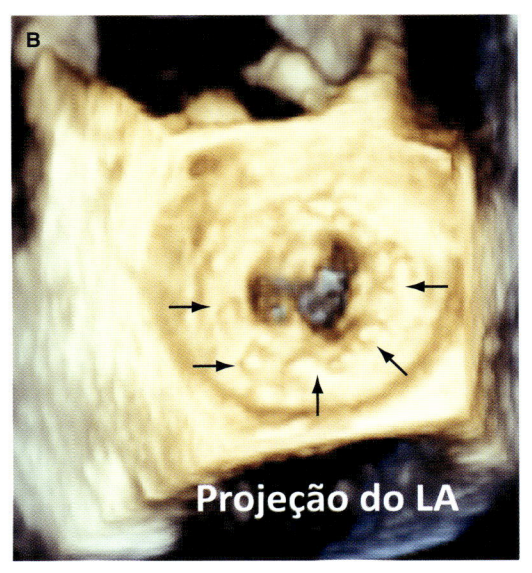

Fig. 13.17 Suturas do anel de costura. A. Esta projeção de uma valva mitral bioprotética à TEE 2D demonstra estruturas tipo massa bem definidas, pequenas e homogeneamente ecorrefringentes no lado atrial do anel de costura da bioprótese, provavelmente representando suturas (setas). **B.** Esta projeção atrial da valva bioprotética e do anel de costura à TEE RT3D demonstram múltiplas suturas (setas) bem definidas e imóveis (provavelmente bem endotelizadas).

Tabela 13.6

Indicadores ecocardiográficos para cirurgia valvar em endocardite infecciosa de valva nativa ou protética

Regurgitação valvar nativa ou protética (mais comumente das valvas aórticas e mitrais), resultando em insuficiência cardíaca.

Regurgitação mitral ou aórtica, nativa ou protética, resultando em pressão diastólica final do ventrículo esquerdo ou atrial esquerda elevada ou hipertensão pulmonar moderada à grave.

Disfunção valvar nativa ou protética e bacteremia persistente após 7-10 dias de terapia antibiótica apropriada.

Endocardite complicada de valva nativa ou protética com abscesso anelar ou aórtico, aneurisma de seio ou aórtico falso ou verdadeiro, aneurisma ou pseudoaneurisma fibrosa intervalvular mitroaórtico, perfuração do folheto mitral com endocardite da valva aórtica, formação de fístula, bloqueio cardíaco ou significante regurgitação paravalvular (para valvas protéticas).

Endocardite de valva nativa ou protética com embolia sistêmica recorrente e vegetações valvares persistentes apesar de terapia antibiótica apropriada.

Endocardite protética estafilocócica não respondendo à antibioticoterapia.

Infecção de valva protética com organismos Gram-negativos ou organismos com uma resposta fraca à antibióticos.

Endocardite de valva nativa ou protética com organismos fúngicos ou altamente resistentes.

Todas essas indicações são baseadas em Níveis de Evidência B ou C.

- A sobrevivência pode ser melhorada nesses pacientes com cirurgia precoce e com o uso de válvulas de homoenxerto ou sem *stent*.
- A IE de lado direito associada ao marca-passo ou aos fios do desfibrilador e catéteres é associada a uma mortalidade intra-hospitalar de 5 a 10% e uma mortalidade de 12 a 24 meses de 25 a 30%.
- Finalmente, apesar dos avanços no tratamento clínico e cirúrgico, a mortalidade geral da IE é de aproximadamente 20%.

Indicadores para a cirurgia valvar na endocardite infecciosa

- Eco desempenha um papel crítico na identificação da maioria, se não de todos, os pacientes com recomendações de classe I para a cirurgia de válvula (2-4,17,29,31-38) (Tabela 13.6).
- Por causa da maior precisão diagnóstica da TEE 2D e agora melhorada com TEE RT3D em comparação com TTE na detecção de complicações associadas à IE de valva nativa e protética, recomendações para diretrizes de cirurgia valvar são predominantemente fundamentadas em TEE 2D e RT3D (incluindo TEE intraoperatória) (19).

Uso em pacientes grávidas com endocardite infecciosa

- O valor diagnóstico e prognóstico de eco em pacientes grávidas com IE é provavelmente similar ao da paciente não grávida, porém dados limitados estão disponíveis (38).

Uso intraoperatório em pacientes com endocardite infecciosa

- TEE 2D e RT3D intraoperatória desempenham um importante papel na avaliação imediata pré e pós-operatória de substituição valvar ou reparo valvar em pacientes com IE (10,19).

Acompanhamento de pacientes com endocardite infecciosa

- Não há disponibilidade de diretrizes específicas para o acompanhamento por eco da IE não complicada tratada clinicamente:
  - A não ser que indicações clínicas precoces estejam presentes, uma repetição da eco após o término de terapia antibiótica é apropriada.
- Em casos de IE complicada submetida à cirurgia valvar, uma repetição de TTE ou TEE antes da alta hospitalar e após o término de terapia antibiótica também é apropriada.
- Em casos não complicados após a cirurgia valvar, as diretrizes de acompanhamento por eco das valvas bioprotéticas e protéticas devem ser seguidas (ver Capítulo 11).

Referências

1. Tleyjeh IM, Steckelberg JM, Murad HS, et al. Temporal trends in infective endocarditis: A population-based study in Olmsted County, Minnesota. *JAMA*. 2005;293:3022-3028.
2. Haldar SM, O'Gara PT. Infective endocarditis: Diagnosis and management. *Nat Clin Pract Cardiovasc Med*. 2006;3:310-317.
3. Bonow RO, Carabello BA, Chatterjee K. ACC/AHA 2006 guidelines for the management of patients with valvular heart disease. *Circulation*. 2006;114;e84-e231.
4. Nishimura RA, Carabello BA, Faxon DP, et al. 2008 focused update incorporated into the ACC/AHA 2006 guidelines for the management of patients with valvular heart disease. *Circulation*. 2008;118:e523-e661.
5. Douglas PS, Garcia MJ, Haines DE, et al. ACCF/ASE/AHA/HFSA/HRS/ASNC/SCAI/SCCM/SCCT/SCMR 2011 Appropriate use criteria for echocardiography. *J Am Coll Cardiol*. 2011;57:1126-1166.
6. Kini V, Logani S, Ky B, et al. Transthoracic and transesophageal echocardiography for the indication of suspected infective endocarditis: Vegetations, blood cultures and imaging. *J Am Soc Echocardiogr*. 2010;23:396-402.
7. Thuny F, Di Salvo G, Belliard O, et al. Risk of embolism and death in infective endocarditis: Prognostic value of echocardiography: A prospective multicenter study. *Circulation*. 2005;112:69-75.
8. Hill EE, Herijgers P, Claus P, et al. Clinical and echocardiographic risk factors for embolism and mortality in infective endocarditis. *Eur J Clin Microbiol Infect Dis*. 2008;27:1159-1164.
9. DeCastro S, Cartoni D, d'Amati G, et al. Diagnostic accuracy of transthoracic and multi-plane transesophageal echocardiography for valvular perforation in acute infective endocarditis: Correlation with anatomic findings. *Clin Infect Dis*. 2000;30:825-826.
10. Liu YW, Tsai WC, Lin CC, et al. Usefulness of real-time three-dimensional echocardiography for diagnosis of infective endocarditis. *Scand Cardiovasc J*. 2009;43:318-323.
11. Hansalia S, Biswas M, Dutta R, et al. The value of live/real time three-dimensional transesophageal echocardiography in the

assessment of valvular vegetations. *Echocardiography.* 2009;26:1264-1273.

12. Azevedo O, Ferreira F, Guardado J, et al. Mitral and aortic valve aneurysms secondary to infective endocarditis: Impressive images of a rare echocardiographic finding. *Eur J Echocardiogr.* 2010;11:E28.

13. Silbiger JJ. Review: Mitral valve aneurysms in infective endocarditis: Mechanisms, clinical recognition, and treatment. *J Heart Valve Dis.* 2009;18:476-480.

14. Caselli S, Mazzesi G, Tritapepe L, et al. 3D echocardiographic delineation of mitral aortic intervalular fibrosa pseudoaneurysm caused by bicuspid aortic valve endocarditis. *Echocardiography.* 2011;28: e1-4.

15. Walker N, Bhan A, Desai J, et al. Myocardial abscess: A rare complication of valvular endocarditis demonstrated by 3D contrast echocardiography. *Eur J Echocardiogr.* 2010;11:e37.

16. Hill EE, Herijgers P, Claus P, et al. Abscess in infective endocarditis: The value of transesophageal echocardiography and outcome: A 5-year study. *Am Heart J.* 2007;154:923-928.

17. Wang A, Athan E, Pappas PA, et al. Contemporary clinical profile and outcome of prosthetic valve endocarditis; International Collaboration on Endocarditis-Prospective Cohort Study Investigators. *JAMA.* 2007;297:1354-1361.

18. Esen AM, Kucukoglu MS, Okcun B, et al. Transesophageal echocardiographic diagnosis of aortico-left atrial fistula in aortic valve endocarditis. *Eur J Echocardiog.* 2003;4:221-222.

19. Jungwirth B, Mackensen GB. Real-time 3-dimensional echocardiography in the operating room. *Semin Cardiothorac Vasc Anesth.* 2008;12:248-164.

20. Hill EE, Herregods MC, Vanderschueren S, et al. Outcome of patients requiring valve surgery during active infective endocarditis. *Ann Thorac Surg.* 2008;85:1564-1569.

21. Naqvi TZ, Rafie R, Ghalichi M. Real-time 3D TEE for the diagnosis of right-sided endocarditis in patients with prosthetic devices. *JACC Cardiovasc Imaging.* 2010;3:325-327.

22. Mier-Ewert HK, Gray ME, John RM. Endocardial pacemaker or defibrillator leads with infected vegetations: A single-center experience and consequences of transvenous extraction. *Am Heart J.* 2003;146:339-344.

23. Kolias TJ. Three-dimensional transesophageal echocardiography of pacemaker endocarditis. *J Am Coll Cardiol.* 2009;53:1241.

24. Chrissoheris MP, Libertin C, Ali RG, et al. Endocarditis complicating central venous catheter bloodstream infections: A unique form of health care associated endocarditis. *Clin Cardiol.* 2009;32:E48-E54.

25. Le Dolley Y, Thuny F, Mancini J, et al. Diagnosis of cardiac device-related infective endocarditis after device removal. *JACC Cardiovasc Imaging.* 2010;3:673-681.

26. Roldan CA, Shively BK, Crawford MH. Valve excrescences: Prevalence, evolution and risk for cardioembolism. *J Am Coll Cardiol.* 1997;30:1308-1314.

27. Roldan CA, Shively BK, Crawford MH. An echocardiographic study of valvular heart disease associated with systemic lupus erythematosus. *N Engl J Med.* 1996;335:1424-1430.

28. Roldan CA, Qualls CR, Sopko KS, Sibbitt WL Jr. Transthoracic versus transesophageal echocardiography for detection of Libman-Sacks endocarditis: A randomized controlled study. *J Rheumatol.* 2008;35:224-229.

29. Marijon E, Celermajer DS, Tafflet M. Rheumatic heart disease screening by echocardiography: The inadequacy of World Health Organization criteria for optimizing the diagnosis of subclinical disease. *Circulation.* 2009;120:663-668.

30. Vivacqua A, Shafii A, Kalahasti V, et al. Images in cardiology. Ventricular outflow tract papillary fibroelastoma presenting with nonST-segment elevation myocardial infarction. *J Am Coll Cardiol.* 2010;55:2607.

31. Gotsman I, Meirovitz A, Meizlish N, et al. Clinical and echocardiographic predictors of morbidity and mortality in infective endocarditis: The significance of vegetation size. *Isr Med Assoc J.* 2007;9:365-369.

32. Hill EE, Herregods MC, Vanderschueren S, et al. Management of prosthetic valve infective endocarditis. *Am J Cardiol.* 2008;101:1174-1178.

33. Alonso-Valle H, Fariñas-Alvarez C, García-Palomo JD. Clinical course and predictors of death in prosthetic valve endocarditis over a 20-year period. *J Thorac Cardiovasc Surg.* 2010;139:887-893.

34. Sohail MR, Martin KR, Wilson WR, et al. Medical versus surgical management of *Staphylococcus aureus* prosthetic valve endocarditis. *Am J Med.* 2006;119:147-154.

35. Sohail MR, Martin KR, Wilson WR, et al. Medical versus surgical management of *Staphylococcus aureus* prosthetic valve endocarditis. *Am J Med.* 2006;119:147-154.

36. Nadji G, Goissen T, Brahim A, et al. Impact of early surgery on 6-month outcome in acute infective endocarditis. *Int J Cardiol.* 2008;129:227-232.

37. Mestres CA, Castro MA, Bernabeu E, et al. Preoperative risk stratification in infective endocarditis. Does the EuroSCORE model work? Preliminary results. *Eur J Cardiothorac Surg.* 2007;32:281-285.

38. Jassal DS, Hassan A, Buth KJ, et al. Surgical management of infective endocarditis. *J Heart Valve Dis.* 2006;15:115-121.

14

Doenças da Aorta

Robert J. Siegel ▪ Kirsten Tolstrup

- A maioria dos distúrbios crônicos da aorta é assintomático. Um percentual aproximado de 40% dos pacientes com aneurisma da aorta ascendente é assintomático, assim como a maioria dos pacientes acometidos por síndrome de Marfan, por pseudoaneurismas e aneurismas do seio de Valsalva.
- A ateromatose aórtica também é assintomática, até que se manifeste, de forma aguda, com um ataque isquêmico transitório, acidente vascular cerebral ou embolia periférica.
- Os distúrbios agudos da aorta (dissecção e ruptura da aorta, hematoma intramural e úlcera penetrante da aorta) costumam ser acompanhados de dor torácica aguda, que, em geral, irradia-se para as costas, dor retroesternal ou interescapular, dispneia, disfagia, ou dores nas extremidades:
    - A dissecção da aorta, ruptura do seio aórtico de Valsalva, ou traumas com cúspides aórticas instáveis podem levar à regurgitação aórtica (AR) aguda grave e a uma insuficiência cardíaca aguda grave.
- O exame físico nos casos de distúrbios crônicos ou agudos da aorta não é específico e nem sensível, sendo, portanto, de um valor diagnóstico restrito.

Indicações de classe I para a ecocardiografia em doenças aórticas

- A ecocardiografia transtorácica (TTE) e, em particular, a ecocardiografia transesofágica (TEE) possuem um valor diagnóstico relevante para pacientes acometidos por doenças aórticas (1-5) (Tabela 14.1). Foram desenvolvidas diretrizes recentes para condições genéticas específicas relacionadas com aneurismas e dissecções aórticas (6) (Tabela 14.2).

Exames de imagem da aorta por ecocardiografia pelo modo M, bidimensional e com Doppler

Aorta ascendente – Melhores planos de imagens

- A aorta ascendente se inicia na válvula aórtica, estendendo-se por 5 a 6 cm até a junção com o arco aórtico.

Ecocardiografia transtorácica

- Projeção paraesternal de eixos longo e curto ao modo M, por orientação bidimensional (2D).
- Projeções bidimensionais paraesternal esquerda de eixos longo e curto supraesternal.
- Projeção apical de cinco câmaras, com angulação anterior do transdutor.
- Visualização paraesternal direita de eixo longo.
- Algumas vezes, imagens subcostais.
- Imagem realçada da porção superior da aorta ascendente, pelo deslocamento do transdutor para espaços mais elevados (origem da aorta abaixo do terceiro espaço intercostal (ICS) esquerdo e curso através do segundo ICS).
- Imagem realçada com uma posição mais acentuada do decúbito lateral esquerdo (traz a aorta para mais perto da parede torácica).
- Projeção apical de cinco câmaras permite uma avaliação do fluxo, por meio de Doppler pulsado.
- Projeção supraesternal permite um fluxo anterógrado de alta qualidade ao Doppler pulsado.

Ecocardiografia transesofágica

- Uma sonda multiplanar, a um ângulo de 120 a 135 graus, geralmente permite a avaliação do eixo longo da aorta, desde a válvula aórtica até abaixo da artéria inominada (pode obter uma imagem de até 10 cm da aorta).
- Projeções do eixo curto entre 0 e 30 graus. Os segmentos aórticos logo abaixo do arco não podem ser visualizados, em decorrência do fato de a traqueia se interpor entre a aorta ascendente e o esôfago.
- Uma abordagem transgástrica profunda é capaz de visualizar a aorta ascendente. A captação de imagens multiplanares a 0, 90 e 120 graus permite a projeção dos 3 a 5 cm proximais da aorta ascendente.

Obtenção de imagens epiaórticas (intraoperatória)

- Obtenção de imagens da aorta ascendente por meio da aplicação direta do transdutor sobre a aorta, por bainha estéril.

Tabela 14.1

Indicações de classe I para a ecocardiografia em doenças da aorta torácica

Dissecção da aorta, diagnóstico, localização e extensão*.

Aneurisma de aorta.

Hematoma intramural da aorta*.

Ruptura da aorta*.

Dilatação da raiz da aorta na síndrome de Marfan e outras síndromes do tecido conectivo.

Doença degenerativa ou traumática da aorta, com ateroembolismo clínico*.

Acompanhamento da dissecção da aorta, especialmente nos casos de suspeita de complicação ou progressão*.

Parentes em primeiro grau de pacientes com síndrome de Marfan ou outros distúrbios do tecido conectivo.

Paciente com múltiplas injúrias hemodinamicamente instável, sem trauma torácico evidente, mas com um mecanismo de lesão que sugira lesão cardíaca ou aórtica potencial (desaceleração ou esmagamento)*.

Alargamento do mediastino e lesão aórtica suspeita em fase de pós-lesão*.

Exame de acompanhamento em vítimas de traumas bruscos graves ou penetrantes.

Reparo cirúrgico da dissecção da aorta, com possível comprometimento da válvula aórtica e substituição de válvulas que exijam a colocação de homoenxertos ou um reimplante coronário (intraoperatório).

*A ecocardiografia transesofágica consiste na técnica sonográfica de escolha para estas condições.

Tabela 14.2

Recomendações de classe I para a obtenção de imagens ecocardiográficas da aorta nos casos de síndromes genéticas (síndrome de Marfan, síndrome de Loeys-Dietz), aneurisma e dissecções da aorta torácica familiar, válvula aórtica bicúspide e variantes congênitas correlatas em adultos

No momento do diagnóstico, verificar o tamanho da raiz e da aorta ascendente e, 6 meses depois, verificar a taxa de dilatação.

Obtenção anual de imagens na doença aórtica estabilizada, e com maior frequência, se o diâmetro da aorta estiver > 4,5 cm, ou se houver um crescimento significativo a partir do diâmetro basal.

Triagem dos familiares de primeiro grau.

Na síndrome de Turner, se o ecocardiograma inicial estiver normal, repita-o a cada 5-10 anos.

(Adaptada de Hitazka LF, Bakris GL, Beckman JA et al. 2010 – ACCF/AHA/AATS/ACR/ASA/SCA/SCAI/SIR/STS/SVM guidelines for the diagnosis and management of patients with thoracic aortic disease: Executive summary. A report of the American College of Cardiology. *J Am Coll Cardiol*, 2010;55:e27-e129.)

- Utilizada primariamente para a redução dos riscos intraoperatórios de acidente vascular cerebral, pela identificação de locais que apresentem níveis significativos de aterosclerose ou de ateromas e para a escolha de locais para a canulação aórtica ou para o clampeamento cruzado.
- Mais precisa que a TEE para a detecção e a avaliação da aterosclerose da aorta ascendente.
- Sensibilidade e especificidade de 100% para a aterosclerose ascendente, quando comparada à sensibilidade e à especificidade da TEE de 100 e 60% respectivamente.

Armadilhas

- Tem de ser realizada intraoperatoriamente e sob condições estéreis.
- Potencial para contaminação do campo cirúrgico.
- A logística é mais complexa que a da TEE intraoperatória.
- Exige o uso de suporte de um transdutor epiaórtico, para visualizar a parede aórtica (p. ex., uma bolsa ou uma luva estéril preenchida por solução salinizada).

Arco aórtico – Melhores planos de imagens

- O arco aórtico inicia-se abaixo da borda superior do segundo ICS direito, e une-se à aorta torácica descendente na parte posterior ao quarto ICS.

Ecocardiografia transtorácica

- As imagens por TTE são obtidas com mais precisão a partir da fúrcula supraesternal. Ao escanear com o transdutor na direção inferior posterolateral (à esquerda), o plano da imagem alinha-se com o eixo longo do arco aórtico (carótida esquerda, à direita, artéria inominada, à esquerda). A artéria pulmonar direita situa-se abaixo do arco aórtico.
- A proximidade da fúrcula supraesternal com o arco aórtico viabiliza a obtenção de imagens de rotina, e a carótida esquerda e as artérias subclávias são detectadas em 90%, e as inominadas em 60% dos casos (5), tanto com planos longitudinais quanto transversais.
- A projeção paraesternal direita pode ser útil.
- A obtenção de imagem supraclavicular direita ou esquerda do arco, ou de ambas, também é viável em alguns casos.
- O fluxo sistólico normal para longe do transdutor é seguido pela reversão diastólica precoce, pelo fluxo mediodiastólico anterógrado e novamente reversão do fluxo no final da diástole.
- Pode ser necessário utilizar filtros de parede baixos para detectar um padrão de fluxo normal ao Doppler, em decorrência da baixa velocidade do fluxo diastólico.

Ecocardiografia transesofágica

- Esôfago posterior à aorta ao nível do arco e anterior à aorta ao nível médio a distal da aorta torácica (Fig. 14.1).
- Obtenção de imagens da porção alta do esôfago, a 0 e 130 graus, por flexão posterior e medial, que permite projeções longitudinais do arco.
- Outras projeções multiplanares permitem visualizações transversais, em diversos níveis.

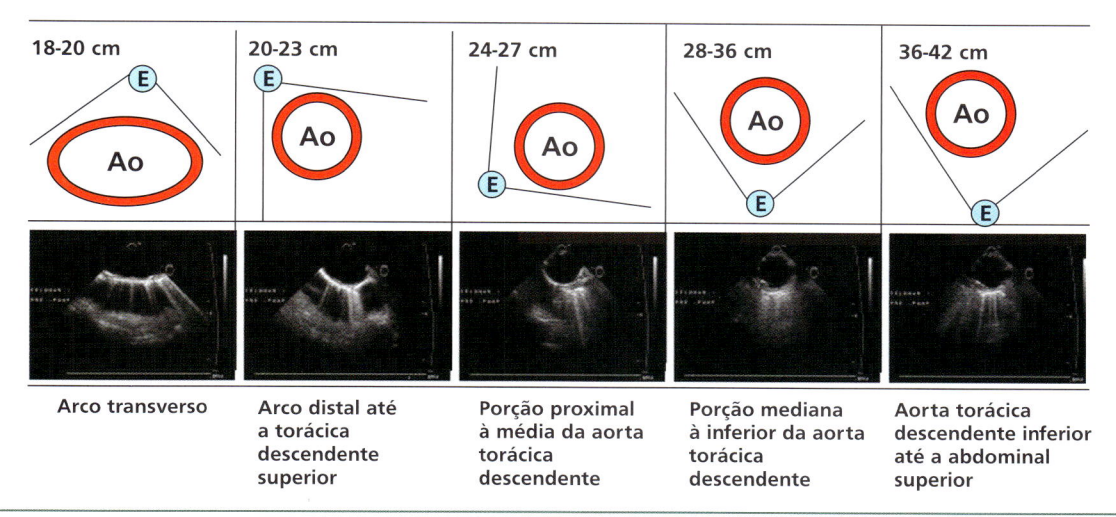

Fig. 14.1 Obtenção de imagens da aorta. Imagens da aorta por TEE e esquema mostrando a relação entre esôfago e aorta em diversos níveis da sonda de TEE, partindo do local da inserção no bloco de oclusão. TEE mostra um plano de varredura transverso a uma distância (em cm) do bloco de oclusão. Ao, aorta.

Obtenção de imagens epiaórticas (por via intraoperatória)

- As imagens epiaórticas intraoperatórias são obtidas da forma descrita na discussão sobre a Aorta Ascendente.

Aorta torácica descendente: Melhores planos de imagens

- A aorta torácica descendente inicia-se na borda inferior do quarto ICS esquerdo.

Ecocardiografia transtorácica

- O eixo longo paraesternal permite a projeção do eixo curto da aorta torácica descendente, vista por baixo do coração, no local do sulco atrioventricular.
- A projeção longitudinal da aorta torácica é obtida por meio de uma angulação lateral, e de uma rotação do transdutor para a direita (viável em > 65% dos casos).
- Projeção apical das duas câmaras, com uma inclinação medial do transdutor.
- A projeção subcostal permite a obtenção de imagens da porção distal da aorta descendente e da porção proximal da aorta abdominal.
- Com uma efusão pleural esquerda, a obtenção de imagens da aorta torácica, em posição de decúbito lateral direito, é viável.
- O Doppler é realizado com mais precisão a partir da fúrcula supraesternal, em decorrência do fluxo paralelo.

Ecocardiografia transesofágica

- A aorta é posterolateral e posterior ao esôfago (Fig. 14.1).
- O plano do eixo curto é visto a 0 grau, e o do eixo longo a 90 graus.

- Imagens abrangentes, da aorta abdominal até o arco aórtico, são mais facilmente obtidas com o recuo contínuo ou em etapas do transdutor da posição transgástrica com a sonda inserida a uma distância de 45 a 50 cm do bloco de oclusão até uma distância aproximada de 15 a 20 cm do bloco de oclusão. O recuo em etapas permite uma projeção de toda a aorta pela obtenção de projeções em eixo curto e longo ou utilizando um recurso de plano X a intervalos ≤ 5 cm.
- Durante o recuo, é necessário realizar uma rotação para manter as imagens aórticas em eixo curto no centro da tela, em decorrência do fato de que a aorta se torna mais anterior e à direita, à medida que a sonda é tracionada em direção cefálica.
- O fluxo é perpendicular ao ultrassom. Assim, não é possível obter, com precisão, velocidades máximas do fluxo da aorta pelo Doppler.
- Na aorta descendente na projeção transversa (0 grau), o fluxo colorido ao Doppler reflete uma direção anti-horária do fluxo de sangue. Em uma projeção longitudinal (90 graus), o fluxo colorido ao Doppler revela um padrão vermelho em direção à cabeça, e azul em direção ao diafragma.

Ultrassom intravascular

- O ultrassom intravascular (IVUS) utiliza catéteres com transdutores de alta frequência em miniatura (20-40 MHz) para obter imagens no interior dos vasos sanguíneos (3).
- O IVUS é utilizado com mais frequência para obter imagens da aorta torácica descendente.
- O IVUS produz imagens de alta resolução.
- O IVUS apresenta eficácia comprovada na avaliação de dissecção, trauma, aneurisma e coarctação da aorta.
- O IVUS é utilizado para a avaliação e o posicionamento de enxertos endovasculares para aneurismas, assim como para dissecções.

- Observa-se quase sempre uma AR, nos casos em que a aorta ascendente for > 6 cm.
- Dissecção da aorta ascendente:
  - A dissecção inicia-se na raiz e, fequentemente, progride até as ilíacas.
  - A dissecção retrógrada pode afetar as coronarianas e pode causar ruptura no interior do pericárdio.

Critérios menores
- Prolapso da válvula mitral, com ou sem regurgitação da válvula mitral.
- Dilatação da artéria pulmonar principal, na ausência de estenose valvular ou pulmonar periférica, ou de qualquer outra causa óbvia, em pacientes abaixo dos 40 anos de idade.
- Calcificação do anel mitral em pacientes abaixo dos 40 anos de idade.
- Dilatação ou dissecção da aorta torácica descendente, ou da aorta abdominal, em pacientes abaixo dos 50 anos de idade.
- Para envolvimento do sistema cardiovascular, é necessária a presença de um critério maior, ou, pelo menos, de um dos critérios menores.

Gravidez
- Nos casos em que a aorta medir > 4 cm, a gravidez é contraindicada, em decorrência de um risco aumentado de dissecção aórtica (Tabela 14.3).

Prognóstico
- A expectativa de vida é primariamente determinada pelo envolvimento cardiovascular, e, em particular, da aorta.
- Em alguns pacientes, os betabloqueadores reduzem a progressão da dilatação da raiz aórtica.
- A troca profilática da raiz da aorta melhora o prognóstico.
- Risco baixo, se a aorta for < 4 cm.
- Risco elevado, se a aorta for > 5 cm.

Indicadores ecocardiográficos para a cirurgia profilática da aorta
- Troca da aorta ascendente, se o diâmetro estiver entre 5,0 e 5,5 cm:
  - Alguns centros defendem a medida para os casos de diâmetro de 4,8 cm.
  - Progressão da dilatação > 5 mm em 12 meses.
  - Para mulheres que pretenderem engravidar, recomenda-se a cirurgia profilática, se o diâmetro estiver ≥ 4 cm.
  - AR sintomática.
  - Substituição da aorta torácica descendente, se o diâmetro estiver entre 5,5 e 6 cm.
  - Se for realizada uma cirurgia cardíaca aberta por outras indicações (troca da válvula aórtica, enxerto de desvio coronariano [CABG] etc.), recomenda-se o reparo profilático da aorta, se o diâmetro estiver ≥ 4,5 cm.
- Fatores de risco adicionais associados a risco aumentado de dissecção aórtica incluem a dilatação da aorta se estendendo além do seio de Valsalva e o histórico familiar de dissecção da aorta.
- Síndrome de Loeys-Dietz: A cirurgia profilática da aorta está indicada quando ascendente for ≥ 4,2 cm.

Acompanhamento ecocardiográfico
- TTE anual para a avaliação da raiz aórtica, de AR e de regurgitação mitral.
- Realizar TTE seriada, mais frequentemente se a raiz aórtica estiver dilatada, a aorta apresentar uma dilatação maior entre os exames ou durante a gravidez (Tabela 14.2).

Síndrome da válvula aórtica bicúspide

Definição
- A síndrome da válvula aórtica bicúspide é descrita como uma válvula aórtica bicúspide com dilatação da raiz aórtica e/ou da aorta ascendente. Outras anormalidades associadas incluem

Tabela 14.3
Dimensão da raiz da aorta na Síndrome de Marfan e riscos

Risco baixo (< 4 cm)	Risco moderado (≥ 4 cm)	Risco elevado* (> 5 cm)
Gravidez não é contraindicada	Gravidez contraindicada em decorrência do risco de dissecção ou ruptura da aorta	Cirurgia profilática geralmente recomendada, quando a aorta estiver > 5-5,5 cm
		Alguns centros recomendam a cirurgia a 4,8 cm, ou se a taxa de crescimento na raiz aórtica for ≥ 5 mm em 6 meses
		Se o paciente apresentar um histórico familiar de morte súbita cardiovascular consideram a possibilidade de uma cirurgia antes de atingir 5 cm

*Uma aorta de 6 cm possui > 10% de chances de ruptura em 1 ano.

uma maior prevalência de defeitos no septo atrial, defeitos no septo ventricular, ducto arterioso patente e coarctação da aorta. Tudo indica que a síndrome possa apresentar diversas expressões fenotípicas, dentre as quais uma aorta dilatada, com propriedades elásticas anormais, mas sem uma válvula aórtica bicúspide (10).

Etiologia

- *Provavelmente herdada*: Enquanto anormalidades no gene NOTCH1 e aquelas associadas ao coração esquerdo hipoplásico já foram descritas (11,12), a genética ainda não foi esclarecida.
- Mais da metade dos pacientes com válvula aórtica bicúspide apresentará uma dilatação da aorta. Quase um terço dos parentes em primeiro grau de pacientes com válvula aórtica bicúspide apresentará uma dilatação da aorta, na ausência de uma válvula aórtica bicúspide.

Aspectos-chave para o diagnóstico por ecocardiografia

- Dilatação da raiz aórtica ou da aorta ascendente com uma válvula aórtica bicúspide, com ou sem AR, ou uma aorta dilatada em familiares de primeiro grau de pacientes com válvula aórtica bicúspide:
    - Podem ser observados dois tipos morfológicos de dilatação da aorta: o Tipo 1 (mais comum), onde a dilatação máxima se encontra nos seios de Valsalva, e o tipo 2, quando a aorta ascendente é maior que os seios (10).
- Dissecção da aorta ascendente:
    - O risco total estimado é de 5%.
    - A dissecção inicia-se na raiz aórtica. A dissecção da aorta descendente é incomum.

Gravidez

- A incidência real de dissecção ou ruptura da aorta durante a gravidez ainda é desconhecida, embora já tenham sido relatadas dissecções no momento em que a aorta está > 4 cm, o que leva alguns autores a recomendarem que a síndrome da válvula aórtica bicúspide seja tratada como a síndrome de Marfan, onde a gravidez é contraindicada, sempre que a aorta estiver > 4 cm.

Prognóstico

- A expectativa de vida provavelmente é similar à da população em geral, desde que a condição seja identificada, acompanhada e tratada.
- Em alguns pacientes, o uso de betabloqueadores pode reduzir a progressão da dilatação da raiz da aorta.
- O uso de Losartan pode melhorar as propriedades elásticas e reduzir o tamanho da raiz aórtica em alguns pacientes.
- A troca profilática da raiz da aorta melhora o prognóstico.
- Risco baixo, se a aorta estiver < 4 cm.
- Risco elevado, se a aorta estiver > 5 cm.

Indicadores ecocardiográficos para a cirurgia profilática da aorta

- Troca da aorta ascendente, se o diâmetro estiver entre 5 e 5,5 cm:
    - Alguns centros defendem tal medida, quando o diâmetro estiver em 4,8 cm.
    - Progressão da dilatação > 5 mm, em 12 meses.
    - Necessidade de troca da válvula aórtica bicúspide em decorrência de uma AR grave, ou de estenose aórtica, com a raiz da aorta ≥ 4,5 cm.
    - Troca da aorta torácica descendente, se o diâmetro estiver entre 5,5 e 6 cm.

Acompanhamento ecocardiográfico

- Realização de TTE anual para a avaliação da raiz e da válvula aórticas.
- Realização mais frequente de TTE seriada se a raiz aórtica estiver dilatada, se aorta apresentar dilatação entre os exames ou durante a gravidez (a cada 3 meses) (Tabela 14.2).

Dissecção da aorta

Definição

- A dissecção aórtica consiste em uma ruptura na íntima da aorta, resulta em penetração de sangue na média e dissecção da parede da aorta.
- O espaço preenchido por sangue torna-se o falso lúmen.

Etiologia

- Doenças genéticas causadoras de necrose medial cística, como, por exemplo, a síndrome de Marfan, a síndrome de Ehlers-Danlos (tipo IV) e a síndrome de Loeys-Dietz.
- Válvula aórtica bicúspide.
- Hipertensão sistêmica (observada em 80% dos casos com dissecção).
- Gravidez, coarctação de aorta, envelhecimento, trauma aórtico direto (p. ex., estado pós-cirurgia cardíaca com a inserção de uma cânula no interior da aorta em locais de transecção aórtica para a substituição da válvula ou da raiz, locais de anastomose da aorta para enxertos de pontes – CABGs) e uso de cocaína.
- A dissecção da aorta é uma emergência médica; portanto, o tempo é fator essencial no tratamento.
- A TTE é específica (98%), mas não muito sensível (59%). TEE é muito mais sensível (> 95%) e específica (> 95%); portanto, é a modalidade primária para a obtenção de imagens ecocardiográficas (1-3,13-15).
- Portanto, TEE não deve ser postergada pela TTE para além de uns poucos minutos, quando muito.

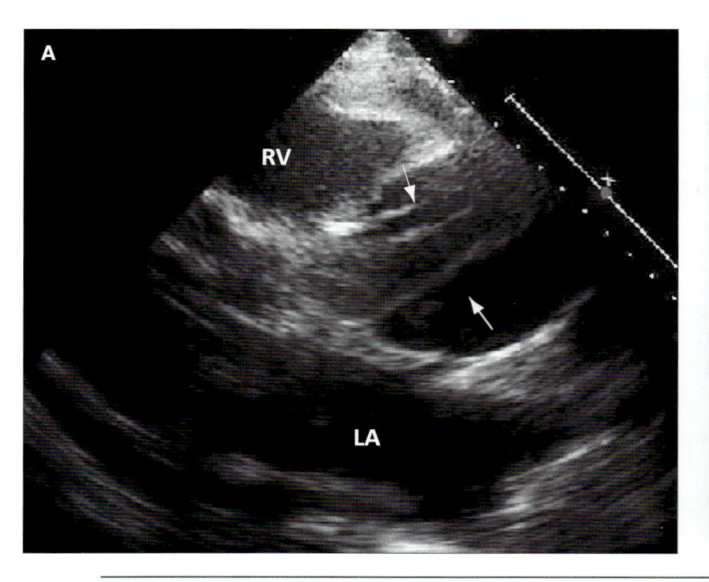

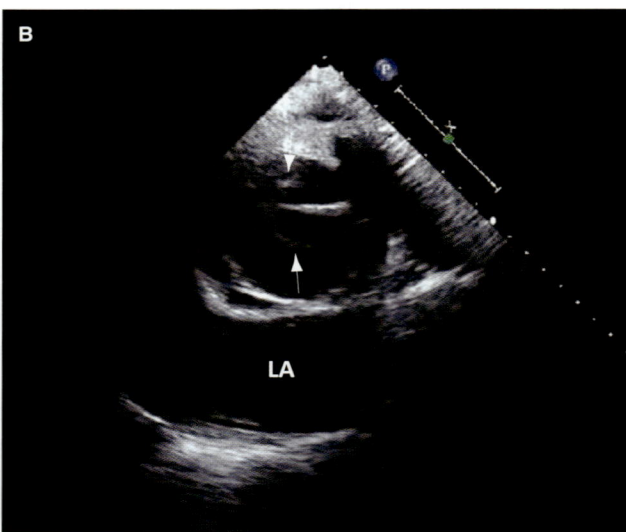

Fig. 14.4 Dissecção da aorta por TTE. A. Projeção paraesternal de eixo longo, demonstrando uma aorta dilatada com retalhos de dissecção (*setas*). **B.** Projeção paraesternal de eixo curto também demonstrando os retalhos de dissecção (*setas*). LA, átrio esquerdo; RV, ventrículo direito.

Classificação

DeBakey

- *Tipo I*: Envolve a aorta ascendente, o arco e a aorta torácica descendente (70% dos casos).
- *Tipo II*: Envolve apenas a aorta ascendente (até o arco; 5% dos casos).
- *Tipo III*: Envolve a aorta torácica descendente ± a aorta abdominal (25% dos casos).

Stanford

- *A*: Todas as dissecções envolvendo a aorta ascendente.
- *B*: Todas as dissecções não envolvendo a aorta ascendente.

Aspectos-chave para o diagnóstico ecocardiográfico

Ecocardiografia transtorácica

- TTE em modo M e ecocardiograma em 2D (eco) são ferramentas diagnósticas úteis na dissecção da aorta ascendente (Fig. 14.4), embora TEE deva ser realizada imediatamente.
- Dilatação da raiz aórtica (> 42 mm).
- Prolapso das cúspides da válvula aórtica, e fechamento mediossistólico da válvula aórtica.
- Vibração diastólica da válvula mitral e sobrecarga de volume do ventrículo esquerdo em decorrência de AR.
- Demonstração de retalhos na íntima da aorta em múltiplas projeções, como uma estrutura fina, móvel e linear.
- Demonstração do lúmen verdadeiro (com perfusão) com expansão sistólica e do lúmen falso (sem perfusão) com compressão sistólica.
- Compressão do átrio esquerdo pela aorta.
- Efusão pericárdica, com ou sem achado de tamponamento.
- Efusão pleural esquerda.
- Anormalidades da motilidade da parede ventricular esquerda, se houver extensão até as artérias coronarianas.

Ecocardiografia transesofágica

- Aorta dilatada.
- Retalho da íntima linear e móvel, com movimento errático separando os lumens verdadeiro e falso da aorta (Fig. 14.5 e Tabela 14.4).
- O retalho intimal é mais móvel na sístole e na diástole, se os lumens verdadeiro e falso estiverem se comunicando.
- Expansão do lúmen verdadeiro e compressão do lúmen falso na sístole.
- A estase ou trombo no lúmen falso sem perfusão é decorrente do fluxo reduzido.
- As rupturas intimais são observadas predominantemente (70%) na aorta ascendente; 20 a 25% dos casos são observados na aorta descendente.
- Identificação do envolvimento da artéria coronariana (mais frequentemente da artéria coronariana direita).
- Identificação de AR, prolapso da válvula aórtica, de efusão pleural, efusão pericárdica ou tamponamento:
  - A efusão pericárdica é encontrada em 33% dos casos das dissecções do tipo I, em 45% dos casos daquelas do tipo II, e em 6% das dissecções do tipo III.

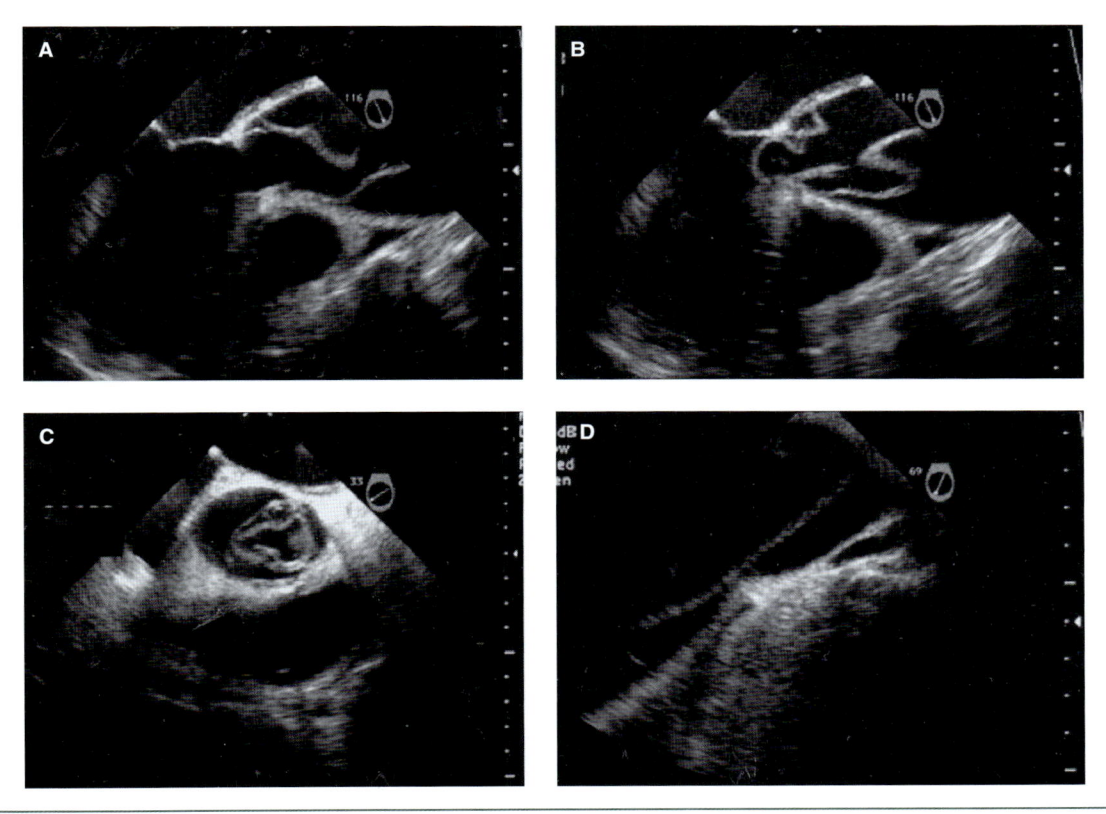

Fig. 14.5 Dissecção da aorta. A imagem multiplanar à TEE da dissecção da aorta ascendente nas projeções de eixo longo (**A, B**) e de eixo curto (**C**). Os retalhos intimais são móveis e complacentes. A dissecção estende-se através de todo o arco aórtico (**D**).

- A efusão pericárdica está associada a um pior prognóstico.
- Detecção do local da úlcera aórtica penetrante.
- AR está presente em 52% das dissecções do tipo I, em 64% daquelas do tipo II e em 8% do tipo III.
- Detecção de fluxo nos lumens com perfusão e sem perfusão.
- Detecção, por Doppler fluxo colorido e pulsado, e do(s) local(ais) de comunicação entre os lumens verdadeiro e falso (locais múltiplos em 28% dos casos):
  - O fluxo costuma ser bidirecional (75%), no local da comunicação.
- Detecção do local de entrada da dissecção.

Tabela 14.4	
Diferenciação entre o lúmen com perfusão (verdadeiro) e o lúmen sem perfusão (falso) na dissecção aórtica	
Lúmen com perfusão	**Lúmen sem perfusão**
Menor	Maior
Expansão sistólica	Compressão sistólica
Curvatura externa (posterior)	Expansão diastólica
	Em curvatura interior (anterior)
Contraste espontâneo ou trombo, ou ambos, são incomuns	Contraste espontâneo ou trombo, ou ambos, são frequentes
O contraste ecocardiográfico entra primeiro neste lúmen	Entradas atrasadas ou sem opacificação com contraste ecocardiográfico (depende da comunicação)
Facilidade na obtenção de sinais por Doppler de onda contínua e pulsada	Os sinais por Doppler de onda contínua e pulsada costumam ser fracos ou ausentes
Fluxo anterógrado do Doppler durante a sístole	Fluxo pelo Doppler atrasado, ausente ou até mesmo retrógrado
No local da comunicação, o fluxo partindo do lúmen de perfusão para o lúmen sem perfusão detectado pelo Doppler de onda contínua ou pulsada	

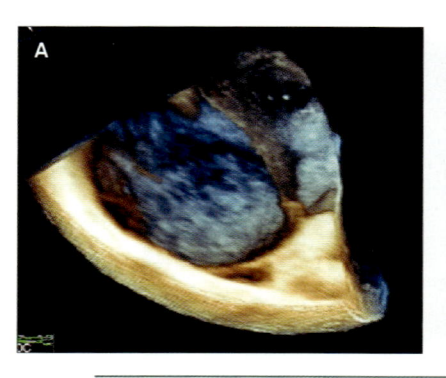

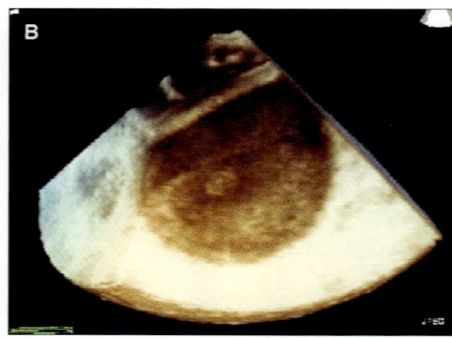

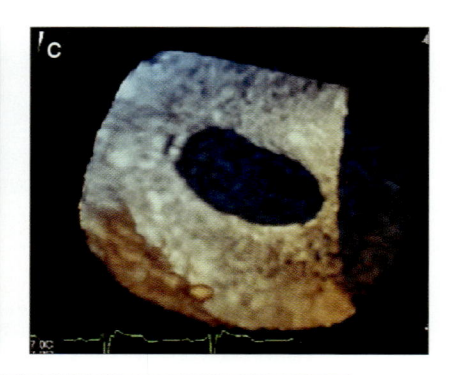

Fig. 14.6 Imagem por TEE RT3D da dissecção da aorta na aorta ascendente (**A**) e na aorta descendente (**B, C**).

- TEE tridimensional pode melhorar a visualização da morfologia do retalho ou do local de entrada nas dissecções aórticas do tipo A (Fig. 14.6A) e do tipo B (Fig. 14.6B, C).

Armadilhas

Ecocardiografia transtorácica
- TTE permite uma resolução restrita das imagens da aorta.

Ecocardiografia transesofágica
- TEE pode resultar em um diagnóstico falso-positivo do tipo A de Stanford (tipo II de DeBakey), em decorrência dos artefatos de reverberação na aorta ascendente:
  - Em geral, isso se deve à artéria pulmonar direita ou ao movimento posterior da parede aórtica.
  - A utilização de eco no modo M para superar os artefatos de reverberação normalmente observados na aorta ascendente.
  - A utilização do Doppler de fluxo colorido e do contraste ecocardiográfico pode eliminar o artefato.
- O diagnóstico falso-negativo deve-se a pequenas dissecções envolvendo a aorta ascendente superior ou arco proximal, em decorrência do "ponto cego de TEE", secundário à presença de ar na traqueia.
- A veia inominada ou ázigos normal pode ser interpretada de forma incorreta como um falso lúmen ou um retalho de dissecção. Utilize uma solução de contraste salinizado na veia do braço para opacificar a veia inominada ou ázigos, para diferenciá-la de um falso lúmen.
- Um eventual resultado falso-negativo ocorre em um falso lúmen trombosado ou de retalhos intimais imóveis. O contraste ecocardiográfico pode melhorar a detecção de um retalho intimal, sobretudo quando tal retalho for pequeno e sem motilidade.
- TEE é limitado na avaliação dos vasos do arco (p. ex., artérias braquiocefálicas, carótidas e subclávias); contudo, para cirurgias agudas, a detecção de ramos dos vasos não costuma ser crítica.
- Há um ponto cego entre o esôfago, o brônquio principal esquerdo e a aorta ascendente distal.
- O teste depende da experiência, da habilidade e dos critérios utilizados pelo operador de TEE.

- O contraste ecocardiográfico é útil na identificação do lúmen aórtico verdadeiro e do falso.
- Podem ocorrer artefatos tridimensionais à TEE. Se for utilizada a varredura de alta resolução com volume pleno e com relação à ECG, os artefatos de movimento podem criar artefatos de sutura capazes de reduzir a qualidade das imagens. Tais artefatos poderão ser minimizados se as imagens forem obtidas utilizando-se apneia inspiratória.

Prognóstico

Dissecção do Tipo A de Stanford (Tipos I e II de Debakey)
- Se não for tratada, a dissecção do tipo A apresenta uma taxa de mortalidade de 10 a 15% nas primeiras 6 horas, de 30 a 35% dentro das primeiras 24 horas, de 60% em 72 horas, e de 75 a 80% em 3 semanas.
- O óbito deve-se à dissecção e ruptura da aorta (> 70% dos casos com hemopericárdio).
- A efusão pericárdica e a AR estão associadas a um pior prognóstico.
- A dissecção do Tipo A (tipos I e II de Debakey) exige a realização de cirurgia de emergência.

Dissecção do Tipo B de Stanford (Tipo III de DeBakey)
- Se for assintomática e submetida a um tratamento conservador, a dissecção do tipo B apresenta uma taxa de mortalidade de 15 a 20%, dentro de 24 a 36 meses.
- Recomenda-se o tratamento cirúrgico, sempre que o paciente estiver sintomático; aorta > que 5,5 e 6 cm; ou se houver complicações de extravasamento, como a presença de fluido periaórtico ou hematoma mediastinal, ou efusão pericárdica ou pleural.

Hematoma intramural da aorta

Definição
- O hematoma intramural da aorta consiste em uma separação localizada de camadas da parede aórtica pelo sangue, na

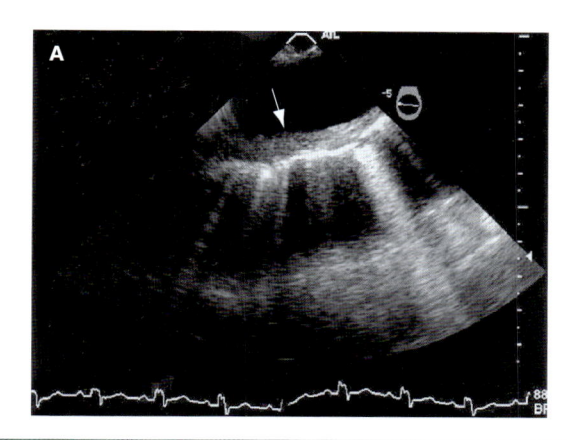

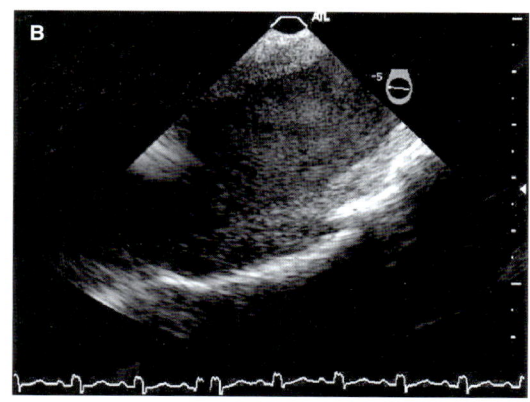

Fig. 14.7 Hematoma intramural da aorta. Projeção à TEE de um hematoma intramural de arco aórtico. **A.** A parede da aorta se mostra espessada, e a ecodensidade é indicativa da existência de um trombo (*seta*). Não há retalho intimal, e o contraste ecocardiográfico (**B**) não mostra evidências de um fluxo atrasado ou de um falso canal.

ausência de uma ruptura intimal ou de uma úlcera penetrante, em decorrência da ruptura de *vasa vasorum* da média.

Etiologia
- A etiologia do hematoma intramural da aorta inclui a hipertensão sistêmica, assim como traumas bruscos.
- Tal condição se apresenta em 8 a 15% dos pacientes com síndrome aórtica aguda.

Aspectos-chave do diagnóstico ecocardiográfico
- O hematoma intramural da aorta é mais comum na aorta torácica descendente (1,2,13,16,17) (Fig. 14.7).
- O hematoma intramural da aorta é caracterizado por um espessamento circular/crescente da parede aórtica ≥ 7 mm, e medindo de 1 a 20 cm.
- Não há evidências de um retalho intimal ou fluxo ao Doppler na parede da aorta.
- Uma ecolucência no interior da parede espessada da aorta sugere a presença de trombos.
- As calcificações intimais são deslocadas centralmente.

- Os agentes de contraste ecocardiográfico não penetram na zona de espessamento da parede da aorta, facilitando, assim, a identificação da superfície interna da aorta e do lúmen verdadeiro.
- A aorta está dilatada, e não há falso lúmen.

Precisão do diagnóstico ecocardiográfico
- TEE apresenta uma sensibilidade de 90 a 100%, e uma especificidade de 91 a 99% (Tabelas 14.5 e 14.6). A sensibilidade costuma ser menor do que para dissecção.
- Exames seriados costumam ser úteis na identificação da progressão para dissecção ou cura.

Prognóstico
- Um percentual aproximado de um terço dos pacientes desenvolve uma dissecção típica.

Tabela 14.5
Sensibilidade e especificidade da ecocardiografia transesofágica multiplanar nas síndromes aórticas agudas

Anormalidade	Sensibilidade (%)	Especificidade (%)
Dissecção	98-100	98
Hematoma intramural	90-100	91-99
Ruptura traumática	93-100	98-100

Dados insuficientes disponíveis em úlceras penetrantes.

Tabela 14.6
Precisão diagnóstica da ecocardiografia transesofágica multiplanar, e tomografia computadorizada de tórax helicoidal para a identificação de lesões arteriais traumáticas em pacientes consecutivos com traumas graves e bruscos de tórax

Precisão diagnóstica	TEE multiplanar (%)	CT de tórax helicoidal (%)
Sensibilidade	93	73
Especificidade	100	100
Valor preditivo negativo	99	95
Valor preditivo positivo	100	100

TEE, ecocardiografia transesofágica; CT, tomografia computadorizada. É importante observar que a CT de tórax helicoidal identificou todas as lesões subadventícias traumáticas que exigem um reparo cirúrgico, e não forneceu qualquer resultado falso-positivo.

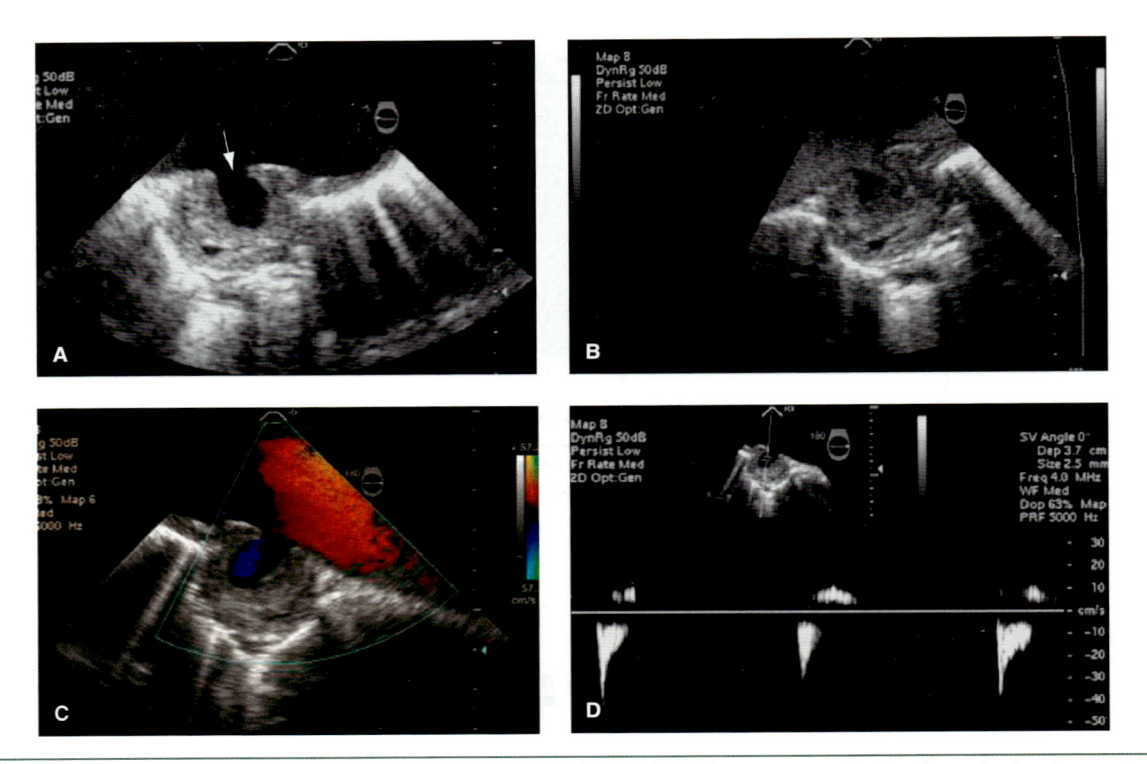

Fig. 14.10 Pseudoaneurisma de aorta. TEE identifica um pseudoaneurisma de pescoço estreito (*seta*), proximal ao ligamento arterioso (**A**). O pseudoaneurisma contém coágulos. **B-D.** O contraste ecocardiográfico demonstra a presença de fluxo no interior da cavidade (**B**), assim como o fazem o fluxo colorido (**C**) e o Doppler de onda pulsada (**D**).

Aspectos-chave do diagnóstico ecocardiográfico

- O pseudoaneurisma de aorta nativa envolve um segmento da parede, levando a um abaulamento ou afastamento da superfície (1,2,21) (Fig. 14.10).
- É comum a detecção de coágulos no interior do "pseudoaneurisma".
- O Doppler pulsado e em cores permite observar a presença de fluxo no lúmen da aorta e no interior do "pseudoaneurisma".
- Pode mimetizar abscessos, deiscência anuloaórtica (em decorrência de endocardite) e aneurisma do ligamento arterioso.

Pseudoaneurisma de enxerto da aorta

Definição

- O pseudoaneurisma de enxerto da aorta consiste em um falso lúmen ou cavidade, em decorrência do extravasamento de sangue no local da anastomose aórtica entre um enxerto vascular e a aorta nativa.
- Localizado na porção proximal ou distal da anastomose do enxerto vascular da aorta.
- Ocorre em locais de reimplante coronário realizado de acordo com os procedimentos de Bentall ou de Ross, ou no sítio de implante na aorta, de enxertos venoso (safena) ou arterial coronariano para revascularização.

Aspectos-chave do diagnóstico ecocardiográfico

- Dilatação da aorta.
- Área ecoluzente adjacente à aorta ou ao enxerto da aorta.
- Fluxo no pseudoaneurisma por Doppler pulsado ou com fluxo colorido.
- Os agentes de contraste ecocardiográfico são úteis, pois podem opacificar o falso lúmen, a cavidade ou o canal.

Armadilhas

- Costuma ser difícil a obtenção, por TTE, de imagens da localização de um pseudoaneurisma.
- A obtenção de imagens por TEE possui uma sensibilidade limitada para a detecção de pseudoaneurismas na porção distal da aorta ascendente.
- Nos casos de infecção em enxertos, também podem ser observadas áreas ecoluzentes adjacentes à aorta ou ao enxerto da aorta (Fig. 14.11).

Ateromatose da aorta

Definição

- A ateromatose da aorta consiste em um ateroma plano ou senil, protruso ou móvel, na aorta torácica.
- Ela apresenta uma prevalência de 20 a 30% em pacientes com eventos embólicos, em comparação com a prevalência de 5 a 10% em pessoas aparentemente saudáveis.
- Apresenta uma prevalência de 42 a 50% em pacientes com acidente vascular cerebral inexplicável.

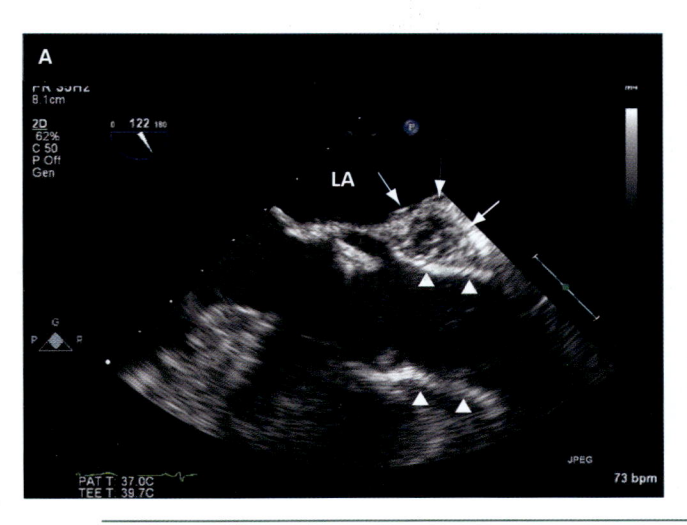

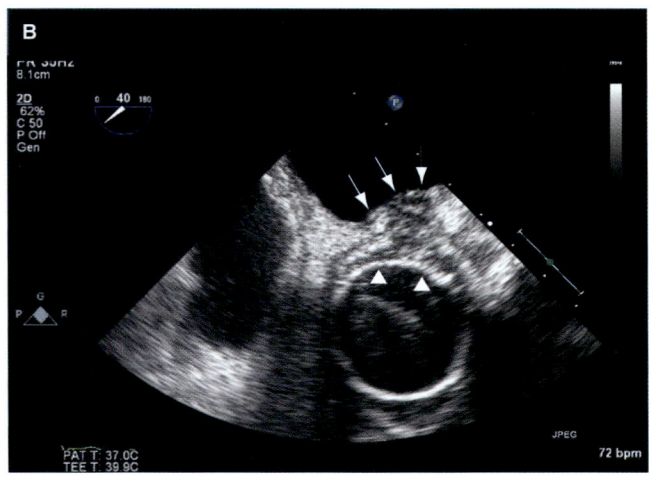

Fig. 14.11 Abscesso de enxerto da raiz da aorta. Projeções de eixos longo (**A**) e curto (**B**) por TEE demonstrando um enxerto aórtico (*pontas de seta*) com abscesso circundante (*setas*).

Etiologia
- A etiologia da ateromatose de aorta é a aterosclerose.

Aspectos-chave do diagnóstico ecocardiográfico

Ecocardiografia transtorácica
- A projeção do eixo longo paraesternal, a projeção paraesternal do arco aórtico e a projeção apical de duas câmaras da aorta torácica descendente podem demonstrar um aumento na ecodensidade, no brilho e no sombreamento acústico da parede da aorta, indicando a presença de placas fibrocalcíficas (2,22-24).
- As projeções paraesternais com obtenção de imagens harmônicas foram relatadas como úteis para a detecção de ateromas em protrusão (24).
- O aumento da ecodensidade e o brilho na projeção paraesternal do eixo longo da aorta, no local da junção sinotubular, costumam ser associados à aterosclerose aórtica grave.

Ecocardiografia transesofágica
- A TEE mostra um aumento da ecodensidade e um espessamento da íntima da aorta, frequentemente associados à irregularidade ou descontinuidade da superfície intimal.
- A placa pode ser séssil, protrusa ou móvel.
- TEE tridimensional melhora a visualização espacial da morfologia da placa (Fig. 14.12).

Classificação morfológica
- *Grau I:* Espessamento intimal mínimo (< 4 mm).
- *Grau II:* Espessamento intimal extenso (≥ 4 mm).
- *Grau III:* Ateroma séssil.
- *Grau IV:* Ateroma protruso (Fig. 14.12A).
- *Grau V:* Ateroma móvel

Precisão do diagnóstico ecocardiográfico
- TTE apresenta uma sensibilidade e uma especificidade limitadas.
- TEE apresenta uma sensibilidade e uma especificidade elevadas.

Prognóstico
- A aterosclerose aórtica grave se relaciona com altas taxas de morbidade e mortalidade.
- A espessura e a morfologia das placas são os fatores mais importantes na determinação do risco embólico.
    - Placas < 1 mm apresentam uma razão de possibilidades de 1 para embolias.
    - Placas entre 1 e 3,9 mm apresentam uma razão de possibilidades de 3,9.
    - Placas ≥ 4 mm apresentam uma razão de possibilidades de 13,8.
    - Pacientes com placas ≥ 4 mm apresentam uma taxa de recorrência de 12% de acidente vascular cerebral, em um período de 1 ano.
- A ateromatose aórtica constitui uma causa importante de acidente vascular cerebral durante cirurgia cardíaca que exija um desvio cardiopulmonar, com uma incidência aproximada de 12% de casos de acidente vascular cerebral quando são observados ateromas do arco aórtico (6 vezes mais do que quando são visualizados).
- Se TEE mostrar placas móveis na aorta descendente, mais de 40% dos pacientes poderão apresentar acidente cerebrovascular intraoperatório.
- A doença na aorta torácica descendente constitui fator preditivo da doença na aorta ascendente; portanto, se, no curso de uma cirurgia, forem observadas placas significantes no arco ou na aorta descendente, ou em ambos, sugere-se a obtenção de

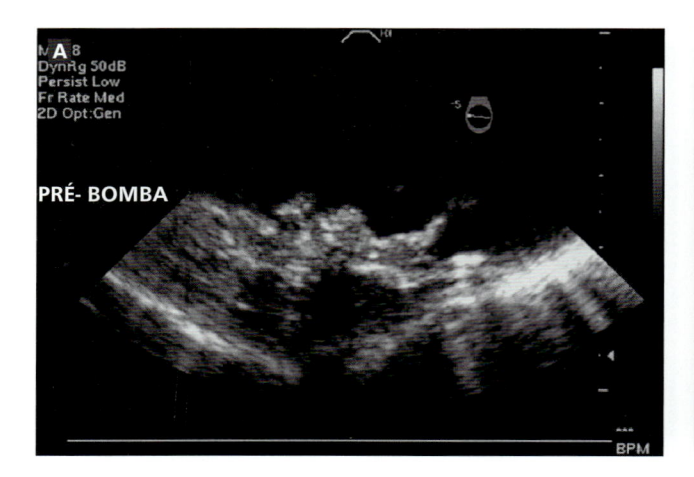

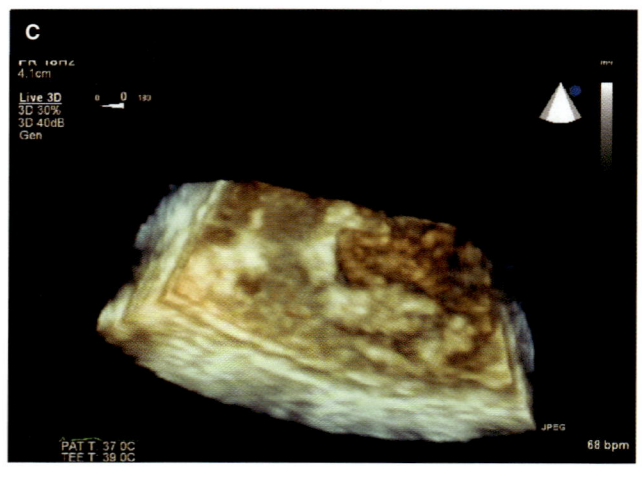

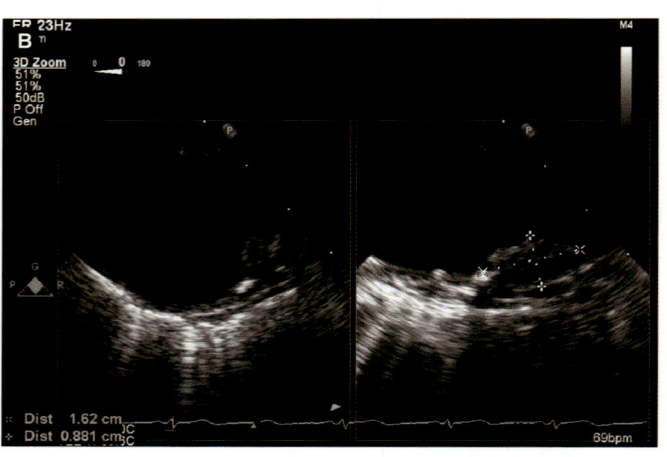

Fig. 14.12 Ateroma de aorta. TEE bidimensional revela um ateroma complexo, protruso do arco da aorta > 6 mm de espessura, com uma superfície muito irregular e saliente (**A**). Projeção à TEE em 2D biplanar de uma doença ateromatosa grave (**B**), com uma imagem comparativa por TEE em RT3D (**C**).

imagens epiaórticas, de modo a avaliar melhor a aorta ascendente nos locais de clampeamento cruzado e de canulação.

Aneurisma do seio de Valsalva

Definição

- O aneurisma do seio de Valsalva consiste em uma dilatação do seio de Valsalva aórtico.
- Pode ser adquirido ou congênito, manifestando-se com ou sem ruptura.

Etiologia

- Na maioria dos casos, o aneurisma do seio de Valsalva é congênito; outras causas incluem a síndrome de Marfan, endocardite infecciosa e o reparo cirúrgico de defeitos no septo ventricular.
- O aneurisma do seio de Valsalva é associado aos defeitos no septo ventricular (mais frequente, ocorrendo em 40% dos casos), no septo atrial, à válvula aórtica bicúspide, ao ducto arterioso patente, à coarctação da aorta ou à estenose pulmonar.

Aspectos-chave do diagnóstico ecocardiográfico

- As projeções paraesternais de eixos longo e curto à TTE demonstram uma estrutura semelhante a um funil ("biruta"), partindo da base do seio até o seu final, geralmente localizada no ventrículo direito e, ocasionalmente, no átrio direito (25,26) (Fig. 14.13).
- O aneurisma do seio de Valsalva também pode ser observado nas projeções apicais à TTE, demonstrando um formato de biruta no seio rompido que se estende para o interior do átrio direito e do ventrículo direito.
- O seio de origem se apresenta geralmente dilatado.
- Comprometimento do seio coronário: predominantemente do seio coronário direito (69%), e, em seguida, do não coronário (26%); é incomum o comprometimento do seio coronário esquerdo (5%).
- Na presença de um *shunt* da esquerda para a direita, também haverá dilatação do átrio direito ou ventrículo direito.
- Observe um fluxo turbulento contínuo no aneurisma e na câmara de recepção (geralmente, no ventrículo direito), uma vez que a pressão aórtica é maior na sístole e na diástole.

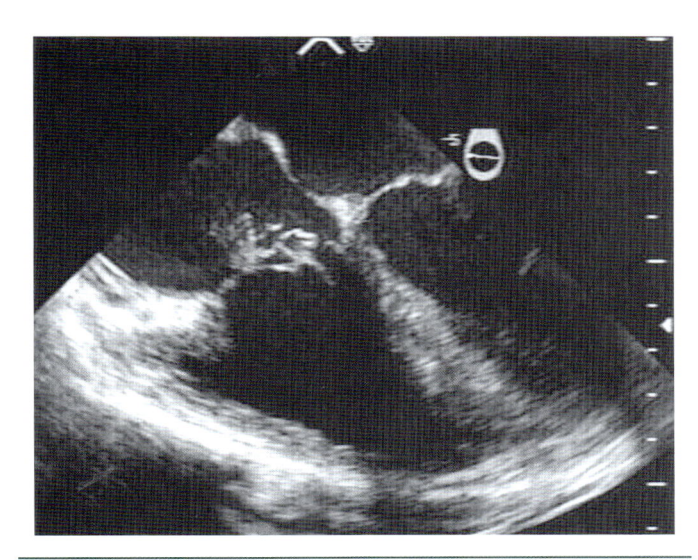

Fig. 14.13 Aneurisma do seio de Valsalva rompido. TEE (projeção medioesofágica de quatro câmaras) mostra uma aparência típica de biruta de um aneurisma do seio de Valsalva rompido. Embora o seio rompido emane da aorta, o ponto de origem não é visto neste plano de imagem.

- A AR concomitante costuma ser tênue nos casos de aneurisma não rompido.
- A AR grave sugere um aneurisma roto.

Acompanhamento ecocardiográfico e indicações cirúrgicas

- Um aneurisma incidental não rompido necessita de um acompanhamento seriado.
- Aneurismas grandes, ou que causem compressão das estruturas adjacentes têm de ser removidos eletivamente.
- Aneurismas rompidos devem ser reparados para evitar uma sobrecarga de volume e para reduzir os riscos de endocardite.

Armadilhas

- O aneurisma do seio de Valsalva diferencia-se do aneurisma de septo intraventricular membranoso, uma vez que o aneurisma surge a partir do seio e acima do plano da válvula aórtica, e o fluxo é contínuo (enquanto um defeito septal ventricular membranoso associado se encontra abaixo do anel aórtico, e o fluxo é apenas sistólico).
- Ele se diferencia da fístula coronariana pela origem normal na artéria coronariana e pelo tamanho normal do lúmen.

Referências

1. Willens HJ, Kessler KM. Transesophageal echocardiography in the diagnosis of diseases of the thoracic aorta. Part I. Aortic dissection, aortic intramural hematoma, and penetrating atherosclerotic ulcer of the aorta. Chest. 1999;116:1772-79.
2. Willens HJ, Kessler KM. Transesophageal echocardiography in the diagnosis of diseases of the thoracic aorta. Part II. Atherosclerotic and traumatic diseases of the aorta. Chest. 2000;117:233-243.
3. Patel NH, Hahn D, Comess KA. Blunt chest trauma victims: Role of intravascular ultrasound and transesophageal echocardiography in cases of abnormal thoracic aortogram. J Trauma. 2003;55:330-337.
4. Cheitlin MD, Armstrong WF, Aurigemma GP, et al. ACC/AHA/ASE guideline update for the clinical application of echocardiography: Summary article. J Am Coll Cardiol. 2003;42:954-970.
5. Bonow RO, Carabello B, Chatterjee K, et al. ACC/AHA 2006 guidelines for the management of patients with valvular heart disease. Circulation. 2006;114:84-231.
6. Hitatzka LF, Bakris GL, Beckman JA, et al. 2010 ACCF/AHA/AATS/ACR/ASA/SCA/SCAI/SIR/STS/SVM guidelines for the diagnosis and management of patients with thoracic aortic disease: Executive summary. A report of the American College of Cardiology. J Am Coll Cardiol. 2010;55:e27-e129.
7. Roman MJ, Devereux RB, Kramer-Fox R, et al. Two-dimensional echocardiographic aortic root dimensions in normal children and adults. Am J Cardiol. 1989;64(8):507-512.
8. Svensson LG, Khitin L. Aortic-cross-sectional area/height ratio timing of aortic surgery in asymptomatic patients with Marfan syndrome. J Thorac Cardiovasc Surg. 2002;123:360-361.
9. Dean JC. Management of Marfan syndrome. Heart. 2002;88:97-103.
10. Biner S, Rafique AM, Ray I, et al. Aortopathy is prevalent in relatives of bicuspid aortic valve patients. J Am Coll Cardiol. 2009;53;22882295. Published with editorial: Silberbach M. Bicuspid aortic valve and thoracic aortic aneurysm: Toward a unified theory. J Am Coll Cardiol. 2009;53;2296-2297.
11. Garg V, Muth AN, Ransom JF, et al. Mutations in NOTCH1 cause aortic valve disease. Nature. 2005;437:270-274.
12. Hinton RB, Martin LJ, Rame-Gowda S, et al. Hypoplastic left heart syndrome links to chromosome 10q and 6q and is genetically related to bicuspid aortic valve. J Am Coll Cardiol. 2009;53:1065-1071.
13. Evangelista A, Avegliano G, Elorz C, et al. Transesophageal echocardiography in the diagnosis of acute aortic syndrome. J Card Surg. 2002;17:95-106.
14. Suzuki T, Mehta RH, Ince H, et al. Clinical profiles and outcomes of acute type B aortic dissection in the current era: Lessons from the International Registry of Aortic Dissection (IRAD). Circulation. 2003;108(Suppl 1):11312-11317.
15. Gonzalez-Fajardo JA, Gutierrez V, San Roman JA, et al. Utility of intraoperative transesophageal echocardiography during endovascular stent-graft repair of acute thoracic aortic dissection. Ann Vasc Surg. 2002;16:297-303.
16. Sawhney NS, DeMaria AN, Blanchard DG. Aortic intramural hematoma: An increasingly recognized and potentially fetal entity. Chest. 2001;120:1340-1346.
17. Evangelista A, Dominguez R, Sebastia C, et al. Long-term follow-up of aortic intramural hematoma: Predictors of outcome. Circulation. 2003;108:583-589.
18. Atar S, Nagai T, Birnbaum Y, et al. Transesophageal echocardiographic Doppler findings in patients with penetrating aortic ulcers. Am J Cardiol. 1999;83:133-135.
19. Vilacosta I, San Roman JA, Aragoncillo P, et al. Penetrating atherosclerotic aortic ulcer: Documentation by transesophageal echocardiography. J Am Coll Cardiol. 1998;32:83-89.
20. Vilacosta I, San Roman JA, Aragoncillo P. Atherosclerotic aortic rupture: Documentation by transesophageal echocardiography. J Am Soc Echocardiogr. 2001;14:152-154.

21. Belkin RN, Kalapatapu SK, Lafaro RJ, et al. Atherosclerotic pseudoaneurysm of the ascending aorta. *J Am Soc Echocardiogr.* 2003;16:367-369.
22. Donnan GA, Davis SM., Jones EF, et al. Aortic source of brain embolism. *Curr Treat Options Cardiovasc Med.* 2003;5:211-219.
23. Tunick PA, Nayar AC, Goodkin GM, et al. Effect of treatment on the incidence of stroke and other emboli in 519 patients with severe thoracic aortic plaque. *Am J Cardiol.* 2002;90:1320-1325.
24. Schwammenthal E, Schwammenthal Y, Tanne D, et al. Transcutaneous detection of aortic arch atheromas by suprasternal harmonic imaging. *J Am Coll Cardiol.* 2002;39:1127-1132.
25. Vural KM, Sener E, Tasdemir O, et al. Approach to sinus of Valsalva aneurysms: A review of 53 cases. *Eur J Cardiothorac Surg.* 2001;20:71-76.
26. Pasteuning WH, Roukema JA, van Straten AH, et al. Rapid hemodynamic deterioration because of acute rupture of an aneurysm of the sinus of Valsalva: The importance of echocardiography in early diagnosis. *J Am Soc Echocardiogr.* 2002;15:1108-1110.

Cardiomiopatia Hipertrófica

Robert J. Siegel ▪ Huai Luo

Definição

- A cardiomiopatia hipertrófica primária (HCM) é uma condição genética herdada, onde se verifica uma hipertrofia do ventrículo esquerdo (LVH) que ocorre na ausência de sobrecarga de pressão do ventrículo esquerdo (LV), como, nos casos de estenose aórtica valvular, de hipertensão sistêmica ou de estímulo hormonal decorrente do hormônio do crescimento ou de níveis elevados de catecolaminas.
- Com base em exames ecocardiográficos no modo M, realizados em fase precoce, considera-se tradicionalmente que a HCM se apresente com uma hipertrofia septal assimétrica (ASH). Contudo, um estudo recente de imagens por ressonância magnética (MRI) de 333 pacientes acometidos por HCM apontou que a LHV concêntrica (que é superior ou igual a oito segmentos) ocorre em 54% dos pacientes.
- Além da ASH e da LVH concêntrica, qualquer segmento do LV pode apresentar um espessamento anormal.
- A hipertrofia apical do LV (também conhecida como doença de Yamaguchi) é outra variante da HCM. A HCM costuma apresentar uma LVH, com um espessamento de parede ≥ 15 mm. Contudo, estudos do genótipo mostraram que qualquer faixa de espessamento de parede (até mesmo a normal) pode estar relacionada com uma mutação genética para HCM.
- Quando a espessura da parede do LV estiver entre 13 e 14 mm, considera-se uma LVH leve no contexto de HCM. Em pacientes acometidos pela HCM, e com um espessamento de parede > 17 mm, a LVH será considerada grave.
- Conforme mostrado na Figura 15.1A-D, em associação à LVH, o LV geralmente não é dilatado nos casos de contractilidade normal a hiperdinâmica. Não é incomum o aparecimento de uma obliteração da cavidade de LV durante a sístole.
- Os gradientes do trato de saída do ventrículo esquerdo (LVOT) são comumente relacionados com a HCM, e geralmente associados ao movimento sistólico anterior (SAM) da válvula mitral (Fig. 15.1D). Contudo, a maioria dos pacientes com HCM não demonstra gradientes no LVOT ("obstrução"), em repouso. Tem sido estimado que um percentual em torno de 25% dos pacientes com HCM apresenta gradientes no LVOT em repouso, enquanto 50% dos pacientes desenvolvem gradientes no LVOT mediante estímulos.
- De acordo com um documento elaborado em conjunto pelo American College of Cardiology (ACC) e pela European Society of Cardiology, os gradientes são considerados não obstrutivos se forem < 30 mmHg, provocáveis se atingirem níveis ≥ 30 mmHg mediante estímulo, e obstrutivos se o gradiente em repouso for ≥ 30 mmHg (ou 2,7 m/segundo por Doppler).
- O gradiente do LVOT pode ser induzido pela manobra de Valsalva, pela redução de pré-carga por hipovolemia ou pelo uso de nitratos, fatores que aumentam a contratilidade mediante um estímulo adrenérgico por estresse, ou graças a estímulos farmacológicos, como a dobutamina.
- Cumpre notar, porém, que muitos pacientes com hipertensão sistêmica e LVH também apresentam gradientes no LVOT induzíveis. Assim, a provocação de um gradiente no LVOT consiste em um achado inespecífico, que não é diagnóstico para HCM.

Etiologias comuns é prevalência

- Essa condição genética ocorre em aproximadamente 1 em cada 500 pessoas.
- Ela é de transmissão autossômica dominante, em decorrência de mutações ocorridas, com maior frequência, nos genes que codificam proteínas sarcoméricas. Até o momento, já foram identificados 13 genes e mais de 500 mutações.
- A maioria dos pacientes manifesta uma LVH durante ou logo após a fase de crescimento musculoesquelético associada à puberdade e, na maioria dos casos, bem no início da segunda década de vida. Contudo, algumas poucas variantes genéticas evidenciam a ocorrência de LVH em um período mais avançado da vida. Além disso, há um grupo de pacientes acometidos por "cardiomiopatia hipertrófica hipertensiva", condição essa observada mais frequentemente em mulheres e idosos.

Ecocardiografia

Classe I ou indicações adequadas para a ecocardiografia

- Há várias diretrizes da American Heart Association (AHA)/ACC/American Society of Echocardiography (ASE) sobre eco que são aplicáveis a pacientes com HCM, incluindo o delineamento das capacidades do eco-Doppler no paciente adulto com HCM (Tabela 15.1) e a avaliação de pacientes com

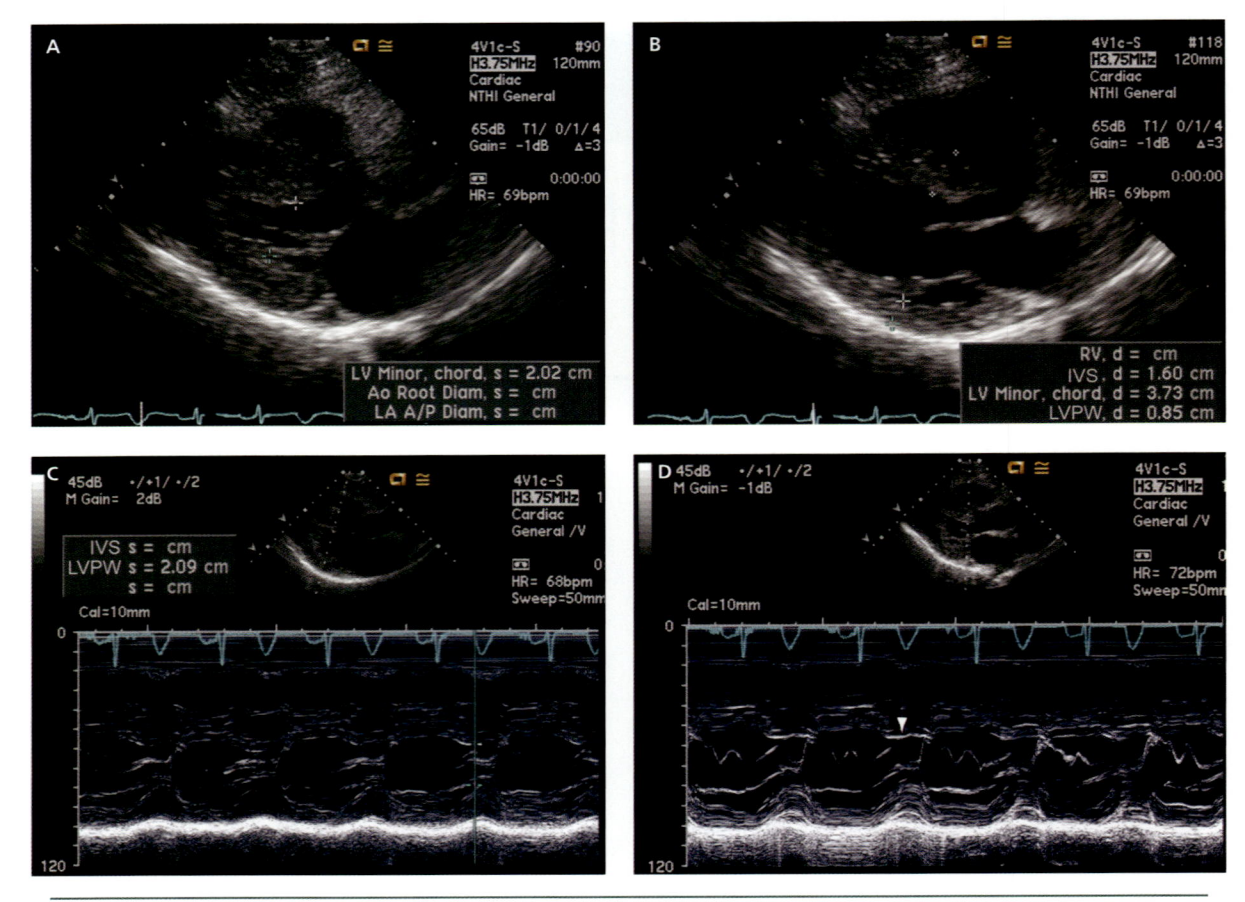

Fig. 15.1 Achados ecocardiográficos típicos na cardiomiopatia hipertrófica. A. A projeção paraesternal do eixo longo mostra um LV hipercontrátil na sístole. **B.** A projeção ao final da diástole revela um LV hipertrófico não dilatado, com hipertrofia septal assimétrica (ASH). **C.** O ecocardiograma em modo M demostra uma ASH. **D.** O ecocardiograma em modo M demostra um movimento sistólico anterior da válvula mitral (seta).

Tabela 15.1

Funções da ecocardiografia em pacientes adultos com cardiomiopatia hipertrófica

	Modalidade ecocardiográfica				
	Modo M	2D	Doppler espectral	Doppler colorido	TEE
Anatomia/Patologia					
Tamanho da câmara	+ + + +	+ + + +	–	–	+ +
Espessura das paredes	+ + + +	+ + +	–	–	+ + +
Relação das câmaras	+	+ + + +	–	–	+ + +
Movimento sistólico anterior da MV	+ + + +	+ + +	–	–	+ + +
Massa do LV (g)	+ + + +	+ + + +	–	–	–
Patologia valvular anatômica	+ +	+ + + +	–	–	+ + + +
Efusão pericárdica	+ +	+ + + +	–	–	+ +
Função					
Função sistólica global do LV (EF)	+ +	+ + + +	+ +	–	+ + +
Movimento regional de parede	+	+ + +	–	–	+ + + +
Severidade do gradiente do LVOT	+	+ +	+ + + +	+ + +	+ +
Severidade da regurgitação valvar	+	+	+ + +	+ + +	+ + +
RV e pressão sistólica da PA	–	–	+ + + +	–	–
Pressão de enchimento LV	–	–	+ +	–	–
Volume sistólico e débito cardíaco	+	+ +	+ + +	–	–
Função diastólica do LV	+	+	+ + +	–	–

2D, bidimensional; TEE, eco transesofágica; MV, válvula mitral; LV, ventrículo esquerdo; EF, fração de ejeção; LVOT, trato de saída do ventrículo esquerdo; RV, ventrículo direito; PA, artéria pulmonar.

Tabela 15.2

Classe I ou indicações adequadas para a ecocardiografia em pacientes com suspeita ou diagnóstico conhecido de cardiomiopatia hipertrófica

Em pacientes com sopros cardíacos (achado comum em pacientes com HCM)

1. Um sopro em um paciente com sintomas cardiorrespiratórios.
2. Um sopro em um paciente assintomático, se as características clínicas indicarem, pelo menos, uma probabilidade moderada de que o sopro reflita uma doença cardíaca estrutural.

Em pacientes com regurgitação valvar nativa (regurgitação mitral em HCM)

1. Diagnóstico; avaliação da severidade hemodinâmica.
2. Avaliação inicial e reavaliação (quando indicado) do tamanho função e/ou hemodinâmica do LV e do RV.
3. Reavaliação de pacientes com regurgitação valvular leve e moderada, com alteração dos sintomas.
4. Reavaliação de pacientes assintomáticos com regurgitação grave.
5. Avaliação de alterações na gravidade hemodinâmica e na compensação ventricular, em pacientes com regurgitação valvular conhecida durante a gestação.
6. Reavaliação de pacientes com regurgitação leve a moderada com dilatação ventricular e sem sintomas clínicos.
7. Avaliação dos efeitos da terapia clínica sobre a severidade da regurgitação, e compensação e função ventriculares.

Em pacientes com dispneia, edema ou cardiomiopatia

1. Avaliação do tamanho e da função do LV em pacientes com suspeita de cardiomiopatia, ou diagnóstico clínico de insuficiência cardíaca.
2. Edema com sinais clínicos de elevação na pressão venosa central, quando uma etiologia cardíaca potencial for suspeitada ou quando a pressão venosa central não puder ser estimada de forma segura, e que houver uma elevada suspeita de doença cardíaca.
3. Dispneia com sinais clínicos de doença cardíaca.
4. Pacientes com hipotensão inexplicada, sobretudo nas unidades de terapia intensiva.
5. Pacientes expostos a agentes cardiotóxicos para verificar a adequabilidade de dosagens complementares ou aumentadas.
6. Reavaliação da função do LV em pacientes com cardiomiopatia estabelecida, sempre que houver uma alteração comprovada das condições clínicas ou, ainda, com a finalidade de orientar a terapia clínica.

Na avaliação de HCM

1. Avaliação inicial de HCM conhecida ou suspeita.
2. Reavaliação de HCM conhecida em pacientes que apresentem alterações nas condições clínicas, de modo a orientar ou avaliar a terapia.

HCM, cardiomiopatia hipertrófica; LV, ventrículo esquerdo; RV, ventrículo direito. (Adaptada de Douglas PS, Garcia MJ, Haines DE et al. The ACCF/ASE/AHA/ASNC/HFSA/HRS/SCAI/SCCM/SCCT/SCMR 2011 appropriate use criteria for echocardiography. J Am Coll Cardiol. 2011;57:1126-1166.)

---

sopro, regurgitação de válvula nativa, dispneia, edema e/ou cardiomiopatia conhecida, ou, mais especificamente, para a avaliação de pacientes com HCM (Tabela 15.2).

Ecocardiografia pelo modo M, bidimensional e tridimensional

Melhores planos de imagem

- As imagens paraesternais de eixos longo e curto são as melhores para a obtenção tanto do modo M quanto bidimensional (2D) do LV e da válvula mitral a eco, destinadas à avaliação do SAM, medida da espessura da parede do LV e à identificação do local máximo da LVH, assim como determinação da presença de ASH ou de LVH concêntrica (Figs. 15.1 a 15.3). A LVH apical é mais bem vista nas projeções apicais de duas, três, quatro ou cinco câmaras (Figs. 15.4 e 15.5).

- As projeções paraesternais de eixos longo e curto à eco transtorácica (TTE) pelo modo M ou 2D costumam ser utilizadas para a medida da espessura da parede do LV no final da diástole (Fig. 15.6). A projeção paraesternal de eixo curto (Fig. 15.6B) permite uma avaliação mais precisa e identificação do endocárdio septal do ventrículo direito (RV), assim como a identificação dos locais de inserção dos músculos papilares no lado direito do septo e, portanto, a sua exclusão quando se mede a espessura do septo.

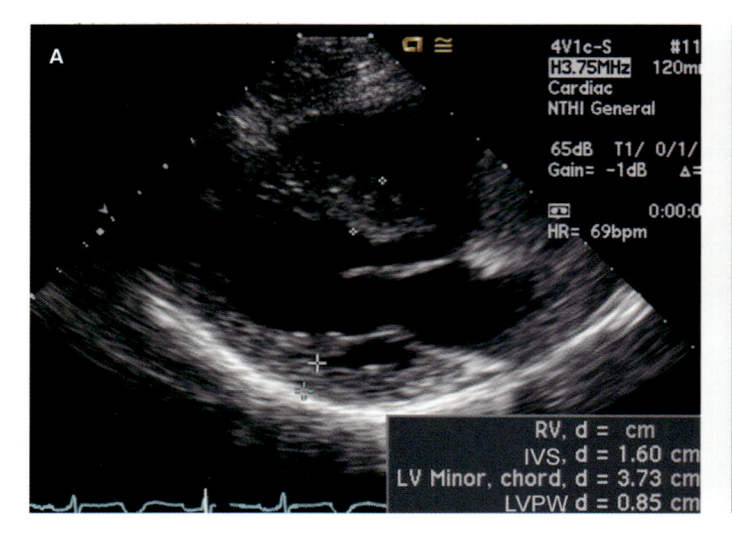

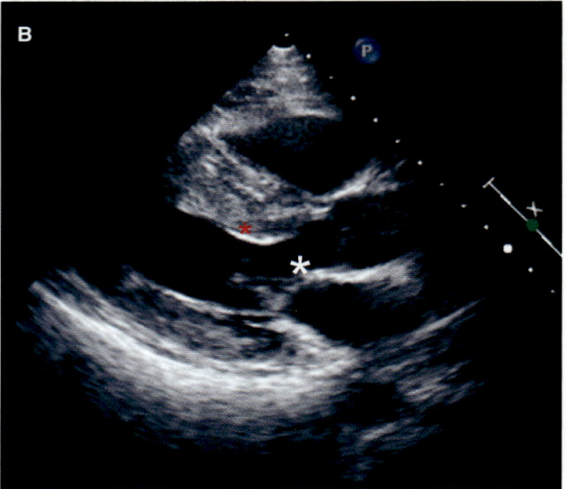

Fig. 15.2 Graus variáveis de hipertrofia septal assimétrica na cardiomiopatia hipertrófica. Todas as projeções paraesternais de eixo longo paraesternal estão na diástole.
A. Hipertrofia septal assimétrica (ASH) leve.
B. ASH moderada. Essa projeção mostra o trato de saída do LV septal (asterisco vermelho) e as placas do folheto mitral anterior (asterisco branco). **C.** ASH grave, com um septo interventricular com 53 mm de espessura.

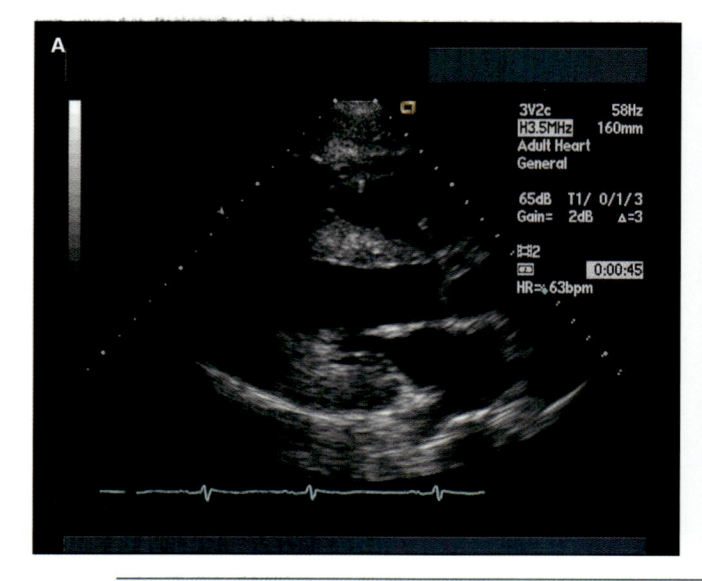

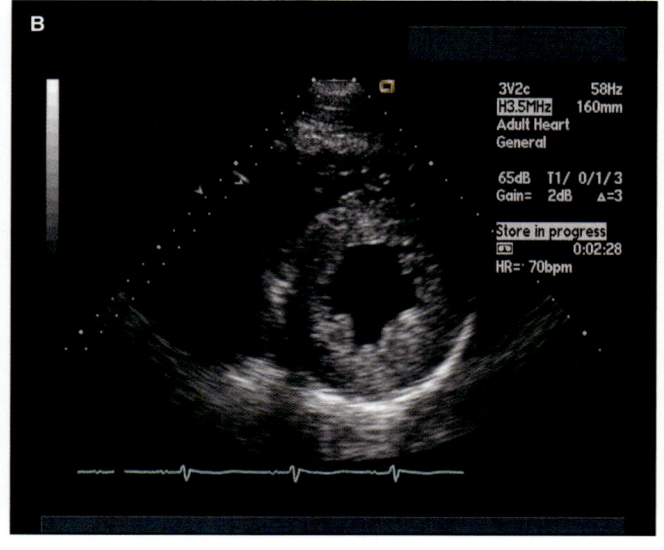

Fig. 15.3 Exemplos de cardiomiopatia hipertrófica com hipertrofia concêntrica do ventrículo esquerdo. As projeções paraesternais de eixo longo (**A**) e eixo curto (**B-D**). As partes **A-C** estão na diástole, enquanto a **D** está na sístole.

C

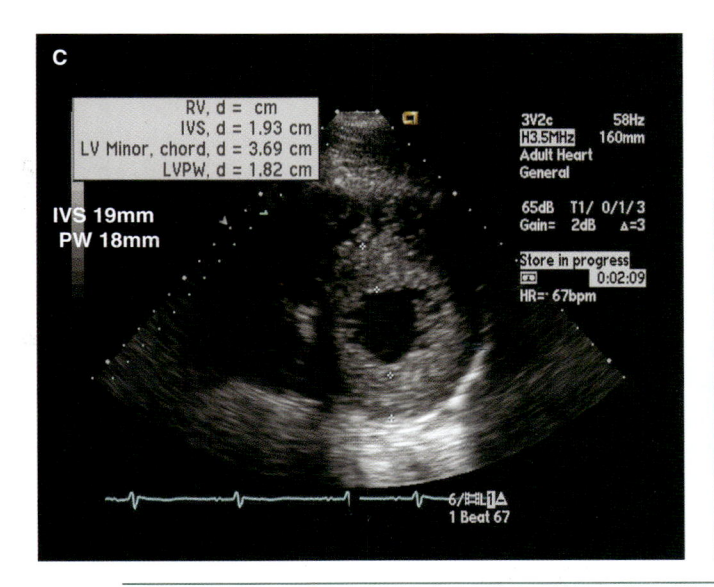

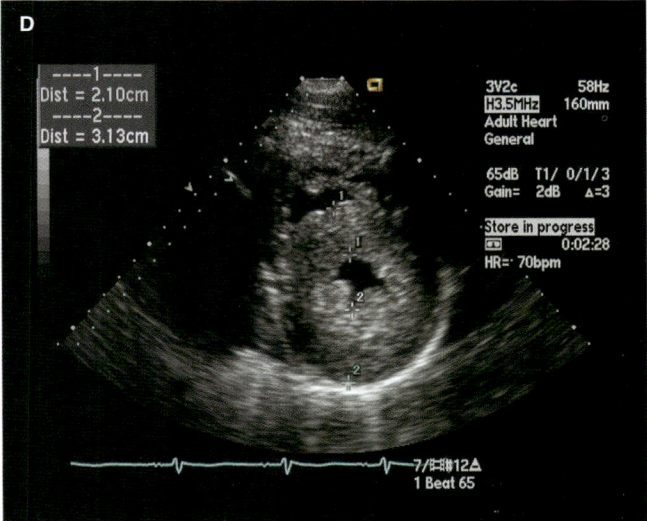

RV, d = cm
IVS, d = 1.93 cm
LV Minor, chord, d = 3.69 cm
LVPW, d = 1.82 cm

IVS 19mm
PW 18mm

D

Dist = 2.10cm
Dist = 3.13cm

Fig. 15.3 (Cont.)

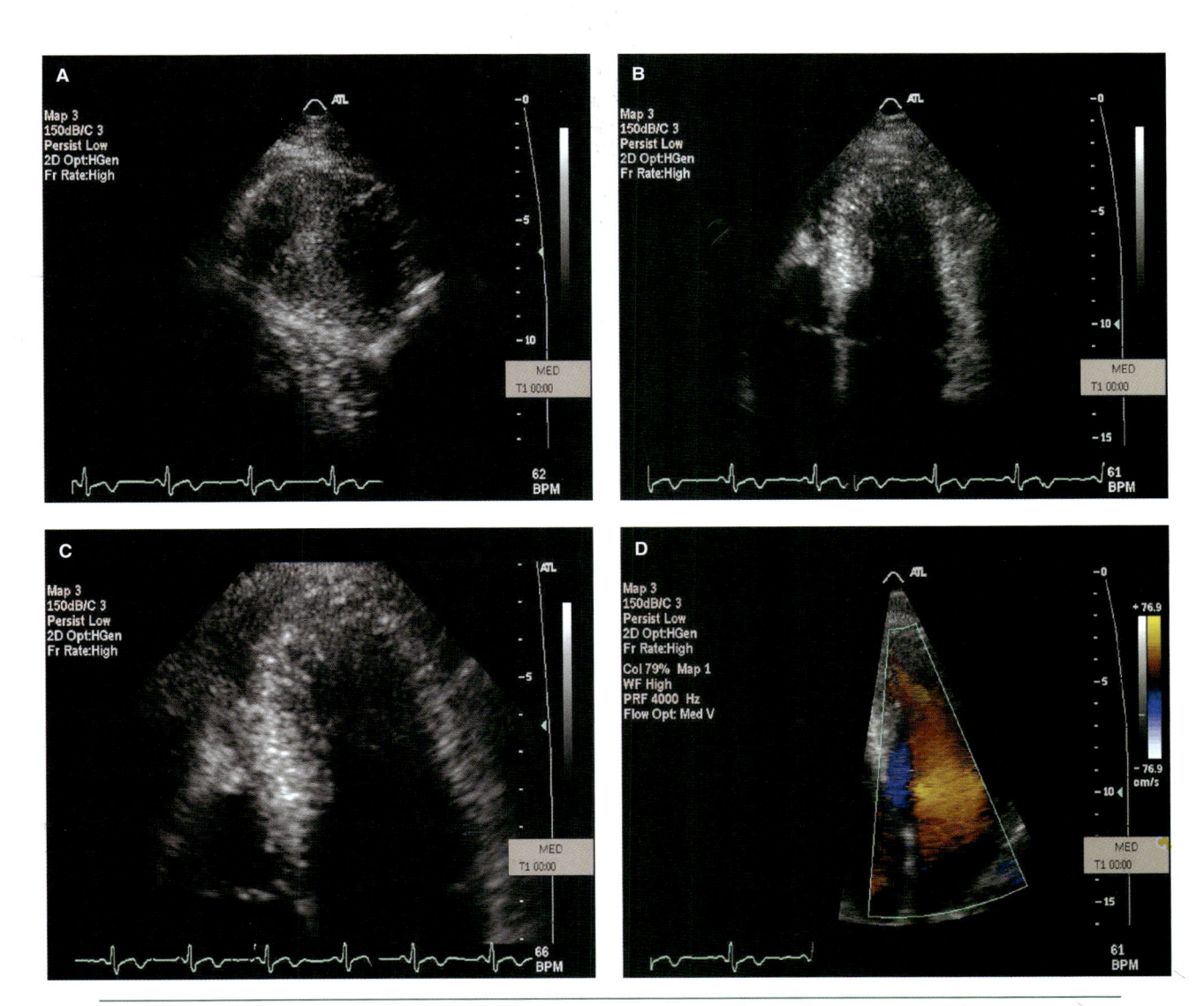

Fig. 15.4 **Exemplo de um caso de doença de Yamaguchi (hipertrofia apical). A.** Projeção paraesternal de eixo curto. **B, C.** Projeção apical de quatro câmaras. **D.** Projeção apical de quatro câmaras com Doppler colorido.

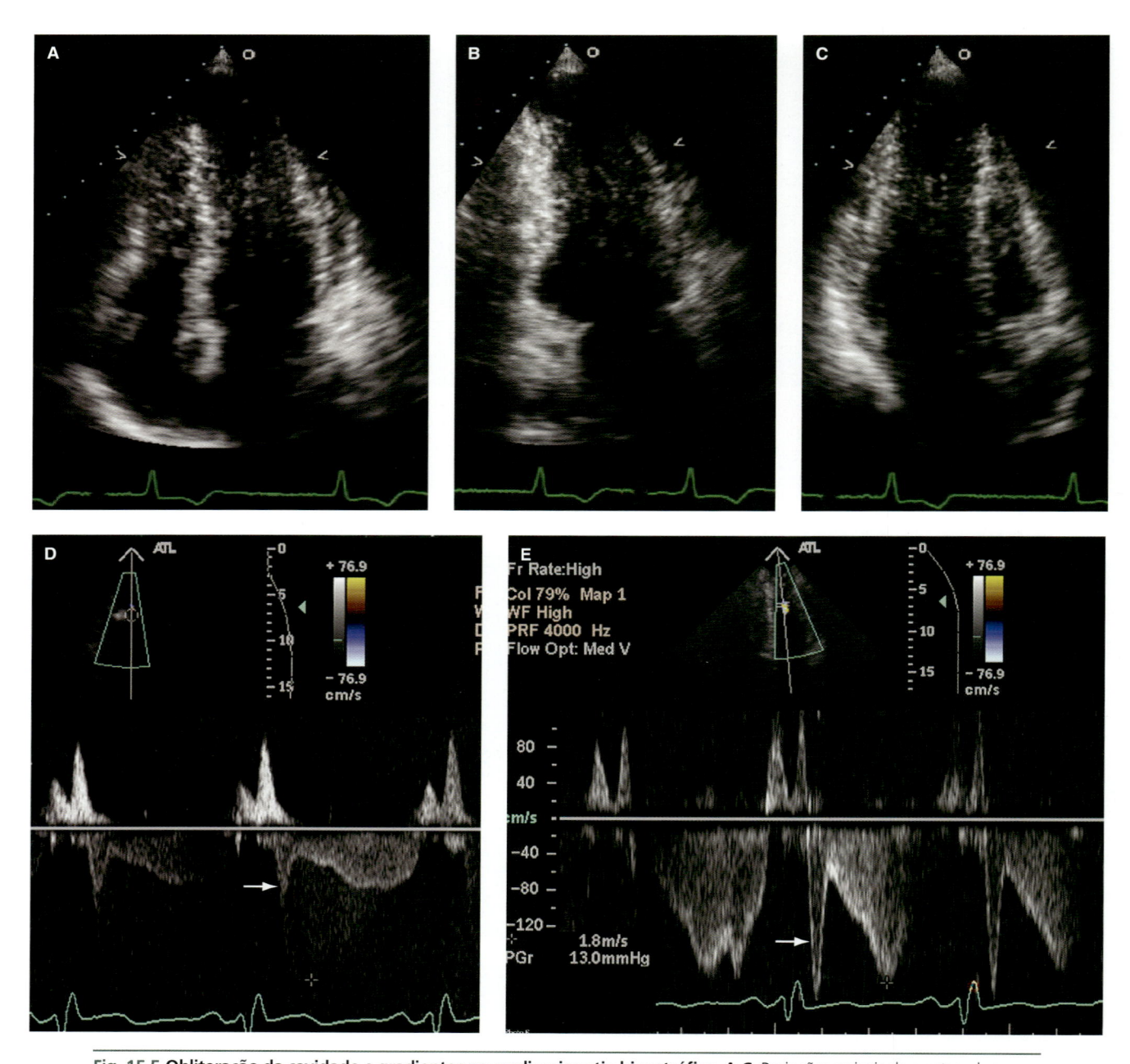

Fig. 15.5 Obliteração da cavidade e gradientes na cardiomiopatia hipertrófica. A-C. Projeções apicais de quatro, duas e três câmaras com evidências de hipertrofia do medioventricular e obliteração da cavidade média durante a sístole.
D, E. Registros de Doppler com onda contínua (CW) com velocidades típicas dos fluxos sistólico e diastólico observadas no ápice e no medioventrículo. As *setas* abaixo da linha de base indicam a velocidade de contração isovolumétrica.

- As projeções apicais à TTE em 2D de três, quatro e cinco câmaras também são utilizadas para a avaliação do padrão e da magnitude da LVH e do SAM (Figs. 15.4 e 15.5).
- O eco em modo M, graças à sua elevada resolução temporal, é útil para a identificação do SAM, e para a medida da duração do contato SAM-septo, que está relacionado com a magnitude do gradiente do LVOT.

- As imagens paraesternais em 2D podem ser úteis para posicionar o cursor do modo M através do local do SAM máximo e/ou do contato SAM-septo (Fig. 15.7A-D). Os pacientes variam no grau e na gravidade do SAM e hipovolemia ou um aumento no estado inotrópico ou contráctil também aumentará a magnitude do SAM, a duração do contato SAM-septo e a magnitude do gradiente do LVOT.

IVS = 34,2 mm
IVS = 22 mm; 28 mm

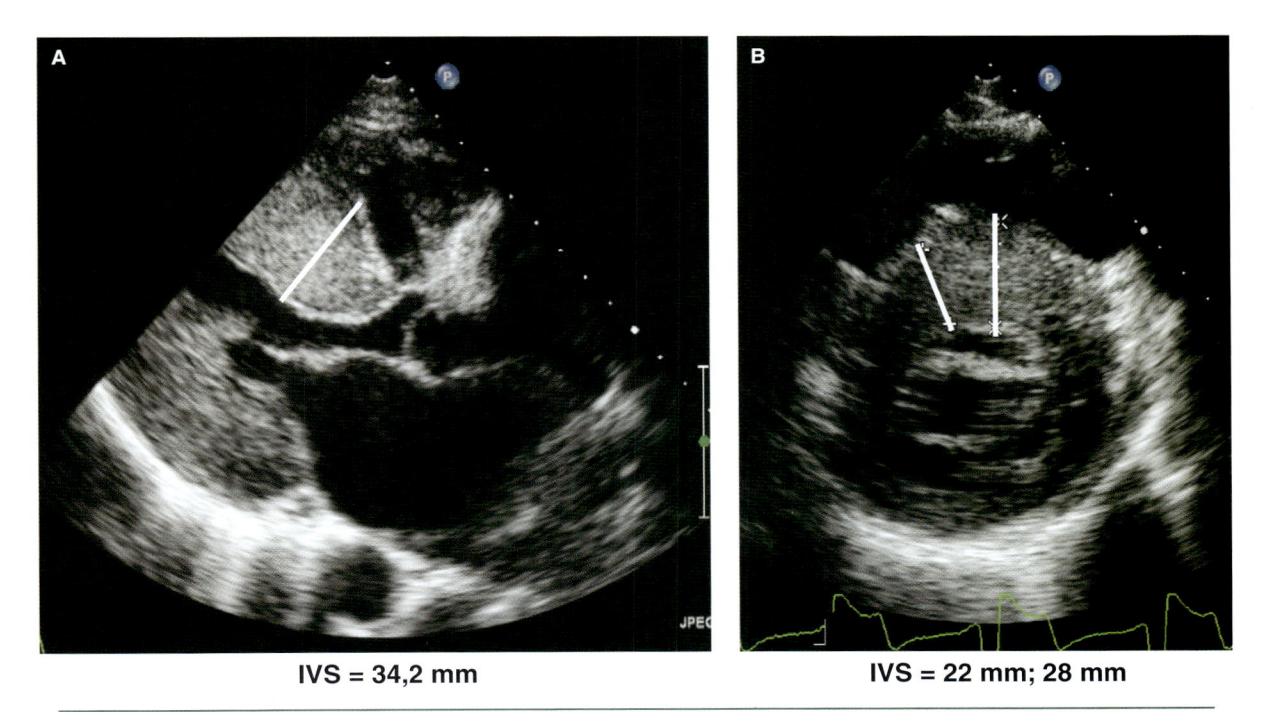

Fig. 15.6 **A.** Medida pela projeção paraesternal do eixo longo da espessura septal interventricular na diástole, medindo erroneamente um músculo papilar do RV inserido no septo e, assim, superestimando a espessura do septo (34,2 mm).
B. Uma medida correta da espessura do septo é realizada a partir da projeção de eixo curto, onde é mais fácil evitar a presença do músculo papilar na medida da espessura do septo (22 a 28 mm).

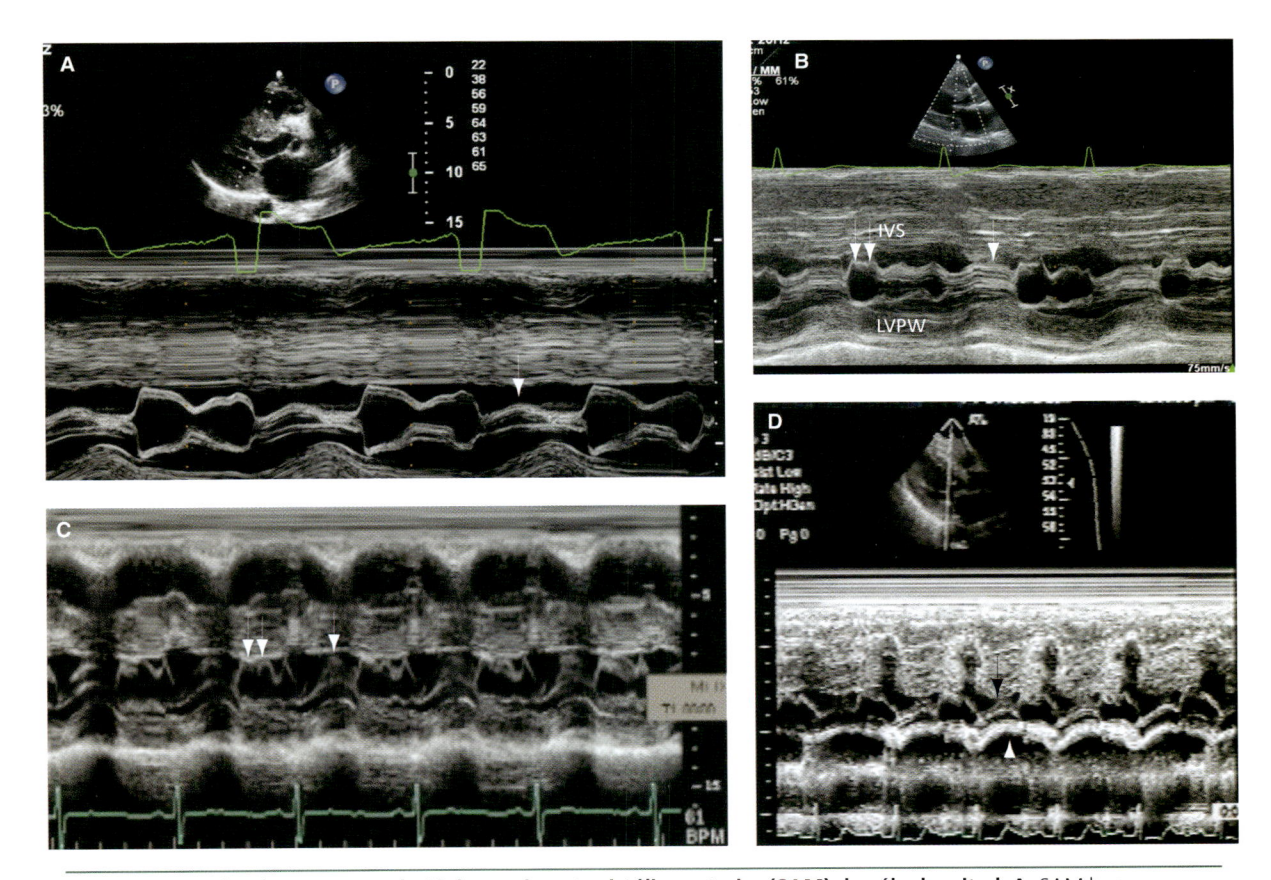

Fig. 15.7 **Exemplos de eco em modo M do movimento sistólico anterior (SAM) da válvula mitral. A.** SAM leve.
B. SAM prolongado. **C.** SAM sistólico final. **D.** SAM associado a uma calcificação anular mitral pesada (*ponta de seta*). A seta única identifica o SAM em (**A-D**). Em (**B, C**), a seta dupla identifica o contato prolongado, no diastólico inicial, do folheto mitral anterior com o septo interventricular (IVS). LVPW, parede posterior do ventrículo esquerdo.

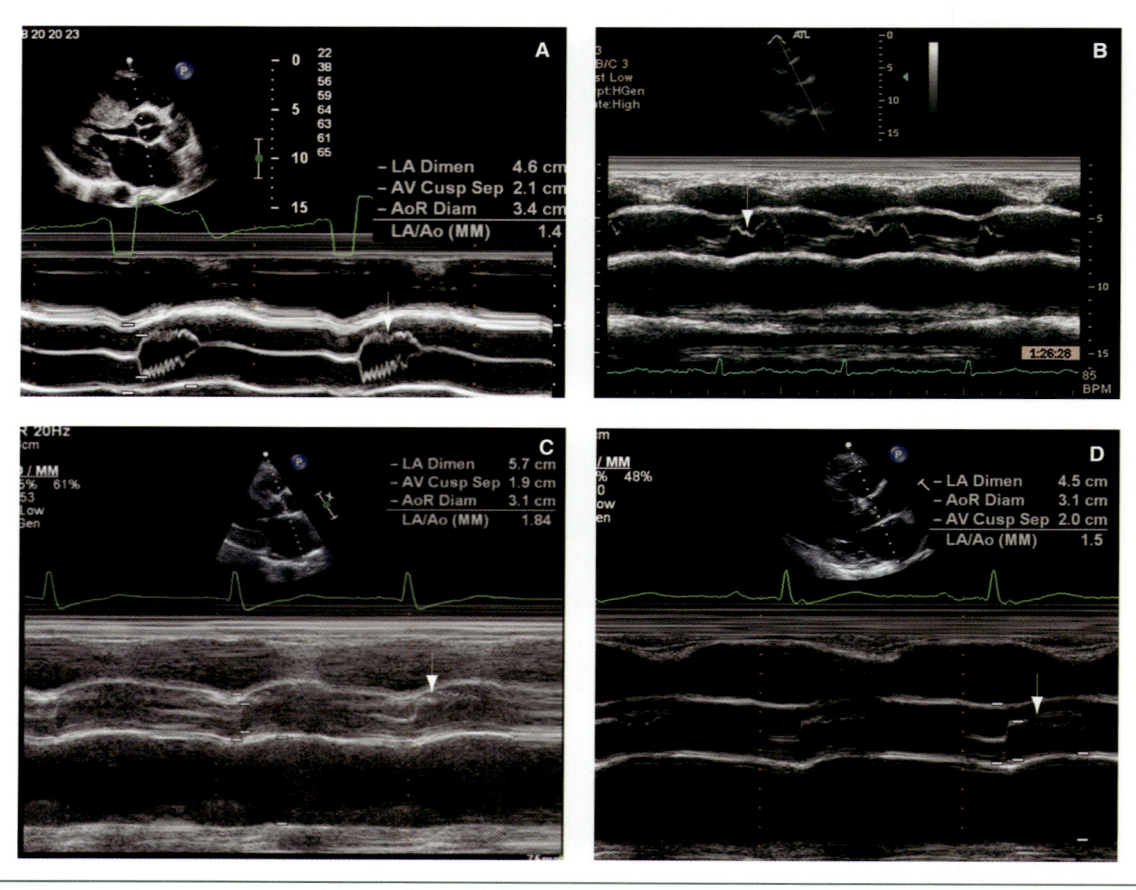

Fig. 15.8 A-D: Quatro casos de severidade variável de fechamento prematuro sistólico da aorta (*setas*); o fechamento precoce mais grave é observado em (**B**), em um paciente com 120 mmHg de gradiente no LVOT e MR grave.

- Eco pelo modo M, percorrendo a válvula aórtica desde a projeção paraesternal de eixo longo ou curto, consiste na melhor projeção para a detecção do fechamento precoce da válvula aórtica. A gravidade do fechamento precoce da válvula aórtica é variável, e costuma ser mais acentuada quando o gradiente do LVOT estiver elevado (Fig. 15.8).
- Ecocardiografia transesofágica (TEE): A projeção transgástrica em eixo curto (0 grau) é utilizada para avaliar a espessura e a contractilidade da parede do LV; a projeção medioesofágica de eixo longo (120 a 140 graus) é útil para avaliar a presença e o grau de SAM, ASH, placa do LVOT e o formato do septo interventricular (IVS) (Fig. 15.9).
- Eco tridimensional (3D): As projeções paraesternais de eixos longo e curto são úteis para a avaliação da espessura da parede do LV e do movimento da parede; contudo, a resolução temporal não é tão boa quanto a da eco 2D ou em modo M.

Aspectos-chave do diagnóstico

- O padrão e a magnitude da LVH são variáveis. Há diversas variantes da LVH detectadas por eco, as quais comumente incluem a ASH (Fig. 15.2A-C), LVH (concêntrica; Fig. 15.3A-D), hipertrofia apical (doença de Yamaguchi, Fig. 15.4A-D) e a hipertrofia medioventricular (Fig. 15.5A-E).
- Com um gradiente de pressão no LVOT, SAM (Fig. 15.7A-D) e fechamento precoce da válvula aórtica (Fig. 15.8A-D) são observados com frequência, embora em graus variados. A duração do contato SAM-septo relaciona-se positivamente com a magnitude do gradiente do LVOT.
- O LV não se mostra apenas hipertrofiado, mas tipicamente hiperdinâmico e não dilatado.
- A dilatação do LA decorre da pressão diastólica final do LV cronicamente elevada, associada à LVH e à disfunção diastólica, assim como à regurgitação mitral (MR) (Figs. 15.5A, 15.6 e 15.8).
- A calcificação anular mitral (MAC) apresenta uma incidência aumentada em decorrência da sobrecarga de pressão sistólica do LV e ao estresse anular aumentado, conforme observado nos casos de estenose aórtica e hipertensão sistêmica (Fig. 15.7D).
- É comum observar um espessamento no folheto da válvula mitral, assim como uma placa endocárdica em LVOT (também atribuída ao contato SAM-septo e ao contato diastólico aumentado do folheto mitral anterior com o IVS) (Fig. 15.9A-D).

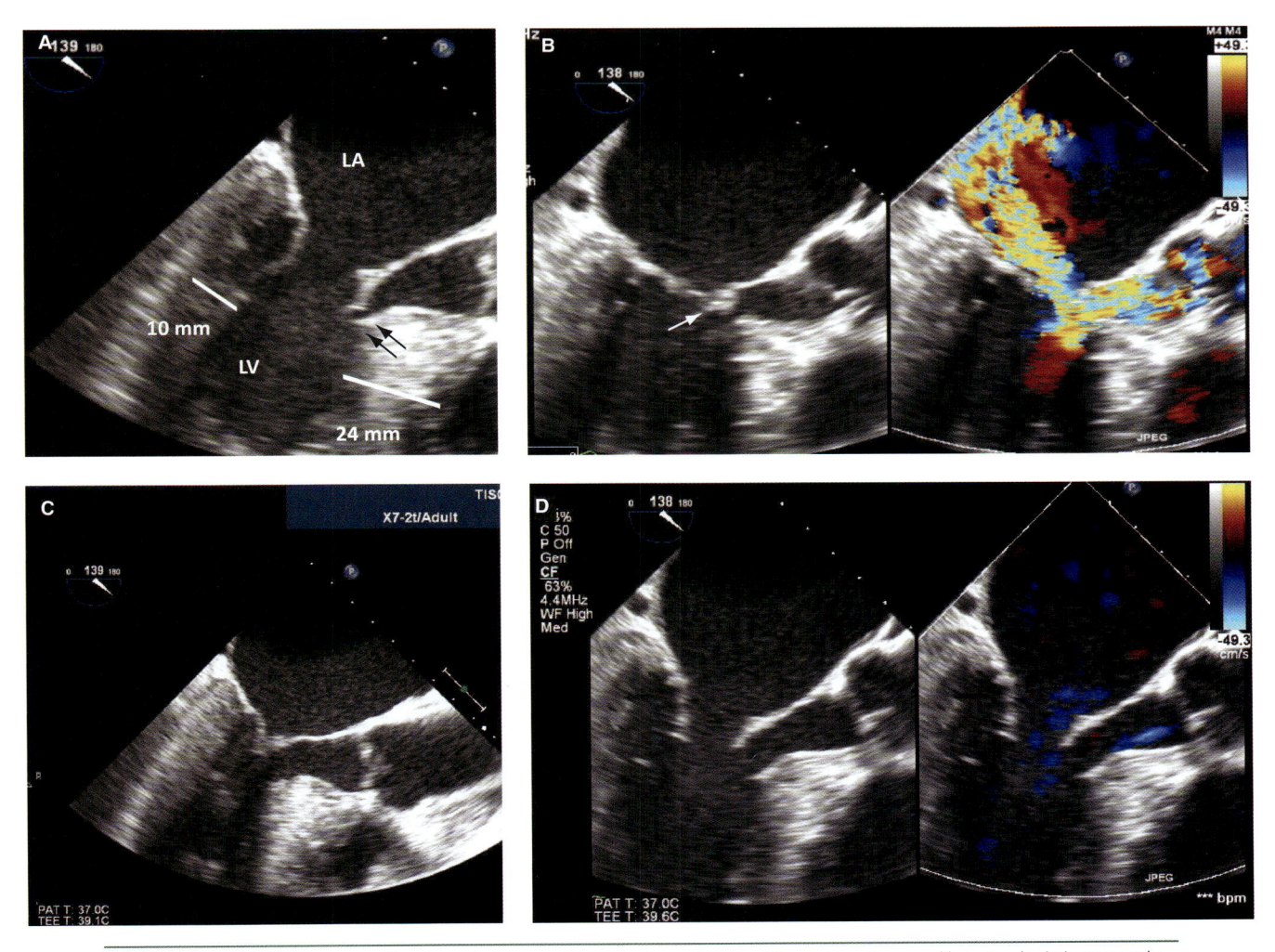

Fig. 15.9 Achados à TEE na cardiomiopatia hipertrófica. A. O quadro diastólico evidencia uma dilatação do átrio esquerdo (LA), um espessamento ao folheto da válvula mitral, ASH e uma placa endocárdica no LVOT (*setas duplas*). **B.** Durante a sístole do LV, SAM (*seta*) é observado, assim como um jato turbulento de fluxo colorido no LVOT e, concomitantemente, MR grave, direcionada posterolateralmente.

Armadilhas

- A projeção paraesternal de eixo longo pode levar a uma superestimativa da espessura do septo LV, em decorrência de uma imagem fora do eixo (Fig. 15.6A, B).

- Nas projeções apicais, o endocárdio LV encontra-se paralelo e não perpendicular ao feixe do ultrassom. Isso pode levar a uma perda da borda de definição endocárdica e a uma subestimativa da espessura e da função contrátil do LV (Fig. 15.10A, B). Pode ser necessário lançar mão da imagem apical melhorada (Fig. 15.10C, D), do uso do eixo curto paraesternal para uma melhor detecção da definição endocárdica (Fig. 15.10E) e do uso do contraste ecocardiográfico ("Definity") para opacificação do LV e um melhor delineamento do endocárdio do LV, movimento da parede e cálculo da fração de ejeção (EF).

- Para evitar uma subestimativa da hipertrofia apical do LV, pode ser necessário utilizar um agente de contraste ecocardiográfico para opacificar a cavidade do LV, de modo a identificar melhor o endocárdio do LV e a hipertrofia apical, que podem não ser detectados por afastamento do endocárdio (Fig. 15.11).

- Podem ocorrer uma falta ou subestimativa do SAM, em decorrência de projeções paraesternais pobres ineficientes e/ou taquicardia.

- Vários achados ecocardiográficos da HCM são inespecíficos. Portanto, o diagnóstico diferencial da HCM inclui a hipertensão sistêmica crônica, sobretudo no contexto de uma insuficiência renal crônica; hipertrofia do RV; amiloidose cardíaca; coração de atleta (Tabela 15.3); feocromocitoma; doença de Fabry; ataxia de Friedrich; e estenose subaórtica membranosa discreta. Contudo, o grau de espessamento do septo interventricular à eco complementa os dados clínicos na avaliação do risco de morte súbita cardíaca (Tabela 15.4).

- Da mesma forma, a ASH é um achado inespecífico, uma vez que pode ser observada em outras causas de LVH, como a hipertensão sistêmica, o excesso de hormônio do crescimento (acromegalia) e a estenose da válvula aórtica, assim como em atletas de levantamento de peso.

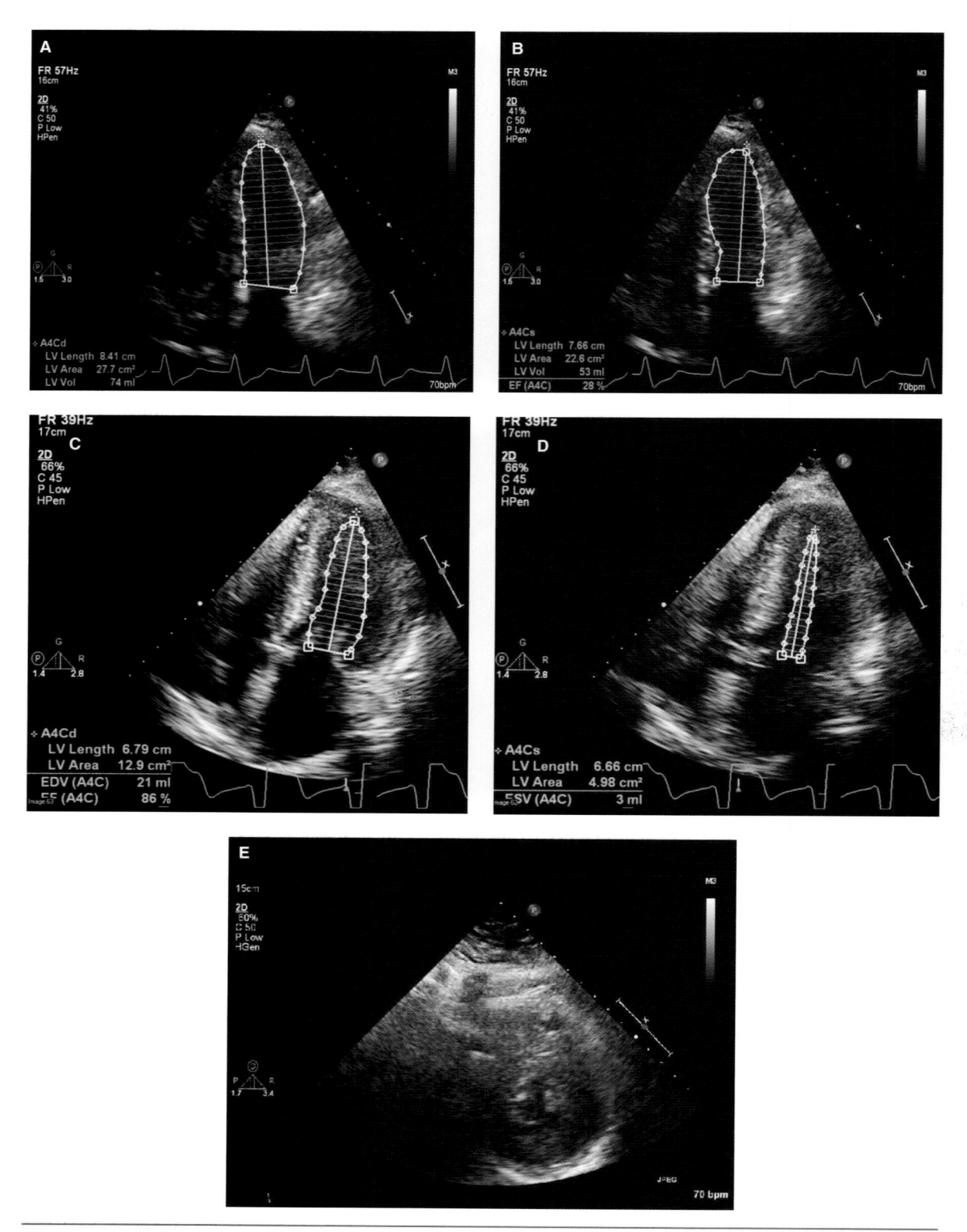

Fig. 15.10 A, B. Subestimativa da função contrátil do LV (EF de 28%) em um paciente com HCM e um LV hiperdinâmico. **C, D.** As imagens melhoradas obtidas por eco desse mesmo paciente demonstram um LV não dilatado, com uma pequena cavidade sistólica final, e uma EF de 86%. **E.** A projeção de eixo curto corrobora a função hiperdinâmica do LV.

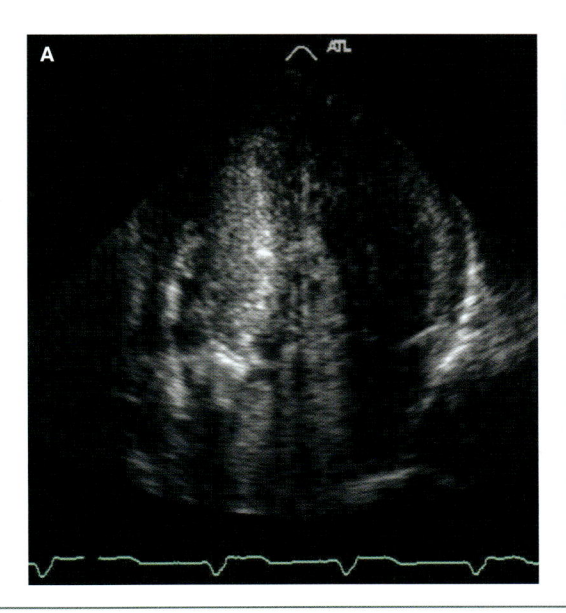

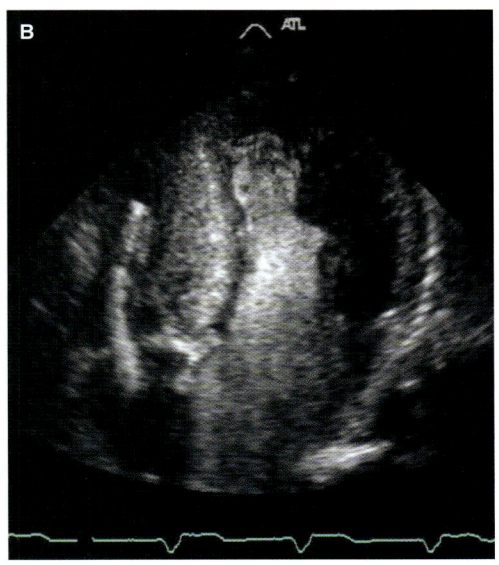

Fig. 15.11 A. projeção apical de quatro câmaras, com uma baixa resolução endocárdica do LV. **B.** O exame do LV com contraste foi útil para um melhor delineamento do endocárdio do LV e da função contrátil. Observa-se um cabo desfibrilador nas câmaras direitas do coração.

Ecocardiografia com Doppler para a avaliação da cardiomiopatia hipertrófica

Doppler de ondas pulsada e contínua

Melhores planos de imagem
- TTE: Para velocidade/gradiente do LVOT com onda pulsada (PW), CW (onda contínua) e frequência de repetições de pulso elevadas (HPRF), utilize as projeções apicais em cinco e três câmaras (Figs. 15.12 a 15.14).
- As projeções apicais em quatro câmaras também são úteis para a avaliação dos gradientes ventriculares médios ou apicais do LV (Fig. 15.15).
- Para a avaliação da função diastólica do LV e da pressão de enchimento LV, o Doppler de PW da válvula mitral e do influxo venoso pulmonar, assim como as imagens por Doppler tecidual (TDI) anular septal e lateral são medidos a partir da projeção apical de quatro câmaras (Figs. 15.16 e 15.17).
- TEE: A visualização transgástrica profunda (0 a 120 graus) é útil para obter a maior velocidade de LVOT (Fig. 15.18).

Aspectos-chave para o diagnóstico
- CW ou HPRF: os gradientes de pressão do LVOT costumam apresentar um formato em daga, com uma velocidade sistólica de pico tardia. Os gradientes do LVOT estão presentes em aproximadamente 25% dos pacientes em repouso, e em até 50% dos casos mediante estímulo.

Tabela 15.3

Fatores que sugerem a presença de um coração de atleta, e não de cardiomiopatia hipertrófica

1. Concêntrico > ASH.
2. LVH < 17 mm (sendo a faixa de 13-16 mm considerada uma "zona cinzenta").
3. LVID aumentado na diástole (> 55 mm).
4. Função diastólica normal; E' > 7 cm/s.
5. De formação normal.
6. ECG geralmente normal.
7. Se o atleta permanecer em repouso por 3 meses, costuma ser observada uma diminuição na LVH.
8. Histórico familiar negativo.
9. Mais comum em homens do que em mulheres.

ASH, hipertrofia septal assimétrica; LVH, hipertrofia do ventrículo esquerdo; LVID, diâmetro interno do ventrículo esquerdo; E', velocidade septal ou lateral inicial ao Doppler tecidual; ECG, eletrocardiograma.

Tabela 15.4

Fatores de risco associados a risco elevado de morte súbita em pacientes com cardiomiopatia hipertrófica

1. Histórico familiar de HCM, com morte cardíaca súbita.
2. Histórico de síncope ou pré-síncope.
3. Hipertrofia importante do LV (espessura de qualquer segmento do LV ≥ 30 mm).
4. Sobrevivência após um evento de morte cardíaca súbita.
5. Taquiarritmias ventriculares não sustentadas.
6. Resposta anormal da pressão sanguínea ao exercício.

HCM, cardiomiopatia hipertrófica; LV, ventrículo esquerdo.

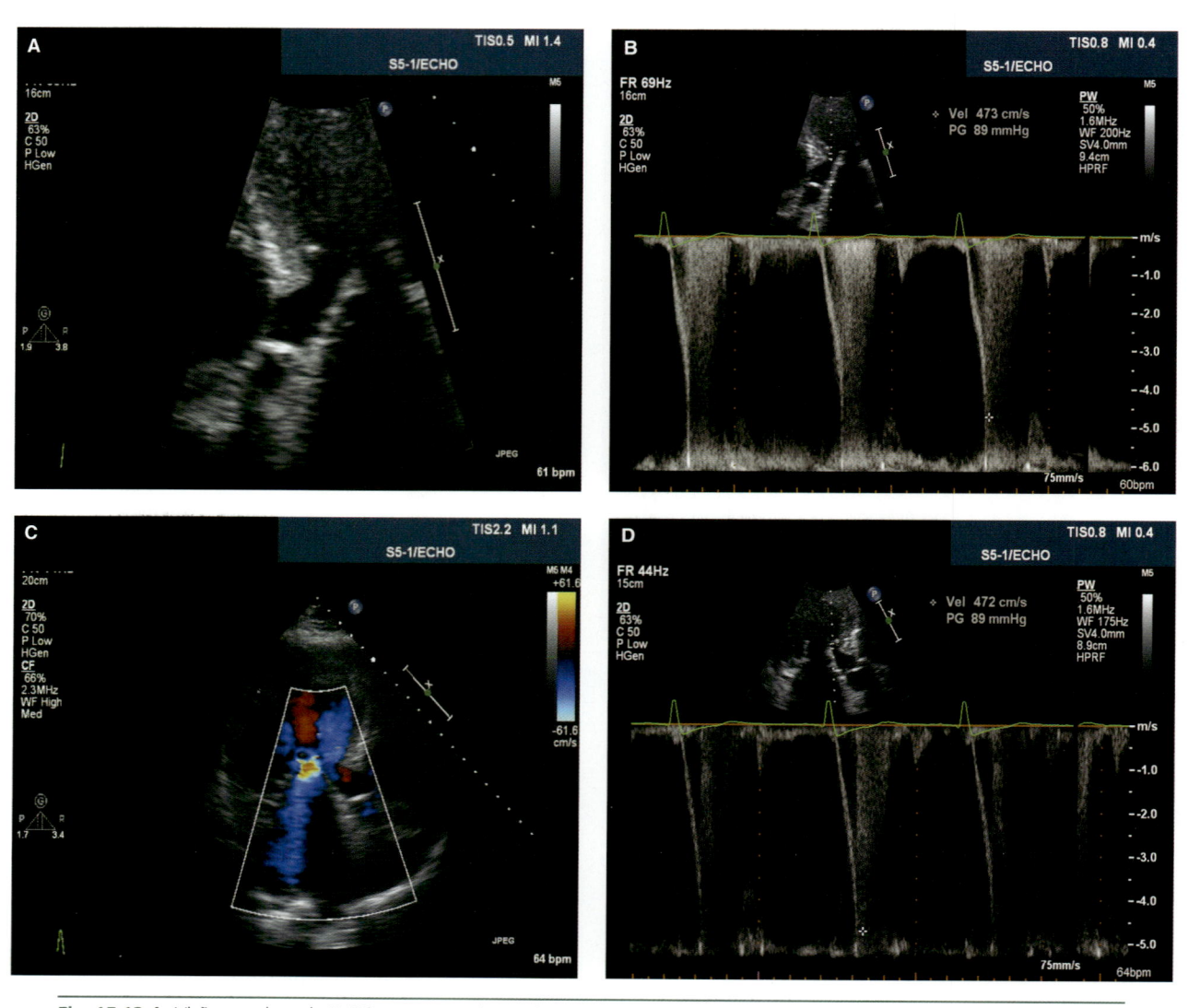

Fig. 15.12 **A.** Visão em close do LVOT em uma projeção de cinco câmaras. **B.** O elevado gradiente do LVOT (89 mmHg) é medido utilizando o Doppler com HPRF. **C.** Projeção em três câmaras demonstrando um fluxo colorido confuso no LVOT e MR. **D.** O Doppler com HPRF é utilizado para medir o gradiente elevado do LVOT (89 mmHg).

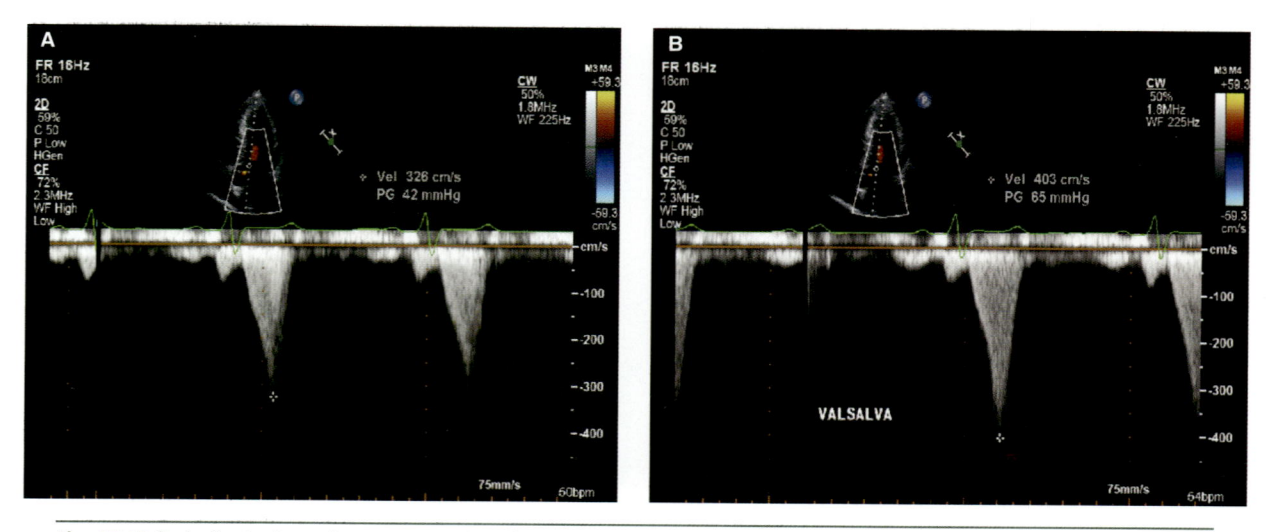

Fig. 15.13 Projeção de cinco câmaras com o Doppler de CW medindo o Doppler de base do LVOT (**A**), e após uma manobra de Valsalva (**B**), onde ele apresenta um aumento de 42 para 65 mmHg.

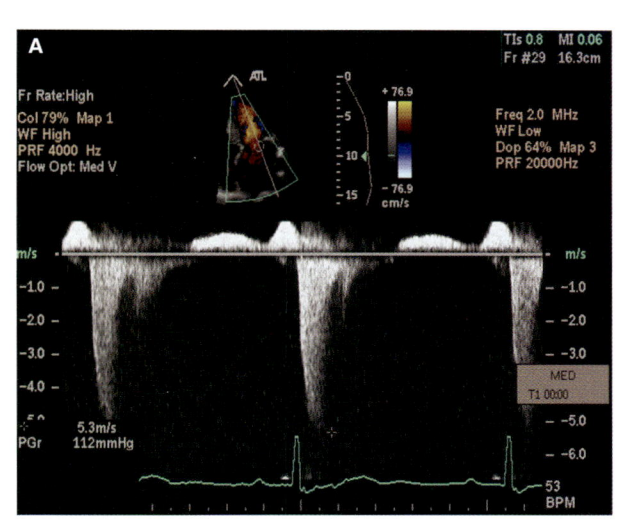

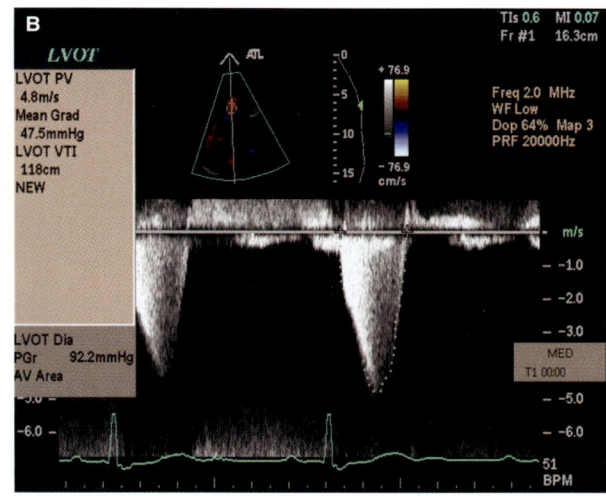

Fig. 15.14 Diferenciação da MR do fluxo sistólico do LVOT. A. O jato de MR apresenta uma duração mais longa e uma velocidade maior. **B.** O jato de LVOT apresenta um pico mais tardio, um formato em daga e uma velocidade mais baixa.

- Mais comumente, os padrões de influxo da válvula mitral ao Doppler de PW são compatíveis com um relaxamento LV comprometido e mostram uma onda E reduzida, uma velocidade de pico da onda A aumentada, reversão E/A, tempo de relaxamento isovolumétrico prolongado (IVRT) e um tempo de desaceleração da onda E mitral prolongado (Fig. 15.16A).

- Em casos com disfunção diastólica mais severa, podem ser observados padrões pseudonormais (indicativos de disfunção diastólica do tipo II) (Fig. 15.16B) e até mesmo restritivos (disfunção diastólica do tipo III) do influxo da válvula mitral (Figs. 15.16C e 15.17).

- Tipicamente, a TDI revela uma velocidade E' reduzida e uma redução, ou ausência, da velocidade sistólica da onda S no influxo da veia pulmonar (Fig. 15.17). Contudo, a razão E/E' para a avaliação das pressões de enchimento do LV possuem tão somente uma correlação modesta com a medida direta da pressão atrial esquerda.

- A disfunção diastólica representa um fator de risco possível para morte súbita de taquicardia ventricular sustentada em crianças.

Doppler colorido

Melhores planos para a obtenção de imagens

- TTE: Projeção paraesternal do eixo longo, e projeções apicais de três, quatro e cinco câmaras (Figs. 15.19 e 15.20).

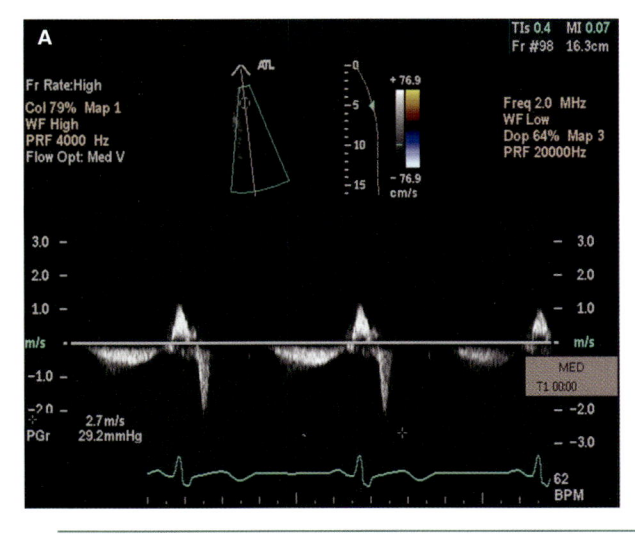

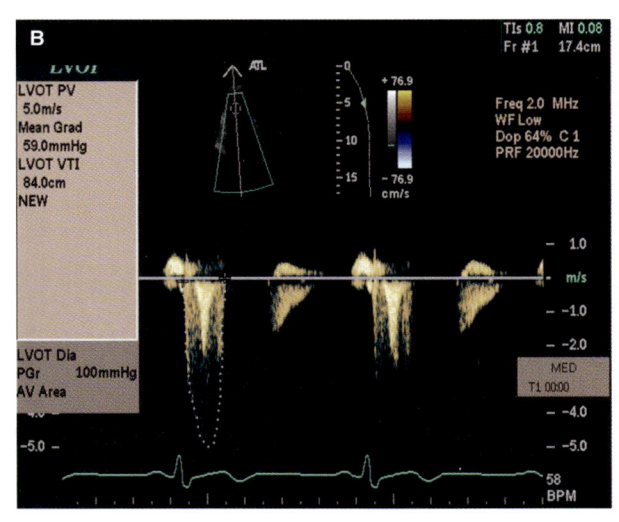

Fig. 15.15 A. O registro do Doppler por onda contínua no ápice do LV demonstra os padrões dos fluxos diastólico (**A**) e sistólico (**B**), assim como as velocidades no ápice do LV, em um paciente com doença de Yamaguchi.

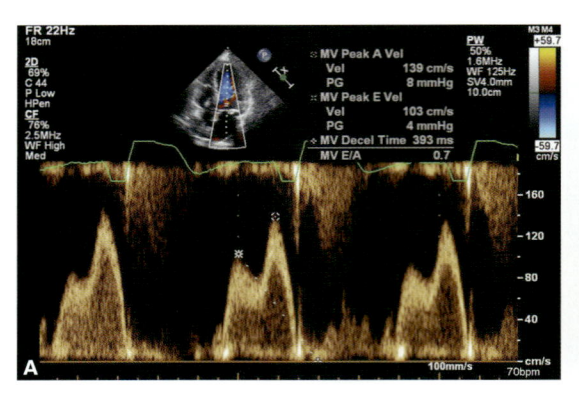

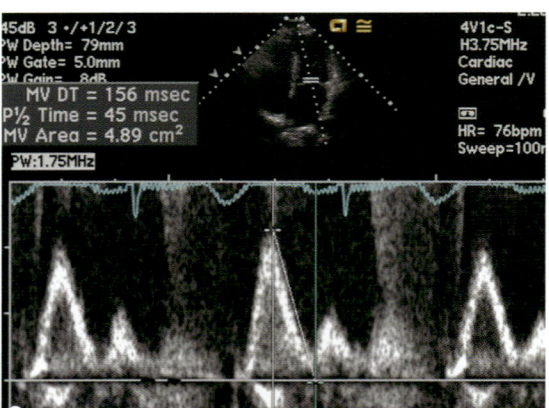

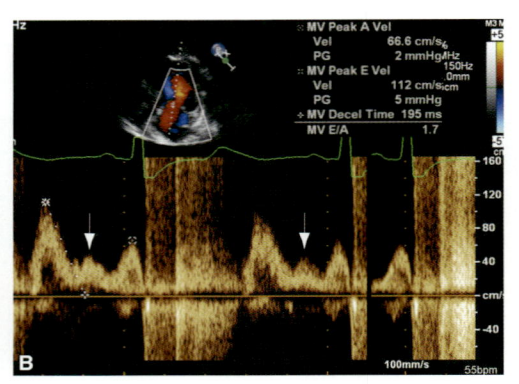

Fig. 15.16 Padrões variáveis do influxo da válvula mitral ao Doppler na cardiomiopatia hipertrófica.
A. O mais típico é uma onda E baixa, com um tempo de desaceleração prolongado, e uma onda A proeminente, resultando em uma reversão E-A.
B. Padrão de influxo mitral pseudonormal, com onda L presente (*setas*), indicativa de uma pressão diastólica final do LV elevada. **C.** Padrão de influxo mitral com um tempo de desaceleração da onda E curto, e uma pequena onda A.

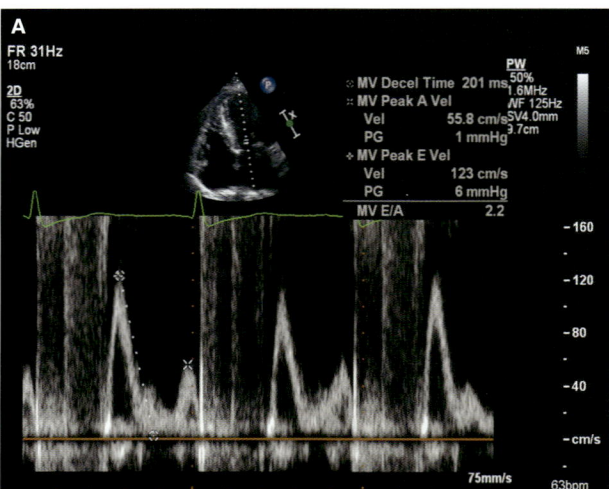

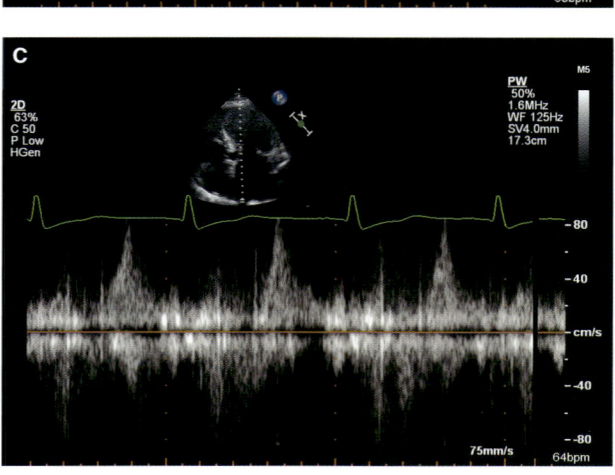

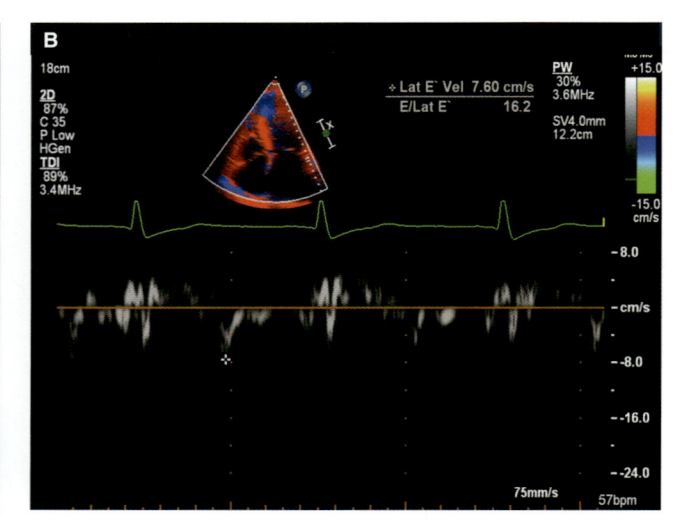

Fig. 15.17 Demonstração de uma disfunção diastólica do LV grave ou do tipo III e pressões de enchimento elevadas na cardiomiopatia hipertrófica. A. Tempo de desaceleração da onda E reduzido, e relação E/A aumentada. **B.** Relação E/E' elevada. **C.** Diminuição da onda S na veia pulmonar.

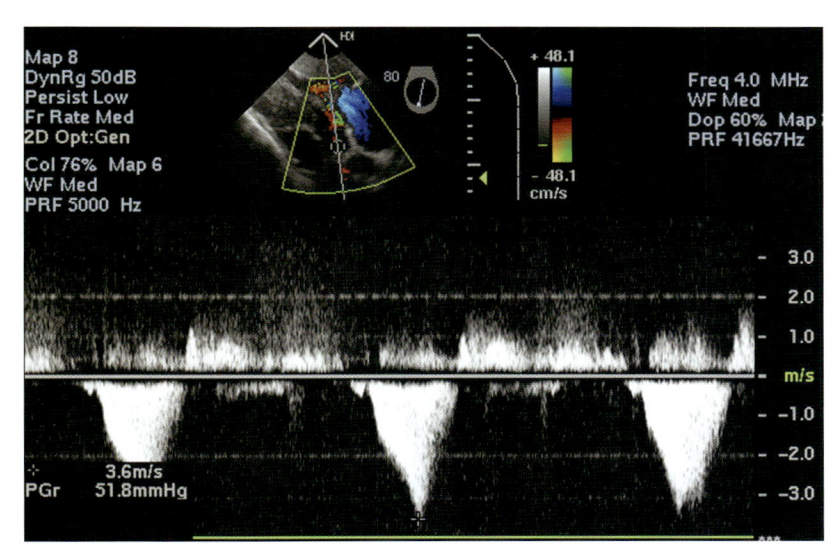

Fig. 15.18 Projeção transgástrica à TEE permite a identificação do gradiente elevado do LVOT (52 mmHg).

- TEE: Projeção transgástrica de quatro câmaras (0 grau) e projeção medioesofágica de eixo longo (120 a 140 graus) (Fig. 15.21).

Aspectos-chave para o diagnóstico
- Costumam ser observados um mosaico turbulento no fluxo colorido que se confunde com o LVOT e, de forma concomitante, uma MR direcionada em sentido posterolateral. A MR varia de leve a grave.
- A MR está presente em 90% dos pacientes, com um gradiente de pressão no LVOT e SAM.
- Se o jato da MR for central ou anterolateral, e não posterolateral em seu direcionamento, ele estará relacionado com outros mecanismos que não o SAM; assim, deve ser realizada uma investigação mais aprofundada sobre a anatomia da válvula mitral, de modo a avaliar outros possíveis mecanismos da MR (se clinicamente indicado).

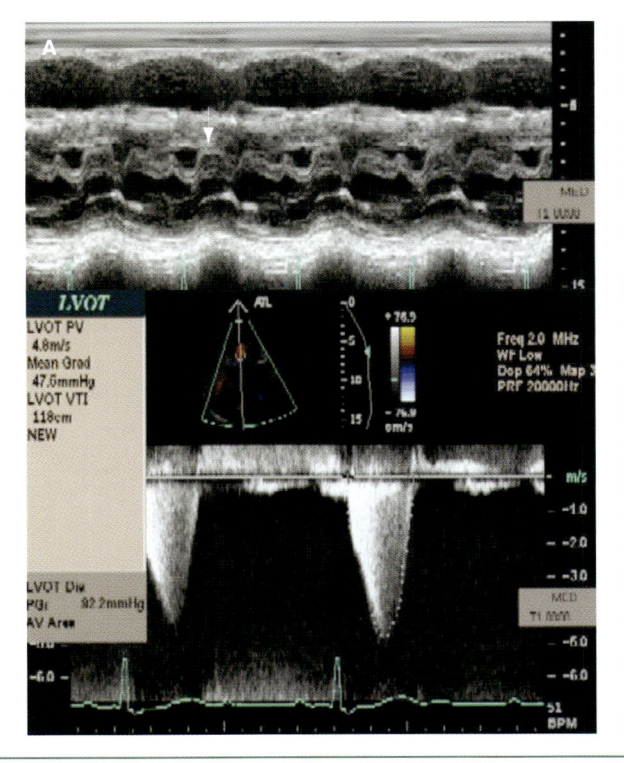

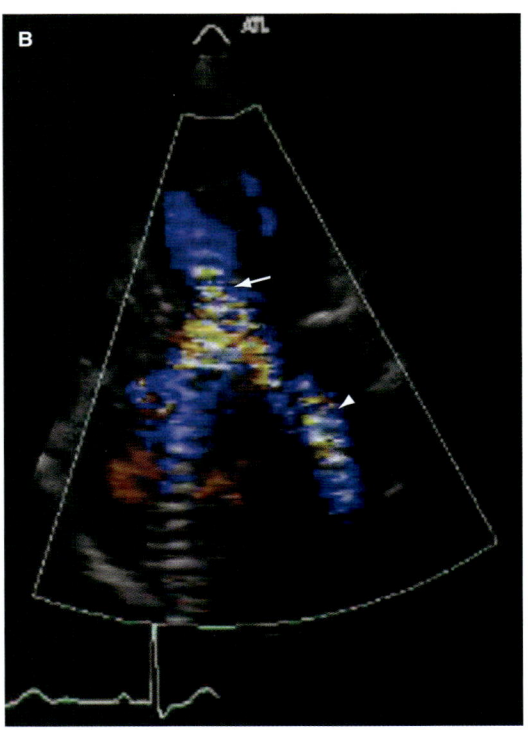

Fig. 15.19 Jato de MR direcionado posterolateralmente, em um paciente com HCM. A. O modo M demonstra SAM grave (*seta*), e o Doppler por CW demonstra um gradiente do LVOT de 92 mmHg. **B.** A projeção apical mostra Doppler de fluxo confuso no LVOT (*seta*) e, simultaneamente, uma MR direcionada posterolateralmente (*ponta da seta*).

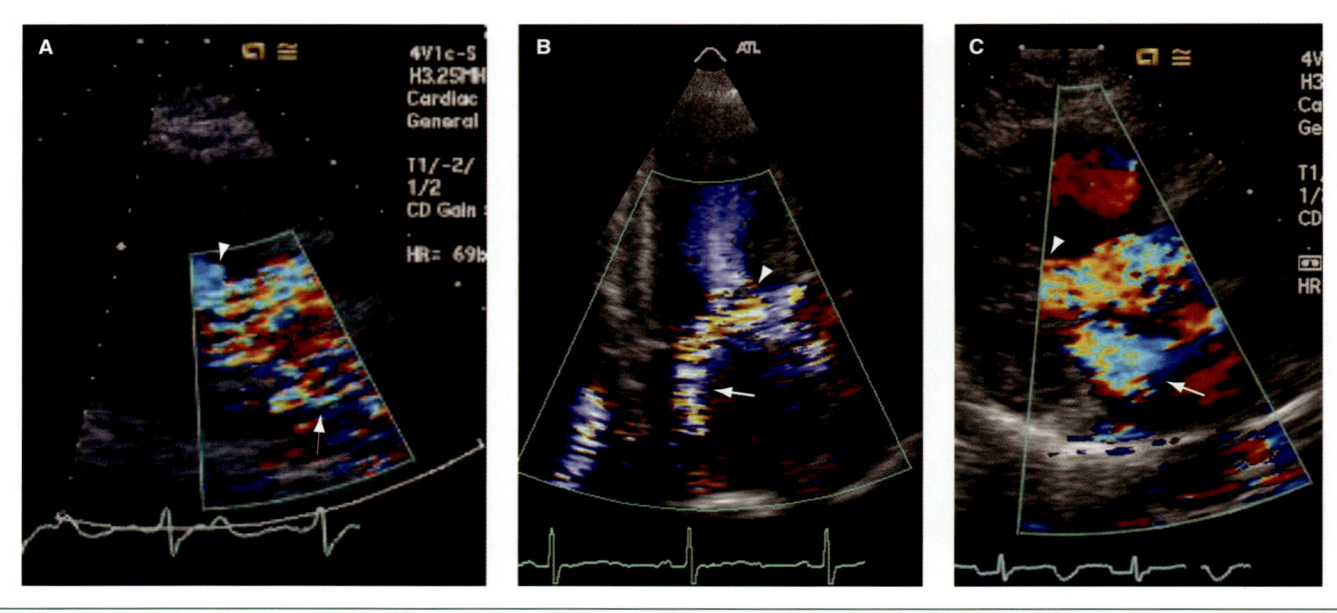

Fig. 15.20 A-C. Graus variáveis de jatos de MR direcionados posteriormente (*setas*), fluxo colorido confuso no trato de saída do LV (*pontas de setas*), em pacientes com cardiomiopatia hipertrófica.

- A MR está presente em uma faixa de 20 a 30% de pacientes sem gradientes do LVOT; porém, na ausência de SAM, a MR costuma ser leve.

Armadilhas

- É necessário diferenciar HCM da estenose subaórtica membranosa discreta.
- Podem coexistir SAM e uma membrana discreta.
- Os gradientes são dinâmicos, e podem variar significativamente, dependendo da condição hemodinâmica do paciente. Hipovolemia, hipercontractilidade do LV e/ou um tônus adrenérgico elevado aumentam os gradientes do LVOT e MR.
- Pode ser difícil avaliar a gravidade da MR, quando um jato de MR excêntrico estiver presente.
- É necessário identificar se a MR é apenas uma consequência do SAM. Se houver um jato anterior ou central de MR, isso irá sugerir a existência de alguma outra causa independente primária ou concomitante de MR.
- Pode surgir uma confusão entre MR e o gradiente do LVOT. A velocidade do jato de MR é quase sempre maior do que o gradiente do LVOT, e o jato do LVOT costuma ser maior na

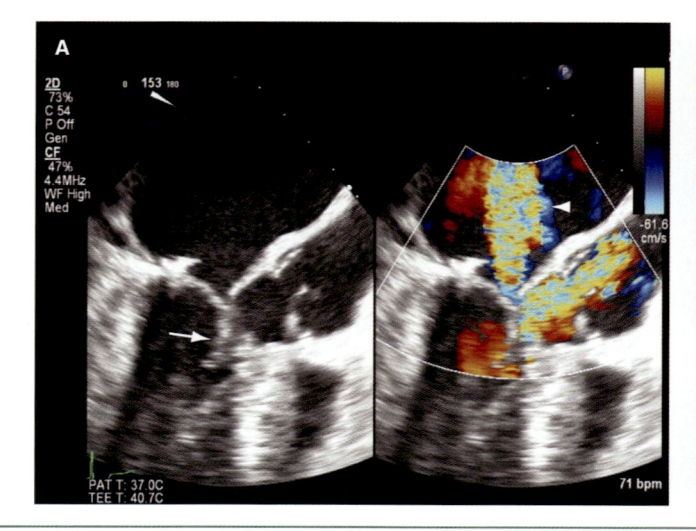

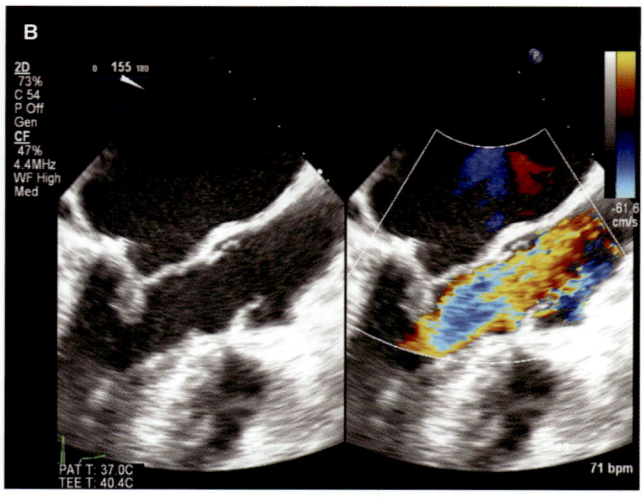

Fig. 15.21 Imagens intraoperatórias à TEE de um paciente sem HCM, que foi submetido a um reparo da válvula mitral com um anel de Carpentier-Edwards. A. Eco intraoperatória demonstra um SAM (*seta*) e MR severa (ponta da seta) após o reparo da válvula mitral. **B.** Resolução do SAM e MR após tratamento com betabloqueadores e volume.

última metade da sístole. MR é mais holossistólica, possuindo, assim, uma duração mais longa.
- Se o gradiente do LVOT for > 5 m/segundos, é altamente sugestivo de que o gradiente medido seja decorrente da captura do LVOT pelo Doppler, ou à sua "contaminação" pelo sinal de MR.
- Após o reparo da válvula mitral e a anuloplastia da válvula mitral, os gradientes pós-operatório do SAM e LVOT, assim como uma MR de graus variáveis (doença de Carpentier) podem ocorrer na ausência de HCM. O SAM, o gradiente do LVOT e a MR geralmente resolvem com a carga de volume e a administração de betabloqueadores (Fig. 15.21).

Indicadores clínicos e ecocardiográficos para que pacientes com cardiomiopatia hipertrófica sejam submetidos à miectomia ou a uma ablação alcoólica do septo

- Sintomas refratários, apesar da ótima terapia medicamentosa.
- Gradiente do LVOT em repouso ≥ 30 mmHg, ou gradiente provocado durante o exercício ≥ 50 mmHg (não utilize dobutamina).
  - O IVS deve estar ≥ 18 mm. A espessura do LV < 18 mm é uma contraindicação ao procedimento, em decorrência do risco de defeito no septo ventricular (VSD).
- Classe III ou IV pela classificação da New York Heart Association (NYHA).
  - Eco apresenta um valor diagnóstico na ablação alcoólica do septo. O contraste é injetado seletivamente no interior do perfurador septal, através de um catéter-balão, que oclui a porção proximal do primeiro perfurador septal. Isso gera uma absorção do contraste miocárdico brilhante pelo IVS basal e, em seguida, injeta-se álcool nesse perfurador septal (Fig. 15.22).
- Não há evidências de que a miectomia ou a ablação alcoólica do septo alterem o prognóstico do paciente.

Reavaliação por eco-Doppler após miectomia, ablação alcoólica do septo ou terapia oral com disopiramida

- Redução na espessura do septo anterior proximal por miectomia ou ablação alcoólica do septo (Fig. 15.23A, B).
- Redução no SAM.
- Redução do gradiente do LVOT.
- Redução da MR.
- Melhora na função diastólica. Os parâmetros ao Doppler da pressão de enchimento do LV, medida pelos influxos da válvula mitral-TDI e da válvula mitral e da veia pulmonar podem apresentar uma melhora após a miectomia cirúrgica, ablação alcoólica do septo ou terapia com disopiramida. Contudo, a função diastólica permanece quase sempre anormal após a intervenção, em decorrência do processo cardiomiopático subjacente.
- As complicações pós-miectomia ou ablação alcoólica do septo incluem o desenvolvimento de um VSD após o procedimento, assim como de uma regurgitação aórtica após a miectomia (já que o procedimento parte de uma abordagem transaórtica da válvula para realizar a ressecção do IVS anterior basal; portanto, traumas na válvula aórtica podem causar regurgitação aórtica).

Papel da ecocardiografia em gestantes portadoras de cardiomiopatia hipertrófica

- Embora não haja diretrizes específicas para a aplicação do TTE durante a gestação, o eco-Doppler deve ser aplicado em pacientes que apresentarem uma piora dos sintomas e, em particular, dispneia ou outros sinais de insuficiência cardíaca clínica.
- O risco de morte durante a gestação em pacientes com HCM é de, aproximadamente, 10 em 1.000 nascimentos com vida, o que é maior do que a população em geral, embora os níveis absolutos de mortalidade sejam baixos.
- A mortalidade durante a gestação e o parto restringe-se primariamente a mulheres que já se encontrem expostas ao risco de morte súbita, como aquelas que apresentarem um espessamento da parede do LV > 30 mm, ou um histórico familiar de malignidade de HCM relacionada com a morte súbita.
- Em pacientes portadoras de HCM que se encontrem assintomáticas antes da gestação, < 5% desenvolve sintomas durante a gravidez.

Teste de estresse por exercícios ou farmacológico em pacientes com cardiomiopatia hipertrófica

Indicações

- Avaliação da capacidade física para a realização de exercícios.
- Avaliação dos riscos de desenvolvimento de taquicardia ventricular e, portanto, de morte súbita.
- Útil antes do início da administração de medicamentos e para a otimização da titulação dos medicamentos, de modo a reduzir sintomas e melhorar a capacidade funcional.
- Avaliação da hipotensão induzida por exercícios (uma queda na pressão arterial com um nível limitado de exercícios se relaciona a um risco mais elevado de morte cardíaca súbita [SCD], sobretudo em pacientes < 40 anos, e naqueles com um histórico familiar de SCD). A resposta normal corresponde a um aumento na pressão sanguínea sistólica de, pelo menos, 20 mmHg.
- Em 20 a 40% dos pacientes com HCM, a pressão sanguínea sistólica não sofre qualquer elevação durante o exercício, o que pode estar relacionado com o desenvolvimento de um gradiente do LVOT e/ou em decorrência de uma vasodilatação inadequada em músculos não exercitados, ou de uma resposta barorreceptora ventricular anormal.

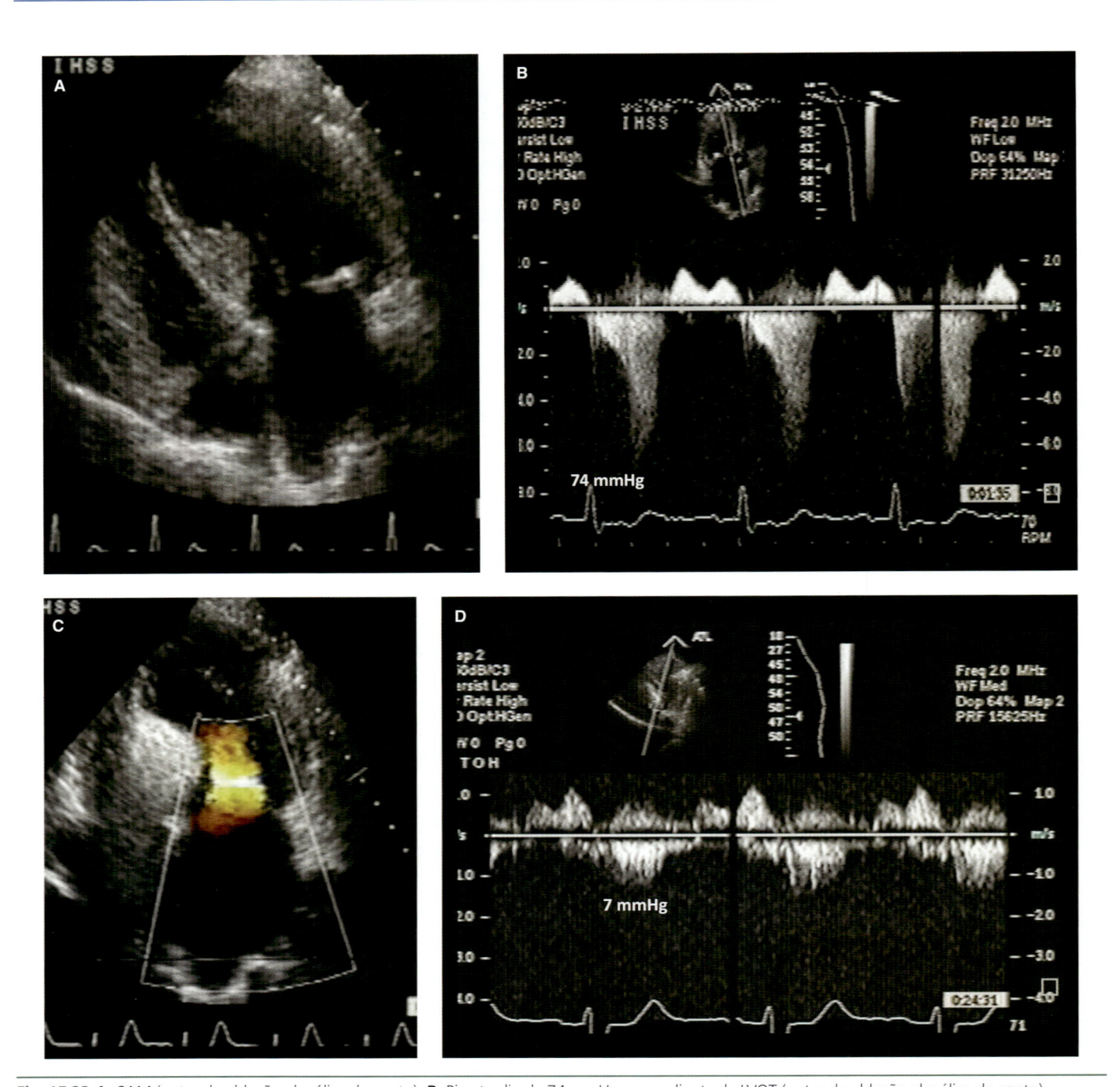

Fig. 15.22 A. SAM (antes da ablação alcoólica do septo). **B.** Pico tardio de 74 mmHg no gradiente de LVOT (antes da ablação alcoólica do septo). **C.** Miocárdio brilhante no septo intraventricular basal, onde o álcool foi injetado no primeiro perfurador septal da artéria coronariana descendente anterior esquerda e MR residual mínima. **D.** Após a ablação alcoólica do septo, havia apenas um gradiente residual mínimo do LVOT (7 mmHg).

- Avaliação do desenvolvimento de gradiente do LVOT, que é observado em > 50% dos pacientes sintomáticos sem qualquer gradiente em repouso.
- Avaliação do desenvolvimento de SAM induzido por exercícios e, consequentemente, de MR.
- Avaliação de hipertensão pulmonar induzida por exercícios.

Ecocardiografia para a triagem de cardiomiopatia hipertrófica em familiares de primeiro grau

- Todos os familiares de primeiro grau devem ser triados por eco, para a avaliação de LVH e HCM, já que a HCM consiste

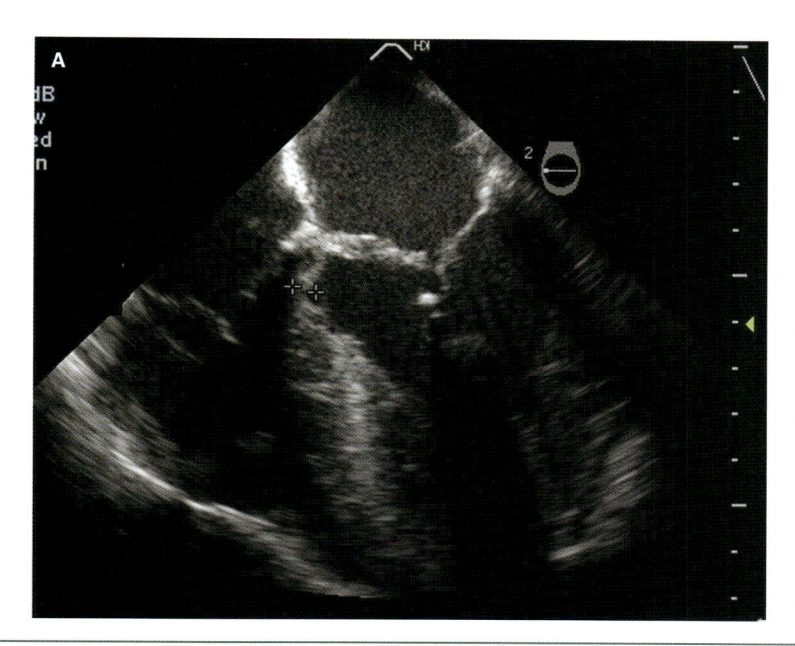

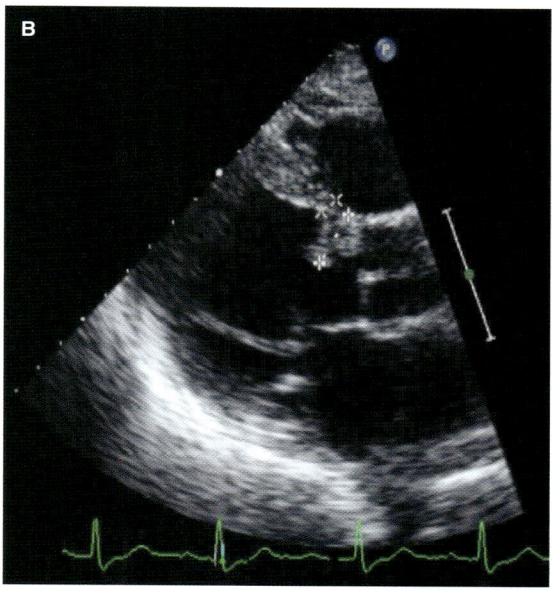

Fig. 15.23 Adelgaçamento do septo interventricular (IVS) após miectomia e ablação alcoólica do septo. A. A projeção transesofágica de quatro câmaras demonstra um adelgaçamento pós-cirúrgico do IVS basal de 20 para 5 mm. SAM também se resolve no pós procedimento. **B.** Resultados atípicos da ablação alcóolica do septo. A projeção paraesternal do eixo longo mostra um adelgaçamento acentuado somente da porção anterobasal do septo para 6 mm de espessura.

em um distúrbio autossômico dominante, e a maioria das mutações apresenta um elevado grau de penetração.
- Geralmente, inicie a triagem em crianças após os 12 anos.
- Realizar a triagem em crianças abaixo dos 12 anos, sempre que a criança apresentar sinais ou sintomas de HCM, um histórico familiar de alto risco para SCD, desenvolverem atividades competitivas ou atividade física intensa.
- Ecocardiogramas anuais entre os 12 e os 18 anos, já que a LVH costuma se desenvolver durante a fase de crescimento na adolescência.
- Reavaliar após os 18 anos, e a cada 5 anos, até os 40 anos.

Aspectos-chave para o diagnóstico de cardiomiopatia hipertrófica em familiares de primeiro grau

Critérios maiores (necessidade da presença de um deles)
- Parede posterior ou anterior com uma espessura de septo ≥ 13 mm, ou
- Qualquer parede do LV com espessura ≥ 15 mm, ou
- SAM severo (contato SAM-septo).

Critérios menores (necessidade da presença de dois deles)
- Espessura do septo anterior ou espessura da parede posterior ≥ 12 mm.
- Qualquer espessura de parede ≥ 14 mm.
- SAM moderado (sem contato SAM-septo).
- Folhetos mitrais redundantes.

Referências

1. Richardson P, McKenna W, Bristow M, et al. Report of the 1995 World Health Organization/International Society and Federation of Cardiology Task Force on the definition and classification of cardiomyopathies. *Circulation*. 1996;93:841-842.
2. Maron BJ. Hypertrophic cardiomyopathy: A systematic review. *JAMA*. 2002;287:1308-1320.
3. Maron BJ, McKenna WJ, Danielson GK, et al. American College of Cardiology/European Society of Cardiology clinical expert consensus document on hypertrophic cardiomyopathy. A report of the American College of Cardiology Foundation Task Force on Clinical Expert Consensus Documents and the European Society of Cardiology Committee for Practice Guidelines. *J Am Coll Cardiol*. 2003;42:1687-1713.
4. Maron MS, Maron BJ, Harrigan C, et al. Hypertrophic cardiomyopathy phenotype revisted after 50 years with cardiovascular magnetic resonance. *J Am Coll Cardiol*. 2009;54:220-228.
5. Sakamoto T, Tei C, Murayama M, et al. Giant T wave inversion as a manifestation of asymmetrical apical hypertrophy (AAH) of the left ventricle. *Jpn Heart J*. 1976;17:611-629.
6. Yamaguchi H, Ishimura T, Nishiyama S, et al. Hypertrophic nonobstructive cardiomyopathy.with giant negative T waves (apical hypertrophy): Ventriculographic and echocardiographic features in 30 patients. *Am J Cardiol*. 1979;44:401-412.

7. Valderrabano M, Siegel RJ. Images in cardiology: The imaging spectrum of apical hypertrophic cardiomyopathy. *Clin Cardiol.* 2004;27:49.
8. Topol EJ, Traill TA, Fortuin NJ. Hypertensive hypertrophic tardiomyopathy of the elderly. *N Engl J Med.* 1985:312:277-283.
9. Cheitlin MD, Alpert JS, Armstrong WF, et al. ACC/AHA guidelines for the clinical application of echocardiography. *Circulation.* 1997;95:1686-1744.
10. Douglas. PS. Khandheria B, Stainback R, et al. ACCF/ASE/ACEP/ASNC/SCAI/SCCT/SCMR 2007 appropriateness criteria for transthoracic and transesophageal echocardiography. *JAm Coll Cardiol.* 2007;50:187-204.
11. Elliott PM, Poloniecki J, Dickie S, et al. Sudden death in hypertrophic cardiomyopathy: Identification of high risk patients. *J Am Coll Cardiol.* 2000;36:2212-2218.
12. Maron BJ, Olivotto I, Spirito P, et al. Epidemiology of hypertrophic cardiomyopathy-related death: Revisited in a large non-referralbased patient population. *Circulation.* 2000;102:858-864.
13. Spirito P, Maron BJ. Relation between extent of left ventricular hypertrophy and occurrence of sudden cardiac death in hypertrophic cardiomyopathy. *J Am Coll Cardiol.* 1990;15:1521-1526.
14. Maron BJ. Distinguishing hypertrophic cardiomyopathy from athlete's heart physiological remodeling: Clinical significance, diagnostic strategies and implications for preparticipation screening. *Br J Sports Med.* 2009;43:649-656.
15. Pollick C, Rakowski H, Wigle ED. Muscular subaortic stenosis: The quantitative relationship between systolic anterior motion and the pressure gradient. *Circulation.* 1984;69:43-49.
16. Sasson Z, Yock PG, Hatie LK, et al. Doppler echocardiographic determination of the pressure gradient in hypertrophic cardiomyopathy. *J Am Coll Cardiol.* 1988;11:752-756.
17. Dinsmore RE, Sanders CA, Harthorne JW Mitral regurgitation in idiopathic hypertrophic subaortic stenosis. *N Engl J Med.* 1966;275:1225.
18. Kinoshita N, Nimura Y, Okamoto M, et al. Mitral regurgitation in hypertrophic cardiomyopathy: Noninvasive study by two-dimensional Doppler echocardiography. *Br Heart J.* 1983;49:574.
19. Adelman AG, McLoughlin MJ, Marquis Y, et al. Left ventricular cineangiographic observations in muscular subaortic stenosis. *Am J Cardiol.* 1969;24:689-697.
20. Autore C, Conte MR, Piccininno M, et al. Risk associated with pregnancy in hypertrophic cardiomyopathy. *J Am Coll Cardiol.* 2002;40:1864-1869.
21. Jones S, Elliott PM, Sharma S, et al. Cardiopulmonary response to exercise in patients with hypertrophic cardiomyopathy. *Heart.* 1998;80:60.
22. Sharma S, Elliott P, Whyte G, et al. Utility of metabolic exercise testing in distinguishing hypertrophic cardiomyopathy from physiologic left ventricular hypertrophy in athletes. *J Am Coll Cardiol.* 2000;36:864.
23. Olivotto I, Maron BJ, Montereggi A, et al. Prognostic value of systemic blood pressure response during exercise in a community-based patient population with hypertrophic cardiomyopathy. *J Am Coll Cardiol.* 1999;33:2044.
24. McKenna WJ, Spirito P, Desnos M, et al. Experience from clinical genetics in hypertrophic cardiomyopathy: Proposal for new diagnostic criteria in adult members of affected families. Heart. 1997;77:130-132.

16

Massas Intracardíacas e Embolia Arterial

Carlos A. Roldan

- A anamnese e o exame físico são de importante valor na avaliação dos pacientes com suspeita de substratos cardíacos para embolia, massas intracardíacas ou embolia arterial.
- Apesar de anamnese e exame físico negativos preverem um baixo rendimento da imagem cardíaca em detectar fontes cardíacas de embolia, possíveis substratos cardíacos ou vasculares de êmbolos, como o forame oval patente, aneurisma septal atrial, filamentos valvulares, contraste ecocardiográfico espontâneo, ateroma aórtico e massas cardíacas são assintomáticos e geralmente não apresentam achados ao exame físico.
- A integração da anamnese do exame físico com a imagem cardiovascular e cerebral é essencial para estabelecer o diagnóstico, o mecanismo e o tratamento dos pacientes com massas intracardíacas ou aórticas suspeitas e embolia arterial (1).
- Portanto, as ecocardiografias (eco) bidimensional (2D) e tridimensional em tempo real (RT3D) transtorácica (TTE) e, em casos selecionados, à TEE (ecocardiografia transesofágica) são atualmente as técnicas mais comumente utilizadas para detecção de substratos cardiovasculares para formação de êmbolos, identificando e caracterizando as massas cardiovasculares (trombos, vegetações, ateroma e tumores) e orientando melhor o tratamento nos pacientes com embolia arterial (2-4).

Definições

Substratos cardiovasculares para a formação de êmbolos

- Uma doença cardíaca ou vascular que predispõe à formação de êmbolos e está associada à embolia arterial. A fibrilação ou o *flutter* atrial, o infarto do miocárdio, o aneurisma ventricular esquerdo (LV), a miocardiopatia, as endocardites infecciosa e não infecciosa, a estenose reumática da válvula mitral, as próteses valvares cardíacas e a doença ateromatosa da aorta são os substratos mais comuns para a formação dos êmbolos. Os tumores cardíacos são substratos raros para a formação dos êmbolos.

Massas intracardíacas ou vasculares

- Estruturas cardíacas ou vasculares anormais de tamanho, aparência, forma, ecorrefringência e mobilidade variáveis. Estão mais comumente localizadas no interior das câmaras cardíacas e estão ligadas ao endocárdio atrial ou ventricular, incluindo o septo interatrial ou interventricular, aos folhetos ou ânulo valvulares ou à aorta. Raramente, podem ser observadas como massas livremente móveis.
  - As massas intracardíacas e vasculares mais comuns incluem trombos (Figs. 16.1 a 16.6), vegetações infecciosas (Fig. 16.7) e ateromas aórticos (Fig. 16.8).
  - Massas intracardíacas raras incluem vegetações trombóticas ou inflamatórias não infecciosas e tumores cardíacos malignos ou benignos.
  - Variantes anatômicas normais comuns que podem mimetizar massas intracardíacas incluem trabeculações no LV, crista da veia pulmonar superior esquerda, músculos pectinados dos apêndices atriais, nodos de Aranti, banda moderadora, válvula de Eustáquio e rede de Chiari.

Embolia arterial
- Oclusão parcial ou completa de uma artéria cerebral ou periférica por êmbolos originários das artérias carótidas, aorta ou do coração esquerdo (5-7).
- Embolia paradoxal é causa rara de embolia arterial e é causada por êmbolos que se originam no sistema venoso ou raramente a partir de uma câmara cardíaca direita e ganham acesso ao sistema arterial por *shunt* intracardíaco ou raramente de malformação arteriovenosa pulmonar (8,9). O diagnóstico requer quatro critérios clínicos:
  - Trombose venosa.
  - Comunicação entre as circulações direita e esquerda.
  - Gradiente de pressão atrial da direita para a esquerda durante todo o ciclo cardíaco ou em parte dele.
  - Embolia arterial na ausência de substratos cardioembólicos comuns.

- O diagnóstico é definido quando se demonstra um trombo alojado através do desvio intracardíaco.
- A embolia pulmonar é detectada em aproximadamente 60% desses pacientes e trombose venosa profunda em aproximadamente 40%.
- O forame oval patente (PFO) está presente em 72% dos pacientes, o defeito septal atrial (ASD) em 12%, a fístula arteriovenosa pulmonar em 12% e o defeito septal ventricular em 4%.

■ A embolia arterial resulta em acidente vascular cerebral ou em ataque isquêmico transitório (TIA) em 80% dos pacientes, isquemia de membro em 15% ou isquemia ou infarto visceral em ≤ 5% dos pacientes (5-7). Nos pacientes com embolia paradoxal, os êmbolos para as extremidades inferiores ocorrem em 50% dos casos; para o cérebro em 35 a 40%; e para as artérias coronariana, renal, esplênica, da retina ou mesentérica em 10 a 15% dos casos (8,9).
  ■ *Acidente vascular cerebral* é um episódio de disfunção neurológica provocada por isquemia focal cerebral, da medula espinal ou da retina, com evidência de infarto do tecido do sistema nervoso central.
  ■ *TIA* é episódio transitório de disfunção neurológica de < 24 horas de duração provocada por isquemia focal cerebral, da medula espinal ou da retina, mas sem infarto agudo.
    - Aterotrombose carotídea ou ateroembolia carotídea ou aórtica é a causa de acidente vascular isquêmico ou TIA em aproximadamente 40% dos casos.
    - Doença lacunar ou dos pequenos vasos é a causa em 15 a 20% dos casos.
    - Causa criptogênica ou não identificável independente da completa avaliação constitui aproximadamente 25% dos casos.
      ♦ Uma proporção indefinida desses casos pode apresentar uma causa cardioembólica.
    - O cardioembolismo é a causa em 15% dos casos.
    - Coagulopatia, vasculite, dissecção arterial, enxaqueca ou doença falciforme C é a causa em < 5% dos casos.

Epidemiologia do acidente vascular cerebral e do TIA

Incidência

■ Anualmente, cerca de 795.000 americanos desenvolvem acidente vascular cerebral novo (77%) ou recorrente (23%) (10).
■ As taxas de incidência do acidente vascular cerebral por 1.000 pessoas ao ano variam de acordo com a idade da seguinte forma:
  ■ 2,4 para brancos, homens e mulheres, dos 45 aos 54 anos de idade.
  ■ 6,1 para homens brancos e 4,8 para mulheres brancas dos 55 aos 64 anos de idade.
  ■ 12,2 para homens brancos e 9,8 para mulheres brancas dos 65 aos 74 anos de idade.
  ■ Essas taxas são 4 a 7% mais elevadas para negros, homens e mulheres.
■ A incidência do TIA é estimada em 200.000 a 500.000 por ano ou 68 a 83 por 100.000 indivíduos (mais elevada nos homens negros e naqueles > 85 anos de idade) (10).
  ■ Os 90 dias de risco de acidente vascular cerebral após o TIA é de aproximadamente 10% (variação, 3 a 17%), com 25 a 50% dos eventos ocorrendo dentro dos primeiros 2 dias.

Prevalência

■ A prevalência do acidente vascular cerebral é de 2,7% nos homens e 2,5% nas mulheres ≥ 18 anos de idade (10).
  ■ Essas taxas são maiores nos negros não hispânicos (3,7 a 4%).
  ■ Ainda, as taxas de prevalência aumentam de 2% para a idade de 50 a 59 anos para 12% para a idade ≥ 80 anos.
■ A prevalência do TIA é 2,3-1% mais elevada para os homens e taxas mais altas para aqueles > 65 anos de idade.
  ■ Nos pacientes com acidente vascular cerebral, a prevalência do TIA prévio é de aproximadamente 15% (variação, 7 a 40%), com quase metade deles ocorrendo durante os 7 dias precedentes.
  ■ Um terço dos TIAs presumidos são acidentes vasculares cerebrais com base na evidência de infartos cerebrais na imagem por ressonância magnética (MRI) ponderada por difusão.

Ecocardiografia

■ Como foi anteriormente estabelecido, 15 a 20% dos casos de embolia arterial são de origem cardioembólica e em proporção indefinida de 25% de pacientes com acidente vascular cerebral presumivelmente criptogênico ou TIA podem apresentar patogenia cardioembólica (5-11).
■ Portanto, eco é essencial no acompanhamento e terapia dos pacientes com suspeita de embolia arterial.
■ A American Society of Echocardiography [Sociedade Americana de Ecocardiografia] publicou recentemente limitado número de critérios apropriados para utilização nos pacientes com suspeita de cardioembolia (2-4,11,12) (Tabela 16.1). Entretanto, esses critérios se baseiam nos dados limitados fundamentados em evidência e podem não se aplicar a todos os pacientes. Portanto, eco (TTE e/ou TEE) deve ser utilizada para se ajustar ao cenário clínico específico do paciente.
■ O benefício diagnóstico maior e terapêutico adicional de eco, em particular de TEE, parece ser nos pacientes mais jovens sem doença cardiovascular conhecida e nos pacientes mais idosos com doença cardiovascular, porém sem uma indicação bem estabelecida para a anticoagulação.
■ Quando integrados a anamnese e o exame físico, a informação obtida pelo eco ajuda a melhor definir a síndrome clínica como cardioembólica em pelo menos um terço dos pacientes e consequentemente orienta melhor a necessidade de anticoagulação e terapia antiplaquetária, acompanhamento adicional ou outras intervenções (11).

> **Tabela 16.1**
> **Indicações da Classe I ou apropriadas (escore 7-9) para ecocardiografia em pacientes com suspeita de embolia arterial**
>
> Nos pacientes com suspeita ou evidência de ataque isquêmico transitório, acidente vascular cerebral, ou embolia periférica e suspeita de fonte cardiovascular de êmbolo (TTE/TEE).
>
> Nos pacientes com suspeita de massa cardíaca ou aórtica (TTE/TEE).
>
> Uso da TEE no paciente com suspeita de massa cardíaca ou cardioembolia com TTE não diagnóstica em decorrência das características do paciente ou visualização inadequada de estruturas relevantes.
>
> Reavaliação de achado prévio à TEE por alteração do intervalo (p. ex., resolução do trombo após a anticoagulação, resolução da vegetação após a antibioticoterapia) quando uma mudança na terapia estiver prevista (TEE).
>
> Avaliação para facilitar a tomada de decisão clínica tem relação com anticoagulação, cardioversão e/ou ablação por radiofrequência (TEE).

(Adaptada de Douglas PS, Garcia MJ, HainesDE et al. ACCF/ASE/AHA/ASNC/HFSA/HRS/SCAI/SCCM/SCCT/SCMR 2011 appropriate use criteria for echocardiography. *J Am Coll Cardiol.* 2011;57:1126-1166.)

- O uso atual dos agentes de contraste que realçam a definição da borda endocárdica do LV e eco RT3D contribuíram significativamente para a maior e mais precisa detecção dos substratos cardíacos dos êmbolos e caracterização de massas intracardíacas e vasculares (3,11,12).
- Também, o uso de eco Doppler transcraniano (TCD) para detecção da microembolia desempenha papel importante no estabelecimento da ligação patogênica entre o substrato cardiovascular dos êmbolos ou uma massa intracardíaca ou vascular e a síndrome clínica de embolia arterial (13).

Substratos cardíaco e aórtico para a formação dos êmbolos

Fibrilação atrial

- As taxas relatadas de prevalência de trombos atriais na fibrilação atrial com duração de > 2 dias ou desconhecida variam de 10 a 20% (14,15).
- As taxas de trombos atriais são mais elevadas (14 a 40%) entre pacientes que se apresentam com embolia arterial recente ou aguda, outras fontes cardíacas concomitantes de êmbolos, estenose reumática da válvula mitral, disfunção sistólica do LV (LVEF < 40%), ecocontraste espontâneo, baixas velocidades de esvaziamento atrial (≤ 20 cm/segundo) ou placas aórticas (16-19).
- Mais de 90% dos trombos atriais nos pacientes com fibrilação atrial são formados no apêndice atrial esquerdo (LA) (Fig. 16.1).

- A fibrilação atrial causa 15 a 20% de todos os acidentes vasculares cerebrais isquêmicos, mas > 50% de todos os acidentes vasculares cerebrais/TIAs cardioembólicos.
- O risco de acidente vascular cerebral/TIA na fibrilação ou *flutter* atrial paroxístico, persistente ou permanente provavelmente seja semelhante (18).
- O risco anual de acidente vascular cerebral ou TIA nos pacientes com fibrilação atrial não valvular atualmente se baseia no escore CHADS2, que atribui 1 ponto para insuficiência cardíaca congestiva (C) recente, hipertensão (H), idade ≥ 75 anos (A) e diabetes melito (D) e 2 para acidente vascular cerebral (S) ou TIA prévios (14).
  - Escore 0 = baixo risco ou taxa de 1,2% de acidente vascular cerebral por 100 pacientes-anos.
  - Escore 1 = risco baixo-moderado ou taxa de 2,8 de acidente vascular cerebral por 100 pacientes-anos.
  - Escore 2 = risco moderado ou taxa de 3,6 de acidente vascular cerebral por 100 pacientes-anos.
  - Escore 3 = alto risco ou taxa de 6,4 de acidente vascular cerebral por 100 pacientes-anos.
  - Escore 4-6 = risco muito alto ou taxa de 8-44 de acidente vascular cerebral por 100 pacientes-anos.
- Pacientes com escore de 0-1 geralmente são tratados com aspirina e aqueles com escores de 2-6 são tratados com warfarin.

Infarto do miocárdio

- O risco de embolia arterial nos pacientes com infarto do miocárdio (MI) é mais elevado se o MI estiver associado a anormalidades severas do movimento da parede, aneurisma do LV, disfunção sistólica moderada a grave do LV (o risco aumenta em 18% para cada 5% de redução na LVEF) ou fibrilação atrial (20). Portanto, o risco geralmente é maior nos pacientes com MI anterior.
- Pacientes com grande MI anterior apresentam uma incidência estimada de trombo no LV de mais de 20% (a maior parte deles formada na primeira semana) e uma taxa de embolia arterial de 5 a 27% por ano sem anticoagulação.
- Além disso, pacientes com MI que apresentem LVEF < 30% apresentam risco de 1,86 de acidente vascular cerebral se comparados àqueles com LVEF > 35%.

Aneurisma ventricular esquerdo

- O aneurisma LV é definido como deformidade diastólica e sistólica para fora de uma área infartada afinada e cicatrizada (ver Figs. 2.5 e 2.6). Sua incidência varia de 8 a 22%, ocorre predominantemente (> 90%) no ápice e após MI anterior, e geralmente dentro da primeira semana após o AMI (20,21).
- TTE 2D possui uma sensibilidade de 80 a 90% para detecção de um aneurisma LV com melhora para > 90% com estudos por contraste para realce da cavidade (3,20,21)
- TTE RT3D possui precisão diagnóstica comparável à MRI e a ventriculografia esquerda para detecção e caracterização de aneurismas LV, porém é superior à imagem 2D com sensibili-

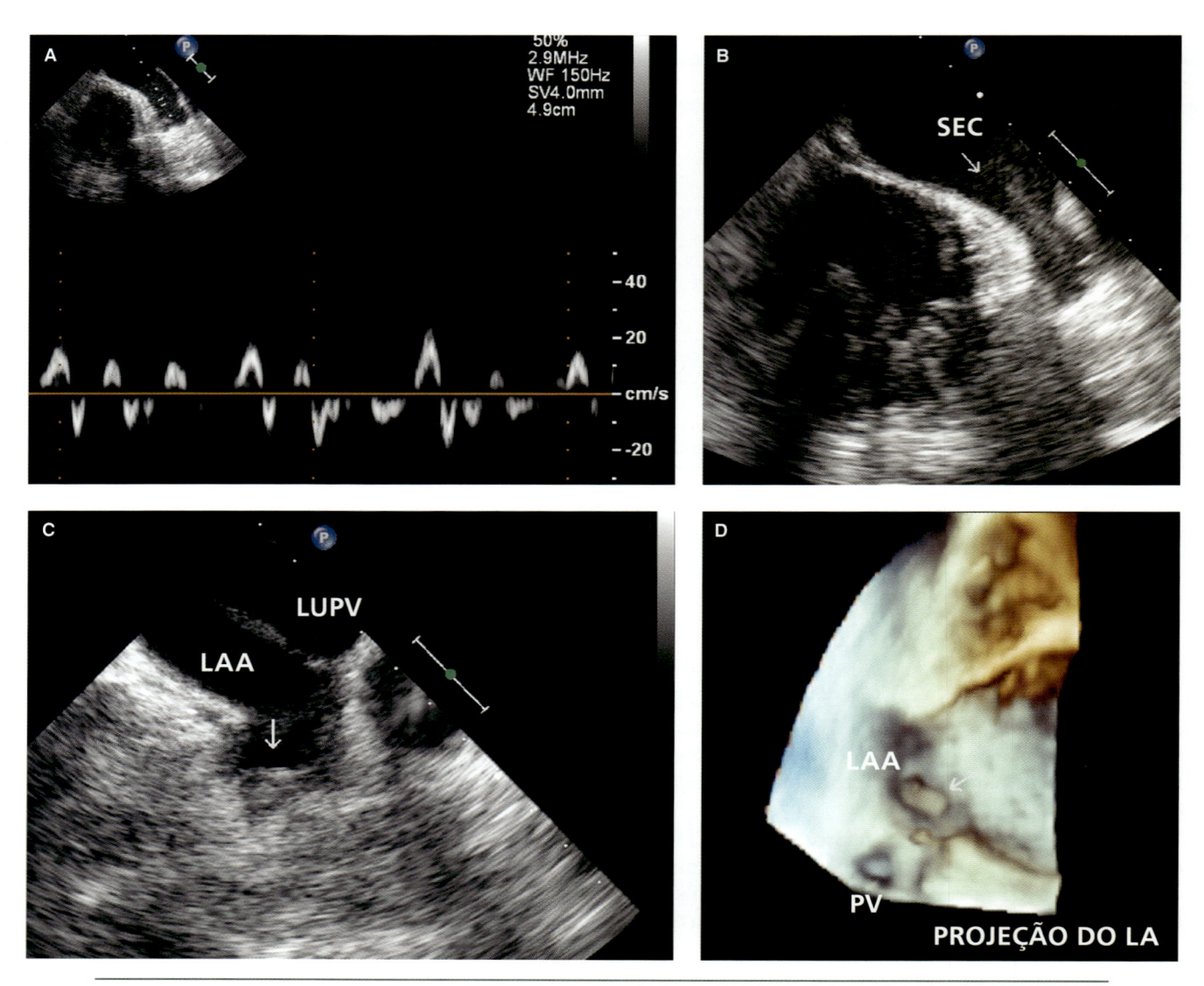

Fig.16.1 Ecocontraste espontâneo do apêndice atrial esquerdo e trombos. Estas projeções do apêndice do LA (LAA) à TEE 2D em paciente com fibrilação atrial crônica demonstra (**A**) baixas velocidades de esvaziamento do LAA, (**B**) grau grave de ecocontraste espontâneo (SEC) (*seta*) e (**C**) trombo (*seta*) no ápice de LAA. **D.** Pela projeção superoinferior do LAA à TEE RT3D, um trombo bem definido de tamanho moderado e imóvel adere ao ápice do LAA e paredes laterais apicais (*seta*). LUPV, veia pulmonar superior esquerda, PV, veia pulmonar.

dade, especificidade e valores preditivos positivos e negativos de 100, 91, 89 e 100% *versus* 81, 95, 93 e 88%, respectivamente (22,23) (ver Figs. 2.5C e 2.6B).
- TEE apresenta sensibilidade menor do que TTE para detectar aneurismas apicais do LV em decorrência do encurtamento comum do ápice do LV.
- Pacientes com um aneurisma do LV apresentam risco aumentado para formação de trombo e embolia arterial, a qual contribui para seu risco aumentado de mortalidade intra-hospitalar em 1 ano.

Cardiomiopatia

- Cardiomiopatia é definida como LVEF anormalmente reduzida (geralmente < 40%) associado a anormalidades globais ou segmentares do movimento da parede e LV dilatado.
- As causas mais comuns incluem doença arterial coronariana, hipertensão, mediada por taquicardia, abuso de álcool e processos inflamatórios ou infiltrativos do miocárdio.
- Nos pacientes com miocardiopatia dilatada não isquêmica, uma prevalência aumentada não muito bem determinada de

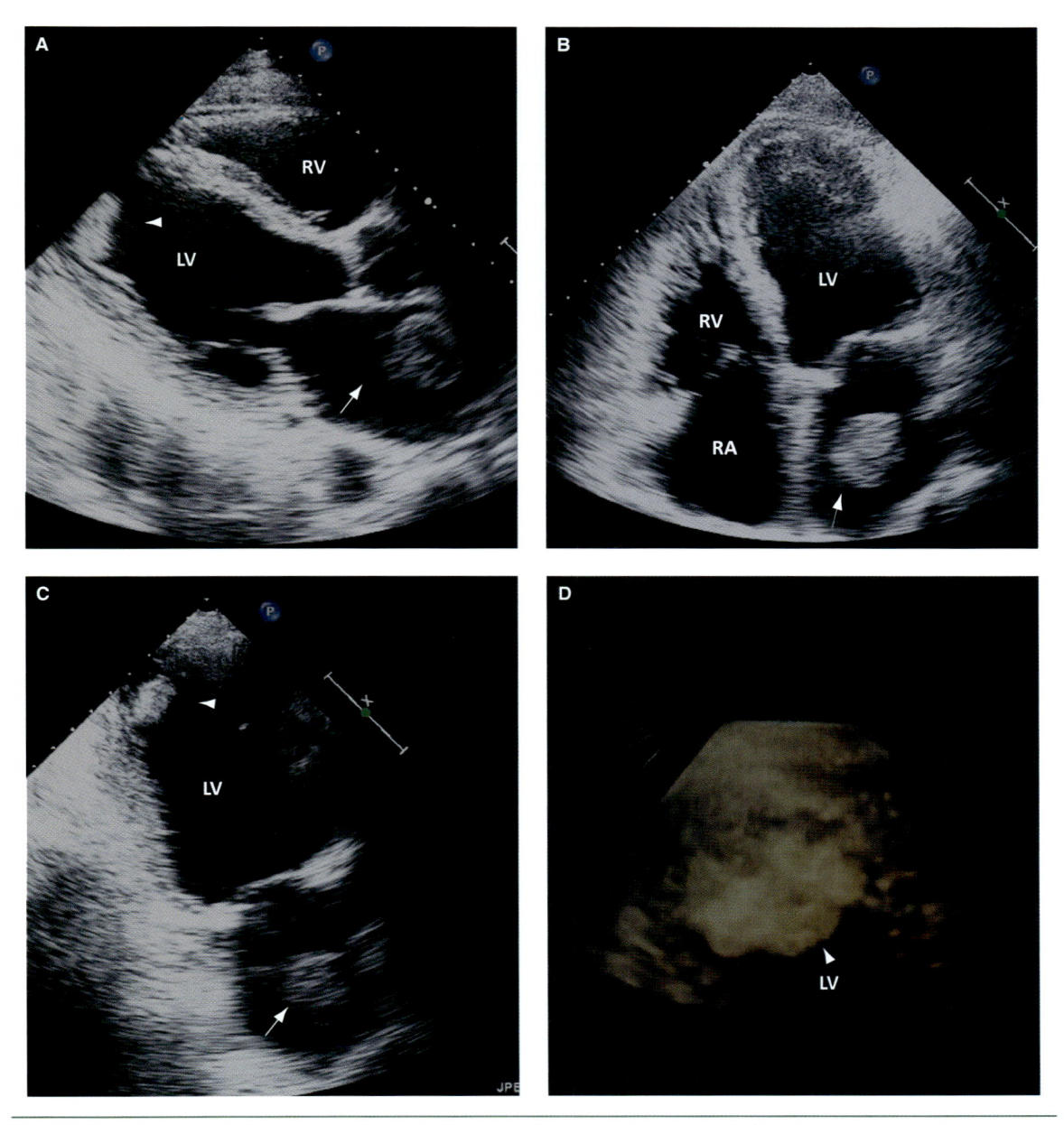

Fig. 16.2 Trombos ventriculares esquerdos e atriais esquerdos em paciente com cardiomiopatia grave. A-C. Estas projeções paraesternal de eixo longo (**A**), apical de quatro câmaras (**B**) e de duas câmaras (**C**) à TTE demonstram grande trombo oval e móvel no átrio esquerdo (*setas*) e um trombo alongado ou tubular imóvel no ápice do LV (*pontas de seta*). Na projeção apical de quatro câmaras (**B**) os trombos atriais mimetizam um mixoma atrial. Digno de nota, o paciente estava com o ritmo sinusal normal. **D.** Esta projeção do ápice do LV à TTE RT3D define melhor um grande trombo, irregular, heterogeneamente ecorrefringente, imóvel e bem aderido ao ápice gravemente hipocinético (*ponta de seta*).

trombo intracardíaco e uma taxa de 4% ao ano de embolia arterial tem sido relatada no ritmo sinusal normal (Fig. 16.2).

Endocardite

- A endocardite infecciosa de válvulas nativas ou protéticas está associada a uma taxa de 11 a 44% de embolia arterial, com variações mais altas entre pacientes com vegetações > 10 mm, endocardite por *Staphylococcus aureus* ou envolvimento da válvula mitral (24-27) (Fig. 16.7, ver Figs. 13.1 a 13.4).

- Endocardite não infecciosa ou endocardite de Libman-Sacks com vegetações é vista em pelo menos 30% dos pacientes com lúpus eritematoso sistêmico (SLE) e naqueles com síndrome do anticorpo antifosfolipídio primário e está associada à taxa clínica e subclínica de embolia arterial de ≥ 30% (28,29) (ver Fig. 13.6).

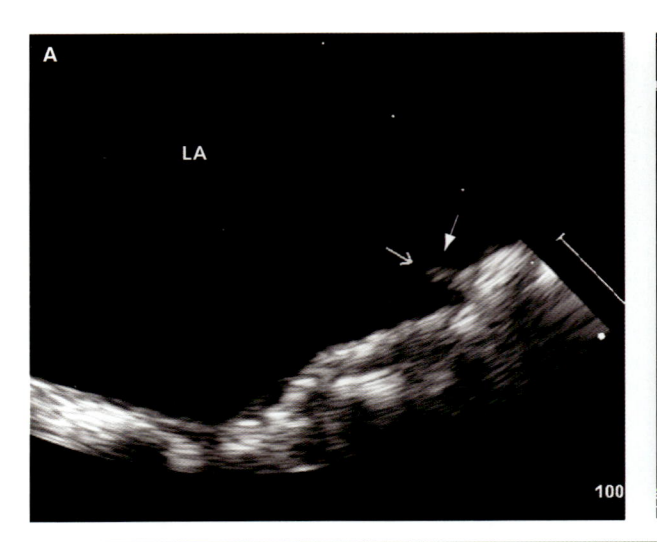

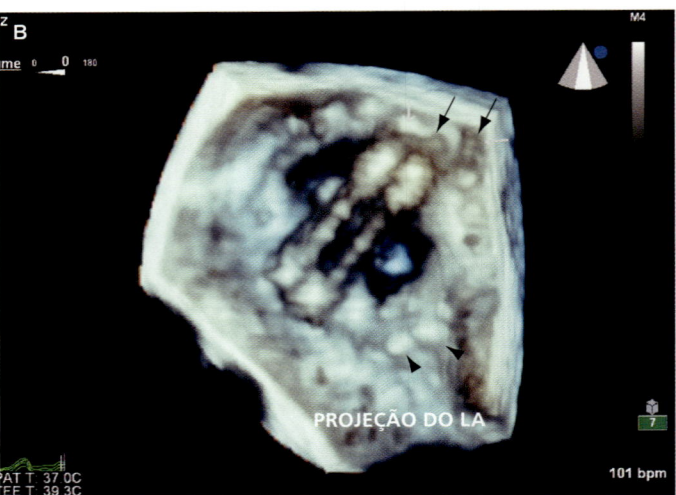

Fig. 16.3 Anel de sutura da prótese valvar com trombo em paciente com acidente vascular cerebral. A. Esta aproximação da projeção do anel de sutura da válvula mitral protética com dois folhetos à TEE 2D demonstra massa pequena, fazendo protrusão, móvel e de ecorrefringência de tecido mole localizada no lado atrial esquerdo (LA) do anel de sutura protética (*setas*). Esta estrutura não pode ser claramente diferenciada como trombo ou sutura. **B.** Esta projeção atrial da válvula protética e do anel de sutura à TEE RT3D define melhor duas pequenas massas irregulares e imóveis compatíveis com trombos na face medial do anel de sutura e próximas ao ponto de articulação (*setas*) do folheto valvar aparecendo e movendo-se. Notar ainda as suturas do anel aparecendo distintamente (*pontas de seta*).

Próteses valvares cardíacas

- A prevalência e a incidência reais de trombose de próteses valvares são indefinidas. Entretanto, a trombose com consequente tromboembolismo ocorre nos pacientes com próteses valvares cardíacas predominantemente em associação à anticoagulação subterapêutica ou fibrilação atrial, mais comumente com válvulas mecânicas e duas vezes mais comuns ($\geq 50\%$ dos casos) para a prótese da válvula mitral (30,31) (Fig. 16.3; ver Fig. 11.11B).

- A taxa de tromboembolismo nos pacientes com válvulas cardíacas mecânicas é de 4,4 por 100 pacientes-anos sem terapia antitrombótica, 2,2 por 100 pacientes-anos com drogas antiplaquetárias e 1 por 100 pacientes-anos com terapia por warfarina (30).

- Filamentos de fibrina, definidos como estruturas finas, curtas e móveis no lado atrial de próteses valvares mitrais (mais comumente mecânicas) e no lado ventricular de próteses valvares aórticas, podem ser detectados em quase 20% dos pacientes (30,32). Essas estruturas são comumente detectadas incidentalmente, de patogênese incerta e dificuldade de diferenciar do anel de suturas ou anuloplastia. Seu risco tromboembólico não foi completamente determinado.

Estenose reumática da válvula mitral

- Em pacientes com estenose mitral severa, o ecocontraste espontâneo no LA é detectado por TEE em aproximadamente 25% dos pacientes em ritmo sinusal normal e em > 60% dos pacientes com fibrilação atrial (33) (ver Figs. 7.6 e 7.8A).

- Os trombos do LA (predominantemente formados no apêndice LA) ocorrem em 7 a 15% dos pacientes com estenose mitral e são predominantemente detectados e caracterizados por TEE 2D e RT3D (34-36) (ver Fig. 7.8).

- Os trombos do LA podem-se formar nesses pacientes enquanto em ritmo sinusal normal. Um índice de volume do LA (≥ 60 mL/m^2) foi associado a trombos nesses indivíduos (37).

- Os trombos e o pseudocontraste no LA estão ambos relacionados à severidade da estenose mitral, tamanho do LA e fibrilação atrial (ver Figs. 7.6 e 7.8B).

- O ecocontraste espontâneo e os trombos também podem ocorrer em associação à calcificação anular mitral severa com ou sem obstrução ao influxo (Fig. 16.4).

- Durante a cirurgia valvular, os trombos do LA (mais comumente formados no apêndice e na parede posterior LA) são observados em 15 a 20% dos pacientes com e sem embolia arterial prévia (35).

- A prevalência de trombos e pseudocontraste LA é menor nos pacientes com MR moderada ou severa (17%), se comparada àquela sem MR significativa (94%) (38).

- Pacientes com estenose mitral sintomática apresentam uma taxa de embolia arterial de 10 a 20% e embolia pulmonar de 10% (39).

- A embolia arterial durante a valvuloplastia mitral ocorre em mais de 4% dos pacientes e é mais comumente decorrente de

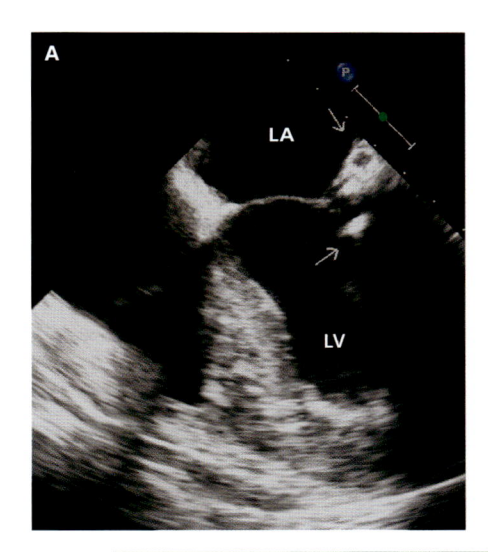

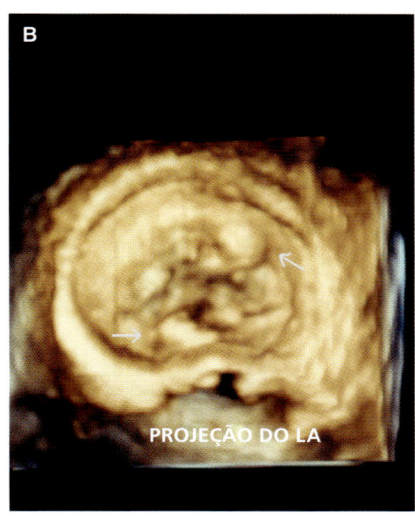

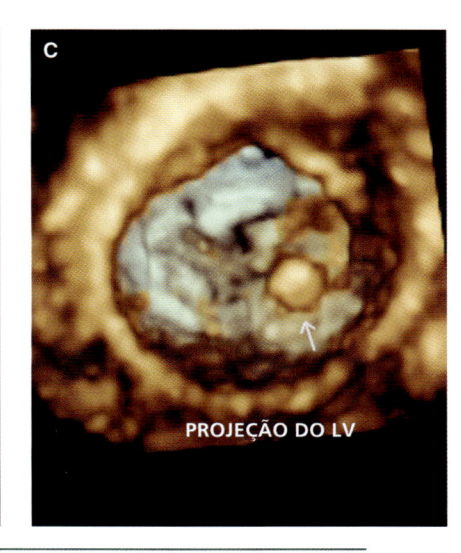

Fig. 16.4 Calcificação anular mitral cística com um trombo em um paciente com ataque isquêmico transitório. A. Esta projeção de quatro câmaras à TEE 2D demonstra calcificação anular mitral cística grave (*seta superior*) e massa homogeneamente hiperrefringente e móvel aderida ao lado ventricular da calcificação anular mitral. **B.** Esta projeção LA da válvula mitral à TEE RT3D demonstra áreas focais de calcificação anular mitral fazendo protrusão anterior e posterior (*setas*). **C.** Esta projeção do LV da válvula mitral à TEE RT3D demonstra massa oval, móvel, homogeneamente ecorrefringente e com bordas bem definidas aderida ao lado ventricular da calcificação anular mitral posterior (*seta*). Esses achados são compatíveis com trombo aderido à calcificação anular mitral cística.

trombos do LA (39,40). Naqueles com escore de morfologia valvar mitral > 10, as taxas de embolia arterial após a valvuloplastia com balão são mais elevadas (9 a 13%) (41). A doença ateromatosa aórtica associada ou trombos associados ao cateter podem contribuir para esta embolia.

Contraste ecocardiográfico espontâneo atrial ou ventricular

- O contraste ecocardiográfico espontâneo do LA ou do LV ou "fumaça" é causado por estado de baixo fluxo levando a agregação de células sanguíneas.
- Aparece como ecos em rodamoinho ou semelhantes à fumaça e é mais comumente observado nos pacientes com fibrilação ou *flutter* atrial, disfunção sistólica grave do LV, aneurisma do LV, estenose reumática da válvula mitral e velocidades baixas (≤20 cm/segundo) de esvaziamento do apêndice atrial (Figs. 16.1A, B; ver Figs. 2.1, 7.6, 7.8 e 11.11B).
- Raramente é detectado por TTE. Ao contrário, é detectado em 15 a 20% dos pacientes submetidos à TEE para todas as indicações.
- O ecocontraste espontâneo do LA ou do LV está associado a um risco aumentado de formação de trombo no LA ou no LV e futura embolia arterial (Fig. 16.1C, D).
- Nos pacientes com infarto miocárdico do RV ou disfunção sistólica grave do RV e nos pacientes com fibrilação atrial, podem ocorrer o ecocontraste espontâneo e/ou trombo no RV ou RA e predispor os pacientes à embolia paradoxal se existir um *shunt* intracardíaco associado (Figs. 16.5 e 16.6).

Doença ateromatosa aórtica

- A doença ateromatosa aórtica é o espessamento anormal da íntima e da média da aorta comumente associado a graus variáveis de cristais de colesterol, material fibrinoso e/ou deposição de trombos (Fig. 16.8). Sua morfologia é comumente categorizada da seguinte forma:
  - Grau I: Espessamento mínimo da íntima (< 4 mm).
  - Grau II: Espessamento extenso ou difuso da íntima (> 4 mm).
  - Grau III: Ateroma séssil.
  - Grau IV: Ateroma protruso.
  - Grau V: Ateroma móvel e/ou ulcerado.
- Em séries retrospectivas, a prevalência da doença ateromatosa aórtica à TEE nos pacientes com acidente vascular cerebral varia de 14 a 33%, se comparada a 5 a 10% nos casos controle (42,43). Nestas séries, os ateromas aórticos são predominantemente vistos na aorta torácica descendente e taxas menores no arco aórtico.
- Em séries prospectivas controladas de pacientes com acidente vascular cerebral recente submetidos à TEE, a doença ateromatosa aórtica foi detectada em mais de 70% dos pacientes (quase 40% deles com placas ≥ 4 mm) (44).

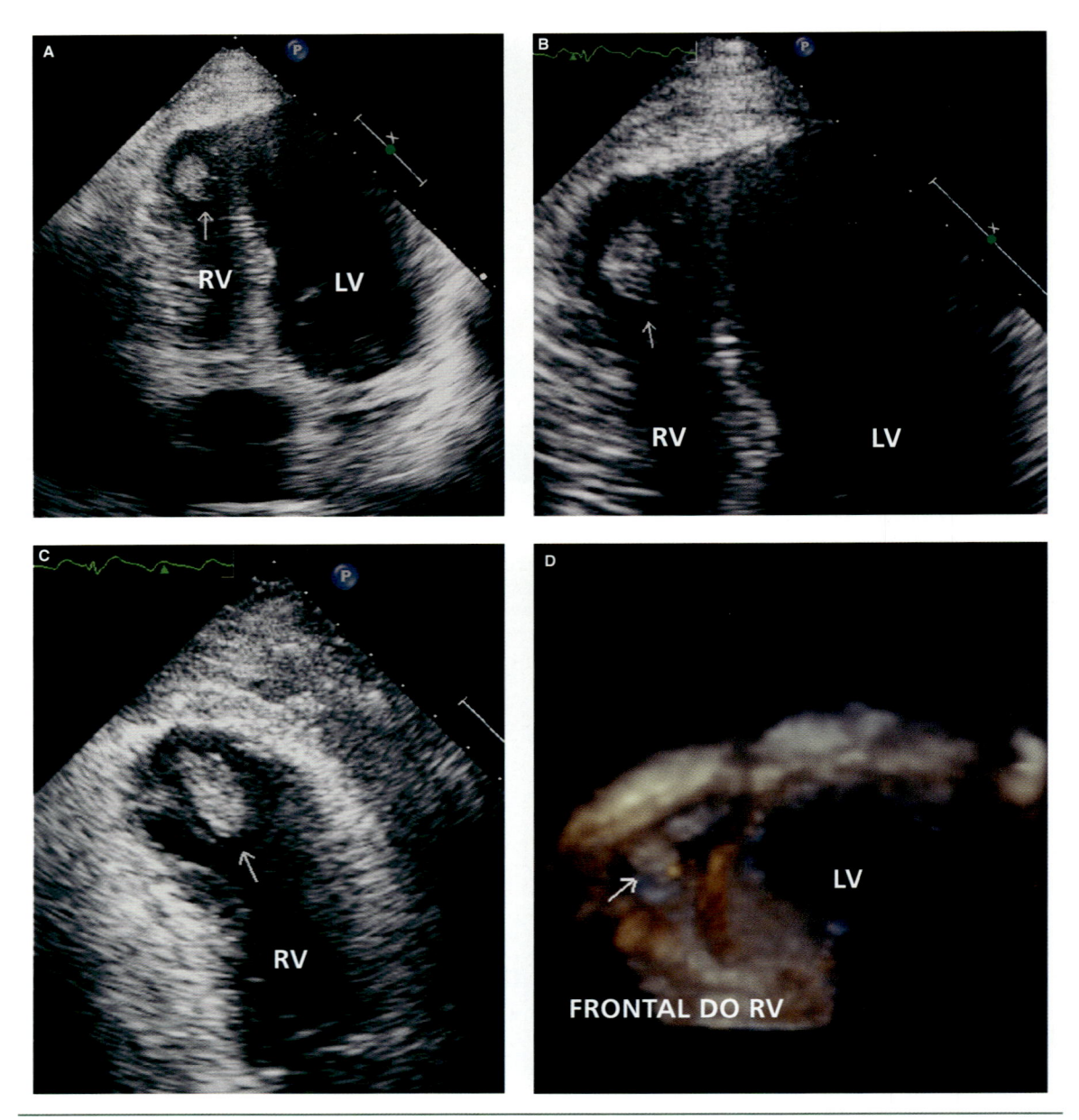

Fig. 16.5 Trombo ventricular direito em um paciente com infarto miocárdico anteroapical esquerdo e ventricular direito. A-C. Estas projeções apicais de quatro câmaras (**A, B**) e de duas câmaras (C) à TTE 2D do ventrículo direito (RV) demonstram acinesia a discinesia lateral e apical e adelgaçamento do ápice do RV complicados com um trombo oval, com ecorrefringência de tecido mole e imóvel (*setas*). **D.** Esta projeção frontal do ápice do RV à TTE 3DRT define melhor o trombo oval bem aderido ao ápice do RV (*seta*).

- Também, nestas séries, ulceração das placas aórticas ocorreu em 11% dos pacientes com acidente vascular cerebral se comparados a 2% naqueles sem acidente vascular cerebral.
- Além disso, pacientes com infartos cerebrais múltiplos apresentam risco 3 vezes maior de apresentarem placas ulceradas se comparados àqueles com infartos únicos (45). Portanto, o risco embólico de placas aórticas também está relacionado com ulceração em adição ao espessamento, protrusão e mobilidade.

- A doença ateromatosa aórtica é uma fonte provável de embolia arterial em mais de 12% dos pacientes submetidos a angiografia aórtica ou arterial, intervenções coronarianas percutâneas, inserção de balão intra-aórtico, fechamento percutâneo de defeitos septais atriais ou PFO, ou ainda troca percutânea da válvula (46,47).
- Finalmente, a taxa relatada de mais de 7% dos acidentes vasculares cerebrais ou TIA peroperatórios nos pacientes submetidos à cirurgia cardíaca ou aórtica aberta também está relacio-

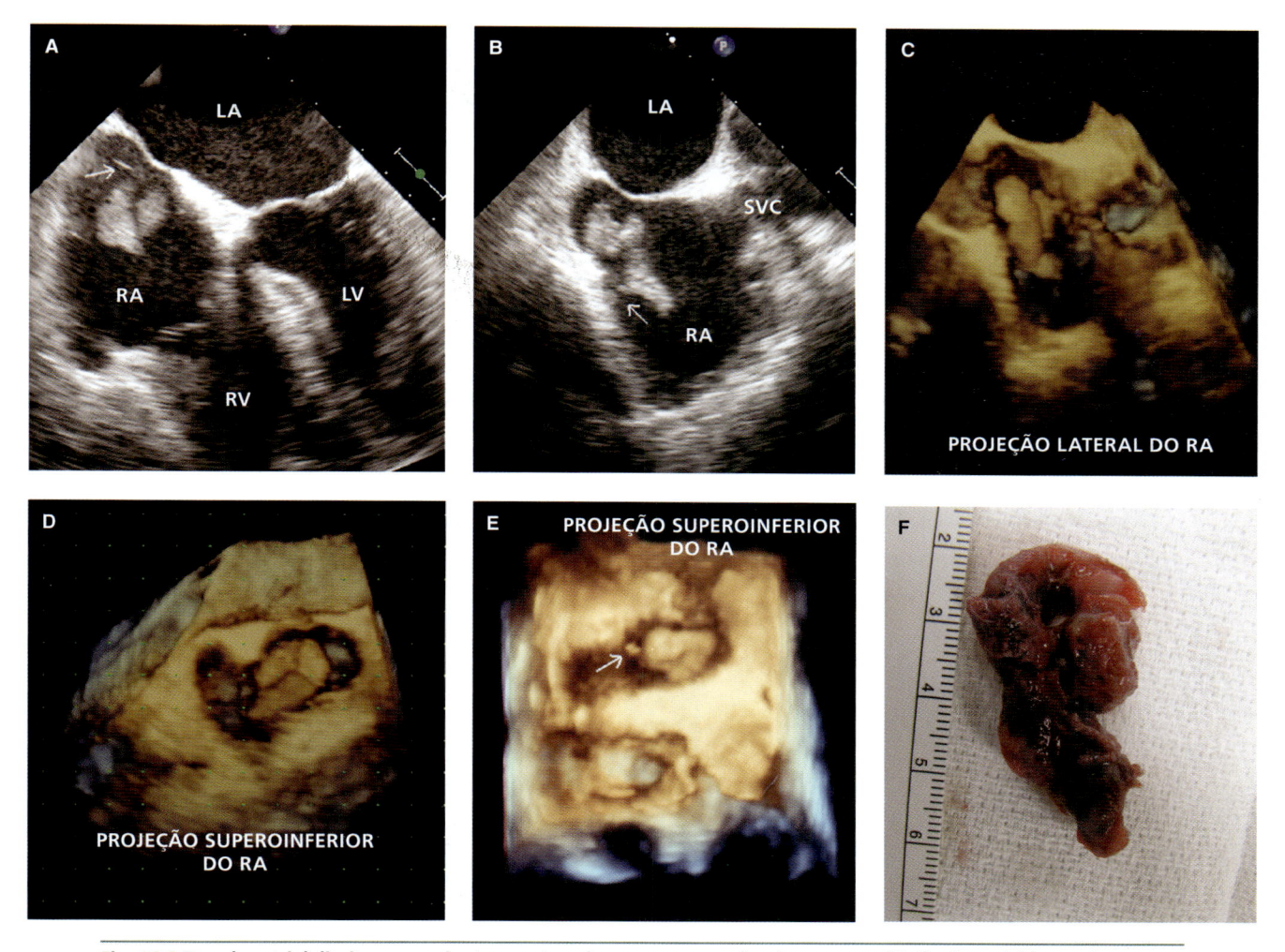

Fig. 16.6 Trombo atrial direito em paciente com trombose venosa profunda recente e fibrilação atrial intermitente. A, B. Estas projeções de quatro câmaras (**A**) e bicaval (**B**) à TEE 2D demonstram grande trombo multilobado e móvel no átrio direito (RA) provavelmente aderido à rede de Chiari e parede posterolateral do RA (*setas*). **C-E.** Estas projeções lateral (**C**) e superoinferior (**D, E**) do RA à TEE RT3D definem melhor um grande trombo multilobado, móvel e homogeneamente ecorrefringente aparentemente aderido à rede de Chiari (*seta* em **E**). Depois de duas semanas sob anticoagulação, não foi notada qualquer mudança no tamanho nem na aparência do trombo. **F.** Grande trombo multilobado e bem organizado cirurgicamente ressecado.

nada com doença ateromatosa aórtica (43). Portanto, a detecção pré-operatória dos ateromas aórticos pode alterar favoravelmente a abordagem cirúrgica.

Possíveis substratos cardíacos para a formação de êmbolos

Forame oval patente

- O PFO é causado por falha da fusão do *septum secundum* e do *septum primum*, que leva à comunicação entre o átrio direito (RA) e o LA, o que permite baixo fluxo unidirecional do RA para o LA.

- Nos estudos de autópsia, a prevalência de PFO varia de 22 a 34%. A maior parte (85%) desses defeitos é pequena (2 a 5 mm) e a minoria (15%) é grande (6 a 10 mm de diâmetro).

- O diagnóstico do PFO geralmente requer estudo com contraste por solução salina para demonstração de ≥ 3 microbolhas atravessando o septo interatrial para o LA dentro de três ciclos cardíacos de opacificação do coração direito (48,49).

- Nos pacientes submetidos à eco por outras razões além da embolia sistêmica, a prevalência de PFO varia de 3 a 15%.

- Utilizando TTE contrastada e a manobra de Valsalva (durante sua fase de liberação), o PFO é detectado em 8 a 15% dos indivíduos livres de acidente vascular cerebral. Usando TEE

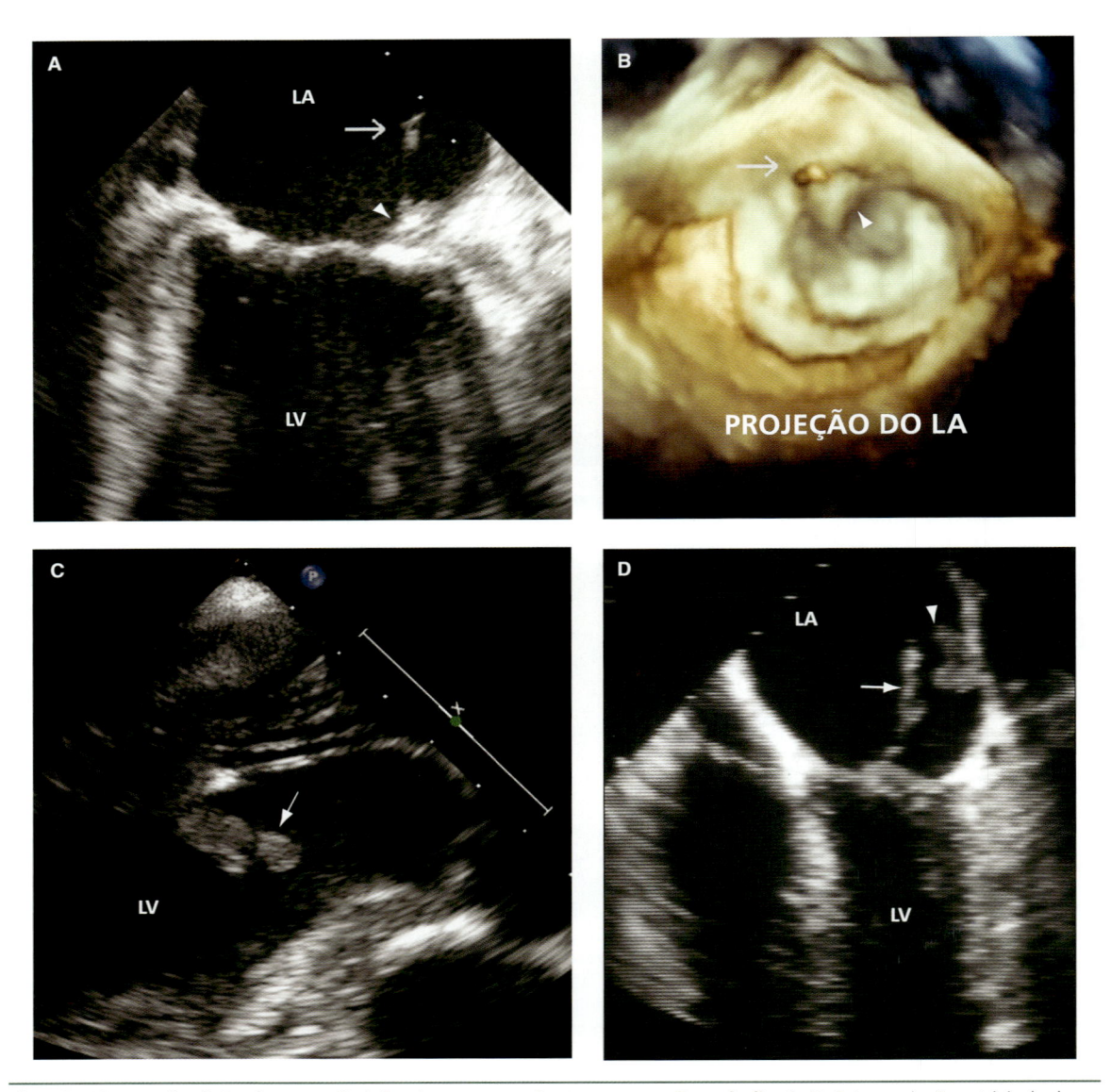

Fig. 16.7 Vegetações infecciosas e não infecciosas em pacientes com cardioembolia. A, B. Estas projeções atriais de duas câmaras à TEE 2D (**A**) (**B**) da válvula mitral à TEE RT3D em paciente com endocardite infecciosa e acidente vascular cerebral demonstra vegetação séssil localizada na base da fibrosa intervalvular aórtico-mitral (*pontas de setas*) com componente alongado, fino e hipermóvel (*setas*). **C.** Esta projeção de eixo longo do ventrículo esquerdo à TEE 2D em paciente com endocardite infecciosa demonstra grande vegetação multilobulada, com ecorrefringência de tecido mole e móvel aderida à base do músculo papilar posteromedial (*seta*). Nenhuma vegetação valvular foi demonstrada. A vegetação cirurgicamente ressecada apresentou cultura positiva para *Aspergillus*. **D.** Esta projeção de quatro câmaras à TEE 2D em mulher de 23 anos com SLE e acidente vascular cerebral demonstra grandes vegetações alongadas, hipermóveis e com ecorrefringência de tecido mole (*seta inferior*) localizadas no ponto de coaptação e lado atrial dos folhetos mitrais anterior e posterior associados a espessamento grave dos folhetos e mobilidade reduzida. Notar também uma grande vegetação irregular aderida à parede lateral do LA (*seta superior*). Neste último caso, as massas cirurgicamente ressecadas eram vegetações fibrinosas não infectantes.

contrastada e a manobra de Valsalva, ele pode ser detectado em 20 a 25% dos indivíduos.
- Nos pacientes < 55 anos de idade com embolia arterial, mas sem cardiopatia aparente, a prevalência do PFO utilizando TEE contrastada varia de 25 a 50%.
- Em uma série retrospectiva de pacientes com acidente vascular cerebral presumidamente isquêmico e um forame oval patente > 2 mm e com mobilidade aumentada da área do forame oval > 6,5 mm, observa-se grau mais elevado de contraste atravessando o defeito e foi relatado risco duas a quatro vezes

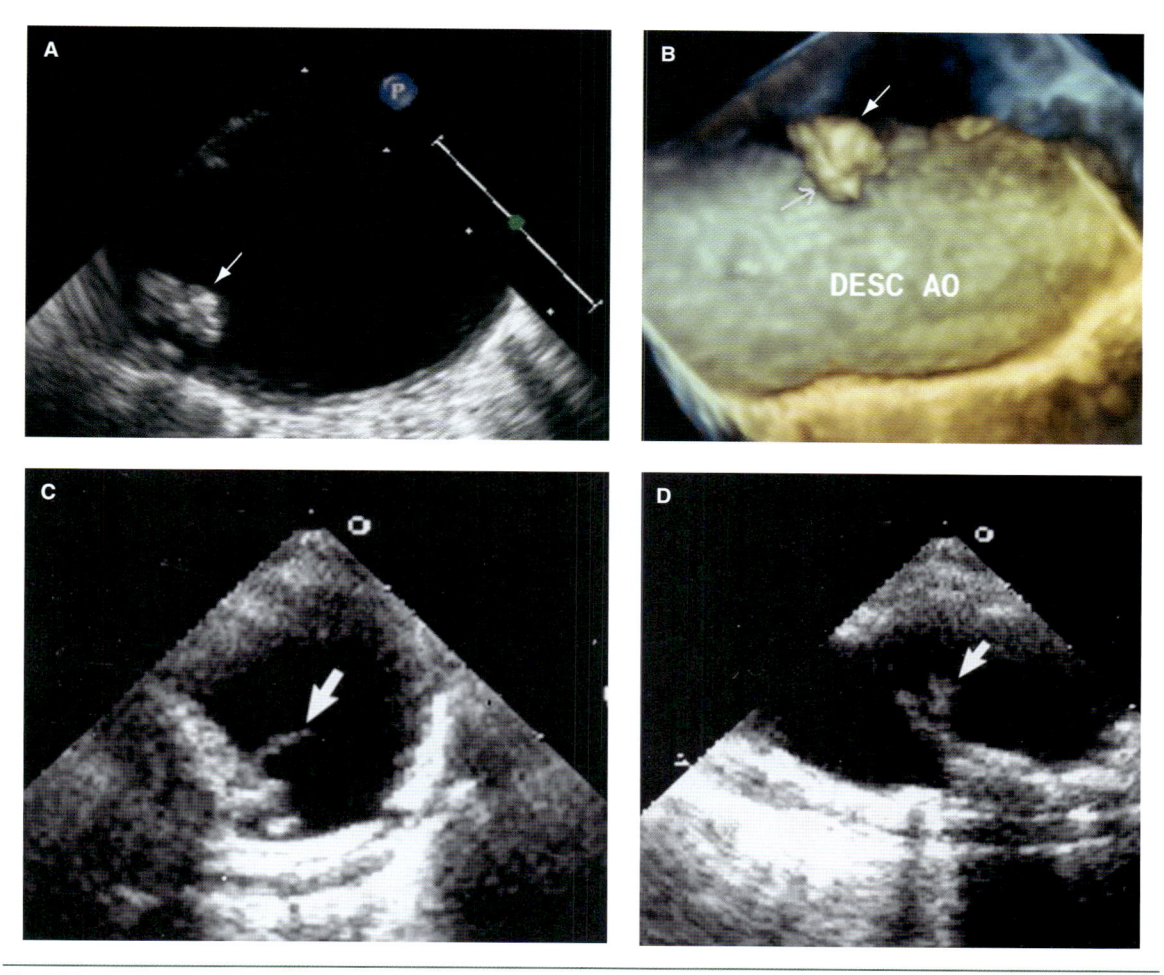

Fig. 16.8 Doença ateromatosa aórtica grave. A, B. Projeção da aorta torácica descendente proximal (DESC AO) à T2 (A) e RT3D (B) demonstrando ateroma fazendo protrusão detectado acidentalmente (*setas*). **C, D.** Ateroma complexo, fazendo protrusão e ulcerado com componente hipermóvel na aorta torácica descendente proximal (*setas*) em paciente com embolia retinal.

maior de acidente vascular cerebral ou lesão cerebral isquêmica recorrente à MRI ou CT cerebral (50).

- Entretanto, em várias séries prospectivas de pacientes com acidente vascular cerebral suspeito de apresentar PFO e acompanhados por 2 a 3 anos foi relatada baixa taxa de recorrência do acidente vascular cerebral de 1,2 a 1,9% por ano (51). Ainda, em séries prospectivas de casos controlados não se encontrou risco aumentado de acidente vascular cerebral naqueles com PFO se comparados aos sem (52). Além disso, a warfarina não provou ser superior à aspirina nestas séries (53).

- Portanto, dada a prevalência de PFO nos indivíduos normais, a baixa probabilidade de mecanismo fisiopatológico subjacente para a embolia paradoxal na maioria dos pacientes com PFO, séries prospectivas relatando baixas taxas de acidente vascular cerebral/TIA novo ou recorrente e a relação causal ainda não provada do PFO com embolia arterial, o benefício da profilaxia primária com tratamento antiplaquetário ou com warfarina, profilaxia secundária com warfarina ao invés de terapia antiplaquetária ou fechamento percutâneo ou cirúrgico desses defeitos não foram bem estabelecidos.

Aneurisma septal atrial

- Um aneurisma septal atrial é definido como o septo interatrial hipermóvel e redundante na região da fossa *ovalis* com uma base ou boca do aneurisma ≥ 15 mm e excursão septal biatrial total de > 11 mm. Raramente, todo o septo interatrial pode ser aneurismático (Figs. 16.9 e 16.10).

- O aneurisma septal atrial é visto em 3 a 8% dos pacientes submetidos à TEE por qualquer motivo e em 2,2% da população com base em estudos utilizando TEE.

- Como os aneurismas do septo atrial são frequentemente (30 a 70%) associados ao PFO, o estudo com contraste salino deve ser considerado nestes pacientes (Fig. 16.9).

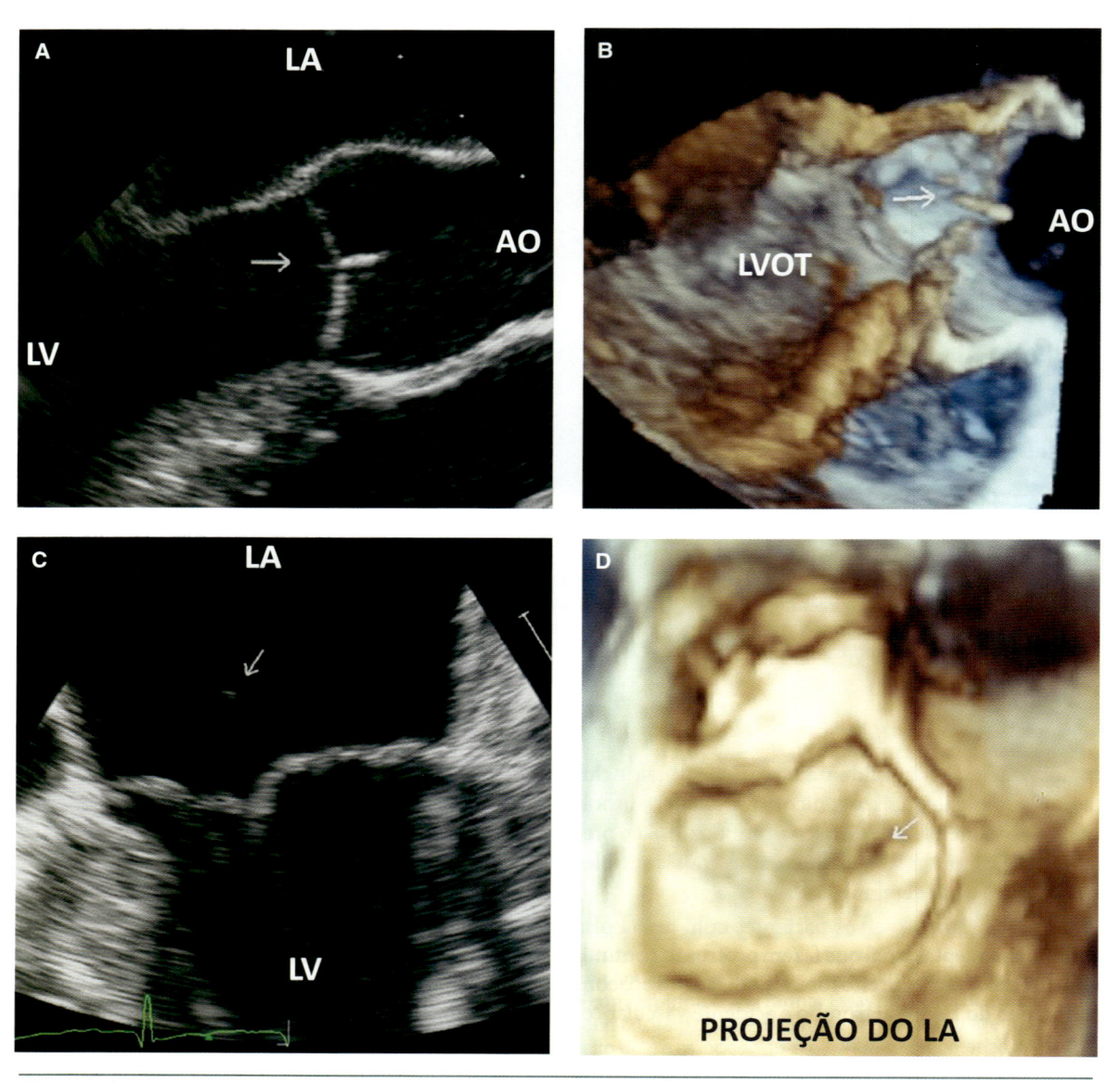

Fig. 16.11 Excrescências valvulares aórtica e mitral em pacientes submetidos à TEE por razões diferentes de cardioembolia. A. Esta projeção longitudinal da válvula aórtica à TEE 2D demonstra excrescência valvular fina, curta e móvel localizada no ponto de coaptação das cúspides não coronariana e coronariana direita fazendo prolapso no interior do LVOT durante a diástole (*seta*). **B.** Esta projeção de eixo longo da válvula aórtica à TEE RT3D define melhor duas excrescências finas, curtas e móveis localizadas no lado ventricular e na porção da extremidade da cúspide coronariana esquerda fazendo prolapso no interior do trato de saída do LV durante a diástole (*seta*). **C.** Esta projeção de quatro câmaras da válvula mitral à TEE 2D demonstra excrescência valvular fina, longa e móvel localizada no ponto de coaptação dos folhetos mitrais fazendo prolapso no interior do LA durante a diástole (*seta*). **D.** Esta projeção do LA da válvula mitral à TEE RT3D define melhor a excrescência valvular fina e móvel localizada no ponto de coaptação dos recortes posteromediais (A3, P3) dos folhetos mitrais (*seta*).

acidente vascular cerebral (23 *versus* 12%, respectivamente). Ainda nos relatos de casos, foi relatada uma associação ao acidente vascular cerebral.

- Entretanto, em um grande estudo prospectivo com base na população de 1.475 indivíduos selecionados ao acaso submetidos à TEE, foram encontradas excrescências valvulares em 47% dos indivíduos, dos quais 98% não apresentavam embolia arterial (60). Em outra série prospectiva, a prevalência de excrescências valvulares à TEE foi semelhante nos indivíduos normais e nos pacientes com e sem suspeita de cardioembolia, as excrescências valvulares não se alteraram em número e aparência ao longo do tempo e, durante o acompanhamento, nenhum acidente vascular cerebral ou TIA ocorreu nos indivíduos normais ou nos pacientes que foram submetidos à TEE por outras razões diferentes da suspeita de cardioembolia (59).

- Portanto, a evidência atual questiona o risco embólico das excrescências valvulares e, consequentemente, nenhuma terapia profilática primária ou secundária específica se encontra atualmente recomendada.

Massas intracardíacas

Trombo ventricular esquerdo

- Trombo LV ocorre mais comumente (75 a 90%) na primeira semana após MI com elevação do ST (STEMI), com uma incidência mais alta no MI anterior do que no inferior ou lateral (≥ 20 versus 1%, respectivamente); eles ocorrem predominantemente no ápice do LV (> 90%) e estão quase sempre associados à disfunção sistólica moderada a grave do LV, aneurisma apical ou acinesia ou discinesia da parede apical (Fig. 16.2; ver Figs. 2.1, 2.5, 2.6 e 2.7). Também podem ocorrer em pacientes com cardiomiopatia não isquêmica e nos pacientes com cardiomiopatia de Tako-Tsubo (62).
- A incidência de trombos LV é menor (≤ 10%) nos pacientes com MI anterior tratados com intervenções coronarianas percutâneas e terapia antiplaquetária dupla (61).
- Assim como para trombos do LV, os fatores predisponentes mais comuns para trombos ventriculares direitos (RV) incluem infarto do miocárdio do RV (Fig. 16.5), disfunção sistólica grave do RV, catéteres ou fios no RV ou trombo migranzório formado nas extremidades inferiores e aderidos na banda moderadora.

Métodos diagnósticos e precisão

- TTE 2D possui sensibilidade de 90 a 95% e especificidade de 85 a 95% para detecção de trombo em LV e é mais elevada com o uso de transdutores de 3,5 e 5 MHz, imagem harmônica e agentes contrastantes que reforçam da cavidade do LV.
- TTE RT3D possui sensibilidade semelhante, porém especificidade superior à imagem 2D para a detecção de trombo no LV (63). Também, RT3D é superior a 2D na caracterização do trombo LV definindo melhor sua localização, tamanho, mobilidade e estrutura (calcificação, degeneração ou lise) e a diferenciação das trabeculações de ponte LV (64).

Características diagnósticas-chave

- O trombo LV aparece como massa distinta que faz protrusão na cavidade do LV e pode ser pequeno, séssil, achatado e fino (ver Fig. 2.1B); grande, irregular, multilobado e protuberante (ver Fig. 2.4); achatado, espesso e com formações císticas algumas vezes mimetizando o endocárdio do LV ou um hematoma intramural (ver Fig. 2.5); raramente tão grande que possa funcionar como pseudocardiomioplastia (ver Fig. 2.6); ou massas móveis, ovais e/ou pedunculadas (ver Fig. 2.7).

- Um trombo recentemente formado possui ecorrefringência similar àquela do miocárdio. Um trombo antigo possui uma ecorrefringência heterogênea ou aumentada, com bordos bem definidos e é, raramente, cístico ou calcificado.
- Com o uso de contraste para realçar a cavidade, o trombo aparece como discreto defeito de enchimento em continuidade com o endocárdio anormal (acinético ou discinético) (ver Fig. 2.4).
- Os preditores da formação do trombo LV incluem um MI anterior, aneurisma LV, um alto índice de escore de motilidade da parede (>1,5), volumes diastólico final e sistólico final do LV altos e LVEF ≤ 40%.

Risco embólico

- O risco da formação do trombo e embolia são maiores na primeira e segunda semanas após o MI anterior agudo, respectivamente.
- Pacientes com grande MI anterior apresentam uma incidência estimada de trombo LV de até 30% e taxa de embolia arterial de 5 a 27% sem anticoagulação.
- Os trombos protrusos e móveis do LV são associados a risco mais elevado de embolia (mais de 40%).

Trombo atrial esquerdo

- O trombo LA ocorre mais comumente nos pacientes com fibrilação e *flutter* atriais (Fig. 16.1). Ocorre de forma incomum durante o ritmo sinusal normal e no interior da cavidade do LA nos pacientes com estenose mitral grave, disfunção sistólica grave do LA e do LV (Fig. 16.2) ou com próteses valvares mitrais (Fig. 16.3) (65). Também pode ocorrer raramente em pacientes com calcificação anular mitral grave no lado atrial ou ventricular (Fig. 16.4).
- A prevalência dos trombos atriais na fibrilação atrial com duração > 2 dias ou desconhecida varia de 10 a 15%. Essas taxas são maiores (14 a 40%) entre os pacientes com embolia arterial recente ou aguda.
- A prevalência de trombos LA provavelmente bem organizados e endotelizados é baixa (3 a 4%) nos pacientes plenamente anticoagulados antes da ablação da fibrilação atrial ou cardioversão elétrica (66) (Figs. 16.1D, E e 16.3).
- Os trombos do LA são predominantemente (> 90%) formados no apêndice LA em pacientes com fibrilação ou *flutter* atrial. Podem formar-se na cavidade do LA de forma incomum.
- Os trombos do LA são altamente associados à eco com contraste espontâneo ou "fumaça" (Fig. 16.1B-D).
- Assim como para os trombos do LA, os fatores predisponentes mais comuns para os trombos do RA incluem a fibrilação atrial, catéteres ou fios no RA ou trombo migratório formado nas extremidades mais baixas e aderidos na rede de Chiari ou na válvula de Eustáquio proeminente (Fig. 16.6).

Métodos diagnósticos e precisão

- A sensibilidade de TTE para detecção de trombos na cavidade LA é baixa e varia de 25 a 63%, sendo significativamente mais baixa (0 a 16%) para detecção de trombos no apêndice LA (67). Entretanto, sua especificidade pode ser > 90%.
- Embora a detecção de trombos LA por eco intracardíaco seja significativamente maior do que por TTE, esta técnica apresenta uma taxa de detecção pelo menos 2% mais baixa do que o TEE (67).
- A sensibilidade e a especificidade do TEE para detecção dos trombos atriais são 93 a 100% e 95 a 100%, respectivamente (65-67). Foram relatadas precisão diagnóstica maior e melhor caracterização dos trombos do LA com o uso de TEE RT3D (68) (Figs. 16.1D, 16.3B, 16.4B, C e 16.6C-E).
- Portanto, TEE 2D e RT3D são comumente necessárias para a detecção e caracterização do trombo atrial e sua diferenciação dos músculos pectinados do apêndice atrial (ver Fig. 1.21).

Características diagnósticas-chave

- Os trombos atriais aparecem como tecido mole ecorreflectivo com formato irregular e massas de tamanho e mobilidade variáveis geralmente aderidas à parede do apêndice atrial (Fig. 16.1). Quando esses trombos são pedunculados e móvel, estão associados a risco mais elevado de cardioembolia.

Risco embólico

- Tromboembolismo atrial em associação à fibrilação ou *flutter* atrial paroxístico, persistente ou permanente, é a causa de > 50% de todos os acidentes vasculares cerebrais/TIAs cardioembólicos.
- A disfunção sistólica subjacente do LV, baixas velocidades de esvaziamento atrial (≤ 20 cm/segundo), eco com contraste espontâneo e trombos pedunculados ou móveis estão associados a risco mais alto de cardioembolia inicial ou recorrente (16-19).
- Na prática clínica, o risco de acidente vascular cerebral ou TIA futuros por ano e a decisão de terapia antiplaquetária ou com warfarina no paciente com fibrilação atrial não valvular se baseiam no escore CHADS2.
  - Aqueles com escore de 0 a 1 apresentam taxa de acidente vascular cerebral de 1,2 a 2,8 por 100 pacientes-anos e geralmente são tratados com terapia antiplaquetária. Ao contrário, aqueles com escore de 2 a 6 apresentam taxa de 3,6 a 44 por 100 pacientes-anos e necessitam de tratamento com warfarina.

Vegetações infecciosas

- Vegetações infecciosas representam o pré-requisito [*sine qua non*] da endocardite infecciosa. Ficam geralmente aderidas aos folhetos valvulares, incomumente ao ânulo e às estruturas subvalvulares e, raramente, ao endocárdio atrial ou ventricular (Fig. 16.7).

Métodos de diagnóstico e precisão

- TEE possui uma alta sensibilidade e especificidade > 95%, ao passo que TTE apresenta uma especificidade semelhante, mas uma sensibilidade significativamente mais baixa de 45% a 60% para detecção das vegetações (69).
- TEE RT3D similarmente possui alta sensibilidade (92%), porém especificidade superior (100%) à TEE 2D (70).
- Ainda, TEE 2D e RT3D são superiores à TTE na definição de localização, tamanho, forma, mobilidade, número de vegetações valvulares e na detecção de complicações associadas, especialmente aquelas da válvula mitral (71).

Características diagnósticas chave

- As vegetações estão mais comumente localizadas no ponto de coaptação dos folhetos no lado atrial das válvulas atrioventriculares e no lado ventricular das válvulas semilunares (ver Figs. 13.1 e 13.2).
- As localizações incomuns para as vegetações valvulares incluem:
  - A fibrosa intervalvular aórtico-mitral (Fig. 16.7A, B) e o ânulo aórtico ou mitral.
  - Também, incomumente observadas são lesões endocárdicas intracavitárias (Fig. 16.7C, D).
  - Raramente observadas são lesões no lado ventricular das porções média a distal do folheto mitral anterior ou das cordas tendíneas, resultantes de lesões de jatos de regurgitação aórtica na endocardite da válvula aórtica ou de lesão de contato com o septo basal em pacientes com cardiomiopatia hipertrófica obstrutiva.
- As vegetações são de tamanho variável, porém geralmente > 3 mm. Uma vegetação será pequena se medir < 5 mm de diâmetro, ou de tamanho moderado se medir 5 a 10 mm e grande se > 10 mm (ver Figs. 13.1 a 13.4).
- As vegetações geralmente são globulares (ver Fig. 13.1), mas também podem ser polipoides, tubulares (ver Fig. 13.3), em forma de folhagem, alongadas, pedunculadas e unilobuladas ou multilobuladas (Fig. 16.7; ver Fig. 13.4).
- A ecorrefringência das vegetações recentes é aquela do miocárdio (ecorrefringência homogênea do tecido mole) e, menos frequentemente, de aparência heterogênea.
- Infrequentemente, vegetações recentemente formadas podem apresentar áreas discretas de ecolucência que sugerem a formação de um abscesso *in situ* (ver Fig. 13.4).
- Vegetações mais densas do que o miocárdio ou parcial ou completamente calcificadas denotam cronicidade e são provavelmente lesões cicatrizadas.
- Uma vegetação pedunculada, alongada ou prolapsadas possui modalidade rotatória independente característica. Ao contrário, lesões sésseis incomuns movimentam-se com o folheto subjacente.

Risco embólico
- O risco de embolia das vegetações infecciosas está diretamente relacionado com o tamanho e a mobilidade da vegetação.
- A probabilidade de embolização aumenta progressivamente de aproximadamente 10% para vegetações < 7 mm de diâmetro até 40% para aquelas ≥ 10 mm de diâmetro e > 90% para vegetações ≥ 20 mm de diâmetro (24,26,27).
- A relação causal para embolização é 2,9 vezes maior para pacientes com vegetações > 10 mm.
- Também, pacientes com vegetações com mobilidade significativa apresentam taxa de embolia arterial superior a 62%.
- Finalmente, o risco de embolia é maior para vegetações da válvula mitral do que da válvula aórtica.

Vegetações não infecciosas
- Vegetações não infecciosas se subdividem em vegetações inflamatórias e trombóticas. As vegetações inflamatórias, frequentemente associadas a trombo perifericamente superposto são observadas em pacientes com doenças do tecido conectivo, caracteristicamente nos pacientes com SLE e são denominadas de vegetações de Libman-Sacks (72,73). Vegetações trombóticas sem inflamação são observadas nos estados hipercoaguláveis ou de malignidade (72).
- Embora as vegetações de Libman-Sacks sejam características do SLE, elas raramente podem ser observadas nos pacientes com artrite reumatoide, esclerodermia e doenças mistas do tecido conectivo (72,74).
- Cerca de um terço à metade dos pacientes com SLE apresentam vegetações valvulares, mais comumente associadas à regurgitação valvar ausente a leve. Portanto, este tipo de doença valvular é geralmente subclínica.
- Todavia, as vegetações subclínicas de Libman-Sacks são comumente complicadas com cardioembolia subclínica ou clínica (75).

Métodos de diagnóstico e precisão
- Estudos ecocardiográficos estimam a prevalência das vegetações de Libman-Sachs < 11% por TTE e 35 a 45% por TEE (76,77).
- Utilizando TEE como padrão, TTE possui sensibilidade muito baixa e valor preditivo negativo baixo para detecção de vegetações (11 e 57%, respectivamente) (76). A baixa detecção das vegetações por TTE impede a avaliação de sua especificidade e valor preditivo positivo.
- Embora TTE RT3D e TEE possam melhorar a detecção e a caracterização das vegetações de Libman-Sacks, dados limitados estão atualmente disponíveis (78).

Características diagnósticas-chave
- Diversas séries utilizando TEE 2D demonstraram que as vegetações de Libman-Sacks são comumente <1 cm de diâmetro, variam de tamanho, apresentam bordas irregulares e apresentam ecorrefringência.
- As vegetações geralmente possuem base ampla ou são sésseis e raramente se movimentam independentemente da estrutura valvular subjacente (ver Fig. 13.16). Entretanto, elas podem ser alongadas e hipermóveis (Fig. 16.7D).
- As vegetações são mais comuns na válvula mitral, estão geralmente aderidas aos pontos de coaptação dos folhetos ou das cúspides e são tipicamente observadas no lado atrial da válvula mitral e em cada lado das cúspides aórticas.
    - Raramente, as vegetações são observadas nas válvulas cardíacas do lado direito, endocárdio atrial ou ventricular (Fig. 16.7D), aparelho subvalvular mitral ou tricúspide ou na raiz aórtica.

Risco embólico
- Embora a incidência de embolia na endocardite de Libman-Sacks não seja bem definida em decorrência da falta de grandes séries longitudinais, as vegetações de Libman-Sacks são mais comuns em pacientes com lesão cerebral isquêmica focal assintomática ou sintomática à MRI, naqueles com acidente vascular cerebral ou TIA e naqueles com manifestações neurológicas não focais de disfunção cognitiva, estado confusional agudo ou convulsões (75,79).
- Vegetações do lado esquerdo também raramente embolizam para as artérias coronarianas e órgãos viscerais, e as vegetações valvulares do lado direito podem raramente causar embolia paradoxal.
- Ainda, estudos por TCD demonstram taxa mais elevada de eventos microembólicos nos pacientes com lúpus com doença valvular e eventos neurológicos (80). Além disso, em uma série correlacionando MRI cerebral com a patologia, foi encontrada uma alta associação de vegetações valvulares ou espessamento com lesão cerebrovascular tromboembólica (81).
- Finalmente, pacientes com vegetações valvulares ou com disfunção valvular moderada a grave apresentam incidência três a quatro vezes maior de acidente vascular cerebral, embolia periférica, necessidade de cirurgia ou reparo valvular e morte em um período de acompanhamento de 2 a 8 anos, se comparados àqueles sem doença valvular ou apenas com doença leve.

Ateroma aórtico
- O ateroma aórtico é o espessamento anormal das camadas íntima aórtica e médias da aorta frequentemente associado a depósitos de cristais de colesterol, material fibrinoso e trombos.
- O ateroma aórtico pode ser plano ou séssil, fazendo protrusão ou móvel (Fig. 16.8; ver Fig. 14.12) e predominantemente observado na aorta torácica descendente e no arco aórtico.

Métodos de diagnóstico e precisão
- A TTE possui sensibilidade e especificidade limitadas.
- Projeções supraesternais com imagem harmônica apresentam bom valor diagnóstico na detecção do ateroma no arco aórtico (82).

- A TEE possui sensibilidade e especificidade altas (43,45). Agentes de contraste podem aumentar a precisão diagnóstica de TEE, especialmente para os ateromas no arco aórtico.

Características diagnósticas-chave

- Classificação morfológica:
    - Grau I: Espessamento mínimo da íntima (< 4 mm).
    - Grau II: Espessamento extenso da íntima (≥ 4 mm).
    - Grau III: Ateroma séssil.
    - Grau IV: Ateroma protruso.
    - Grau V: Ateroma móvel e/ou ulcerado.
- Em séries prospectivas, a prevalência de ateromas aórticos por TEE nos pacientes com acidente vascular cerebral varia de 14 a 33%, se comparada a 5 a 10% nos casos-controle (45).
- Em séries prospectivas, ateromas aórticos ≥ 4 mm de espessura estão associados à taxa recorrente de acidente vascular cerebral de 12 por 100 pessoas-anos; durante o período de acompanhamento de 2 anos, pacientes se comparados àqueles sem ateromas protrusos apresentam uma taxa de eventos vasculares periféricos de 30 versus < 10%, respectivamente; e pacientes com espessamento da placa < 4 ou ≥ 4 mm apresentam relações para embolia de 4 e 14, respectivamente (42,46).
- Pacientes com ateroma do arco aórtico submetidos à cirurgia cardíaca que necessite de derivação cardiopulmonar apresentam incidência de aproximadamente 12% ou risco seis vezes maior de acidente vascular cerebral se comparados àqueles sem ateroma (43).
- Finalmente, uma taxa embólica de 15 a 20% para o cérebro e artérias periféricas foi relatada nos pacientes com ateromas aórticos submetidos à cateterização cardíaca, intervenções coronarianas percutâneas, colocação de bomba com balão intra-aórtico, aortografia e fechamento percutâneo de defeitos septais atriais, valvuloplastia da válvula mitral por balão ou troca valvular (47,83).

Tumores cardíacos

- Tumores cardíacos são classificados como tumores benignos ou malignos primários e como tumores secundários.
- Tumores cardíacos primários são raros (até 0,03% de prevalência) com base em séries de autópsias e constituem 75% dos tumores cardíacos.
- Os tumores cardíacos benignos primários se distribuem da seguinte forma: mixomas (cerca de 50%), fibroelastoma papilar (20%), lipomas (15 a 20%), angiomas (5%), hemangiomas (5%), fibromas (3%), rabdomiomas (1%), teratomas (< 1%) e cistos cardíacos (< 1%) (84,85).
- Os tumores cardíacos malignos primários constituem 25% dos tumores cardíacos primários. Os sarcomas são predominantes (aproximadamente 95%). Os mesoteliomas e os linfomas são incomuns.

Tumores cardíacos primários

Mixoma

- Mixomas são os tumores cardíacos benignos mais comuns (aproximadamente 50%), comumente detectados acidentalmente, mas podem-se apresentar com um evento embólico, obstrução da válvula mitral ou sintomas constitucionais.

Métodos de diagnóstico e precisão

- Os mixomas podem ser identificados por TTE, mas TEE 2D e RT3D são mais sensíveis e específicas e estão indicadas para avaliação adicional de sua localização, tamanho, forma e número de tumores, bem como para planejar sua ressecção cirúrgica.

Características diagnósticas-chave

- Os mixomas ocorrem predominantemente (75%) no LA (Fig. 16.12A), menos frequentemente (15 a 20%) no RA (Fig. 16.13), incomumente no LV ou no RV (≤ 5%) e raramente nas válvulas cardíacas. (Fig. 16.12B).
- Geralmente são únicos e caracteristicamente localizados na fossa oval ou próximos a ela (Fig. 16.12A), incomumente na parede atrial e raramente no apêndice atrial.
- Os mixomas geralmente têm aparência polipoide e apresentam ecorrefringência heterogênea com ecolucências (decorrentes de necrose e hemorragia) (Figs. 16.12A e 16.13) e raramente apresentam calcificações. Frequentemente são pedunculados e caracteristicamente aderidos ao septo interatrial com pedículo curto (Fig. 16.12A).

Risco embólico

- Os mixomas atriais podem manifestar-se inicialmente com embolia arterial, mas a incidência desta complicação é desconhecida simplesmente em virtude do mixoma atrial diagnosticado ser quase sempre ressecado (86).
- Mixomas atriais papilares frequentemente apresentam superfície irregular com extensões tumorais móveis curtas ou folhagens que também podem permitir a formação de trombos superpostos (Fig. 16.12A), sendo portanto associados ao mais alto risco de embolia.

Fibroelastomas papilares

- Fibroelastomas papilares são provavelmente o segundo tumor cardíaco benigno mais comum (aproximadamente 15 a 20%).
- Acometem predominantemente as válvulas cardíacas (75 a 90%), principalmente as válvulas cardíacas esquerdas (95% dos casos) e são mais comumente observados na válvula aórtica (87).
- Estão mais comumente localizados na porção média das cúspides ou dos folhetos valvulares, no lado vascular das cúspides aórtica ou pulmonar, e no lado atrial dos folhetos das válvulas mitral ou tricúspide.

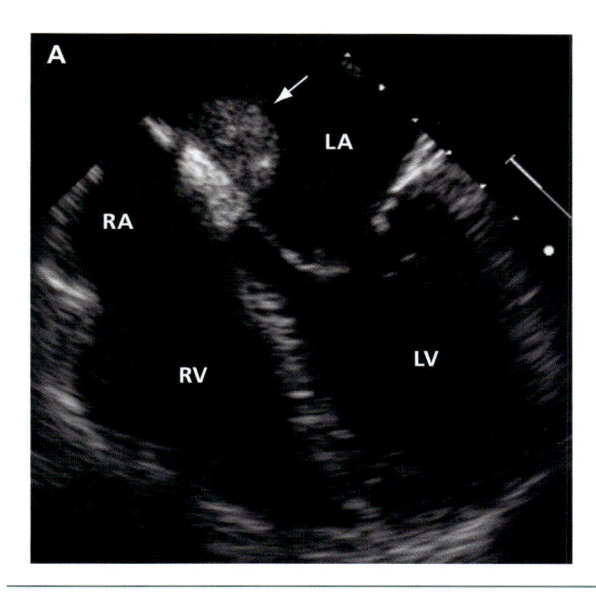

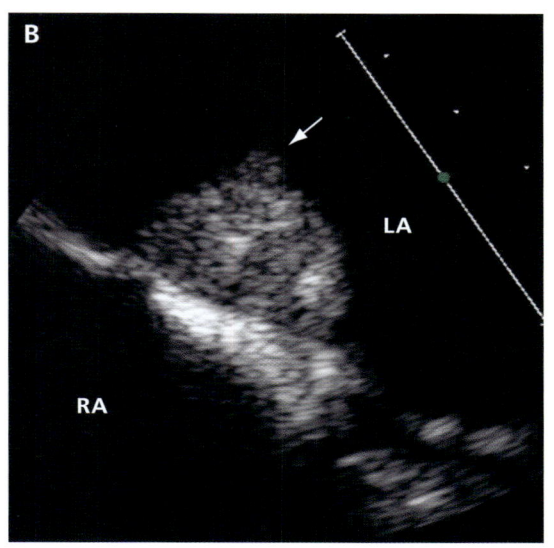

Fig. 16.12 Mixomas atriais. Esta projeção de quatro câmaras à TEE 2D (**A**) e projeção aproximada (**B**) do septo interatrial em paciente com acidente vascular cerebral demonstra mixoma atrial (*setas*) com forma semicircular. Ecorrefringência heterogênea, imóvel, com folhagens periféricas (*seta* em B) e ampla aderência ao lado do átrio esquerdo (LA) do septo interatrial distal.

Métodos de diagnóstico e características diagnósticas-chave

- Esses tumores são provavelmente mais bem detectados e caracterizados por TEE 2D e RT3D.

- Geralmente (> 90%) eles são únicos, quase sempre pequenos (1 a 2 cm de diâmetro), de ecorrefringência heterogênea com aparência de folhagem, de forma variável, comumente hipermóveis e pedunculados (mas podem ser sésseis), normalmente aderidos à válvula por um pedículo e fora do ponto de coaptação (ver Fig. 10.5).

- O folheto subjacente geralmente é normal e sem regurgitação valvular. Entretanto, se o tumor for grande, pode prolapsar através da válvula e raramente provocar regurgitação contínua ou intermitente significante ou estenose. Também podem ser uma causa rara de morte cardíaca súbita.

Risco embólico

- Comumente são diagnosticados de forma acidental (aproximadamente 30% dos casos), mas podem-se manifestar inicialmente com embolia arterial para o sistema nervoso central, artérias periféricas ou artérias coronarianas (88,89). Aqueles no coração direito podem embolizar para os pulmões.

- Como para os mixomas atriais, a incidência de embolia arterial é desconhecida, porque esses tumores também geralmente são ressecados uma vez diagnosticados.

Lipomas

- Os lipomas são o terceiro tipo de tumores cardíacos benignos mais comuns (aproximadamente 15%) (84,90).

- Acometem predominantemente o epicárdio, estendendo-se para o pericárdio e menos frequentemente para o subendocárdio. Ao contrário dos lipomas epicárdicos, os lipomas subendocárdicos tendem a ser menores, mais frequentemente sésseis e imóveis e caracteristicamente homogeneamente hiper-refringentes. Podem estender-se para o septo interatrial, fazer protrusão para a cavidade atrial e mimetizar os mixomas, sendo às vezes difíceis de diferenciar das variantes atípicas de hipertrofia lipomatosa do septo interatrial (Fig. 16.14).

Métodos de diagnóstico e características diagnósticas-chave

- Como ocorre com a maior parte das massas intracardíacas, os lipomas podem ser mais bem detectados e caracterizados por TEE 2D e RT3D (Fig. 16.14).

- Os lipomas subendocárdicos tendem a ser menores, mais frequentemente sésseis e imóveis e caracteristicamente homogeneamente hiper-refringentes. Podem estender-se para o septo interatrial e fazer protrusão mais comumente para o interior da cavidade atrial e mimetizar mixomas (Fig. 16.14).

- Os lipomas epicárdicos que se estendem ao pericárdio são geralmente massas maiores e apresentam ecorrefringência heterogênea variável. Raramente envolvem as válvulas cardíacas.

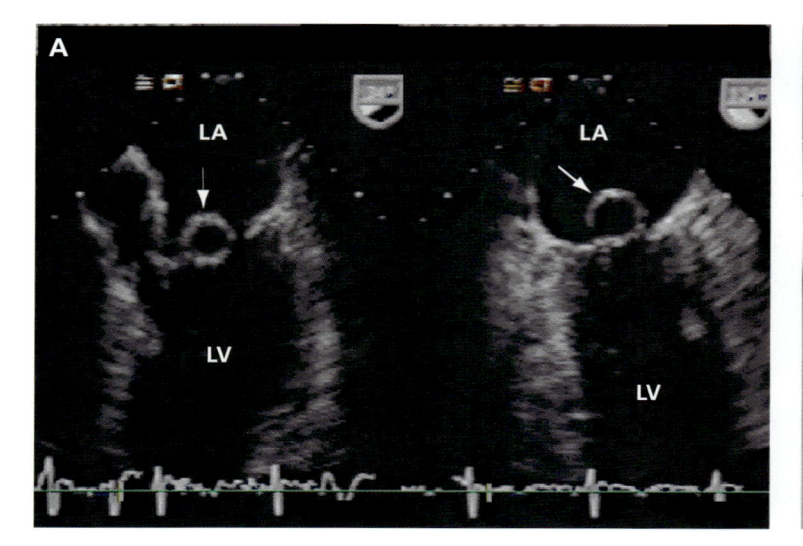

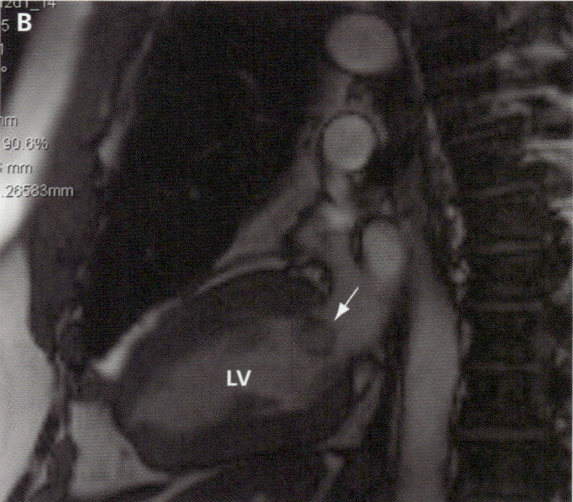

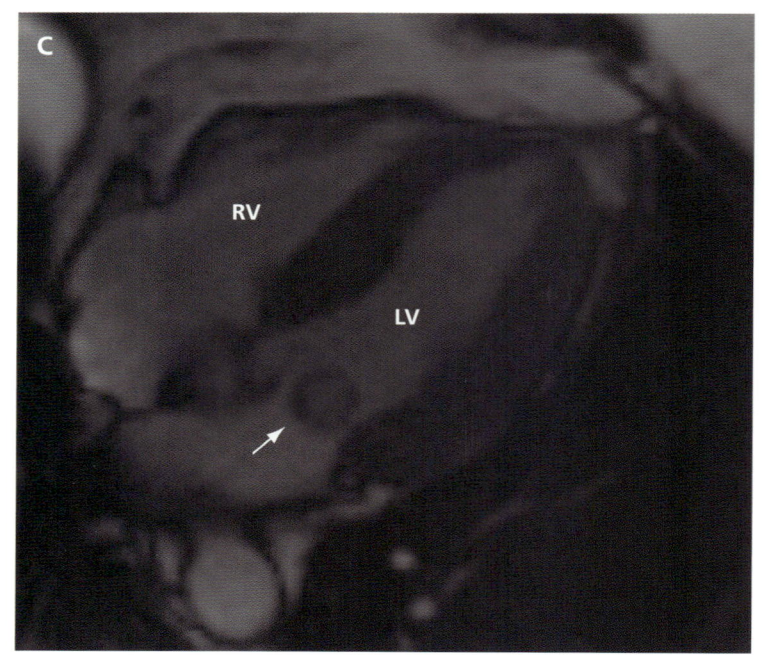

Fig. 16.15 Cisto benigno da válvula mitral.
A. Estas projeção de quatro e duas câmaras à TEE 2D em homem assintomático de 54 anos de idade demonstram estrutura cística bem definida (*setas*) localizadas no lado atrial esquerdo (LA) e próximas ao ponto de coaptação do folheto mitral anterior compatível com cisto da válvula mitral. Não havia evidência de obstrução ou regurgitação.
B, C. Imagens cardíacas por MRI confirmando e caracterizando melhor o cisto da válvula mitral (*setas*).

- Geralmente aparecem tardiamente no curso da doença e, portanto, estão geralmente associados a um mau prognóstico.

Risco embólico

- O risco embólico de tumores cardíacos secundários é muito baixo porque esses tumores são incomuns, envolvem predominantemente o pericárdio e raramente envolvem o endocárdio ou as válvulas cardíacas.

Mimetizadores de massas intracardíacas

- Melhoras crescentes na resolução das imagens da eco com utilização de imagem harmônica e digital, eco com contraste, TEE e atualmente TTE e TEE RT3D permitiram a detecção comum de variantes normais do coração esquerdo e direito, as quais em alguns pacientes e cenários clínicos podem ser confundidas como massas intracardíacas. Os diagnósticos incorretos dessas estruturas normais podem levar à avaliação adicional desnecessária e terapia potencialmente nociva. Portanto, o reconhecimento e a caracterização dessas variantes normais são muito importantes para o ecocardiografista.

Trabeculações de ponte ventricular esquerdas ou falsos tendões

- Estruturas únicas ou mais frequentemente múltiplas, lineares, em forma de banda ou estrutura fibromuscular tipo malha de

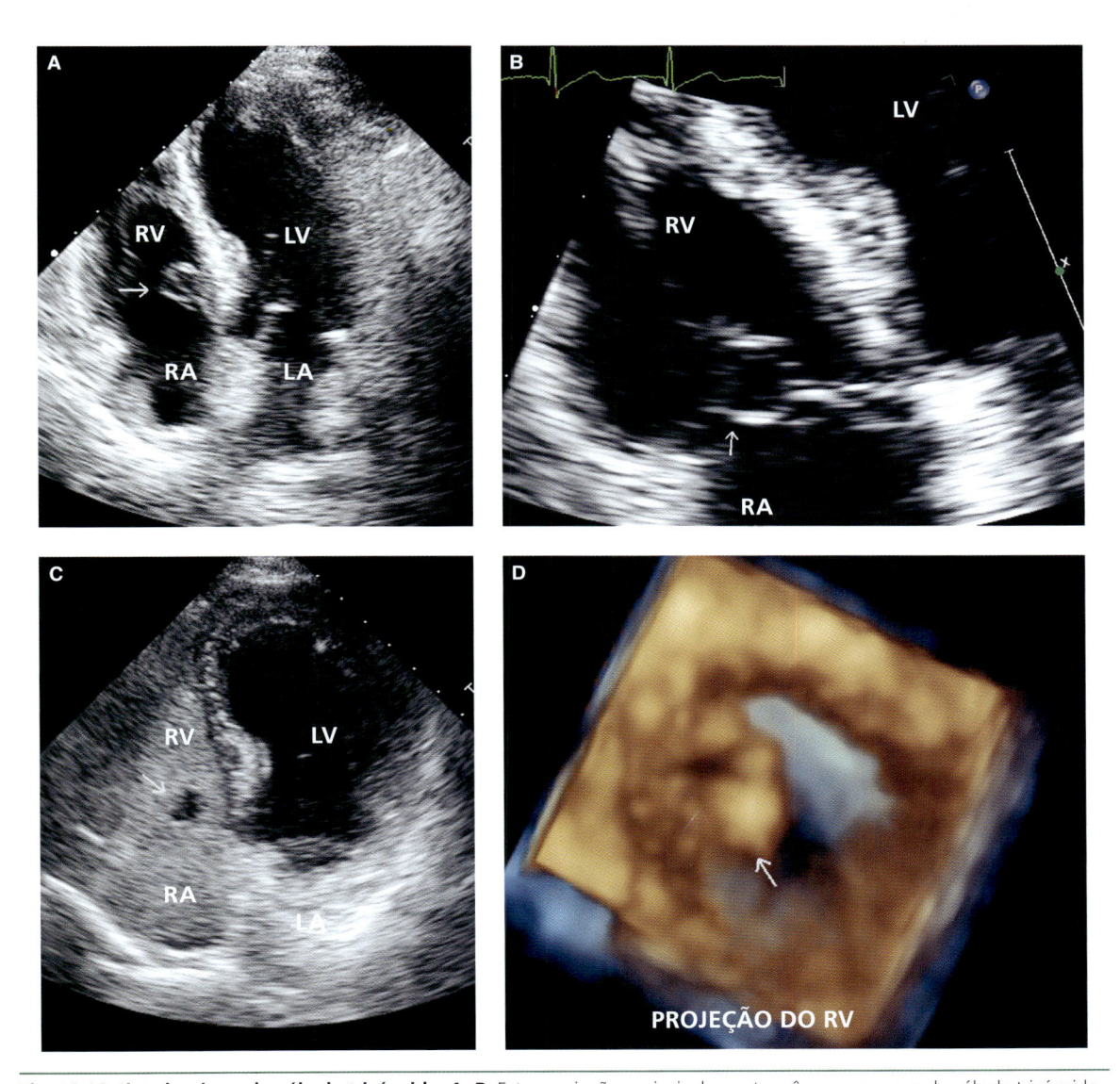

Fig. 16.16 Cisto benigno da válvula tricúspide. A, B. Estas projeções apicais de quatro câmaras e *zoom* da válvula tricúspide à TTE 2D em homem assintomático de 43 anos de idade demonstram cisto valvular tricúspide bem definido localizado no lado atrial e próximo à coaptação do folheto septal tricúspide (*setas*). Nenhuma evidência de obstrução ou regurgitação estava presente. **C.** Esta projeção de quatro câmaras e com contraste com solução salina à TTE 2D mostra o cisto valvular tricúspide como defeito de enchimento (*setas*). **D.** Esta projeção RV da válvula tricúspide à TTE RT3D confirma a presença de cisto no lado atrial do folheto tricúspide septal (*seta*).

espessura variável atravessando a cavidade do LV em direções variáveis, mais ecorrefringentes do que o miocárdio, mais frequentemente observadas no terço distal do LV, comumente localizadas no subendocárdio e frequentemente conectando músculos papilares entre si ou músculos papilares ao septo ou à parede livre (91).

- Seu espessamento durante a sístole e a separação do endocárdio (deixando uma parte sistólica solta) e o movimento normal da parede subjacente para o interior e o espessamento endocárdico ajuda a diferenciá-lo dos trombos (Fig. 16.9; ver Figs. 1.20 e 2.6). Entretanto, essas estruturas também são comumente observadas nos pacientes com infartos anteroapicais, tornando difícil excluir um trombo superposto.
- Com os agentes de contraste que realçam a cavidade, a trabeculação de ponte circundada pelo contraste aparece como defeito de enchimento linear que separa de um endocárdio normal ou anormal durante a sístole.
- Pela TTE ou TEE 2D, elas são provavelmente observadas em > 30% dos estudos e em > 60% dos estudos por RT3D em nossa experiência.

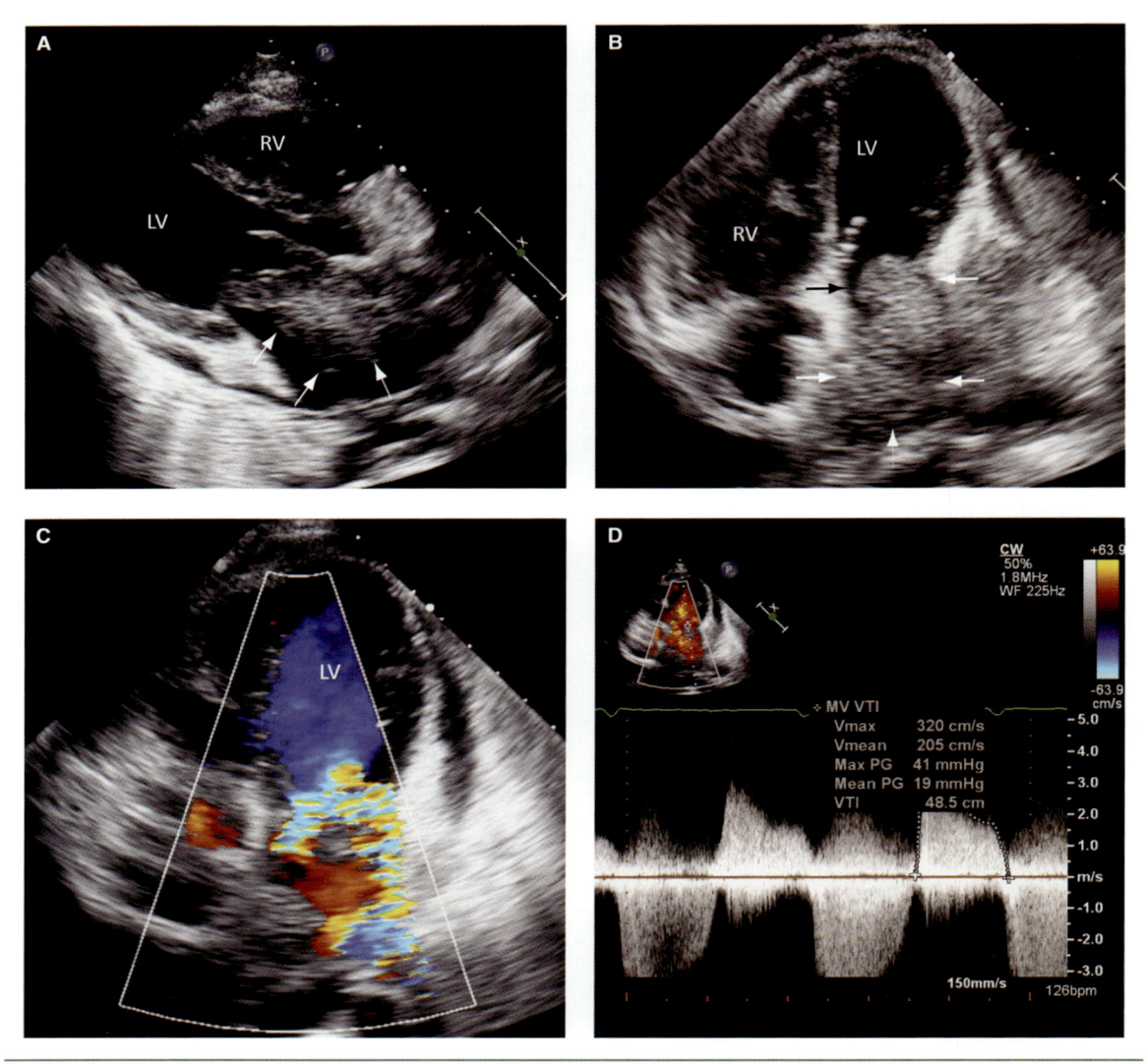

Fig. 16.17 Sarcoma cardíaco. Estas Projeções paraesternal longa (**A**) e apical de quatro câmaras (**B**) à TTE 2D em mulher com 29 anos de idade e insuficiência cardíaca, congestiva progressiva demonstram grande massa multilobada irregular com ecorrefringência de tecido mole (*setas*) ocupando quase inteiramente a cavidade do LA e prolapsando o interior da válvula mitral, provocando regurgitação mitral grave (**C**) e estenose mitral (**D**) com gradientes máximo e médio de 41 mmHg e 19 mmHg, respectivamente. Estavam presentes hipertensão pulmonar grave e aumento de volume do coração direito associados e disfunção. O diagnóstico histopatológico desta massa foi de um fibromiossarcoma.

- TTE ou TEE RT3D podem melhor caracterizar e diferenciar essas estruturas dos trombos (92) (Fig. 16.19C, D, E; ver Fig. 1.20B, C).
- As trabeculações de ponte do LV não são substratos embólicos conhecidos. Todavia, nos pacientes com cardiomiopatias ou infartos anteroapicais, não se sabe ao certo se as trabeculações de ponte podem contribuir para a formação dos trombos.

Músculos pectinados

- Cristas musculares que se estendem da parede lateral do apêndice LA para a medial. Eles parecem como projeções lineares imóveis ou em banda ou indentações da parede do apêndice com ecorrefringência semelhante àquela da parede do apêndice e comumente observadas atravessando todo o apêndice (ver Fig. 1.21A). Elas são incomumente observadas no apêndice do RA.
- Essas estruturas são mais frequentemente detectadas, caracterizadas e diferenciadas dos trombos por TEE 2D e especialmente por TEE RT3D (68,92) (comparar a Fig. 1.21B com a Fig. 16.1D).
- Os músculos pectinados não são substratos embólicos. Entretanto, é incerto se os músculos pectinados contribuem para a estase e a formação aumentada de trombos nos pacientes com fibrilação ou *flutter* atrial.

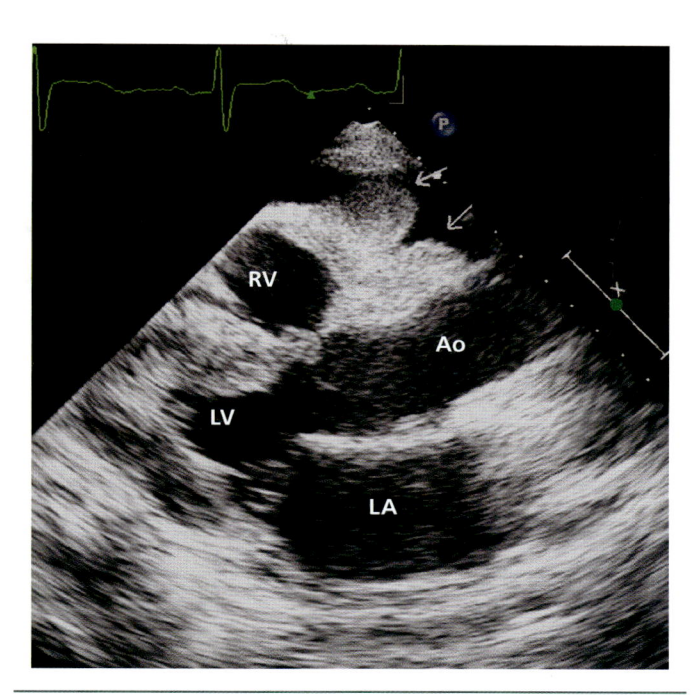

Fig. 16.18 Tumor pericárdico metastático. Esta projeção paraesternal de eixo longo à TTE 2D em mulher com 43 anos de idade com câncer mamário metastático demonstra massas pericárdicas globulares e homogeneamente ecorrefringentes localizadas anteriormente (*setas*) aderidas ao pericárdio visceral e associada à efusão pericárdica loculada de tamanho moderado.

Crista da veia pulmonar superior esquerda

- Formada pela junção da parede anterolateral da veia pulmonar superior esquerda e do apêndice do LA, mais notável em sua porção medial e superior, onde pode ocorrer infiltração gordurosa, quase sempre fazendo protrusão na cavidade do LA, podendo mimetizar uma massa no LA (ver Fig. 1.22A).
- Mais bem observada e caracterizada pela projeção medioesofágica de eixo curto TEE 2D e RT3D do apêndice do LA infrequentemente pela projeção apical de quatro câmaras ao TTE (ver Fig. 1.22B).

Seio transverso

- Mais bem visualizado pela projeção basal de eixo curto à TTE logo acima das cúspides da válvula aórtica.
- É uma dobra pericárdica criando um pequeno espaço triangular entre o LA, aorta ascendente e PA.
- Geralmente encontra-se preenchida com fluido, porém também possa acumular tecido gorduroso (ver Fig. 1.22C).
- Esta estrutura pode ser confundida como parte do apêndice atrial, com porções da parede atrial ou o conteúdo de seu tecido gorduroso sendo interpretado incorretamente como massa atrial.

Nodos de Aranti

- Nódulos finos na extremidade de cada uma das cúspides aórticas, mais notadamente com a idade, e quase exclusivamente observados por TEE. A proporção de indivíduos normais com esses nodos é desconhecida.

Banda moderadora

- Uma grande faixa muscular que se estende do terço médio até o distal do septo interventricular até a parede anterolateral apical do RV e a base do músculo papilar anterior.
- É observada em cerca de 2/3 de pessoas saudáveis pela projeção de quatro câmaras (ver Fig. 1.24A) à TTE ou TEE.

Válvula de Eustáquio

- Dobra ou crista do endocárdio posterior ao RA que se origina da porção inferior da *crista terminalis* e estende-se desde a IVC até o septo interatrial abaixo da fossa oval.
- Aparece como uma ecodensidade curvilínea, imóvel que se origina da face inferior da junção da IVC com RA (atrás do ânulo tricúspide), corre através da face mais posterior da parede atrial e se estende para a porção distal da fossa oval (93) (ver Fig. 1.24A). Raramente, a válvula de Eustáquio ou a *crista terminalis* proeminente podem mimetizar uma massa atrial direita (94).

Rede de Chiari

- O remanescente do seio venoso embrionário e uma variante da válvula de Eustáquio que se estende desde a entrada inferior da IVC através da parede posterior do RA no interior da fossa oval.
- Aparece como estrutura fina, hipermóvel, filamentosa e ondulante com uma prevalência < 2% pela TTE e ≥ 10% pela TEE e mais bem observadas pelas projeções apical e subcostal de quatro câmaras à TTE ou projeção de quatro câmaras à TEE (ver Fig. 1.24B).

Hipertrofia lipomatosa do septo interatrial

- Caracterizada por graus variáveis de infiltração gordurosa das porções proximal e distal do septo, poupando a área da fossa oval, conferindo ao septo uma aparência típica de haltere ou ampulheta (95). Raramente, todo o septo interatrial ou apenas a porção proximal do septo está envolvida (Fig. 16.14; ver Fig. 1.25A).

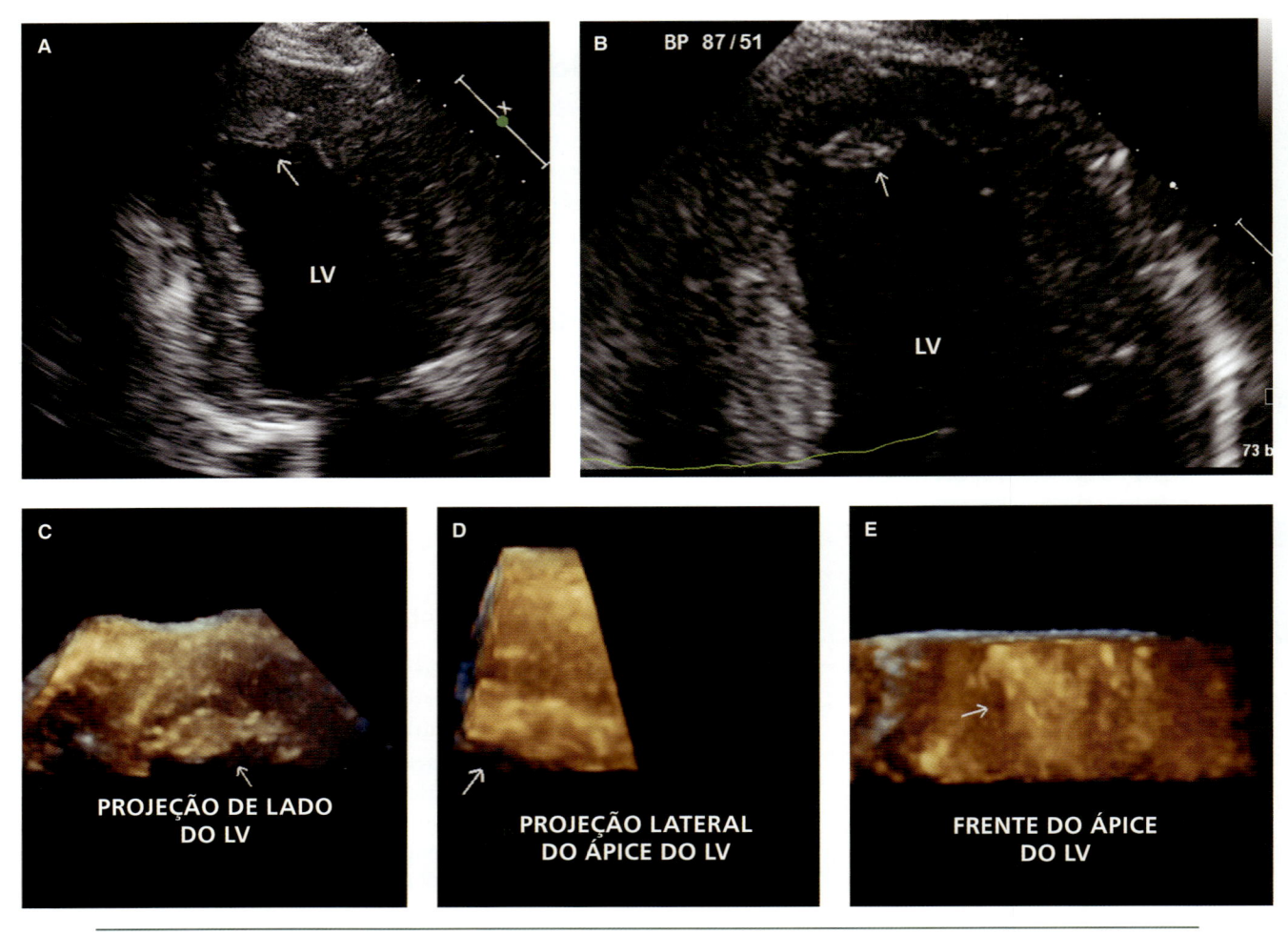

Fig. 16.19 Trabeculação ventricular esquerda em ponte mimetizando um trombo. **A, B.** Estas projeções apicais de duas câmaras (**A**) e duas câmaras com *zoom* (**B**) do LV à TTE 2D demonstram trabeculação apical em ponte em forma de faixa e com ecorrefringência de tecido mole apical (*setas*). O espessamento sistólico e a separação do endocárdio normal subjacente ajuda a diferenciá-la do trombo. **C-E.** Projeções correspondentes à TTE 3DRT de lado (**C**), lateral (**D**) e de frente (**E**) do ápice do LV definem melhor a trabeculação em ponte apical como estrutura única, espessa, homogeneamente ecorrefringente, em forma de faixa e contraindo-se (espessamento com sístole) (*setas*).

- A infiltração gordurosa pode ser significante e predominante no lado RA e mimetizar um lipoma, mixoma ou trombo do RA.
- Em geral, é detectada acidentalmente e é atualmente de significância clínica indefinida (96).
- Sua verdadeira prevalência é desconhecida, porém, com a imagem digital e harmônica atual, provavelmente seja detectada em pelo menos 5% dos pacientes encaminhados para eco.
- Por RT3D, a infiltração difusa do septo poupando a fossa oval confere ao septo a aparência de rosca ou ampulheta (ver Fig. 1.25B).

Suturas protéticas

- O material de sutura é observado por TEE nos anéis de anuloplastia mitral e anéis de sutura das próteses valvares mitrais.
- O material de sutura aparece à TEE 2D como estruturas estreitas, curtas (geralmente < 3 mm) e homogeneamente ecorrefringentes com mobilidade limitada ou ausente. Ainda, geralmente, elas são múltiplas e predominantemente observadas no lado atrial aos anéis de anuloplastia ou de sutura.
- Essas estruturas podem ser melhor detectadas e caracterizadas por TEE RT3D (Fig. 16.20; ver Figs. 11.17, 11.18 e 13.17).

Fios de marca-passos ou desfibriladores e cateteres venosos centrais

- O implante continuamente crescente de marca-passos, desfibriladores e cateteres venosos centrais e o encaminhamento comum dos pacientes com esses dispositivos para o laborató-

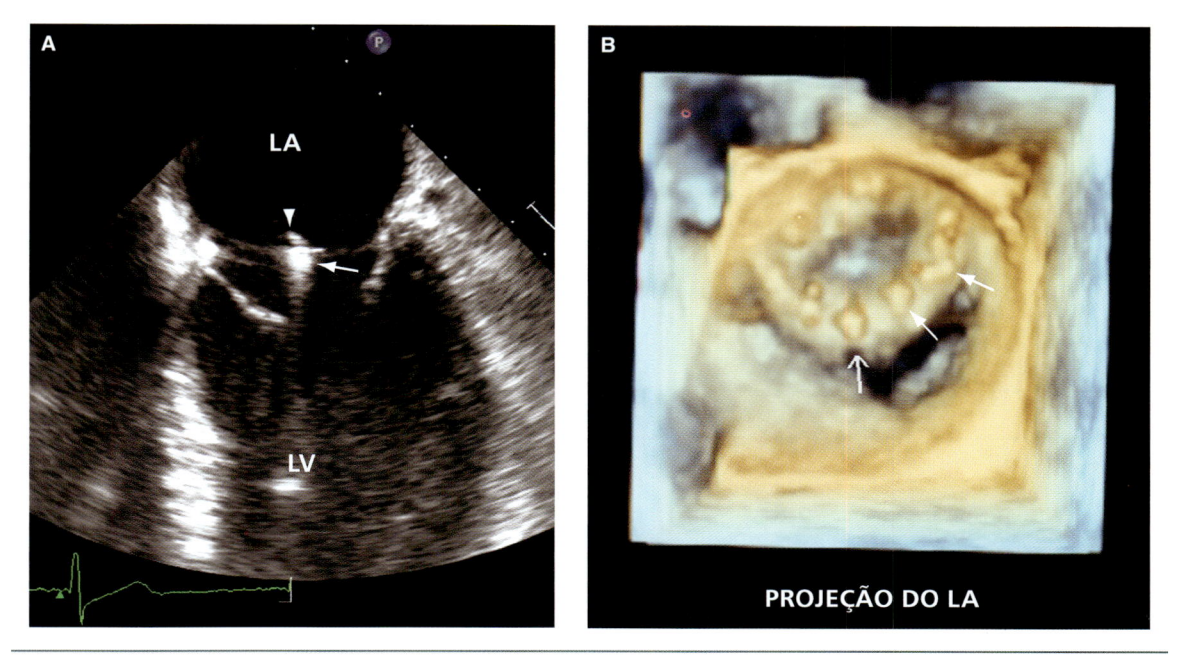

Fig. 16.20 Suturas e deiscência de anel de sutura da anuloplastia. A. Esta projeção de quatro câmaras à TEE 2D em homem com 63 anos de idade demonstra a porção posterior com deiscência do anel da anuloplastia mitral (*seta*), que mimetizava massa atrial esquerda (LA) à TTE. Ainda, notar estrutura curta, fina, imóvel e homogeneamente hiper-refringente no lado atrial do anel de anuloplastia com deiscência (*ponta de seta*), que pode ser confundido com um pequeno trombo.
B. Esta projeção do LA da válvula mitral à TEE 3DRT ilustra claramente a deiscência da metade posterior do anel da anuloplastia e suturas múltiplas do anel como estruturas de forma oval ou irregular, curtas, imóveis e homogeneamente ecorrefringentes ao longo e no alto do anel da anuloplastia (*setas*).

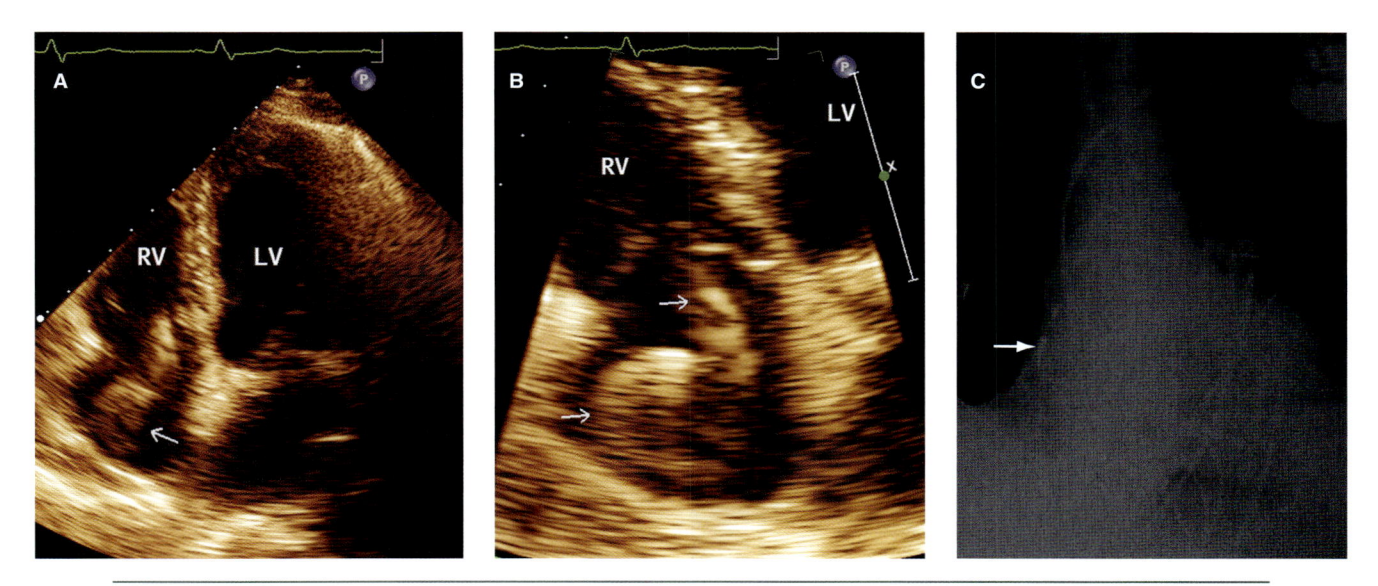

Fig. 16.21 Fios do marca-passo atrial direito e ventricular direito mimetizando massas cardíacas direitas. Estas projeção de quatro câmaras (**A**) e com *zoom* (**B**) à TTE 2D demonstram fios ventriculares direitos (RV) e especialmente atrial direito (RA) altamente hiper-refringentes. O aumento esperado da ecorrefringência desses fios em associação à deposição de fibrina ou do biofilme circundante e parte solta extra-adicional dos fios leva a estruturas que parecem massas (*setas*). Os dados clínicos do paciente e a radiografia do tórax (**C**) neste caso demonstrando alça excessiva do fio no RA (*seta*) ajudou a definir estes achados com variantes normais.

rio de eco também levou ao maior reconhecimento por eco de complicações relacionadas, como a endocardite e a formação de trombos (ver Fig. 5.7)

- A deposição normal de fibrina ou biofilme ao redor desses fios ou catéteres e/ou da parte excessivamente solta frequentemente associada pode criar a aparência de possuir uma estrutura semelhante à massa associada. Os dados clínicos e a radiografia do tórax podem ser valiosos na diferenciação dessas variantes normais de um trombo ou vegetações superpostas (Fig. 16.21).

Referências

1. Latchaw RE, Alberts MJ, Lev MH, et al. Recommendations for Imaging of Acute Ischemic Stroke. A Scientific Statement From the American Heart Association. *Stroke.* 2009;40:3646-3678.
2. Douglas PS, Garcia MJ, Haines DE, et al. ACCF/ASE/AHA/ASNC/HFSA/HRS/SCAI/SCCM/SCCT/SCMR 2011 appropriate use criteria for echocardiography. *J Am Coll Cardiol* 2011;57:1126-1166.
3. Mulvagh SL, Rakowski H, Vannan MA, et al. American Society of Echocardiography Consensus Statement on the Clinical Applications of Ultrasonic Contrast Agents in Echocardiography. *J Am Soc Echocardiogr* 2008;21:1179-1201.
4. Nishimura RA, Carabello BA, Faxon DP, et al. 2008 Focused Update Incorporated into the ACC/AHA 2006 Guidelines for the Management of Patients with Valvular Heart Disease. *Circulation* 2008;118;e523-e661.
5. Roldan CA. Arterial embolism. In Nixon JV, Aurigemma GP, Bolger AF, et al., eds. *The AHA Clinical Cardiac Consult*, 3rd ed. Philadelphia: Lippincott Williams & Wilkins; 2011:80-81.
6. Adams HP, Jr, del Zoppo G, Alberts MJ, et al. Guidelines for the early management of adults with ischemic stroke. *Stroke* 2007;38:1655-1711.
7. Easton JD, Saver JL, Albers GW, et al. Definition and evaluation of transient ischemic attack. *Stroke.* 2009;40:2276-2293.
8. Roldan CA. Paradoxical embolism. In Nixon JV, Aurigemma GP, Bolger AF, et al., eds. *The AHA Clinical Cardiac Consult*, 3rd ed. Philadelphia: Lippincott Williams & Wilkins; 2011:240-241.
9. Maron BA, Shekar PS, Goldhaber SZ. Paradoxical embolism. *Circulation.* 2010;122:1968-1972.
10. Lloyd-Jones D, Adams R, Carnethon M, et al. Heart disease and stroke statistics-2009 update. A report from the American Heart Association Statistics Committee and Stroke Statistics Subcommittee. *Circulation.* 2009;119:e21-e181.
11. De Castro S, Papetti F, Di Angelantonio E,, Feasibility and clinical utility of transesophageal echocardiography in the acute phase of cerebral ischemia. *Am J Cardiol* 2010;106:1339-1344.
12. Plana JC. Added value of real-time three-dimensional echocardiography in assessing cardiac masses. *Curr Cardiol Rep.* 2009;11:205-209.
13. Choi Y, Saqqur M, Asil T, et al. A combined power M-mode and single gate transcranial Doppler ultrasound microemboli signal criteria for improving emboli detection and reliability. *J Neuroimaging.* 2009;32:1-9.
14. Fuster V, Ryden LE, Cannon DS, et al. ACC/AHA/ESC 2006 guidelines for the management of patients with atrial fibrillation. *Circulation.* 2006;114:700-752.
15. Zabalgoitia M, Halperin JL, Pearce LA et al., for the Stroke Prevention in Atrial Fibrillation III Investigators: Transesophageal echocardiographic correlates of clinical risk of thromboembolism in non-valvular atrial fibrillation. *J Am Coll Cardiol.* 1998;31:1622.
16. Bernhardt P, Schmidt H, Hammerstingl C, et al. Patients with atrial fibrillation and dense spontaneous echo contrast at high risk. A prospective and serial follow-up at over 12 months with transesophageal echocardiography and cerebral magnetic resonance imaging. *J Am Coll Cardiol.* 2005;45:1807-1812.
17. Zateyshchikov DA, Brovkin AN, Chistiakov DA, et al. Advanced age, low left atrial appendage velocity, and factor V promoter sequence variation as predictors of left atrial thrombosis in patients with nonvalvular atrial fibrillation. *J Thromb Thrombolysis.* 2010;30:192-199.
18. Taguchi Y, Takashima S, Hirai T, et al. Significant impairment of left atrial function in patients with cardioembolic stroke caused by paroxysmal atrial fibrillation. *Intern Med.* 2010;49:1727-1732.
19. Kim YD, Park B, Cha MJ. Stroke severity in concomitant cardiac sources of embolism in patients with atrial fibrillation. *J Neurol Sci.* 2010;298:23-27.
20. Kushner FJ, Hand M, Smith SC, et al. 2009 focused updates: ACC/AHA guidelines for the management of patients with ST-elevation myocardial infarction (updating the 2004 guideline and 2007 focused update) and ACC/AHA/SCAI Guidelines on Percuateneous Coronary Intervention. *J Am Coll Cardiol.* 2009;54:2205-2241.
21. Li XC, Yan CJ, Yao GH, et al. Value of left ventricular regional ejection fraction determined by real-time three-dimensional echocardiography in diagnosis of aneurysm: compared with left ventriculography. *Chin Med J (Engl).* 2009;122:2981-2984.
22. Yang HS, Shah SB, Sweeney JP, et al. Subepicardial aneurysm evaluated by multiplane 2D and real-time 3D volumetric transesophageal echocardiography. *Circ Cardiovasc Imaging.* 2008;1:171-172.
23. Marsan NA, Westenberg JJ, Roes SD, et al.Three-dimensional echocardiography for the preoperative assessment of patients with left ventricular aneurysm. *Ann Thorac Surg.* 2011;91:113-121.
24. Thuny F, Di Salvo G, Belliard 0, et al. Risk of embolism and death in infective endocarditis: prognostic value of echocardiography: a prospective multicenter study. *Circulation.* 2005;112:69-75.
25. Hill EE, Herijgers P, Claus P, et al. Clinical and echocardiographic risk factors for embolism and mortality in infective endocarditis. *Eur J Clin Microbiol Infect Dis.* 2008;27:1159-1164.
26. Vilacosta I, Graupner C, San Roman JA, et al. Risk of embolization after institution of antibiotic therapy for infective endocarditis. *J Am Coll Cardiol.* 2002;39:1489-1495.
27. Habib G. Embolic risk in subacute bacterial endocarditis: determinants and role of transesophageal echocardiography. *Curr Cardiol Rep.* 2003;5:129-136.
28. Roldan CA, Gelgand EA, Qualls CR, et al. Valvular heart disease by transthoracic echocardiography is associated with focal brain injury and central neuropsychiatric systemic lupus erythematosus. *Cardiology.* 2007;108:331-337.
29. Morelli S, Bernardo ML, Viganego F, et al. Left-sided heart valve abnormalities and risk of ischemic cerebrovascular accidents in patients with systemic lupus erythematosus. *Lupus.* 2003;12:805812.
30. Zoghbi WA, Chambers JB, Dumesnil JG, et al. Recommendations for evaluation of prosthetic valves with echocardiography and Doppler ultrasound. *J Am Soc Echocardiogr.* 2009;22:975-1014.
31. Keuleers S, Herijgers P, Herregods MC, et al. Comparison of thrombolysis versus surgery as a first line therapy for prosthetic heart valve thrombosis. *Am J Cardiol.* 2011;107:275-279.
32. Kiavar M, Sadeghpour A, Bakhshandeh H, et al. Are prosthetic heart valve fibrin strands negligible? The associations and significance. *Am Soc Echocardiogr.* 2009;22:890-894.

33. Agarwal AK, Venugopalan P. Left atrial spontaneous echo contrast in patients with rheumatic mitral valve stenosis in normal sinus rhythm: relationship to mitral valve and left atrial measurements. *Int J Cardiol.* 2001;77:63-68.
34. Manjunath CN, Srinivasa KH, Ravindranath KS, et al. Balloon mitral valvotomy in patients with mitral stenosis and left atrial thrombus. *Catheter Cardiovasc Interv.* 2009;74:653-661.
35. Koca V, Bozat T, Akkaya V, et al. Left atrial thrombus detection with multiplane transesophageal echocardiography: an echocardiographic study with surgical verification. *J Heart Valve Dis.* 1999;8:63-66.
36. Latcu DG, Rinaldi JP, Saoudi N. Real-time three-dimensional transoesophageal echocardiography for diagnosis of left atrial appendage thrombus. *Eur J Echocardiogr.* 2009;10:711-712.
37. Keenan NG, Cueff C, Cimadevilla C, et al. Usefulness of left atrial volume versus diameter to assess thromboembolic risk in mitral stenosis. *Am J Cardiol.* 2010;106:1152-1156.
38. Kranidis A, Koulouris S, Filippatos G. Mitral regurgitation protects from left atrial thrombogenesis in patients with mitral valve disease and atrial fibrillation. *Pacing Clin Electrophysiol.* 2000;23:1863-1866.
39. Hildick-Smith DJ, Taylor GJ, Shapiro LM. Inoue balloon mitral valvuloplasty: long-term clinical and echocardiography follow-up of a predominantly unfavorable population. *Eur Heart J.* 2000;21:1690-1697.
40. Arora R, Kalra GS, Singh S, et al. Percutaneous transvenous mitral commissurotomy: immediate and long-term follow-up results. *Catheter Cardiovasc Interv.* 2002;55:450-456.
41. Ben-Farhat M, Betbout F, Gamra H, et al. Predictors of long-term event-free survival and of freedom from restenosis after percutaneous balloon mitral commissurotomy. *Am Heart J.* 2001;142:1072-1079.
42. Tunick PA, Nayar AC, Goodkin GM, et al. Effect of treatment on the incidence of stroke and other emboli in 519 patients with severe thoracic aortic plaque. *Am J Cardiol.* 2002;90:1320-1325.
43. van Zaane B, Nierich AP, Brandon Bravo Bruinsma GJ, et al. Diagnostic accuracy of modified transoesophageal echocardiography for pre-incision assessment of aortic atherosclerosis in cardiac surgery patients. *Br J Anaesth.* 2010;105:131-138.
44. Kohsaka S, Jin Z, Rundek T, et al. Relationship between serum lipid values and atherosclerotic burden in the proximal thoracic aorta. *Int J Stroke.* 2010;5:257-263.
45. Yoshimura S, Toyoda K, Kuwashiro T. Ulcerated plaques in the aortic arch contribute to symptomatic multiple brain infarction. *J Neurol Neurosurg Psychiatry.* 2010;81:1306-1311.
46. Donnan GA, Davis SM, Jones EF, et al. Aortic source of brain embolism. *Curr Treat Options Cardiovasc Med.* 2003;5:211-219.
47. Rodés-Cabau J, Dumont E, Boone RH, et al. Cerebral embolism following transcatheter aortic valve implantation: comparison of transfemoral and transapical approaches. *J Am Coll Cardiol.* 2011;57:18-28.
48. Gill EA Jr, Quaife RA. The echocardiographer and the diagnosis of patent foramen ovale. *Cardiol Clin.* 2005;23:47-52.
49. Zanchetta M, Rigatelli G, Onorato E. Intracardiac echocardiography and transcranial Doppler ultrasound to guide closure of patent foramen ovale. *J Invasive Cardiol.* 2003;15:93-96.
50. Akhondi A, Gevorgyan R, Tseng CH. The association of patent foramen ovale morphology and stroke size in patients with paradoxical embolism. *Circ Cardiovasc Interv.* 2010;3:506-510.
51. Mas JL, Arquizan C, Lamy C, et al. Recurrent cerebrovascular events associated with patent foramen ovale, atrial septal aneurysm, or both. *N Engl J Med.* 2001;345:1740-1746.
52. Lamy C, Giannesini C, Zuber M, et al. Clinical and imaging findings in cryptogenic stroke patients with and without patent foramen ovale: The PFO-ASA Study. *Stroke.* 2002;33:706-711.
53. Homma S, Sacco RL, Di Tullio MR, et al. Effect of medical treatment in stroke patients with patent foramen ovale: Patent foramen ovale in Cryptogenic Stroke Study. *Circulation.* 2002:105;2625-2631.
54. von Bardeleben RS, Richter C, Otto J, et al. Long term follow up after percutaneous closure of PFO in 357 patients with paradoxical embolism: Difference in occlusion systems and influence of atrial septum aneurysm. *Int J Cardiol* 2009;134:33-41.
55. Burger AJ, Jadhav P, Kamalesh M. Low incidence of cerebrovascular events in patients with incidental atrial septal aneurysm. *Echocardiography.* 1997;14:589-596.
56. Tugcu A, Okajima K, Jin Z, et al. Septal pouch in the left atrium and risk of ischemic stroke. *JACC Cardiovasc Imaging.* 2010;3:1276-1283.
57. Burger AJ, Sherman HB, Charlamb MJ. Low incidence of embolic strokes with atrial septal aneurysms: a prospective, long-term study. *Am Heart J.* 2000;139:149-152.
58. Fischer D, Haentjes J, Klein G, et al. Transcatheter closure of patent foramen ovale (PFO) in patients with paradoxical embolism: procedural and follow-up results after implantation of the Amplatzeroocluder device. *J Interv Cardiol.* 2011;24:85-91.
59. Roldan CA, Shively BK, Crawford MH. Valve excrescences: prevalence, evolution and risk for cardioembolism. *J Am Coll Cardiol.* 1998;30:1308-1314.
60. Jaffe W, Figueredo VM. An example of Lambl's excrescences by transesophageal echocardiogram: a commonly misinterpreted lesion. *Echocardiography.* 2007;24:1086-1089.
61. Solheim S, Seljeflot I, Lunde K. Frequency of left ventricular thrombus in patients with anterior wall acute myocardial infarction treated with percutaneous coronary intervention and dual antiplatelet therapy. *Am J Cardiol.* 2010;106:1197-1200.
62. Buchholz S, Ward MR, Bhindi R, et al. Cardiac thrombi in stress (tako-tsubo) cardiomyopathy: more than an apical issue? *Mayo Clin Proc.* 2010;85:863-864.
63. Anwar AM, Nosir YF, Ajam A, et al. Central role of real-time three-dimensional echocardiography in the assessment of intracardiac thrombi. *Int J Cardiovasc Imaging.* 2010;26:519-526.
64. Yelamanchili P, Nanda NC, Patel V, et al. Live/real time three-dimensional echocardiographic demonstration of left ventricular noncompaction and thrombi. *Echocardiography.* 2006;23:704-706.
65. Kodali S, Yamrozik J, Biederman RW. Left atrial thrombus masquerading as a myxoma in a patient with mitral stenosis. *Echocardiography.* 2010;27:E98-101.
66. Wallace TW, Atwater BD, Daubert JP. Prevalence and clinical characteristics associated with left atrial appendage thrombus in fully anticoagulated patients undergoing catheter-directed atrial fibrillation ablation. *J Cardiovasc Electrophysiol.* 2010;21:849-852.
67. Saksena S, Sra J, Jordaens L, et al. A prospective comparison of cardiac imaging using intracardiac echocardiography with trans-esophageal echocardiography in patients with atrial fibrillation: the intracardiac echocardiography guided cardioversion helps interventional procedures study. *Circ Arrhythm Electrophysiol.* 2010;3:571-577.
68. Matyal R, Mahmood F, Chaudhry H, et al. Left atrial appendage thrombus and real-time 3-dimensional transesophageal echocardiography. *J Cardiothorac Vasc Anesth.* 2010;24:977-979.
69. Kini V, Logani S, Ky B, et al. Transthoracic and transesophageal echocardiography for the indication of suspected infective endocarditis: vegetations, blood cultures and imaging. *J Am Soc Echocardiogr.* 2010;23:396-402.
70. Liu YW, Tsai WC, Lin CC, et al. Usefulness of real-time three-dimensional echocardiography for diagnosis of infective endocarditis. *Scand Cardiovasc J.* 2009;43:318-323.
71. Hansalia S, Biswas M, Dutta R, et al. The value of live/real time three-dimensional transesophageal echocardiography in the

assessment of valvular vegetations. *Echocardiography.* 2009;26:1264-1273.
72. Roldan CA. Valvular and coronary heart disease in systemic inflammatory diseases: systemic disorders in heart disease. *Heart.* 2008;94:1089-1101.
73. Moyssakis I, Tektonidou MG, Vasilliou VA, *et al.* Libman-Sacks endocarditis in systemic lupus erythematosus: prevalence, associations, and evolution. *Am J Med.* 2007;120:636-642.
74. Roldan CA, Delong C, Qualls RC, *et al.* Characterization of rheumatoid arthritis valvular heart disease by transesophageal echocardiography. *Am J Cardiol.* 2007;100:496-502.
75. Roldan CA, Gelgand EA, Qualls CR, *et al.* Valvular heart disease as a cause of cerebrovascular disease in patients with systemic lupus erythematosus. *Am J Cardiol.* 2005;95:1441-1447.
76. Omdal R, Lunde P, Rasmussen K, *et al.* Transesophageal and transthoracic echocardiography and Doppler-examinations in systemic lupus erythematosus. *Scand J Rheumatol.* 2001;30:275-281.
77. Roldan CA, Qualls CR, Sopko KS, *et al.* Transthoracic versus trans-esophageal echocardiography for detection of Libman-Sacks endocarditis: a randomized controlled study. *J Rheumatol.* 2008;35:224-229.
78. Plastiras SC, Pamboucas CA, Tzelepis GE, *et al.* Assessing mitral valve stenosis by real-time 3-dimensional echocardiography in systemic lupus erythematosus: a look inside the heart. *J Rheumatol.* 2009;36:1843-1845.
79. Roldan CA, Gelgand EA, Qualls CR, *et al.* Valvular heart disease is associated with nonfocal neuropsychiatric systemic lupus erythematosus. *J Clin Rheumatol.* 2006;12:3-10.
80. Kumral E, Evyapan D, Keser G, *et al.* Detection of microemboli signals in patients with neuropsychiatric lupus erythematosus. *Eur Neurol.* 2002;47:131-135.
81. Sibbitt WL Jr, Brooks WM, Kornfeld M, *et al.* Magnetic resonance imaging and brain histopathology in neuropsychiatric systemic lupus erythematosus. *Semin Arthritis Rheum.* 2010;40:32-52.
82. Schwammenthal E, Schwammenthal Y, Tanne D, *et al.* Transcutaneous detection of aortic arch atheromas by suprasternal harmonic imaging. *J Am Coll Cardiol.* 2002;39:1127-1132.
83. Negishi K, Tsuchiya H, Nakajima M, *et al.* The seabed-like appearance of atherosclerotic plaques: three-dimensional transesophageal echocardiographic images of the aortic arch causing cholesterol crystal emboli. *J Am Soc Echocardiogr.* 2010;23:1222.e1-4.
84. Bruce CJ. Cardiac tumours: diagnosis and management. *Heart.* 2011;97:151-160.
85. Leitman M, Rahanani E, Wassermann I, *et al.* Unusual right-sided cardiac masses. *Echocardiography.* 2010;27:1151-1155.
86. Konagai N, Cho M, Shigematsu H. Left atrial myxoma associated with acute myocardial infarction and multiple cerebral infarctions: Report of a case. *Surg Today.* 2010;40:1159-1163.
87. Demirtürk OS, Tünel HA, Gulcan O, *et al.* Papillary fibroelastoma of the right coronary cusp. *Heart Surg Forum.* 2010;13:E330-E332.
88. Huang H, Falik R. Papillary fibroelastoma of the subvalvular apparatus of the mitral valve found on echocardiography after the clinical presentation of embolic CVA. *Am J Med.* 2010;123:e7-8.
89. Rolf T, Iglesias JF, Tozzi P, *et al.* Acute myocardial infarction caused by coronary embolization of a papillary fibroelastoma of the thoracic ascending aorta. *Interact Cardiovasc Thorac Surg.* 2010;11:676-677.
90. Domoto S, Nakano K, Kodera K. Cardiac lipoma originating from the left ventricular apex diagnosed- using the magnetic resonance imaging fat suppression technique: report of a case. *Surg Today.* 2010;40:871-873.
91. Hess A, Rottbauer W, Katus HA, *et al.* Exaggerated apical trabeculations mimicking left ventricular thrombus: a 3D TEE perspective. *Clin Res Cardiol.* 2010;99:603-604.
92. Anwar AM, Nosir YF, Ajam A, *et al.* Central role of three-dimensional echocardiography in the assessment of intracardiac thrombi. *Int J Cardiovasc Imaging.* 2010;26:519-526.
93. Vale TA, Newton JD, Orchard E, *et al.* Prominence of the Eustachian valve in paradoxical embolism. *Eur J Echocardiogr.* 2011;12:33-36.
94. Salustri A, Bakir S, Sana A, *et al.* Prominent crista terminalis mimicking a right atrial mass: case report. *Cardiovasc Ultrasound.* 2010; 8:47.
95. Agmon Y, Meissner I, Tajik AJ, *et al.* Clinical, laboratory, and trans-esophageal echocardiographic correlates of interatrial septal thickness: a population based transesophaeal echocardiographic study. *J Am Soc Echocardiogr.* 2005;18:175-182.
96. Abboud H, Brochet E, Amarenco P. Lipomatous hypertrophy of the interatrial septum and stroke. *Cerebrovasc Dis.* 2004;18:178.

Doenças Pericárdicas

Carlos A. Roldan

- A anamnese e o exame físico são essenciais no diagnóstico da pericardite aguda, do tamponamento cardíaco e da pericardite constritiva. Entretanto, com exceção do atrito pericárdico e do pulso paradoxal, os sintomas e os achados físicos nas doenças pericárdicas não são específicos e são altamente variáveis.
- O tamponamento cardíaco pode ser clinicamente diagnosticado, mas frequentemente os pacientes com evidência hemodinâmica do tamponamento, podem não apresentar achados físicos típicos (Tabela 17.1).
- Da mesma forma, a pericardite constritiva não pode ser diferenciada clinicamente de outras causas de insuficiência cardíaca diastólica ou sistólica.

Indicações da classe I ou apropriadas (escore 7-9) para a ecocardiografia nas doenças pericárdicas

- A ecocardiografia (eco) é necessária para determinar a presença e o tamanho da efusão pericárdica; espessamento pericárdico, calcificação ou massas; e para avaliar os achados hemodinâmicos sugestivos do tamponamento ou constrição cardíaca (1,2) (Tabela 17.2).
- Eco desempenha um papel importante no diagnóstico e no tratamento do paciente internado ou ambulatorial com pericardite aguda e suas complicações associadas; no desempenho seguro de

Tabela 17.1
Achados físicos nos pacientes com tamponamento cardíaco

Achado físico	Frequência (%)
Pressão venosa jugular elevada	40-100
Taquicardia sinusal	50-75
Pulso paradoxal (≥ 20 mmHg)	17-75
Hepatomegalia	25-55
Sons cardíacos distantes	25-35
Pressão arterial sistólica < 100 mmHg	15-35
Atrito pericárdico	25-30
Edema periférico	20-30

As taxas mais baixas são encontradas nos pacientes apenas com achados ecocardiográficos sugestivos de tamponamento cardíaco ou naqueles com formas atípicas de tamponamento (i. e., pós-cirurgia cardíaca). As taxas mais elevadas são encontradas naqueles com evidência clínica de tamponamento.

Tabela 17.2
Indicações da classe I ou apropriadas (escore 7-9) para ecocardiografia nos pacientes com doenças pericárdicas

Sintomas potencialmente relacionados com doença pericárdica, como dor torácica pleurítica ou encurtamento da respiração.

Eletrocardiograma anormal, radiografia torácica ou biomarcadores cardíacos relacionados com doença pericárdica ou miopericárdica.

Hipotensão ou instabilidade hemodinâmica com etiologia pericárdica suspeita.

Nos pacientes com suspeita de pericardite, efusão pericárdica, tamponamento, constrição ou pericardite efusivo-constritiva.

Reavaliação de efusão pericárdica conhecida para dirigir o tratamento ou avaliar a resposta à terapia.

Estudo de acompanhamento para avaliar a recidiva da efusão, tamponamento ou constrição inicial.

Nos pacientes com infarto agudo do miocárdio e dor persistente, hipotensão ou atrito pericárdico.

Nos pacientes após cirurgia cardíaca com hipotensão persistente para excluir hematoma pericárdico ou tamponamento cardíaco atípico.

Estudo de acompanhamento para detectar sinais precoces de tamponamento quando são observadas grandes efusões ou efusões acumulando-se rapidamente.

Traumatismo torácico penetrante ou não quando a efusão pericárdica for possível ou suspeita.

Dirigir a ecocardiografia e monitorar a pericardiocentese.

Avaliação dos procedimentos da janela pericárdica nos pacientes com efusões pericárdicas posteriores ou loculadas (intraoperatórias).

(Adaptada de Douglas PS, Garcia MJ, HainesDE et al. ACCF/ASE/AHA/ASNC/HFSA/HRS/SCAI/SCCM/SCCT/SCMR 2011 appropriate use criteria for echocardiography. *J Am Coll Cardiol*. 2011;57:1126-1166.)

terapêutica urgente ou eletiva ou pericardiocentese diagnóstica no paciente com tamponamento cardíaco ou efusão pericárdica moderada a volumosa sem tamponamento, respectivamente; e na decisão de realizar cateterização ou cirurgia cardíaca, ou de ambas, em paciente com pericardite constritiva (3-5).

- Eco possui valor diagnóstico e terapêutico especial nos pacientes com tamponamento cardíaco localizado no qual os achados clínicos e hemodinâmicos são comumente atípicos ou ausentes.

Pericardite aguda sem ou com efusão pericárdica

Definição

- A pericardite aguda caracteriza-se pela inflamação do pericárdio parietal e visceral e com ou sem efusão pericárdica pequena a moderada (raramente grande) serosa, serossanguinolenta, serofibrinosa, hemorrágica, quilosa, com colesterol ou purulenta.
- Podem ocorrer espessamento, fibrose, fusão e, incomumente, calcificações pericárdicas.
- A miocardite associada (com base na elevação das isoenzimas miocárdicas, anormalidades do movimento da parede ou fração de ejeção diminuída) é observada no mínimo em 15% dos casos (6).

Etiologias comuns

- Infecção, autoimunidade, infiltração metastática maligna, traumatismo cirúrgico ou não, radioterapia mediastinal e vasculite são as causas mais comuns (3,6).
- Na população geral dos países desenvolvidos, a infecção viral (incluindo HIV), idiopática e após infarto miocárdico ou a síndrome pós-cardiotomia são as causas mais prevalentes (2,3,5,6).
- Nos países em desenvolvimento, infecções bacterianas, micobacterianas e parasitárias são comuns.
- Na pericardite bacteriana, pneumococos, estreptococos e estafilococos são os microrganismos mais comuns, e mais frequentemente eles infectam o pericárdio por extensão contígua do pulmão, da pleura ou do mediastino e raramente por disseminação hematogênica.
  - Sua mortalidade varia de 30 a 50%, sendo mais elevada nos pacientes com tamponamento cardíaco (7).

Morfologia pericárdica na ecocardiografia ao modo M e bidimensional

Melhores planos de imagem

- Projeções paraesternais de eixos longo e curto, apical de quatro câmaras e subcostal de quatro câmaras e eixo curto bidi-

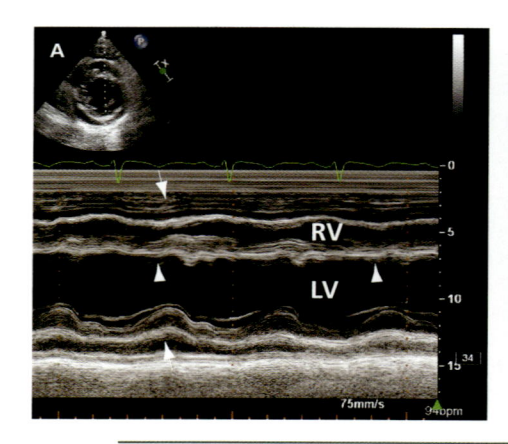

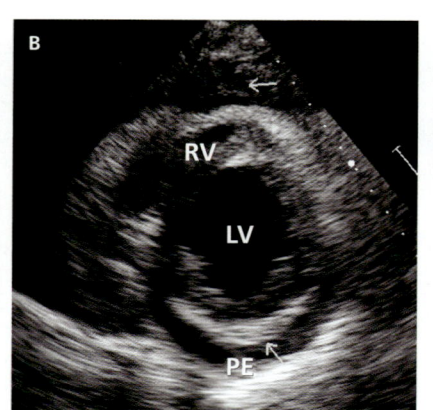

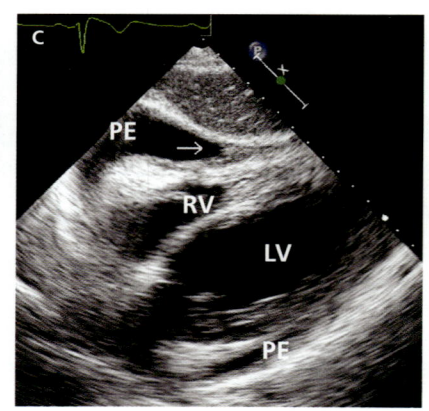

Fig. 17.1 Pericardite após infarto miocárdico transmural recente ou síndrome de Dessler. A. Esta eco 2D guiada no eixo paraesternal curto no modo M em paciente com 51 anos de idade com infarto miocárdico anterior transmural recente e dor torácica pleural grave demonstra acinesia e afinamento do septo anterior (*pontas de seta*). Notar também o espessamento pericárdico visceral e parietal grave mais notável anterior ao ventrículo direito (RV) e posterior ao ventrículo esquerdo (LV) (*setas*). **B.** Esta projeção paraesternal de eixo curto 2D demonstra melhor o espessamento anterior e posterior com aderência às paredes anterior do RV e posterior do LV (*setas*). Ainda mais, nota-se pequena efusão pericárdica (PE) loculada posterior ao LV. **C.** Esta projeção 2D subxifoide de quatro câmaras demonstra pequena efusão pericárdica loculada posterolateralmente ao RV e LV associada a espessamento pericárdico visceral e parietal grave com aderência ao RV e ao diafragma (*seta*). Entretanto, o eco-Doppler não mostrou evidência de constrição pericárdica. Os sintomas do paciente resolveram-se, e os achados à eco quase se resolveram após 4 semanas de pulsoterapia com esteroide.

mensional (2D) por eco transtorácica (TTE). Eco transesofágica (TEE) raramente possui valor diagnóstico adicional.

Definições e características diagnósticas-chave

- A efusão pericárdica é a separação do pericárdio visceral e parietal por fluido (> 30 mL) e está associada ao movimento reduzido do pericárdio parietal.
- O espessamento pericárdico está presente quando tanto a camada parietal quanto a visceral ou ambas medem ≥ 3 mm.
- A efusão pericárdica, especialmente se associada ao espessamento ou fusão pericárdica, confirma a pericardite no paciente com síndrome clínica compatível (Fig. 17.1).
- Entretanto, a ausência da efusão pericárdica não exclui a pericardite, porque não se observa a efusão em > 30% dos pacientes com pericardite clínica.

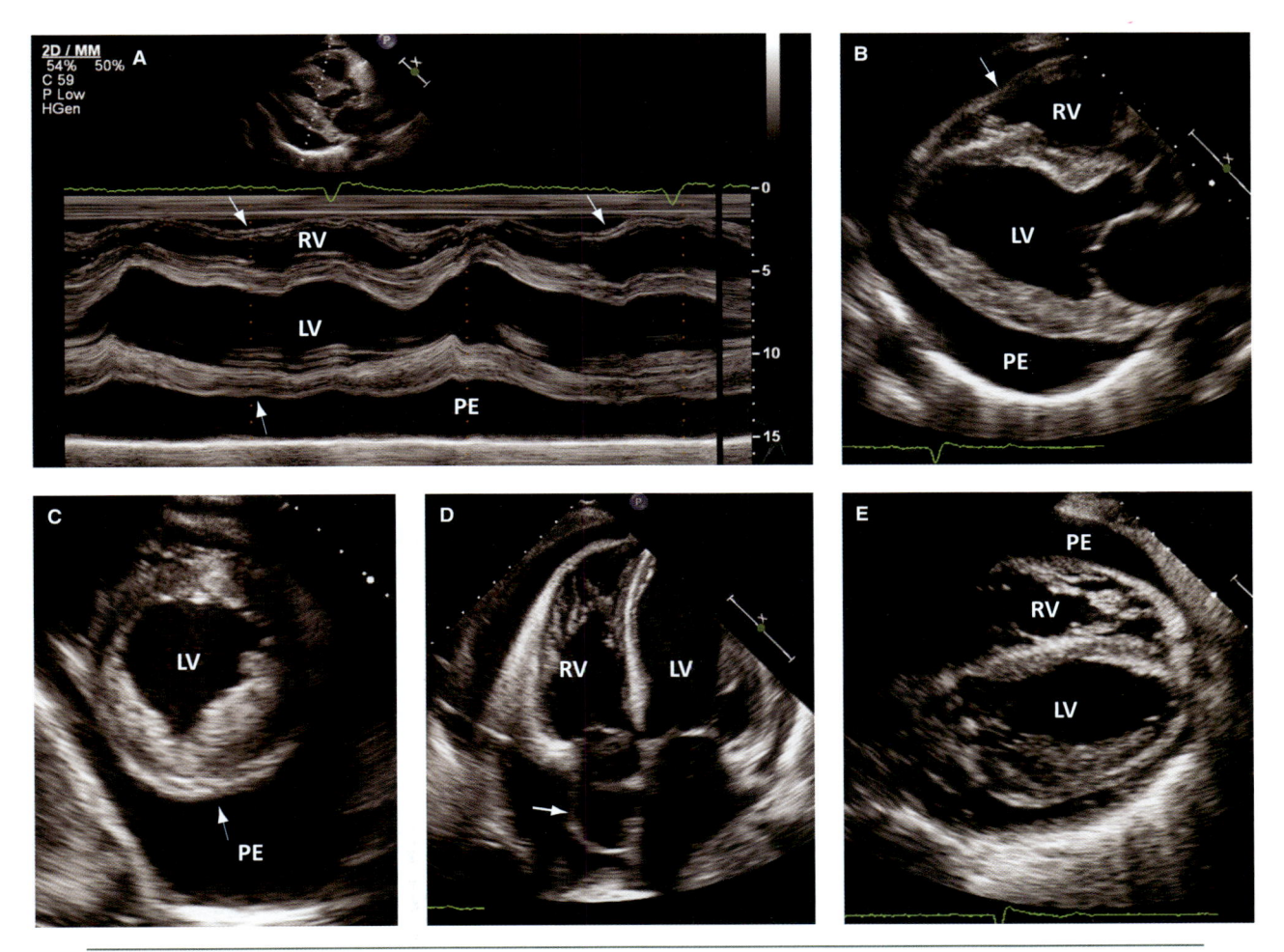

Fig. 17.2 Grande efusão pericárdica com tamponamento cardíaco em homem com 46 anos de idade com esclerodermia. A. Eco 2D em modo M guiado na projeção paraesternal de eixo longo demonstra efusão pericárdica com compressão diastólica da parede anterior do RV (*setas superiores*) e da parede posterior do LV (*seta inferior*). Movimento septal paradoxal também está presente. **B.** Esta projeção paraesternal de eixo longo 2D demonstra grande efusão pericárdica, predominantemente localizada posterior e causando compressão diastólica da parede anterior do RV (*seta*). **C.** Esta projeção paraesternal de eixo curto 2D demonstra melhor a efusão pericárdica localizada com predominância posterior e espessamento pericárdico visceral moderado (*seta*). **D.** Esta projeção apical de quatro câmaras 2D demonstra grande efusão pericárdica circunferencial associada à oscilação do coração e compressão significante (mais de um terço do ciclo cardíaco) diastólica do RA (*seta*). Em virtude da acentuada oscilação do coração à separação das camadas pericárdicas apicais diastólicas finais é intermitentemente < 1 cm. **E.** Esta projeção subcostal de quatro câmaras 2D confirma a grande efusão pericárdica com o coração oscilante e separação intermitente < 1 cm das camadas pericárdicas no fim da diástole. Entretanto, reposicionando o paciente em cunha, a separação das camadas pericárdicas foi > 1,5 cm. A significância hemodinâmica da efusão pericárdica foi adicionalmente suportada por variabilidade respiratória significante (> 40%) nas velocidades de influxo mitral e tricúspide ao Doppler. Portanto, o paciente foi submetido a pericardiocentese percutânea dirigida por eco de 600 mL de fluido pericárdico serossanguinolento. RV, ventrículo direito, LV, ventrículo esquerdo, PE, efusão pericárdica.

- Ainda, a efusão pericárdica não estabelece o diagnóstico da pericardite. Pacientes com nefrose, má nutrição e insuficiência cardíaca (mais comumente com insuficiência cardíaca direita) apresentam pequenas efusões pericárdicas sem pericardite.

Características das efusões pericárdicas

- *Efusão pericárdica pequena* (< 100 mL) é observada somente posterior ao ventrículo esquerdo (LV), distal ao sulco atrioventricular, e com separação das camadas pericárdicas < 1 cm (Fig. 17.1).

- *Efusão pericárdica moderada* (100 a 500 mL) é observada quando o acúmulo de fluido é circunferencial, estende-se posterior ao átrio esquerdo (LA) e a separação das camadas pericárdicas ainda é < 1 cm.

- *Efusão pericárdica grande* (> 500 mL) é observada quando existe acúmulo de circunferencial de líquido, separação das camadas pericárdicas > 1 cm e oscilação cardíaca anteroposterior ou mediolateral no interior do saco pericárdico (Figs. 17.2 a 17.6).

- *Efusões loculadas* são incomuns nos pacientes com pericardite clínica. Quando presentes, em geral são únicas, de tamanho e

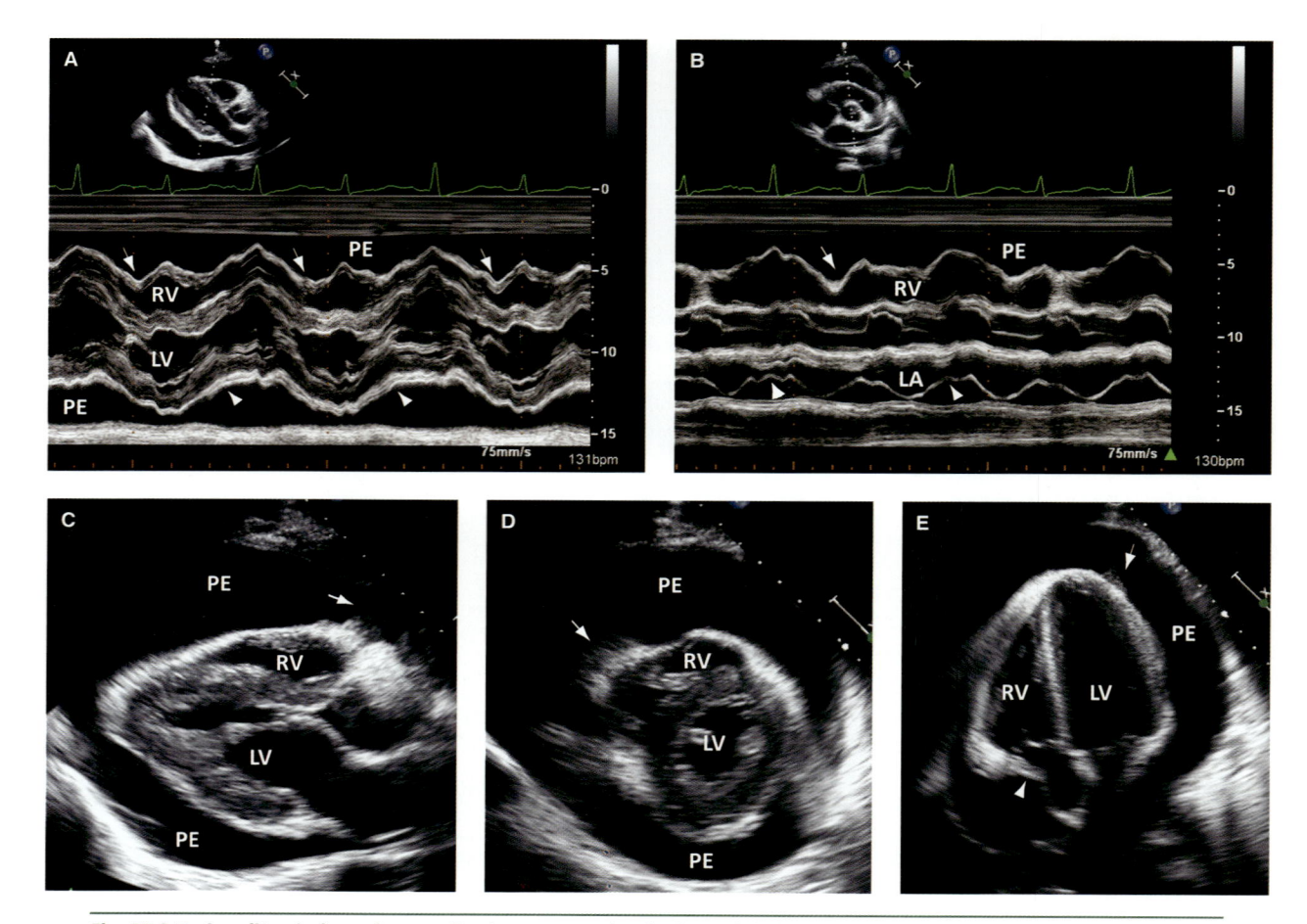

Fig. 17.3 Pericardite viral aguda complicada com grande efusão pericárdica e tamponamento cardíaco em homem com 28 anos de idade. **A.** Eco guiada na projeção paraesternal de eixo longo 2D demonstra grande efusão pericárdica com compressão diastólica significante das paredes anteriores do RV (*setas*) e paredes posteriores do LV (*pontas de seta*). Notar também o movimento septal interventricular paradoxal significante, abertura limitada da válvula mitral e alternância elétrica ao eletrocardiograma (ECG). **B.** Esta projeção paraesternal de eixo curto em eco modo M guiada demonstra compressão diastólica do trato de saída do RV (*seta*) e do LA (*pontas de seta*). **C, D.** Estas duas projeções paraesternais de eixo longo (**C**) e eixo curto 2D (**D**) demonstram grande efusão pericárdica circunferencial associada a espessamento pericárdico visceral grave com folhagens e filamentos (*setas*), compressão diastólica do RV e do LV e oscilação acentuada do coração com cada batimento cardíaco explicando a alternância elétrica do ECG. **E.** Esta projeção apical de quatro câmaras 2D demonstra grande efusão pericárdica circunferencial associada a grave espessamento pericárdico visceral, incluindo folhagem móvel (*seta*), oscilação acentuada do coração e do RV e compressão diastólica especialmente significante (mais de um terço do ciclo cardíaco) do RA (*ponta de seta*). LA, átrio esquerdo; outras abreviaturas nas figuras anteriores.

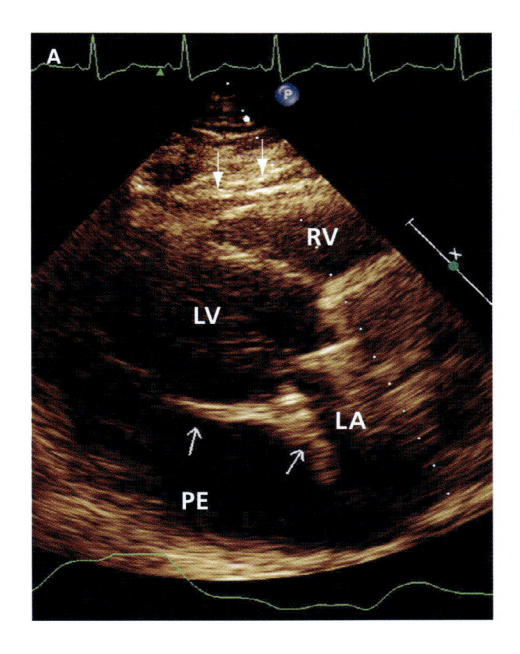

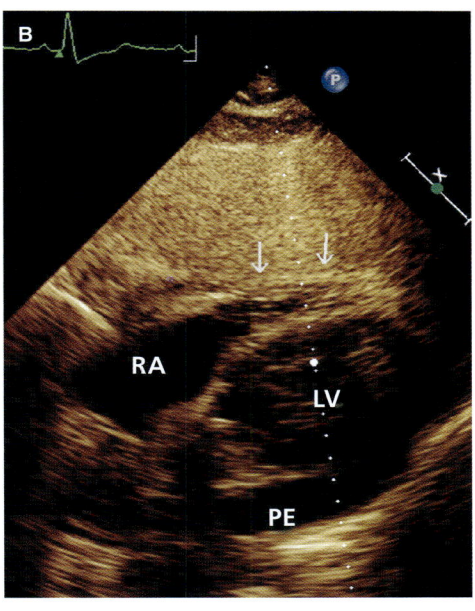

Fig. 17.4 Grande efusão pericárdica loculada após troca de válvula aórtica.
A. Esta projeção paraesternal de eixo longo 2D demonstra aderência da parede anterior do ventrículo direito (RV) ao esterno (*setas superiores*) e grande efusão pericárdica (PE) posterior loculada comprimindo o ventrículo esquerdo (LV) e o átrio esquerdo (LA) (*setas inferiores*). **B.** Esta projeção subcostal de quatro câmaras demonstra aderência ao diafragma e efusão pericárdica (PE) posterolateral loculada. Notar em ambas as projeção RV, LV e LA subpreenchidos.

localização variável (mais comuns na parte posterolateral do LV) e o fluido fica circundado pelo pericárdio espessado e fundido. Essas efusões são comuns após a cirurgia cardíaca (mais comuns depois de troca por prótese valvar em virtude da necessidade de anticoagulação) (Fig. 17.1C).

- *Efusões pericárdicas ecogênicas* são observadas em cerca de 20% dos pacientes com grandes efusões pericárdicas e são causadas por folhagens inflamatórias, filamentos ou ecogenicidade difusa (8). A uremia e a insuficiência cardíaca são causas comuns de efusões pericárdicas não ecogênicas:
  - *Folhagens intrapericárdicas e filamentos* são agregados de fibrina, trombo ou raramente tumor e são indicativas de inflamação não infectada ou infectada.
  - *Folhagens* aparecem como massas sésseis com ecorrefringência de tecido mole de tamanho variável, mais comumente observadas no pericárdio visceral (Figs. 17.3C-E e 17.5C).
  - *Filamentos* aparecem como estruturas heterogeneamente ecorrefringentes lineares, onduladas ou hipermóveis, que podem ser únicas, múltiplas ou em forma de teia e geralmente se estendem desde o pericárdio visceral até o parietal (Figs. 17.6B, E e 17.7B, C).
  - Efusões pericárdicas ecogênicas estão associadas a 20 a 30% de incidência das efusões pericárdicas recidivantes ou pericardite constritiva.

Diagnóstico diferencial da efusão pericárdica

- *Gordura epicárdica* possui ecorrefringência salpicada ou granular com septações hiper-refringentes comumente associadas; é observada anterior, anteroapical e posterolateral ao ventrículo direito (RV) e raramente posterior ao LV; e é mais prevalente nas mulheres (< 1% naquelas < 30 anos de idade e até 15% naquelas > 80 anos de idade) idosas, obesas e diabéticas (9). Portanto, um espaço anterior livre de eco ou com ecorrefringência salpicada geralmente é mais gordura epicárdica do que efusão pericárdica loculada.
- A *efusão pleural esquerda* estende-se atrás da aorta descendente, ao contrário da efusão pericárdica posterior, que se estende anterior à aorta descendente e posterior ao LA (Fig. 17.5B).

Armadilhas da ecocardiografia em modo M e bidimensional na pericardite aguda

- A efusão pericárdica e o espessamento pericárdico estão frequentemente ausentes.
- Baixa sensibilidade para detectar espessamento pericárdico (40 a 60%) ou nódulos ou massas (< 40%) (5).
- Baixa sensibilidade para detecção de efusões pericárdicas loculadas nos pacientes após cirurgia cardíaca.
- Embora capaz de detectar efusões pericárdicas ecogênicas, o tipo de fluido pericárdico (sangue, pus ou tumor) não pode ser diferenciado.

Tamponamento cardíaco

Definição

- Efusão pericárdica levando a aumento da pressão intrapericárdica (> 3 mmHg).
- Compressão cardíaca resultando no enchimento reduzido das câmaras cardíacas direita e esquerda.
- Pressões aumentadas e equalização das pressões intrapericárdica, cardíaca direita, diastólica da artéria pulmonar e capilar pulmonar encunhada.
- Débito cardíaco e pressão sanguínea reduzidos e frequência cardíaca e resistência vascular sistêmica aumentadas.

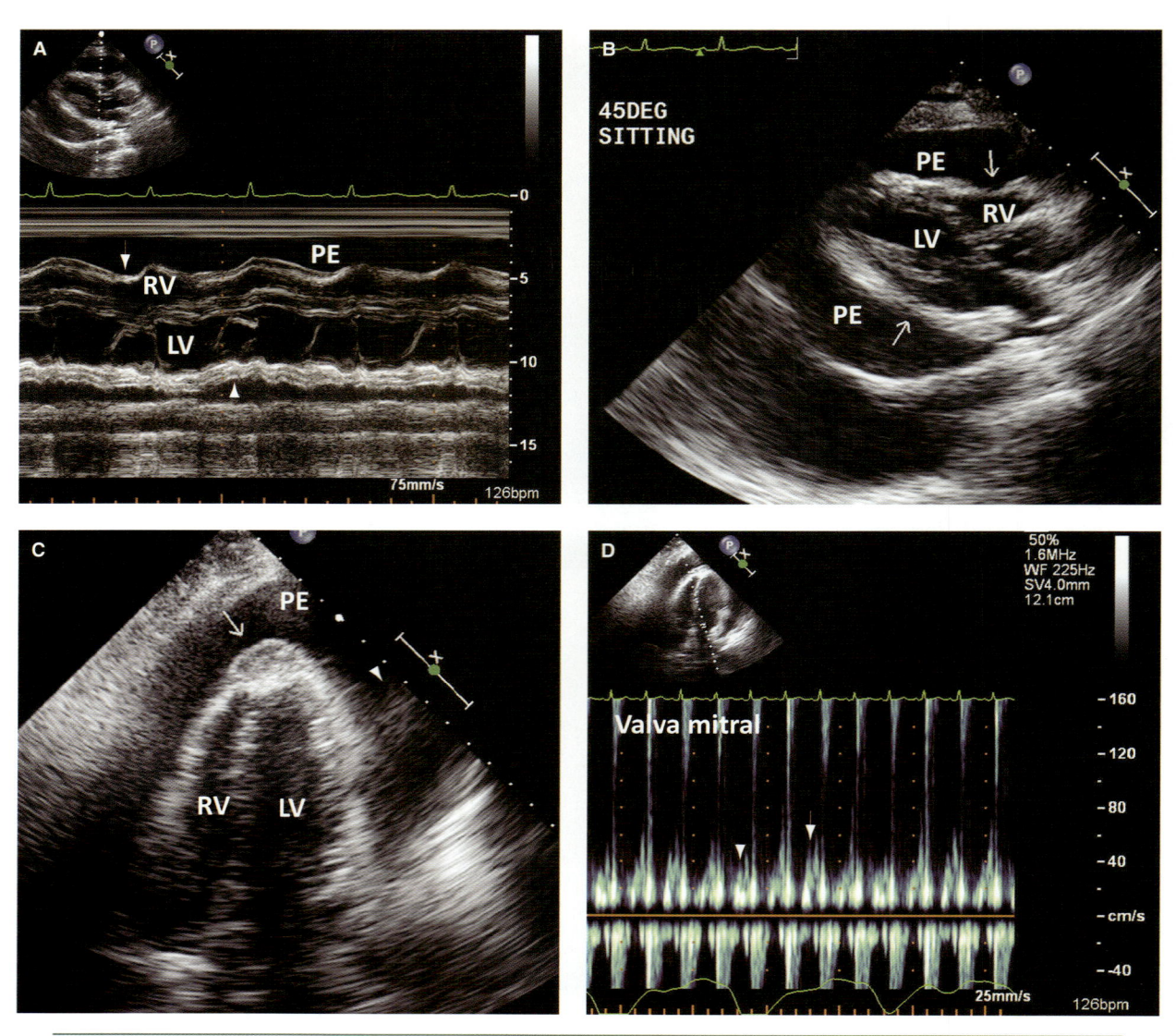

Fig. 17.5 **Câncer mamário metastático complicado com grande efusão pericárdica maligna e tamponamento cardíaco em mulher com 47 anos de idade. A.** Este eco guiado paraesternal 2D de eixo longo modo M demonstra grande efusão pericárdica circunferencial provocando compressão diastólica das paredes anterior do RV (seta) e posterior do LV (ponta de seta). Notar também o significante espessamento pericárdico visceral. **B.** Esta projeção 2D paraesternal de eixo longo demonstra grande efusão pericárdica circunferencial com espessamento pericárdico visceral, oscilação acentuada do coração e compressão diastólica das paredes anterior do RV e posterior do LV (setas). **C.** Esta projeção 2D apical com quatro câmaras confirma grande efusão pericárdica circunferencial, espessamento pericárdico visceral grave e massa pericárdica visceral no ápice cardíaco (seta) e filamentos (ponta de seta), oscilação acentuada do coração e compressão diastólica do RV e do LV não bem definida.
D. Eco Doppler de onda pulsada do influxo mitral demonstra redução significante (> 25%) durante a inspiração (ponta de seta) e aumento durante a expiração (seta) das velocidades de influxo diastólico inicial. Abreviaturas nas figuras anteriores.

Etiologias comuns

- Câncer (de mama, de pulmão, melanoma ou linfoma; 30 a 60% dos casos), uremia (10 a 15% dos casos), pericardite idiopática aguda ou crônica (5 a 15% dos casos), infecção (5 a 10% dos casos), anticoagulação (5 a 10% dos casos), doenças do tecido conectivo (2 a 6% dos casos) e síndromes de Dressler ou pós-pericardiotomia (1 a 2% dos casos) (2,4,9).
- Cirurgia cardíaca (enxerto de ponte e/ou reparo ou troca valvular) e intervenções coronarianas percutâneas, como a val-

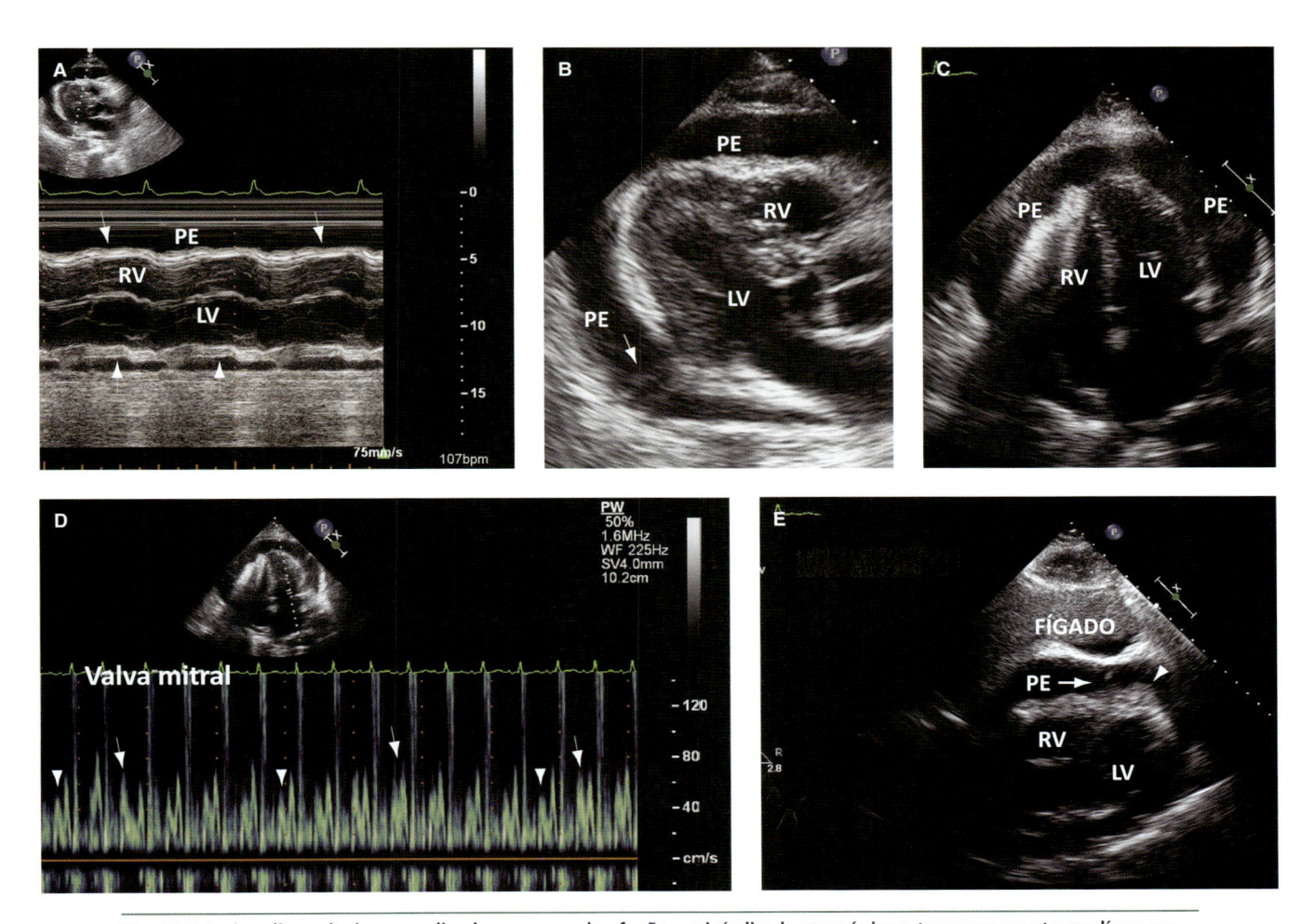

Fig. 17.6 Pericardite urêmica complicada com grande efusão pericárdica hemorrágica e tamponamento cardíaco em homem com 62 anos de idade e nefropatia em estágio final e sob terapia com warfarina para a fibrilação atrial.
A. Esta eco 2D dirigida paraesternal de eixo longo ao modo M demonstra grande efusão pericárdica circunferencial causando compressão diastólica média da parede anterior do RV (*setas*) e compressão diastólica mais notável da parede posterior do LV (*pontas de seta*). Notar também espessamento pericárdico visceral significante associado. **B, C.** Estas duas projeções 2D paraesternal longa (**B**) e apical de quatro câmaras (**C**) demonstra grande efusão pericárdica circunferencial associada a espessamento pericárdico visceral grave e filamentos (*seta em B*), oscilação do coração e dificuldade para identificar compressão diastólica do RV, RA e LV. **D.** Eco com Doppler de onda pulsada do influxo mitral demonstra redução significante (25%) limítrofe durante a inspiração (*ponta de seta*) e aumento durante a expiração (*setas*) das velocidades E mitrais. **E.** Esta projeção 2D subcostal de quatro câmaras demonstra grande efusão pericárdica circunferencial associada a espessamento pericárdico visceral, filamentos (*seta*) e folhagens (*ponta de seta*). Apesar de haver separação > 1 cm das camadas pericárdicas durante o final da diástole, porção significante do fígado impedirá a pericardiocentese segura a partir de abordagem subxifoide. Portanto, a pericardiocentese dirigida por eco de 700 mL de fluido pericárdico foi realizada a partir da projeção apical.

vuloplastia mitral por balão, fechamentos de defeitos septais atriais, ablação de arritmias atriais ou ventriculares e troca valvular foram associadas ao tamponamento cardíaco (10-13).

- Dissecção aórtica proximal estendendo-se ao pericárdio pode ser complicada ou manifestada inicialmente como pericardite aguda ou tamponamento cardíaco em 15 a 20% desses pacientes (14,15).

Fisiopatologia

- Normalmente, com a inspiração, ocorre aumento nas pressões intratorácica e intrapleural levando à redução > 5 mmHg nas pressões intrapericárdica e cardíaca direita, resultando em um retorno venoso aumentado. A pressão simultaneamente reduzida nas veias pulmonares resulta no enchimento reduzido do coração direito.

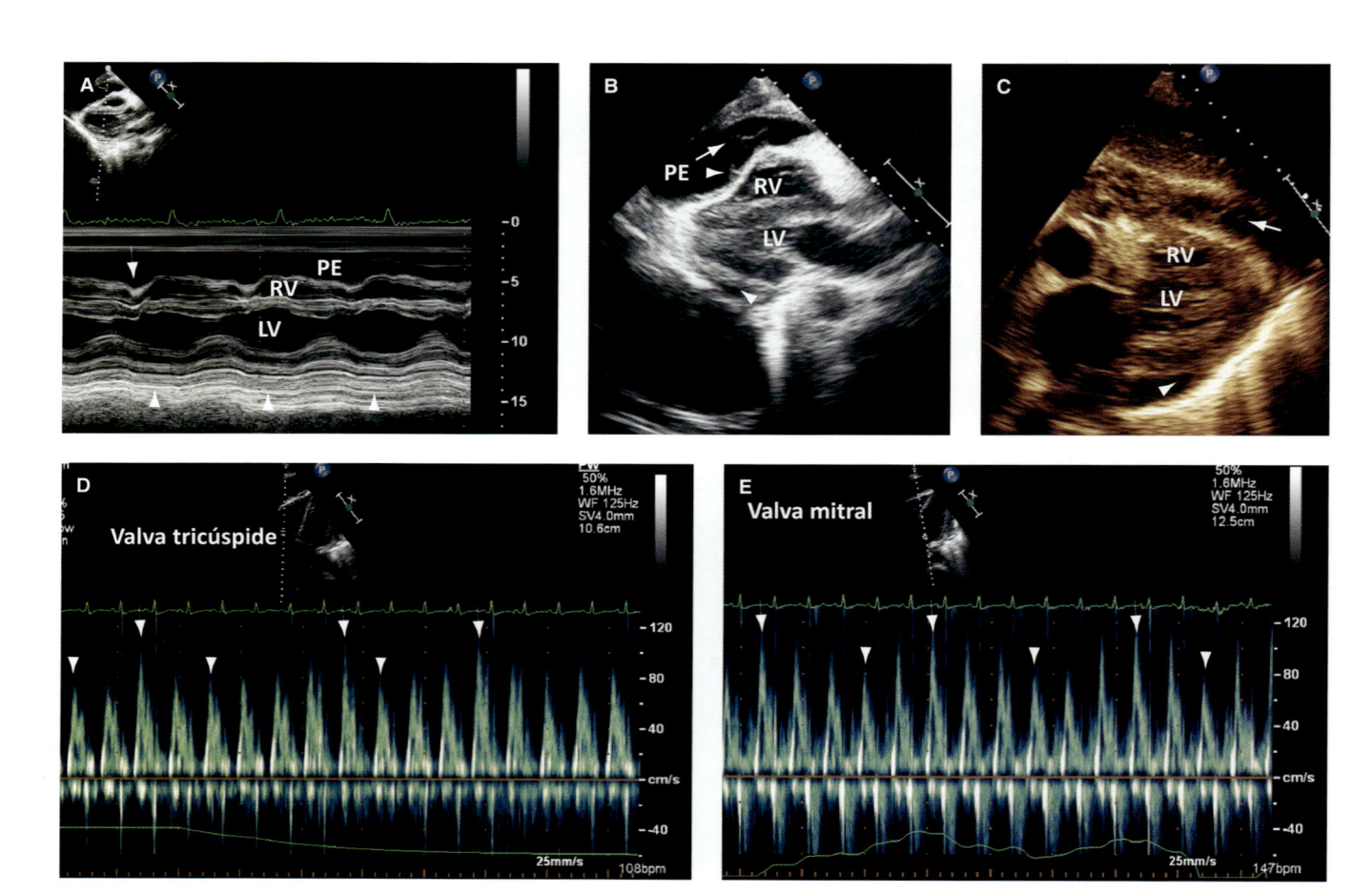

Fig. 17.7 Pericardite viral em homem com 32 anos de idade complicada com grande efusão pericárdica loculada causando tamponamento cardíaco localizado e espessamento pericárdico grave também provocando constrição.
A. Este eco 2D dirigido paraesternal de eixo longo ao modo M demonstra grande efusão pericárdica localizada anteriormente provocando compressão diastólica significante da parede anterior do RV (*seta*). Notar também o grave espessamento pericárdico visceral e parietal e fusão com aderência à parede posterior do LV, limitando seu movimento sistólico para dentro e diastólico para fora (movimento achatado) (*pontas de setas*). **B.** Esta projeção 2D paraesternal de eixo longo demonstra grande efusão pericárdica localizada anteriormente, causando compressão diastólica do RV e espessamento pericárdico visceral associado e filamentos de fibrina (*seta*) e folhagens (*ponta de seta anterior*). Notar ainda o acentuado espessamento e a fusão do pericárdio visceral e parietal aderido à parede posterior do LV (*ponta de seta posterior*). **C.** Esta projeção 2D subcostal de quatro câmaras demonstra espessamento pericárdico grave visceral e parietal fundido por filamentos de fibrina semelhantes a emaranhado (*seta*) com aderência à parede posterolateral e ao diafragma. Também são notados espessamento, fusão e aderência pericárdicos à parede posterolateral do LV (*ponta de seta*). **D, E.** Eco Doppler pulsado do influxo tricúspide (**D**) e mitral (**E**) demonstram redução limítrofe significante (*ponta de seta*) e variabilidade respiratória aumentada (*setas*) de suas velocidades correspondentes de influxo. Estes achados de eco sugerem tamponamento cardíaco localizado e constrição pericárdica. Abreviaturas como nas figuras anteriores.

- No tamponamento cardíaco e durante a inspiração, a redução média nas pressões intrapericárdica e cardíaca direita resulta no enchimento aumentado do RV e consequente deslocamento do septo interventricular para a esquerda que limita o enchimento do LV. A pressão simultaneamente reduzida nas veias pulmonares resulta no decréscimo adicional do enchimento do LV.

- O resultado final é o volume de ejeção e o débito cardíaco baixos, baixa pressão sanguínea e volume baixo de pulso durante a inspiração (*pulso paradoxal*).

Ecocardiografia

- O início e a gravidade das manifestações à eco no tamponamento cardíaco variam de acordo com o seguinte:
    - Frequência, gravidade e extensão (global ou localizada) do acúmulo de fluido.
    - O estado do volume intravascular do paciente (tamponamento com baixa pressão na depleção de volume).
    - Doença miocárdica associada (ausência de compressão da câmara e pulso paradoxal, se a pressão diastólica final do RV ou do LV estiverem altas).

- Doença pericárdica subjacente (constrição efusiva se estiverem presentes espessamento pericárdico ou fibrose).
- O tamponamento cardíaco clinicamente evidente é altamente preditivo dos achados ecocardiográficos. Ao contrário, nos pacientes sem tamponamento cardíaco clinico, eco identifica aqueles com nenhum ou leve comprometimento hemodinâmico. Entretanto, isto supõe um exame físico cuidadoso.
- Pacientes com efusões pericárdicas loculadas ou hematomas apresentam achados clínicos, a eco ou hemodinâmicos atípicos de tamponamento. Nesses pacientes, a eco possui alto valor diagnóstico.
- Portanto, o tamponamento cardíaco é a síndrome clínica com um espectro de gravidade maior do que qualquer fenômeno, e o diagnóstico exato requer a integração dos dados clínicos, de eco e hemodinâmicos.

Ecocardiografia em modo M e bidimensional

Melhores planos de imagem
- Projeções paraesternais e subcostais de eixo longo ou curto a TTE no modo M.
- Projeções paraesternais de eixo longo e curto e apicais e subcostais com quatro câmaras à TTE 2D.
- Projeções transgástricas de eixos curto e longo e medioesofágicas com quatro câmaras à TEE.

Características diagnósticas chave
- O modo M define melhor do que eco 2D a presença, o ritmo e a gravidade da compressão diastólica do RV, LV e do LA. Tanto a compressão do RV quanto a do LV ocorrem durante o início da diástole e se resolvem no fim da diástole (depois do estímulo atrial) e a compressão do átrio direito (RA) ou do LA ocorrem durante o fim da diástole (Figs. 17.2A, 17.3A, B, 17.5A, 17.6A e 17.7A).

- Pelo modo M, o volume de ejeção reduzido durante a inspiração resulta na abertura reduzida da válvula mitral e diminuição da inclinação E-F (Figs. 17.3A e 17.5A). O modo M também pode identificar o espessamento pericárdico (Figs. 17.1A, 17.3A, 17.5A, 17.6A e 17.7A).
- Eco bidimensional define com maior precisão do que o modo M o tamanho da efusão pericárdica, o colapso diastólico das câmaras cardíacas direita e esquerda e a presença e o grau de espessamento pericárdico e aderências (Figs. 17.2, 17.3 e 17.5 a 17.7; Tabela 17.3).
- Por eco 2D, a efusão pericárdica com folhagens ou filamentos fibrinosos sugere etiologia inflamatória (infecciosa, autoimune, maligna ou hemorrágica).
- Nos pacientes com traumatismo torácico súbito ou penetrante, a efusão pericárdica com ou sem achados de tamponamento é altamente preditor de perfuração cardíaca, laceração da artéria coronariana ou ruptura aórtica e indica a necessidade de toracotomia aberta imediata.
- No paciente criticamente enfermo requerendo pericardiocentese emergencial a beira do leito, pequena quantidade de contraste com solução salina injetada no espaço pericárdico é valiosa para avaliar a localização da agulha da pericardiocentese e para garantir a segurança do procedimento.

Armadilhas
- Nenhum parâmetro único a eco em modo M ou 2D é patognomônico do tamponamento cardíaco.
- Eco em modo M e 2D são menos exatas no diagnóstico de formas atípicas do tamponamento.
- Os achados por eco em modo M ou 2D do tamponamento nem sempre indica tamponamento cardíaco clínico ou hemodinâmico.

Tabela 17.3
Características da compressão diastólica do coração direito no tamponamento cardíaco

Átrio direito	Ventrículo direito
Ocorre quando a IPP for ≥ 4 mmHg	Ocorre quando a PIP for ≥ 6-8 mmHg
Achado mais comum e inicial	Ocorre após compressão atrial direita
Alta sensibilidade, mas baixa especificidade e baixo valor preditivo positivo	Sensibilidade mais baixa do que a compressão atrial direita, porém especificidade e valores preditivos positivos e negativos mais elevados
Ocorre durante o final da diástole/início da sístole e piora durante a expiração ou apneia	Ocorre durante o início da diástole; pode ser transitória ou durar por todo o início e o meio da diástole e desaparece após a contração atrial
Duração de 1/3 ou mais do ciclo cardíaco é o melhor preditor do tamponamento	Grau e duração do colapso ventricular direito não se correlaciona com a gravidade do tamponamento cardíaco
Mais bem notada na porção média da parede lateral atrial direita	Mais bem notada nas paredes ventricular anterior e posterolateral direitas e no infundíbulo
Mais bem observada das projeções apical e subcostal	Mais bem observada em projeção paraesternais de eixos longo e curto e projeção subcostal

IPP, pressão intrapericárdica.

Ecocardiografia com Doppler pulsado

Melhores planos de imagem

- Projeção apical de quatro câmaras à TTE para avaliação das válvulas mitral e tricúspide e fluxo de entrada na veia pulmonar.
- Projeção apical de cinco ou quatro câmaras à TTE para avaliar as velocidades do fluxo no trato de saída do LV.
- Projeção subcostal à TTE para avaliação do fluxo nas veias hepáticas.

Características diagnósticas-chave

Padrões de influxo tricúspide e mitral

- Durante a inspiração, ocorre aumento exagerado nas velocidades inicial (E) e tardio (A) do influxo tricúspide de > 35 a 80% e > 25 a 50%, respectivamente (variabilidade normal, 10 a 25%) (Fig. 17.7A).
- Durante a inspiração, há redução exagerada nas velocidades de influxo mitral > 30 a 50% (o efeito sobre o influxo da válvula mitral é de aproximadamente metade do efeito sobre o influxo da válvula tricúspide) (Figs. 17.5D, 17.6D e 17.7E):
  - Alterações opostas semelhantes com a inspiração ocorrem nas válvulas pulmonar e aórtica.
  - A redução na pré-carga do LA durante a inspiração leva à redução no gradiente de pressão entre LA e LV e ao prolongamento do tempo de relaxamento isovolumétrico do LV (tempo desde o fechamento da válvula aórtica até a abertura da válvula mitral) de > 70% ou geralmente > 150 ms (normal ≤ 110 ms).
  - Ocorrem alterações opostas com a expiração.

Padrões do fluxo de saída da veia hepática

- Normalmente durante a inspiração, as velocidades do fluxo sistólico são mais altas do que as velocidades diastólicas e as velocidades de inversão sistólica e diastólica são mínimas.
- No tamponamento cardíaco, existe predominância acentuada das velocidades sistólicas em comparação com as velocidades diastólicas e redução no aumento normal do fluxo durante a inspiração.
- Durante a expiração e o primeiro ciclo cardíaco, há redução acentuada ou até inversão do fluxo diastólico.

Armadilhas

- Os padrões do fluxo ao Doppler são menos precisos nos pacientes com elevadas pressões diastólicas do RV ou do LV causadas pela hipertensão pulmonar preexistente e *cor pulmonale* ou por outra doença cardíaca miocárdica ou valvular.
- Os padrões do fluxo ao Doppler podem ser de qualidade diagnóstica limitada nos pacientes com ecocardiografias 2D tecnicamente difíceis e naqueles com taquicardia sinusal ou fibrilação ou *flutter* atrial.
- Os padrões de fluxo nas veias hepáticas não podem ser avaliados em 1/3 dos pacientes com suspeita de tamponamento cardíaco e são menos confiáveis nos pacientes com fibrilação atrial, regurgitação tricúspide grave e naqueles com ventilação com pressão positiva.

Tamponamento cardíaco atípico

Tamponamento cardíaco sem pulso paradoxal

- O tamponamento cardíaco sem compressão diastólica do RV e sem pulso paradoxal ocorre nos pacientes com pressão diastólica final do RV ou do LV elevada. Nesses pacientes, a interdependência do RV ao LV (desvio septal) e a variabilidade do volume de ejeção durante a inspiração são menos acentuadas ou são ausentes.
- Incluídos neste grupo estão pacientes com ventilação com pressão positiva, defeito septal atrial, hipertensão pulmonar com *cor pulmonale*, infarto miocárdico do RV, hipervolemia, disfunção sistólica ou diastólica do LV e regurgitação aórtica moderada ou grave.

Tamponamento cardíaco com baixa pressão

- O volume intravascular baixo levando a pressões diastólicas finais baixas pode estar associado à compressão diastólica do RA, RV ou, raramente, do LV sem evidência clínica do tamponamento cardíaco.

Tamponamento cardíaco localizado agudo e subagudo

- Nos pacientes com pericardite subaguda com efusão pericárdica, o espessamento e a aderência pericárdica podem levar à formação de efusão pericárdica loculada com compressão focal da câmara cardíaca e incomumente com constrição (Fig. 17.7).
- No sangramento agudo no interior do pericárdio (após cirurgia cardíaca ou intervenções cardíacas percutâneas; colocação de marca-passo, cardioversor-desfibrilador implantado automatizado ou linhas de pressão venosa central; dissecção aórtica proximal; e traumatismo torácico brusco ou penetrante) ocorre tamponamento cardíaco com efusões pericárdicas pequenas ou loculadas (10-15):
  - Depois da cirurgia cardíaca, efusões loculadas geralmente são de tamanho pequeno a moderado, aparecem como fluido ecolucente ou altamente reflectivo e massa irregular (hematoma) e ocorrem em geral anteriores ou laterais à parede livre do RA e do RV, causando compressão isolada do RA ou do RV.
  - Também, nos pacientes após a cirurgia cardíaca, aderências do RV ao esterno e ao diafragma são comuns e, portanto, podem desenvolver efusões pericárdicas loculadas compressivas posteriores ao LV e ao LA (Fig. 17.8A-E).

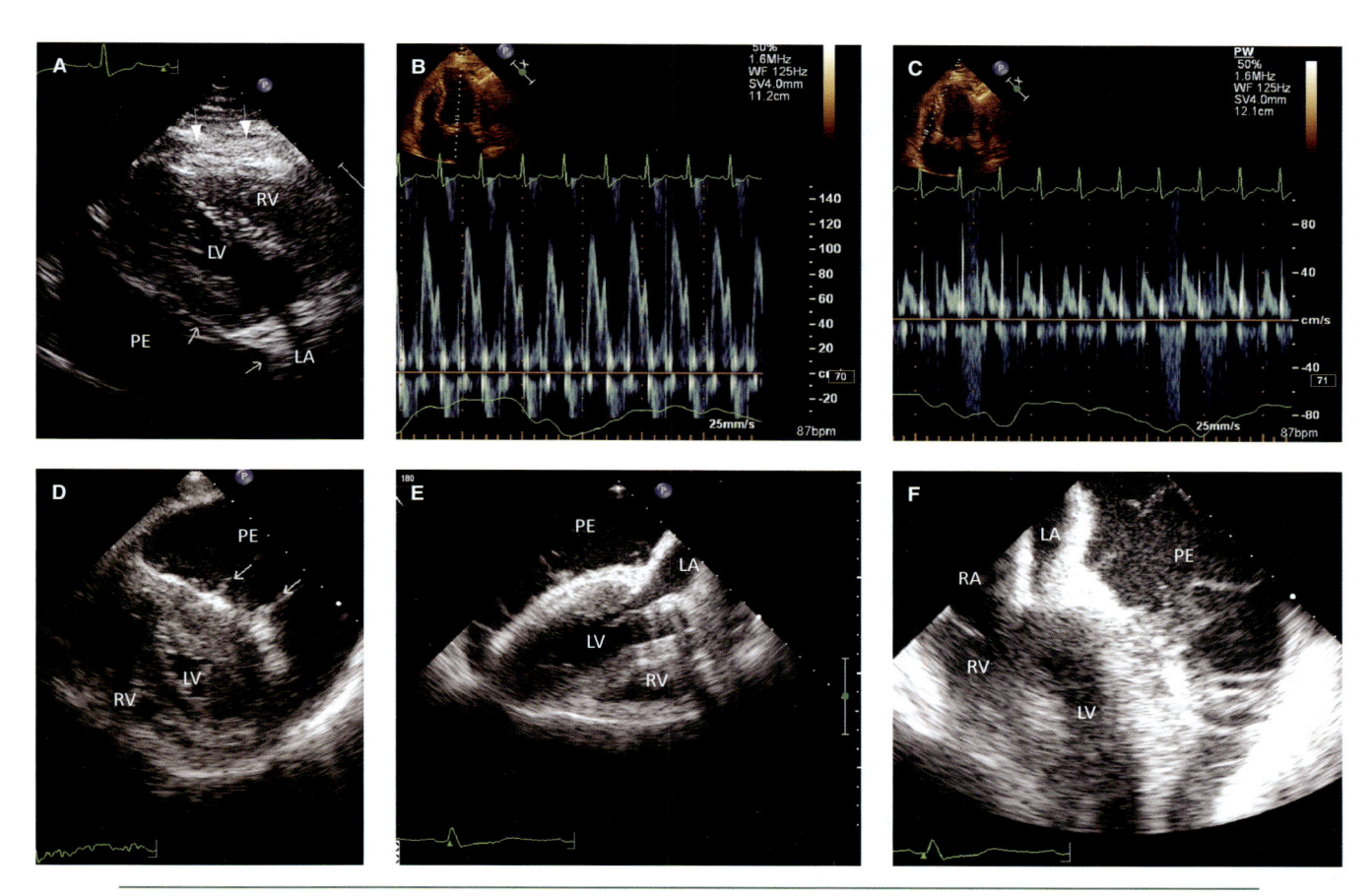

Fig. 17.8 Tamponamento cardíaco atípico em paciente com troca da válvula aórtica. A. Esta projeção 2D paraesternal de eixo longo demonstra aderência do ventrículo direito (RV) ao esterno (*setas superiores*) e grande efusão pericárdica (PE) posterior loculada causando compressão e subenchimento do RV e especialmente do ventrículo esquerdo (LV) e átrio esquerdo (LA) (*setas inferiores*). **B, C.** Consequentemente, não foi notada variabilidade respiratória das velocidades de influxo das válvulas mitral (**B**) nem tricúspide (**C**). **D-F.** Projeções intraoperatórias à TEE (**D**) de eixo curto (**D**), eixo longo (**E**) e de quatro câmaras (**F**) imediatamente antes da pericardiocentese cirúrgica de urgência demonstram grande efusão pericárdica (PE) com eco com contraste espontâneo e filamentos de fibrina (*setas*), provocando compressão grave e subenchimento do LV, LA e RV. A pressão atrial direita inicial do paciente era de 36 mmHg. Quase 600 mL de fluido pericárdico sanguinolento foram drenados.

- Nesses pacientes, o enchimento limitado do RV e do LV diminui ou elimina a interdependência do RV ao LV (desvio septal) e a variabilidade do volume de ejeção durante a inspiração e, portanto, falta o pulso paradoxal.
- A compressão do LA ou do LV também é comum nesses pacientes.
- Os fatores de risco para o tamponamento nesses pacientes após a cirurgia cardíaca incluem o seguinte:
  - Anticoagulação (> 85% dos pacientes).
  - Reposição valvular (≥ 40% dos pacientes).
  - Efusões loculadas (≥ 30% dos pacientes).
  - Síndrome pós-cardiotomia (≥ 30% dos pacientes).
  - Insuficiência renal, cirurgia de urgência e desvio cardiopulmonar prolongado.
- O tamponamento ocorre 3 dias a 3 meses após a cirurgia, mas pode ocorrer antes.
- A equalização das pressões ocorre em ≤ 50% desses pacientes. Portanto, taquicardia sinusal, pressão venosa jugular elevada, hipotensão e pulso paradoxal estão presentes em apenas 50, 40, 30 e 20% dos pacientes, respectivamente.

Efusão pleural ou massas extracardíacas como causa do tamponamento cardíaco

- Raramente, uma grande efusão pleural (infecciosa ou hemorrágica) pode produzir compressão diastólica do RV ou do LV e manifestações clínicas e ecocardiográficas de tamponamento.
- Da mesma forma, tumores mediastínicos ou pulmonares podem estender-se ao pericárdio e comprimir uma câmara cardíaca, mais comumente o RV, e provocar achados clínicos e ecocardiográficos de tamponamento ou constrição cardíaca (Fig. 17.9).

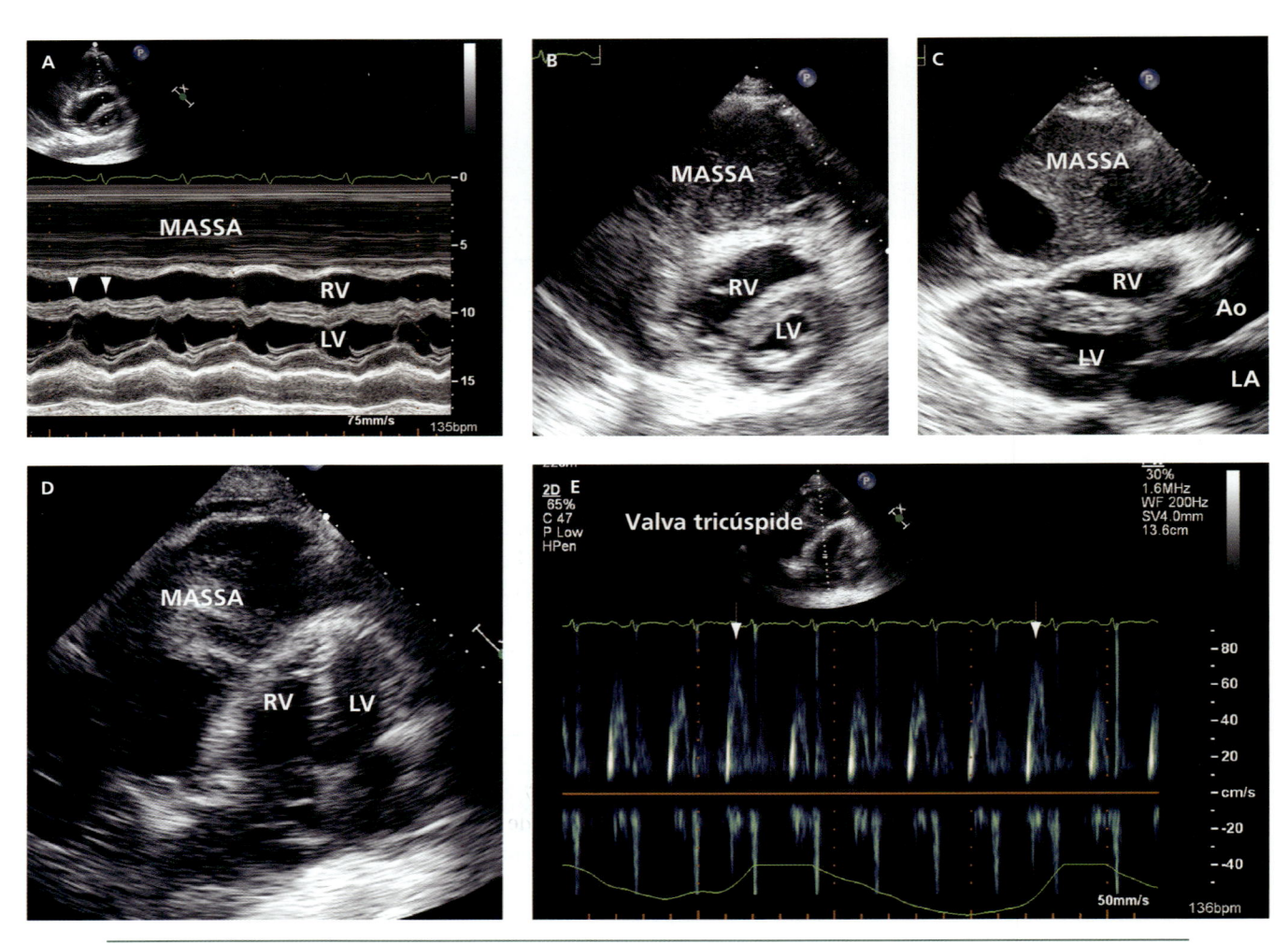

Fig. 17.9 Grande tumor mediastinal em homem com 62 anos de idade causando tamponamento cardíaco ou achados ao eco semelhantes à constrição. A. Esta eco 2D guiada paraesternal de eixo curto modo M demonstra grande tumor (massa) retroesternal estendendo-se ao pericárdio e comprimindo todo o coração, predominantemente o ventrículo direito (RV). Notar a limitada excursão sistólica e diastólica dos ventrículos, suas pequenas cavidades e o consequente mergulho duplo anormal (posterior e em seguida anterior) movimento diastólico septal (*ponta de seta* e *seta*). **B-D.** Estas projeções 2D paraesternais de eixo curto (**B**) e eixo longo (**C**) e apical de quatro câmaras (**D**) definem melhor o grande tecido mole ecorrefringente com massa de transformação cística estendendo-se a todo o pericárdio anterior e comprimindo o coração, predominantemente o RV, com consequente preenchimento comprometido, levando a cavidades ventriculares pequenas. **E.** Eco com Doppler de onda pulsada do influxo tricúspide demonstra aumento limítrofe significante (aproximadamente 35%) de todas as velocidades iniciais de influxo durante a inspiração (*setas*) suportando compressão cardíaca hemodinamicamente significante. Ao, aorta. Outras abreviaturas nas figuras anteriores.

Resumo

- Nenhum achado à eco é patognomônico do tamponamento cardíaco; portanto, seu diagnóstico requer integração dos dados clínicos, a eco e hemodinâmicos (Tabela 17.4).

Pericardite constritiva

Definição

- Pericardite constritiva é a compressão cardíaca provocada pelo pericárdio espessado, fundido, fibrosado ou calcificado, mais comumente sem efusão pericárdica, resultando em altas pressões de enchimento e enchimento ventricular reduzido.
- Enchimento ventricular restrito depois do primeiro terço da diástole leva à elevação rápida e acentuada e equalização das pressões ventricular diastólica final e atrial média ("sinal da raiz quadrada").
- Com exceção do menor grau de aumento inspiratório do fluxo para o coração direito (nenhuma redução na pressão intrapericárdica decorrente do pericárdio fundido e fibrosado), a fisiopatologia da pericardite efusiva-constritiva é semelhante àquela do tamponamento cardíaco.

Tabela 17.4
Achados ecocardiográficos no tamponamento cardíaco

Achado	Frequência (%)
Efusão pericárdica moderada a grande	≥ 95
Compressão diastólica atrial direita	≥ 90
Compressão diastólica ventricular direita	≥ 60
Influxo transmitral e tricúspide variável com a respiração	≥ 75
Veia cava inferior pletórica	≥ 60
Padrão anormal do fluxo de saída da veia hepática	≥ 60
Padrão anormal de fluxo de entrada da veia pulmonar	≥ 50
Compressão diastólica atrial ou ventricular esquerda	≤ 30

Etiologias comuns

- A pericardite constritiva é causada por qualquer tipo de pericardite aguda resultando no espessamento, fusão, fibrose e calcificação pericárdica (1,2,5,16,17):
    - Na população geral, infecções idiopáticas ou virais são etiologias comuns.
    - Nos centros de cuidados terciários, malignidade, doenças autoimunes, síndrome pós-cardiotomia e após a radioterapia torácica são causas mais comuns (18).
- A tuberculose é causa de constrição em pacientes de países em desenvolvimento.
- A constrição geralmente é progressiva e crônica, mas existe nas formas aguda e subaguda.
- A constrição transitória (durante alguns dias) comumente acompanha a pericardite aguda com ou sem efusão pericárdica.
- As manifestações de constrição após a cirurgia cardíaca podem ocorrer de 1 a 5 anos mais tarde e é causa comum de insuficiência cardíaca com fração de ejeção normal e peptídeo natriurético tipo B (BNP) moderadamente elevado (19).

Ecocardiografia

Ecocardiografia em modo M e bidimensional

Características diagnósticas-chave

- A espessura pericárdica normal conforme determinada por TEE em modo M é 1,2 ± 0,8 mm (20).
- Espessamento pericárdico > 3 mm ou calcificação é altamente preditivo de pericardite constritiva, porém até 18% dos pacientes com constrição comprovada apresentam pericárdio histologicamente anormal com espessura normal (21).
- O espessamento pericárdico é mais facilmente observado anterior à parede do RV e posterior ao LV (Figs. 17.1, 17.3, 17.6, 17.7 e 17.10).
- O modo M detecta o espessamento e a calcificação pericárdicos em 50 a 75% daqueles com constrição cirurgicamente comprovada. TEE pode ser superior à TTE para detecção do espessamento pericárdico.
- O espessamento ou calcificação pericárdicos podem ser salpicados ou difusos e sua detecção é melhorada quando se observa fluido pericárdico.
- A calcificação pericárdica denota cronicidade e é preditor independente da mortalidade pré-operatória.
- A aderência e a fusão pericárdicas ficam evidentes pelo movimento deslizante reduzido ou ausente do pericárdio parietal e visceral e aprisionamento epicárdico, mais notável nas paredes anterior e posterolateral do RV a partir de projeções paraesternais e subcostais à TTE, respectivamente (Figs. 17.1C; 17.7B, C e 17.10B, C).
- O achatamento abrupto da parede posterior do LV no meio e no final da diástole em decorrência da súbita interrupção do enchimento do LV e a inclinação E-F exageradas da válvula mitral ao modo M são achados característicos (Figs. 17.7A e 17.10A).
- O fechamento precoce da válvula mitral em decorrência do enchimento reduzido do LV e a pressão diastólica final alta do LV e a abertura prematura da válvula pulmonar em decorrência da elevada pressão diastólica final do RV também são achados comuns.
- O movimento septal anormal característico observado na pericardite constritiva é mais bem definido pelo modo M (22) (Fig. 17.10A). O pericárdio espessado adere e aprisiona o epicárdio de ambos os ventrículos, limitando sua capacidade de encher normalmente. Portanto, a interdependência do enchimento ventricular é mais bem representada pelo septo livremente móvel:
    - O primeiro movimento septal anormal mais evidente durante a inspiração é um mergulho diastólico precoce com movimento septal posterior (em direção ao LV) em decorrência do enchimento do RV.
    - O segundo movimento septal mediodiastólico anterior (em direção ao RV) é em decorrência do enchimento do LV, que, então, é seguido pelo movimento (em direção ao RV, já que a pressão no LA geralmente é mais elevada do que no RA) septal anterior diastólico final (após o estímulo atrial). Essas anormalidades do movimento septal constituem a forma "W" característica do septo.
    - Finalmente, a pressão sistólica mais elevada do LV do que do RV movimenta o septo em direção ao RV (movimento septal paradoxal).
- A dilatação da veia cava inferior e da veia hepática são características adicionais comuns (Fig. 17.11E).

Armadilhas

- As manifestações de constrição ao modo M ou 2D são múltiplas, porém menos sensíveis e específicas do que aquelas do tamponamento cardíaco.
- Eco 2D detecta o movimento septal anormal associado à constrição com menos precisão do que eco em modo M em decorrência de sua taxa menor de quadros.

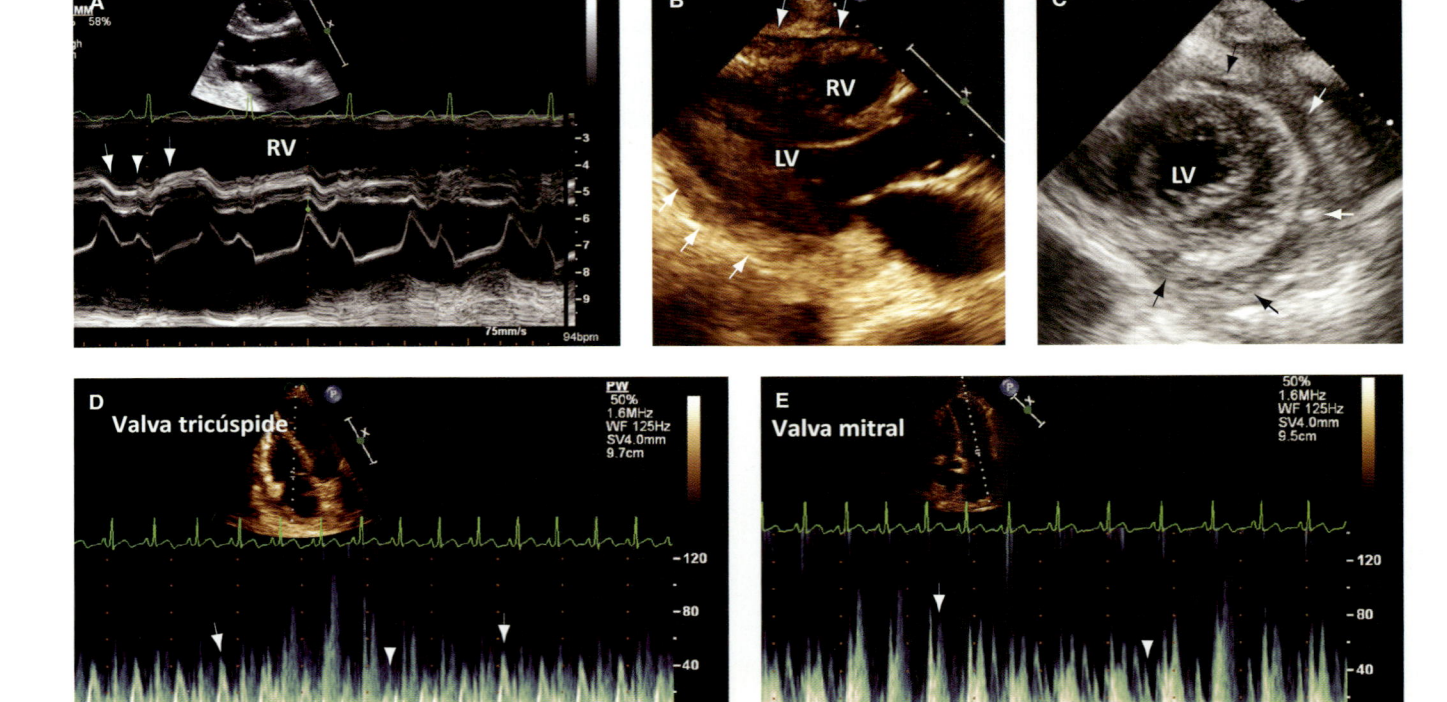

Fig. 17.10 Pericardite constritiva em mulher com 46 anos de idade portadora de lúpus eritematoso sistêmico. **A.** Esta eco 2D guiada paraesternal de eixo longo ao modo M demonstra movimento septal interventricular anormal característico com movimento posterior diastólico inicial ou em direção ao LV (*seta*), seguido por anterior diastólico final ou em direção ao RV (*ponta de seta*) e, em seguida, seguido por anterior ou em direção ao RV durante a sístole ventricular (*segunda seta*). **B, C.** Estas projeções 2D paraesternais de eixo longo (**B**) e eixo curto (**C**) demonstram espessamento circunferencial grave e fusão do pericárdio visceral e parietal aderentes a todo o RV e mais proeminentemente a todo o LV (*setas*), abolindo completamente seu deslizamento normal durante o movimento. **D, E.** Eco com Doppler de onda pulsada do influxo tricúspide (**D**) e mitral (**E**) demonstram padrão enchimento constritivo (relação E/A > 1,5), com aumento significativo (*setas*) e diminuição (*pontas de seta*) de suas velocidades de influxo correspondentes durante a respiração.

- A correlação entre espessamento pericárdico com evidência hemodinâmica ou por autópsia de constrição é < 40% em decorrência do espessamento pericárdico irregular frequente, localizado ou salpicado.
- Portanto, nenhum achado único à eco em modo M ou 2D é patognomônico de pericardite constritiva.

Ecocardiografia com Doppler pulsado

Características diagnósticas-chave

- *O influxo mitral* demonstra *padrão constritivo* (relação E/A ≥ 1,5 a < 2) em 90% dos pacientes (2,4,5,20,23) (Figs. 17.7E, 17.10E e 17.11A):
  - Durante a expiração, a velocidade de pico transmitral diastólica inicial (onda E) é predominante e geralmente < 90 cm/s e o tempo de desaceleração E é curto (< 160 ms).
  - A velocidade de pico (onda A) transmitral de enchimento atrial é 1/3 à metade da velocidade da onda E (< 50 cm/segundo). Portanto, a relação E/A é ≥ 1,5.
  - O tempo de relaxamento isovolumétrico é curto e geralmente < 80 ms.
- Pequena proporção de pacientes (< 10%) apresenta *padrão de enchimento restritivo* (relação E/A > 2):
  - A velocidade de pico E é a mais predominante, e a desaceleração E é ainda menor (< 120 ms).
  - A velocidade da onda A é mais baixa (< 25% da velocidade E) e a relação E/A é > 2.
  - Os pacientes com hipertensão acentuada do LA podem apresentar ausência ou redução da variação respiratória na velocidade mitral E ao Doppler. A inclinação da cabeça para cima ou a posição sentada reduz a pré-carga do LV e pode desmascarar a variação respiratória característica da velocidade mitral E.

- O padrão ao Doppler do influxo da veia pulmonar durante a expiração também é característico (Fig. 17.11D):
  - Velocidade sistólica de pico baixa (geralmente < 50 cm/segundo).
  - Velocidade diastólica de pico predominante (< 70 cm/segundo).
  - Relação da velocidade de pico sistólica ou diastólica < 1.
  - Velocidade de reversão atrial de pico baixa < 20 cm/segundo.
- Finalmente, o *fluxo de saída da veia hepática* demonstra padrão "W" característico (Fig. 17.11F):
  - Velocidades de fluxos sistólico e diastólico reduzidas.
  - Reversões de fluxos sistólico e diastólico tardios correspondentes aumentadas.

Ecocardiografia com Doppler tecidual

Características diagnósticas-chave

- Ver a Figura 17.11B, C.
- Velocidades miocárdicas longitudinais sistólica (S') e diastólica inicial (E') laterobasal e especialmente no ânulo mitral septal são normais ou aumentadas e geralmente ≥ 8 cm (2,4,5, 16,20).
- Portanto, a relação entre influxo mitral E e o ânulo mitral E' é geralmente baixa a normal (≤ 10). O movimento anular mitral compensatório exagerado explica a relação E/E' baixa a normal. Assim, a relação E/E' nesses pacientes é inversamente proporcional à pressão capilar pulmonar encunhada. Este fenômeno é denominado *ânulo paradoxal* (24).

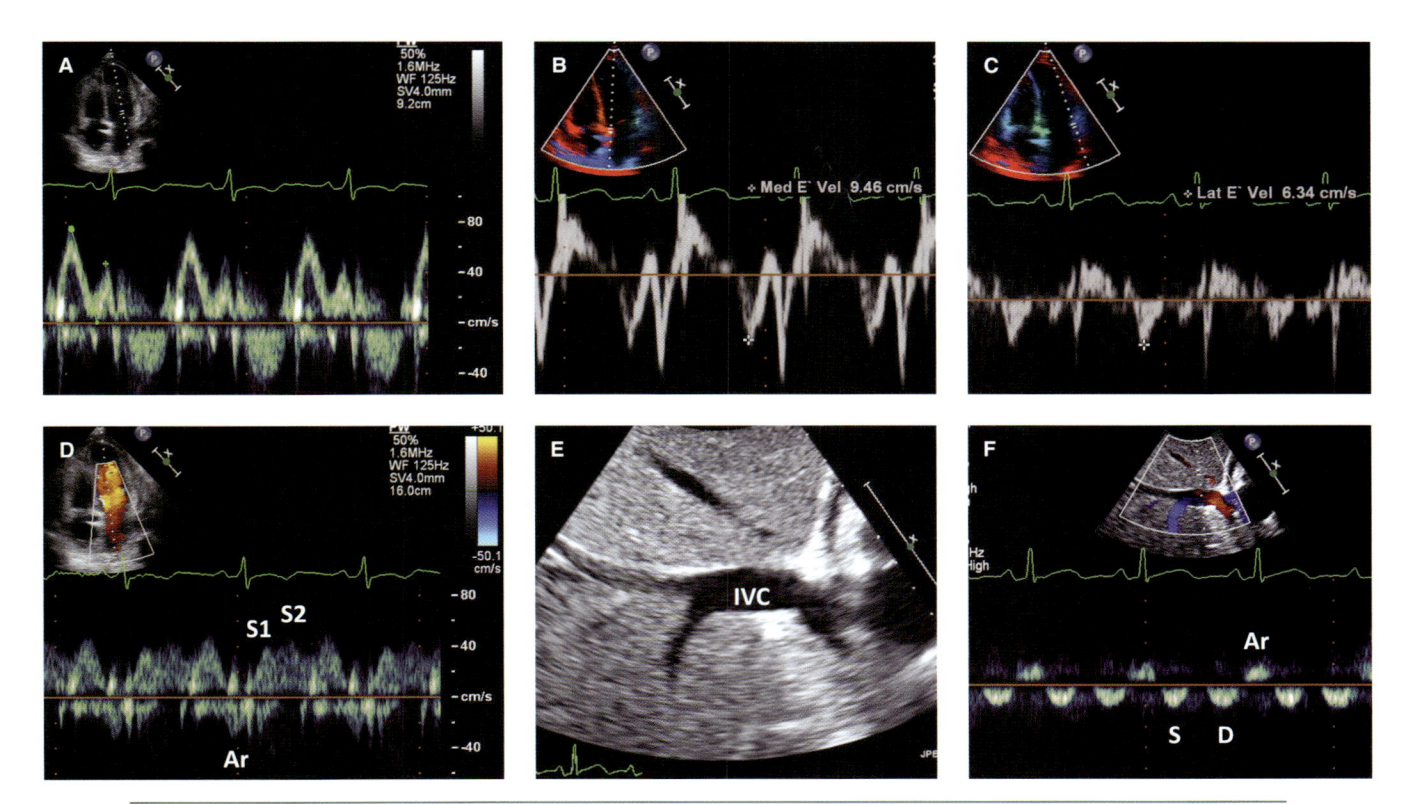

Fig. 17.11 Ânulo paradoxal, ânulo reverso e hipertensão biatrial no paciente com pericardite constritiva descrito na Figura 17.10. A. Este ecocardiograma de onda Doppler pulsada do influxo da válvula mitral demonstra padrão constritivo com velocidades de pico E A de 76 cm/segundo e 48 cm/segundo e a relação E/A de 1,6. **B, C.** Eco com Doppler tecidual do ânulo basal mitral septal (**B**) e lateral (**C**) demonstra velocidades de pico de 9,46 cm/segundo e 6,34 cm/segundo, respectivamente. Portanto, as relações septal e lateral E/E' estavam normais (8 e 12, respectivamente). Nos pacientes com pericardite constritiva, quanto mais baixas as relações E/E', mais altas as pressões de enchimento. Este fenômeno é denominado de *ânulo paradoxal*. Notar ainda que ao contrário dos indivíduos normais, velocidades E' laterais são mais baixas do que as velocidades E' septais. Este fenômeno é chamado de *ânulo reverso*. **D.** Velocidades de influxo sistólico (S1 e S2) obscurecidas na veia pulmonar indicativas de hipertensão do LA. **E, F.** Veia cava inferior e veias hepáticas pletóricas com velocidades sistólica (S) e diastólica (D) da veia hepática reduzidas e fluxo de reversão diastólica aumentado (padrão ao Doppler em forma de "W"), indicativo de hipertensão do RA. Ar, atrial reversa; IVC, veia cava inferior.

- Ainda, e ao contrário dos indivíduos normais, os pacientes com pericardite constritiva apresentam velocidades laterais mais baixas do que a septal E' em decorrência do aprisionamento do ânulo lateral ao pericárdio. Este achado é denominado de *ânulo reverso* (25) (Fig. 17.11B, C).
- Semelhante aos controles saudáveis, nos pacientes com pericardite constritiva, as velocidades anulares de pico E' ocorrem antes das velocidades de pico mitrais E no intervalo geralmente de < 47 milissegundos (25,26) (Fig. 17.11A-C).
- Em estudo-controle utilizando a imagem por Doppler tecidual quantitativo, o movimento sistólico do pericárdio e camadas interna e externa do miocárdio do LV foram medidas desde as projeções apicais de duas e três câmaras (27). Nos pacientes com pericardite constritiva, o movimento sistólico do pericárdio e camadas externa e interna do miocárdio foi significativamente reduzida em comparação com os controles (3,3 ± 1,2 mm *versus* 7,3 ± 1,4 mm, 5,2 ± 2,2 mm *versus* 13,6 ± 2,3 mm e 10,3 ± 2,1 mm *versus* 16,3 ± 2 mm, respectivamente); mais importante, o movimento da camada miocárdica externa aproximou-se ao do pericárdio. Esses achados acrescentam a evidência de aprisionamento miocárdico significativo ao pericárdio nesses pacientes.
- Também, a deformação miocárdica anormal foi relatada em séries controladas recentes (28). Comparados aos controles, os pacientes com pericardite constritiva apresentavam esforço circunferencial basal significativamente mais baixo (−16 ± 6% *versus* −9 ± 6%), torção (3 ± 1 graus/cm *versus* 1 ± 1 grau/cm) e velocidades de distorção apical diastólica inicial (116 ± 62 graus/segundo *versus* −36 ± 50 graus/segundo), ao passo que esforços longitudinais, deslocamento e velocidades diastólicas iniciais na base do LV foram semelhantes em ambos os grupos (28).

Velocidade de propagação do fluxo no modo M colorido

- A partir das projeções de duas ou quatro câmaras à TTE ou TEE e com o cursor no modo M colorido alinhado no interior da principal direção do influxo mitral, a velocidade de propagação do fluxo colorido do enchimento inicial do LV demonstra velocidades geralmente > 80 cm/segundo, indicativas de relaxamento preservado do LV (29).

Pericardite efusivo-constritiva

Características diagnósticas-chave

- O diagnóstico de pericardite efusivo-constritiva é confirmado quando, depois da pericardiocentese, a redução na pressão intrapericárdica está associada a pressões intracardíacas persistentemente elevadas (30).
- Esta é uma síndrome clínica incomumente diagnosticada, que pode ser subaguda ou crônica e caracterizada por efusão pericárdica moderada a grande, espessamento e aderência pericárdica e características do eco-Doppler sugestivas de tamponamento cardíaco e constrição (Fig. 17.7).
- As causas desta condição são semelhantes àquelas do tamponamento cardíaco e da pericardite constritiva.

Armadilhas da ecocardiografia com Doppler

- Nenhum achado ao eco Doppler é patognomônico da pericardite constritiva.
- As velocidades de influxo mitral ao Doppler tecidual não dispõem de especificidade para a pericardite constritiva nos pacientes com doença cardíaca miocárdica ou valvular concomitante e pressões intracardíacas elevadas por outras razões.
- Nos pacientes com pericardite constritiva e hipertensão acentuada do LA, os padrões do influxo mitral e da veia pulmonar ao Doppler são menos diagnósticos.
- Os padrões de fluxo das veias hepáticas podem ser mascarados por reversão sistólica nos pacientes com regurgitação tricúspide significante ou por fluxo diastólico limitado durante a taquicardia sinusal.

Resumo

- Nenhum achado a eco é patognomônico da pericardite constritiva; portanto, o diagnóstico de pericardite constritiva baseia-se na integração de todas as anormalidades a eco e é complementado pelos achados clínicos da tomografia computadorizada (CT) ou da imagem por ressonância magnética (MRI) e pelos achados hemodinâmicos (Tabela 17.5).

Tabela 17.5

Achados ecocardiográficos na pericardite constritiva

Achado	Frequência (%)
Espessamento pericárdico	30-40
Calcificação pericárdica	< 10
Efusão pericárdica*	25-30
Átrios normais ou moderadamente aumentados de volume	≥ 75
Movimento diastólico septal anormal	≥ 70
Padrão constritivo ao Doppler do influxo mitral ou tricúspide (relação E/A > 1,5–< 2,0)	≥ 90
Padrão restritivo de influxo mitral ao Doppler (relação E/A > 2)	< 10
Padrão anormal do influxo na veia pulmonar	≥ 95
Hipertensão atrial esquerda	≥ 95
Velocidades de pico no ânulo mitral lateral ou septal E' e S' ≥ 8 cm/s	≥ 80%
Ânulo mitral paradoxal (E/E' > 10–< 15)	~ 90%
Ânulo reverso mitral (velocidade lateral E' < septal E')	Comum
Veia cava inferior pletórica	≥ 70
Padrão anormal do fluxo da veia hepática ao Doppler exacerbado pela expiração	≥ 75

*Esses pacientes comumente apresentam pericardite efusivo-constritiva.

Tabela 17.6
Precisão diagnóstica da ecocardiografia no tamponamento cardíaco

Achado	Sensibilidade (%)	Especificidade (%)	PPV (%)	NPV (%)
Colapso atrial direito	68	66	52	80
Colapso ventricular direito	60	90	77	81
Colapso atrial direito e ventricular direito	45	92	74	76
Qualquer colapso	90	65	58	92
Fluxo anormal da veia pulmonar	75	91	82	88
Fluxo de saída anormal da veia hepática e colapso de uma câmara cardíaca direita	67	91	80	84
Fluxo de saída anormal da veia hepática e colapso de duas câmaras cardíacas direitas	37	98	90	75

PPV, valor preditivo positivo; NPV, valor preditivo negativo.

Precisão diagnóstica para detecção das doenças pericárdicas

Tamponamento cardíaco

- A precisão diagnóstica mais elevada de eco para a detecção do tamponamento cardíaco comparada aos dados hemodinâmicos deriva da integração entre os achados ao Doppler no modo M, 2D e onda pulsada (Tabela 17.6).
- Nos pacientes com tamponamento cardíaco clínico, observa-se o colapso diastólico do RA ou do RV em > 90% dos pacientes. Nesses pacientes, o colapso do RV é tão comum quanto o colapso diastólico do RA (Tabela 17.6).
- Nos pacientes sem tamponamento cardíaco clínico, o colapso diastólico do RA é observado em aproximadamente 30% dos pacientes e o colapso do RV é observado em 10% dos pacientes.
- A compressão diastólica do RA possui alta sensibilidade (até 90%), mas baixa especificidade (60 a 80%) e valor preditivo positivo (50 a 60%) para o tamponamento cardíaco.
- A compressão diastólica do RV possui baixa sensibilidade (≥ 60%), porém alta especificidade (≥ 90%) e valor preditivo positivo e negativo (congruente em 80% para ambos) para o tamponamento cardíaco.
- Nos pacientes com tamponamento localizado, a sensibilidade da compressão diastólica do RV é baixa (48 a 77%).
- A precisão diagnóstica de eco 2D é mais elevada nos pacientes com efusões pericárdicas grandes e circunferenciais.
- Nos pacientes com tamponamento cardíaco clínico, a sensibilidade e a especificidade do padrão do fluxo de saída da veia hepática são de 75 e 91%, respectivamente, mas são mais baixas naqueles sem tamponamento cardíaco.
- A combinação dos padrões de fluxo de saída da veia hepática com as câmaras do coração direito melhora a especificidade e o valor preditivo positivo de eco para detecção do tamponamento cardíaco.
- Nos pacientes após a cirurgia cardíaca e hemodinamicamente instáveis, eco, especialmente TEE, provavelmente é mais precisa do que a hemodinâmica para definir o tamponamento cardíaco global ou localizado.

Pericardite constritiva

- Como ocorre com o tamponamento cardíaco, a mais alta precisão diagnóstica de eco para detecção da pericardite constritiva em comparação com os dados hemodinâmicos ou cirúrgicos deriva da integração dos achados ao Doppler no modo M, 2D, onda pulsada e tecidual e da deformação miocárdica da imagem (4,5,20-33) (Tabela 17.7)
- Utilizando o valor de corte de 3 mm de espessura pericárdica, a sensibilidade e a especificidade do espessamento pericárdico para detecção da pericardite constritiva são de 95 e 86%, respectivamente.
- Da expiração à inspiração, a queda > 30% na velocidade E mitral, a queda > 20 a 30% na velocidade de pico sistólica e predominantemente diastólica do influxo da veia pulmonar, o aumento recíproco > 40% na velocidade E tricúspide e o aumento de 50% do tempo de relaxamento isovolumétrico apresenta sensibilidade > 85% e especificidade > 90% para a pericardite constritiva.
- A variabilidade respiratória da velocidade E mitral > 10% e a velocidade diastólica de pico da veia pulmonar > 18% prediz pericardite constritiva com sensibilidades de 84 e 79% e especificidades de 91 e 91%, respectivamente.
- A velocidade E' do ânulo mitral lateral ≥ 8 cm/segundo prevê constrição com sensibilidade de 70 a 89% e especificidade de 95 a 100%.
- A velocidade sistólica do ânulo mitral ≥ 6 cm/segundo possui sensibilidade de 80% e especificidade de 90% para o diagnóstico da pericardite constritiva.
- O intervalo de tempo entre as velocidades de pico E' e E mitral < 47 milissegundos apresenta sensibilidade de 80%, mas especificidade de 60% para a pericardite constritiva.
- A combinação de E' ≥ 8 cm/segundo, S' ≥ 6 cm/segundo e tempo E' a E ≤ 47 milissegundos melhora a detecção da pericardite constritiva com sensibilidade de 94%.

Tabela 17.7
Precisão diagnóstica da ecocardiografia na pericardite constritiva

Achado	Sensibilidade (%)	Especificidade (%)
Espessura pericárdica > 3 mm	95	86
Queda inspiratória ≥ 30% nas velocidades diastólicas E mitral e da veia pulmonar com ≥ 40% de aumento na E tricúspide	≥ 85	≥ 90
E' do ânulo mitral ≥ 8 cm/s	70-89	95-100
E' do ânulo mitral ≥ 6 cm/s	80	90
E' do ânulo mitral para o tempo E de influxo mitral < 47 ms	80	60
E' ≥ 8 cm/s, S' ≥ 6 cm/s e E' para E < 47 ms	94	90
Velocidade de propagação do fluxo > 100 cm/s	74	91
Redução expiratória nas velocidades sistólica da veia hepática (> 25%), diastólica e de reversão diastólica (> 50%)	68	100

- A velocidade mitral anular E' pode ser superior ao BNP para diferenciação da pericardite constritiva da miocardiopatia restritiva.
- A velocidade de propagação do influxo mitral no modo M colorido > 100 cm/segundo prevê constrição com sensibilidade de 74% e especificidade de 91%.
- Durante a expiração, a redução na reversão diastólica da veia hepática > 50% e a redução nas velocidades de fluxo sistólico e diastólico anterógrado > 25 e >50%, respectivamente, apresentam sensibilidade de 68% e especificidade de 100% para a pericardite constritiva.

Diferenciação entre pericardite constritiva e a miocardiopatia restritiva

- A diferenciação clínica e hemodinâmica da pericardite constritiva da miocardiopatia restritiva é difícil.
- Eco com Doppler desempenha papel importante em sua diferenciação, mas não um único achado específico suficiente para cada condição.
- A diferenciação dessas duas condições requer integração do eco com Doppler com os dados clínicos, da CT ou da MRI e hemodinâmicos (26,28,29,31-33) (Tabela 17.8). Em alguns pacientes, o diagnóstico de constrição só é realizado após a cirurgia.

Uso da ecocardiografia na paciente grávida com doença pericárdica

- As causas, a morbidade e a mortalidade das doenças pericárdicas durante a gravidez provavelmente sejam semelhantes àquelas da população geral.
- O valor de eco para detecção e tratamento das doenças pericárdicas na paciente grávida também é semelhante àquele da população em geral.
- Dados disponíveis sobre o papel diagnóstico e terapêutico de eco nas pacientes grávidas com doenças pericárdicas baseiam-se nos relatos de séries de casos isolados ou pequenos.
- Para evitar exposição do feto à radiação, a pericardiocentese dirigida por eco utilizando a abordagem apical deve ser a escolha primária no tratamento das pacientes grávidas com tamponamento cardíaco.

Uso da ecocardiografia no tratamento e no acompanhamento de pacientes com doenças pericárdicas

Pericardite

- No paciente com pericardite clínica, a ausência da efusão ou espessamento pericárdicos pode indicar bom prognóstico no tratamento clínico e não justifica a repetição de eco após o término do tratamento se o paciente melhorar clinicamente.
- Pacientes com efusão pericárdica de qualquer tamanho podem apresentar curso clínico pior do que aqueles sem efusão, e isso justifica repetir a eco após completar o tratamento anti-inflamatório para avaliar a resolução ou o aumento da efusão.

Tamponamento cardíaco e pericardiocentese percutânea dirigida pela ecocardiografia

- A pericardiocentese dirigida por eco é altamente bem-sucedida (96 a 99%), segura (0 a 1,2% de complicações maiores) e poupa a maior parte dos pacientes (> 80%) de outras intervenções (34-36).

Tabela 17.8
Diferenciação entre pericardite constritiva e miocardiopatia restritiva

Método	Pericardite constritiva	Miocardiopatia restritiva
Modo M ou 2D	Espessamento pericárdico > 3 mm Miocárdio normal e achatamento diastólico da parede posterior Cavidade ventricular esquerda normal	Pericárdio normal (< 2 mm) Aparência anormal e espessura miocárdica aumentada Cavidade ventricular esquerda pequena
Doppler pulsado	Padrão constritivo do influxo mitral (> 90%) > 15-30% ↓ velocidades sistólica e diastólica da veia pulmonar e de pico E mitral desde a expiração até a inspiração Relação sistólica/diastólica da veia pulmonar ≥ 0,65	Padrão de influxo mitral restritivo (> 90%) < 15% ↓ velocidades sistólica e diastólica da veia pulmonar e E mitral de pico desde a expiração até a inspiração Relação sistólica/diastólica da veia pulmonar ≤ 0,40
Doppler tecidual	Velocidades septal do ânulo mitral ou sistólica lateral ≥ 8 cm/s Velocidade septal do ânulo mitral ou E' lateral ≥ 8 cm/s Relação E mitral/E' septal ou lateral > 10 –< 15 E' lateral mais baixa do que E' septal E' correlaciona-se positivamente com PCWP E/E' correlaciona-se inversamente com PCWP Tempo E' para E mitral < 47 ms	Velocidades septal do ânulo mitral ou sistólica lateral < 6 cm/s Velocidade septal do ânulo mitral ou E' lateral ≤ 6 cm/s Relação E mitral/septal ou E' lateral > 15 Velocidades E' septal e lateral baixas com E' septal < E' lateral E' correlaciona-se inversamente com PCWP E/E' correlaciona-se positivamente com PCWP Tempo E' para E mitral > 47 ms
Deformação miocárdica	Esforço, torção e distorção apical diastólico inicial circunferencial reduzido, mas esforços e deslocamento longitudinais normais	Deslocamento longitudinal reduzido, mas esforço circunferencial e distorção diastólica apical precoce normais
Modo M colorido	Velocidade de propagação do fluxo > 100 cm/s	Velocidade de propagação do fluxo < 100 cm/s
Veias hepáticas	Durante a expiração, ↑ > 50% na reversão diastólica da veia hepática e ↓ das velocidades de fluxo sistólico e diastólico anterógrado > 25 e ≥ 50%, respectivamente ↑ > 50% no IVRT desde a expiração até a inspiração	Fluxo diastólico da veia hepática predominantemente anterógrado, ↑ reversões sistólica e diastólica durante a inspiração
Hemodinâmica	LVEDP-RVEDP ≤ 5 mmHg* PASP < 55 mmHg RVEDP/RVSP > 1/3** Mergulho ventricular esquerdo ou direito e enchimento do platô	LVEDP-RVEDP > 5 mmHg PASP > 55 mmHg RVEDP/RVSP < 1/3

2D, bidimensional; PCWP, pressão capilar pulmonar encunhada; IVRT, tempo de relaxamento isovolumétrico; LVEDP, pressão diastólica final ventricular esquerda; RVEDP, pressão diastólica final ventricular direita; PASP, pressão sistólica da artéria pulmonar; RVSP, pressão sistólica ventricular direita.
*Este parâmetro possui 60% de sensibilidade e 71% de especificidade para a pericardite constritiva.
**Este parâmetro possui 93% de sensibilidade e 57% de especificidade para a pericardite constritiva.

- Eco define com precisão a distância com que a agulha da pericardiocentese deve atravessar o tecido subcutâneo para o pericárdio parietal, identifica órgãos interpostos (estômago ou fígado da projeção xifoide ou o pulmão da abordagem apical), define a angulação desejada da agulha do ponto de punção e localiza a posição do cateter de drenagem.
- Se a posição da agulha ou do cateter for incerta e o sangue for aspirado, pequena quantidade (2 a 5 mL) de solução salina ou outro agente contrastante pode ser injetada pela agulha de punção para deixar opaco o espaço pericárdico e identificar exatamente a posição da agulha de punção ou do cateter de drenagem.
- Finalmente, eco 2D determina se a efusão pericárdica foi parcial ou completamente drenada, se o fluido se acumula novamente antes de retirar o dreno e define a necessidade da janela pericárdica.
- Os pacientes com achados a eco sugestivos de tamponamento, mas que estejam assintomáticos e sem achados físicos de tamponamento, podem ser tratados de forma conservadora e devem repetir a eco, no mínimo, 1 vez por semana.
- Nos pacientes que receberam drenagem cirúrgica da efusão pericárdica ou pericardiectomia, o acompanhamento por eco com Doppler define o sucesso desses procedimentos.

Pericardite constritiva

- Não há linhas gerais específicas disponíveis para acompanhamento desses pacientes.
- Os pacientes tratados clinicamente devem ter estudo de acompanhamento depois do tratamento máximo tolerado para reavaliar a hemodinâmica.
- O acompanhamento por eco 4 a 6 semanas depois da cirurgia pode fornecer avaliação do sucesso da pericardiectomia.

Referências

1. Douglas PS, Garcia MJ, Haines DE, et al. ACCF/ASE/AHA/ASNC/HFSA/HRS/SCAI/SCCM/SCCT/SCMR 2011 appropriate use criteria for echocardiography. *J Am Coll Cardiol.* 2011;57:1126-1166.
2. Maisch B, Seferovic PM, Ristic AD, et al. Guidelines on the diagnosis and management of pericardial diseases executive summary: The Task Force on the Diagnosis and Management of Pericardial Diseases of the European Society of Cardiology. *Eur Heart J.* 2004;25:587-610.
3. Troughton RW, Asher CR, Klein AL. Pericarditis. *Lancet.* 2004;363:717-727.
4. Goldstein JA. Cardiac tamponade, constrictive pericarditis, and restrictive cardiomyopathy. *Curr Probl Cardiol.* 2004;29:503-567.
5. Dal-Bianco JP, Sengupta PP, Mookadam F, et al. Role of echocardiography in the diagnosis of constrictive pericarditis. *J Am Soc Echocardiogr.* 2009;22:24-33.
6. Imazio M, Cecchi E, Demichelis B, et al. Myopericarditis versus viral or idiopathic acute pericarditis. *Heart.* 2008;94:498-501.
7. Koster N, Narmi A, Anand K. Bacterial pericarditis. *Am J Med.* 2009;122(5):e1-e2.
8. Kim SH, Song JM, Jung IH, et al. Initial echocardiographic characteristics of pericardial effusion determine the pericardial complications. *Int J Cardiol.* 2009;136:151-155.
9. Iacobellis G, Assael F, Ribaudo MC, et al. Epicardial fat from echocardiography: A new method for visceral adipose tissue prediction. *Obes Res.* 2003;11:304-310.
10. Ashikhmina EA, Schaff HV, Sinak U. Pericardial effusion after cardiac surgery: Risk factors, patient profiles, and contemporary management. *Ann Thorac Surg.* 2010;89:112-118.
11. Cikirikcioglu M, Cherian S, Lerch R, et al. Late tamponade secondary to aortic root perforation by BioSTAR septal closure device. *Ann Thorac Surg.* 2011;91:604-606.
12. Lawrenz T, Borchert B, Leuner C, et al. Endocardial radiofrequency ablation for hypertrophic obstructive cardiomyopathy: Acute results and 6 months' follow-up in 19 patients. *J Am Coll Cardiol.* 2011;57:572-576.
13. Don CW, Witzke C, Cubeddu RJ, et al. Comparison of procedural and in-hospital outcomes of percutaneous balloon aortic valvuloplasty in patients >80 years versus patients < or =80 years. *Am J Cardiol.* 2010;105:1815-1820.
14. Bains SR, Kedia A, Roldan CA. Pericardits as initial manifestation of proximal aortic dissection in young patients. *Am J Emerg Med.* 2008;26:379.e3-379.e5.
15. Gilon D, Mehta RH, Oh JK, et al. Characteristics and in-hospital outcomes of patients with cardiac tamponade complicating type A acute aortic dissection. *Am J Cardiol.* 2009;103:1029-1031.
16. Lavine SJ. Genesis of the restrictive filling pattern: Pericardial constraint or myocardial restraint. *J Am Soc Echocardiogr.* 2004;17:152-160.
17. Verhaert D, Gabriel RS, Johnston D, et al. The role of multimodality imaging in the management of pericardial disease. *Circ Cardiovasc Imaging.* 2010;3:333-343.
18. Hamza A, Tunick PA, Kronzon I. Echocardiographic manifestations of complications of radiation therapy. *Echocardiography.* 2009;26:724-728.
19. Shimamoto K, Koike N, Mizuochi K. Characteristics of acute congestive heart failure with normal ejection fraction and less elevated B-type natriuretic peptide. *BMC Cardiovasc Disord.* 2009;9:2.
20. Sengupta PP, Eleid MF, Khandheria BK. Constrictive pericarditis. *Circ J.* 2008;72:1555-1562.
21. Talreja DR, Edwards WD, Danielson GK, et al. Constrictive pericarditis in 26 patients with histologically normal pericardial thickness. *Circulation.* 2003;108:1852-1857.
22. Feigenbaum H. Role of M-mode technique in today's echocardiography. *J Am Soc Echocardiogr.* 2010;23:240-257.
23. Sun JP, Abdalla IA, Yang XS, et al. Respiratory variation of mitral and pulmonary venous Doppler flow velocities in constrictive pericarditis before and after pericardiectomy. *J Am Soc Echocardiogr* 2001;14:1119-26.
24. Ha JW, Oh JK, Ling LH, et al. Annulus paradoxus. Transmitral flow velocity to mitral annular velocity is inversely proportional to pulmonary capillary wedge pressure in patients with constrictive pericarditis. *Circulation.* 2001;104:976-978.
25. Reuss CS, Wilansky SM, Lester SJ, et al. Using mitral 'annulus reversus' to diagnose constrictive pericarditis. *Eur J Echocardiogr.* 2009;10:372-375.
26. Choi EY, Ha JW, Kim JM. Incremental value of combining systolic mitral annular velocity and time difference between mitral inflow and diastolic mitral annular velocity to early diastolic annular velocity for differentiating constrictive pericarditis from restrictive cardiomyopathy. *J Am Soc Echocardiogr.* 2007;20:738-743.
27. Lu XF, Wang XF, Cheng TO, et al. Diagnosis of constrictive pericarditis by quantitative tissue Doppler imaging. *Int J Cardiol* 2009;137:22-28.
28. Sengupta PP, Krishnamoorthy VK, Abhayaratna WP, et al. Disparate patterns of left ventricular mechanics differentiate constrictive pericarditis from restrictive cardiomyopathy. *JACC Cardiovasc Imaging.* 2008;1:29-38.
29. Rajagopalan N, Garcia MJ, Rodriguez L, et al. Comparison of new Doppler echocardiographic methods to differentiate constrictive pericardial heart disease and restrictive cardiomyopathy. *Am J Cardiol.* 2001;87:86-94.
30. Sagrista-Sauleda J, Angel J, Sanchez A, et al. Effusive-constrictive pericarditis. *N Engl J Med.* 2004;350:469-475.
31. McCall R, Stoodley PW, Richards DA, et al. Restrictive cardiomyopathy versus constrictive pericarditis: Making the distinction using tissue Doppler imaging. *Eur J Echocardiogr.* 2008;9:591-594.
32. Butz T, Piper C, Langer C, et al. Diagnostic superiority of a combined assessment of the systolic and early diastolic mitral annular velocities by tissue Doppler imaging for the differentiation of restrictive cardiomyopathy from constrictive pericarditis. *Clin Res Cardiol.* 2010;99:207-215.
33. Sengupta PP, Krishnamoorthy VK, Abhayaratna WP, et al. Comparison of usefulness of tissue Doppler imaging versus brain natriuretic peptide for differentiation of constrictive pericardial disease from restrictive cardiomyopathy. *Am J Cardiol.* 2008;102:357-362.
34. Ainsworth CD, Salehian O. Echo-guided pericardiocentesis: Let the bubbles show the way. *Circulation.* 2011;123:e210-e211.
35. Kul UH, Jung HO, Koh YS, et al. Prognosis of large, symptomatic pericardial effusion treated by echo-guided percutaneous pericardiocentesis. *Clin Cardiol.* 2008;31:531-537.
36. Tsang TS, Enriquez-Sarano M, Freeman WK, et al. Consecutive 1127 therapeutic echocardiographically guided pericardiocenteses: Clinical profile, practice patterns, and outcomes spanning 21 years. *Mayo Clin Proc.* 2002;77:429-436.

Índice Remissivo

Os números acompanhados por **t** são referentes a tabelas, e os números acompanhados por *f* são referentes a figuras

A

Anéis de anuloplastia, 203
Anel mitral, 14
  descenso sistólico do, 7
Aneurisma
  da aorta, 262
    armadilhas, 263
    aspectos-chave, 262
    definição, 262
    etiologia, 262
    prognóstico, 263
    tipos, 262
  do seio de Valsalva, 274
  formação do, 42
  septal atrial, 307
  ventricular esquerdo, 299
Angioma, 316
Aorta, 18
  arco aórtico, 18
  ascendente, 18
    melhores planos de imagem, 259
  coarctação da, 235
    definição, 235
    ecocardiografia, 236
      armadilhas, 237
    prevalência, 235
  descendente, 18
  doenças da, 259-276
    ateromatose da, 272
    dissecção da, 265
    indicações, 259
    pseudoaneurisma da, 271
    ruptura da, 270
    valor diagnóstico, 262
  tubular, 18
Aranti
  nódulos de, 28
Arco aórtico, 260
Artéria coronariana
  doença da, 33-56
    crônica
      ecocardiografia, 48
        características diagnósticas chave, 48
        características prognósticas chave, 51
    suprimento da, 4
Artéria pulmonar, 24
  armadilhas, 24
  diâmetros, 24
  fluxo, 24
  melhores planos de imagem, 24
  pressão, 24
Ateroma aórtico, 313
Ateromatose
  da aorta, 272
    aspectos-chave, 273
    definição, 272
    etiologia, 273
    prognóstico, 273
Átrio
  direito, 21
    pressão, 21
    tamanho do, 21
      armadilhas, 22
      valores normais, 21
  esquerdo
    função, 13
    pressão, 13
    tamanho e volume do, 12
      melhores planos de imagem, métodos e fórmulas, 12
      valores normais, 12

B

Banda moderadora, 28

C

Cardiomiopatia dilatada, 67, 300
Cardiomiopatia hipertrófica, 277-296
  armadilhas, 285
  aspecto-chave do diagnóstico, 284, 295
  definição, 277
  ecocardiografia, 277
    modo M, 279
  em gestantes, 293
  etiologias, 277
  indicadores clínicos, 293
Cardiomiopatia isquêmica, 54
  armadilhas da, 54
  características diagnósticas chave, 54
Cardiomioplastia, 69
Cardiopatia reumática, 118
Cardiopatias congênitas
  comuns no adulto, 219-238
    armadilhas, 226
    avaliação da gravidade, 226
    coarctação da aorta, 235
    defeito do septo atrial, 219, 226
      indicações para ecocardiografia, 219
    ducto arterioso patente, 233
Carpentier
  mecanismo de, 115
Chiari
  rede de, 28, 321
Contraste
  estudos com, 102
Cordão tendíneo, 15
Cordoalhas tendíneas
  ruptura de, 253
Cúspides, 16, 24

D

Débito cardíaco, 7
Defeito do septo atrial, 219
  definição e classificação, 219
  ecocardiografia, 220
    avaliação da gravidade, 226
    com contraste salino, 224
  prevalência, 219
Defeito do septo ventricular, 226
  definição, 226

ecocardiografia, 227
   armadilhas, 233
   com contraste salino, 232
  prevalência, 227
Deformação ventricular
  medições da, 89
Desvios intracardíacos, 108
  características diagnósticas chave, 108
Disfunção diastólica ventricular, 73-93
  causas de, **74t**
  ecocardiografia, 74
    com Doppler, 77
    indicações, 74
    intervenção terapêutica, 90
    no modo M, 74
  etiologias comuns, 73
  gestantes com, 91
Disfunção ventricular sistólica, 57-71
  definições e etiologias, 57
  Doppler de onda pulsada, 63, 64
  Doppler tecidual, 66
    deformação bidimensional, 66
    rastreamento de pontos, 66
  ecocardiografia bidimensional, 59
    melhores planos de imagem, 59
    métodos diagnósticos e fórmulas, 59
  ecocardiografia e métodos de
    Doppler, 57
  modo M, 58
    armadilhas, 59
    características diagnósticas
     chave, 59
    fórmulas diagnósticas, 58
    melhores planos de imagem, 58
    métodos diagnósticos, 58
  ecocardiografia tridimensional, 63
    armadilhas, 63
    fórmula, 63
    melhor plano de imagem, 63
Dissecção da aorta, 265
  aspectos-chave, 266
  classificação, 266
  definição, 265
  etiologia, 265
  prognóstico, 268
Doença(s)
  ateromatosa aórtica, 303
  cardíaca pulmonar
    classificação da, 110, **110t**
    crônica, 110
    estratificação da, 110
    gestantes com, 111
    precisão diagnóstica, 110

congênita da válvula aórtica, 176
da artéria coronariana, 33-56
  ecocardiografia, 33
    com contraste, 36
    em repouso, 40, 41
    sob estresse, 34
  prevalência, 33
da valva tricúspide e pulmonar, 187-201
degenerativa relacionada com a
  idade, 118
hipertensiva cardíaca, 68
pericárdicas, 327-346
  aguda, 328
    definição, 327
    etiologia, 327
    morfologia, 327
    indicações de, 327
reumática, 177
valvular aórtica degenerativa, 176
valvular mitral mixomatosa mista e
  isquêmica, 117
Doppler
  colorido, 126, 162, 181, 216
    melhores planos de imagem, 126
  de onda pulsada e contínua, 63, 77, 126,
    159, 160, 180, 215
  ecocardiografia com, 102, 123, 180, 194
    para avaliação da gravidade, 198
  métodos de, 57
  pulsado, 64, 106
  tecidual, 8, 12, 66, 162
    imagens com, 84
Ducto arterioso patente, 233
  definição e classificação, 233
  ecocardiografia, 233
    armadilha, 234
  prevalência, 233

E

Ecocardiografia, 33, 95
  classe I ou apropriada, 33
    avaliação da viabilidade miocárdica, 38
    bidimensional, 33, 59
      morfologia valvar, 189, 191
    com contraste, 36
    em repouso, 40, 41
      características diagnósticas
       chave, 40, 41
      características prognósticas
       chave, 40
    sob estresse, 34
      características diagnósticas
       chave, 35

    indicações, 34
  com Doppler, 123, 159, 189, 194
  no modo M, 95, 116
    anormalidades específicas, 96
  transesofágica, 59
  transtorácica, 153, 205
    morfologia aórtica valvular, 153
  tridimensional, 63, 207
    morfologia valvar, 189, 193
Ecocardiograma
  normal, 1-31
    aorta, 18
    artéria pulmonar, 24
    átrio direito, 21
    átrio esquerdo, 12
    pericádio, 24
    válvula aórtica e trato de saída, 16
    válvula mitral, 13
    válvula pulmonar, 23
    válvula tricúspide, 22
    variantes normais, 25, 28
    ventrículo direito, 19
    ventrículo esquerdo, 1
Embolia arterial, 297
Encurtamento fracionário, 7
Endocardite infecciosa, 119, 239-257, 301
  acompanhamento, 257
  definição, 239
  diagnóstico, 240
    definitivo, 240
    diferencial, 251
  distribuição dos tipos, 239
  doenças cardíacas preexistentes, 239
  ecocardiografia, 241
    de modo M, 241
  indicadores, 256
  patógenos comuns, 239
  precisão diagnóstica, 248
  suturas protéticas, 255
  valor prognóstico, 255
Esclerose
  da válvula aórtica, 175-186
Estenose
  da válvula aórtica, 175-186
Estenose mitral, 135-152
  acompanhamento de pacientes com, 151
    de estresse nos pacientes com, 150
    Doppler, 143
      colorido, 146
      indicações, 135
      modo M, 136
      precisão diagnóstica, 148
  definição, 135

ecocardiografia, 135
etiologia, 135
na paciente grávida, 150
uso intraoperatório, 150
Estimulação biventricular, 69
Eustáquio
válvula de, 28
Excrescências
valvares, 251
valvulares, 309

F

Fibrilação atrial, 299
Fibroelastoma papilar, 254, 314
risco embólico, 315
Folheto mitral
frouxidão do, 117
Folhetos bioprotéticos
rasgados, 253
Forame oval
patente, 305
Função diastólica, 8, 21
métodos de diagnóstico, 8
Função sistólica
fração de ejeção, 4

G

Gordura epicárdica, 29

H

Hematoma intramural da aorta, 268
armadilhas, 270
aspectos-chave, 269
definição, 268
etiologia, 269
prognóstico, 269
Hipertensão pulmonar
e doença cardíaca pulmonar, 95-113
acompanhamento de pacientes, 113
classificação, 110
definição e classificação, 95
ecocardiografia, 95
no modo M, 95
estratificação da, 110
etiologias comuns, 95
parâmetros, 111
precisão diagnóstica, 110
uso em gestantes, 111

I

Índice Tei, 66
Infarto
do miocárdio, 299
complicações mecânicas após, 44
características diagnósticas chave, 44
do ventrículo direito, 41
Intervalos de ejeção, 8
Isquemia, 41

L

Libman-Sacks
vegetações de, 253
Lipomas, 315
risco embólico, 316

M

Marfan
síndrome de, 263
Massas intracardíacas
e embolia arterial, 297-326
definições, 297
ecocardiografia, 298
mimetizadores, 318
substratos, 299
para a formação de êmbolos, 305
Miocárdio
deformação do, 8
índice de desempenho do, 8
Músculos papilares, 15
ruptura dos, 118
Músculos pectinados, 25, 320

N

Nódulos de Aranti, 28

P

Pericárdio, 24
características normais, 24
melhores planos de imagem, 24
Pericardite, 43
constritiva, 338, 345
armadilhas, 342
definição, 338
ecocardiografia, 339
efusiva, 342
etiologias, 339

Ponto E
separação septal do, 7
Prótese valvar
cardíaca, 302
disfunção de, 203-218
acompanhamento, 218
classificação, 203
ecocardiografia, 205
caracterização, 205
indicações, 205
gestante e a, 217
gravidade da, 216
hemodinâmica normal, 203
intervenções terapêuticas, 217
mecanismos da, 204
precisão diagnóstica, 216
regurgitação
avaliação da, 215
uso intraoperatório, 218
valor prognóstico, 217
Pseudoaneurisma, 46
da aorta, 271
de enxerto da, 272
definição, 271
etiologia, 271

R

Raiz aórtica
movimento da, 7
Rede de Chiari, 28, 321
Regurgitação
aórtica, 153-173
acompanhamento, 166
ecocardiografia, 153
com Doppler, 159
colorido, 162
tecidual, 162
indicações, 153
modo M, 153
etiologia, 153
causas comuns, 153
causas incomuns, 153
indicações de mau prognóstico, 168
precisão diagnóstica, 164
uso na paciente grávida, 165
mitral, 115-134
ecocardiografia, 115
acompanhamento, 132
com Doppler, 123
armadilhas, 129
colorido, 126
de onda contínua, 126

indicações, 115, 132
modo M, 116
etiologias comuns, 115
aguda, 115
crônica, 115
índice de, 129
mecanismos da, 115
na paciente grávida, 132
precisão diagnóstica, 132
uso intraoperatório, 133
tricúspide, 107
Ruptura da aorta, 270
armadilhas, 271
aspectos-chave, 271
definição, 270
etiologia, 271

S

Seio transversal, 26, 321
Seios aórticos, 18
Septo interatrial
hipertrofia lipomatosa do, 28, 321
Síndrome da válvula aórtica bicúspide, 264
acompanhamento ecocardiográfico, 265
aspectos-chave, 265
definição, 264
etiologia, 265
gravidez, 265
indicadores, 265
Síndrome de Marfan, 263
acompanhamento ecocardiográfico, 264
aspectos-chave, 263
definição, 263
etiologia, 263
gravidez, 264
indicadores, 264
prognóstico, 264
Suturas protéticas, 322

T

Tamponamento cardíaco, 331
atípico, 336
definição, 331
ecocardiografia, 334
etiologias comuns, 332
fisiopatologia, 333
Terapia médica, 69
Terapia trombolítica, 111
Trabeculações
de ponte, 25, 318
Transplante
de coração e pulmão, 113

Trombos
atrial esquerdo, 311
e massas, 101
no ventrículo esquerdo, 42, 311
métodos diagnósticos, 311
Tromboendarterectomia pulmonar, 111
Tumores
cardíacos, 314
malignos, 317
secundários, 317

U

Úlcera
penetrante da aorta, 270
armadilhas, 270
aspectos-chave, 270
definição, 270
etiologia, 270
Ultrassom intravascular, 261

V

Valsalva
aneurisma do seio de, 274
aspectos-chave, 274
definição, 274
etiologia, 274
Valva bileaflet, 210f
Valva tricúspide e pulmonar
doença da, 187-201
acompanhamento, 199
ecocardiografia, 188
com Doppler, 198
indicações, 188
de mau prognóstico, 200
regurgitação, 189
estenose, 191
da valva pulmonar, 195
etiologias comuns, 187
doenças primárias, 187
lesões, 187
impacto hemodinâmico, 199
precisão diagnóstica, 199
regurgitação, 193
uso intraoperatório, 200
uso na gestante, 199
Válvula aórtica
e trato de saída, 16
anel e, 16
cúspides, 16
planos de melhor imagem, 16
regurgitação aórtica, 18
velocidades, 17

esclerose e estenose da, 175-186
acompanhamento, 184
definição, 175
ecocardiografia, 175
com Doppler, 180
colorido, 181
indicações, 175
modo M, 176
morfologia da, 176
características diagnósticas
chave, 176
estratificação da gravidade, 183
etiologias comuns e prevalência, 175
aórtica subvalvular, 175
aórtica supravalvar, 175
valvar, 175
indicadores para troca, 183
na gestante, 184
precisão diagnóstica, 182
valor prognóstico, 183
reposição da, 172
Válvula de Eustáquio, 28
Válvula mitral, 13
aparelho subvalvular, 15
doença mixomatosa da, 116
estenose reumática da, 302
folhetos, 13
anel, 14
armadilhas, 13
espessura, 13
mobilidade e comprimento, 14
melhores planos de imagem, 13
regurgitação mitral, 15
reparo, 133
troca da, 133
Válvula pulmonar, 23
cúspides, 24
melhores planos de imagem, 23
regurgitação pulmonar, 24
trato de saída, 24
Válvula tricúspide, 22
anel, 23
aparato subvalvular, 23
folhetos, 22
regurgitação da, 23
espessura, 22
mobilidade e comprimento, 22
melhores planos de imagem, 22
Válvulas
bioprotéticas, 203
mecânicas, 203
Valvulite reumática, 254
Valvuloplastia, 183